K. Höfner · Ch. G. Stief · U. Jonas (Hrsg.)

Benigne Prostatahyperplasie

Springer

*Berlin
Heidelberg
New York
Barcelona
Hongkong
London
Mailand
Paris
Singapur
Tokio*

K. Höfner   Ch. G. Stief   U. Jonas (Hrsg.)

Benigne Prostatahyperplasie

Leitfaden für die Praxis

Mit 261 Abbildungen, davon 79 farbig, und 106 Tabellen

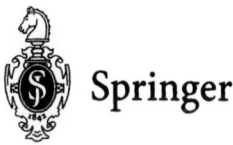
Springer

Höfner, Klaus, Prof. Dr. med.
Medizinische Hochschule Hannover,
Urologische Klinik
Carl-Neuberg-Str. 1
30625 Hannover
Deutschland

Jonas, Udo, Prof. Dr. med.
Medizinische Hochschule Hannover,
Urologische Klinik
Carl-Neuberg-Str. 1
30625 Hannover
Deutschland

Stief, Christian G., Prof. Dr. med.
Medizinische Hochschule Hannover,
Urologische Klinik
Carl-Neuberg-Str. 1
30625 Hannover
Deutschland

ISBN-13: 978-3-642-64034-6   e-ISBN-13: 978-3-642-59580-6
DOI: 10.1007/978-3-642-59580-6

Die Deutsche Bibliothek – CIP-Einheitsaufnahme
Benigne Prostatahyperplasie : ein Leitfaden für die Praxis /
Hrsg.: Klaus Höfner ... – Berlin ; Heidelberg ; New York ; Barcelona ;
Hongkong ; London ; Mailand ; Paris ; Singapur ; Tokio ; Springer, 2000
    ISBN-13: 978-3-642-64034-6

Dieses Werk ist urheberrechtlich geschützt. Die dadurch begründeten Rechte, insbesondere die der Übersetzung, des Nachdrucks, des Vortrags, der Entnahme von Abbildungen und Tabellen, der Funksendung, der Mikroverfilmung oder der Vervielfältigung auf anderen Wegen und der Speicherung in Datenverarbeitungsanlagen, bleiben auch bei nur auszugsweiser Verwertung, vorbehalten. Eine Vervielfältigung des Werkes oder von Teilen dieses Werkes ist auch im Einzelfall nur in den Grenzen der gesetzlichen Bestimmungen des Urheberrechtsgesetzes der Bundesrepublik Deutschland vom 9. September 1965 in der jeweils geltenden Fassung zulässig. Sie ist grundsätzlich vergütungspflichtig. Zuwiderhandlungen unterliegen den Strafbestimmungen des Urheberrechtsgesetzes.

© Springer-Verlag Berlin Heidelberg 2000
Softcover reprint of the hardcover 1st edition 2000

Die Wiedergabe von Gebrauchsnamen, Handelsnamen, Warenbezeichnungen usw. in diesem Werk berechtigt auch ohne besondere Kennzeichnung nicht zu der Annahme, daß solche Namen im Sinne der Warenzeichen- und Markenschutz-Gesetzgebung als frei zu betrachten wären und daher von jedermann benutzt werden dürften.

Produkthaftung: Für Angaben über Dosierungsanweisungen und Applikationsformen kann vom Verlag keine Haftung übernommen werden. Derartige Angaben müssen vom jeweiligen Anwender im Einzelfall anhand anderer Literaturstellen auf ihre Richtigkeit überprüft werden.

Umschlaggestaltung: Design & Production, Heidelberg
Satz: Cicero Lasersatz, Dinkelscherben

SPIN: 10543026   22/3135   5 4 3 2 1 0

Vorwort

Die benigne Prostatahyperplasie (BPH), ein seit Jahrhunderten bekanntes Leiden des älteren Mannes wurde bis Ende der 80iger Jahre nur mit begrenztem Interesse gewürdigt. Zu Beginn der 90iger Jahre erschienen Finasterid auf der konservativen und die Mikrowellen-Thermotherapie auf der instrumentellen Seite des Behandlungsspektrums und lösten dadurch die Diskussion für eine stadienorientierte Therapie aus. Seither tauchten fast monatlich neue Behandlungsverfahren auf, und es entstand der Eindruck, als solle noch unbedingt vor der Jahrtausendwende die BPH-Therapie völlig revolutioniert werden.

Nationale und internationale wissenschaftliche Veranstaltungen und Expertengremien befassen sich heute mit der Effizienz und Morbidität von Phytopharmaka, Finasterid, 4 neuen selektiven α-Blockern, TUMT, HIFU, VLAP, LVAP, EVAP, ILC, TUNA, WIT, TURP, TUVRP etc. Neue Medikamente, weitere instrumentelle Verfahren und Modifikationen bewährter operativer Techniken sind auf dem Weg. Es scheint, daß bei weiterer Entwicklung allein schon die Abkürzungen und deren Zuordnung zu einer bestimmten Behandlungsstrategie ein spezielles Fachwörterbuch erfordern.

Vielfältige Fragen waren und sind mit der Einführung dieser neuen Behandlungsmethoden verbunden, einige vorhersehbar und leicht zu beantworten, andere unerwartet und noch immer offen. Als Autoren für dieses Buch konnten Kollegen gewonnen werden, die seit Jahren auf ihren Spezialgebieten ausgewiesen sind bzw. über eigene Expertisen in der Anwendung neuer und etablierter Therapieverfahren verfügen. Für ihre Mitarbeit möchten wir uns herzlich bedanken. Die Einzelkapitel liefern die Grundlagen zu den neuen »Leitlinien zur Diagnostik und Therapie des benignen Prostatasyndroms« der deutschen Urologen, die nach den Prinzipien der »evidence based medicine« erarbeitet wurden und am Ende des Buches präsentiert werden. Die breite kontroverse Diskussion im Zusammenhang mit der Entwicklung dieser Leitlinien zeigt uns, daß ein immenser Bedarf an Information über diese Erkrankung bei behandelnden Ärzten und betroffenen Patienten besteht.

Das vorliegende Buch versteht sich als Momentaufnahme einer dynamischen Entwicklung. Mit der Präsentation von Grundlagen, neuen Erkenntnissen zu Pathophysiologie, moderner Diagnostik sowie neuen und bewährten Therapieverfahren wird aufgezeigt, wie sich die benigne Prostatahyperplasie (BPH) unter vielen Geburtswehen in den letzten Jahren zum benignen Prostatasyndrom (BPS) gewandelt hat.

K. Höfner, Ch.G. Stief, U. Jonas

Inhaltsverzeichnis

Allgemeine Grundlagen

1 Epidemiologie
L. Pientka

1.1	Einleitung	3
1.2	Risikofaktoren	4
1.3	Prävalenz	5
1.4	Natürlicher Verlauf	10
1.5	Komplikationen	15
1.6	Methodische Probleme	15

2 Anatomie
G. Aumüller

2.1	Entwicklung und Altersgang	25
2.2	Form und Maße	31
2.3	Topographie und Zugangswege	35
2.4	Versorgungsstrukturen	41
2.5	Innerer Aufbau und mikroskopische Anatomie	44
2.6	Funktion und lokale Steuerung	51

3 Pathophysiologie

3.1	Histopathologie *B. Helpap*	64
3.2	Endokrinologie *H.-U. Schweikert, U.W. Tunn*	94
3.3	Blasenentleerungsstörung *V. Grünewald, U. Jonas*	110

Diagnostik

4 Symptomatologie

R. Spranger, J.W. Thüroff

4.1 Symptomenscores 141

5 Klinische Diagnostik und PCA-Screening

J. Humke, J.W. Thüroff

5.1 Klinische Diagnostik 144
5.2 Prostatakarzinom-(PCA-)Screening 149

6 Bildgebende Verfahren

J. Lotz, O. Gonnermann, M. Galanski

6.1 Einführung 156
6.2 Ausscheidungsurogramm 157
6.3 Urethrozystographie 162
6.4 Miktionszystourethrographie 163
6.5 Transrektale Sonographie 165
6.6 Magnetresonanztomographie 170
6.7 Computertomographie 177
6.8 Zusammenfassung 178

7 Endoskopie

Ch. G. Stief

7.1 Einführung 181
7.2 Technik 182
7.3 Diagnostische Leistungsfähigkeit bei BPH 183
7.4 Schlußfolgerungen 187

8 Uroflow und Restharn

H. Krah

8.1 Uroflowmetrie 190
8.2 Restharn 196

9 Urodynamik

K. Höfner

9.1 Einführung 200
9.2 Durchführung 201
9.3 Druck-Fluß-Messung 203
9.4 Zystometrie 218
9.5 Andere Untersuchungstechniken 220

Therapie

10 Kontrolliertes Zuwarten
J.J. de la Rosette, F.M. Debruyne

10.1	Wirkprinzip	225
10.2	Indikation	226
10.3	Ergebnisse	227
10.4	Wertung	233

11 Pharmakologische Therapie

11.1 Phytopharmaka 238
D. Bach

11.2 Alphablocker 261
K. Höfner, Ch.G. Stief, U. Jonas

11.3 Endokrine Therapie 300
U.W. Tunn, H. U. Schweikert

12 Wärmeanwendung

12.1 Hyperthermie 315
R. Harzmann, D. Weckermann, F. Wawroschek

12.2 Transurethrale Mikrowellenthermotherapie (TUMT) 323
K. Höfner, U. Jonas

12.3 Transurethrale Nadelablation (TUNA) 354
J. Zumbé, M. Braun, U. Engelmann

12.4 Fokussierter Ultraschall 365
S. Madersbacher, M. Marberger

13 Laser

13.1 Visuelle Laserablation 378
S. Conrad, C. Reek, H. Huland

13.2 Interstitielle Lasertherapie 410
R. Muschter, A. Hofstetter

13.3 Kontaktlaser 427
G. Janetschek, W. Horninger, G. Bartsch

14 Transurethrale Vaporisierung der Prostata
G. Haupt, T. Senge

14.1	Wirkprinzip	445
14.2	Technik	446
14.3	Indikation	446
14.4	Ergebnisse	446
14.5	Wertung	450

15 Prostatische Stents in der Behandlung der BPH
H.-W. Gottfried, R.E. Hautmann

15.1	Wirkprinzip	453
15.2	Technik/Stentapplikation	453
15.3	Indikation	461
15.4	Ergebnisse	463
15.5	Wertung	467

16 Klassische operative Verfahren

16.1	TUIP	469
	N. Benken, D. Wienhold, J.W. Thüroff	
16.2	Transurethrale Elektroresektion der Prostata (TURP)	476
	H. Leyh, R. Hartung	
16.3	Offene Enukleation	494
	R.-H. Ringert	

17 Ökonomische Aspekte ... 501
L. Pientka, T. Senge

18 Patientenselektion
K. Höfner

18.1	Faktoren mit Einfluß auf die Indikation	511
18.2	Morbidität und Nachbehandlungsrate	520
18.3	Individuelle Therapie zwischen Anspruch und Realität	522

Leitlinien

19 Internationale- und USA-Leitlinien
C.G. Roehrborn, J.D. McConnell

19.1	Zielgruppe der Richtlinien	534
19.2	Diagnostische Abklärung	535
19.3	Indikation zur Operation	535
19.4	Quantitative Symptomenerfassung	537
19.5	Zusätzliche diagnostische Tests	539
19.6	Leitlinien zur Therapie der BPH	545
19.7	Bilanz der Vor- und Nachteile	546
19.8	Therapiewahl: Entscheidung zwischen Arzt und Patient	550
19.9	Konsequenzen der BPH-Leittlinien	551
19.10	Zusammenfassung	552

20 Leitlinien der Deutschen Urologen zur Diagnostik und Therapie des BPH-Syndroms

20.1 Leitlinie zur Diagnostik 558
20.2 Leitlinie zur Therapie 568

Anhang 581

Sachverzeichnis 603

Autorenverzeichnis

Aumüller, G., Prof. Dr. med.
Geschäftsführender Direktor des Instituts für Anatomie
und Zellbiologie
Klinikum der Philipps-Universität Marburg
Robert-Koch-Straße 6, 35043 Marburg

Bach, D., Prof. Dr. med.
Chefarzt der Urolog. Abteilung und Kinderurologie
St.-Agnes-Hospital
Barloer Weg 125, 46397 Bocholt

Bartsch, G., Prof. Dr. med.
Vorstand der Urologischen Universitätsklinik
Anichstraße 35, A-6020 Innsbruck

Benken, N., Dr. med.
Urolog. Abt. Helios Klinik Blankenhain
Wirthstraße 5, 99444 Blankenhain

McConnell, J. D., M. D.
Devision of Urology, University of Texas
5323 Harry Hines Boulevard, Dallas, Texas 75235, USA

Conrad, S., Dr. med.
Urolog. Klinik, Universitäts-Krankenhaus Eppendorf
Martinistraße 52, 20251 Hamburg

Galanski, M., Prof. Dr. med.
Leiter der Abteilung I, Diagnostische Radiologie
Medizinische Hochschule Hannover
Carl-Neuberg-Straße 1, 30625 Hannover

Gonnermann, O., Dr. med.
Arzt für Urologie
Kirchröder Straße 91/92, 30625 Hannover

Gottfried, H.-W., PD Dr. med.
Urolog. Universitätsklinik und Poliklinik
Prittwitzstraße 43, 89075 Ulm

Grünewald, V., Dr. med.
Urolog. Klinik und Poliklinik, Medizinische Hochschule Hannover
Carl-Neuberg-Straße 1, 30625 Hannover

Hartung, R., Prof. Dr. med.
Direktor der Urolog. Klinik und Poliklinik
Klinikum rechts der Isar der TU München
Ismaninger Straße 22, 81675 München

Harzmann, R., Prof. Dr. med.
Chefarzt der Urolog. Klinik, Zentralklinikum Augsburg
Stenglinstraße 2, 86156 Augsburg

Haupt, G., Prof. Dr. med.
Klinik und Poliklinik für Urologie und Kinderurologie
der Universität zu Köln
Joseph-Stelzmann-Straße 9, 50924 Köln

Hautmann, R.E., Prof. Dr. med.
Direktor der Urolog. Universitätsklinik und Poliklinik
Prittwitzstraße 43, 89075 Ulm

Helpap, B., Prof. Dr. med.
Direktor des Pathologischen Institutes, Hegau-Klinikum
Postfach 720, 78207 Singen

Höfner, K., Prof. Dr. med.
Urolog. Klinik und Poliklinik, Medizinische Hochschule Hannover
Carl-Neuberg-Straße 1, 30625 Hannover

Hofstetter, A., Prof. Dr. med.
Direktor der Urolog. Universitätsklinik, Klinikum Großhadern
Ludwig-Maximilians-Universität
Marchioninistraße 15, 81377 München

Horninger, W., Dr. med.
Urologische Universitätsklinik
Anichstraße 35, A-6020 Innsbruck

Huland, H., Prof. Dr. med.
Direktor der Urolog. Universitätsklinik Hamburg-Eppendorf
Martinistraße 52, 20246 Hamburg

Humke, J., Dr. med.
  Klinik für Urologie und Kinderurologie
  Klinikum Wuppertal GmbH
  Klinikum der Universität Witten-Herdecke
  Heusnerstraße 40, 42283 Wuppertal

Janetschek, G, Prof. Dr. med.
  Urologische Universitätsklinik
  Anichstraße 35, A-6020 Innsbruck

Jonas, U., Prof. Dr. med.
  Direktor der Urolog. Klinik und Poliklinik der
  Medizinischen Hochschule Hannover
  Carl-Neuberg-Straße 1, 30625 Hannover

Krah, H., Dr. med.
  Arzt für Urologie
  Gehrenberg 10, 32052 Herford

Leyh, H., Prof. Dr. med.
  Chefarzt der Abteilung für Urologie
  Klinikum Garmisch-Partenkirchen
  Auenstraße 6, 82467 Garmisch-Partenkirchen

Lotz, J., Dr. med.
  Abteilung I, Diagnostische Radiologie
  Medizinische Hochschule Hannover
  Carl-Neuberg-Straße 1, 30625 Hannover

Madersbacher, S.-E., Prof. Dr. med.
  Urolog. Universitätsklinik Wien
  Währinger Gürtel 18-20, A-1090 Wien

Marberger, M., PD. Dr. med.
  Klinikvorstand der Urolog. Universitätsklinik Wien
  Währinger Gürtel 18-20, A-1090 Wien

Muschter, R., Prof. Dr. med.
  Chefarzt der Urolog. Klinik, Diakonie-Krankenhaus
  Elise-Averdieck-Straße 17, 27356 Rotenburg/Wümme

Pientka, L., PD Dr. med.
  Chefarzt der Medizinisch-Geriatrischen Klinik
  Augusta Kranken-Anstalt
  Dr.-C.-Otto-Straße 27, 44879 Bochum

Reek, C., Dr. med.
Urolog. Universitätsklinik Hamburg-Eppendorf
Martinistraße 52, 20246 Hamburg

Ringert, R.-H., Prof. Dr. med.
Direktor der Urolog. Universitätsklinik
Georg-August-Universität Göttingen
Robert-Koch-Straße 40, 37075 Göttingen

Roehrborn, C.-G., M. D.
Devision of Urology, University of Texas
5323 Harry Hines Boulevard, Dallas, Texas 75235, USA

de la Rosette, J., Dr. med.
Academisch Ziekenhuis Nijmegen, Radboud centraal
Geert Grooteplein 10, Postbus 9101, NL-6500 HB Nijmegen

Schweikert, H.U., Prof. Dr. med.
Leiter der Abteilung Endokrinologie,
Medizinische Universitätspoliklinik
Wilhelmstraße 35–37, 53111 Bonn

Senge, T., Prof. Dr. med.
Direktor der Urolog. Universitätsklinik, Marienhospital
Widumer Straße 8, 44627 Herne

Spranger, R., Dr. med.
Urolog. Klinik, Kantonsspital St. Gallen
Rorschacher Straße 95, CH-9007 St. Gallen

Stief, Ch. G., Prof. Dr. med.
Urolog. Klinik und Poliklinik, Medizinische Hochschule Hannover
Carl-Neuberg-Straße 1, 30625 Hannover

Thüroff, J.-W., Prof. Dr. med.
Direktor der Urolog. Klinik und Poliklinik
Klinikum Johannes-Gutenberg-Universität
Langenbeckstraße 1, 55131 Mainz

Tunn, U. W., Prof. Dr. med.
Chefarzt der Urolog. Abteilung
Städt. Kliniken Offenbach am Main
Starkenburgring 66, 63069 Offenbach

Weckermann, D., Dr. med.
Urolog. Klinik, Zentralklinikum Augsburg
Stenglinstraße 2, 86156 Augsburg

Wienhold, D., Dr. med.
Klinik für Urologie und Kinderurologie, Klinikum Wuppertal GmbH
Klinikum der Universität Witten-Herdecke
Heusnerstraße 40, 42283 Wuppertal

Zumbé, J., PD Dr. med.
Chefarzt der Urolog. Klinik, Marienhospital Gelsenkirchen
Virchowstraße 122, 45886 Gelsenkirchen

Allgemeine Grundlagen

KAPITEL 1

Epidemiologie

L. Pientka

1.1 Einleitung 3
1.2 Risikofaktoren 4
1.3 Prävalenz 5
1.4 Natürlicher Verlauf 10
1.5 Komplikationen 15
1.6 Methodische Probleme 15
Literatur 17

1.1
Einleitung

Die benigne Prostatahyperplasie (BPH) ist eine Erkrankung älterer Männer, die sowohl von der Zahl der Betroffenen als auch den Kosten als Volkskrankheit bezeichnet werden kann. Trotzdem sind die Kenntnisse z. B. über den natürlichen Verlauf und die Häufigkeit in den einzelnen Altersgruppen sehr gering. Aus diesem Grund ist in den letzten Jahren eine rege Diskussion über die Indikation für einzelne Therapieverfahren entstanden. Epidemiologische Daten über den Verlauf der Erkrankung sind aus diesem Grunde sowohl für die Prognosestellung als auch die Wahl des richtigen Therapieverfahrens von Bedeutung. Zusätzlich lassen sich sehr viel präziser Normwerte für einzelne diagnostische Verfahren sowie Symptomscores erstellen. Des weiteren sind diese Informationen hilfreich für die Planung klinischer Studien. Leider sind in Deutschland nur wenige epidemiologische Daten vorhanden, die eine präzise Schätzung der Zahl der betroffenen Männer zulassen. Aus diesem Grund werden internationale Studien herangezogen, die zumindest größenordnungsmäßig einen Anhalt geben, wie viele ältere Männer von einer BPH betroffen sind.

Um die Bedeutung der epidemiologischen Sichtweise aufzuzeigen, wird im folgenden nur kurz auf Risikofaktoren und Studien zur Operationshäufigkeit eingegangen. Im Mittelpunkt stehen neuere Untersuchungen zur Häufigkeit und zum natürlichen Verlauf der BPH. Dabei sind besonders bevölkerungsbezogene Untersuchungen von Interesse, da diese repräsentative Aussagen zur Häufigkeit von Symptomen und einigen objektiven Parametern geben können [78]. Zum anderen kann der Frage nachgegangen werden, welche Bedeutung z. B. Symptome für die Inanspruchnahme medizinischer Leistungen haben. Des weiteren erlauben sie die Identifizierung bestimmter Patientengruppen anhand unterschiedlicher Symptomhäufigkeiten sowie Komorbidität und Risikofaktoren für Interventionen [112]. Fragen dieser Art lassen sich anhand einzelner klinischer Patientenserien nicht beantworten.

Quantitative Aussagen zur Häufigkeit der BPH lassen sich aus 3 verschiedenen Perspektiven machen:
- mikroskopisch,
- makroskopisch,
- klinisch (Symptome, Diagnostik, Behandlung).

Allgemein werden 2 Phasen des natürlichen Verlaufs einer BPH beschrieben, nämlich eine pathologische und eine klinische Phase. Die pathologische Phase umfaßt 2 Stadien: das mikroskopische Stadium (histologisch identifizierbare BPH) und ein makroskopisches (palpable Prostatavergrößerung). Beide Stadien können symptomlos verlaufen und sind nur von geringer prognostischer Bedeutung. Allerdings weisen alle Männer mit klinischen Symptomen die Kennzeichen beider Stadien auf. Autopsiestudien haben gezeigt, daß die Häufigkeit einer mikroskopischen BPH in der Altersgruppe der 60jährigen bei etwa 50% und bei den 80- bis 85jährigen bei etwa 100% liegt [24]. Aber nur etwa 50% der Männer mit einer mikroskopischen BPH entwickeln auch eine makroskopische, und nur ein geringer Prozentsatz der Erkrankten entwickelt wiederum so starke Symptome, daß sie z. B. einer operativen Intervention bedürfen [7, 80]. Diese Zahlen zeigen, daß neben dem Alter noch zusätzliche Faktoren zur Entwicklung der BPH und vor allem zur Entstehung einer Symptomatik beitragen [1, 35, 37, 75, 83, 151, 152, 153, 154].

1.2
Risikofaktoren

Eine wesentliche Aufgabe der Epidemiologie besteht in dem Bemühen, Risikofaktoren vor allem für chronische Erkrankungen zu finden, um daraus empirisch Präventionsmaßnahmen ableiten zu können. Des weiteren wird dadurch versucht, mögliche Ursachen für Erkrankungen oder Belege für pathophysiologische Hypothesen zu finden. Hier soll pragmatisch nur der Frage nachgegangen werden, inwiefern beeinflußbare Risikofaktoren für die Entstehung oder den Verlauf der BPH zu identifizieren sind.

Derzeit untersuchte Risikofaktoren sind vor allem familiäres/genetisches Risiko, Leberzirrhose, Hypertonie, Diabetes mellitus, Vasektomie und sexuelle Aktivität, Hautfarbe/Nationalität, soziale und geographische Faktoren sowie bekannte Risiken wie Rauchen oder Übergewicht. Eine Reihe von Arbeiten [5, 71, 125, 143, 144] haben gleichzeitig unterschiedliche Risikofaktoren wie Rauchen, Kaffee- und Alkoholkonsum etc. hinsichtlich ihrer prognostischen Bedeutung für die Entwicklung einer BPH untersucht. Die dabei festgestellten Zusammenhänge waren entweder nicht signifikant oder so gering, daß sie zum jetzigen Zeitpunkt keine praktische Relevanz haben. Als Beispiel mag eine große prospektive Kohortenstudie mit 16.219 Männern (Versicherte einer amerikanischen Krankenkasse) gelten, bei der die Daten eines Gesundheitschecks in den Jahren 1971-1972 mit den Operationsraten wegen einer BPH verglichen wurden. Alterskontrolliert wurden niedriges Körpergewicht, Nichtrauchen und eine Reihe von anamnestischen Angaben wie Nieren- oder Blaseninfektionen, regelmäßige Medikamenteneinnahme, ein vorhergehender chirurgischer Eingriff (nicht die Prostata betreffend) und Tuberkulose als Risikofaktoren für höhere Operationsraten, höherer Alkoholkonsum und Blutzuckerspiegel für niedrigere Operationsraten

Epidemiologie

identifiziert [183]. Auch Untersuchungen, die einzelne Risikofaktoren wie Diabetes mellitus [33, 34] oder Rauchen und Übergewicht [50, 67, 129, 130, 164, 181] betrachtet haben, fanden durchweg keine signifikanten Zusammenhänge. Die wenigen vorliegenden epidemiologischen Studien zu molekularbiologischen oder genetischen Faktoren lassen den vorläufigen Schluß zu, daß genetische Faktoren zumindest einen der möglichen Prädispositionsfaktoren für die Entstehung einer BPH darstellen [136, 157, 166, 179]. Eine ältere Studie aus Wales läßt sogar vermuten, daß walisische Männer qua Geburt ein höheres Risiko haben, an einer BPH zu versterben [8].

Studien in nichtwestlichen Ländern [z. B. 44, 147] zeigen, daß die Daten bezüglich Prävalenz und Risikofaktoren ähnlich sind. Weltweit gilt, daß die BPH keine Erkrankung mit einem hohen Mortalitätsrisiko darstellt [9, 38, 117, 119, 148]

Die »Ausbeute« identifizierbarer Risikofaktoren ist also insgesamt sehr gering, so daß sich derzeit keine praktischen Konsequenzen aus diesen Studien ableiten lassen.

1.3
Prävalenz

Die Olmstedt County Study (OCS) aus den USA ist eine gemeindebezogene Studie an 2115 zufällig ausgewählten weißen Bewohnern, die bei der Aufnahme in die Studie zwischen 40 und 70 Jahre alt waren und keine Anamnese bezüglich eines Prostatakarzinoms, einer Prostataoperation oder einer anderen Erkrankung aufwiesen, die für BPH-Symptome verantwortlich gemacht werden können. Bei der Erstuntersuchung 1991 wurde bei allen Männern ein kompletter Symptom- und Lebensqualitätsfragebogen erhoben sowie die Harnflußrate bestimmt. Des weiteren wurden alle Studienteilnehmer wegen des Inanspruchnahmeverhaltens von Ärzten und anderer soziodemographischer Faktoren wie Familieneinkommen, Medikation, Alkoholkonsum, Rauchen, medizinische Anamnese usw. befragt. Alle Studienteilnehmer wurden bis 1996 2jährlich mit einem schriftlichen Fragebogen untersucht. Bei einem zufällig ausgewählten Kollektiv von 475 Männern wurde eine gründliche urologische Diagnostik (digitale/rektale Untersuchung, transrektaler Ultraschall, Bestimmung des Restharnvolumens, Urinanalyse, Serumkreatinin und PSA) vorgenommen.

Die Daten zur Häufigkeit von BPH-Symptomen zeigen, daß diese zwar mit dem Alter zunehmen, aber nur 5 von den 12 abgefragten Symptomen dafür verantwortlich sind (Tabelle 1.1) [43]. Wenn dieselben Männer gefragt werden, wie sehr sie sich durch die Symptome gestört fühlen, ergibt sich ein ähnliches Bild. Allerdings liegt die absolute Häufigkeit z. B. für den obstruktiven Score um etwa 10 % niedriger. Diese Daten geben bereits einen Hinweis darauf, daß nicht alle Symptome von den Patienten auch als störend empfunden werden. Die Altersabhängigkeit der Symptomatik geht einher mit einer deutlichen Abnahme der maximalen Harnflußrate [69]. So sinkt die mediane Harnflußrate von 20,3 ml/s in der Altersgruppe der 40- bis 44jährigen auf 11,5 ml/s bei den Männern der Altersgruppe 75–79 Jahre. Grob geschätzt kann davon ausgegangen werden, daß die maximale Harnflußrate pro Jahrzehnt um 2 ml/s abnimmt. Von den Untersuchten wiesen 39 % einen maximalen Harnfluß von weniger als 15 ml/s auf, mit einem Anstieg von 24 % (Altersgruppe 40–44 Jahre) auf 69 % (Altersgruppe 75 Jahre und älter). Unter Berücksichtigung der Harnmenge haben 75 % der 65jährigen (mindestens 300 ml Harnvolumen) eine maximale Harnflußrate

Tabelle 1.1. Häufigkeit prostatischer Beschwerden bei Männern, die mehr als selten Symptome aufweisen. (Mod. nach Chute et al. [43])

Gesamtzahl	Altersgruppe (Jahre)			
	40–49	50–59	60–69	70+
	800	612	436	271
Symptome mit starker Altersabhängigkeit [%]				
Nykturie	16	29	42	55
Abgeschwächter Harnstrahl	25	34	39	49
Harnstottern	18	25	29	32
Harndrang	28	32	42	46
Restharngefühl	16	17	23	23
Symptome ohne starke Altersabhängigkeit [%]				
Pollakisurie	34	34	36	35
Dysurie	5	6	4	7
Pressen	12	15	13	15
Zweizeitige Miktion	12	11	18	11
Nachträufeln	37	43	44	36
Verzögerter Miktionsbeginn	14	18	20	19
Einnässen	23	25	24	22
Obstruktionsscore[a] mit mehr als 7 Scorepunkten [%]	16	24	27	30
AUA-Score mit mehr als 7 Scorepunkten [%]	26	33	41	46

[a] Im Obstruktionsscore sind die folgenden Symptome zusammengefaßt: abgeschwächter Harnstrahl, Harnstottern, Restharngefühl, Nachträufeln, verzögerter Miktionsbeginn.

von weniger als 20 ml/s und 47 % eine Rate von weniger als 15 ml/s. Diese Daten stellen eine wichtige Ergänzung der bestehenden Nomogramme dar, da dadurch erstmals ein Vergleich einzelner Patienten mit einer repräsentativen Bevölkerungsgruppe möglich ist.

Eine weitere Analyse, die Symptome, Prostatavolumen und maximale Harnflußrate miteinander in Beziehung setzt [70], zeigt, daß Alter und Harnflußrate nur wenig mit der Symptomatik korrelieren. Altersunabhängig haben Patienten mit einem Prostatagewicht von mehr als 50 g 3,5mal häufiger eine mittelschwere bis schwere Symptomatik und 2,4mal häufiger, wenn die maximale Harnflußrate niedriger als 10 ml/s ist. Unter Berücksichtigung der Tatsache, daß das Vorliegen einer mittelschweren bis schweren Symptomatik nur zu 22 % auf eine Prostatavergrößerung und zu 20 % auf eine deutliche Abnahme der maximalen Harnflußrate (<10 ml/s) zurückzuführen ist, kann festgestellt werden, daß weder ein absolutes Prostatagewicht noch eine konkrete maximale Harnflußrate als Indikation für invasive Therapieentscheidungen herangezogen werden können. Diese Daten unterstützen das auch in klinischen Untersuchungen beobachtete Fehlen eines Zusammenhanges von Prostatagröße, Symptomatologie und Harnflußrate.

Die Variabilität der Symptomatik ist nicht nur vom Alter abhängig, sondern auch kulturell bedingt, wie ein Vergleich der weiter unten vorgestellten schottischen Studie zeigt, die mit identischem Design durchgeführt worden ist [81]. So wiesen die amerikanischen Männer häufiger Symptome auf, fühlten sich durch diese mehr gestört und waren insgesamt in ihrer Lebensqualität deutlich stärker beeinflußt als vergleichbare schottische Männer. Allerdings war der Zusammenhang zwischen Symptomatik und Lebensqualität in jeder Symptomkategorie ähnlich. Es gilt, daß mit zunehmender Symptomatik auch die alltäglichen Lebensvollzüge wie Reisen, Schlafen und außerhäusliche Tätigkeiten stark negativ beeinflußt werden [68]. So waren Männer mit mittelschweren bis schweren Symptomen (AUA-Score 8-35) 4- bis 6mal stärker gestört und in ihrer Lebensqualität beeinflußt als Männer mit leichter Symptomatik. Diese wiederum fühlen sich 5mal so häufig durch BPH-Symptome beeinträchtigt wie gleichaltrige Männer ohne diese Beschwerden.

Wie bereits bei der Darstellung der Prävalenzdaten gezeigt, sind prostatische Symptome nicht gleichzusetzen mit dem Gefühl einer individuellen Beeinträchtigung. Ein Vergleich der Häufigkeit von Symptomen mit dem Ausmaß der Beeinträchtigung zeigt, daß Männer, die sich durch ihre Symptome stärker gestört fühlen als es das Ausmaß ihrer Symptomatik erwarten läßt, häufiger zum Arzt gehen, älter, ärmer, ängstlicher sind und eine insgesamt niedrigere Lebensqualität haben als solche Männer, bei denen Häufigkeit und Beeinträchtigung gleich stark sind. Die Männer allerdings, die sich durch ihre Symptome weniger beeinträchtigt fühlen, gehen auch unterdurchschnittlich häufig zum Arzt und sind häufiger depressiv [100].

Es besteht zwar ein deutlicher Zusammenhang zwischen Symptomschwere, Beeinträchtigungsgrad und Lebensqualität mit der Inanspruchnahme ärztlicher Leistungen, doch leistet jeder dieser 3 Bereiche dabei einen eigenständigen Beitrag [99]. Allerdings kommen zusätzliche Faktoren hinzu wie z. B. die Wahrnehmung der Symptomänderung. Weitere Faktoren des Inanspruchnahmeverhaltens stellen das Ausmaß der Sorgen, die sich Patienten wegen ihrer Symptome machen sowie der Grad des Peinlichkeitsgefühls dar [165]. Die Einbeziehung solcher psychosozialen Variablen zeigt, daß die alleinige Messung der Symptomhäufigkeit wesentliche Bereiche des Patientenverhaltens außer acht läßt und insofern eine Nichtberücksichtigung entweder Patientenunzufriedenheit erzeugen kann oder sogar eine langfristige Patientenmitwirkung (compliance) verhindert. Auch eine Ergänzung des Patientenverhaltens um »objektive Daten« wie Prostatagröße und Harnflußrate [98] zeigt, daß Männer mit mittelschweren bis schweren Symptomen 3,4mal häufiger den Arzt aufsuchen als Männer ohne oder mit leichten Symptomen. Das gleiche gilt für Männer mit vergrößerter Prostata (>40 ml), die 3,9mal häufiger in ärztlicher Behandlung waren, während Männer mit erniedrigtem Harnfluß (<10 ml/s) nur 2,1mal häufiger den Arzt aufsuchen. Während 76% der Männer in ärztlicher Behandlung entweder eine Prostatavergrößerung, einen niedrigen Harnfluß oder mittelschwere bis schwere Symptome aufweisen, finden sich bei denjenigen ohne Arztkontakt nur 55%, die keine dieser Probleme aufweisen. Dieses deutet auf eine große Dunkelziffer hin, die mit den bisher untersuchten Variablen nicht zu erklären ist. Letztendlich bedarf es auf diesem Gebiet weiterer Studien, um den komplexen Prozeß, der BPH-Patienten veranlaßt, einen Arzt aufzusuchen, präziser zu klären.

Eine Studie mit sehr ähnlichem Studiendesign wie die Olmstedt-Studie wurde in Schottland durchgeführt, wobei hier BPH definiert wurde als Prostatagewicht größer als 20 g, einem Symptomscore von mehr als 11 Punkten (bei maximal 46 möglichen Punkten) und/oder einer maximalen Harnflußrate von weniger als 15 ml/s [64, 186, 196, 197]. Auch in der schottischen Studie fand sich so gut wie kein Zusammenhang zwischen Symptomatik, Prostatagröße, maximaler Harnflußrate und Lebensqualität. Männer mit mittelschwerer bis schwerer Symptomatik wiesen eine 6fach höhere Wahrscheinlichkeit auf, einen Arzt zu konsultieren, als solche mit gering ausgeprägten Symptomen. Festzuhalten ist, daß ähnlich wie auch in anderen Ländern von den Männern mit gesicherter BPH 2/3 wegen einer erniedrigten Harnflußrate und 1/3 wegen der Symptomatik von den praktischen Ärzten zum Urologen überwiesen worden sind, sich aber bei der urologischen Untersuchung dagegen ein genau umgekehrtes Verhältnis, nämlich 1/3 mit erniedrigter Harnflußrate und 2/3 mit starker Symptomatik finden. Insgesamt zeigen diese Ergebnisse [185] eine sehr große Dunkelziffer von symptomatischen Männern, die sich aus unterschiedlichen Gründen einer Behandlung entziehen. Vor allem Männer mit einem herabgesetzten Harnstrahl stellen eine Zielgruppe für Aufklärungsmaßnahmen dar. Solch eine Aufklärung erscheint um so dringender notwendig, als in derselben Studie [65] 51 % der Männer mit gesicherter BPH in mindestens einer Aktivität des täglichen Lebens eine deutliche Einschränkung ihrer Lebensqualität sehen. Methodisch interessant sind Einzelauswertungen im Hinblick auf den psychologischen Effekt der Studie auf die Studienteilnehmer [133] und die Möglichkeit eines Symptomtagebuches [172].

In Frankreich wurden in einer nationalen Untersuchung repräsentativ 2011 Männer zwischen 50 und 80 Jahren bezüglich Symptomatik (IPSS) und Lebensqualität untersucht. Bei den Männern ohne vorherige Operation waren Nykturie und Pollakisurie die häufigsten Symptome. 18,8 % der Männer wiesen keine BPH-Symptome auf. Der Anteil der Männer mit einem AUA-Score >7 verdoppelte sich in jeder Altersdekade. Für 1992 wurde eine ungefähre Zahl von 1,14 Mio. Männern mit mittelschwerer bis schwerer Symptomatik geschätzt, international eine sehr niedrige Prävalenz. So betrug die altersspezifische Prävalenz in Frankreich im Vergleich zu Schottland in der Gruppe der 50- bis 59jährigen 80 vs. 273/1000, der der Altersgruppe der 60- bis 69jährigen 140 vs. 430/1000 und in der Altersgruppe 70-79 Jahre 270 vs. 400/1000 [176]. Aber auch für die französische Untersuchung gilt der bedeutsame Einfluß prostatischer Beschwerden auf Lebensqualität und einer Beeinträchtigung bei den Aktivitäten des täglichen Lebens [177] sowie des Inanspruchnahmeverhaltens ärztlicher Leistungen [126].

In einer gemeindebezogenen Kohortenstudie in Japan mit einem ähnlichen Studiendesign wurden 274 Männer zwischen 40 und 79 Jahren bezüglich Symptomatik und Gesundheitszustand untersucht. Hier war die altersspezifische Häufigkeit mittelschwerer bis schwerer Symptome etwas höher als in den USA - bei gleichem Anstieg des Lebensalters und einem gleichgerichteten Zusammenhang mit der Beeinträchtigung [198].

Ein Vergleich dieser 4 Studien [178] zeigt recht deutlich die international unterschiedliche Häufigkeit der BPH. Während in Frankreich 14 % der Männer eine mittlere bis schwere Symptomatik (IPSS >7) aufweisen, beträgt die Häufigkeit in Schottland 18 %, in den USA 38 % und in Japan 56 %. Diese Relation ist konsistent über die verschiedenen Altersgruppen und auch für einzelne Symptome.

Eine Untersuchung an 1480 Männern (55 Jahre und älter), die in 8 Allgemeinarztpraxen repräsentativ rekrutiert und schriftlich befragt wurden, gibt aufgrund eines anderen Studiendesigns auch Informationen für die in Allgemeinarztpraxen typische Patientenzusammensetzung. Insgesamt berichten 20,4 % der Männer über mittelschwere bis schwere Symptome und 20,8 % keine Beschwerden. Auch hier findet sich ein Altersanstieg von 16,2 % in der Gruppe der 50- bis 59jährigen bis zu einem Plateau von 20-25 % in der Altersgruppe 65-79 Jahre und ein dann auch in anderen Studien zu beobachtendes Absinken der Symptomprävalenz auf 11,9 % bei den über 85jährigen. Diese Studie unterscheidet sich von anderen dadurch, daß sich immerhin 12 % der Männer bereits einer BPH-Operation unterzogen hatten. Von diesen weisen altersunabhängig etwa 30 % mittelschwere bis schwere Symptome auf. Des weiteren zeigt die Studie, daß von den 6 % der Männer, die bereits einen akuten Harnverhalt aufwiesen, sich nur 38,5 % einer Operation unterziehen mußten [90]. Auch in dieser Personengruppe stieg die Häufigkeit von Arztbesuchen mit der Symptomschwere [93]. Hinsichtlich der Bedeutung psychosozialer Faktoren zeigen weitere Auswertungen [94, 95], welche Rolle diese z. B. bei der Entscheidung, sich einer Operation zu unterziehen, spielen.

In einer holländischen, gemeindebezogenen Untersuchung im Rahmen einer Pilotstudie (Screening auf Prostatakrebs) wurden 502 Männer (55–74 Jahre alt) ohne Prostatakrebs untersucht und anhand üblicher urologischer Parameter wie Symptomscore (IPSS), Prostatagröße, Harnflußrate und Restharnvolumen die Prävalenz für verschieden definierte klinische BPH-Patienten zu bestimmen versucht. Dabei fand sich die höchste Prävalenz mit 19 % bei Patienten mit einem Prostatavolumen von mehr als 30 cm^3 und einem IPSS größer als 7. Die niedrigste Häufigkeit mit 4,3 % wurde bei Patienten mit kleiner Prostata, einem IPSS größer als 7, einer maximalen Harnflußrate von weniger als 10 ml/s und einem Restharnvolumen von mehr als 50 ml festgestellt. Diese Daten zeigen wiederum, daß sich die Häufigkeit einer klinisch relevanten BPH relativ willkürlich anhand der gewählten Parameter bestimmen läßt und die Notwendigkeit eines internationalen Konsens dringlich ist [32]. Auch hier führte die weitere Untersuchung zu dem Ergebnis, daß, obwohl nur 12 % der Männer ein IPSS von Null hatten, 82 % der Männer negierten, prostatische Beschwerden zu haben. Die schwachen bis fehlenden Korrelationen zwischen IPSS und Prostatagröße sowie Harnflußrate oder Restharnvolumen und auch Alter machen erneut deutlich, daß jeder einzelne Parameter einen eigenständigen Faktor bei der Entwicklung einer klinischen BPH darstellt [31].

Eine weitere holländische Studie [206] an 2734 Männern (55 Jahre und älter), rekrutiert aus 10 Allgemeinpraxen, wurden anhand des Boyarsky-Scores schriftlich befragt. Weitere Fragen bezogen sich auf die Arztbesuche in den letzten 5 Jahren. Nur 7 % der Untersuchten wiesen keine Symptome auf. Selbst in der Gruppe mit dem höchsten Symptomscore hatten 70 % der Männer trotz Beschwerden keinen Arzt aufgesucht. Wesentliche Faktoren für den Arztbesuch waren Pollakisurie, Nykturie, Dysurie, Inkontinenz und Restharngefühl.

In einer repräsentativen Telefonbefragung in Kanada wurden 508 Männer (50 Jahre und älter) befragt, wobei Nykturie (63 %), abgeschwächter Harnstrahl (61 %) und Pollakisurie (46 %) die häufigsten Symptome darstellten. Eine mittelschwere Beschwerdesymptomatik wiesen 23 % der Untersuchten auf, wobei der Anteil mit dem Alter anstieg. Keine oder wenige Symptome wiesen 51 % auf, 26 % geringe, 21 % mittelschwere und 20 % schwere. Insgesamt wurden 23 % aller Männer als symptomatisch gekennzeichnet [150].

In einer Studie mit ambulanten Patienten einer großen Allgemeinarztpraxis in England wurden 703 Männer (40 Jahre und älter) anhand eines Fragebogens und einer Uroflowmetrie untersucht. Die Daten zeigten, daß sich ein überraschend großer Anteil von Patienten trotz ausgeprägter Symptomatik durch diese nicht stark beeinträchtigt fühlten. So wiesen zwar 48 % einen imperativen Harndrang auf, aber nur 12 % sahen diesen als Problem an [107].

Im Gegensatz zu diesen Daten steht eine australische Untersuchung, die nach einer Zufallsstichprobe in 5 großen Städten durchgeführt worden ist. Dabei wurden die

Angaben von 4268 Patienten mit den separat erfaßten Angaben ihrer Hausärzte verglichen. Im Gegensatz zu den anderen Studien war hier der Prozentsatz an Patienten, die eine starke Symptomatik verspürten oder sich durch diese beeinträchtigt fühlten und keinen Arztbesuch aufwiesen, sehr gering (0,5–3 %) [202].

Eine Reihe weiterer Studien mit schwächerem Studiendesign soll der Vollständigkeit halber nur erwähnt werden [2, 10, 22, 23, 40, 60, 84, 111, 187].

1.4
Natürlicher Verlauf

In der Epidemiologie gewinnen zunehmend Studien an Bedeutung, die sich mit dem natürlichen Verlauf einer Erkrankung (natural history) beschäftigen. Darunter wird das Bemühen verstanden, Krankheitsverläufe ohne medizinische Intervention darzustellen. Nur vor dem Hintergrund des natürlichen Verlaufes lassen sich realistische Einschätzungen der Effektivität medizinischer Interventionen vornehmen. Hinsichtlich ihrer Zielsetzung sind sie mit den Placeboarmen klinischer Studien zu vergleichen, wobei sie allerdings häufig bevölkerungsbezogen und repräsentativ angelegt sind [15, 16, 29, 76, 135, 200].

Die Untersuchungen zum natürlichen Verlauf lassen sich einteilen in ältere Studien, die ohne standardisierte Erhebungsverfahren letztendlich an der Frage interessiert waren, ob sich Patienten einer Operation unterziehen mußten, und neueren, die mehr den Symptomverlauf über die Zeit standardisiert betrachten (15, 36, 77, 135). Isaacs [97] hat die 4 wesentlichen älteren Studien von Clark [45], Craigen [49], Birkhoff [26] und Ball [11] zusammengefaßt und festgestellt, daß über einen Zeitraum von 2,6–5 Jahren bei etwa 30 % der Männer eine subjektive und bei 20 % auch eine objektive Verbesserung der Symptomatik zu beobachten war. Des weiteren wurde beobachtet, daß sich nur die Hälfte der symptomatischen Männer innerhalb eines Zeitraumes von 5 Jahren einem operativen Eingriff unterziehen mußten.

Diese Studien haben gezeigt, daß der klinische Verlauf individuell sehr unterschiedlich verlaufen kann, unabhängig, ob Symptome oder Harnflußrate zum Maßstab gemacht werden. Eine nicht unbeträchtliche Zahl von symptomatischen Patienten verbessert sich spontan auch ohne jede Behandlung. Aufgrund der kleinen Fallzahlen und des hohen Maßes der intraindividuellen Variabilität der diagnostischen Verfahren haben diese Studien nur eine geringe statistische Power, um relevante prognostische Faktoren zu quantifizieren. Diese älteren Daten werden auch durch neuere Studien bestätigt. So zeigen die Nacherhebungen der Olmstedt-Studie nach 3,5 Jahren, daß von den Männern mit geringer Symptomatik in der Ausgangsuntersuchung nach 18 Monaten 86 % und nach 42 Monaten 73 % ebenfalls eine geringe Symptomatik aufwiesen [102].

Die Dynamik, mit der die Symptomatik sich in den verschiedenen Altersgruppen entwickelt, ist ebenfalls unterschiedlich. Bis zum 70. Lebensjahr nimmt die Symptomatik von Jahr zu Jahr schneller zu, um dann langsamer anzusteigen. Insgesamt ist ein Trend zur Mitte festzustellen, d. h. daß sich über die Zeit die Patienten mit sehr geringer und sehr starker Symptomatik dem altersentsprechenden Mittelwert nähern. Ein Vergleich der Ergebnisse von Querschnitts- und Längsschnittstudien zeigt, daß z. B. der Anstieg der Symptomatik nach dem AUA-Index um 50 % unterschätzt würde, wenn die Patienten nicht langfristig nachuntersucht würden [121]. Wie auch bei der

Tabelle 1.2. Prostatische Symptome von Männern mit unbehandelter BPH: Verlauf über ein Jahr. (Nach Garraway et al. [63])

Symptome	Veränderungen nach einem Jahr					
	Besser		Gleich		Schlechter	
	[%]	[n]	[%]	[n]	[%]	[n]
Nykturie (2+)	17	45	50	134	33	87
Verzögerter Miktionsbeginn	13	34	69	183	18	49
Pressen	8	22	71	189	21	55
Imperativer Harndrang	26	69	47	125	27	72
Nachträufeln	26	68	44	117	30	81
Zweizeitige Miktion	16	43	49	130	35	93
Restharngefühl	16	42	53	142	31	82
Abgeschwächter Harnstrahl	23	61	46	123	31	82

Tabelle 1.3. Maximale Harnflußrate und Miktionsvolumen bei Männern mit unbehandelter BPH, Vergleich über ein Jahr. (Nach Garraway et al. [63])

Altersgruppe (Jahre)	n	Nach einem Jahr				Bei Studienbeginn			
		Q_{max} [ml/s]		Miktionsvolumen [ml]		Q_{max} [ml/s]		Miktionsvolumen [ml]	
		Mittelwert	SD	Mittelwert	SD	Mittelwert	SD	Mittelwert	SD
40–49	45	17,1	7,2	338	137	14,0	5,2	300	114
50–59	64	15,9	6,4	322	127	13,7	5,1	304	156
60–69	70	14,7	6,7	305	140	12,0	4,7	275	123
70–79	21	12,8	4,2	320	138	11,2	3,6	256	86
Alle Altersgruppen	200	15,4	6,6	319	135	12,9	4,9	288	130

Ausgangsuntersuchung wiesen nicht alle Symptome dieselbe Dynamik auf, vor allem die Nykturie und der abgeschwächte Harnstrahl nehmen mit dem Alter deutlich zu.

Diese Daten zeigen auf einer repräsentativen Ebene, daß die Symptomatik der BPH fluktuierend und eine einzige Untersuchung bezüglich der Symptomatik nur schwerlich in der Lage ist, einen Patienten ausreichend prognostisch zu klassifizieren. Wesentlicher als der absolute Wert eines Symptomscores ist vielmehr die Dynamik der Symptomveränderung, die in den einzelnen Altersgruppen unterschiedlich stark ausgeprägt ist.

Ähnliche Ergebnisse zeigen die longitudinalen Ergebnisse der schottischen Studie für Symptomatik und Harnflußrate nach einem Jahr (Tabellen 1.2 und 1.3) [63, 100]. Tabelle 1.4 zeigt die unterschiedliche Dynamik einzelner Symptome über einen Zeitraum von 3 Jahren. In den 3 Jahren sank der Anteil der Personen ohne Symptome von 15 auf 2 %, während sich die Anteile der Personen mit geringen, mittelschweren und schweren Symptomen von 63 %, 34 % und 3 % nach 3 Jahren auf 52 %, 45 % und 3 % verschoben. Auch von diesen Änderungen sind Einzelsymptome in unterschiedlicher Weise betroffen, wobei bis auf 2 Symptome (Pressen und Einnässen) kein Unterschied der Veränderungsrate zwischen jüngeren und älteren Männern bestand. Auffallend ist, daß viele der Änderungen nach einem Jahr noch nicht sichtbar waren und sich erst nach 3 Jahren wesentliche Trends abzeichneten, so daß festgehalten werden muß, daß Beobachtungszeiten unter einem Jahr nur wenig aussagekräftig sind.

Tabelle 1.4. Häufigkeit prostatischer Symptome im Vergleich über 3 Jahre. (Nach Lee et al. [121])

Symptome	n	Häufigkeit pro 100 Männern[a]		
		Ausgangsjahr	Nach 1 Jahr	Nach 3 Jahren
Nykturie	217	26.3	38,7	42,4
Verzögerter Miktionsbeginn	217	9,7	8,8	15,2
Pressen	217	7,4	12,0	15,7
Imperativer Harndrang	217	37,3	32,2	45,2
Nachträufeln	217	37,3	39,6	47,5
Harnstottern	217	24,9	30,0	41,9
Restharngefühl	217	19,8	24,9	29,5
Abgeschwächter Harnstrahl	217	32,7	27,6	43,3
Pollakisurie	200	35,0	28,0	38,0
Dysurie	197	9,6	4,6	5,1
Algurie	199	14,6	9,0	10,1
Einnässen	202	27,2	14,9	23,8

[a] »Manchmal« oder häufiger (Score >2) im vorherigen Monat.

In einer weiteren amerikanischen Studie wurden nach einem Stichprobenverfahren 802 Männer (60 Jahre und älter) rekrutiert und über 2 Jahre beobachtet. Von diesen hatten sich 20 % bereits einer Prostataoperation unterzogen. Von den Männern ohne Operation wiesen 35 % ein und mehr Symptome auf. Immerhin 17,3 % der operierten Patienten wurden in die Gruppe mit schwerer Symptomatik eingeordnet. 22,9 % der nichtoperierten Untersuchten mit schwerer Symptomatik wiesen ein Jahr später keine Symptome mehr auf. Die jährliche Neuerkrankungsrate betrug in beiden Jahren etwa 16 %, die Operationsinzidenz etwa 3 %. Bei der Analyse nichturologischer Einflußfaktoren wie Medikation etc. wird deutlich, welche Bedeutung einer vollständigen Diagnostik zur korrekten Beurteilung der Symptomatik zukommt [52]. Weiter wird deutlich, daß urodynamische Parameter und Symptomatik als alleinige Kriterien zur Diagnostik einer Obstruktion nicht ausreichen [53].

Einen weiteren Hinweis auf den unvorhersehbaren Verlauf von BPH-Symptomen geben auch die Placebogruppen kontrollierter Studien, die allerdings in der Regel nur sehr kurz beobachtet wurden. Da die Patienten aufgrund der Methodik nicht repräsentativ sind, kann anhand dieser Daten nur festgestellt werden, daß es einen starken Placeboeffekt gibt, der dazu führt, daß sich selbst in diesen kurzen Zeiträumen zwischen 20 %–50 % der Patienten subjektiv wie objektiv bessern und damit größenordnungsmäßig diese Ergebnisse den epidemiologischen Studien entsprechen. Der zu beobachtende geringere Anteil an Patienten mit einer symptomatischen Verschlechterung ist überwiegend auf die kurzen Beobachtungszeiträume zurückzuführen.

Studien mit Patienten, die sich auf einer Warteliste für einen operativen Eingriff befinden, geben weitere Informationen über Operationsindikation und natürlichen Verlauf [27]. So waren in einer englischen Studie von 107 Patienten bei einer Nachuntersuchung immerhin 48 %, bei denen keine Operationsindikation gesehen wurde [13]. Über einen Zeitraum von etwa 3 Jahren waren 66 % der Patienten symptomatisch stabil, nur 22 % verschlechterten sich in diesem Zeitraum. In einer anderen Studie mit 231 Patienten, die zu einer elektiven BPH-Operation angemeldet waren, äußerten 31 % der Patienten den Wunsch, nicht mehr operiert zu werden; selbst von den Patienten, bei denen eine Operation empfohlen wurde, bestand bei 18,5 % der Patienten keine zwingende Indikation [140].

In einer Nachuntersuchung von 117 Patienten, die zu einer TURP angemeldet waren, wurden anhand urodynamischer Nachuntersuchungen 24% der Patienten ohne infravesikale Obstruktionen gefunden. Letztendlich wurden nur 49% der Patienten auch tatsächlich operiert [180]. Schon diese Daten zeigen, daß die Indikationen für operative Eingriffe aus klinisch-epidemiologischer Sicht derzeit nicht sehr präzise sind. Die Ergebnisse dieser kleinen Untersuchungen werden durch eine Vielzahl von Studien unterstützt, die die Operationshäufigkeit in verschiedenen Regionen miteinander vergleichen. Dabei finden sich sowohl für die TURP als auch für eine ganze Reihe anderer chirurgischer Eingriffe unterschiedliche Operationshäufigkeiten sowohl im Ländervergleich als auch innerhalb umschriebener geographischer Einheiten [14, 42, 62, 134, 201]. Zwar läßt sich ein Teil der unterschiedlichen Operationshäufigkeit durch demographische Trends oder durch Änderungen bei der Indikationsstellung oder der chirurgischen Techniken nachweisen [12, 73, 87, 141, 142, 173], doch kommt gesundheitsökonomischen Faktoren die wesentliche Bedeutung zu [54, 182]. Die wahrscheinlichste Ursache für diese Tatsache besteht wohl darin, daß in Regionen mit höherer Operationsfrequenz auch Männer mit milder Symptomatik und geringer Wahrscheinlichkeit, von der Operation zu profitieren, operiert werden [28].

Die in den epidemiologischen Daten zu beobachtende Variationsbreite der Operationshäufigkeit spiegelt sich auch im Wandel der Indikationsstellung zur Operation wider [3, 55, 74, 132, 139]. Die zu beobachtenden unterschiedlichen Auffassungen z. B. englischer Urologen [123] hat in England zu formalen Konsensusprozessen, speziell für die Prostatektomie, geführt [92].

Drei prospektive Studien sind der Frage nachgegangen, welche urologischen Symptome die größte Vorhersagekraft für eine operative Behandlung aufweisen. Die erste Studie [49] untersuchte 115 Männer bis maximal 7 Jahre lang und fand keine Kombination von Symptomen, die prognostisch relevant war. Die zweite Studie [6] untersuchte Daten der Baltimore-Longitudinalstudie (BLASA), die 1057 Männer bis maximal 30 Jahre mit regelmäßigen Nachuntersuchungen und allgemeinem Fragebogen verfolgte. Unter Berücksichtigung aller wesentlichen Faktoren erwiesen sich ein schwacher Harnstrahl, eine inkomplette Blasenentleerung und eine vergrößerte Prostata bei der rektalen Untersuchung als prognostisch von Bedeutung. In einer weiteren Studie [183] wurden Fragebogendaten von 16.219 Männern anhand von Krankenkassenunterlagen nachverfolgt. In dieser Untersuchung erwiesen sich ein verzögerter Miktionsbeginn und ein abgeschwächter Harnstrahl, Dysurie, Inkontinenz und Nykturie als wesentliche prognostische Variablen.

Eine weiterer Anwendungsbereich der Epidemiologie findet sich in der Auswertung von Routinedaten wie z. B. Krankenkassendaten [168, 169, 193, 205]. Anhand solcher Daten wurden z. B., gemessen an der Operationsmortalität und Reoperationshäufigkeit, unterschiedliche Krankenhaustypen verglichen [163, 204] oder die Operationshäufigkeit und deren Ergebnisse über die Zeit analysiert [124]. Vor allem die Studien zum Vergleich der Mortalität und Reoperation von TURP und offener Prostatektomie haben große Beachtung gefunden [4, 61, 170, 171, 184].

Wichtige Hinweise für die Indikationsstellung und Morbidität operativer Verfahren geben auch bevölkerungsbezogene deskriptive epidemiologische Studien [z. B. 57, 103, 158, 188, 194] oder zeitliche Vergleiche [96, 138, 207].

Unter dem Stichwort »kontrolliertes Zuwarten« (watchful waiting) wird auch therapeutisch der Tatsache Rechnung getragen, daß die Prognose der Entwicklung der

BPH-Symptome zumindest über kürzere Zeit derzeit nicht möglich ist [108, 128]. So wurde in der bereits erwähnten »Baltimore Longitudinal Study of Aging« der prädiktive Wert von Symptomen hinsichtlich einer Prostatektomie untersucht. Die Stärke des Harnflusses und das Gefühl einer inkompletten Blasenentleerung waren die einzigen positiven Vorhersagefaktoren. Wird die Prostatavergrößerung, festgestellt durch die rektale Palpation, hinzugenommen, so konnte im Vergleich der Personen mit allen drei Risikofaktoren vs. keinem Risikofaktor beobachtet werden, daß sich in der ersten Gruppe 37 % und in der zweiten Gruppe nur 8 % einer Operation unterziehen mußten [6].

In einer randomisierten prospektiven Studie wurden 38 Männer mit nachgewiesener subvesikaler Obstruktion untersucht. Einer Prostatektomie wurden regulär 21 Patienten zugeführt; 17 Patienten wurden konservativ behandelt. Unter diesen zeigte sich bei 56 % über einen Zeitraum von 6 Monaten eine subjektive Verbesserung, während die objektiven Parameter wie Harnflußrate und Restharnvolumen gleich blieben [114]. Die aussagefähigste Studie zum kontrollierten Zuwarten wurde mit 556 Männern über 3 Jahre durchgeführt, die randomisiert entweder mit einer TURP oder einem kontrollierten Zuwarten behandelt wurden. Die Ergebnisse (Tabelle 1.5) zei-

Tabelle 1.5. Behandlungsergebnisse nach 3 Jahren[a]. (Mod. nach Wasson et al. [203])

Behandlungsergebnis	Operation (n=280)	Kontrolliertes Zuwarten (n=276)	Relatives Risiko (95 % Vertrauensintervall)
	Zahl der Patienten		
Behandlungsversager	23	47	0,48 (0,30–0,77)
Tod	13	10	1,28 (0,57–2,87)
Harnverhalt	1	0	0,12 (0,02–0,98)
Großes Restharnvolumen	3	16	0,18 (0,05–0,63)
Niereninsuffizienz[b]	3	1	2,96 (0,31–28,26)
Blasensteine	0	1	0,00
Chronische Inkontinenz	4	4	0,99 (0,25–3,90)
Hoher Symptomscore[c]	1	12	0,08 (0,01–0,63)
Studienabbruch	14	16	0,86 (0,43–1,73)
Verweigerung der Zustimmung	24	17	1,39 (0,76–2,53)
Prostatakarzinom	24	8	2,96 (1,35–6,47)
Urologische Ergebnisse	*Mittelwert ± SD*		*p-Wert*
Symptomscore[d]			
Nach 3 Jahren	4,9±4,0	9,1±4,7	
Veränderung zum Ausgangswert	−9,6±5,0	−5,5±5,2	<0,001
Restharnvolumen			
Nach 3 Jahren	51±54	72±73	
Veränderung zum Ausgangswert	−60±84	−41±90	0,015
Maximale Harnflußrate [ml/s]			
Nach 3 Jahren	17,8±9,1	12,7±7,6	
Veränderung zum Ausgangswert	6,3±9,7	0,4±9,2	<0,001

[a] Der durchschnittliche Beobachtungszeitraum betrug 2,8 Jahre. In der Operationsgruppe waren 763 Patientenjahre und in der Gruppe mit kontrolliertem Zuwarten betrug diese 776 Patientenjahre. Ein Patient konnte mehr als ein Behandlungsergebnis aufweisen.
[b] Definiert als eine Verdopplung des Ausgangsserumkreatinins oder als ein Wert >3 mg/dl.
[c] Definiert als >21 bei 2 aufeinanderfolgenden Messungen oder >24 bei einer einzigen Messung.
[d] Auf einer Skala von 0 (geringe Symptomatik) bis 27 (schwerste Symptomatik).

gen, daß hinsichtlich eines Therapieversagens (Tod, wiederholte Harnverhalte, Restharnvolumen >350 ml, Blasensteine, Inkontinenz, Symptomscore >24, Verdoppelung des Serumkreatinins) in der nichtoperierten Gruppe nur 8,7% (kontrolliertes Zuwarten minus Therapieversager TURP) eine dieser Komplikationen erlitten [203].

1.5
Komplikationen

Wesentliche Komplikationen einer BPH stellen akuter Harnverhalt, chronische Niereninsuffizienz, Harnwegsinfekte, Blasendekompensationen und Blasensteine dar. Insgesamt liegen für diesen gesamten Bereich auch international keine repräsentativen Daten vor. Bei der Mehrzahl der Arbeiten handelt es sich um retrospektive klinische Fallserien, die aus methodischen Gründen mit großer Vorsicht interpretiert werden müssen, da die Unterscheidung, welche Komplikationen auf den natürlichen Verlauf und welche auf andere Faktoren wie z. B. die Behandlungsintensität zurückzuführen sind, meistens nicht möglich ist und die Übertragbarkeit von Ergebnissen sehr schwer macht. Ein akuter Harnverhalt ist bei etwa 30% der BPH-Patienten für eine stationäre Einweisung verantwortlich. Die wenigen verfügbaren Daten [21, 58, 88, 206] zeigen, daß das jährliche Risiko eines akuten Harnverhaltes zwischen 0,4–6% liegt. Die Angaben über die Häufigkeit des Auftretens eines akuten Harnverhaltes bei symptomatischen Patienten innerhalb eines Zeitraumes von 10 Jahren reicht von 4–73%.

In einer Studie an Patienten mit akutem Harnverhalt wurden diese 3 Gruppen zugeteilt (sofortige Entfernung des Blasenverweilkatheters, nach 24 h oder nach 48 h). Über einen Zeitraum von 6 Monaten waren 17 Patienten ohne Katheter und ohne Operation. Wesentlicher prognostischer Faktor war ein Restharnvolumen von mehr als 900 ml [192]. Ähnliche Ergebnisse zeigten auch andere Fallserien [39, 85]. Risikofaktoren für einen akuten Harnverhalt sind derzeit noch nicht ausreichend untersucht worden [146, 159], so daß diese Komplikation auch aufgrund ihrer fehlenden Korrelation mit der Symptomatik derzeit letztendlich unvorhersehbar ist.

In einer spanischen Studie [91] wurden 2002 repräsentativ ausgewählte Männer (50 Jahre und älter) untersucht. An BPH-verursachten Diagnosen wurden bei 5,1% ein akuter Harnverhalt, bei 1,2% ein Blasenverweilkatheter, bei 6,1% eine Inkontinenz, bei 2,4% eine Niereninsuffizienz, bei 2,5% eine Hämaturie, bei 5,2% ein Harnwegsinfekt und bei 0,7% Blasensteine festgestellt. Für andere Komplikationen der BPH wie Niereninsuffizienz, Harnwegsinfekte, Blasendekompensationen und Blasensteine liegen nur wenige Daten vor [25, 30, 145, 149, 160, 174, 175], wobei die pathophysiologischen Ursachen noch in der Diskussion sind [41, 66, 189, 190].

1.6
Methodische Probleme

Eine der großen Schwierigkeiten epidemiologischer Studien auf dem Gebiet der BPH besteht in den fehlenden international anerkannten Definitionen, welche Symptome wann in welcher Stärke eine BPH ausmachen [116, 127, 161, 162]. Ein weiteres Problem besteht in der z. T. fehlenden Standardisierung oder in den meßtechnischen Problemen sogenannter objektiver Kriterien wie Prostatagröße oder Harnflußrate. Darüber hinaus unterscheiden betroffene Männer sehr genau, welche Symptome ihre Lebensqualität beeinträchtigen [51]. Von dieser Wahrnehmung hängt im wesentlichen ihre Bereitschaft ab, sich den Unannehmlichkeiten, Kosten und Risiken einer Behandlung zu unterziehen. Beim gegenwärtigen Stand der Forschung erscheint es unabdingbar zu sein, valide und reliable Symptomscores zur Verfügung zu haben, um die Effektivität unterschiedlicher Therapieoptionen objektiv beurteilen zu können.

Damit befindet sich die BPH in guter Gesellschaft mit anderen chronischen Erkrankungen, wie z. B. rheumatoider Arthritis, deren Behandlung ebenfalls überwiegend anhand »weicher«, subjektiver Einschätzungen erfolgt. Vorliegende Übersichtsarbeiten zeigen, welchen hohen methodischen Standard die Forschung auf diesem Gebiet derzeit hat [18, 19, 20, 58, 79, 88, 120, 167]. Offene Fragen betreffen die Meßbarkeit und Interpretierbarkeit von symptomatischen Veränderungen anhand von Scores [21], den Zusammenhang zwischen Alterungsprozeß und Symptomen [122], die Berücksichtigung der Variabilität von Symptomen [56] und den Zusammenhang zwischen Symptomen und objektiven Parametern [17, 131]. Diese methodischen Probleme teilen Symptomscores mit diagnostischen Verfahren wie der Uroflowmetrie [59, 72, 86, 104, 105, 106, 109, 110, 115, 199] oder Untersuchungen zur Größenschätzung der Prostata [46, 47, 48, 89, 113, 118, 137, 195]. Für klinisch relevante epidemiologische Studien kommt also die Prostatagröße allein kaum in Frage. Im Vordergrund stehen die Symptome und die Ergebnisse der Uroflowmetrie als weit verbreitetes, nichtinvasives diagnostisches Verfahren, das sich auch bei größeren Populationen anwenden läßt. Insgesamt muß beachtet werden, daß Prostatagröße, Symptome und Uroflow einen eigenständigen Wert zur Bestimmung einer klinisch relevanten BPH haben, da die Korrelation zwischen diesen 3 Parametern nur schwach bis mäßig ist. Andere diagnostische Verfahren wie invasive Urodynamik oder Zystouretroskopie können schon von ihrem Aufwand her in epidemiologischen Studien kaum eingesetzt werden und gehören auch in einer normalen urologischen Praxis nicht zum Standard. Ein weiterer möglicher Parameter, nämlich das Restharnvolumen, ist aufgrund seiner Variabilität, selbst bei gleichen Patienten an einem Tag mehrmals gemessen, so groß, daß er ebenfalls für epidemiologische Studien nicht in Frage kommt.

Nur durch repräsentative epidemiologische Studien kann die tatsächliche Krankheitslast chronischer Erkrankungen erfaßt werden, da Daten aus klinischen Studien schon vom Design her Verzerrungsfaktoren (bias) beinhalten [82]. Dabei sind allerdings eine Reihe von methodischen Problemen zu beachten [155, 156, 191]. Eine Reihe von epidemiologischen Studien ist entweder an hospitalisierten oder operierten Patienten mit einer BPH durchgeführt worden. Zwar sind für diese Patienten eine Fülle von Informationen verfügbar, aber alle epidemiologische Erfahrung lehrt, daß es sich bei behandelten Patienten um eine Personengruppe handelt, die nicht nur alleine wegen ihrer Krankheit, sondern auch aufgrund einer Vielzahl anderer Faktoren, die im engeren Sinne nicht mit der Krankheit zusammen hängen, wenig repräsentativ ist. Zusammenfassend kann gesagt werden, daß die Mehrzahl der älteren klinischen und epidemiologischen Studien nur einen geringen Beitrag zum epidemiologischen Verständnis der BPH liefern kann, da keine standardisierten diagnostischen Kriterien verwendet wurden, nur eine mäßige Übereinstimmung zwischen den verschiedenen verwendeten Parametern besteht und viele Studien nur kleine Fallzahlen aufweisen.

Eine weitere Bedeutung kommt epidemiologischen Daten zu, wenn es z. B. um die gesundheitsökonomische Berechnung des möglichen Einflusses einer konsequenten Umsetzung von Leitlinien geht [101]. Leider liegen für Deutschland keine entsprechenden Daten vor, so daß derzeit nur spekuliert werden kann, wie groß die Zahl der Männer mit BPH im internationalen Vergleich ist.

Literatur

1. Abrams P (1995) Symptom questionnaires in epidemiological studies of prostate disease. In: Garrraway M (ed) Epidemiology of prostate disease. Springer, Berlin Heidelberg New York, p 33–41
2. Abramson ZH, Gofin J, Abramson JH (1994) Obstructive prostatic symptoms: a community survey in Jerusalem. Int J Epidemiol 23: 797–804
3. Almer FM, Altwein JE (1994) Transurethrale Prostataresektion: Steht ein Wandel in der Therapie der benignen Prostatahyperplasie bevor? Akt Urol 25: 143–153
4. Andersen TF, Bronnum-Hansen H, Sejr T, Roepstorff C (1990) Elevated mortality following transurethral resection of the prostate for benigne hypertrophie! But why? Med Care 28: 870–881
5. Araki H, Watanabe H, Mishina T, Nakao M (1983) High risk groups for benign prostatic hypertrophy. Prostate 4: 253–264
6. Arrighi HM, Guess HA, Metter EJ, Fozard JL (1990) Symptoms and signs of prostatism as risk factors for prostatectomy. Prostate 16: 253–261
7. Arrighi HM, Metter EJ, Guess HA, Fozzard JL (1991) Natural history of benign prostatic hyperplasia and risk of prostatectomy: The Baltimore Longitudinal Study of Aging. Urology 38 [Suppl 1]: 4–8
8. Ashley DJ (1966) Observations of the epidemiology of prostatic hyperplasia in Wales. Br J Urol 38: 567–569
9. Ashley JSA, Howlett A, Morris JN (1971) Case-fatality of hyperplasia of the prostate in two teaching and three regional-board hospitals. Lancet II: 1308–1311
10. Asplund R, Aberg HE (1992) Micturation habits of older people. Scand J Urol Nephrol 26: 345–349
11. Ball AJ, Feneley RCL, Abrams PH (1981) The natural history of untreated »prostatism«. Br J Urol 53: 613–616
12. Ball AJ, Powell PH (1982) Prostatectomy trends in the Bristol area. Br J Urol 54: 539–541
13. Barham CP, Pocock RD, James ED (1993) Who needs a prostatectomy? Review of a waiting list. Br J Urol 72: 314–317
14. Barnes BA, O´Brien E, Comstock C, D´Arpa D, Donhahue CL (1985) Report on variation in rates of utilization of surgical services in the commonwealth of Massachusetts. J Am Med Assoc 254: 371–375
15. Barry MJ (1990) Epidemiololgy and natural history of benign prostatic hyperplasia. Urol Clin North Am 17: 495–507
16. Barry MJ (1995) Natural history of untreated benign prostatic hyperplasia. In: Garraway M (ed) Epidemiology of prostate disease. Springer, Berlin Heidelberg New York, p 132–44
17. Barry MJ (1995) Using repeated measures of symptom score, uroflowmetry and prostate specific antigen in the clinical management of prostate disease. J Urol 153: 99–103
18. Barry MJ, O´Leary MP(1995) The development and clinical utility of symptom scores. Urol Clin North Am 22: 299–307
19. Barry MJ, Fowler FJ, O´Leary MP, Bruskewitz RC, Holtgrewe HL, Mebust WK, Cockett ATK (1992) The American Urological Association Symptom Index for benign prostatic hyperplasia. J Urol 148: 1549–1557
20. Barry MJ, Fowler FJ, O´Leary MP, Bruskewitz RC, Holtgrewe HL, Mebust WK (1995) Measuring disease-specific health status in men with benign prostatic hyperplasia. Med Care 33: AS145–AS155
21. Barry MJ, Williford WO, Chang Y, Machi M, Jones KM, Walker-Corkery R, Lepor H (1995) Benign prostatic hyperplasia specific health status measures in clinical research: how much change in the American Urological Association symptom index and the benign prostatic hyperplasia impact index is perceptible to patients? J Urol 154: 1770–1774
22. Batista JE, Regalado R, Arano P, Vicente J (1995) Quality of life, voiding symptoms and uroflowmetry in healthy males and benign prostatic hyperplasia (BPH) patients. J Urol Paris 101: 3–6
23. Beier-Holgersen R, Bruun J (1990) Voiding pattern of men 60 to 70 years old: population study in an urban population. J Urol 143: 531–532

24. Berry SJ, Coffey DS, Walsh PC, Ewing LL (1984) The development of human benign prostatic hyperplasia with age. J Urol 132: 474-479
25. Birch NC (1988) Serial residual urine volumes in men with prostatic hypertrophy. Br J Urol 62: 571-575
26. Birkhoff JD, Wiederhorn AR, Hamilton ML, Zinsser HH (1976) Natural history of benign prostatic hypertrophy and acute urinary retention. Urology 7: 48-52
27. Bishop MC (1990) The dangers of a long urological waiting list. Br J Urol 65: 433-440
28. Black N, Glickman ME, Ding J, Flood AB (1995) International variation in intervention rates - what are the implication for patient selection? Int J Technol Assess Health Care 11: 719-732
29. Blom JHM (1992) Epidemiologie und natürlicher Verlauf der benignen Prostatahyerplasie (BPH). Urologe A 31: 129-134
30. Bonde HV, Sejr T, Erdmann L et al. (1996) Residual urine in 75-year-old men and women - a normative population study. Scand J Urol Nephrol 30: 89-91
31. Bosch JL, Hop WC, Kirkels WJ, Schroder FH (1995) The International Prostate Symptom Score in a community-based sample of men between 55 and 74 years of age: prevalence and correlation of symptoms with age, prostate volume, flow rate and residual urine volume. Br J Urol 75: 622-630
32. Bosch JLHR, Hop WCJ, Kirkels WJ, Schröder FH (1995) Natural history of benign prostatic hyperplasia: appropriate case definition and estimation of its prevalence in the community. Urology 46 [Suppl 3 A]: 34-40
33. Bourke JB, Griffin JP (1966) Hypertension, diabetes mellitus, and blood groups in benign prostatic hypertrophy. Br J Urol 18-23
34. Bourke JB, Griffin JP (1968) Diabetes mellitus in patients with benign prostatic hyperplasia. Br Med J 4: 492-493
35. Boyle P (1994) Epidemiology of benign prostatic hyperplasia: risk factors and concomitance with hypertension. Br J Clin Pract 74 (Symp Suppl): 18-22
36. Boyle P (1994) New insights into the epidemiology and natural history of benign prostatic hyperplasia. Prog Clin Biol Res 386: 3-18
37. Boyle P, McGinn R, Maisonneuve P, La Vecchia C (1991) Epidemiology of benign prostatic hyperplasia: present knowledge and studies needed. Eur Urol 20 [Suppl 2]: 3-10
38. Boyle P, Maisonneuve P, Steg A (1996) Decrease in mortality from bengin prostatic hyperplasia: a major unheralded health triumph. J Urol 155: 176-180
39. Breum L, Munck LK, Nielsen RH, Nordestgaard AG (1982) Significance of acute urinary retention due to infravesical obstruction. Scand J Urol Nephrol 16: 21-24
40. Britton JP, Dowell AC, Whelan P (1990) Prevalence of urinary symtoms in men aged over 60. Br J Urol 66: 175-176
41. Chapple CR, Smith D (1994) The pathophysiological changes in the bladder obstructed by benign prostatic hyperplasia. Br J Urol 73: 117-123
42. Chisholm GD, Ng PEP, Prescott S (1994) Benign prostatic hyperplasia: the incidence of prostatectomy within and without Europe. Prog Clin Biol Res 386: 345-356
43. Chute CG, Panser LA, Girman CJ, Oesterling JE, Guess HA, Jacobsen SJ, Lieber MM (1993) The prevalence of prostatism: a population-based survey of urinary symptoms. J Urol 150: 85-89
44. Chyou PH, Nomura MY, Stemmermann GN, Hankin JH (1993) A prospective study of alcohol, diet, and other lifestyle factors in relation to obstructive uropathy. Prostate 22: 253-264
45. Clarke R (1937) The prostate and the endocrines. Br J Urol 9: 254-271
46. Clements RC, Griffiths GJ, Peeling WB, Roberts EE, Evans KT (1988) How accurate is the index finger? A comparison of digital and ultrasound examination of the prostatic nodule. Clin Radiol 39: 87-89
47. Clements R, Griffiths GJ, Peeling WB (1991) »State of the art« transrectal ultrasound imaging in the assessment of prostatic disease. Br J Radiol 64: 193-200
48. Collins GN (1995) The role of transrectal ultrasound in epidemiological studies. In: Garraway M (ed) Epidemiology of prostate disease. Springer, Berlin Heidelberg New York, p 52-63
49. Craigen AA, Hickling JB, Saunders CRG, Carpenter RG (1969) Natural history of prostatic obstruction. J R Coll Gen Pract 18: 226-232
50. Daniell HW (1993) Larger prostatic adenomas in obese men with no associated increase in obstructive uropathy. J Urol 149: 315-317
51. Department of Veterans Affairs Cooperative Study of TURP for BPH (1993) Comparison of quality of life with patient reported symptoms and objective findings in men with benign prostatic hyperplasia. J Urol 150: 1696-1700
52. Diokno AC, Brown MB, Goldstein N, Herzog AR (1992) Epidemiology of bladder emptying symptoms in elderly men. J Urol 148: 1817-1821
53. Diokno AC, Brown MB, Goldstein NG, Herzog AR (1994) Urinary flow rates and voiding pressures in elderly men living in a community. J Urol 151: 1550-1553

54. Eckerlund I, Hakansson S (1989) Variations in resource utilization – the role of medical practice and its economic impact. Soc Sci Med 28: 165–173
55. Effert P, Ackermann R (1992) Klinische Manifestation und Indikation zur Therapie der benignen Prostatahyperplasie. Urologe A 31: 135–141
56. El Din KE, Koch WFRM, de Wildt MJAM, Kiemeney LALM, Debruyne FMJ, de la Rosette JJMCH (1996) Reliability of the International Prostate Symptom Score in the assessment of patients with lower urinary tract symptoms and/or benign prostatic hyperplasia. J Urol 155: 1959–1964
57. Epstein RS (1991) Age-related differences in risk factors for prostatectomy for BPH: the VA normative aging study. Urology 38 [Suppl 1]: 9–12
58. Epstein RS, Deverka PA, Chute CG, Panser L, Oesterling JE, Lieber MM, Schwartz S, Patrick D (1992) Validation of a new quality of life questionnaire for benign prostatic hyperplasia. J Clin Epidemiol 45: 1431–1445
59. Feneley MR, Dunsmuir WD, Pearce J, Kirby RS (1996) Reproducibility of uroflow measurement: experience during a duoble-blind, placebo-controlled study of doxazosin in benign prostatic hyperplasia. Urology 47: 658–663
60. Fernandez E, Porta M, Alonso J, AntKirby RS (1996) Reproducibility of uroflow measurement: experience during a duoble-blind, placebo-contr61. Fischer ES, Malenka DJ, Wennberg JE, Roos NP (1990) Technology assessment using insurance claims. Example of prostatectomy. Int J Technol Assess Health Care 6: 194–202
62. Gardner LB (1993) Geographic variations in priostatectomy rates: the impact of variations in case rates and at-risk surgery rates. Rockville, MD: AHCPR
63. Garraway WM, Armstrong WM, Auld S, King D, Simpson RJ (1993) Follow-up of a cohort of men with untreated benign prostatic hyperplasia. Eur Urol 24: 313–318
64. Garraway WM, Collins GN, Lee RJ (1991) High prevalence of benign prostatic hypertrophy in the community. Lancet 338: 469–471
65. Garraway WM, Russell EBAW, Lee RJ et al. (1993) Impact of previously unrecognized benign prostatic hyperplasia on the daily activities of middle-aged and elderly men. Br J Gen Pract 43: 318–321
66. Gilpin SA, Gosling JA, Barnard RJ (1985) Morphological and morphometric studies of the human obstructe, trabeculated urinary bladder. Br J Urol 57: 525–529
67. Giovannucci E, Rimm EB, Chute CG, Kwachi I, Colditz GA, Stampfer MJ, Willett WC (1994) Obesity and benign prostatic hyperplasia. Am J Epidemiol 140: 989–1002
68. Girman CJ (1994) Natural history of prostatism: impact of urinary symptoms on quality of life in 2115 randomly selected community men. Urology 44: 825–831
69. Girman CJ, Panser LA, Chute CG et al. (1993) Natural history of prostatism: urinary flow rates in a community-based study. J Urol 150: 887–892
70. Girman CJ, Jacobsen SJ, Guess HA, Oesterling JE, Chute CG, Panser LA, Lieber MM (1995) Natural history of prostatism: relationship among symptoms, prostate volume and peak urinary flow rate. J Urol 153: 1510–1515
71. Glynn RJ, Campion EW, Bouchard GR, Silbert JE (1985) The development of benign prostatic hyperplasia among volunteers in the normative aging study. Am J Epidemiol 121: 78–90
72. Golomb J, Lindner A, Siegel Y, Korczak D (1992) Variability and circadian changes in home uroflowmetry in patients with BPH compared to normal controls. J Urol 147: 1044–1047
73. Graham AG (1977) Scottish prostates: a 6-year review. Br J Urol 49: 679–682
74. Graversen PH, Gasser TC, Wasson JH, Hinman F, Bruskewitz RC (1989) Controversies about indications for transurethral resection of the prostate. J Urol. 14: 475–481
75. Grayhack JT (1992) Benign prostatic hyperplasia – the scope of the problem. Cancer 70: 275–279
76. Guess HA (1994) The natural history of benign prostatic hyperplasia: implications for patient care and clinical trial design. Eur Urol 25 [Suppl 1]: 10–14
77. Guess HA (1995) Epidemiology and natural history of benign prostatic hyperplasia. Urol Clin North Am 22: 247–261
78. Guess HA (1996) Population-based studies of benign prostatic hyperplasia. In: Kirby R, McConnell J, Fitzpatrick J, Roehrborn C, Boyle P (eds) Textbook of benign prostatic hyperplasia. Isis, Oxford, pp 117–124
79. Guess HA (1996) Measuring disease-specific quality of life in men with benign prostatic hyperplasia. In: Spilker B (ed) Quality of life and pharmacoeconomics in clinical trials. Lippincott-Raven, Philadelphia, pp 945–952
80. Guess HA, Arrighi HM, Metter EJ, Fozard JL (1990) Cumulative prevalence of prostatism matches the autopsy prevalence of BPH. Prostate 17: 241–246
81. Guess HA, Chute CG, Garraway WM et al. (1993) Similar levels of urological symptoms have similar impact on Scottish and American men – although Scots report less symptoms. J Urol 150: 1701–1706

82. Guess HA, Jacobsen SJ, Girman C, Oesterling JE, Chute CG, Panser LA, Lieber MM (1995) The role of community-based longitudinal studies in evaluating treatment effects – example: benign prostatic hyperplasia. Med Care 33 [Suppl]: AS26–AS35
83. Guess HM (1992) Benign prostatic hyperplasia: antecedents and natural history. Epidemiol Rev 14: 131–153
84. Hansen MV, Zdanowski A, Spangberg A (1994) Prostatism symptoms in a randomly selected population: introduction of a patient administered population based symptoms evaluation score. Scand J Urol Nephrol 28: 371–378
85. Hastie KJ, Dickinson AJ, Ahmad R, Moisey CU (1990) Acute retention of urine: is trial without catheter justified? J R Coll Surg Edinb 35: 225–227
86. Herbison AE, Fraundorfer MR, Walton JK (1988) Association between symptomatology and uroflowmetry in benign prostatic hypertrophy. Br J Urol 62: 427–430
87. Heyns CF, Hargreave TB, Redpath AD, Kendrick SW, Clarke JA (1995) Changing patterns of prostatectomy in Scotland: 1971–1989. Eur Urol 27: 99–103
88. Hines JEW (1996) Symptom indices in bladder outlet obstruction. Br J Urol 77: 494–501
89. Hough DM, List A (1991) Reliability of transabdominal ultrasound in the measurement of prostate size. Australas Radiol 35: 358–360
90. Hunter DJW (1994) Urinary symptoms: prevalence and severity in british men aged 55 and over. J Epidemiol Community Health 48: 569–575
91. Hunter DJW, Berra-Unamuno A, Martin-Gordo A (1996) Prevalence of urinary symptoms and other urological conditions in Spanish men 50 years old or older. J Urol 155: 1965–1970
92. Hunter DJW, McKee CM, Sanderson CFB, Black NA (1994) Appropriate indications for prostatectomy in the UK – results of a consensus panel. J Epidemiol Community Health 48: 58–64
93. Hunter DJW, McKee CM, Black NA, Sanderson CFB (1995) Health care sought and received by men with urinary symptoms and their views on prostatectomy. Br J Gen Pract 45: 27–30
94. Hunter DJW, McKee CM, Black NA, Sanderson CFB (1995) The impact of lower urinary tract symptoms on general health status and on the use of prostatectomy. Qual Life Res 4: 335–341
95. Hunter DJW, McKee M, Black NA, Sanderson CFB (1995) Health status and quality of life of British men with lower urinary tract symptoms: results from the SF-36. Urology 45: 962–971
96. Hvidt V, Eldrup J (1994) Comparison of patients undergoing transurethral resection of the prostate in 1935–1936 and 1991–1992. Scand J Urol Nephrol [Suppl 157]: 129–132
97. Isaacs JT (1990) Importance of the natural history of benign prostatic hyperplasia in the evaluation of pharmacologic intervention. Prostate [Suppl 3]: 1–7
98. Jacobsen SJ (1995) Do prostate size and urinary flow rates predict health care-seeking behavior for urinary symptoms in men? Urology 45: 64–69
99. Jacobsen SJ, Guess HA, Panser L, Girman CJ, Chute CG, Oesterling JE, Lieber MM (1993) A population-based study of health care-seeking behavior for treatment of urinary symptoms. Arch Fam Med 2: 729–735
100. Jacobsen SJ, Girman CJ, Guess HA, Panser LA, Chute CG, Oesterling JE, Lieber MM (1993) Natural history of prostatism: factors associated with discordance between frequency and bother of urinary symptoms. Urology 42: 663–671
101. Jacobsen SJ, Girman CJ, Guess HA, Oesterling JE, Lieber MM (1995) New diagnostic and treatment guidelines for benign prostatic hyperplasia. Arch Intern Med 155: 477–481
102. Jacobsen SJ, Girman CJ, Guess HA, Rhodes T, Oesterling JE, Lieber MM (1996). Natural history of prostatism: longitudinal changes in voiding symptoms in community dwelling men. J Urol 155: 595–600
103. Janin P, Haillot O, Boutin JM, Lesourd B, Hubert B, Lanson Y (1995) The frequency of surgery of benign prostatic hypertrophy. Prog Urol 5: 515–521
104. Jensen KME (1995) Uroflowmetry in elderly men. World J Urol 13: 21–23
105. Jensen KME (1995) Uroflowmetry in epidemiologica studies of prostate disease: some critical considerations. In: Garraway M (ed) Epidemiology of prostate disease. Springer, Berlin Heidelberg New York, pp 42–51
106. Jensen KME, Jorgensen JB, Mogensen P (1988) Urodynamics in prostatism. I Prognostic value of uroflowmetry. Scand J Urol Nephrol 22: 109–117
107. Jolleys JV, Donovan JL, Nanchahal K, Peters TJ, Abrams P (1994) Urinary symptoms in the community: how bothersome are they? Br J Urol 74: 551–555
108. Jonler M, Wasson JH, Red DJ, Bruskewitz RC (1993). Analysis of watchful waiting studies. In: Kurth K, Newling DWW Benign prostatic hyperplasia. Recent Progress in Clinical Research and Practice. Wiley, New York, 291–302
109. Jorgensen JB (1995) Clinical evaluation of voiding symptoms and uroflowmetry in elderly men. Dan Med Bull 42: 244–256
110. Jorgensen JB, Jensen KME (1996) Uroflowmetry. Urol Clin North Am 23: 237–242

111. Jorgensen JB, Jensen KME, Mogensen P (1993) Longitudinal observations on normal and abnormal voiding in men over the age of 50 years. Br J Urol 72: 413-420
112. Jorgensen JB, Jensen KME, Mogensen P (1994) Long-term probality of prostatism vs general morbidity and mortality. Scand J Urol Nephrol 28: 163-169
113. Kadow C, Gingell JC, Penry JB (1985) Prostatic ultrasonography. Br J Urol 57: 440-443
114. Kadow C, Feneley RCL, Abrams PH (1988) Prostatectomy or conservative management in the treatment of benign prostatic hypertrophy? Br J Urol 61: 432-434
115. Kaplan SA, Te AE (1995) Uroflowmetry and urodynamics. Urol Clin North Am 22: 309-320
116. Kaplan SA, Bowers DL, Te AE, Olsson CA (1996) Differential diagnosis of prostatism: a 12-year retrospective analysis of symptoms, urodynamics and satisfaction with therapy. J Urol 155: 1305-1308
117. Kliewer EV (1996) Benign prostatic hyperplasia morbidity and mortality among immigrants in Australia and Cananda. Prostate 28: 211-218
118. Koch WFRM, Ezzeldin K, de Wildt MJAM, Debruyne FMJ, de la Rosette JJMCH (1996) The outcome of renal ultrasound in the assessment of 556 consecutive patients with benign prostatic hyperplasia. J Urol 155: 186-189
119. La Vecchia C, Levi F, Lucchini F (1995) Mortality from benign prostatic hyperplasia: worldwide trends 1950-1992. J Epidemiol Community Health 49: 379-384
120. Lawrence K (1996) Measurement properties of the AUA symptom score: a methodological clarification. Br J Urol 77/2: 175-180
121. Lee AJ, Russel EBAW, Garraway WM, Prescott RJ (1996) Three-year follow-up of a community-based cohort of men with untreated benign prostatic hyperplasia. Eur Urol 30/1: 11-17
122. Lepor H, Machi G (1993) Comparison of AUA symptom index in unselected males and females between fifty-five and seventy-nine years of age. Urology 42: 36-41
123. Lloyd SN, Kirk D (1991) Who should have a prostatectomy? A survey of the management of patients presenting with bladder outflow obstruction. J R Soc Med 84: 533-535
124. Lu-Yao GL, Barry MJ, Chang CH, Wasson JH, Wennberg JE (1994) Transurethral resection of the prostate among medicare beneficiaries in the United States: time trends and outcomes. Urology 44: 692-699
125. Lytton B, Emery JM, Harvard BM (1968) The incidence of benign prostatic obstruction. J Urol 99: 639-645
126. Macfarlane GJ, Sagnier PP, Richard F, Teillac P, Botto H, Boyle P (1995) Determinants of treatment-seeking behaviour for urinary symptoms in older men. Br J Urol 76: 714-718
127. Madsen FA, Bruskewitz RC (1995) Clinical manifestations of benign prostatic hyperplasia. Urol Clin North Am 22: 291-298
128. Madson FA, Bruskewitz RC (1996) Watchful waiting. In: Kirby R, McConnell J, Fitzpatrick J, Roehrborn C, Boyle P (eds) Textbook of benign prostatic hyperplasia. ISIS, Oxford, pp 233-238
129. Matzkin H, Soloway MS (1993) Cigarette smoking: a review of possible associations with benign prostatic hyperplasia and prostate cancer. Prostate 22: 277-290
130. Matzkin H, Cytron S, Simon D (1996) Is there an association between cigarette smoking and gland size in benign prostatic hyperplasia? Prostate 29: 42-45
131. Matzkin H, Greenstein A, Pragergeller T, Shabtai E, Sofer M, Braf Z (1996) Do reported micturition symptoms on the american urological association questionnaire correlate with 24-hour home uroflowmetry recordings? J Urol 155: 197-199
132. McConnell JD (1995) Benign prostatic hyperplasia: treatment guidelines and patient classification. Br J Urol 76: 29-46
133. McIntosh IB, Power KG, Simpson RJ (1994) Psychological effects of an epidemiological study of benign prostatic hypertrophy. Br J Clin Pract 48: 118-121
134. McPherson, Wennberg JE et al. (1982) Small-area variations in the use of common surgical procedures: an international comparison of new England, England and Norway. N Engl J Med 307: 1310-1314
135. Meigs JB, Barry MJ (1996) Natural history of benign prostatic hyperplasia. In: Kirby R, McConnell J, Fitzpatrick J, Roehrborn C, Boyle P (eds) Textbook of benign prostatic hyperplasia. ISIS, Oxford, pp 125-138
136. Meikle AW, Stephenson RA, McWhorter WP, Skolnick MH, Middleton RG (1995) Effects of age, sex steroids, and family relationships on volumes of prostate zones in men with and without prostate cancer. Prostate 26: 253-259
137. Meyhoff HH, Hald T (1978) Are doctors able to assess prostatic size? Scand J Urol Nephrol 12: 219-221
138. Milamed DR, Hedley-Whyte J (1994) Contributions of the surgical sciences to a reduction of the mortality rate in the United States for the period 1968 to 1988. Ann Surg 219: 94-102
139. Miller A (1995) When is prostatectomy indicated? Brit J Surg 52: 744-745

140. Mobb GE, Pugh F, Peeling B (1994) How long is your waiting list? Experience of a urological waiting list initiative. J R Soc Med 87: 140-142
141. Morgan C jr, Spruell S (1983) Increased trends of prostate operations in Alabama. J Med Assoc State Ala 52: 17-20
142. Morris GE, Tate JJ, Leach RD (1985) The changing trend in prostatectomy in a district general hospital. Ann R Coll Surg Engl 67: 361-362
143. Morrison AS (1978) Prostatic hypertrophy in greater Boston. J Chronic Dis 31: 357-362
144. Morrison AS (1992) Risk factors for surgery for prostatic hypertrophy. Am J Epidemiol 135: 974-980
145. Mukamel E, Nissenkorn I, Boner G, Servadio C (1979) Occult progressive renal damage in the elderly male due to benign prostatic hypertrophy. J Am Geriatr Soc 27: 403-406
146. Murray K, Massey A, Feneley RCL (1984) Acute urinary retention – a urodynamic assessment. Br J Urol 56: 468-473
147. Nacey JN, Morum P, Delahunt B (1995) Analysis of the prevalence of voiding symptoms in Maori, Pacific Island and Caucasian New Zealand men. Urology 46: 506-511
148. Napalkov P, Maisonneuve P, Boyle P (1995) Worldwide patterns of prevalence and mortality from benign prostatic hyperplasia. Urology 46 [Suppl 3 A]: 41-46
149. Neal DE (1990) Irreversible renal failure in men with outflow obstruction: is it a preventable disease? Postgrad Med J 66: 996-999
150. Norman RW, Nickel JC, Fish D, Pickett SN (1994) »Prostate-related symptoms« in Canadian men 50 years of age or older: prevalence and relationship among symptoms. Br J Urol 74: 542-550
151. O'Leary MP (1995) Epidemiology of benign prostatic hyperplasia. Br J Urol 76 [Suppl 1]: 1-3
152. Oesterling JE (1990) Benign prostatic hyperplasia. Its natural history, epidemiologic characteristics, and surgical treatment. Arch Fam Med 1: 257-266
153. Oesterling JE (1991) The origin and development of benign prostatic hyperplasia. An age-dependent process. J Androl 12: 348-355
154. Oesterling JE (1996) Benign prostatic hyperplasia: a review of its histogenesis and natural history. Prostate [Suppl 6]: 67-73
155. Panser LA, Chute CG, Girman CJ, Guess HA, Oesterling JE, Lieber MM, Jacobsen SJ (1994) Effect of several recruitment strategies on response rates at baseline in a prospective cohort investigation. The Olmsted County Study of urinary symptoms and health status among men. Ann Epidemiol 4: 321-326
156. Panser LA, Chute CG, Guess HA et al. (1994) The natural history of prostatism: the effects of non-response bias. Int J Epidemiol 23: 1198-1204
157. Partin AW, Page WF, Lee BR, Sanda MG, Miller RN, Walsh PC (1994) Concordance rates for benign prostatic disease among twins suggest hereditary influence. Urology 44: 646-650
158. Pientka L, van Loghem J, Hahn E, Keil U (1991) Häufigkeit und Komplikationen der Prostataadenomchirurgie bei Patienten mit benigner Prostatahyperplasie. Urologe B 31: 211-216
159. Powell PH, Smith PJB, Feneley RCL (1980) The identification of patients at risk from acute retention. Br J Urol 52: 520-522
160. Quirinia A, Hoffmann AL (1993) Bladder diverticula in patients with prostatism. Int Urol Nephrol 25: 243-247
161. Reynard J, Lim C, Abrams P (1996) Significance of intermittency in men with lower urinary tract symptoms. Urology 47/4: 491-496
162. Reynard JM, Lim C, Peters TJ, Abrams P (1996) The significance of terminal dribbling in men with lower urinary tract symptoms. Br J Urol 77: 705-710
163. Riley G, Lubitz J (1986) Outcomes of surgery in the medicare aged population: rehospitalization after surgery. Health Care Financ Rev 8: 23-34
164. Roberts RO, Jacobsen SJ, Rhodes T et al. (1994) Cigarette smoking and prostatism: a biphasic association? Urology 43: 797-801
165. Roberts RO, Rhodes T, Panser LA et al. (1994) Natural history of prostatism: worry and embarrassment from urinary symptoms and health care-seeking behavior. Urology 43: 621-628
166. Roberts RO, Rhodes T, Panser LA et al. (1995) Association between family history prostatic hyperplasia and urinary symptoms: results of a population-based study. Am J Epidemiol 142: 965-973
167. Roehrborn CG (1994) The assessment of patient complaints. Prog Clin Biol Res 386: 73-96
168. Roos LL, Cageorge SM, Austen E, Lohr KN (1985) Using computers to identify complications after surgery. Am J Public Health 75: 1288-1295
169. Roos LL, Cageorge SM, Roos NP, Danzinger R (1986) Centralization, certification, and monitoring. Readmissions and complications after surgery. Med Care 24: 1044-1066
170. Roos NP, Ramsey EW (1987) A population-based study of prostatectomy: outcomes associated with different surgical approaches. J Urol 137: 1184-1188

171. Roos NP, Wennberg JE, Malenka DJ et al. (1989) Mortality and reoperation after open and transurethral resection of the prostate for benign prostatic hyperplasia. N Engl J Med 320: 1120-1124
172. Russell EBAW, Lee AJ, Garraway WM, Prescott RJ (1994) Use of a 7-day diary for urinary symptom recording. Eur Urol 26: 227-232
173. Rutkow IM (1986) Urological operations in the United States: 1979 to 1984. J Urol 135: 1206-1208
174. Ruud Bosch JLH (1995) Postvoid residual urine in the evaluation of men with benign prostatic hyperplasia. World J Urol 13: 17-20
175. Sacks SH, Aparicio SAJR, Bevan A, Oliver DO, Will EJ, Davison AM (1989) Late renal failure due to prostatic outflow obstruction: a preventable disease. Br Med J 298:156-159
176. Sagnier PP, MacFarlane G, Richard F, Botto H, Teillac P, Boyle P (1994) Results of an epidemiological survey using a modified American Urological Association Symptom Index for benign prostatic hyperplasia in France. J Urol 151: 1266-1270
177. Sagnier PP, MacFarlane G, Teillac P, Botto H, Richard F, Boyle P (1995) Impact of symptoms of prostatism on level of bother and quality of life of men in the French community. J Urol 153: 669-673
178. Sagnier PP, Girman CJ, Garaway M et al. (1996) International comparison on the community prevalence of symptoms of prostatism in four countries. Eur Urol 29/1: 15-20
179. Sanda MG, Beaty TH, Stutzman RE, Childs B, Walsh PC (1994) Genetic susceptibility of benign prostatic hyperplasia. J Urol 152: 115-119
180. Schou J, Poulsen AL, Nordling J (1994) The anatomy of a prostate waiting list: a prospective study of 132 consecutive patients. Br J Urol 74: 57-60
181. Seitter WR, Barrett-Connor E (1992) Cigarette smoking, obesity and benign prostatic hypertrophy: a prospective population-based study. Am J Epidemiol 135: 500-503
182. Sejr T, Andersen TF, Madsen M, Roepstorff C, Bilde T, Bay-Nielsen H, Blais R, Holst E (1991) Prostatectomy in Denmark. Scand J Urol Nephrol 25: 101-106
183. Sidney S, Quesenberra Jr C, Sadler MC, Lydick EG, Guess HA, Cattolica EV (1991) Risk factors for surgically treated BPH in a prepared health care plan. Urology 38 [Suppl 1]: 13-19
184. Sidney S, Quesenberry CP, Sadler MC, Cattolica EV, Lydick EG, Guess HA (1992) Reoperation and mortality after surgical treatment of benign prostatic hyperplasia in a large prepaid Med Care program. Med Care 30: 117-125
185. Simpson RJ, Lee RJ, Garraway WM, King D, McIntosh I (1994) Consultation patterns in a community survey of men with benign prostatic hyperplasia. Br J Gen Pract 44: 499-502
186. Simpson RJ, Fisher W, Lee AJ, Russell EBAW, Garraway M (1996) Benign prostatic hyperplasia in an unselected community-based population: A survey of urinary symptoms, bothersomeness and prostatic enlargement. Br J Urol 77: 186-191
187. Sommer P, Nielsen KK, Bauer T, Kristensen ES, Hermann GG, Steven K, Nordling J (1990) Voiding patterns in men evaluated by a questionnaire survey. Br J Urol 65: 155-160
188. Stephenson WP (1991) Incidence and outcome of surgery for BPH among residents of Rochester, Minnesota: 1980-87, a population based study. Urology 38 [Suppl 1]: 32-42
189. Styles RA, Neal DE, Griffiths CJ, Ramsden PD (1988) Long-term monitoring of bladder pressure in chronic retention of urine: the relationship between detrusor activity and upper tract dilatation. J Urol 140: 330-334
190. Styles RA, Ramsden PD, Neal DE (1986) Chronic retention of urine. The relationship between upper tract dilatation and bladder pressure. Br J Urol 58: 647-651
191. Su L, Guess HA, Girman CJ, Jacobsen SJ, Oesterling JE, Panser LA, Lieber MM (1996) Adverse effects of medications on urinary symptoms and flow rate: a community-based study. J Clin Epidemiol 49: 483-487
192. Taube M, Gajraj H (1989) Trial without catheter following acute retention of urine. Br J Urol 63: 180-182
193. Taylor Z, Kraukauer H (1991) Mortality and reoperation following prostatectomy: outcomes in a medicare population. Urology 38 [Suppl 1): 27-31
194. Teboul F (1991) Descriptive analysis of a series of operations for prostatic adenomas in inhabitants of Lyon, France, in 1988. Eur Urol 20 [Suppl 2]: 18-21
195. Terris MK, Stamey TA (1991) Determination of prostate volume by transrectal ultrasound. J Urol 145: 984-987
196. Tsang KK, Garraway WM (1993) Impact of benign prostatic hyperplasia on general well-being of men. Prostate 23: 1-7
197. Tsang KK, Garraway WM (1994). Prostatism and the burden of benign prostatic hyperplasia on elderly men. Age Ageing 23: 360-364
198. Tsukamoto T, Kumamoto Y, Masumori N et al. (1995) Prevalence of prostatism in Japanese men in a community-based study with comparison to a similar American study. J Urol 154: 391-395

199. Underbjerg-Poulsen E, Kirkeby HJ (1988) Home-monitoring of uroflow in normal male adolescents relation between flow-curve, voided volume and time of day. Scand J Urol Nephrol 114: 58–62
200. Uson AC, Paez AB, Uson-Jaeger J (1991) The natural history and course of untreated benign prostatic hyperplasia. Eur Urol 20 [Suppl 2]: 22–26
201. Vayda E, Mindell WR, Rutkow IM (1982) A decade of surgery in Canada, England and Wales, and the United States. Arch Surg 117: 846–853
202. Ward J, Sladden M (1994) Urinary symptoms in older men, their investigation and management: is there an epidemic of undetected morbidity in the waiting room? Fam Pract 11: 251–259
203. Wasson JH, Reda DJ, Bruskewitz RC, Elinson J, Keller AM, Henderson WG (1995) A comparison of transurethral surgery with watchful waiting for moderate symptoms of benign prostatic hyperplasia. N Engl J Med 332: 75–79
204. Wennberg JE, Roos N, Sola L, Schori A, Jaffe R (1987) Use of claims data systems to evaluate health care outcomes. Mortality and reoperation following prostatectomy. J Am Med Assoc 257: 933–936
205. Wennberg JE, Mulley AG jr, Hanley D et al. (1988) An assessment of prostatectomy for benign urinary tract obstruction. Geographic variations and the evaluation of medical care outcomes. J Am Med Assoc 259: 3027–3030
206. Wolfs GGMC, Knottnerus JA, Janknegt RA (1994) Prevalence and detection of micturition problems among 2.734 elderly men. J Urol 152: 1467–1470
207. Ziffren SE (1979) Comparison of mortality rates for various surgical operations according to age groups, 1951–1977. J Am Geriatr Soc 27: 433–438

KAPITEL 2

Anatomie

G. Aumüller*

2.1 Entwicklung und Altersgang   25
2.1.1 Embryonalentwicklung   26
2.1.2 Postnatale Ruhephase   28
2.1.3 Puberale Entwicklungsphase   28
2.1.4 Reifungsphase   29
2.1.5 Involutionsphase   30
2.1.6 Fehlbildungen   30

2.2 Form und Maße   31
2.2.1 Äußere Form   31
2.2.2 Maße   31
2.2.3 Innere Gliederung   32
2.2.4 Einteilungsschemata   33

2.3 Topographie und Zugangswege   35
2.3.1 Beziehungen zum Beckenboden   36
2.3.2 Beziehungen zum Rektum   37
2.3.3 Beziehungen zur Blase   38
2.3.4 Beziehungen zum Beckenbindegewebe   38
2.3.5 Zugangswege   39

2.4 Versorgungsstrukturen   41
2.4.1 Arterien   41
2.4.2 Venen   42
2.4.3 Lymphwege   43
2.4.4 Nerven   43

2.5 Innerer Aufbau und mikroskopische Anatomie   44
2.5.1 Pars prostatica urethrae   44
2.5.2 Proximale Drüsenabschnitte   45
2.5.3 Periphere Drüsenabschnitte   50
2.5.4 Organkapsel   50
2.5.5 Ductus ejaculatorii   51
2.5.6 Utriculus prostaticus   51

2.6 Funktion und lokale Steuerung   51
2.6.1 Sekretorische Funktion   51
2.6.2 Motorische Funktion   54
2.6.3 Endokrine Steuerung   55
2.6.4 Parakrine Steuerung   57

Literatur   59

2.1
Entwicklung und Altersgang

Die Prostata entsteht entwicklungsgeschichtlich an der Mündungsstelle der Wolff- und Müller-Gänge im proximalen Sinus urogenitalis und wird durch eine androgen-

---

* Meiner lieben Frau, Dr. med. Margrit Aumüller, in Dankbarkeit gewidmet.

gesteuerte epitheliomesenchymale Interaktion in mehreren Entwicklungsschritten realisiert.

2.1.1
Embryonalentwicklung

In der 7. Embryonalwoche entwickelt sich an der dorsalen Wand der Urethra männlicher Feten eine Mesenchymverdichtung, die mit einem aus 2–3 Zellagen bestehenden Epithel überzogen ist und zum Colliculus seminalis heranwächst [42]. In der 9. Woche ist das Epithel einschichtig geworden. In der 10. Woche hat sich aus dem zarten Mesenchym ein aus mehreren Lagen bestehender Mesenchymkern gebildet, dessen innere Schicht aus länglichen Fibroblasten besteht, die von undifferenzierten Mesenchymzellen umgeben sind und an die sich eine Schicht aus Myoblasten anschließt. Um diese Zeit beginnt das Urethralepithel in der Nachbarschaft der Mündungen der Wolff-Gänge in das Mesenchym zu sprossen, zunächst mit soliden Zapfen aus mehrschichtigen polygonalen Zellen, in denen sich bald Lumina ausbilden. Üblicherweise beginnt die Entwicklung beiderseits kaudal und lateral mit 2 Sproßbildungen unterhalb der Wolff-Gänge, denen später laterokraniale und ventrale Gänge folgen (Abb. 2.1). Die ventralen Ganganlagen bilden sich im Laufe der weiteren Entwicklung in der Regel zurück.

Zwischen der 11. Und 14. Embryonalwoche nimmt die Zahl der epithelialen Sproßbildungen deutlich zu; sie beginnen sich peripher büschelartig aufzuteilen, und im proximalen Bereich entstehen Lumina. Die sich bildenden Lumina der proximalen bis intermediären Gangabschnitte sind durch das Auftreten eines 100-kDa-Proteins (neutrale Endopeptidase, NEP) immunhistochemisch gut darstellbar. Zu diesem Zeitpunkt ist in den Kernen der Epithelzellen bereits das Isoenzym 1 der 5α-Reduktase nachweisbar, und die Zellen enthalten auch den Androgenrezeptor [9]. Ab der 15. Woche ist in den intermediären Gangabschnitten eine Reduktion der Zellschichten

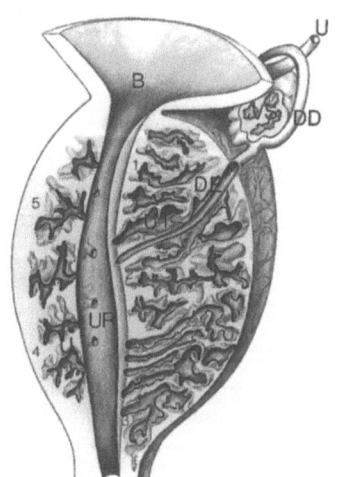

Abb. 2.1. Schematische Darstellung der Prostataentwicklung gegen Ende der Fetalzeit. Dargestellt sind die verschiedenen Drüsenanlagen (*1* kraniale Gruppe, *2* zentrale Gruppe, *3* kaudale Gruppe, *4* ventrokaudale Gruppe, *5* ventrokraniale Gruppe) und ihre Beziehungen zu Blase (*B*), Urethra (*UR*), Ductus ejaculatorius (*DE*), Ductus deferens (*DD*), Ureter (*U*) und Bläschendrüse (*VS*). (Zeichnung: H. v. Eickstedt)

zu erkennen. Es treten dreieckige basal gelegene Zellen, neuroendokrine Zellen und adluminale kubische Zellen auf, die allerdings keinerlei sekretorisches Material enthalten. Bis zur Geburt wächst die Drüse dann nur langsam weiter.

Beteiligung des Sinus urogenitalis

Der Sinus urogenitalis bildet den Ursprung des Prostataepithels. Sobald die sich bildenden Epithelsprossen tiefer in das Mesenchym eindringen, verlieren sie die Charakteristika des Sinusepithels. Dessen stark glykogenhaltigen Zellen stellen demnach eine ursprünglichere Differenzierungsstufe dar, während das fetale Prostataepithel bereits eine weitere Entwicklungsstufe durchläuft. Im Bereich des aus dem Sinus entstehenden dorsalen Urethralabschnitts sind eine besonders große Zahl und eine regelmäßige Verteilung von neuroendokrinen Zellen typisch. Ihre Abkunft aus der Ganglienleiste ist strittig (Einzelheiten s. [64]).

Beteiligung der Wolff- und Müller-Gänge
Mangels geeigneter Marker ist die exakte quantitative Beteiligung des Epithels der Wolff- und der Müller-Gänge an der Bildung des Prostataepithels bisher nicht zu erfassen. Morphologisch bestehen erhebliche Unterschiede zwischen diesen Zellformen, die nach Glenister [31] eine zusammengesetzte Struktur des Urethralepithels auf dem Colliculus seminalis bedingen soll. Aufgrund tierexperimenteller Untersuchungen und embryologischer Erwägungen nehmen verschiedene Autoren an, daß die kranial der Mündung der Müller-Gänge entstehenden Prostataanlagen eine andere biologische Wertigkeit (erhöhte Östrogensensitivität, verminderte Testosteronresponsivität) als die vom kaudalen Abschnitt des Sinus urogenitalis entstehenden Drüsenanlagen besitzen sollen. Als zusätzliches Argument wird dabei die unterschiedliche Entwicklung und Funktion der kaudalen und kranialen Prostata bei Affen (Cynomolgus, Rhesus) angeführt. Für den Menschen sind solche Unterschiede bisher nicht überzeugend nachgewiesen worden.

Unter dem trophischen Einfluß der fetalen Testosteronsekretion wird das Epithel der Wolff-Gänge stabilisiert und bildet sich in ein hohes Zylinderpithel um, das die fetalen Ductus ejaculatorii leicht erkennen läßt. Der Müllerian duct inhibitor, ein den Transforming growth factors verwandtes Protein, führt zur Regression der Müller-Gänge, deren gemeinsame Mündungsstelle jedoch als Utriculus prostaticus erhalten bleibt. Der Mechanismus für diese Persistenz ist unbekannt; möglicherweise ist die Zahl der Rezeptoren für den Müllerian duct inhibitor hier erniedrigt.

Entwicklung des Epithels
Die Fetalentwicklung des Prostataepithels umfaßt folgende Schritte (Einzelheiten s. Aumüller et al. 1994 [8]):
- Transformation von fetalem Sinusepithel in das undifferenzierte mehrschichtige Plattenepithel der soliden Prostataanlagen;
- Ausbildung von luminalen Zellen;
- passagere Redifferenzierung in Plattenepithel;
- Desquamation;
- Ersatz durch Adluminal-, Basal-, Schleim- und neuroendokrine Zellen.

Die gegen Ende der Fetalentwicklung regelmäßig zu beobachtenden PAS-positiven Schleimzellen sind in Resten bis zur Pubertät nachweisbar.

Entwicklung des Stromas

Das Stroma besteht während der gesamten Fetalzeit überwiegend aus Fibroblasten und wenigen zarten glatten Muskelzellen sowie Blut- und Lymphgefäßen, Nervenfasern mit einigen in kapselnahen Geflechten eingelagerten Ganglienzellen und einer relativ hohen Zahl an Mastzellen und Histiozyten/Makrophagen. Die Ganglienzellen, die glatte Muskulatur des Stromas und das Endothel der Venulen (nicht der Arteriolen!) enthalten den Androgenrezeptor. Die quergestreifte Muskulatur des Rhabdosphinkters tritt im ventralen Drüsenabschnitt meist deutlich hervor.

2.1.2
Postnatale Ruhephase

Bis zur Geburt wächst die Organanlage nur sehr langsam, und auch nach der Geburt ist die Massenzunahme bis etwa zum 14. Lebensjahr sehr gering. Perinatal treten im urethranahen Bereich vermehrt metaplastische Gangabschnitte auf, und erst mit dem Einsetzen der Pubertät beginnt die definitive Drüse sich von intermediären Gangabschnitten aus zu entwickeln.

Metaplasie

Die in der Perinatalphase am deutlichsten sichtbare Plattenepithelmetaplasie geht von den großen mündungsnahen Gängen aus und erfaßt auch den Utriculus prostaticus. Sie wurde mit der maternalen Östrogenproduktion in Zusammenhang gebracht; eine Beobachtung, die ihre Bestätigung in den ausgedehnten Metaplasien der Bullenkälberprostata nach Östrogenmedikation/-fütterung fand. Allerdings konnte in den Metaplasiebereichen bisher kein Östrogen-, sondern nur der Androgenrezeptor nachgewiesen werden. Das Phänomen ist demnach nicht geklärt.

Proliferationszonen

Die hauptsächliche Wachstumszone der Organanlage liegt offenbar in den englumigen bis soliden peripheren Drüsensprossen, deren Epithel wenig differenziert ist und kapselwärts weiterwächst. Natürlich sind auch in den intermediären Gangabschnitten Mitosen zu finden, aber ähnlich spärlich wie im Stroma.

2.1.3
Puberale Entwicklungsphase

Die pubertäre Entwicklung wird hier detailliert geschildert, weil sie formal weitgehend den Vorgängen bei der Entstehung der benignen Hyperplasie der Prostata entspricht.

Mit dem Anstieg des Testosteronspiegels während der einsetzenden Pubertät beginnt ein dramatischer Wachstumsschub in der Drüse. Die Proliferationsrate des Epithels steigt von 0,1 % auf über 2 % an, und das Organ erreicht innerhalb von 3–4 Jahren seine endgültige Größe und Struktur. Die Proliferationsrate des Stromas liegt deutlich unter der des Epithels und ist kaum zuverlässig quantifizierbar (Massenzunahme s. Tabelle 2.1).

Tabelle 2.1. Wachstumsverhalten der menschlichen Prostata

Alter	Gewicht [g]	Länge [mm]	Breite [mm]
Neugeborene	0,9	11–17	14
1 Jahr	1,2	13	15
5 Jahre	1,3	15	15
10 Jahre	1,4	18	17
14 Jahre	3,5	24	28
15 Jahre	5,1	24	28
18 Jahre	11–17,9	28	35
21–30 Jahre	16,2 ±0,9	34–78 av. 35,9	32–47 av. 43
61–70 Jahre	23,3±2,5	–	–
71–90 Jahre	28,1±1,7	–	–

Differenzierung des Epithels

In den intermediären und proximalen Gangabschnitten verschwindet das metaplastische Plattenepithel, und die muköse Drüsenzellen, die im ventrolateralen subkapsulären Bereich zu finden sind, gehen deutlich zurück. Das Epithel der Gänge und der sich durch Ausbuchtungen andeutenden Alveolenanlagen erhält das typische zweireihige Aussehen. Die adluminalen zylindrischen Drüsenzellen zeigen streckenweise erste Anzeichen der Sekretion, und die Basalzellen flachen weiter ab.

Differenzierung des Stromas

Im Stroma wird die glatte Muskulatur stärker prominent und wächst in spiraligen bis zirkulären Lagen bis unmittelbar an die Drüsenalveolen heran. Von den kräftigen Septen zwischen den intermediären Gängen sproßt junges zellreiches Bindegewebe aus und beginnt die Drüsengänge zu unterteilen. Im ventralen Drüsenabschnitt dringt die Skelettmuskulatur stellenweise tief in das dort nahezu drüsenfreie glattmuskuläre Stroma ein. Periurethral bilden sich weitmaschige Venennetze aus, und die Kapsel beginnt sich vom übrigen Drüsenkörper abzugrenzen.

2.1.4
Reifungsphase

Mit dem ubiquitären Auftreten von immunhistochemisch faßbaren sekretorischen Proteinen haben die reifenden adluminalen Drüsenzellen ihre terminale Differenzierung erreicht. Stets treten alle sekretorischen Proteine z. B. saure Phosphatase (PAP), Prostate Specific Antigen (PSA) und β-Mikroseminoprotein (β-MSP) gleichzeitig in den Dsrüsenzellen auf. Die terminale Differenzierung der Zellen schreitet von proximal nach distal durch die Drüsengänge fort, zumeist nicht kontinuierlich und in benachbarten Drüsen synchron, sondern sporadisch und fleckweise. Subkapsulär liegen immer noch unreife Drüsenanlagen.

Ausbildung reifer Acini

Noch ehe die endgültige Sekretionsaktivität erreicht ist, haben die ehemals engen Drüsengänge weite alveoläre Aussackungen, stellenweise mit sekundären Ausbuchtungen und tertiären Vorwölbungen erhalten, die durch dünne einsprossende Bindegewebslamellen und Papillen weiter unterteilt werden. Die zunächst kleinkammerigen Acini weiten sich zu definitiven Alveolen aus und sind sekretorisch hochaktiv. Alle wesentlichen sekretorischen Proteine (PSA, PAP, β-MSP) treten in den Zellen absolut konkordant auf.

Apoptose- und Proliferationsfrequenz

Während der frühen Pubertät liegt die Mitosezahl bei rund 2 % und nimmt dann kontinuierlich auf knapp 1 % ab (Stichproben bei Drüsen von 14-, 15- und 17jährigen). Mitosen kommen sowohl in den sekretorisch aktiven Drüsenzellen sowie nur wenig häufiger in den Basalzellen vor. Im Stroma liegt die Mitosefrequenz weit unter 0,1 %. Apoptose-Vorgänge, wie sie mit der sog. terminalen Transferasereaktion faßbar sind, sind relativ spärlich. Eine gewisse Gewebsplastizität, die durch vermehrte Apoptosen und Mitosen gekennzeichnet ist, scheint mit der Papillenbildung korreliert zu sein.

2.1.5
Involutionsphase

Die Prostata ist spätestens mit 19 Jahren voll ausgereift, d. h. die gelegentlich noch bei Organen von 18jährigen nachweisbaren undifferenzierten subkapsulären Zellnester sind dann nicht mehr vorhanden, und alle Drüsenabschnitte sind gleichmäßig sekretorisch hochaktiv. In diesem Differenzierungsniveau verharrt die Drüse etwa 10 Jahre. Dann setzen bereits Abweichungen des alveolären Baumusters mit Rarefizierung der Bindegewebspapillen und ausgeprägten Höhenunterschieden der Drüsenzellen ein. Es bilden sich großlumige blasenartige Acini, oft gefüllt mit kondensiertem Sekret oder Prostatasteinen, und es kommt nachfolgend zum Umbau des Gefäßsystems und der Stromastruktur. Im Gefäßsystem der männlichen Beckenorgane sind ab dem 30. Lebensjahr bereits regressive Veränderungen nachweisbar.

2.1.6
Fehlbildungen

Während der Embryonalentwicklung und später können verschiedene Fehlbildungen und Hemmungsmißbildungen entstehen, die lokale Anschwellungen des Organs

Anatomie

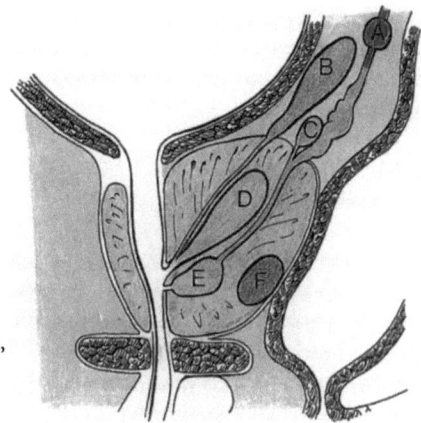

Abb. 2.2. Schematische Darstellung von zystisch-nodulären Fehlbildungen im Prostatabereich in Anlehnung an van Poppel et al. [79]. *A* zystische Erweiterung des Ductus deferens, *B* gestielte Prostatazyste, *C* Basisdivertikel der Bläschendrüsen, *D* Utrikuluszyste, *E* Retentionszyste des Ductus ejaculatorius, *F* Stromaknoten der Prostata. (Zeichnung: C. Fiebiger)

bedingen können und von van Poppel et al. [79] systematisiert wurden (s. Abb. 2.2). Dazu gehören Aplasien bzw. Verschlüsse (ein- oder beidseitig) der Spritzkanälchen mit oder ohne Zystenbildung in der Ampulle bzw. Bläschendrüse, (Retentions-) Zysten des Utriculus prostaticus; Zysten von Residuen des Müller-Ganges oder sehr selten Zysten in der Prostataanlage.

2.2
Form und Maße

Form und Maße der Prostata sind sehr stark altersabhängig und unterliegen großen individuellen Schwankungen. Die folgenden Angaben beruhen im wesentlichen auf den Werten von Gundobin [34]; Einzelheiten, Abbildungen und weitere Literatur s. [3].

2.2.1
Äußere Form

Die Form der Prostata wird mit einer Roßkastanie verglichen; sie ist zumeist dorsoventral leicht abgeplattet. Es kommen aber auch rein rundliche bis ovale Organe vor. Ihre Basis an der Verbindungsstelle zur Blase ist nach ventral etwas abgesenkt und nach dorsolateral schulterartig hochgezogen. Der kaudale Abschnitt bildet den zugespitzten Apex. Das Organ wird kraniokaudal von der Urethra und von dorsokranial bis zum ventrokaudalen Urethralabschnitt von den Spritzkanälchen (Ductus ejaculatorii) durchzogen.

2.2.2
Maße

Das Gewicht liegt beim gesunden jugendlichen Mann zwischen 17–28 g (Mittelwert: 17,9 g). Die Länge der Ventralfläche variiert zwischen 3,1–4,2 cm, die Breite zwischen

3,5–5,0 cm, der Sagittaldurchmesser zwischen 1,7–2,3 cm (Dicke des dorsalen Drüsenabschnitts: 1,2–1,7 cm). Etwa 15–30 Drüsenöffnungen beiderseits des Colliculus seminalis bilden 30–50 tubuloalveoläre Drüsenbäume mit Acini unterschiedlicher Weite und Länge.

2.2.3
Innere Gliederung

Die innere Gliederung der Drüse ist nach wie vor kontrovers. Die Drüsenalveolen erstrecken sich büschelartig von der dorsolateralen Urethralfläche nach dorsokranial und ventrolateral. Der ventrale Abschnitt ist bis auf wenige abortive Drüsenalveolen in der Regel frei von Drüsengewebe. Man unterscheidet deshalb einen urethralen Mündungsbereich, einen proximalen Drüsenabschnitt und einen peripheren bis subkapsulären Drüsenabschnitt.

Urethrale Oberfläche

Die Dorsalwand der Urethra ist im kaudalen Abschnitt zum Colliculus seminalis aufgeworfen, der sich nach kranial bis in die Uvula und nach kaudal in die zipflig verdünnte Crista urethralis fortsetzt. Auf ihm sind in variabler Anordnung die ovalären bis schlitzartigen paarigen Mündungsstellen der Ductus ejaculatorii und die sehr variable geformte Öffnung des Utriculus prostaticus zu erkennen. Die seitlichen Vertiefungen neben dem Utriculus enthalten die mikroskopisch kleinen Öffnungen der einzelnen Drüsenalveolen.

Querschnittsbild

Der annähernd runde, hufeisen- bis tropfenförmige oder ovale Querschnitt durch das Organ in Höhe etwa der Mündungsstelle der Ductus ejaculatorii enthält ventral eine keilförmige Zone aus quergestreifter Muskulatur (Rhabdosphincter urethrae), die seitlich stark mit glatter Muskulatur durchsetzt ist. Zwischen diesem Bereich und der nach dorsal konkaven, hufeisenförmig gebogenen Urethra liegen spärliche kleine abortive Drüsenacini oder von der Urethra ausgehende plumpe Drüsensprossen. Die Urethra ist von einem weitlumigen dünnen Venengeflecht umgeben, zwischen denen sich myoelastische Netze ausspannen und peripher in schraubenzugartig verschränkte Muskelbündel übergehen. Die gesamte ausladende dorsolaterale weißlich bis gelblich-graurote Schnittfläche enthält Drüsenanschnitte und Stroma, die eine dichte, derbe homogene Textur aufweisen. Gelegentlich sind gelbbraun verfärbte Prostatakonkremente diffus über die Schnittfläche verteilt (Schnupftabaksprostata). Die nach dorsal gegen angrenzendes Binde- und Fettgewebe gut abgegrenzte Organkapsel ist derb und enthält weitlumige Venenanschnitte. Die im Prostataparenchym verlaufenden Spritzkanälchen sind allenfalls als etwas eingesunkene, selten klaffende Spalten zu erkennen.

Basis prostatae und Verlauf der Ductus ejaculatorii

Die Basis des Organs ist nur künstlich von der Blase zu trennen und enthält als charakteristische Bestandteile im Medialanschnitt die Mündungsstellen der Samenleiterampullen, die sich nur ausnahmsweise geradlinig in die sehr engen Spritzkanälchen fortsetzen. Aufgrund der Feinstruktur der Ampulle [58] wurde sie als Pars reflexa der Bläschendrüse und damit als Teil des ejaculatorio-vesikulär-ampullären Komplexes (EVA) beschrieben [7]. In der Regel stellen die seitlich aus der Ampulle heraustretenden Bläschendrüsen die direkte Fortsetzung der Spritzkanälchen dar. In diesem Bereich finden sich gelegentlich nach medial sich erstreckende Basisdivertikel der Bläschendrüsen. Der Verlauf der Spritzkanälchen durch die Prostata ist variabel; in ganz seltenen Fällen sollen sie dem Organ dorsal angelagert sein und an dessen Apex in die Urethra münden. In der Regel durchziehen sie die Prostata an der Grenze zum kranialen Viertel des Organs und sind dabei kegelartig von der durch McNeal [54] als »central portion« beschriebenen Drüsenportion umgeben.

2.2.4
Einteilungsschemata

Für die innere Einteilung der Prostata liegen mehrere Konzepte vor, die das im vorigen Jahrhundert entwickelte Modell der Prostatalappen erweitert und korrigiert haben. Eine generell akzeptierte Einteilung existiert trotz der von McNeal [54] mit großer Akribie durchgeführten Analyse früherer Modelle bisher nicht. Die vorliegende Darstellung konzentriert sich auf das von Altenähr [1] modifizierte Modell und stellt die übrigen Konzepte nur kursorisch dar.

Einteilung nach Lowsley

Die von Lowsley [50] vorgenommene Einteilung beruht auf einer geringen Zahl untersuchter Embryonen, bei denen er je nach Lagebeziehung zu den Ductus ejaculatorii einen medianen, 2 laterale und einen dorsalen »Drüsenlappen« unterschied. Dabei stellte er die auch ventral der Urethra gelegenen kleinen abortiven Prostatadrüsen als »Urethraldrüsen« dar, eine Unterscheidung, die aufgrund immunhistochemischer Kriterien nicht haltbar ist. Sie hat zu der im Klinikjargon sich hartnäckig haltenden Bezeichnung »Kapsel« für das von Adenomknoten nach peripher verdrängte Prostatagewebe geführt. Diese Bezeichnung ist morphologisch nicht korrekt, sie sollte durch den Ausdruck »Restdrüse« ersetzt werden. Huggins u. Webster [38] maßen aufgrund vergleichend-endokrinologischer Studien dem Dorsallappen eine erhöhte Östrogensensibilität zu. Keineswegs darf jedoch die Lowsley-Einteilung mit den Lappeneinteilungen des Prostatakomplexes der Ratte gleichgesetzt werden, bei dem charakteristische morphologische und funktionelle Unterschiede bestehen.

Einteilung nach Franks

Es ist das Verdienst von Franks, die »Urethraldrüsen« als echtes Prostatagewebe identifiziert zu haben [30]. Er faßte die Gesamtheit dieser Drüsen als »innere« und sämtliche »Drüsenlappen« Lowsleys als »äußere« Drüse zusammen. Das Entscheidende dieser Einteilung ist die Erkenntnis der unterschiedlichen Proliferationsaktivität beider Drüsenanteile, die möglicherweise mit dem unterschiedlichen Parenchym/Stroma-Verhältnis zu tun hat, vielleicht aber auch mit der Verteilung der neuroendokrinen Zellen (s. unten).

Einteilung nach Tisell u. Salander

Die oben angeführte Gliederung des Prostatakomplexes in 3 verschiedene Lappen, besser Organe (einschließlich der sog. Koagulationsdrüse) veranlaßte die beiden schwedischen Autoren, den »Mittellappen« als zentralen, die Ductus ejaculatorii einscheidenden Drüsenabschnitt anzusehen und - unter Aufgabe der konventionellen Lowsley-Einteilung - die dorsalen und lateralen Lappen als außen aufgelagert anzusehen [76]. Ihre Einteilung hat sich gegenüber der kurz zuvor von McNeal [54] entwickelten nicht durchsetzen können.

Einteilung nach McNeal

Die gründlichste Untersuchung zur inneren Einteilung der menschlichen Prostata mit einer sehr kritischen Auseinandersetzung früherer Konzepte stammt von dem amerikanischen Pathologen John McNeal [54]. Er legte zunächst die Organachsen fest (Abb. 2.3), die einerseits durch die von kranial nach kaudal stumpfwinklig nach ventral geknickte Urethra und andererseits durch die Ductus ejaculatorii gegeben sind. Der kraniale, nach dorsal abgewinkelte Teil der Urethra enthält die spiralig bis zirkulär verlaufenden Bündel des sog. »präprostatischen Sphinkters«, die ventral von den Ductus ejaculatorii verlaufen. In Höhe des Colliculus streichen sie nach ventrolateral in die Urethralmuskulatur ein und vermischen sich mit dem kranialen Muskelbündel des Rhabdosphinkters. Die Prostatadrüsen lassen sich nach McNeal nun in 4 Gruppen einteilen:
- die periurethrale Gruppe,
- die zentrale Zone,
- die periphere Zone,
- die Übergangszone.

Als periurethrale Gruppe bezeichnet er die abortiven kleinen unverzweigten Drüsen ohne muskuläres Stroma, die enge räumliche Beziehungen zum sog. präprostatischen

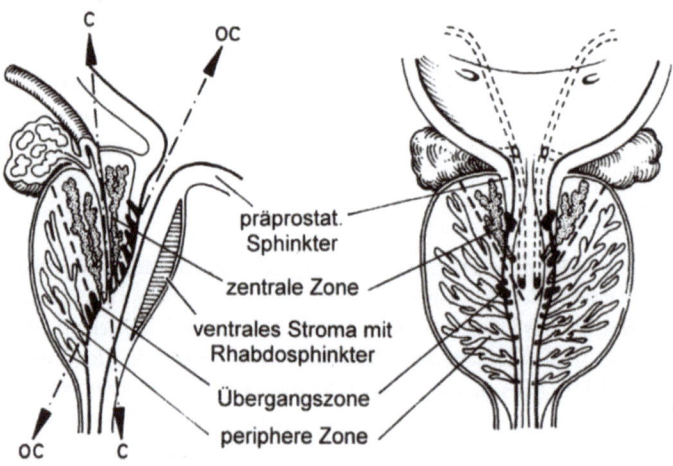

Abb. 2.3. Einteilungsschema der Prostata. (Nach McNeal [54])

Sphinkter aufweisen. Die Zentralzone, die etwa 25% der Drüse ausmacht, bildet einen Kegel, dessen Spitze an der Mündungsstelle der Ductus ejaculatorii und dessen Basis an der Kontaktstelle der Prostata mit den Bläschendrüsen liegen. Die Acini dieser Zone sollen größer, etwa quadratisch und stärker durch Bindegewebspapillen gekammert sein. Ihr Epithel sei mehrreihig, dunkel und ihre Drüsenzellen enthielten größere und variabel geformte Kerne. Die periphere Zone entspringt vom Apex prostatae und umgreift kelchartig die zentrale Zone. Sie macht 75% des Organs aus, besteht aus gleichförmig gebauten, gering verzweigten Drüsen mit rundlichen, wenig papillär unterteilten Acini und besitzt ein zartes, regelmäßig gebautes Stroma. Die Epithelzellen sollen hoch, hell und regelmäßig gebaut sein. Während die zentrale Zone sich aus Anlagematerial des Wolff- und Müller-Ganges und des Urogenitalsinus herleite, entstamme die periphere Zone ausschließlich dem Sinus urogenitalis. An der Kontaktstelle zwischen zentraler und peripherer Zone im Winkel zwischen anterolateraler Urethra und dem präprostatischen Spinkter liegt nach McNeal die Übergangszone, ein Miniaturmodell der peripheren Zone, aber mit wenig verzweigten Drüsenacini und einem durch den Kontakt mit dem urethralen Sphinktersystem uneinheitlich und wenig charakteristisch gebauten Stroma. Die Acini dieser »transition zone« stellen McNeal zufolge das Muttergewebe für die benigne Prostatahyperplasie dar.

Einteilung nach Tenniswood et al.

Losgelöst von den vergleichend-anatomisch bzw. embryologisch determinierten vorgenannten Einteilungsschemata haben Tenniswood et al. eine an modernen Mikrodissektionsstudien und zellbiologisch-endokrinologisch orientierten Kriterien eine Einteilung der Prostata vorgelegt [75]. Sie betrachtet jeweils nur einen tubuloalveolären Drüsengang mit dem umgebenden Stroma als funktionelle Einheit und unterscheidet daran 3 verschiedene Zonen: nahe dem urethralen Mündungsbereich soll eine Abbauzone des Epithels mit relativ hoher Apoptoserate liegen, an die sich der eigentlich sekretorisch aktive, intermediäre Drüsenabschnitt anschließt. Er geht nach peripher in die subkapsulär gelegene, sekretorisch wenig aktive Drüsenspitze (»tip«) über, in der eine relativ hohe Mitoserate für den Steady state der Drüsenzellzahl sorgt. Nach dieser an der Zellkinetik von Darmdrüsen bzw. der sich entwickelnden Prostata der Maus [74] orientierten Vorstellung entsteht die Prostatazelle peripher, rückt nach proximal und ist dabei sekretorisch aktiv und wird schließlich am urethralen Drüsenende desquamiert. Belege für dieses Konzept beim Menschen fehlen.

Basierend auf den Vorstellungen McNeals und der anderen genannten Autoren, aber unter Verzicht auf die teilweise sehr spekulativen Vorstellungen, hat der leider viel zu früh verstorbene Berliner Pathologe Eberhard Altenähr eine Prostataeinteilung vorgelegt, die in Abb. 2.4 leicht modifiziert wiedergegeben ist.

2.3
Topographie und Zugangswege

Die Prostata grenzt kranial an die Blase, kaudal an die ventrodorsal verlaufenden Schenkel des Rhabdosphinkters bzw. dessen querverlaufende Fasern (Diaphragma urogenitale). Ventral wird die Prostata durch das Spatium retropubicum (Spatium

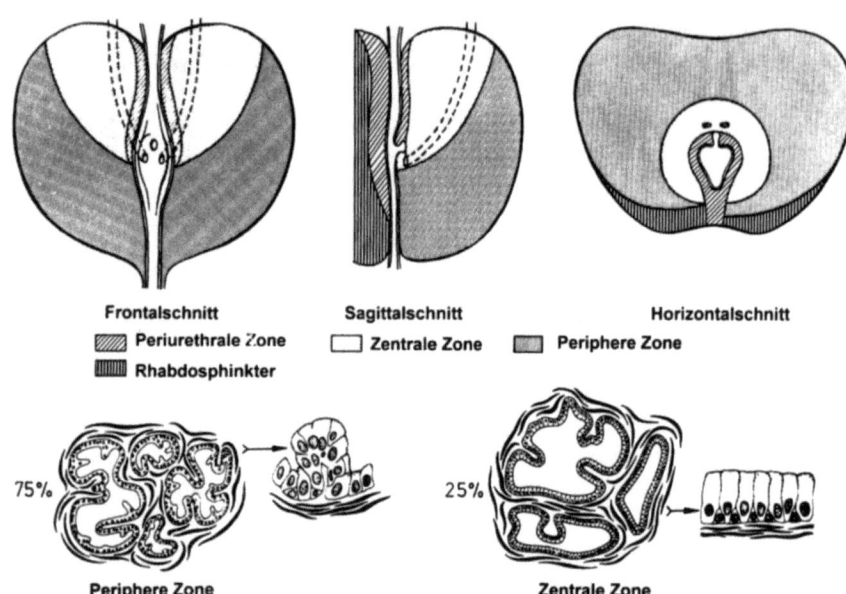

Abb. 2.4. Einteilungsschema der Prostata nach Altenähr mit eigenen Modifikationen (Rhabdosphinkter). Schematische Darstellung des Feinbaus der peripheren und zentralen Zone der Prostata. (Nach McNeal [54])

Retzii) von der Hinterfläche der Symphysis pubica getrennt. Dort liegen der venöse Plexus (vesico-)prostaticus und die Ligg. puboprostatica. Dorsal der Prostata verläuft das Rektum, das durch die Fascia rectovesicalis (Denonvillier-Faszie) von der Prostatahinterfläche getrennt ist. Schematisch lassen sich quer- bzw. ventrodorsal verlaufende Bindegewebszüge unterscheiden, die die Prostata in einer Art Kreuzgurtung fixieren [45]: die Längszügel bestehen aus den Ligg. puboprostatica, der seitlichen Prostatakapsel, dem medialen Rand des Levators (M. puborectalis) mit seiner Faszie und dem Lig. rectovesicale; die Quergurtung besteht aus der dorsalen Prostatakapsel mit der Denonvillier-Faszie, den quer gebogenen Faseranteilen des Rhabdosphinkter und Teilen des M. ischioprostaticus.

2.3.1
Beziehungen zum Beckenboden

Die Verankerung der Prostata am Beckenboden hat wegen der zunehmend häufiger durchgeführten radikalen Prostatektomie große klinische Bedeutung. Wegen der altersabhängigen Variabilität der Ausbildung der Beckenbodenmuskulatur gibt es kontroverse Lehrbuchdarstellungen.

Kaudale Fixierung

Die Hinterfläche des Apex prostatae ist mit der verdickten Kontaktfläche des Beckenbindegewebes zwischen Rektum und Urethra verwachsen und enthält zahlreiche

Bündel aus glatter Muskulatur. H. von Hayek [83] hat diesen Bereich deshalb als Centrum lissomusculare perinei bezeichnet (im engl. Sprachgebrauch »perineal body«), dessen Grundlage querverlaufende Bündel aus glatter Muskulatur zwischen den beiden Schenkeln des M. levator ani sein sollen. Die von diesem Zentrum in die dorsale Prostatakapsel einstrahlenden Züge aus glatter Muskulatur werden auch als M. levator prostatae bezeichnet. Weiter kaudal ist nach der auf Henle [36] zurückgehenden Beschreibung der M. transversus perinei profundus gelegen, der als quergestellte Muskelplatte von der Urethra (Pars membranacea) durchsetzt wird und in dessen dorsaler Portion die beiden Cowper-Drüsen eingelassen sind.

Diaphragma urogenitale und Rhabdosphinkter

Das Diaphragma urogenitale wurde von Henle [36] als quergestellte Muskelplatte zwischen beiden Schambeinästen und als Ursprung des M. rhabdosphincter urethrae beschrieben, der für den willkürlichen Verschluß der Harnröhre verantwortlich gemacht wurde und von daher große klinische Bedeutung hat. Oelrich [61] hat den Zusammenhang zwischen Rhabdosphinkter und M. transversus perinei profundus in Frage gestellt. Strasser et al. [73] haben an 12 Leichenpräparaten (Alter 50-72 Jahre) und einem 5 Monate alten Fetus den Sachverhalt nachuntersucht und kommen zu den folgenden Schlüssen: beim Fetus findet sich tatsächlich ein annähernd zirkulärer Muskelmantel um die Urethra kaudal von der Prostata. Bei den adulten Präparaten war in keinem Fall eine quergestellte Muskelplatte zwischen beiden Schambeinästen nachweisbar, die man als Diaphragma urogenitale hätte ansprechen können. Daß hier in der überwiegenden Zahl der Fälle überhaupt keine Skelettmuskulatur nachweisbar sei, entspricht nicht der anatomischen Präparationserfahrung, nach der stark mit Fettgewebe (und glatten Muskelzügen) durchsetzte Skelettmuskelbündel zwar vorhanden sind, aber tatsächlich selten eine echte Muskelplatte darstellen. Der von Strasser et al. [73] beschriebene Omega-ähnliche Verlauf der Muskelfasern (anstelle eines zirkulären Spinkters) ist der typische. Eine hufeisenförmige Muskelschlinge, deren beide Enden dorsomedial im glattmuskulär/bindegewebigen Fixpunkt des Beckenbodens fixiert sind, setzt sich ventral verschmälert nach kranial fort und umgreift mit 2 zügelartigen Ausläufern die Vorderfläche des Blasenhalses oder strahlt etwas tiefer in das Prostataparenchym hinein. Der sog. Spinkter ist demnach, grob gesagt, ein ventral der Urethra gelegener muskulärer Halbkonus, der beim Verschluß die Urethra nach kaudal abknickt und gegen die dorsal gelegenen Bündel aus glatter Muskulatur des Prostatakörpers bzw. dessen glattmuskuläre kaudale Verankerungszone preßt. Seine zarten quergestreiften Muskelbündel sind durch einen schmalen Bindegewebsspalt vom gröber strukturierten M. levator ani getrennt.

2.3.2
Beziehungen zum Rektum

Die Verdichtungszone aus Bindegewebe, wenigen Gefäßen und Nerven und vereinzelten Bündeln aus glatter Muskulatur, die sich subperitoneal in der Excavatio rectovesicalis zwischen dorsaler Prostatafläche und ventralem Rektumbereich befindet, wird als Denonvillier-Faszie bezeichnet. Sie steht mit der Kapseloberfläche der Prostata in Verbindung und ist vor allem im kaudalen Abschnitt, wo sie in das glattmuskuläre Dammzentrum einstrahlt, dicker und stärker verwachsen. Seitlich geht sie in den

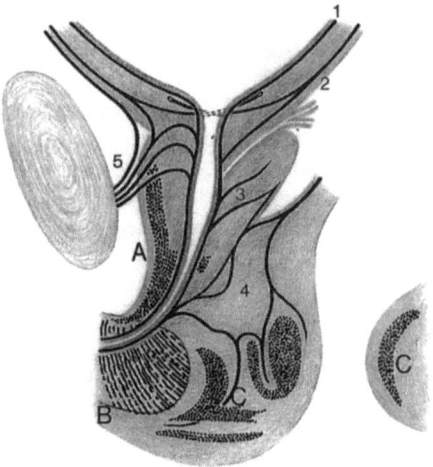

Abb. 2.5. Schematische Darstellung der wesentlichen Züge glatter (*fett, Zahlen*) und quergestreifter (*gepunktet, Buchstaben*) Muskulatur um Blasenhals- und Prostatabereich. (Mod. nach von Hayek [89]). *A* Rhabdosphinkter mit nach dorsal reichenden kaudalen Zügen, *B* M. bulbospongiosus, *C* M. sphincter ani mit subkutanen, oberflächlichen und tiefen Anteilen, *1* innere Detrusoranteile der Blase, *2* Schlingensystem des Ostiumbereichs, *3* retrahierende Muskelfasern im kaudalen Colliculus seminalis, *4* Centrum lissomusculare perinei (»perineal body«), *5* M. puboprostaticus bzw. pubovesicalis. (Zeichnung: C. Fiebiger)

Prostatapfeiler des Beckenbindegewebes über und enthält laterokaudal die großen Gefäß- und Nervenstämme und kranial die Bläschendrüsen und Samenleiterampullen.

2.3.3
Beziehungen zur Blase

Die Prostatabasis ist über kräftige Muskelbündel, die ventral den kranialen Abschnitt des sog. Rhabdosphinkters enthalten, mit dem Blasenhals verbunden. Nach Clegg [18] verläuft eine Schicht von glatter Muskulatur dorsal von der Urethra, die ventral und kranial von den Ductus ejaculatorii am stärksten ausgebildet ist und sich nach ventral in die vordere Längsmuskelschicht der Blase fortsetzt. Er würde damit weitgehend dem von McNeal [53] beschriebenen »preprostatic segment« des Lissosphinkters entsprechen und außen von einer zylindrischen Lage aus glatter Muskulatur umgeben sein. Eine auf den Befunden v. Hayeks [83] basierende, modifizierte schematische Darstellung ist in Abb. 2.5 wiedergegeben.

2.3.4
Beziehungen zum Beckenbindegewebe

Das Beckenbindegewebe stellt die Leitplatte für die von laterokranial an die Prostata, Bläschendrüse und den Blasengrund herantretenden Nerven und Gefäße dar und ist wegen der besonderen Bedeutung für die Schonung der Nn. erigentes bei der radikalen Prostatektomie von Walsh et al. [84] untersucht worden.

Struktur des Beckenbindegewebes

Das Beckenbindegewebe wird lateral von der Faszie des M. levator ani gebildet, die sich von dorsolateral das Rektum umgreifend nach ventrolateral auf den mit der Faszie des M. obturatorius verwachsenen Sehnenstreifen erstreckt. Einzelne Faserzüge, die eng mit der Organfaszie des Rektums verbunden sind, liegen vor dem Rektum und bilden dort das hintere Blatt der sog. Denonvillier-Faszie. Dieses parietale Fasziensystem ist im kaudalen Abschnitt stark verdichtet, enthält variable Anteile an glatter Muskulatur und schlägt sich von dort auf die Prostata, Bläschendrüsen mit den Samenleitern und ihren Ampullen und weiter kranial auf die Blase und Ureteren um. Der von diesen beiden Faszienblättern begrenzte (subperitoneale) Raum wird kranial von der mehr oder minder (abhängig von Füllungszustand von Blase und Rektum) tief reichenden Umschlagsfalte des Peritoneums bedeckt und enthält ein lockeres, nur an den Gefäßen verdichtetes Bindegewebe, das im oberen, dem Blasengrund benachbarten Abschnitt als Parazystium bezeichnet wird. In ihm verlaufen, vom Alcock-Kanal herkommend, die wichtigsten Prostatagefäße und die kaudalen Anteile des Plexus pelvicus (Pars vesiculo-prostato-urethralis) mit anteiligen Ästen des N. pudendus, die wegen der Bedeutung beim potenzerhaltenden Operieren [84, 85] gesondert dargestellt werden.

Gefäß-Nerven-Leitplatte/seitlicher Prostatapfeiler

Wegen der Bedeutung der periprostatischen Nervenplexus für die Erektionsfähigkeit und die Kontinenz haben Walsh et al. [84] ausgiebige anatomische Studien zum Verlauf und zur Struktur der Gefäß-Nerven-Leitplatte an der Prostatabasis durchgeführt. Aufgrund dieser Studien konnten bei unter 60jährigen Patienten und einem Karzinomvolumen unter 4 cm^3 in über 80 % der Fälle die Erektionsfähigkeit und die Harnkontinenz erhalten werden. Die Gefäß-Nerven-Platte oder der seitliche Prostatapfeiler liegt im kaudalen Drittel des Parazystiums, das sie von lateral und etwas kranial kommend schräg nach medial in Richtung der Nische zwischen Blasengrund, kranialer Seitenfläche der Bläschendrüse und seitlicher Ventralfläche des Rektums durchsetzt. Sie besteht aus den folgenden Elementen: den Prostatavenen (Verbindungsvenen zwischen Plexus prostaticus und V. iliaca interna, im Klinikjargon häufig noch mit der alten Terminologie V. hypogastrica bezeichnet), größeren Ästen der A. vesicalis inferior bzw. rectalis media und obturatoria, Lymphgefäßen mit kleinen Lymphknoten (selten) und den derben Knoten des Plexus pelvicus. Lateral vom Alcock-Kanal herkommend und nach ventral-kaudal ziehend, schließt sich der N. pudendus an, der hier auch einzelne Äste zum Rhabdosphinkter abgibt.

2.3.5
Zugangswege

Die unterschiedlichen operativen Zugangswege werden je nach Grunderkrankung (ausgedehntes Karzinom vs. kleines Adenom, Spinktersklerose), angestrebtem Operationsziel und bedingt auch Belastbarkeit des Patienten gewählt. Hier wird nur eine knappe anatomische Schilderung gegeben (Orientierung s. Abb. 2.6); zu Einzelheiten siehe die verschiedenen Operationslehren.

Transurethraler Zugang

Dieser für die Entfernung kleinerer Adenomknoten, Spaltung von Obstruktionen im Mündungsbereich der Ductus ejaculatorii bzw. bei Urethralstrikturen und Sphinkter-

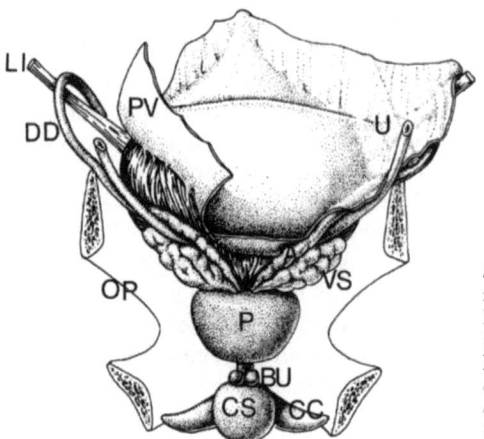

Abb. 2.6. Lagebeziehungen der Prostata (*P*) zu viszeralem Peritoneum (*PV*), Ureter (*U*), Ductus deferens (*DD*), Samenleiterampulle (*A*), Bläschendrüse (*VS*). Die übrigen Abkürzungen bezeichnen das Leistenband (*LI*), das Schambein (*OP*), die Bulbourethraldrüsen (*BU*) und das Corpus spongiosum (*CS*) bzw. cavernosum (*CC*)

sklerosen am häufigsten gewählte Weg gehört mit zu den am frühesten eingeführten endoskopischen Zugangswegen (historische Darstellung s. Stilling [72]; vergl. auch Horninger et al. [37]). Eine detaillierte Beschreibung erübrigt sich für diesen urologischen Standardeingriff.

Perinealer kaudaler Zugang

Bereits in der klassischen antiken bzw. indischen Medizin war die Sectio mediana ein durchaus gängiges Verfahren, der letztlich auch die Prostata (die vor [der Blase] stehende) ihre Bezeichnung verdankt. Nach der Inzision der Haut am hinteren Skrotalansatz muß unter Schonung der perinealen Nerven und Gefäße (aus dem Pudendussystem) und der ventralen superfiziellen und profunden Portionen des M. sphincter ani externus das aus Bindegewebe, wenig glatter und unterschiedlich reichlicher quergestreifter Muskulatur bestehende Dammzentrum durchtrennt werden. Beiderseits liegen eingelassen in die kaudalen querverlaufenden Muskelfasern des Beckenbodens die beiden erbsengroßen Cowper-Drüsen. In der Medianebene erscheint dorsal des Bulbus penis der sog. membranöse Teil der Urethra und unmittelbar kranial anschließend der Apex prostatae. Nach Spaltung und Ablösung der Denonvillier-Faszie gelangt man kranial zwischen die Mündungsstelle der Samenleiterampullen und damit an den Blasengrund. Die Gefäße und Nerven der Prostata bleiben hierbei weitgehend unberührt. Für größere Eingriffe an der Prostata ist der Weg aber wenig günstig.

Retropubisch-extravesikaler Zugang

Ausgehend von einer medianen Unterbauchlaparatomie vom Nabel bis zum Symphysenoberrand müssen zunächst das fettreiche Gewebe der Abdominalfaszie und anschließend die Rektusaponeurose gespalten werden. Die subperitoneal erscheinende Blase wird nach medial und dorsal abgedrängt und der Symphysenhinterrand bis zum Eingang in die Lacuna vasorum des Canalis femoralis unter dem Lig. inguinale dargestellt. Der Peritonealumschlag wird nach kranial weggehalten. Nach lateral wird das Peritoneum so weit gelöst, daß der Verlauf der Iliakalgefäße nahe der Aortengabel bis zum knöchernen Rand des kleinen Beckens zu verfolgen ist. Sie werden in ihrem Teilungsbereich vom Ureter überkreuzt. Die von ventral-lateral kommende Leitungsbahn, die den Ureter nach medial überquert, ist als der Ductus deferens zu identifizieren. Medial des M. iliopsoas tritt nahe der A. iliaca externa der N. obturatorius hervor und zieht nach ventral zum Canalis obturatorius. Dieser Bereich ist für die komplette Lymphadenektomie von großer Bedeutung und muß deshalb sehr sorgfältig präpariert werden. Im Rahmen einer totalen Prostatektomie schließt sich an die Lymphadenektomie die Spaltung der Fascia endopelvina an, und der M. levator ani wird mit seiner Faszie dargestellt. Die von der Prostatavorderfläche zur Dorsalfläche der Symphyse ziehenden gefäßfreien Ligg. puboprostatica werden durchtrennt, und nun kann der Plexus venosus prostaticus ligiert werden. Dabei darf der Rhabdosphinkter nicht verletzt werden. Bei der Trennung des Rhabdospinkters von der Urethra muß der Muskel soweit wie möglich nach kranial erhalten werden. Anschließend wird unterhalb des Apex prostatae die Urethra durchtrennt und die Prostataspitze nach vorn oben gezogen. Danach kann das Organ vom muskulären Dammzentrum abgelöst und die Denonvillier-Faszie bzw. das Septum rectourethrale durchtrennt werden. Dann wird seitlich der Prostata die Ablösung der Beckenfaszie vorgenommen. Sie wird medial vom neurovaskulären Bündel bis in Höhe der Prostatapfeiler inzidiert. Anschließend wird die Prostata vom Blasenhals abgetrennt und zusammen mit den Bläschendrüsen und den durchtrennten Ampullen der Ductus deferentes entfernt. Bei diesen letzten Schritten ist der N. pudendus besonders gefährdet, weil hier erheblicher Zug und Verdrillung am Gefäßstiel der Prostata erfolgen können.

Suprapubisch-transvesikaler Zugang

Der transvesikale Zugang ist bei einem großen (Holmschen Mittellappen-)Adenom oder Basisdivertikeln der Bläschendrüse günstig. Das komplizierte Gefüge des »präprostatischen« Sphinkters wird dabei aber besonders leicht verletzt, so daß eine retrograde Ejakulation nahezu unausbleibliche Folge ist.

2.4
Versorgungsstrukturen

Eine Übersicht über die Prostatagefäße und ihre Lagebeziehungen ist in Abbildung 2.7 wiedergegeben.

2.4.1
Arterien

Die arterielle Versorgung der Prostata ist variabel. Beteiligt sein können an der Versorgung die A. vesicalis inferior, die A. obturatoria, die A. rectalis media, selten auch die A. rectalis superior, die A. vesicalis superior, die A. pudenda interna oder die A. ductus deferentis. Die Hauptmenge der Äste liegt dorsal und lateral. Einzelne längere Äste verlaufen oberflächlich intrakapsulär nach ventral und versorgen den

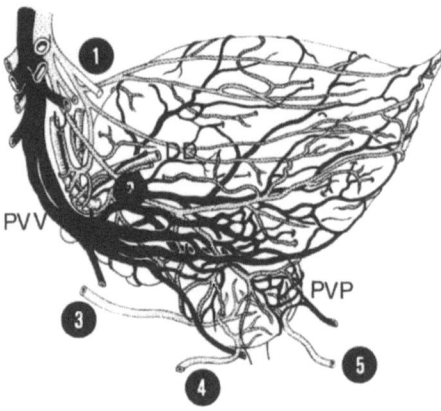

Abb. 2.7. Übersicht über die Blutgefäße der Blase, Bläschendrüse und Prostata (mod. nach Lierse [45]). Links oben die Stämme der A. und V. iliaca interna; als Orientierungsstrukturen sind angegeben der Ureter (*U*), Ductus deferens (*DD*), der Plexus venosus vesicalis (*PVV*) und der Plexus venosus prostaticus (*PVP*) mit der V. dorsalis penis. Die 5 arteriellen Gefäße sind *1* A. vesicalis superior mit der obliterierten Nabelarterie, *2* A. vesicalis inferior mit der benachbarten A. ductus deferentis und den langen Ästen zur Prostata, *3* ein inkonstanter Ast aus der A. rectalis media, *4* ein inkonstanter Ast aus der A. pudenda interna, *5* ein gelegentlich auftretender Ast aus der A. obturatoria. Die Venenplexus sind stark vereinfacht gezeichnet. (Zeichnung: C. Fiebiger)

Ventralbereich und die Urethra. Regelmäßig liegt zwischen den beiden Ductus ejaculatorii eine isolierte A. ejaculatorio-collicularis. Drei Gefäßprovinzen sind unterscheidbar:
- der Kapselplexus mit arterioarteriellen Anastomosen,
- die spiraligen Parenchymgefäße,
- die dünnen periurethralen Gefäße.

In der Regel werden die dorsolateralen Drüsenanteile von der A. vesicalis inferior unter wechselnder Beteiligung der A. rectalis media bzw. der A. ductus deferentis versorgt; der ventrokaudale Abschnitt erhält zusätzliche kleine Gefäße aus der A. obturatoria und selten auch der A. pudenda interna.

2.4.2
Venen

Sämtliche Prostatavenen sammeln sich im weitlumigen, stark anastomosierenden und dünnwandigen Plexus vesicoprostaticus (Santorini) an der seitlichen kaudalen Fläche der Prostata, der auch die von ventral kommende V. dorsalis penis aufnimmt. In diesem Bereich liegen schwellkörperartig gebaute dünnwandige Venen, die die Verbindung zum submukösen Venenplexus der Urethra herstellen. Die außerordentlich dichte venöse Strombahn ist mit ein Grund für die gelegentlich auftretende Einschwemmung von Irrigationsflüssigkeit in den Kreislauf, die zu lebensbedrohlichen Situationen führen kann. Der Plexus venosus vesicoprostaticus schließt sich beiderseits zu 2–3 großen Sammelvenen zusammen, die gelegentlich Klappen enthalten sollen und in die V. iliaca interna münden. Einzelne sinusartige Venen (mit begleitenden Lymphgefäßen!) haben auch Kontakt mit dem Plexus venosus praesacralis, der über die Venen der Foramina sacralia pelvina mit den Venen des Canalis sacralis verbunden sind, der ein Teil des Plexus venosus sacralis internus darstellt. Diese Venen sind klappenlos (klappenlose Vertebralvenen nach Batson) und sollen im wesentlichen für die hämatogene Streuung beim Prostatakarzinom verantwortlich sein.

2.4.3
Lymphwege

Die parenchymatösen Lymphkapillaren, die sich häufig in der Nachbarschaft der Venen in den Bindegewebszwickeln zwischen größeren Drüsenläppchen befinden, ziehen überwiegend an den dorsolateral an der Organbasis gelegenen Gefäßstiel und folgen diesem zu den inneren und äußeren Beckenlymphknoten (Nll. iliaci interni, externi, communes), die sich beiderseits der Bifurkation der Gefäße strickleiterartig bis zu den paraaortalen Lymphknoten fortsetzen (Abb. 2.8). Einzelne, isoliert verlaufende Lymphgefäße schließen sich denen der ventralen Rektumoberfläche bzw. der Blase an und ziehen in den präsakralen Bereich. Längs des Plexus vesicoprostaticus bis zur V. obturatoria ziehend finden sich mehrere Lymphgefäße aus der ventrokaudalen bzw. lateralen Drüsenportion, die in die Nll. obturatorii drainieren. Ausgiebige intraglanduläre und vor allem intrakapsuläre Anastomosen ermöglichen auch die Drainage kontralateraler Drüsenabschnitte zu Lymphknoten der Gegenseite [49].

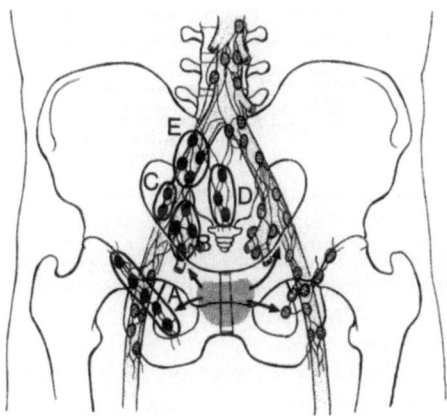

Abb. 2.8. Übersicht über den Lymphabfluß von Blase und Prostata (mod. nach Lierse [45]). Die Kontur der Prostata ist schraffiert auf die Symphyse projiziert; die *Pfeile* geben die entscheidenden Stromrichtungen an. *A* Nll. obturatorii und iliaci externi, *B* Nll. iliaci interni, *C* Nll. interiliaci, *D* Nll. praesacrales, *E* Nll. iliaci communes. (Zeichnung: C. Fiebiger)

2.4.4
Nerven

Eine schematische Darstellung ist in Abbildung 2.9 wiedergegeben. Die parasympathische Innervation der Prostata erfolgt aus den Segmenten S2–S4 (Nn. splanchnici pelvini), die sympathische Innervation aus den Segmenten Th12, L1 und L2 (Nn. splanchnici lumbales, Nn. hypogastrici), die an der Bildung des Plexus hypogastricus inferior bzw. pelvicus mit präganglionären viszeroafferenten und -efferenten Fasern beteiligt sind. Der Plexus hypogastricus inferior erhält außer direkten Ästen aus dem sakralen Grenzstrang des Sympathikus zusätzlich eine Vielzahl von postganglionären Fasern aus den höheren Plexus (Plexus renalis, Plexus intermesentericus, Plexus hypogastricus superior). Außerdem gibt der N. pudendus aus den Sakralsegmenten 2–4 somatomotorische Fasern zum Rhabdosphinkter ab. Die postganglionären vegetativen Nerven entspringen im Plexus prostaticus, der dorsolateral und kranial an der Gefäß-Nerven-Leitplatte der Prostata gelegen ist. Zusätzliche Fasern kommen aus

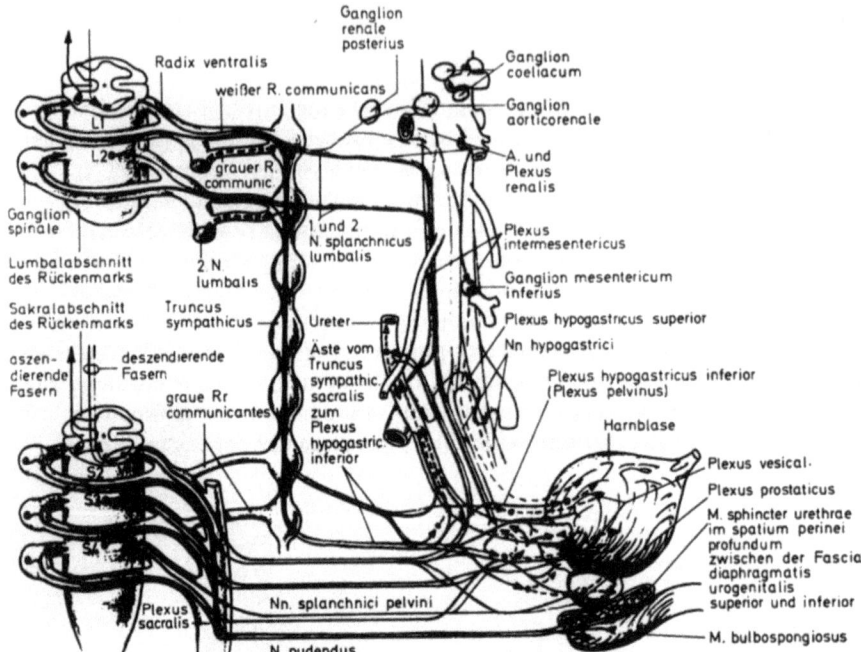

Abb. 2.9. Schematische Darstellung der Innervation der Prostata. Links sind die vegetativen lumbalen (L1-2) und sakralen (S2-4) Zentren angegeben. Die Verbindung der viszeroefferenten sympathischen (*rot*) und parasympathischen (*blau*) und der viszeroafferenten (*schwarz*) Fasern zum Plexus hypogastricus inferior und zum Organplexus mit den postganglionären (*gestrichelten*) Fasern sind dargestellt. Die somatomotorischen Anteile des N. pudendus sind *grün* gezeichnet. (Zeichnung: C. Fiebiger)

dem Plexus rectovesicalis bzw. deferentialis. In der Prostatakapsel liegen kleine intramurale Ganglien.

2.5
Innerer Aufbau und mikroskopische Anatomie

Der Feinbau der Prostata weist im Bereich des urethralen Mündungsbereichs der Drüse mit dem Utriculus und den Ductus ejaculatorii, in den proximalen und distalen Drüsenabschnitten und im Kapselbereich einige grundsätzliche Unterschiede auf.

2.5.1
Pars prostatica urethrae

Dieser Abschnitt der Urethra läßt sich histologisch in verschiedene kraniokaudal aufeinanderfolgende Zonen gliedern: Die unterhalb des Blasenostiums gelegene Urethralschleimhaut ist kranial mit Übergangsepithel ausgekleidet, das im kranialen Abschnitt des Colliculus in ein mehrschichtiges Zylinder-, gelegentlich auch Plattenepithel übergeht. Im distalen Bereich nimmt die Zahl der Zellschichten ab und es treten vermehrt intraepitheliale Drüsennester auf.

Epithel und Submukosa

Der kraniale Bereich der Pars prostatica urethrae hat wegen seiner komplizierten Entwicklungsgeschichte Anlaß zu verschiedenen Spekulationen über eine vermehrte Östrogensensitivität und die Natur der dort gelegenen Drüsenanteile gegeben. Intraepithelial treten kleine rundliche Epithelnester auf, die als Albarran-Drüsen bezeichnet werden und histologisch eher dem Urethralepithel als z. B. Littré-Drüsen entsprechen. Sie enthalten immunhistochemisch keine Markerproteine der Prostata (z. B. kein PSA). Die von McNeal als Übergangsdrüsen bezeichneten kleinen Sproßbildungen, die auch ventral auftreten können, sind hingegen immer PSA-immunreaktiv und deshalb als echte Prostatadrüsen aufzufassen. Im Utrikulusbereich der Urethra findet man variable große Inseln aus Plattenepithel, das auch den Utrikulus vollständig auskleiden kann. Andererseits soll im Utrikulus vorwiegend Prostataepithel vorkommen. Typisch für das Epithel dieses Bereichs ist die große Zahl neuroendokriner Zellen, die teils basal, teils im intermediären Bereich des Epithels gelegen sind.

Die Submukosa in diesem Bereich enthält zahlreiche weitlumige Venen und ein von ventral nach lateral und insbesondere zum Colliculus hin sich verdichtendes Netz aus elastischen Fasern.

Muskulatur

Die Urethralmuskulatur verläuft nach den eigenen Vorstellungen nicht zirkulär, sondern eher in ineinandergesteckten teilweise gegenläufigen Schraubentouren. In jedem Fall sind in Querschnitten sowohl längs- als auch quergetroffene Muskelzellen anzutreffen. Die Durchmischung der glatten Muskulatur mit den zarten Skelettmuskelfasern des Rhabdosphinkters ist besonders im ventrolateralen Bereich gut zu erkennen. Häufig finden sich hier zwischen beiden Muskelformen kurze elastische Sehnenbündel.

Die bekannte Situation, daß die Ausprägung einer BPH nicht immer mit der Schwere der obstruktiven bzw. irritativen Symptome korreliert sein muß, hängt vermutlich mit dem Einfluß von BPH-Knoten auf die Funktion der Urethralmuskulatur zusammen. Kleine, nicht obstruierende Knoten, die jedoch aufgrund ihrer ungünstigen Position das funktionelle Gefüge der Urethralmuskulatur stören und zu fehlerhaften Kontraktionen, veränderten Tonusverhältnissen, neurovaskulären Reflexen führen oder mechanische und insbesondere reflektorische Rückwirkungen auf die Blasenhalsmuskulatur bewirken, können deshalb eine sehr viel schwerere Symptomatik bedingen als große Knoten, die lediglich eine Makrodeformation hervorrufen (vergl. die Situation bei Uterusmyomen!).

2.5.2
Proximale Drüsenabschnitte

Als proximale Drüsenabschnitte werden hier die mündungsnahen Bereiche (Zonen II–III der Einteilung nach Aumüller [3]) bezeichnet. Sie sind bei weitem nicht so differenziert wie dies z. B. in der Prostata des Hundes der Fall ist, werden aber hier wegen ihrer Bedeutung bei der BPH-Entstehung besonders hervorgehoben.

Epithel

Das Drüsenepithel der Prostata besteht aus:
- (adluminalen) sekretorischen Zellen,
- Basalzellen,
- neuroendokrinen Zellen.

Die Histogenese der einzelnen Zellformen ist nach wie vor kontrovers. Die Mehrzahl der Autoren ist der Auffassung, daß die Basalzellen oder eine ihrer Fraktionen die Stammzellen aller Zellformen, einschließlich der neuroendokrinen Zellen sind [14]. Grund für diese Annahme ist die Ko-Expression von bestimmten Markerproteinen der neuroendokrinen, Basal- und Drüsenzellen, die als Übergangsformen aufgefaßt werden. Der Verfasser hingegen hält Drüsen- und Basalzellen für gleichberechtigte Stammzellformen, d. h. die Drüsenzellen wären demnach nicht terminal differenziert, sondern könnten bei inäqualer Teilung für Zellersatz der Drüsen- und Basalzellen sorgen. Unterstützt wird diese Auffassung durch die während der Pubertät häufiger auftretenden Kernteilungsfiguren in sekretorisch aktiven Zellen und das Fehlen von Basalzellen in Prostatakarzinomen. Einzelheiten zur Stammzellhypothese siehe unten.

Sekretorische Zellen

Die sekretorischen Prostatazellen sind schlank und prismatisch, besitzen ein helles schaumiges Zytoplasma und einen runden bis leicht längsovalen Zellkern im basalen Zelldrittel. Der mit Sekretvakuolen dicht besetzte apikale Zellpol wölbt sich oft schopfartig in das Lumen vor. Die Höhe des Epithels ist in benachbarten Acini durchaus unterschiedlich und wird mit der Sekretabgabe in Verbindung gebracht. Ultrastrukturell enthalten die Zellen wenig rauhes endoplasmatisches Retikulum, 1 2 mittelgroße Golgiapparate, plumpe Mitochondrien, Lipid- bzw. Lipofuscineinschlüsse und eine Vielzahl polymorpher Sekretvakuolen. Der Zellkern der Drüsenzellen enthält immunhistochemisch nachweisbar den Androgenrezeptor, die 5α-Reduktase 1 und das Zytoplasma die α-Reduktase Typ 2. Die verschiedenen sekretorischen Proteine sind in den Zellen immunhistochemisch immer kolokalisiert [48]. Granuläre Einschlüsse in den großen Sekretvakuolen, die oft mit Membranen umgeben sind, wurden von Ronquist bzw. Brody [65, 66] als Prostasomen bezeichnet, die durch einen speziellen Sekretionsvorgang, der als Diacytose bezeichnet wurde, freigesetzt werden sollen. Neben diesem Extrusionsmechanismus werden auch eine apokrine und eine merokrine Form der Sekretabgabe diskutiert (Review s. [8]). Form, Größe und funktionelle (sekretorische) Aktivität der Drüsenzellen sind hormonabhängig. Tierexperimentell bzw. therapeutisch kommt es nach Androgenentzug zu einer drastischen Reduktion des Sekretanteils in den Drüsenzellen, meist bereits nach 1–2 Tagen nachweisbar. Die Acini schrumpfen durch eine massive Apoptosewelle im Drüsenepithel [43, 9] und die Drüsenzellen nehmen eine wenig differenzierte Form an. Nach Hormonsubstitution setzt eine Profliferationswelle ein; die inaktiven Drüsenzellen entfalten sich und beginnen wieder mit der Synthese sekretorischer Proteine. Anders verhält sich das Drüsenepithel nach Östrogengabe [55, 56], insbesondere bei Hunden, wo eine metaplastische Transformation des Epithels eintritt, die sich durch Verminderung bzw. Deformation der Sekretgranula bzw. durch eine drastische

Zunahme von Stratum-corneum-Keratin in den Drüsenzellen darstellt. Diese hormoninduzierten epigenetischen Veränderungen des Phänotyps der Drüsenzellen sind auch für die Humanpathologie bedeutsam, weil in der Folge lokaler Perfusionsstörungen Änderungen in der Zusammensetzung der Stromazellen (vermehrte Rundzellen, Fibroblastenaktivierung) auftreten können, die einen anderen Steroidmetabolismus besitzen und damit den Androgenmangeleffekt im Bereich des Epithels modifizieren bzw. verstärken können.

Basalzellen

Die Basalzellen liegen, wie der Name besagt, im basalen Kompartment des Epithels; sie sitzen der Basalmembran breitbasig auf und haben Linsen- bis Dreiecksgestalt mit einem zentralen flachrundlichen Kern. Das spärliche Zytoplasma enthält wenige Zellorganellen, aber zahlreiche Tonofilamente, durch die die Zellen mit Antikörpern gegen Stratum-corneum-Keratin selektiv immunhistochemisch erfaßt werden können [29, 87]. Die Drüsenzellen exprimieren im Gegensatz dazu Zytokeratine 8 und 19 und gelegentlich Vimentin. Nur unter pathologischen Bedingungen (sklerosierende Adenose, [33]) enthalten die Basalzellen dichtere Stränge von Aktinfilamenten und können dann mit Myoepithelzellen verwechselt werden. Typische Myoepithelzellen wie in der Mamma oder den Schweißdrüsen kommen in der Prostata nicht vor [70]. Die Basalzellen enthalten den Rezeptor für den epithelialen Wachstumsfaktor EGF-R [52], Androgenrezeptor, gelegentlich – und häufiger als die Drüsenzellen – den Östrogenrezeptor [69] und die 5αReduktase-Isoenzyme 1 und 2. In älteren Drüsen sind die Basalzellen für die genannten Steroidmodulatoren besonders stark immunreaktiv. Wegen ihrer wenig differenzierten Struktur und der Ausstattung mit Wachstumsfaktorrezeptoren werden die Basalzellen von vielen Autoren als Stamm- oder Ersatzzellen angesehen [22, 12].

Neuroendokrine Zellen

Die neuroendokrinen (NE-)Zellen wurden bereits 1944 von Pretl aufgrund ihrer formolinduzierten Fluoreszenz als dem »Helle-Zellen-System« zugehörig beschrieben [62]. Mit den modernen immunhistochemischen Verfahren durch den Nachweis von Chromogranin A (CGA), der neuronenspezifischen Enolase oder die Transmitter/Peptidhormone Serotonin, Calcitonin und/oder Somatostatin lassen sich diese Zellen gut darstellen. Während sie alle CGA enthalten, ist die Zahl der Serotonin- und insbesondere der Calcitonin- und Somatostatin-immunreaktiven Zellen wesentlich geringer (Übersicht s. [21, 59]). Unter pathologischen Bedingungen können die neuroendokrinen Zellen sehr stark zunehmen und eine Fülle von unterschiedlichsten neuroendokrinen Markern enthalten [23]. Die Koexpression von PSA und CGA in bestimmten Zellformen und die massive Vermehrung der neuroendokrinen Zellen in bestimmten Karzinomformen deuten unter pathologischen Bedingungen eher auf eine Entstehung dieser Zellen aus undifferenzierten Vorstufen (Basalzellen) als auf eine Ableitung aus der Ganglienleiste [14]. Die topischen Nachbarschaftsbeziehungen zwischen NE-Zellen und Zellen mit hoher Proliferationsaktivität lassen auf einen kausalen Zusammenhang schließen [13]. Von besonderer Bedeutung ist dabei die Tatsache, daß die NE-Zellen keine Steroidhormonrezeptoren exprimieren [13], d. h.

primär androgen-insensitive Zellen darstellen. Sie wären potentiell in der Lage, androgenunabhängige Wachstumssignale auf benachbarte Zellen zu übertragen.

Zellproliferation und Zellersatz

Grundsätzlich müssen bei der Proliferation des Prostataepithels verschiedene Situationen unterschieden werden, die leider in der Literatur bisher fast nie präzise berücksichtigt wurden, weshalb eine Fülle von widersprüchlichen und wenig schlüssigen Literaturangaben besteht (ausführliche Diskussion s. [8]). Situationen der Proliferation des Prostataepithels sind:
- Zellzunahme während des postnatalen Wachstums und der Differenzierung (Wachstumsphase, s. z. B. [71]);
- Zellersatz während der adulten Funktionsphase (steady-state-Phase), während der aber altersabhängig unterschiedliche Regulationsmechanismen, etwa bei hoher sexueller Aktivität bzw. der spätadulten Involutionsphase vermutet werden müssen;
- Zellersatz in in-vitro-Explantaten (zumeist von BPH-Gewebe), bei dem Reparationsmechanismen den physiologischen Zellersatz bei weitem übertreffen dürften [51, 41];
- Zellrekrudeszenz nach therapeutischem oder experimentellem Androgenentzug oder physiologisch bei Tieren mit saisonaler sexueller Aktivität [28, 81].

Diese letztere Situation, tierexperimentell leicht zu erzeugen, dominiert die meisten der bisher erarbeiteten Konzepte, dürfte aber für die physiologische Situation beim erwachsenen Mann (s. Situation 2) keinesfalls zutreffen. Ein auf dieser Basis erarbeitetes geistreiches Konzept, dessen Richtigkeit aber natürlich bisher nicht bewiesen wurde, stammt von Isaacs [39]. Er unterscheidet 3 hierarchische Ordnungen von Zellen im Prostataepithel:
- Stammzellen,
- amplifizierende Zellen,
- Übergangszellen.

Die Stammzellen seien als kleine Fraktion androgenunabhängig zu extensivem Selbstersatz befähigt. Aus ihnen sollen sich die amplifizierenden Zellen entwickeln, die sich mehrfach teilen würden, androgenunabhängig für das Überleben wären, aber Androgenresponsivität besitzen sollen. Aus ihnen enstünden die Übergangszellen, die androgenabhängig zu einer bestimmten Teilungsquote befähigt seien.

Das Manko dieses und ähnlicher Konzepte ist die fehlende morphologische Verankerung. Sie wurde jüngst in einer interessanten Hypothese versucht, die die wesentlichen bisher bekannten morphologischen und funktionellen Kriterien zusammenfaßt [14].

Danach liegt eine kleine Stammzellpopulation unter den Basalzellen vor, von der sich alle Epithelformen in der normalen, hyperplastischen und neoplastischen Prostata ableiten. Der Differenzierungsprozess von den Basalzellen über Intermediärformen zu den reifen Drüsenzellen steht unter dem Einfluß von zirkulierendem Androgen. Durch eine Zunahme der basalen Stammzellen soll im Rahmen der BPH-Entstehung eine glanduläre Hyperplasie entstehen. Die Ableitung neuroendokriner Zellen, denen der Androgenrezeptor fehlt, aus den Stammzellen soll für deren Pluripotenz und fehlende Androgenabhängigkeit sprechen.

Anatomie

Stroma

Das Stroma der erwachsenen menschlichen Prostata besteht hauptsächlich aus glatter Muskulatur, Fibrozyten und Bindegewebe mit zahlreichen freien Bindegewebszellen, vorzugsweise Makrophagen und Mastzellen, sowie den Aufzweigungen der Blut- und Lymphgefäße und der Nervenfaserbündel. Das von Cunha (1972 ff., s. [20]) entwickelte Konzept der epitheliostromalen Interaktion bei der Prostataentwicklung hat sich für die Hypothese der funktionellen Prostataeinheit (aus Stroma und Epithelkomponenten) und der parakrinen Regulation der Prostata als äußerst fruchtbar erwiesen. So wurde im Stroma eine große Zahl von Wachstumsfaktoren, wenn nicht gar alle, gefunden und im Epithel häufig die entsprechenden Rezeptoren (Review s. [19]). Kokultursysteme in vitro von Prostata-, Stroma- und Epithelzellen haben einige neue Erkenntnisse über die Regulation des Prostatawachstums erbracht [16, 17, 24–26].

Glatte Muskulatur

Die glatte Muskulatur erstreckt sich von den dichtgefügten periurethralen Muskelspiralen über die Drüsensepten radiär zur Kapsel hin, wo sie in der inneren Kapselschicht in oberflächenparallele Faserbündel übergeht, die teilweise die Gefäße einscheiden. Von den radiären septalen Hauptzügen zweigen sich sekundäre und tertiäre Faserbündel ab, die in unterschiedlicher Verlaufsrichtung Hüllen um die größeren Drüsenkomplexe bilden und schließlich in dünnen zarten Körbchen um die einzelnen Acini enden. Zwischen diese Muskelkörbchen und die Basalmembran der Acini ist fast immer eine einschichtige Lage von Fibroblasten eingeschaltet. Die Feinstruktur der glatten Muskelzellen bietet das übliche Bild. Gelegentlich finden sich zwischen den glatten Muskelzellen Zellkontakte, zumeist als sog. intermediate junctions, selten gap junctions.

Experimentelle Studien an der Ratten- und Hundeprostata [11, 77, 90] haben gezeigt, daß die Dichte, Anordnung, Ultrastruktur und die Funktion der glatten Prostatamuskulatur stark hormonabhängig ist. Nach Kastration bzw. Östrogenbehandlung kommt es zu einer vermehrten Produktion von Bindegewebe durch die glatten Muskelzellen und zu einer Aktivierung der Fibroblasten. Daraus resultiert eine massive Stromavermehrung, die zu Lasten der Menge der zumeist stark geschrumpften Acini geht. Gleichzeitig kommt es zu Veränderungen in der Zusammensetzung der Grundsubstanz, z. B. einer Vermehrung von Tenascin [82].

Die glatten Muskelzellen der Prostata enthalten immunhistochemisch nachweisbar den basischen Fibroblasten-Wachstumsfaktor FGF-2, dicht gepacktes Aktin, Myosin und Desmin, Androgen- und Östrogenrezeptor, beide 5α-Reduktase-Isoenzyme und verschiedene Sets von Adrenozeptoren [63]. Am häufigsten ist der α1-Adrenozeptor; in der Nachbarschaft der Acini sollen vermehrt glatte Muskelzellen liegen, die – ähnlich wie die Gefäßmuskulatur – den α2-Adrenozeptor exprimieren. Bisher herrscht keine allgemein akzeptierte Auffassung über die Verteilung und Funktion der stromalen Adrenozeptoren vor; klar ist lediglich nach den wichtigen Untersuchungen von Caine (Lit. s. [63]), daß das Adrenozeptorsystem der Prostatamuskulatur von essentieller Bedeutung für die Organfunktion ist, d. h. für den Tonus des Gesamtorgans und die Steuerung der Sekretemission.

Bindegewebe und Versorgungselemente

Periurethral und vor allem im Bereich des Colliculus seminalis findet sich im Stroma eine große Menge an elastischen Fasern, die von da aus radiär in die Peripherie ausstrahlen und sich rasch im mittleren Drüsenbereich verlieren. In der Kapsel sind dann wieder vermehrt elastische Fasern zu finden, häufig in der Nachbarschaft der Arterien. Um die Ductus ejaculatorii findet sich vor allem zartes kollagenes Bindegewebe, das lediglich zwischen den beiden Spritzkanälchen um die dort gelegene Arterie verdichtet ist. Dieser Bereich enthält außerdem zahlreiche dünnwandige Venen, die teilweise ein pseudokavernöses Aussehen besitzen. In den kräftigeren Stromasepten zwischen den Prostatadrüsenläppchen liegen die stark geschlängelten Arterien und die größeren Venen zusammen mit Lymphgefäßen und Nervenstämmchen, die in Kapselnähe hin und wieder Ganglien- und SIF-Zellen enthalten können. Die Arterien gehen über sehr kurze Arteriolen in dichtgefügte, körbchenartige Kapillarnetze über, die nur durch die Basalmembran von den Acinuszellen getrennt sind und auf intensive Transsudation deuten. Bei den Nervenfasern läßt sich ein muskulärer Plexus, teilweise in myoneuralen Kontakten endigend, von einem Gefäßplexus und einem subepithelialen Plexus abgrenzen. Neuroglanduläre Kontakte sind sehr selten, wurden aber beobachtet. Die Endothelzellen der Venen, die kleineren Nervenzellen und die Fibroblasten enthalten den Androgenrezeptor. Besonders androgensensitiv sind die periglandulären Fibroblasten. Tierexperimentell läßt sich nach Androgenentzug zeigen [90], daß das relative Volumen des subepithelialen Bindegewebes um den Faktor 4 ansteigt und eine dichte Stromaschicht um die nunmehr geschrumpften Acini bildet. Nach Testosteronsubstitution ist die Stromavermehrung voll reversibel, Änderungen in der Zusammensetzung der Glukosaminoglykane in der Basalmembran scheinen hingegen zu persistieren.

2.5.3
Periphere Drüsenabschnitte

Die peripheren Drüsenabschnitte, vor allem die subkapsulären Acini, sind diejenigen, die in der Pubertät am spätesten ausreifen. Noch bei 18jährigen finden sich subkapsulär englumige, wenige differenzierte Acini mit hohem basophilem Epithel, in dem einige adluminale Zellen kein PSA-imunreaktives Material, sondern mit der PAS-Reaktion darstellbare Glykoprotein- bzw. Schleimsubstanzen enthalten. Insgesamt sind die peripheren Drüsen etwas englumiger und durch breitere Stromastreifen von einander getrennt.

2.5.4
Organkapsel

An der Kapsel der Prostata läßt sich eine außen gelegene fibrovaskuläre Zone von einer innen anschließenden fibromuskulären Zone abgrenzen. Die Venen in diesem Bereich sind weit und dünn, die Arterien kräftig, mit häufig lamellierter Elastica interna und stark geschlängelt. Im fibromuskulären Bereich finden sich zahlreiche kräftige markarme Nervenbündel, die mit den im dorsolateralen Bereich der Kapsel gelegenen intramuralen Ganglien in Verbindung stehen. Die Ganglien enthalten vorwiegend große und nur wenige kleine multipolare Ganglienzellen mit Proenkephalin-immunreaktiven sowie einzelne paraganglionäre bzw. chromaffine Zellen. Die kapsulären und septalen Nervenstämmchen sind bei anaplastischen Prostatakarzinomen regelmäßig infiltriert.

2.5.5
Ductus ejaculatorii

Histologisch aufgrund des Lipofuscingehalts und immunhistochemisch durch den Nachweis von Semenogelin im Epithel sind die Ductus ejaculatorii als Teil des ejakulatorio-vesikulär-ampullären Systems zu identifizieren. Sie sind von lockerem, muskelfreiem Bindegewebe mit einem sehr dünnwandigen Venenplexus umgeben. Gelegentlich findet sich im proximalen Epithel diffus oder fleckweise Immunreaktivität für Prostataproteine, ein Hinweis auf einen Reflux mit nachfolgender Resorption von Prostatasekret in diesem Bereich.

2.5.6
Utriculus prostaticus

Form, Größe und Aufbau des Utriculus prostaticus sind sehr variabel. In der Regel enthält der Utriculus Plattenepithel und öffnet sich mit einem Spalt zur Urethra. Es gibt aber auch von Prostataepithel ausgekleidete Utriculi und echte Zysten. Das Vorkommen von Utriculusepithel-spezifischen Karzinomen wird im allgemeinen bestritten.

2.6
Funktion und lokale Steuerung

Schematisch lassen sich bei der Prostata eine sekretorische und eine motorische Funktion unterscheiden, wobei die Sekretion zum einen der Konditionierung der Urethra und zum anderen der Konditionierung der Spermien und des Seminalplasmas dient. Die motorische Funktion betrifft einerseits die Emission des Drüsensekrets und andererseits die Ventilfunktion der proximalen Urethra.

2.6.1
Sekretorische Funktion

Die dominante Funktion der Prostata während der Phase der funktionellen Integrität des Organs ist die Sekretion. Als Zielelemente der Sekretionsprodukte kommen in Frage:
- das Oberflächenepithel der Urethra,
- die Spermienoberfläche mit ihren verschiedenartigen Membrandomänen,
- die Sekretionsprodukte anderer akzessorischer Geschlechtsdrüsen wie der Bläschendrüse,
- der Zervikalschleim oder andere Faktoren des inneren weiblichen Genitales.

Eine Übersicht über die Sekretionsprodukte ist in Tabelle 2.2 wiedergegeben.

Tabelle 2.2. Übersicht über die Sekretionsprodukte der menschlichen Prostata

I. Ionen	Kalzium
	Zink
II. Niedermolekulare Verbindungen	Citrat
	Diaminoxid
	Spermin
	Inositol
	Cholesterin
III. Peptide und Proteine	
Peptide und Wachstumsfaktoren	TSH-ähnliches Protein
	EGF
	NGF β
Strukturproteine	Saure Phosphatase (?)
	Fibronektin
	Leuzinaminopeptidase (?)
	Transglutaminase
Enzyme	Saure Phosphatase
	Leuzinaminopeptidase
	α-Amylase
	Pyrovatkinase
	Angiotensin Converting Enzyme
	Pepsinogen II
	RNAse III
	Kreatinkinase BB
Sperminenmodulierende Proteine	Saure Phosphatasen (?)
Metallbindende Proteine	Metallothionin
	Calmodulin
Immunregulatorische Proteine	Laktoferrin
	Coeruloplasmin
	Transferrin
	IgA
Proteasen	Lysozym
	Plasminogenaktivator
	β-Mikrosemiprotein
	PSA

Sekretionsprodukte

Von den zahlreichen niedermolekularen bzw. ionalen Produkten der Prostata ist die Funktion kaum bekannt. Das gleiche trifft auch für die meisten sekretorischen Proteine, insbesondere die saure Prostataphosphatase zu, die hier mit einigen wenigen anderen Proteinen kurz besprochen werden soll (Review s. [5]). Wesentlich ist die Tatsache, daß ein selektiv und ausschließlich in der Prostata vorkommendes Sekretionsprodukt bisher nicht nachgewiesen wurde. Deshalb sind auch Bezeichnnungen wie »prostataspezifisches« (Membran-)antigen irreführend.

Bei der sog. »prostataspezifischen« sauren Phosphatase handelt sich um tyrosinphosphatspaltende Isoenzyme mit ausgesprochener Mikroheterogenität (durch unterschiedliche Glykosylierung), die in einer lysosomalen und einer sekretorischen Variante auftreten. Die sekretorischen Isoenzyme (die z. B. auch in Leukozyten und im Nebenhoden nachweisbar sind), haben ein Molekulargewicht um 109 kD, fokussieren zwischen pH 3,8 und 4,8 und fungieren vermutlich antagonistisch zu bestimmten Proteinkinasen. Ihr natürliches Substrat, vielleicht ein tyrosinphosphoryliertes Protein der Spermienmembran, ist bisher unbekannt. Die saure Phosphatase der

Prostata hat große Bedeutung als Tumormarker beim Prostatakarzinom gehabt; die enge immunologische Verwandtschaft der sekretorischen mit den lysosomalen Isoenzymen war der Grund für eine vergleichsweise hohe falsch-positive Fehlerquote, die Anlaß zur Suche nach verläßlicheren Markern war.

Zu diesen gehört das sog. Prostate Specific Antigen (PSA), eine kallikreinähnliche Protease (EC 3.4.21), die von Wang et al. [86] in die Tumordiagnostik des Prostatakarzinoms eingeführt wurde. Es handelt sich um ein Protein mit einem Molekulargewicht von 33 kDa und einem pI von 6,9, das glykosyliert ist. Lilja et al. [47] haben gezeigt, daß das von der Bläschendrüse produzierte Koagulationsprotein Semenogelin durch PSA in Spermien-Motilitäts-aktivierende Fragmente gespalten und gleichzeitig das seminale Koagulum verflüssigt wird (Abb. 2.10). Immunhistochemische und in-situ-Hybridisierungsstudien haben die Prostata als die wesentliche Produktionsquelle für PSA identifiziert. Die Biosynthese scheint jedoch anders als bei der sauren Phosphatase abzulaufen bzw. reguliert zu sein. Neuere immunologische Studien haben gezeigt, daß PSA nicht prostataspezifisch ist und z. B. auch in der Mamma vorkommt [89].

Ein weiteres Protein, das mit den beiden vorgenannten in den Epithelzellen der Prostata kolokalisiert ist [48], ist das β-Mikroseminoprotein, das unter reduzierenden Bedingungen ein Molekulargewicht von 15 kD hat und relativ hohe Homologie mit β-Inhibin aufweist. Es ist wie die beiden vorgenannten nicht prostataspezifisch; auch seine Funktion im Reproduktionsgeschehen ist nicht geklärt.

Neben den aufgezählten Proteinen produziert die Prostata noch zahlreiche weitere, etwa eine 5'-Nukleotidase, eine ATPase, eine Peptidase und andere, die teilweise

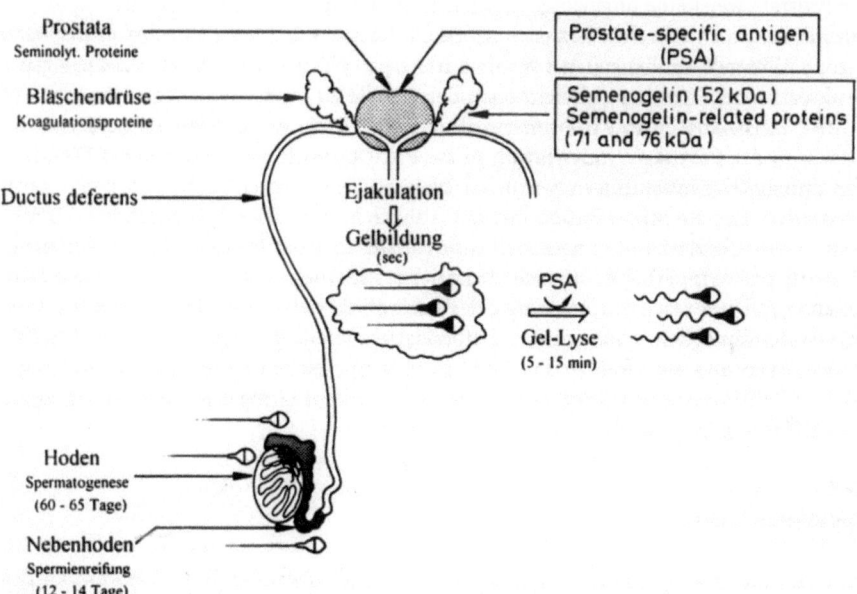

Abb. 2.10. Schematische Darstellung der PSA-Funktion (mod. nach Lilja [46]). Nach der Gellyse des Koagulums aus Semenogelin durch das PSA der Prostata kommt es durch Fragmente des Semenogelins zur Aktivierung der Spermienmotilität

in den sog. Prostasomen, also partikulären Sekretionsprodukten der Prostata nachgewiesen wurden, deren exakte Natur und Funktion bisher ebenfalls ungeklärt sind.

Sekretionsvorgang

Drei unterschiedliche Extrusionsmechanismen wurden für die Drüsenzellen der menschlichen Prostata diskutiert:
- Die merokrine Sekretion (Abgabe einzelner Sekretgranula durch Verschmelzung der Granulamembran mit der apikalen Zellmembran), wie sie z. B. auch in der Hundeprostata oder der ventralen Rattenprostata vorkommt.
- Die apokrine Sekretion (Abgabe von nichtgranulärem Sekret, das sich in apikalen Sekretblasen anhäuft, die sich durch einen aktinabhängigen, nerval gesteuerten Prozeß ablösen und im Lumen die Plasmamembran auflösen), wie sie in der dorsalen Prostata der Ratte typisch ist.
- Die Diacytose, ein von Brody [15] beschriebener Vorgang, bei dem partikuläre Sekretprodukte der Prostata, sog. Prostasomen, mit den umgebenden Sekretvakuolen durch die Plasmamembran geschleust werden sollen. Nach den eigenen Untersuchungen ist die apokrine Sekretion in der menschlichen Prostata vor allem unter Stimulationsbedingungen der wesentlichste Extrusionsmechanismus, da im Prostatasekret die Menge eines Markerproteins der apikalen Plasmamembran (NEP, 100 kD-Antigen) stets relativ hoch ist.

Steuerung der Sekretion

Die Prostata weist eine ungewöhnlich dichte und komplexe Innervation auf [78, 6]. In den intramuralen Ganglien kommen große cholinerge und kleine katecholamin- und enkephalinerge Ganglienzellen vor. Die adrenergen Nervenfasern scheinen die glatte Muskulatur des Stromas, vielleicht auch der Gefäße zu innervieren. Daneben gibt es CGRP-, Substanz-P- und VIP-immunreaktive, vielleicht primär afferente nozizeptive Nerven in der Prostata. Prodynorphin- bzw. Pro-Opiomelanocorticotropin (POMC)-immunreaktive Nervenfasern wurden bisher in der menschlichen Prostata nicht gefunden. Für die Sekretabgabe werden – ähnlich wie in der Bläschendrüse – cholinerge postganglionäre sympathische und auxiliäre β-adrenerge sowie postganglionäre parasympathische Impulse diskutiert; außerdem scheinen neurovaskuläre Reflexe mit einer raschen Änderung der Permeabiltät der terminalen Strombahn für Transsudationseffekte bzw. unter pathologischen Bedingungen eine interstitielle Ödematisierung eine Rolle zu spielen. Insgesamt gesehen ist die Neurophysiologie der Prostatafunktionen noch wenig erforscht und ihr Beitrag zur Pathophysiologie der BPH so gut wie unbekannt.

2.6.2
Motorische Funktion

Bei den motorischen Funktionen der Prostatamuskulatur sind die Funktionen des quergestreiften Spinktersystems von denen der glatten Muskulatur der Urethra unterhalb und oberhalb der Mündungsstelle der Ductus ejaculatorii scharf zu trennen. Neben Effekten auf die Position der Prostata im kleinen Becken mit entsprechenden Streckungen oder Abknickungen der seminalen bzw. Harnausstrombahn, sind insbesondere die Ventilfunktion der Colliculusmuskulatur und der intraglanduläre Druck bei der Emission zu berücksichtigen.

Sphinkterfunktion

Helweg et al. [35] haben sonographisch gezeigt, daß der Rhabdosphinkter bei seiner Kontraktion die Urethra gegen das glattmuskuläre Dammzentrum abknickt und gleichzeitig die Urethra von ventral komprimiert. Dadurch kann bei intakter Muskelfunktion eine schlagartige Unterbrechung des Harnflusses herbeigeführt werden. Die besondere histologische Qualität der Muskulatur des Rhabdosphinkters [32] scheint darüber hinaus für eine langfristige tonische Kontraktion ausgelegt zu sein. Strasser et al. [73] betonen daher die zentrale Rolle des Rhabdosphinkters für den Kontinenzerhalt. Die Bedeutung der kranialen glattmuskulären Anteile der prostatischen Urethra ist hingegen weit weniger klar. Aufgrund des konstruktiven Baus der Colliculusmuskulatur scheinen hier 2 Funktionen möglich: eine Erweiterung der kaudalen Portion im inframontanalen Abschnitt mit Positionierung der terminalen Ductusejaculatorii-Abschnitte in Stromrichtung der Urethra und eine Verengung und Abknickung der kranialen Urethra durch die supramontanalen Muskelzüge und das Sphinkterschlingensystem des Blasenhalses.

Emissionsfunktion

Die Funktion der stromalen Prostata- und Kapselmuskulatur ist bislang weitgehend unerforscht. Durch die neuronale Steuerung wird aber offenbar die Entleerung der Prostata zu Beginn der Emission gesichert, wie Split-Ejakulat-Untersuchungen gezeigt haben. Dies deutet darauf hin, daß das Prostatasekret eine Konditionierungsfunktion der urethralen Oberfläche für die folgende Spermienfraktion und die sich anschließende Semenogelin-reiche Fraktion aus den Bläschendrüsen besitzen dürfte.

2.6.3
Endokrine Steuerung

Einzelheiten der endokrinen Steuerung sind im Kapitel 3.2 dargestellt.

Steroidhormonrezeptor

Von zentraler Bedeutung für die Aufrechterhaltung der Prostatafunktion ist die ausreichende Versorgung von Stroma und Drüsengewebe mit Dihydrotestosteron, das an den nukleären Androgenrezeptor bindet und dadurch die Transkriptionsrate erhöht. Die Steroidhormonrezeptoren werden deshalb zu den Transkriptionsfaktoren gezählt. Man unterscheidet an ihnen eine steroidbindende Domäne (E) am Carboxyterminalen Ende, eine DNA-bindende Domäne (D), eine transkriptionsaktivierende Domäne (im Bereich A/B) mit verschiedenen »transcription activation units (TAUs)« und eine Kern-Zielsequenz in der sog. »hinge-region« (C). Der Androgenrezeptor ist ein Phosphoprotein mit 2 sog. Zinkfingern, die für die Promotorerkennung bzw. Stabilität der DNA-Bindung wesentlich sind. Außerdem interagiert der Androgenrezeptor mit einem sog. Heat shock protein (hsp 90), dessen exakte Funktion bisher nicht ganz geklärt ist. Punktmutationen im Androgenrezeptor, die nach molekulargenetischen Untersuchungen wesentlich häufiger sind als bisher angenommen [27], führen zu anomalen Reaktionen. Ein gutes Beispiel hierfür ist die als experimentelles in-vitro-Modell für das Prostataepithel eingeführte LNCaP (*l*ymph *n*ode metastasis of *ca*rcinoma of the *p*rostate)-Zellinie, bei der nur eine Aminosäure in der Sequenz des Androgenrezeptors verändert ist. Bei dieser Zellinie wirken Antiandrogene nicht wie üblich inhibitorisch, sondern stimulatorisch. In der normalen Prostata sind der Androgenrezeptor und der (üblicherweise immunhistochemisch kaum faßbare) Östrogenrezeptor differentiell verteilt. Andere Steroidhormonrezeptoren (Progesteron- bzw. Glukokortikoidrezeptor) haben sich unter Normalbedingungen bisher nicht sicher nachweisen lassen. Der Androgenrezeptor findet sich in den Zellkernen der Drüsen- und Basalzellen des Epithels, fehlt aber in den neuroendokrinen Zellen. Im Stroma tritt er in den Kernen der glatten Muskelzellen, der Fibrozyten, des Endothels und der Muskulatur der Venen (nicht der Arterien) und in den Kernen der Schwann-Zellen von Nervenstämmchen, während der Entwicklung auch in Ganglienzellen auf. Der Östrogenrezeptor ist in der glatten Muskulatur des Stroma, stellenweise und inhomogen in den Basalzellen und selten auch in den Drüsenzellen nachweisbar. Tierexperimentell verhält sich der Androgenrezeptor auf der Proteinebene (nachweisbar durch Immunhistochemie) nicht immer konkordant mit der RNA-Ebene (nachweisbar durch in-situ-Hybridisierung). Nach Androgenentzug soll der Androgenrezeptor hochgeregelt werden; Sar et al. [67] fanden aber nach Kastration eine Abnahme der Immunreaktivität in der ventralen Rattenprostata. Dies stimmt mit den eigenen Befunden allerdings nicht überein [10], bei denen nach Kastration zunächst eine Zunahme der Immunreaktivität und ein Anstieg des Hybridisierungssignals für den Androgenrezeptor gefunden wurde. In der gleichen Untersuchung wurde kein Effekt auf den Östrogenrezeptor nach Kastration festgestellt. Nach Östrogenbehandlung stieg das Signal für den Östrogenrezeptor im Stroma hingegen deutlich an. Dies würde für eine positive Regulation des Östrogenrezeptors im Prostatastroma sprechen.

Der Androgenrezeptor hat vermutlich neben der direkten Transkriptionsaktivierung noch weitere Regulationsmöglichkeiten, z.B. durch die negative oder positive Interaktion mit anderen Transkriptionsfaktoren wie fos/jun [68], die aber bisher weitgehend unklar ist. Der direkte Androgeneffekt kann in einer positiven oder einer negativen Regulation liegen. Beispiele für positiv regulierte Gene durch den Androgenrezeptor sind z.B. das saure Phosphatase-Gen, das Gen für das Prostate Binding Protein, das Cystatin-related protein etc.; negativ regulierte Gene kodieren für Kathepsin D, Plasminogenaktivator, TGFβ und seine Rezeptoren und die sog. testosterone-repressed mRNA 2 (TRPM-2), also vorwiegend Proteine, die mit Apoptose- oder Regressionsvorgängen in der Prostata zu tun haben (Übersicht s. [80]).

5α-Reduktase-Isoenzyme

Bereits in den 70er Jahren hat die Arbeitsgruppe um J.D. Wilson gezeigt, daß in der Prostata nicht das Testosteron, sondern das durch eine 5α-Reduktase reduzierte Dihydrotestosteron das essentielle regulatorische Steroid ist. Aufgrund molekularbiologischer Untersuchungen haben Andersson u. Russell [2] die für die menschliche

5α-Reduktase kodierende cDNA kloniert und sequenziert und im Verlaufe weiterer Untersuchungen gezeigt, daß 2 Isoenzyme existieren, deren Gene auf verschiedenen Chromosomen liegen [60, 40]. Während amerikanische Arbeitsgruppen bisher immer nur das Isoenzym 2 in der menschlichen Prostata (in den Basalzellen) fanden, haben eigene Untersuchungen beide Isoenzyme in der menschlichen Prostata gefunden. Das Isoenzym 1 ist ein nahezu ubiquitäres Kernprotein, das auch während der Prostataentwicklung bereits nachweisbar ist, während das Isoenzym 2 erst nach der Pubertät auftritt; nach unseren Befunden ist es sowohl in den Basal- wie in den Drüsenzellen nachweisbar. Kinetische Untersuchungen deuten auf einen unterschiedlichen Altersgang der Enzymaktivität der 5α-Reduktase in Stroma und Epithel der Prostata hin. Endgültige Aussagen über die Bedeutung und Rolle der Reduktasen und der Steroidhormonrezeptoren bei der Pathogenese der BPH sind derzeit noch nicht möglich, weil die Regulationseffekte der Steroidhormone durch lokale parakrine Modulationen, epitheliostromale Interaktionen und Effekte von Peptidhormonen, vielleicht auch Neurotransmittern [44] überlagert werden.

Peptid- und Proteohormone

Bereits in den 80er Jahren wurde von verschiedenen Autoren (z. B. [88]) vermutet, daß hypophysäre Hormone einen direkten Einfluß auf die Prostata haben. Immunhistochemisch wurde z. B. eine Prolaktinbindung an den Basalzellen gezeigt. Trotz einiger unbestreitbarer Effekte wie Steigerung der Testosteronwirkung sind aber bisher keine weiteren Befunde bekannt geworden, die eine essentielle Rolle von Prolaktin auf die Prostata belegen. Neuere endokrinologische, immunhistochemische und molekularbiologische Untersuchungen der Arbeitsgruppe um Schally deuten auf einen direkten Effekt von LH-RH auf die Prostata. Der molekularbiologische Nachweis von Rezeptoren für Somatostatin (Isotyp 1-3) bzw. Calcitonin und Serotonin (Konrad et al., unveröffentl.) in der LNCaP-Zellinie und in nativem Prostatagewebe spricht für eine Regulationsfunktion. Schally et al. (s. [57]) haben für Somatostatin-Analoga Hemmeffekte auf die Proliferation von Prostatazellen beobachtet, aber auch diese Befunde lassen noch keine definitven Schlüsse über die mögliche Anwendung von Somatostatin-Agonisten bei der BPH zu.

2.6.4
Parakrine Steuerung

Das klassische Konzept der Steuerung der Prostatafunktion ging von einer ausschließlichen und direkten Wirkung von Androgenen auf das Wachstum und die Sekretion der Prostata aus. Später wurde unter dem Eindruck der Östrogenwirkung auf die Prostata [38] ein komplexeres Bild entworfen, wobei das Stroma als die Östrogen-anhängige Komponente und das Epithel als die Androgen-abhängige Komponente aufgefaßt wurden. Durch die modernen zellbiologischen Studien sind aber eine Reihe weiterer Faktoren wie die epithelio/stromale Interaktion, die Bedeutung der Extrazellulärmatrix, die Regulation durch Wachstumsfaktoren und die neuroendokrine Interaktion hinzugekommen, die eine verwirrende Fülle von lokalen Regulationsmechanismen ermöglichen, die in reduktionistischen Forschungsansätzen wie der Zellkultur oder Molekularbiologie nicht adäquat erfaßt werden können. Man

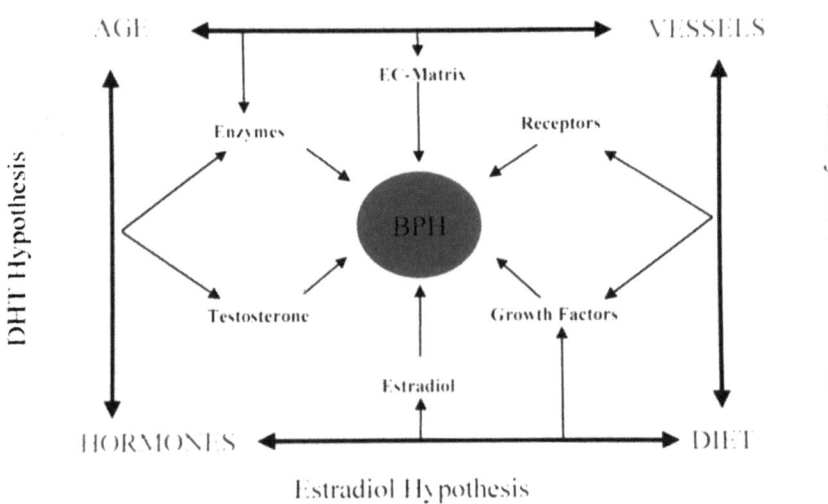

Schema. Netzwerkhypothese der BPH-Entstehung

muß demnach für die Klärung der funktionellen Steuerung des Prostatawachstums und der Pathogenese der BPH versuchen, komplexere Modellsituationen zu schaffen, die lokale Turbulenzen zuläßt und diese durch eine Netzwerkanalyse erklärbar macht. Von einer solchen Situation ist der gegenwärtige Forschungsstand noch weit entfernt.

Das Schema zeigt die einzelnen Komponenten, aus denen ein solches Netzwerk bestehen muß: in der oberen Reihe sind die stromalen Supportzellen, in der unteren Reihe die funktionellen Drüsenzellen aufgeführt. Pfeile deuten die jeweilige Produktions- bzw. Zielrichtung der Zellen und ihre wesentlichen Produkte an. Die beteiligten Rezeptoren sind den Zellen zugeordnet. Dieses Schema stellt eine sehr starke Vereinfachung der Situation dar, weil wichtige Steuerungselemente wie Gefäße und Nerven fortgelassen wurden. Entscheidend für das Verständnis der Entstehung einer BPH sind die unterschiedlichen Schwellen der Androgensensitivität der einzelnen Zellen und ihrer Produkte. In-vitro-Studien mit isolierten Stroma- und Epithelzellen der Rattenprostata [10] haben gezeigt – wie bereits oben dargestellt – daß Östrogenstimulation bzw. Androgenentzug zu sehr unterschiedlichen Effekten in den einzelnen Kompartimenten führen. Daraus resultiert eine Folge von Fehlregulationen, die zur Entwicklung der BPH führen.

Pathophysiologie der parakrinen Regulation

Voraussetzungen für die Entwicklung einer benignen Prostatahyperplasie sind:
- eine kontinuierliche systemische Androgenversorgung bzw. -stimulation seit der Pubertät;
- ein mehrere Jahrzehnte umfassender Zeitraum, während dessen sich minimale lokale Fehlregulationen zur makroskopischen Adenombildung summiert haben.

Dazu bedarf es einer Reihe von Realisationsfaktoren wie:
- (bisher nicht genauer faßbare) diätetische Fehlversorgung (Fettreichtum?!),
- Umbauvorgänge am Gefäßsystem (Reduktion der terminalen Strombahn),
- Änderungen im Innervationsmuster (myovaskulärer Tonus),
- Entleerungsstörungen der Acini mit Umbauvorgängen am Epithel,
- Änderungen in der Qualität der Extrazellulärmatrix,
- Änderungen in der Verteilung bzw. Kinetik einzelner Enzyme,
- Reduktion der Biosynthese von sekretorischen Proteinen,
- Zunahme bzw. Imbalance von Apoptose- und Proliferationsschritten.

Hypothetisch könnte etwa folgende Sequenz zur BPH-Entstehung führen: lokale Minderperfusion einer Acinusgruppe durch Fehlinnervation (Abbau von Gefäßnerven) oder arterosklerotischer Veränderungen vorgeschalteter Gefäßstrecken → vermehrte Freisetzung von Wachstumsfaktoren aus dem Endothel (vascular growth factor, Endotheline) → Androgenmangelversorgung des Stromas → Anstieg von TGFβ → lokale Stromaaktivierung mit verstärkter Apoptose im benachbarten Epithel → Änderungen der lokalen epitheliostromalen Interaktion → Anhäufung von Entzündungszellen → Änderung in der lokalen Östrogen- bzw. Androgenkonzentration → Aktivierung bzw. Proliferation der glatten Muskulatur. Je nach Intensität einer der aufgezeigten Reaktionsfolgen würde eine mehr fibromatöse, glanduläre oder myomatöse Form der BPH entstehen. Der Beginn der Reaktionskaskade muß nicht notwendigerweise im neurovaskulären Bereich liegen, sondern könnte ebenso auf der sekretorisch-mechanischen Ebene liegen.

Literatur

1. Altenähr E (1982) Pathologie des Prostatakarzinoms. In: Klosterhalfen H, Altenähr E, Franke HD (Hrsg) Das Prostatakarzinom, Pathologie, Diagnostik, Therapie. Thieme, Stuttgart, S 1–71
2. Andersson S, Russell DW (1990) Structural and biochemical properties of cloned and expressed human and rat steroid 5α-reductases. Proc Natl Acad Sci 87: 3640–3644
3. Aumüller G (1979) Prostate gland and seminal vesicles. In: Oksche A, Vollrath L (Hrsg) Handbuch der mikroskopischen Anatomie, Bd 7/5. Springer, Berlin Heidelberg New York, S 1–304
4. Aumüller G, Seitz J, Bischof W (1983) Immunohistochemical study on the initiation of acid phosphatase secretion in the human prostate. J Androl 4: 183–191
5. Aumüller G, Seitz J (1988) Protein secretion and secretory processes in male accessory sex glands. Int Rev Cytol 121: 127–231
6. Aumüller G, Jungblut T, Malek B, Konrad S, Weihe E (1989) Regional distribution of opioidergic nerves in human and canine prostates. Prostate 14: 279–288
7. Aumüller G, Riva H (1992) Morphology and functions of the human seminal vesicle. Andrologia 24: 183–196
8. Aumüller G, Seitz J, Riva A (1994) Functional morphology of prostate gland. In: Riva A, Testa Riva F, Motta PM (eds) Ultrastructure of male urogenital glands. Kluwer Academic Publishers, Boston Dordrecht London, pp 61–112
9. Aumüller G, Holterhus PM, Eicheler W et al. (1995) Hormonal control of prostatic differentiation and morphogenesis: the impact of apoptosis and steroid hormone receptor expression. In: Habenicht UF, Michna H, Tenniswood M (eds) Apoptosis in hormone-dependent cancers. Springer, Berlin Heidelberg New York, pp 1–33
10. Bacher M, Rausch U, Goebel H-W, Polzar B, Mannherz HG, Aumüller G (1993) Stromal and epithelial cells from rat ventral prostate during androgen deprivation and estrogen treatment – regulation of transcription. Exp Clin Endocrinol 101: 78–86
11. Bartsch G, Rohr HP (1977) Ultrastructural stereology. A new approach to the study of prostatic function. Invest Urol 14: 301–306

12. Bazer BT (1980) Basal cell proliferation and differentiation in regeneration of the rat ventral prostate. Invest Urol 17: 470–473
13. Bonkhoff H, Wernert N, Dhom G, Remberger K (1991) Relation of endocrine-paracrine cell to cell proliferation in normal, hyperplastic, and neoplastic human prostate. Prostate 19: 91–98
14. Bonkhoff H, Remberger K (1996) Differentiation pathways and histogenetic aspects of normal and abnormal prostatic growth: a stem cell model. Prostate 28: 98–106
15. Brody I, Ronquist G, Gottfries A (1983) Ultrastructural localization of the prostasome. An organelle in human seminal plasma. Ups J Med Sci 88: 63–80
16. Chang SM, Chung LWK (1989) Interaction between prostatic fibroblast and epithelial cells in culture: role of androgen. Endocrinology 125: 2719–2726
17. Chung LWK, Gleave ME, Hsieh, JT, Hong SJ, Zhau HE (1991) Reciprocal mesenchymal-epithelial interaction affecting prostate tumour growth and hormonal responsiveness. Cancer Surv 11: 91–121
18. Clegg EJ (1957) The musculature of the human prostatic urethra. J Anat 91: 345–351
19. Culig Z, Hobisch A, Cronauer MV et al. (1996) Regulation of prostatic growth and functions by peptide growth factors. Prostate 28: 392–405
20. Cunha GR (1994) Role of mesenchymal-epithelial interactions in normal and abnormal development of male urogenital glands. In: Riva A, Testa Riva F, Motta PM (eds) Ultrastructure of the male urogenital glands. Kluwer Academic Publishers, Boston Dordrecht London, pp 14–34
21. de Mesy Jensen K, di Sant'Agnese PA (1994) A review of the ultrastructure of human prostatic and urethral endocrine-paracrine cells and neuroendocrine differentiation in prostatic carcinoma. In: Riva A, Testa Riva F, Motta PM (eds) Ultrastructure of male urogenital glands. Kluwer Academic Publishers, Boston Dordrecht London, pp 139–161
22. Dermer GB (1978) Basal cell proliferation in benign prostatic hyperplasia. Cancer 41: 1857–1862
23. di Sant'Agnese PA (1992) Neuroendocrine differentiation in carcinoma of the prostate. Cancer 70 [Suppl]: 254–268
24. Djakiew D, Tarkington MA, Lynch JH (1990) Paracrine stimulation of polarized secretion from monolayers of a neoplastic prostatic epithelial cell line by prostatic stromal cell proteins. Cancer Res 50: 1966–1974
25. Djakiew D, Delsite R, Pflug B, Wrathall J, Lynch JH, Onoda M (1991) Regulation of growth by a nerve growth factor-like protein which modulates paracrine interactions between a neoplastic epithelial cell line and stromal cells of the human prostate. Cancer Res 51: 3304–3310
26. Djakiew D, Pflug B, Delsite R, Lynch JH, Onoda M (1992) Density dependent polarized secretion of a prostatic epithelial cell line. Prostate 20: 15–27
27. Evans BAJ, Harper MF, Daniells CE, Watts CE, Matenhelia S, Green J, Griffiths K (1996) Low incidence of androgen receptor gene mutations in human prostatic tumors using single strand conformation polymorphism analysis. Prostate 28: 162–171
28. Evans GS, Chandler JA (1987) Cell proliferation studies in the rat prostate. Prostate 11: 339–352
29. Feitz WFJ, Debruyne FMJ, Vooijs GP, Herman CJ, Ramaekers FCS (1986) Intermediate filament proteins as tissue specific markers in normal and malignant urological tissues. J Urol 136: 922–932
30. Franks LM (1954) Benign nodular hyperplasia of the prostate: a review. Ann R Coll Surg Engl (London) 14: 92–106
31. Glenister TW (1962) The development of the utricle and of the so-called middle or median lobe of the human prostate. J Anat (London) 96: 443–445
32. Gosling JA, Dixon JS, Critchley HOD, Thompson S-A (1981) A comparative study of the human external sphincter and periurethral levator ani muscles. Brit J Urol 53: 35–41
33. Grignon DJ, Ro JY, Srigley JR, Troncoso R, Raymond K, Ayaly AG (1992) Sclerosing adenosis of the prostate gland. Am J Surg Pathol 16: 383–391
34. Gundobin NP (1912) Die Besonderheiten des Kindesalters. Grundlegende Tatsachen zur Erkenntnis der Kinderkrankheiten. Allg Med Verlagsanstalt, Berlin
35. Helweg G, Strasser H, Knapp R, Wicke K, Frauscher F, zur Nedden D, Bartsch G (1994) Transurethral sonomorphologic evaluation of the male external sphincter of the urethra. Eur Radiol 4: 525–528
36. Henle J (1873) Handbuch der systematischen Anatomie des Menschen. II. Handbuch der Eingeweidelehre des Menschen. Viehweg, Braunschweig
37. Horninger W, Unterlechner H, Strasser H, Bartsch G (1996) Transurethral prostatectomy: mortality and morbidity. Prostate 28: 195–200
38. Huggins C, Webster WO (1948) Duality of human prostate in response to estrogen. J Urol 59: 258–266
39. Isaacs JT (1987) Control of cell proliferation and cell death in the normal and neoplastic prostate: a stem cell model. In: Rodgers CH, Coffey DS, Cunha G, Grayhack JT, Hinman F, Horton R (eds) Benign prostatic hyperplasia II. Bethesda, NIH Monographs, pp 85–94

40. Jenkins EP, Andersson S, Imperato-McGinley J, Wilson JD, Russell DW (1992) Genetic and pharmacological evidence for more than one human steroid 5α-reductase. J Clin Invest 89: 293-300
41. Jones EG, Harper ME (1992) Studies on the proliferation, secretory activities, and epidermal growth factor receptor expression in benign prostatic hyperplasia explant cultures. Prostate 20: 133-149
42. Kellokumpu-Lehtinen P, Santti R, Pelliniemi LJ (1980) Correlation of early cytodifferentiation of the human fetal prostate and Leydig cells. Anat Rec 196: 263-273
43. Kerr JFR, Wyllie AH, Currie AR (1972) Apoptosis: a basic biological phenomenon with wide range implications in tissue kinetics. Br J Cancer 26: 239-257
44. Kinghorn EM, Bate AS, Higgins SJ (1987) Growth of rat seminal vesicle epithelial cells in culture: neurotransmitters are required for androgen-regulated synthesis of tissue-specific secretory proteins. Endocrinol 121: 1678-1688
45. Lierse W (1984) Becken, Bd V: Vorsteherdrüse. In: von Lanz T, Wachsmuth W (Hrsg) Praktische Anatomie, 2. Bd, Teil 8 A. Springer, Berlin Heidelberg New York Tokyo, S 160-168
46. Lilja H (1990) Cell biology of semenogelin. Andrologia 22 [Suppl 1]: 132-141
47. Lilja H, Oldbring J, Rannevik G, Laurell C-B (1987) Seminal-vesicle secreted proteins and their reactions during gelation and liquefaction of human semen. J Clin Invest 80: 281-285
48. Lilja H, Abrahamsson P-A (1988) Three predominant proteins secreted by the human prostate gland. Prostate 12: 29-38
49. Llorca FO, Botár J (1933) Collecteurs lymphatiques de la prostate. Ann Anat Pathol 10: 37-43
50. Lowsley OS (1912) The development of the human prostate with reference to the development of other structures at the neck of the urinary bladder. Am J Anat 13: 299-349
51. Martikainen PM, Mäkelä S, Santti RS, Härkönen PL, Suominen JJO (1987) Interaction of male and female sex hormones in cultured rat prostate. Prostate 11: 291-303
52. Maygarden SJ, Strom S, Ware JL (1992) Localization of epidermal growth factor receptor by immunohistochemical methods in human prostatic carcinoma, prostatic intraepithelial neoplasia, and benign hyperplasia. Arch Pathol Lab Med 116: 269-273
53. McNeal JE (1968) Prostate and verumontanum: regional morphology and pathology of the prostate Am J Clin Pathol 49: 347-357
54. McNeal JE (1972) The prostate and prostatic urethra: a morphologic synthesis. J Urol 107: 1008-1016
55. Merk FB, Ofner P, Kwan PWL, Leav I, Vena RL (1982) Ultrastructural and biochemical expression of divergent differentiation in prostates of castrated dogs treated with estrogen and androgen. Lab Invest 47: 437-450
56. Merk FB, Warhol MJ, Kwan PWL, Leav I, Alroy J, Ofner P, Pinkus GS (1986) Multiple phenotypes of prostatic glandular cells in castrated dogs after individual or combined treatment with androgen and estrogen - morphometric, ultrastructural and cytochemical distinctions. Lab Invest 54: 442-456
57. Milanovic SR, Radulovic S, Groot K, Schally AV (1992) Inhibition of growth of PC-82 human prostate cancer line xenografts in nude mice by bombesin antagonist RC-3095 or combination of agonist [D-Trp[6]]-luteinizing hormone releasing hormone and somatostatin analog RC-160. Prostate 20: 269-280
58. Nistal M, Santamaría L, Paniagua R (1992) The ampulla of the ductus deferens in man: morphological and ultrastructural aspects. J Anat 180: 97-104
59. Noordzij MA, van Steenbrugge GJ, van der Kwast TH, Schröder FH (1995) Neuroendocrine cells in the normal, hyperplastic and neoplastic prostate. Urol Res 22: 333-341
60. Normington K, Russell DW (1992) Tissue distribution and kinetic characteristics of rat steroid 5α-reductase isoenzymes - evidence for distinct physiological functions. J Biol Chem 267: 16548-16554
61. Oelrich TM (1980) The urethral sphincter muscle in the male. Am J Anat 158: 229-246
62. Pretl K (1944) Zur Frage der Endokrinie der menschlichen Vorsteherdrüse. Virchows Arch (Zellpathol) 312: 393-404
63. Price DT, Schwin DA, Lomasney JW, Allen LF, Caron MG, Lefkowitz RJ (1993) Identification, quantification, and localization of mRNA for three distinct alpha1 adrenergic receptor subtypes in human prostate. J Urol 150: 546-551
64. Riva A, Testa Riva F, Motta PM (eds) (1994) Ultrastructure of the male urogenital glands: prostate, seminal vesicles, urethral, and bulbourethral glands. Kluwer Academic Publishers, Boston Dordrecht London
65. Ronquist G (1987) Effects of modulators on prostasome membrane-bound ATPase in human seminal plasma. Eur J Clin Invest 17: 231-236
66. Ronquist G, Brody I (1985) The prostasome: Ist secretion and function in man. Biochem Biophys Acta 822: 203-218
67. Sar M, Lubahn DB, French FS, Wilsin EM (1990) Immunohistochemical localization of the androgen receptor in rat and human tissues. Endocrinol 127: 3180-3186

68. Schmitt M, Bausero P, Simoni P, Queuche D, Geoffroy V, Marshal C, Kempf J, Quirin-Stricker C (1995) Positive and negatice effects of nuclear receptors on transcription activation by AP-1 of the human choline acetyltransferase proximal promoter. J Neurosci Res 40: 152-164
69. Schulze H, Barrack ER (1987) Immunohistochemical localization of estrogen receptors in the normal male and female canine urinary tract and prostate. Endocrinol 121: 1773-1783
70. Srigley JR, Dardick I, Warren R, Hartwick J, Klotz L (1990) Basal epithelial cells of human prostate gland are not myoepithelial cells. Am J Pathol 136: 957-966
71. Stiens R, Helpap B (1981) Histologische und proliferationskinetische Untersuchungen zum Wachstum der Rattenprostata in verschiedenen Lebensaltern. Acta Anat 109: 79-88
72. Stilling B (1870) Die rationelle Behandlung der Harnröhren-Stricturen, Bd. 1. Kassel
73. Strasser H, Klima G, Poisel S, Horninger W, Bartsch G (1996) Anatomy and innervation of the rhabdosphincter of the male urethra. Prostate 28: 24-31
74. Sugimura Y, Cunha GR, Donjacour AA (1986) Morphogenesis of ductal networks in the mouse prostate. Biol Reprod 34: 961-971
75. Tenniswood MP, Guenette RS, Lakins J, Mooibroek M, Wong P, Welsh JE (1992) Active cell death in hormone-dependent tissues. Cancer Metastasis Rev 11: 197-220
76. Tisell L-E, Salander H (1975) The lobes of the human prostate. Scand J Urol Nephrol 9: 181-191
77. Tunn UW, Schüring B, Senge T, Neumann F, Schweikert HU, Rohr HP (1980) Morphometric analysis of prostates in castrated dogs after treatment with androstenediol, estradiol, and cyproterone acetate. Invest Urol 18: 289-293
78. Valaasti A (1980) Autonomic innervation of the prostate. Acta Univ Tamperensis Ser A 113: 1-30
79. Van Poppel H, Vereecken P, de Geeter P, Verduyn H (1983) Hemospermia owing to utricular cyst: embryological summary and surgical review. J Urol 129: 608-609
80. Vercaeren I (1996) Androgen regulation of cystatin-related protein and the C3 component of prostatic binding protein in rat ventral prostate and lacrimal gland. PhD Thesis. Katholieke Universiteit Leuven
81. Verhagen APM, Aalders TW, Ramaekers FCS, Debruyne FMJ, Schalken JA (1988) Differentiation process in the prostatic epithelium on basis of intermediate filament expression. Prostate 13: 25-47
82. Vollmer G, Michna H, Ebert K, Knuppen R (1994) Androgen ablation induces tenascin expression in the rat prostate. Prostate 25: 81-90
83. von Hayek H (1969) Das Bindegewebe und die glatte Muskulatur des Beckenbodens. In: Ferner H, Gisel A, von Hayek H, Krause W, Zaki C (Hrsg) Die Anatomie der Harn- und Geschlechtsorgane. Handbuch der Urologie, Bd I. Springer, Berlin Heidelberg New York, S 289-313
84. Walsh PC, Lepor H, Eggleston JC (1983) Radical prostatectomy with preservation of sexual function: anatomical and pathological considerations. Prostate 4: 173-185
85. Walsh PC, Quinlan DM, Morton RA, Steiner MS (1990) Radical retropubic prostatectomy. Improved anastomosis and urinary continence. Urol Clin North Am 17: 679-684
86. Wang MC, Valenzuela LA, Murphy GP, Chu TM (1979) Purification of a human prostate specific antigen. Unvest Urol 17: 159-163
87. Wernert N, Seitz G, Achtstätter T (1987) Immunohistochemical investigation of different cytokeratins and vimentin in the prostate from the fetal period up to adulthood and in prostate carcinoma. Pathol Res Pract 182: 617-626
88. Witorsch RJ (1978) Immunohistochemical studies of prolactin binding in sex accessory organs of the male rat. J Histochem Cytochem 26: 565-580
89. Yu H, Diamandis EP (1995) Prostate-specific antigen in milk of lactating women. Clin Chem 41: 54-58
90. Zhao GQ, Bacher M, Friedrichs B et al. (1993) Functional properties of isolated stroma and epithelium from rat ventral prostate during androgen deprivation and estrogen treatment. Exp Clin Endocrinol 101: 69-77

KAPITEL 3

Pathophysiologie

V. Grünewald, B. Helpap, U. Jonas, H.-U. Schweikert, U.W. Tunn

3.1 Histopathologie 64
3.1.1 Einleitung 64
3.1.2 Definition und kausale Pathogenese der BPH 64
3.1.3 Wachstumsfaktoren 66
3.1.4 Pathologie 68
3.1.4.1 Makroskopie der BPH 68
3.1.4.2 Mikroskopie 68
3.1.4.3 Stroma 70
3.1.4.4 Glanduläre Strukturen 73
3.1.4.5 Regressive Veränderungen 76
3.1.4.6 BPH und Kongestion 78
3.1.4.7 BPH und Entzündung 78
3.1.4.8 Karzinom und BPH 80
3.1.4.9 Inzidentes Karzinom und BPH 81
3.1.4.10 Atypische adenomatöse Hyperplasie (AAH) und BPH 82
3.1.4.11 Prostatische intraepitheliale Neoplasie (PIN) und BPH 83
3.1.4.12 Sklerosierende Adenose und BPH 87
3.1.4.13 Postatrophische Hyperplasie und BPH 89
3.1.5 Klassifikation der BPH 89
Literatur 91

3.2 Endokrinologie 94
3.2.1 Hormone und BPH 94
3.2.2 Hormonkonzentrationen im Blut bei Männern mit und ohne BPH 94
3.2.3 Testosteron- und Androstendionmetabolismus in extratestikulären Geweben und der Prostata 95
3.2.4 Intraprostatische Wirkung der Androgene 95
3.2.4.1 Sekretion, Transport und Aufnahme von Testosteron in der Prostata 95
3.2.4.2 Testosteronmetabolismus in der Prostata 95
3.2.4.3 Wirkungsmechanismus der Androgene in der Prostata 95
3.2.4.4 Androgenrezeptor 101
3.2.5 Östrogene und BPH 104
3.2.5.1 Östrogenrezeptor 105
3.2.6 Einfluß von Wachstumshormonen und -faktoren auf die BPH 105
3.2.7 Neuroendokrine Zellen in der normalen und hyperplastischen Prostata 106
Literatur 106

3.3 Blasenentleerungsstörung 110
3.3.1 Grundlegende pathophysiologische Aspekte der Blasenentleerungsstörung bei BPH 110
3.3.1.1 Einleitung 110
3.3.1.2 Grundlegende klinische Aspekte der BPH 112
3.3.1.3 Grundlegende urodynamisch-funktionelle Aspekte der BPH 113
3.3.1.4 Alterungsbedingte und alterungsassoziierte Veränderungen 114
3.3.2 Pathophysiologisch relevante Veränderungen bei BPH-assoziierter Blasenentleerungsstörung 117
3.3.2.1 Klinische Veränderungen 117
3.3.2.2 Urodynamisch-funktionelle und morphologische Veränderungen 121
3.3.3 Zusammenfassung 132
Literatur 132

3.1
Histopathologie

B. Helpap

3.1.1
Einleitung

Die benigne noduläre, paraurethrale Prostatahyperplasie (BPH) ist eine der häufigsten Erkrankungen beim Mann im höheren Lebensalter. 80% aller Männer über 40 Jahre leiden an urodynamischen Störungen, wie sie typisch für eine BPH sind. Die Häufigkeit der makroskopisch und mikroskopisch erkennbaren BPH im Obduktionsgut beträgt 16% in der Altersgruppe 40-49, 40% in der Altersgruppe 50-59 und bereits 75% in der Altersgruppe 60-69 [24, 72]. Die Mortalitätsrate in der Bundesrepublik Deutschland ist relativ hoch (23/100.000) [24]. Zwischen schwarzer und weißer Bevölkerung in den USA bestehen keine Häufigkeitsunterschiede. Für Asiaten werden jedoch sehr niedrige Inzidenz- und Mortalitätsraten angegeben [24]. Korrelationen von Stoffwechselerkrankungen oder toxischen Einflüssen, z. B. Alkoholgenuß, zur BPH sind nicht bekannt. Kausale Zusammenhänge zwischen BPH und Karzinom sind nicht gesichert [24]. Die übliche Therapie bei fortgeschrittenem Stadium mit Harnabflußstörungen ist eine chirurgische, zumeist die transurethrale Resektion, seltener heutzutage die einfache Prostatektomie, während die Stanzbiopsie und Zytologie zum Nachweis bzw. Ausschluß eines Karzinoms dienen. Auf dem chirurgischen Untersuchungsgut basieren im wesentlichen die morphologischen Analysen über die BPH. In jüngster Zeit werden aufgrund pathogenetischer Überlegungen auch medikamentöse Therapiemaßnahmen diskutiert. Dabei wird der Vorstellung nachgegangen, daß möglicherweise entzündliche und ödematöse Schwellungszustände als komplizierende Begleitphänomene therapeutisch beeinflußt werden können. Im folgenden werden kausal-pathogenetische Vorstellungen und pathologisch-anatomische Befunde der BPH und komplizierende entzündliche Begleitphänomene diskutiert.

3.1.2
Definition und kausale Pathogenese der BPH

Bei der BPH kommt es zu einer Organvergrößerung durch Proliferation des stromalen- und des Drüsengewebes. Topographisch ist diese Hyperplasie fast ausschließlich im präprostatischen Segment, d.h. in der Transitionszone und den periurethralen Drüsen lokalisiert [54]. Das Wachstum dieser sog. Innendrüse kann so stark sein, daß die periphere Zone, d. h. die Außendrüse, kapselförmig komprimiert wird und als sog. chirurgische Kapsel der Prostata imponiert. Die nodulären stromalen Wachstumsformen werden unterteilt in unreife mesenchymale, fibroblastische, fibromuskuläre sowie glatt muskuläre Knoten, die gemischt mit oder getrennt von glandulären Knoten auftreten [7, 67, 69].

Der größte Teil des Organvolumens bei der BPH entfällt auf das Stroma. Verglichen mit normalem Prostataepithel kommt es zu einer signifikanten Zunahme des fibromuskulären Anteils [6]. Shapiro et al. [63] konnten einen direkten Zusammenhang zwischen dem quantitativen Anteil des Stromas und der Ausprägung von BPH-spezifischen Symptomen aufzeigen.

Um die Pathogenese der BPH zu verstehen, sind die verschiedenartigen Zielstrukturen der Androgene und Östrogene bzw. ihre Abkömmlinge zu untersuchen. Geht man davon aus, daß der BPH auch eine Zunahme des Epithels zugrunde liegt, ist die Frage wichtig, welche glandulären Anteile für die Proliferation verantwortlich sind. Das Drüsenepithel setzt sich aus 3 Zelltypen zusammen:

- *Basalzellen.* Diese sind positiv für das Zytokeratin mit hohem Molekulargewicht 34β E12. Östrogen- und Progesteronrezeptoren sind vorhanden, z. T. ist in einzelnen Basalzellen auch der Androgenrezeptornachweis positiv. Die Basalzellen werden durch Östrogene zu einer Proliferation mit nachfolgender Basalzellenhyperplasie stimuliert. Sie sind positiv für den Proliferationsmarker Ki67/MIB1. Die Basalzellenlage stellt den Proliferationspool des Drüsenepithels der Prostata dar und schließt auch die Stammzellpoplation ein.
- *Sekretorische luminale Zellen.* Diese sind positiv mit dem Androgenrezeptor. Sie exprimieren das prostataspezifische Antigen und sind negativ für den Östrogenrezeptor. Vereinzelt exprimieren sie das Proliferationsantigen Ki67.
- *Neuroendokrine parakrine Zellen.* Diese sind positiv für Chromogranin A und B, Serotonin, S100-Protein, neuronenspezifische Enolase, Kalzitonin sowie schwächer positiv für PSA, jedoch negativ für den Androgenrezeptor. Es besteht keine Expression für die Proliferationsantigene Ki67/MIB1. Neuroendokrine Zellen sind der G-0-Zellfraktion zuzuordnen [8–13].

Die Regenerationsrate des sekretorischen Epithels ist von der Anzahl androgenrezeptorpositiver Basalzellen abhängig. Bei der BPH liegen vermehrt androgenrezeptorpositive Basalzellen vor, die zu sekretorischen Zellen differenzieren. Dadurch entsteht die glanduläre Hyperplasie. Wenn der Östrogen/Androgenquotient zunimmt und ein relativer Mangel an Androgenen herrscht, kommt es zu einer überreaktiven Antwort der Basalzellenschicht, indem mehr Zellen den Androgenrezeptor exprimieren und somit auch mehr Zellen zu sekretorischem Epithel differenzieren können. Daß die Proliferation von den Basalzellen ausgeht, wird durch die Tatsache gestützt, daß in der Basalzellenschicht fast 70 % der Zellen durch den Proliferationsmarker Ki67/MIB1 positiv anfärbbar sind, obwohl der numerische Anteil von Basalzellen zu sekretorischen Zellen nur 1:3 in der normalen Prostata und 1:6 in der BPH ist. Bei der nichtstimulierten Prostata und in der BPH ist die Zellproliferation in den Drüsen von basal nach luminal ausgerichtet [8, 10].

Die neuroendokrinen Zellen, die zwischen den sekretorischen Drüsenepithelien liegen, stimulieren möglicherweise durch freigesetztes Peptidhormon diese proliferative Aktivität. Neben dem Drüsenepithel spielt das Stroma eine wichtige Rolle in der Pathogenese der BPH. Schon früher wurde vermutet, daß die epitheliale Antwort auf Androgene durch induktive Einflüsse von Stromazellen vermittelt wird, wobei die

Stromazellen selbst Zielobjekt der Androgene sind [21]. Eine wesentliche Einflußnahme auf das Stromawachstum geht vom Östrogenstoffwechsel aus. Den Östrogenen kommt während der perinatalen und involutiven Phase eine deutliche Wachstumsstimulation zu [1]. In Stromazellen wird der Östrogenrezeptor exprimiert. Bei der BPH kommt es zu einer Zunahme dieser Rezeptoren [18, 50]. In tierexperimentellen Versuchen wird nach Kastration und/oder Östrogengabe eine Verschmälerung der Drüsenlumina beobachtet. Dies ist nur z. T. auf einen Rückgang des sekretorischen Epithels zurückzuführen. Das umgebende Stromagewebe erfährt dabei eine beachtliche Zunahme [2, 43, 71]. Die Beteiligung des Stromas durch aktivierte glatte Muskulatur ist dadurch erklärt, daß die Muskelzellen vom kontraktilen in den metabolischen Status übergehen. Das rauhe endoplasmatische Retikulum erfährt eine Proliferation und es kommt zu einer vermehrten Synthese von Proteinen der extrazellulären Matrix. Eine erhöhte mitotische bzw. biosynthetische Aktivität der Zellen ist nicht nachweisbar. Es kommt jedoch zu einer Zunahme der glatten Muskelzellen nach Östrogengabe. Fibrozyten und Bindegewebsfasern erfahren eine beachtliche Zunahme, insbesondere im Bereich der Lamina propria [43].

3.1.3
Wachstumsfaktoren

Eine monokausale Ätiopathogenese der BPH ist unwahrscheinlich. Vieles spricht für ein regelrechtes Netzwerk von Ursachen und Wirkungen, bei dem neben den Hormonen die Wachstumsfaktoren von ausschlaggebender Bedeutung sind. Wachstumsfaktoren sind Polypeptide, die auf autokriner (gleiche Zellen betreffend) oder parakriner (benachbarte Zellen betreffend) Ebene wirken [1, 2, 5].

Die wichtigsten Wachstumfaktoren in der Prostata sind der Epidermal growth factor (EGF), der Fibroblast growth factor (FGF) und die Transforming growth factors TGF-Alpha und TGF-Beta. EGF und TGF-Alpha haben den gleichen Rezeptor [4]. EGF wirkt stimulierend auf die Epithelproliferation, kann aber auch in vitro das Fibroblastenwachstum fördern. TGF-Alpha wirkt als autoparakriner wachstumsstimulierender Faktor. Er ist zwar auch in der BPH vorhanden, wurde aber zuerst im Prostatakarzinom nachgewiesen. Er nimmt mit zunehmender Enddifferenzierung des Karzinoms zu [32, 70]. Der EGF-Rezeptor, der in der Basalzellenschicht exprimiert wird, unterliegt der androgenen Kontrolle. Androgene regeln den EGF-Rezeptor herunter. Wenn der Androgenspiegel niedrig ist, ist der EGF-Rezeptorspiegel hoch [4, 57].

Aus der Gruppe der Transforming growth factors besitzt der TGF-Beta, von dem es 5 Isoformen gibt, eine wachstumshemmende Funktion auf Epithel und Fibroblasten. Er wirkt konträr zu TGF-Alpha mit seiner Wachstumsstimulation [65]. Der TGF-Beta-Rezeptor steht offenbar unter negativer androgener Kontrolle [25]. TGF-Beta scheint der Gegenspieler zu EGF und FGF zu sein, wobei als Voraussetzung für ein normales Wachstum eine Balance zwischen TGF-Beta und EGF bzw. zwischen TGF-Beta und FGF notwendig zu sein scheint [66]. BasicFGF wirkt mitogen auf Prostatafibroblasten. Diese können ihrerseits wiederum bFGF synthetisieren. TGF-Beta hemmt die Mitosefähigkeit der Prostatafibroblasten. Die Synthesefähigkeit der Fibroblasten wird dadurch nicht eingeschränkt. Es kommt im Gegensatz zu einer erhöhten bFGF-Synthese [66].

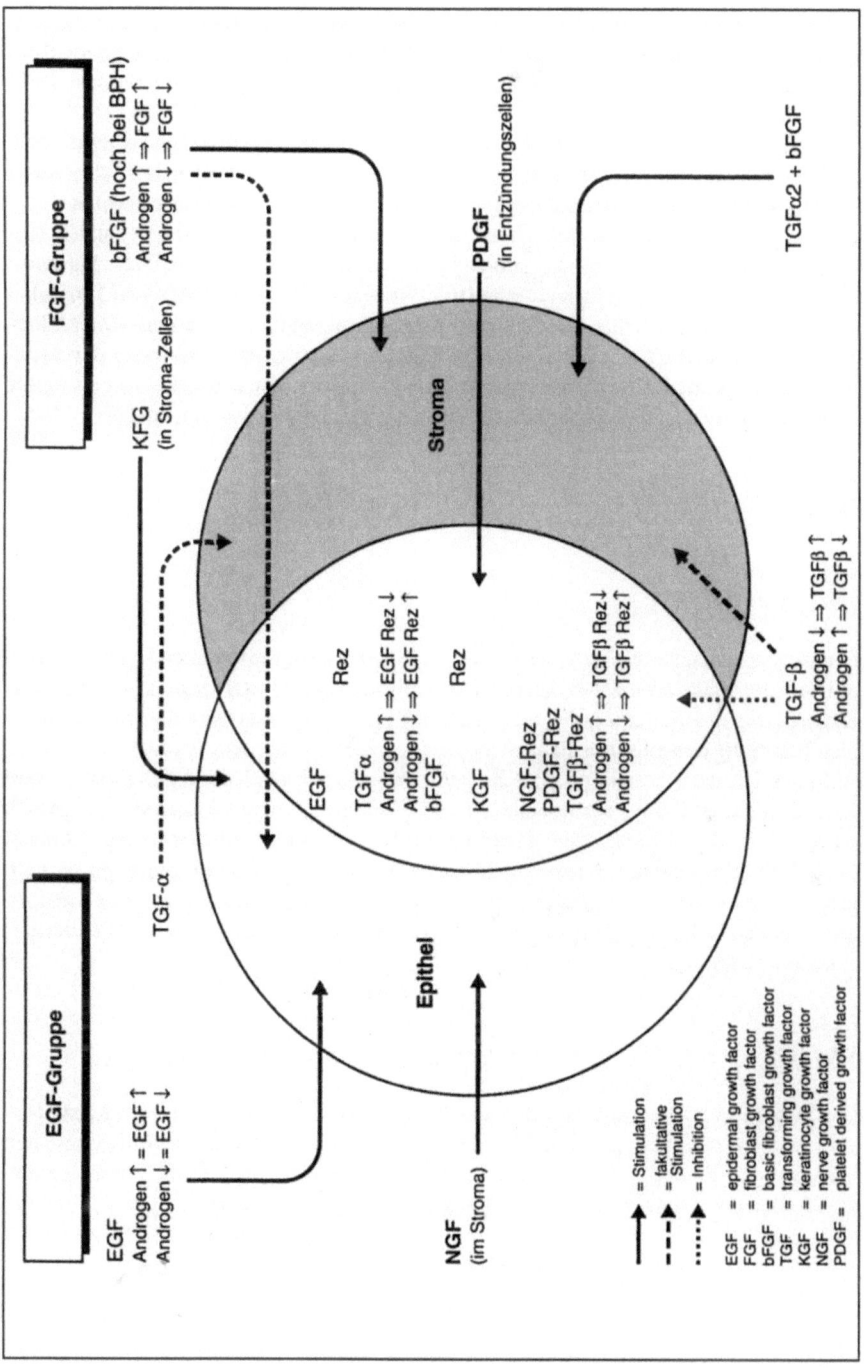

Abb. 3.1. Funktionsschema der Wachstumsfaktoren auf die verschiedenen Prostata-Kompartimente (74, 75)

Unter der Anwesenheit von bFGF und einer Isoform des TGF-Beta wird offenbar die Bildung von stromalen Knoten in der BPH gefördert [64]. Somit kommt den Wachstumsfaktoren FGF und TGF-Beta eine wesentliche Bedeutung bei der BPH-Entstehung zu.

Es sind weitere Wachstumsfaktoren bekannt, deren Einflußnahme auf die BPH und Entstehung jedoch noch nicht gänzlich geklärt sind. Dazu gehört der Nerve growth factor (NGF). Dessen Rezeptor ist in der Prostata nachgewiesen worden [52]. Außerdem wurde ein NGF-ähnliches Protein in Prostatastromazellen festgestellt, das am parakrin vermittelten Wachstum von Epithelzellen beteiligt ist [61]. Das Verhalten des Platelet derived growth factors (PDGF) und des PDGF-Rezeptors wirkt offenbar als potentes Mitogen. Sie werden von Entzündungszellen, vor allem von Makrophagen, exprimiert. Nach Gabe von PDGF kommt es zu einer Verkürzung der Basalzellenverdopplungszeit [31]. Das Funktionsschema der Wachstumsfaktoren auf die verschiedenen Prostatakompartimente ist in Abbildung 3.1 zusammengefaßt.

3.1.4
Pathologie

3.1.4.1
Makroskopie der BPH

Die hyperplastische Prostata ist knotig aufgebaut und weist ein teils solides, teils mikro- und makrozystisches Muster auf (Abb. 3.2). Dabei kann eine ausschließliche Hyperplasie der Seitenlappen oder eine isolierte Vergrößerung des Mittellappens resultieren. In den meisten Fällen liegt jedoch eine Kombination vor. Die Behinderung des Urinabflusses kann eine Balkenharnblase mit chronischer Urozystitis und auch eine Steinbildung verursachen. Die Konsistenz der hyperplastischen Prostata wird durch das Überwiegen glandulär-zystischer oder fibromuskulärer Anteile beeinflußt. Eine exakte histomorphologische Untersuchung von Ektomie- oder durch transurethrale Resektion gewonnenen Präparaten ist notwendig, da in einer makro- und mikronodulären hyperplastischen Prostata sich nicht selten Karzinome verbergen können (Abb. 3.3).

3.1.4.2
Mikroskopie

Die hyperplastische Prostata kann aus reinen fibroleiomyomatösen Knotenbildungen (Abb. 3.4) oder aus rein glandulären und glandulär-zystischen Abschnitten bestehen (Abb. 3.5). Die bindegewebigen Knoten sind stärker vaskularisiert als die reinen leiomyomatösen Noduli [69]. Vielfach liegt eine Verflechtung beider Strukturen vor.

3.1.4.3
Stroma

Die stromalen Knoten der Prostata werden eingeteilt in embryonal-mesenchymale, fibroblastische, fibromuskuläre, glattmuskuläre und in die jeweiligen Übergangs-

Histopathologie

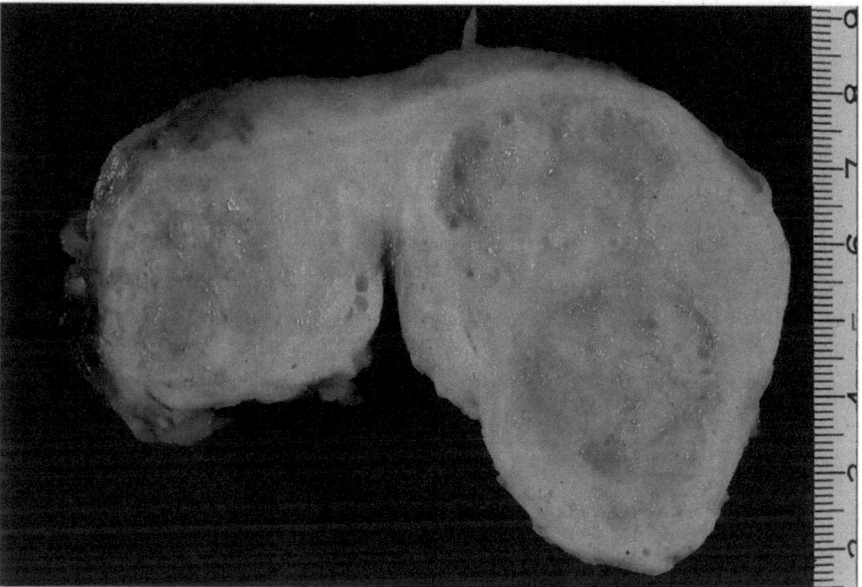

Abb. 3.2. Schnittfläche einer knotigen Prostatahyperplasie mit peripheren und zentralen Zystenbildungen

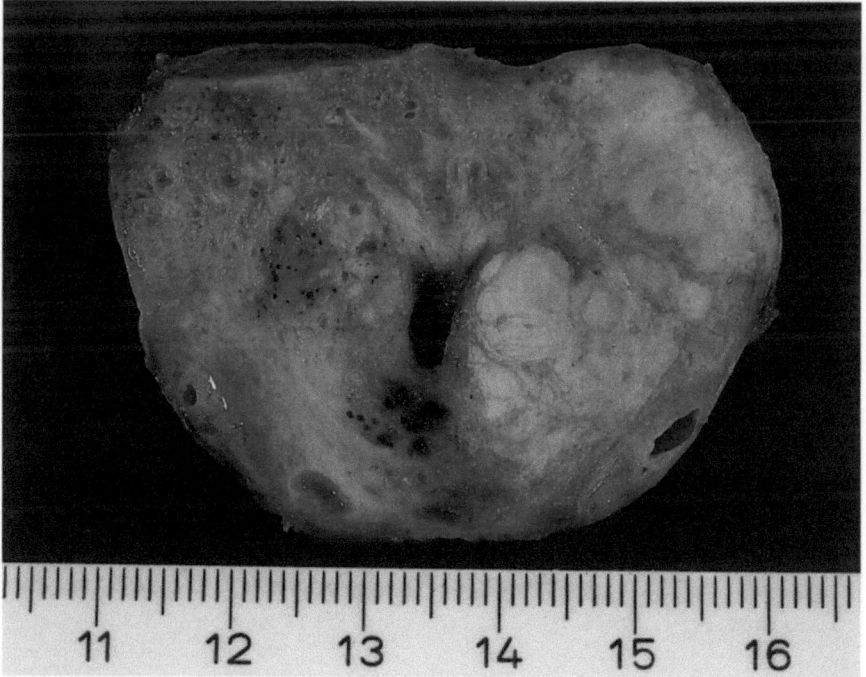

Abb. 3.3. Schnittfläche einer knotigen Prostata. Neben hyperplastischen Bezirken zentrale und periphere Krebsherde mit deutlicher Gelbfärbung

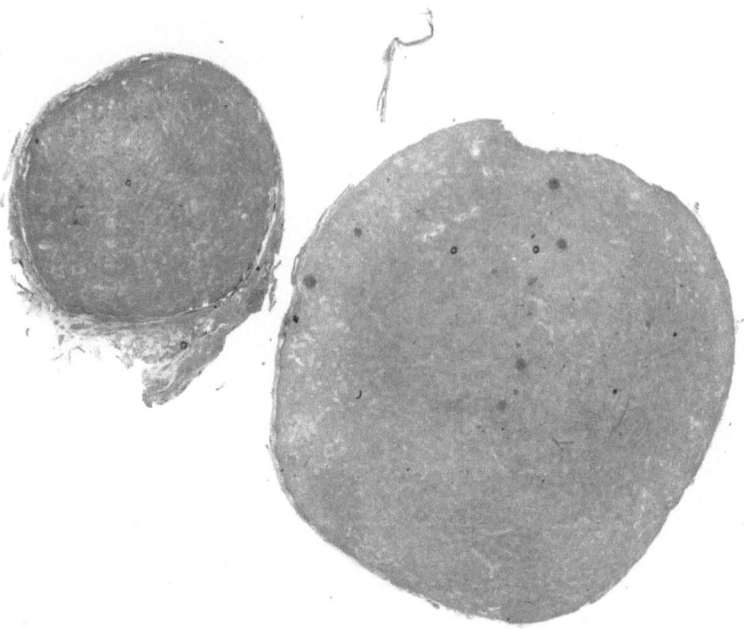

Abb. 3.4. Stromaknoten einer BPH. Hämatoxylin-Eosin

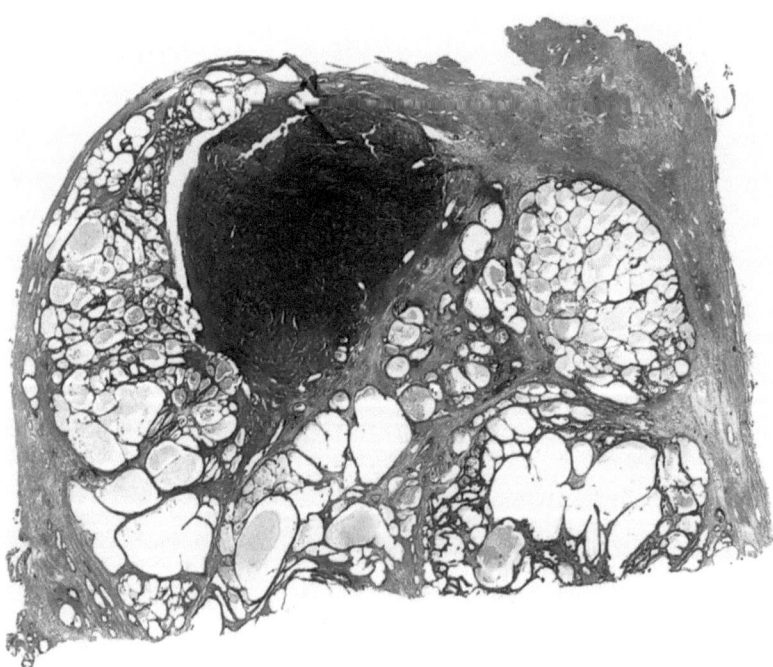

Abb. 3.5. Schnittpräparat einer hyperplastischen Prostata mit glandulär-zystischen Abschnitten und einem zelldichten Stromaknoten. Hämatoxyin-Eosin

formen [7, 69]. Alle Stromatypen können beidseitig in der Prostata auftreten. Die Stromaknoten sind vornehmlich in der Transitionszone lokalisiert. Die Mehrzahl findet sich in den zentralen periurethralen Regionen, weniger häufig in der subkapsulären und intermediären Zone. Embryonal-mesenchymale Knoten sind vornehmlich periurethral lokalisiert. Die fibroblastischen und fibromuskulären Knoten finden sich in allen Regionen, während sich die glattmuskulären Knoten in intermediären und subkapsulären Zonen entwickeln. Die Stromaknoten werden von dünn- und dickwandigen Kapillaren mit einem feinnetzigen Nervengeflecht durchzogen (Abb. 3.6). Die embryonal-mesenchymalen Knoten sind spindelzellig und zeigen eine starke Positivität für Alzian-Blau. Dies weist auf eine hohe Konzentration von sauren Mukopolysacchariden in der Matrix hin. Die fibroblastischen Knoten bestehen aus spindelzelligen Fasern mit geringerer Alzian-Blau-Positivität. Die glattmuskulären Knoten sind frei von elastischen Fasern. Das Zytoplasma der Zellen ist eosinophil. Die Kerne sind klein. Die fibromuskulären Knoten zeigen eine Mischung von fibroblastären und glattmuskulären Strukturen. Häufig werden die Knoten von T-Lymphozyten (T-Helferzellen) infiltriert. Eine mitotische Aktivität ist kaum meßbar. Mit der Versilberungstechnik nukleolenorganisierender Regionen und dem Proliferationsmarker Ki67/MIB1 sind jedoch höhere Markierungsdichten in den embryonal-mesenchymalen und fibroblastären Knoten zu finden. Die glattmuskulären Knoten haben die geringsten AgNOR-Zahlen pro Kern bzw. sind negativ für Ki67/MIB1 [37, 40].

Benz et al. [7] diskutieren eine schrittweise Differenzierung von der unreifen bis zur reifen glattmuskulären Knotenform. Dabei spielen offenbar T-4-Helferlymphozyten, neuroendokrine Zellen und Wachstumsfaktoren eine stimulierende Rolle nicht nur für die Proliferation, sondern auch für die Differenzierung. Immunhistochemisch

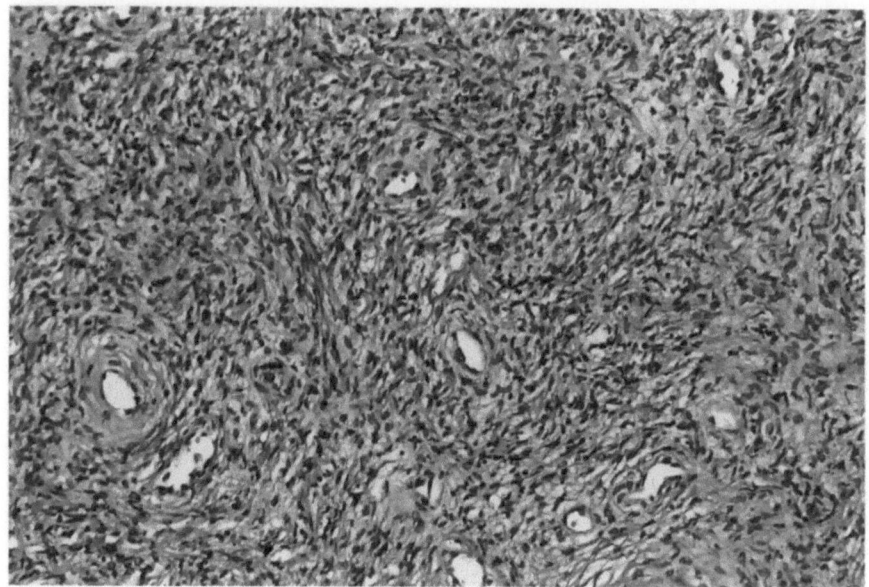

Abb. 3.6. Zellreicher fibroleiomyomatöser Stromaknoten mit zahlreichen dünnwandigen Kapillaren. Hämatoxlin-Eosin

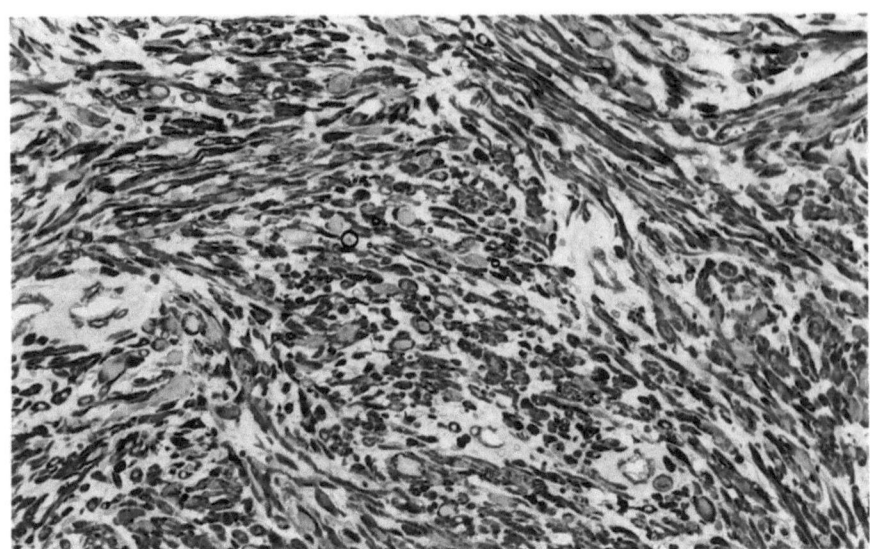

Abb. 3.7. Kräftige Expression von muskelspezifischem Antigen (SMA) in einem leiomyomatösen Stromaknoten einer BPH. ABC-Methode

sind in den fibroleiomyomatösen Anteilen der BPH kräftige Reaktionen mit den Antikörpern gegen Vimentin, Desmin und muskelspezifisches Aktin (Abb. 3.7) nachweisbar. Die Zellen der embryonalen unreifen mesenchymalen Knoten zeigen noch keine Expression von Vimentin, Desmin oder Aktin. In den fibroblastischen Knoten sind Desmin und Aktin negativ, Vimentin deutlich positiv. In den fibromuskulären Knoten sind alle Marker positiv, während in den glattmuskulären Knoten Vimentin negativ ist. S-100-Protein und die neuronenspezifische Enolase sind in allen Knoten positiv. Die Expression der Hormonrezeptoren für Östrogen und Progesteron ist in allen Knoten wechselnd stark. In den embryonal-mesenchymalen fibroblastären Knoten sind deutliche positive Reaktionen für die Proliferationsmarker K67/MIB1 oder PCNA nachweisbar. In den glattmuskulären Knoten ist eine nennenswerte Zellproliferation nicht meßbar [7, 40] (Tabelle 3.1).

Bei der Entstehung von Stromaknoten wird die Möglichkeit eines »reawakening« von Stromazellen diskutiert. Dabei fällt ein Stromazellklon aus bisher ungeklärter Ursache in sein embryonales Stadium zurück. Von dort aus besteht die Möglichkeit der Ausdifferenzierung in die genannten unterschiedlichen Knoten [7, 54–56, 69].

Wahrscheinlich kommt der Veränderung der Östrogen-Androgen-Balance eine stimulierende Rolle zu. Neuronale, neuroendokrine und immunologische Marker zeigen ihre höchsten Werte in den fibroblastischen und gemischt-fibroblastischen muskulären Knoten. Dies gilt auch für die Verteilung der T-4-Helferlymphozyten. In bindegewebigen Knoten werden hohe Konzentrationen von T-4-Lymphozyten gefunden. Folgende Vorstellung wird hier diskutiert: Während der Reifung von unreifen mesenchymalen Knoten bis zum glattmuskulären Knoten kommt es auf der Stufe der bindegewebigen Differenzierung zur Einwanderung neuroendokriner Zellen. Diese setzen zusammen mit Stromazellen Zytokine frei und locken Lymphozyten an. Neben die-

Tabelle 3.1. Immunhistochemie und Zellkinetik von Stromaknoten der BPH [37]

Antikörper	Knoten-Typen			
	Embryonal mesenchymal	Fibroblastisch	Fibromuskulär	Glatt muskulär
Alzian blau	+++	+	+	0
Vimentin	0	++	++	0
Desmin	0	0	++	+++
Actin	0	0	++	+++
S-100 Protein	++	++	+++	++
Neuronenspez. Enolase (NSE)	+	++	+++	+
Progesteronrezeptor	+++	++	++	(+)
Östrogenrezeptor	++	++	+	(+)
T-(T4-)Lamphozyten	+	+++	+++	++
B-Lymphozyten	0	+	+(+)	+++
Ki-67/PCNA	++	+	(+)	0
AgNOR	++	++	+	(+)

sen z. T. immunologischen Vorgängen spielen auch Wachstumsfaktoren eine Rolle wie der Nerve growth factor und sein Rezeptor [7, 64, 68, 69].

Die Bedeutung des Stromas als Proliferationskomponente betrifft nicht nur das Stromagewebe selbst, sondern auch das Epithel, das einer Wachstumsförderung durch das Stroma unterliegt. Fehlen stromale Anteile, kann eine epitheliale Proliferation völlig unterbunden sein [21]. Bei der BPH finden sich in 55 % fibröse und in 15 % muskuläre Stromaanteile. 30 % sind drüsige Anteile [20].

Das Verhältnis von fibrösen Knoten zu muskulären Knoten beträgt 22:13 [69]. Auch für die Entwicklung BPH-spezifischer Symptome ist offensichtlich die Zunahme des Stromaanteils ausschlaggebend. Bei asymptomatischer BPH beträgt der stromale Anteil 54 %, bei der symptomatischen BPH 62 % [63].

3.1.4.4
Glanduläre Strukturen

Der glanduläre hyperplastische Anteil setzt sich aus den Zellen der normalen Prostata zusammen. Dem fibromuskulären Stroma sitzt eine Basalzellenschicht auf. Darüber findet sich die Zone der sekretorischen Epithelien. Bei den hyperplastischen Formen können sich intraglanduläre Papillen mit schmalen kapillarführenden Septen, aber auch kribriforme und abgeflachte Epithelstrukturen ausbilden (Abb. 3.8). Basalzellen sind durch das Proliferationsantigen Ki67 (MIB1) markiert. Sekretorische Luminalzellen sind fast immer negativ (Abb. 3.9). Bei der Entwicklung einer Basalzellhyperplasie können vermehrt MIB1-markierte Zellen auftreten. In der Basalzellhyperplasie finden sich immer wieder fleckförmig PSA-positive sekretorische Zellen [22]. Ebenso wie in der normalen Prostata können auch in den hyperplastischen Drüsen zwischen den sekretorischen Zellen eosinophile endokrine Zellen nachgewiesen werden.

Immunhistochemisch ist die Basalzellenschicht durch das Basalzellenzytokeratin mit hohem Molekulargewicht 34βE12 deutlich markierbar (Abb. 3.10). Die Expression von prostataspezifischem Antigen (PSA) ist in den Basalzellen negativ. In den sekretorischen Zellen wird jedoch PSA kräftig exprimiert (Abb. 3.11). Diese Zellen sind wiederum negativ gegenüber dem Zytokeratin 34βE12. Die neuroendokrinen Zellen

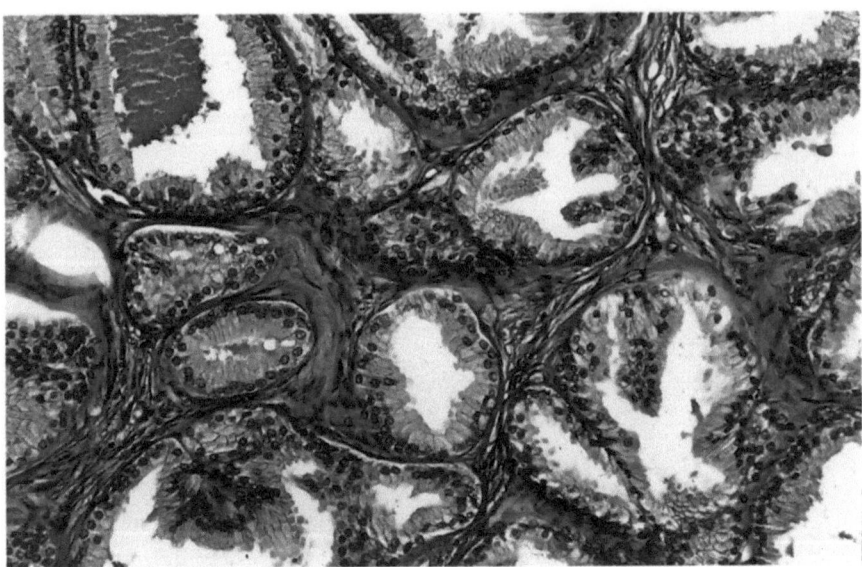

Abb. 3.8. Drüsenanteil einer benignen Prostatahyperplasie. Es sind Basalzellen und luminal-sekretorische Zellen zu unterscheiden. Hämatoyxlin-Eosin

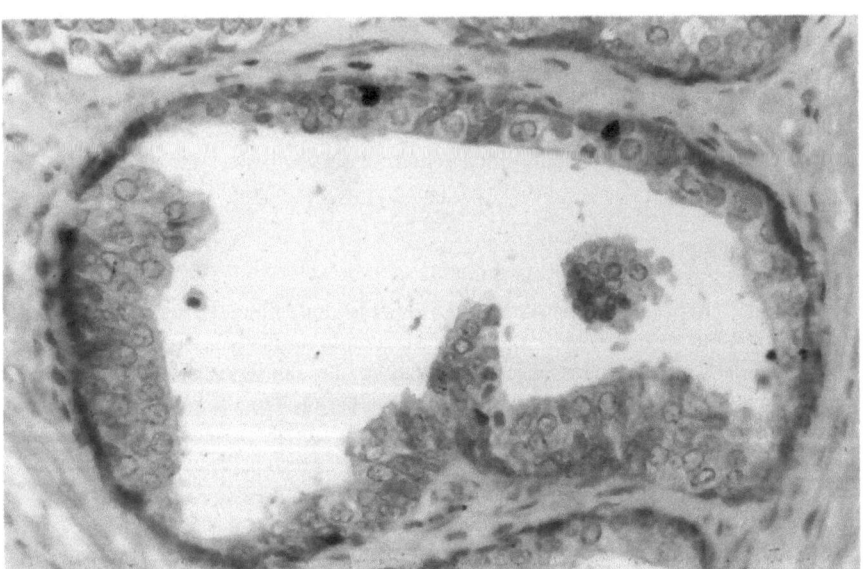

Abb. 3.9. Ki67/MIB-1-markierte Zellkerne von Basalzellen einer BPH. ABC-Methode

sind Chromogranin-A- und B- positiv (Abb. 3.12). Die Darstellung der Basalzellenlage durch das basalzellenspezifische Zytokeratin mit hohem Molekulargewicht hat sich als wichtiges differentialdiagnostisches Merkmal zur Abgrenzung einer BPH gegenüber glandulären hochdifferenzierten Karzinomen erwiesen. Karzinome besitzen

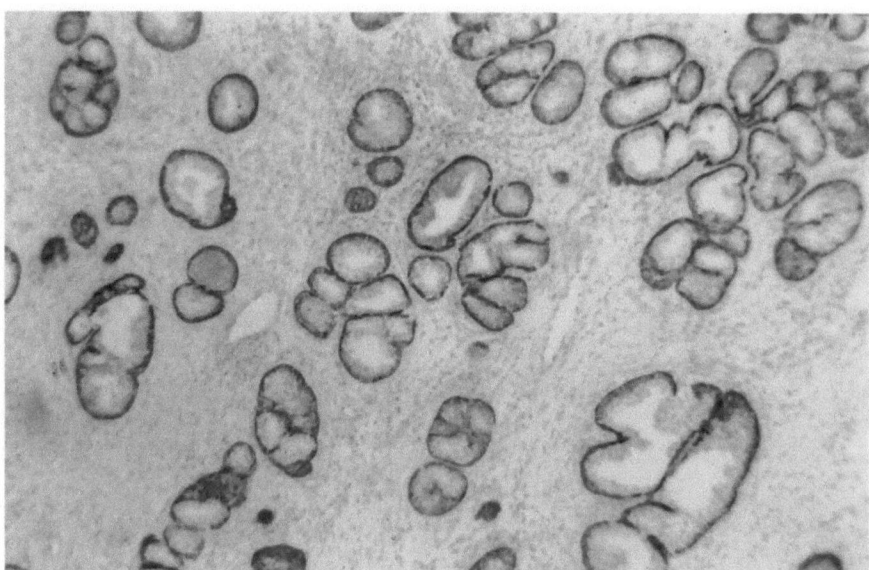

Abb. 3.10. Basalzellenmarkierung von Drüsenformationen einer BPH durch Basalzellenzytokeratin 34βE12. ABC-Methode

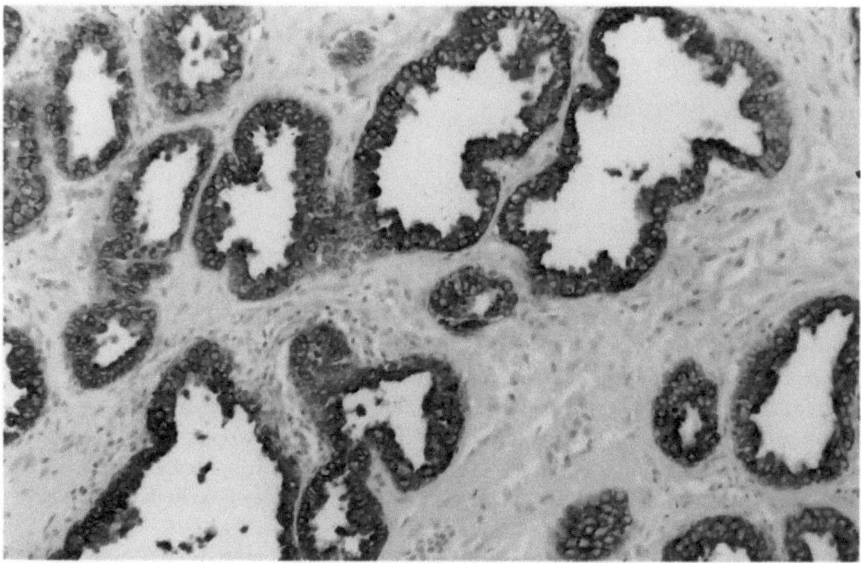

Abb. 3.11. Expression von prostataspezifischem Antigen (PSA) in den sekretorischen Zellen von Drüsen einer BPH. ABC-Methode

keine Basalzellen. Somit ist die immunhistochemische Reaktion mit diesem Zytokeratin bei Karzinomen negativ. Bei der atypischen adenomatösen Hyperplasie (AAH), die sich ebenfalls wie die BPH in den zentralen Abschnitten der Prostata entwickeln kann, kann es bei ausgeprägtem Atypiemuster zu einer Fragmentation der Basalzel-

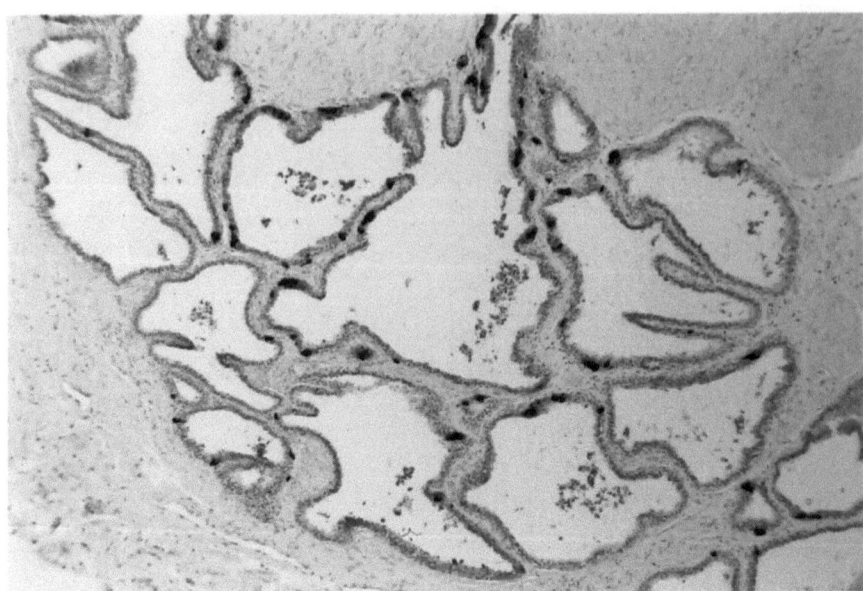

Abb. 3.12. Zahlreiche Chromogranin-A-positive neuroendokrine Zellen innerhalb des Drüsenepithels einer BPH. ABC-Methode

lenlage mit lediglich fleckförmiger Anfärbbarkeit durch das Basalzellenzytokeratin kommen [42] (Tabelle 3.2).

3.1.4.5
Regressive Veränderungen

In dem knotig aufgebauten BPH-Stroma, aber auch in dem periglandulären Stroma können sich erhebliche regressive ödematöse Veränderungen (Abb. 3.13), die vor allem durch eine kräftige Alzian-Blau-Anfärbbarkeit charakterisiert sind, ausbilden. Unter einer antiphlogistischen und antiödematösen Therapie, z. B. mit Phytotherapeutika, können sich diese Veränderungen zurückbilden [41] (Tabelle 3.3a,b).

Neben hyperplastischen Drüsenarealen finden sich auch immer wieder in der BPH atrophische zystische Drüsenkomplexe. Hin und wieder kommt es zu Aussprossungen und Ausstülpungen kleinster epithelialer Nester zu sog. sekundären Hyperplasien, der postatrophischen Hyperplasie entsprechend. Diese Vergänge sind jedoch überwiegend in der Peripherie bzw. an der Grenze Transitionszone/Peripherie, nur selten im zentralen Entstehungsbereich einer BPH lokalisiert [19]. Metaplastische Vorgänge wie Plattenepithelmetaplasien oder urotheliale Metaplasien sind auch in der konservativ behandelten BPH nachweisbar. Die Regressionen in Epithel und Stroma können auch durch eine antihormonale Therapie bei Prostatakarzinomen innerhalb einer begleitenden BPH auftreten. Neben Basalzellenaktivierungen und Plattenepithelmetaplasien kann es zu einem deutlichen Zellverlust (Apoptose) bzw. zu einer Abnahme proliferationsaktiver Zellen in den Drüsen im Sinne einer progressiven nukleären Pyknose kommen [58].

Tabelle 3.2. Immunhistochemie bei verschiedenen Prostataläsionen [37]

Diagnosen	Immunhistochemie				
	Zytokeratin Molekulargewicht niedrig M 902	Zytokertin Molekulargewicht hoch M 903	s-100 Protein	SMA	PSA
BPH					
sekretorische Zellen	+++	---	---	---	+++
Basalzellen	+++	++	---	---	---
BCH	+++	+++	(+)	---	---
AAH					
sekretorische Zellen	+++	---	---	---	+++
Basalzellen	+++	++-(+)	---	---	---
PIN					
sekretorische Zellen	+++	---	---	---	++
Basalzellen	+++	++-(+)	---	---	---
PC	+++	---	---	---	+++-(+)
SAP					
sekretorische Zellen	+++	---	---	---	+++
Basalzellen/ Myoepithelien	+++	+++-(+)	++-+++	+++	---

BPH Benigne prostatische Hyperplasie, *BCH* Basalzellenhyperplasie, *PC* Prostatacarcinom, *AAH* prostatische atypische adenomatöse Hyperplasie, *PIN* Prostatische intraepitheliale Neoplasie, *SAP* Sklerosierende Adenose der Prostata

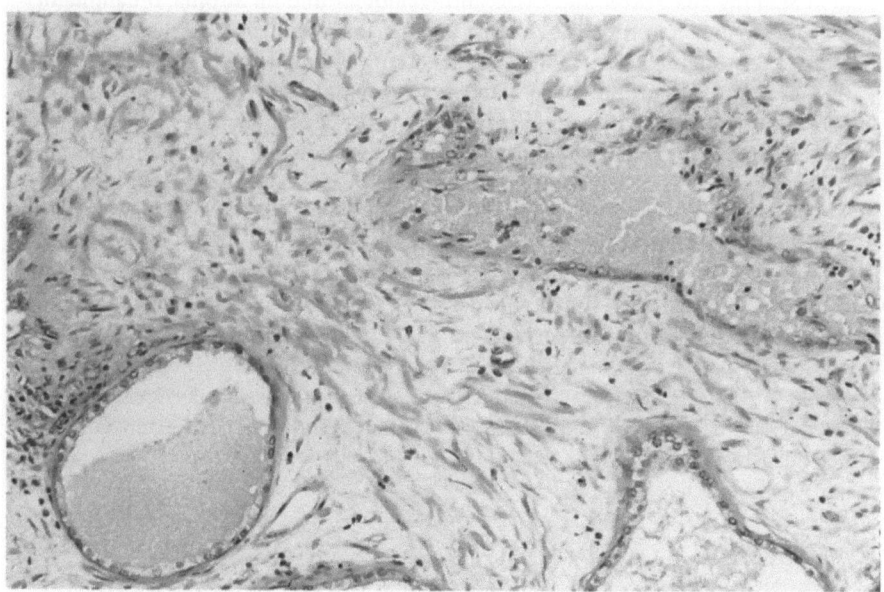

Abb. 3.13. Ausgeprägte regressiv-ödematöse Stromaabschnitte mit intraglandulärer Kongestion einer BPH. Hämatoxlin-Eosin

Tabelle 3.3a. Morphologische Befunde im BPH-Gewebe nach 12wöchiger Behandlung mit Sabalextrakt IDS 89 (n = 8) oder Plazebo (n = 10) [41]

Befund	IDS	Plazebo
Kongestion/Ödem		
– intraglandulär	+	++
– periglandulär	+	+++
– stromal	+	+++
Kongestive Prostatitis	++	+++

Ausprägung: + gering, ++ mäßig, +++ ausgeprägt

Tabelle 3.3b. Signifikant geringere Ödemausprägung im BPH-Gewebe der Verumgruppe nach 12wöchiger Behandlung mit Sabalextrakt IDS 89 odr Plazebo [41]

Ödemausprägung (Alzianblau-Färbung)	p-Wert
Periglandulär[a]	0,043
Maximale Instensität, stromal bzw. periglandulär	0,036
Summe, stromal und periglandulär[b]	0,016

[a] Fishers exakter Test, [b] U-Test

3.1.4.6
BPH und Kongestion

Die Prostatakongestion ist eine Kombination einer kurzfristigen oder auch permanenten Stauung von Sekret und Ödem intraglandulär und im Stroma. Inflammatorische Veränderungen werden dabei in der Regel nicht gefunden. Typische prostatische Kongestionen kommen bei jüngeren Patienten gehäuft vor. Bei der BPH älterer Patienten findet sich jedoch oft gestautes intraglanduläres Sekret mit beginnenden entzündlich-resorptiven Veränderungen, auch periglandulär im Stroma. Dieser intraglanduläre Vorgang ist häufig mit erheblichen ödematösen Durchtränkungen des Stromas, vor allem der umgebenden Knoten verbunden. Diese Form der BPH-Kongestion zieht die sog. kongestive Prostatitis nach sich, die bei längerem Bestehen auch einen destruktiven Charakter annehmen kann (Abb. 3.14). In einer prospektiven randomisierten Doppelblindstudie mit Sabal-Extrakt IDS89 und Placebo konnte nachgewiesen werden, daß durch eine derartige Phytotherapie die ödematös-regressiven Veränderungen und in geringerem Maße auch kongestiv prostatitische Veränderungen sich zurückbilden. Die Ursache für die Entwicklung einer prostatischen Kongestion bei BPH wird offenbar durch eine mechanische Kompression mit Blockade drainierender Lymphgefäße und Kompression von Drüsengängen sowie Venen ausgelöst [41] (s. Tabelle 3.3a,b).

3.1.4.7
BPH und Entzündung

Bei 30–50 % des histologisch untersuchten hyperplastischen Prostatagewebes werden unterschiedlich dichte periglanduläre Rundzellinfiltrate gefunden. Zum Teil haben

Histopathologie

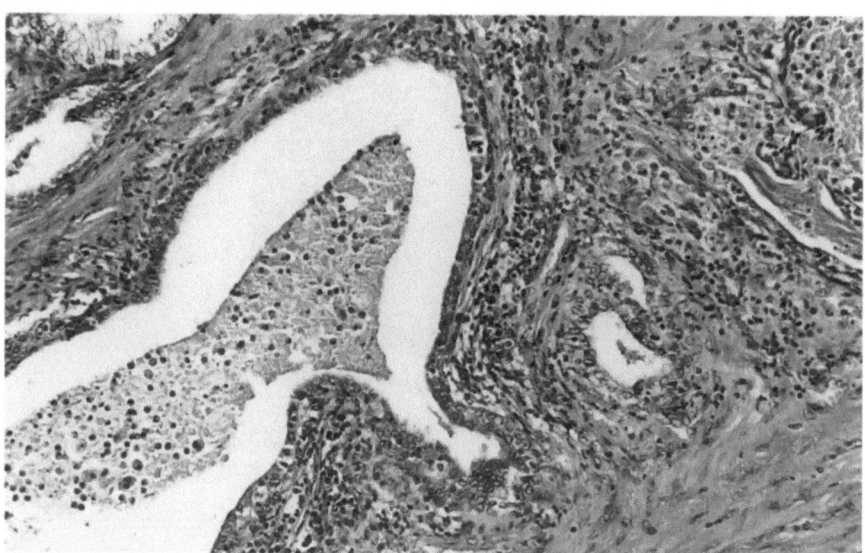

Abb. 3.14. Chronische, z.T. destruktive Stauungsprostatitis intra- und periglandulär. Hämatoxlin-Eosin

sich auch Lymphfollikel ausgebildet. Diese lockeren periglandulären Rundzellinfiltrate sind jedoch als entzündliche Begleitreaktion zu werten und nicht als primäre Prostatitis [38].

Eine mittelgradige bis schwere Begleitprostatitis findet sich in 30–40 % der Fälle (Abb. 3.16). Sowohl die leichte, vor allem jedoch die schwere Form dieser Begleitprostatitis scheint sich nicht selten aus einer anfänglichen kongestiven Prostatitis zu entwickeln (Abb. 3.15). Die lymphozytären Infiltrate bestehen überwiegend aus T-Lymphozyten [38]. Durch diese deutlichen, chronisch-granulierenden unspezifischen Begleitprostatitiden werden sowohl epitheliale wie stromale Proliferationsvorgänge in der BPH ausgelöst. Mit Hilfe der Versilberungstechnik nukleolenorganisierender Regionen konnten signifikant höhere AgNOR-Werte ermittelt werden als bei der nichtentzündlich alterierten BPH [40]. Insgesamt unterscheidet sich das Verteilungsmuster schwerer Begleitprostatiden bei BPH nicht von ausgeprägten Prostatitiden ohne BPH [36, 38, 40, 41].

3.1.4.7.1
TUR-Prostatitis

Die nach vorausgegangener transurethraler Prostataresektion sich im Restorgan entwickelnde zumeist herdförmige Prostatitis zeigt morphologische Bilder, die dem Gesamtspektrum der aufgezeigten Entzündungsformen der Prostata entsprechen. Neben Nekrosen mit leukozytären Infiltraten mitunter fast abszedierend, sind diffuse oder herdförmig lymphozytäre und makrophagozytäre Infiltrate, durchmischt von polymorphkernigen Leukozyten vorherrschend. Selten findet man ein eosinophilenreiches entzündliches Infiltrat wie bei der eosinophilenreichen granulomatösen bzw. allergischen Prostatitis.

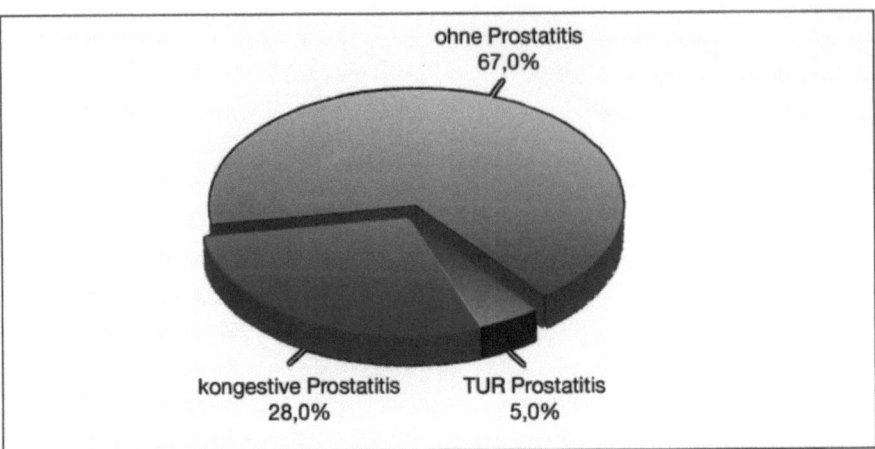

Abb. 3.15. Prozentuale Verteilung von BPH mit und ohne Entzündung (n=3593) [37]

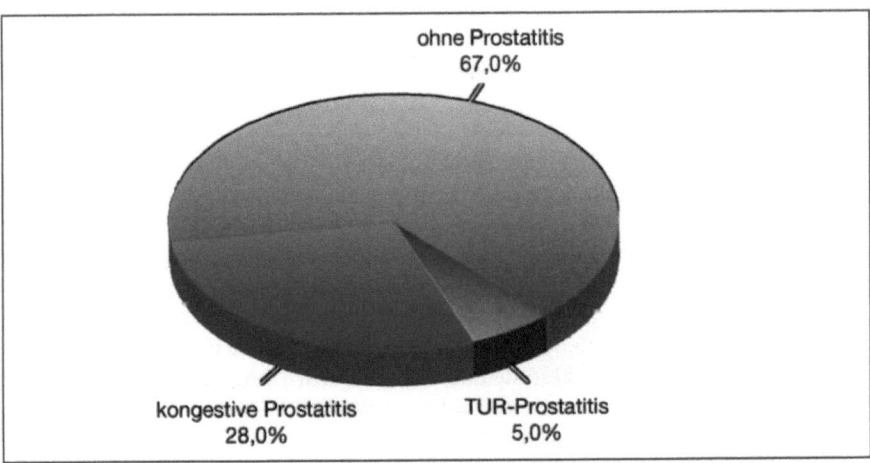

Abb. 3.16. BPH mit kongestiver, überwiegend periglandulärer Entzündung (n=1003) [37]

Ähnlich wie bei der chronischen, destruktiven rezidivierenden wie auch granulomatösen Prostatitis liegen fast ausschließlich T-Lymphozyten vor. 7–10 Tage nach transurethraler Prostataresektion (TUR), z. T. auch persistierend über mehrere Wochen und Monate, kommt es zur Entwicklung von makrophagen- und epitheloidzellreichen Granulomen mit mehrkernigen Riesenzellen überwiegend vom ungeordneten Typ. Nicht selten enthalten die Riesenzellen eisenpositives karbonisiertes bräunlichches Pigment als Reste der elektrochirurgisch erzeugten Gewebskarbonisierung [36].

3.1.4.8
Karzinom und BPH

Bei fortgeschrittenem peripherem glandulären Prostatakarzinom mit Vorwachsen in die hyperplastischen inneren Organabschnitte der Prostata kommt es zu einer engen

Nachbarschaft von karzinomatösen und hyperplastischen Drüsen. Die von peripher einwachsenden Prostatakarzinome sind dabei mit den üblichen histologischen Färbemethoden eindeutig von hyperplastischen Drüsenarealen zu trennen. Die Differentialdiagnose kann schwierig sein bei den zentralen, hochdifferenzierten, glandulären Prostatakarzinomen, die mit einer Häufigkeit bis zu 20 % in der Transitionszone nachgewiesen werden können (Abb. 3.17). Der Nachweis der Basalzellenlage in den hyperplastischen Drüsenarealen durch Zytokeratin 34βE12 bzw. das Ausbleiben dieser Reaktion in den hochdifferenzierten, glandulären Prostatakarzinomabschnitten führt zu einer klaren Unterscheidung (Abb. 3.18). Die Expression von Östrogen- und Progesteronrezeptoren ist im Stroma in der Nachbarschaft des Prostatakarzinoms erhöht [51].

3.1.4.9
Inzidentes Karzinom und BPH

Wenn im Rahmen einer chirurgischen Behandlung einer BPH bei der transurethralen Resektion zufällig ein Karzinom gefunden wird, wird dieses als inzidentes Karzinom bezeichnet. Dieser Tumortyp wird nach dem Volumen in eine Gruppe pT1a und pT1b (TNM 1997) unterteilt. Der Typ pT1a entspricht einem Karzinom mit Tumoranteil bis bzw. unter 5%. Hier liegt zumeist ein uniformes glanduläres Karzinom mit gleichmäßiger PSA-Expression vor. Etwa 50–60 % der inzidenten Karzinome bilden pT1a-Karzinome mit einem Malignitätsgrad Ia–Ib. Beim Typ pT1b liegt ein Volumen von mehr als 5% vor. Das Tumorvolumen wird in 50% der Fälle auf mehr als 10 % geschätzt. In 15 % der Fälle durchsetzt das Krebsgewebe das gesamte Resektions-

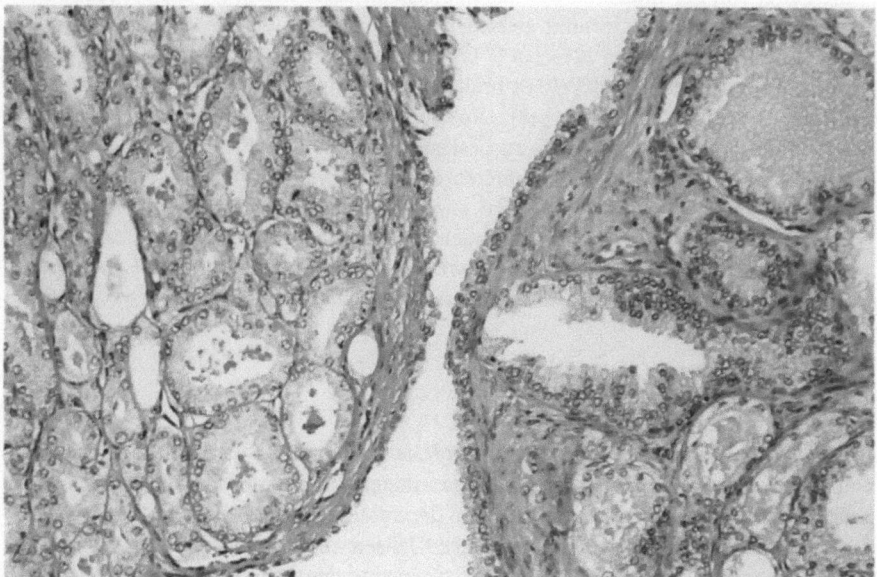

Abb. 3.17. Low-grade-Karzinom vom glandulären Typ der Prostata. Daneben Anteile einer BPH. Hämatoxylin-Eosin

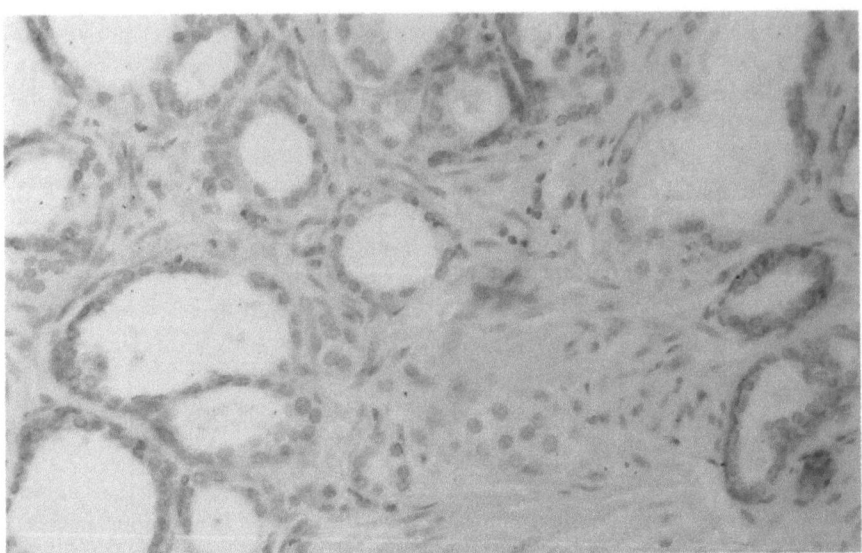

Abb. 3.18. Basalzellennachweis von hyperplastischen Drüsen, immunhistochemisch mit Basalzellenzytokeratin 34βE12. Fehlen von Basalzellen bei hochdifferenzierten glandulären Prostatakarzinomen. ABC-Methode

material. Hier finden sich vorwiegend die Malignitätsgrade Ib und IIa (Gleason 3-6). Es werden jedoch auch Karzinome der schlechten Prognosegruppe Malignitätsgrad IIb-III (Gleason 7-9) gefunden [34, 35]. Das Auffinden dieser inzidenten Karzinome hängt von der Intensität der histologischen Aufarbeitung ab. Die Frequenz der inzidenten Karzinome schwankt zwischen 8 und 15%. In eigenen Untersuchungen wurde eine Häufigkeit von 8,8-10,6% festgestellt [34]. Das inzidente Prostatakarzinom ist oft multifokal entwickelt. Es breitet sich vorzugsweise in den ventralen paraurethralen Organzonen aus [46-48]. Um die exakte Klassifikation und die Ausdehnung eines inzidenten Karzinoms zu bestimmen, sollte bei einer Nachresektion das Material fraktioniert entfernt und untersucht werden. Wenn möglich, sollten zentrale und periphere Anteile der Prostata, evtl. auch nach Seitenlappen getrennt, morphologisch analysiert werden. Nicht selten finden sich daneben auch Vorläufer des klinisch manifesten oder inzidenten Karzinoms, wie die atypische adenomatöse Hyperplasie (AAH) oder sehr selten die prostatische intraepitheliale Neoplasie (PIN) [34, 47-49].

3.1.4.10
Atypische adenomatöse Hyperplasie (AAH) und BPH

Die atypische adenomatöse Prostatahyperplasie ist charakterisiert durch eine Neubildung mikroglandulärer Strukturen mit einreihigem basalem und sekretorisch-luminalem Epithel. Die Veränderungen sind in der anterozentralen- bzw. Transitionszone der Prostata lokalisiert. Die neugebildeten Drüsen entwickeln sich zumeist in der Peripherie hyperplastischer Noduli. Die Drüsen sind deutlich kleiner als die der BPH. Nicht selten sind die Drüsenareale durch ein helles Zytoplasma charakterisiert. Eine Basalzellenschicht ist nicht immer sicher in der Hämatoxilin-Eosin-Färbung abgrenzbar. An diesen Stellen ähneln die Drüsen einem hochdifferenzierten glandulären Prostatakarzinom. Die z.T. recht schwierige Differentialdiagnose kann durch den Einsatz des Basalzellenzytokeratins 34βE12 gelöst werden. Beim Nachweis einer fragmentierten Basalzellenschicht liegt eine AAH vor, bei dem Fehlen der Basalzellen liegt ein Karzinom vor [17, 42]. Es muß jedoch betont werden, daß die Diagnose auf alleiniger Immunhistochemie nicht gestellt werden sollte, sondern immer mit entsprechenden histologischen und zytologischen Veränderungen in der Basisfärbung Hämatoxylin-Eosin (Abb. 3.19 u. 3.20; Tabelle 3.4).

3.1.4.11
Prostatische intraepitheliale Neoplasie (PIN) und BPH

Diese Veränderungen finden sich äußerst selten im Bereich einer BPH, d.h. im anterozentralen Bereich der Prostata. Die Läsion ist typisch für die periphere Zone der Prostata und steht in einer sehr engen Beziehung zum High-grade-Karzinom (Gleason 7–9). Die prostatische intraepitheliale Neoplasie (PIN) entwickelt sich in vorbestehenden Drüsen und Gängen. Die Architektur kann büschelförmige, mikropapilläre kribriforme und flache Muster aufweisen (Abb. 3.21). Der zelluläre nukleäre und nukleoläre Atypiegrad ist leicht und schwer ausgeprägt. Die Basalzellenlage ist in leichten Formen intakt, in schweren Formen können Fragmentationen auftreten. Bei schweren Formen, d.h. der sog. High-grade-PIN können auch prominente, z.T. exzentrisch gelegene Nukleolen in den Kernen nachweisbar sein [16, 17]. Beim Übergang in ein invasives Karzinom fehlt die Basalzellenschicht [14, 15] (Abb. 3.22a,b).

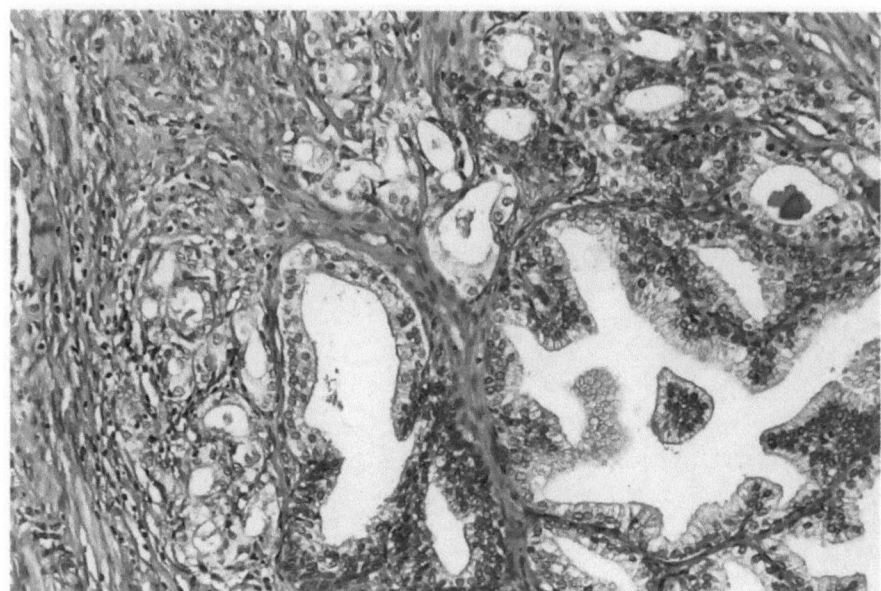

Abb. 3.19. Atypische adenomatöse Hyperplasie (AAH) in anterozentralen Abschnitten der Prostata. Hämatoxylin-Eosin

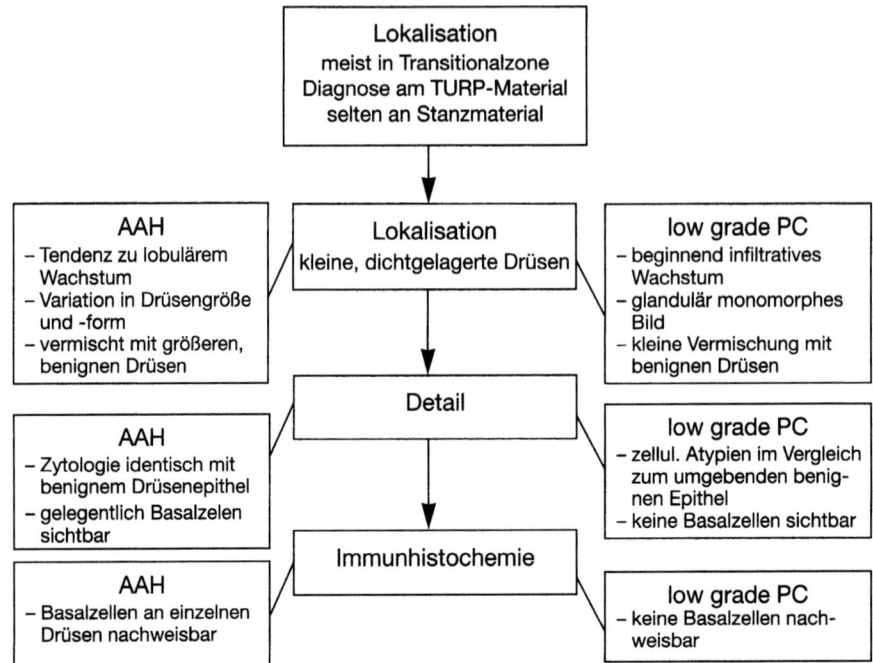

Abb. 3.20. Differentialdiagnostisches Schema von AAH und Low-grade-Karzinom der Prostata [73]

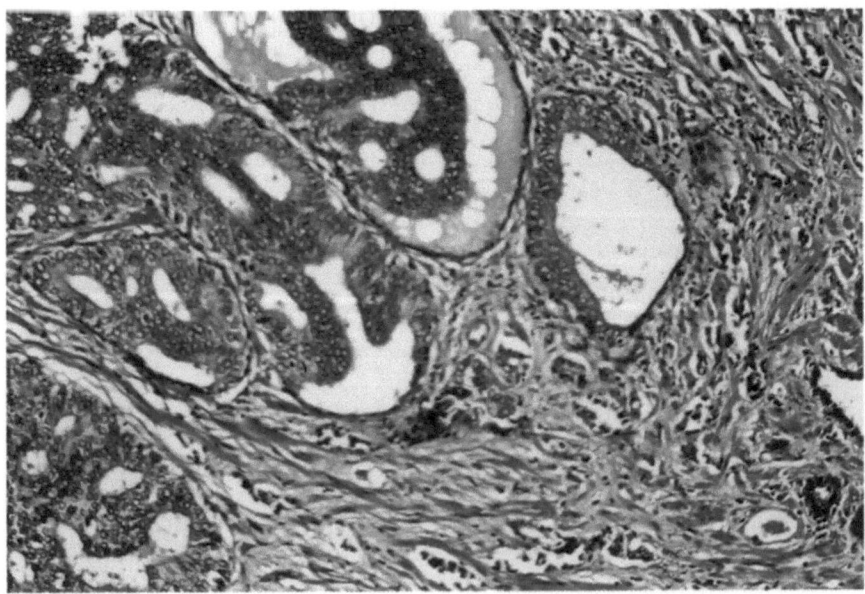

Abb. 3.21. Prostatische intraepitheliale Neoplasie (PIN) schweren Grades (High-grade-PIN). Hämatoxylin-Eosin

Tabelle 3.4. Histologische, zytologische und immunhistochemische Befunde bei sklerosierender Adenose, atypischer adenomatöser Hyperplasie sowie Low- und High-grade-PIN der Prostata [73]

	Sklerosierende Adenose	AAH	PIN low grade	PIN high grade
Lokalisation	vornehmlich Transitionalzone	Transitionalzone	Periphere Zone	Periphere Zone
Histologie	engumschriebene knotenartige mikroglanduläre z. T. auch größere, sich aufzweigende Drüsen, periglanduläre Stromasklerose. Fibromuskuläres Stroma insgesamt zellreich	**primär Störung der Histoarchitektur** Umschriebene Proliferation mit dicht beeinander liegenden Drüsen ohne epitheliale Einfaltungen. Lobuläres Wachstum. Zwischen benignen größeren, teils atrophischen Drüsen gelegen. Oft im Randbereich eines BPH-Knotens	**primär zytologische Veränderungen** Epithelproliferation in vorgebildeten Drüsengängen mit Epithelschichtungsstörung. Dadurch leichte Basophilie. Oft mikropapilläre Muster	**primär zytologische Veränderungen** wie PIN low. Starke Schichtungsstörungen, starke Basophilie. Mikropapilläre, kribriforme und flache Epithelmuster
Zytologie	intakte Zweischichtung in sektretorische und Basalzellen	Zytologie weitgehend identisch mit benachbarten benignen Drüsen	insgesamt leichte zytologische Atypien	Ausgeprägte zytologische Atypien
– sekretorische Zellen Nucleus	unauffällig	unauffällig	vergrößert mit Formvariationen	stark vergrößert, erhebliche Variationen in Größe und Form
Nucleolus		nicht größer als 3µm	selten prominent	Zunahme von Frequenz, Größe und Prominenz, ähnlich dem invasiven Karzinom
– Basalzellen	unauffällig, parallel zur Basalmembran angeordnet	unauffällig, meist nur vereinzelt sichtbar	unauffällig	z. T. nicht sichtbar erkennbar
– Basalzellschicht	intakt	intakt bis fragmentiert	intakt	fragmentiert
Immunhistochemie Basalzellen:				
• 34βE12[a]	(+) – + +	(+) – + +	+ +	(+)
• S-100[b]	+ + – + + +	– – –	– – –	– – –
• glattes Muskelaktin*	+ + +	– – –	– – –	– – –

Während die Epithelgliederung in Basalzellen und sekretorisch-luminale Zellen bei der BPH und auch bei der AAH im wesentlichen erhalten ist, ist dieses Strukturmuster bei der prostatischen intraepithlelialen Neoplasie aufgehoben. Basalzellen haben ihre Aufgabe als Proliferationspool verloren; statt dessen finden sich nach immunhistochemischer Markierung mit Ki67/MIB-1 oder PCNA in allen Epithelzo-

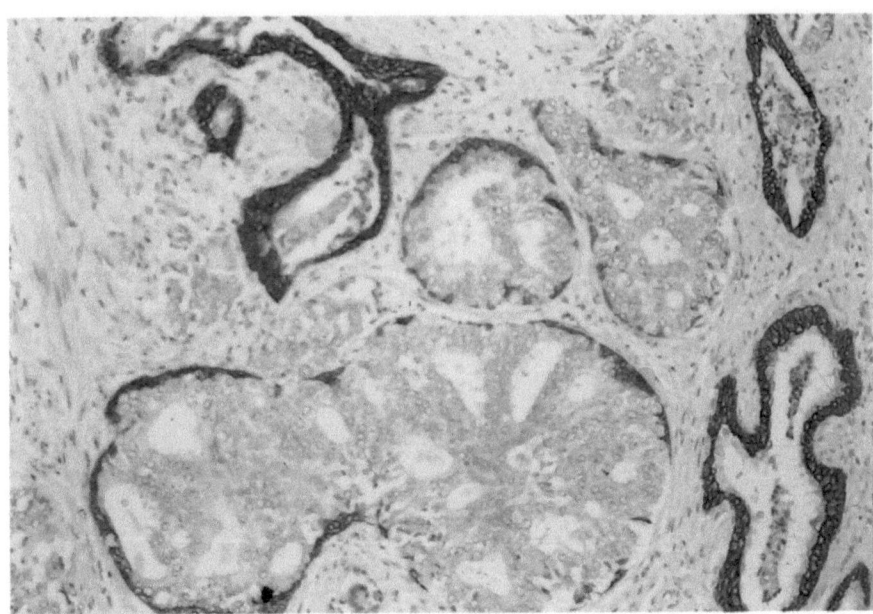

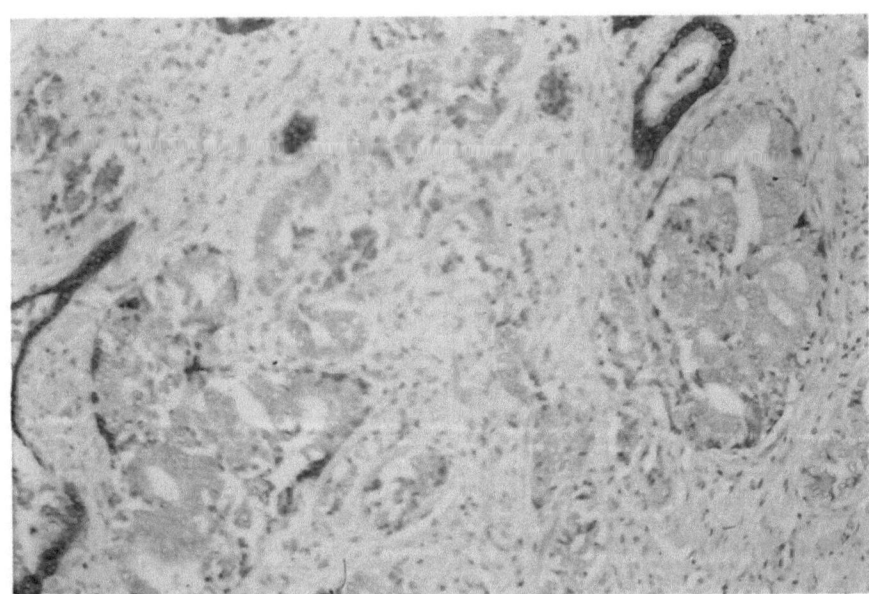

Abb. 3.22a,b. *a* Deutliche Fragmentation der Basalzellenlage bei High-grade-PIN. Zytokeratin 34βE12. ABC-Methode. *b* Nur noch Reste von Basalzellen einer High-grade PIN mit Übergang in invasives High-grade-Karzinom ohne Basalzellen. Zytokeratin 34βE12. ABC-Methode

Histopathologie

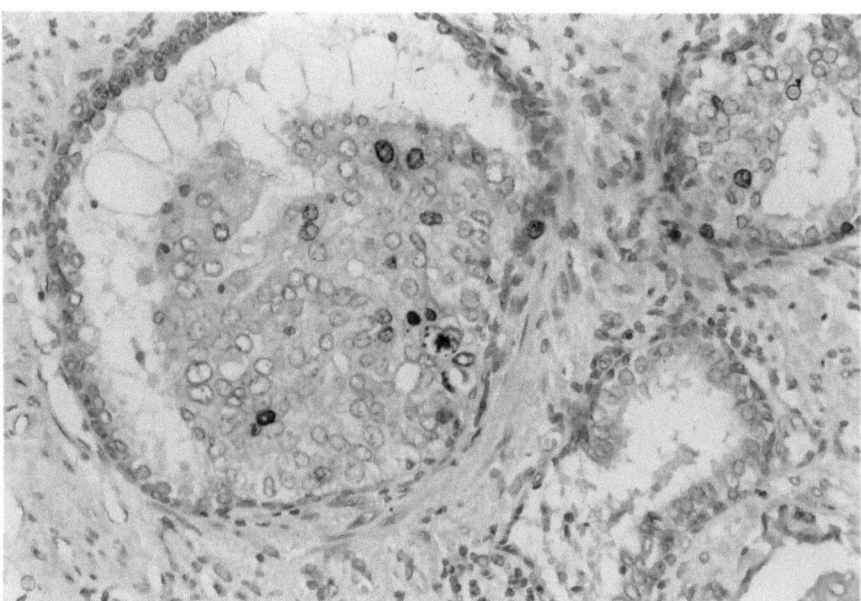

Abb. 3.23. Zahlreiche Ki67/MIB-1-markierte Zellkerne im Bereich einer prostatischen intraepithelialen Neoplasie (High-grade-PIN). Die von basal nach luminal ausgerichtete Proliferationszone ist aufgehoben. Es finden sich markierte Zellkerne in allen Zonen. ABC-Methode

nen der PIN proliferationsaktive Zellen. 10% der markierten Zellen finden sich innerhalb der Basalzellenlage. 80–90% der markierten Zellen liegen im Bereich der sekretorisch-luminalen Zellen. Diese Umkehr im Proliferationsmuster findet sich auch bei den Karzinomen mit zunehmender Malignität, so daß allein proliferationskinetisch die prostatische intraepitheliale Neoplasie mit ihrem Muster den Übergang in das Karzinom aufweist und damit sich als echter Vorläufer des Karzinoms darstellt [9, 13–16] (Abb. 3.23; s. Tabelle 3.4).

Die Meßergebnisse versilberbarer nukleolenorganisierender Regionen im Zellkern unterstreichen die dargestellten zellkinetischen Befunde. Der Vergleich von AgNORs und Nukleolenmuster bei einer High-grade-PIN sind vergleichbar mit denjenigen von Karzinomen. Sie heben sich signifikant von den Mustern der BPH ab. Die Veränderungen bei einer atypischen adenomatösen Hyperplasie (AAH) sind denjenigen der BPH ähnlich. Deshalb wird die AAH z. T. auch unter dem Begriff der Adenose geführt [27–30]. Aufgrund der zellkinetischen Analysen ergibt sich folgende Reihung: BPH, AAH, Low-grade-Karzinom, High-grade-PIN, High-grade-Karzinom [39] (Abb. 3.24).

3.1.4.12
Sklerosierende Adenose und BPH

Eine differentialdiagnostische Schwierigkeit zum mikroglandulären Prostatakarzinom kann auftreten, wenn im Resektionsmaterial neben einer BPH eine sklerosierende Adenose gefunden wird. Hier ist die immunhistochemische Darstellung der

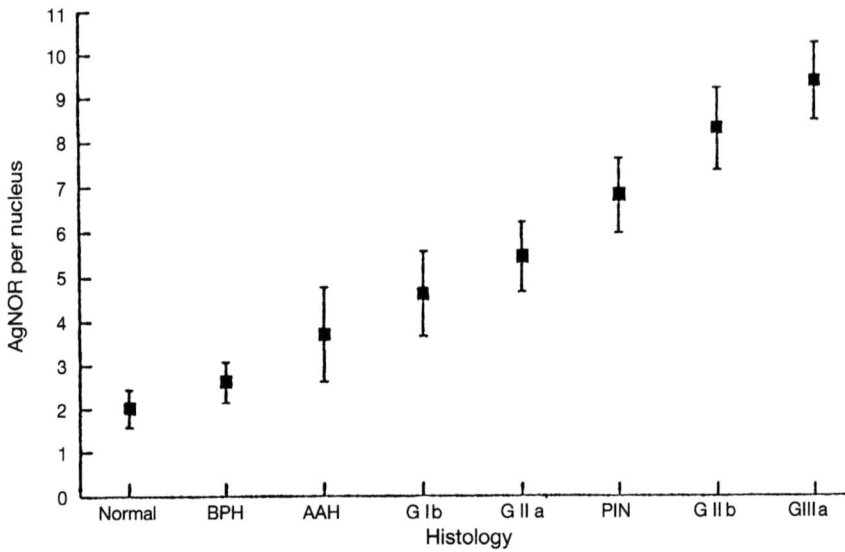

Abb. 3.24. Reihung von BPH, AAH, Low-grade-Karzinom, High-grade-Karzinom auf dem Boden von Analysen der Zahl nukleolenorganisierender Regionen in den Zellkernen (AgNOR) [39]

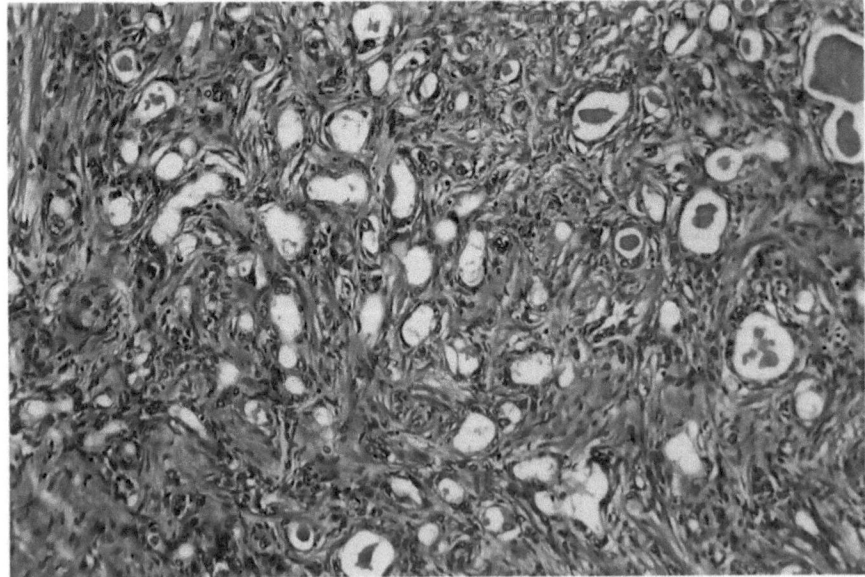

Abb. 3.25. Sklerosierende Adenose der Prostata mit Basalzellen und aktivierten sekretorischen Luminalzellen. Hämatoxylin-Eosin

Basalzellen mit dem hochmolekularen Zytokeratin 34βE12 hilfreich. Zusätzlich wird bei der sklerosierenden Adenose eine positive Reaktion für S-100-Protein und muskelspezifisches Aktin gefunden. Das Prostatakarzinom ist negativ für alle 3 Antikörper [62] (Abb. 3.25; s. Tabellen 3.2 u. 3.4).

3.1.4.13
Postatrophische Hyperplasie und BPH

Diese Veränderungen finden sich am Rande der BPH bzw. in den peripheren Regionen der Prostata aus kleineren atrophischen Drüsenkomplexen mit Sprossen. Proliferationsaktive Zellen liegen vor, die zunächst aus Basalzellen, bei größerer Formation Differenzierung in sekretorisch-luminale Zellen erkennen lassen. Da die Kerne dieser Drüsenepithelsprossungen sehr hyperchromatisch sind und z. T. auch kleine Nukleolen aufweisen, besteht die Möglichkeit einer Fehlinterpretation gegenüber einem mikroglandulären Karzinom. Die atrophieassoziierten Drüsenveränderungen sind selten auch innerhalb einer BPH anzutreffen und können auch nach abgelaufenen entzündlichen Veränderungen beobachtet werden (Abb. 3.26).

3.1.5
Klassifikation der BPH

Die Diagnose einer Prostatahyperplasie ist mit klinischen Methoden relativ eindeutig zu stellen. Die Morphologie kann jedoch Überraschungen ergeben. So sind atypische Formationen in der hyperplastischen Prostata und klinisch unbekannte sog. inzi-

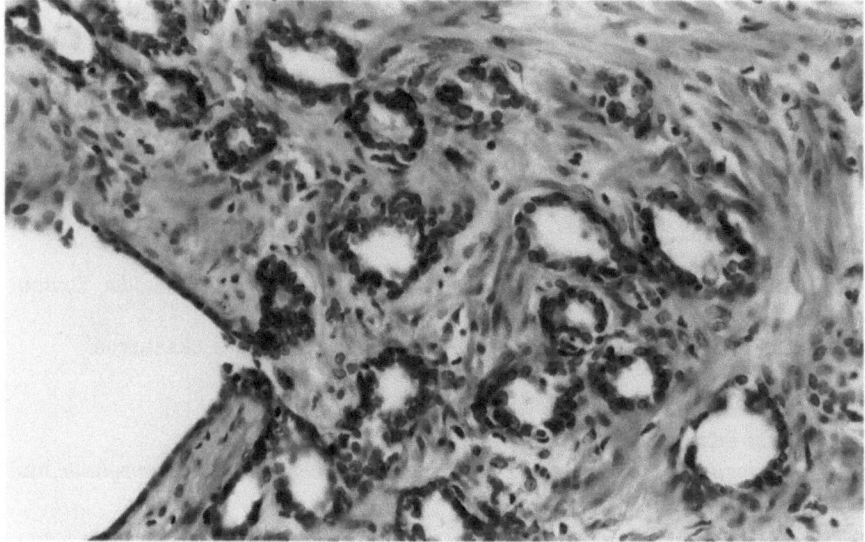

Abb. 3.26. Postatrophische Hyperplasie bzw. atrophieassoziierte Drüsenveränderungen innerhalb einer BPH. Hämatoxylin-Eosin

dente Karzinome mit einer Frequenz von 8-15 % anzutreffen [46, 47]. Die Diskussion um die Entstehung der BPH hat vor allem in der Klinik zur widersprüchlichen Begriffen wie Hypertrophie und Adenom geführt. Da der hyperplastische Prozeß jedoch morphologisch, zellkinetisch, DNA-zytophotometrisch sowie immunhistochemisch belegt ist, sollten die Begriffe Hypertrophie und Adenom nicht mehr verwendet werden [33, 35, 37]. Kastendieck [44] hat eine primäre Hyperplasie in die Untergruppen unreif, reif, nodulär und diffus von einer primär atypischen Hyperplasie unterschieden und davon getrennt die sekundäre (postatrophische) Hyperplasie. Als Sondereinheit wird die Dysplasie und die Borderline-Läsion aufgeführt [45].

Die Einteilung nach Elbadawi [26] stützt sich auf ausgedehnte histologische Analysen. Danach werden unterschieden: die noduläre paraurethrale stromoglanduläre Hyperplasie von der duktalen Hyperplasie; ferner die sekundäre postatrophische Hyperplasie und die Metaplasie. In dieser Einteilung werden die Atypien im Stroma und im Drüsenapparat bei juveniler Hyperplasie, bei Infarkt, Entzündung und Basalzellreaktion gesondert aufgeführt, ferner die Atypie bei der kribriformen Mittellappenhyperplasie.

Die Klassifikation der WHO [60] differenziert in noduläre Hyperplasie sowie andere Hyperplasien, in postatrophische, sekundäre und Basalzellhyperplasie. In einer früheren Einteilung [59] wurde neben der primären prostatischen glandulärstromalen Hyperplasie auch die primär atypische Hyperplasie aufgeführt.

Dhom [23, 24] unterscheidet Hyperplasien in inneren und äußeren Drüsenfeldern der Prostata. Im inneren Drüsenfeld findet sich die benigne noduläre Hyperplasie ohne Epithelatypien mit gewöhnlichem Drüsenbild, mikroadenomatöser hyperplastischer Komponente, Basalzellhyperplasie und kribriformer Hyperplasie. Die benigne noduläre Hyperplasie mit Epithelatypien umfaßt die adenomatöse, die kribriforme und die Basalzellhyperplasie.

Im äußeren Drüsenfeld finden sich die einfache intraduktale Epithelhyperplasie, ferner die primäre atypische Hyperplasie in präexistenten Drüsen, der Dysplasie entsprechend. Unter dem Oberbegriff sekundäre, postatrophische Hyperplasie werden die postatrophische lobuläre Hyperplasie und die sklerotische Atrophie mit Hyperplasie zusammengefaßt. In der klinischen Pathologie haben sich in Anlehnung an die Einteilungen von Mostofi u. Price [59] sowie Mostofi et al. [60] (WHO) und Dhom [24] folgende Hauptgruppeneinteilungen bewährt:
- Benigne noduläre glanduläre und/oder stromale Hyperplasie (BPH).
  - Sonderformen der BPH:
    - BPH und sklerosierende Adenose,
    - BPH und Basalzellhyperplasie vom soliden Typ oder mit adenoider Komponente.
- Atypische adenomatöse Hyperplasie (AAH) in zentraler Organlokalisation

Getrennt von der BPH sind auch lokalisatorisch zu unterscheiden [42].
Prostatische intraepitheliale Neoplasie mit low und high grade.
Atrophieassoziierte Drüsenveränderungen (sog. postatrophische Hyperplasie und sklerosierende Atrophie).

Literatur

1. Aumüller G (1994) Molekulare Mechanismen bei der Regulation des Prostatawachstums und der Entstehung der benignen Prostatahyperplasie. NBP 3: 53–59
2. Aumüller G (1992a) Funktionelle Anatomie der Prostata. In: Vahlensieck W, Rutishauser G (Hrsg) Benigne Prostatopathien. Thieme, Stuttgart, S 4–17
3. Aumüller G (1992b) Untersuchungen zur Pathogenese der Altersprostatitis. In: Vahlensieck W, Rutishauser G (Hrsg) Benigne Prostatopathien. Thieme, Stuttgart New York, S 28–34
4. Aumüller G (1992c) BPH und Wachstumsfaktoren: Mechanismen und Hypothesen. Urologe A 31: 159–165
5. Aumüller G, Goebel HW, Bacher M, Eicheler W, Rausch U (1993) Aktuelle morphologische und funktionelle Aspekte der Prostata. Verh Dtsch Ges Pathol 77: 1–18
6. Bartsch G, Rohr H-P (1982) Stereology – a new method to assess normal and pathological growth of the prostate. In: Jacobi E, Hohenfellner R (eds) Prostate cancer. International perspectives in urology, 3. Williams & Wilkins, Baltimore, pp 433–459
7. Benz M, Giefer T, Bierhoff E et al. (1993). Morphologische Klassifikation und Vergleich der unterschiedlichen Stromaknotentypen in der hyperplastischen Prostata. Verh Dtsch Ges Pathol 77: 111–116
8. Bonkhoff H, Remberger K (1993a) Widespread distribution of nuclear androgen receptors in the basal cell layer of the normal and hyperplastic human prostate. Virchows Arch A Pathol Anat 422: 35–38
9. Bonkhoff H, Remberger K (1993b) Neue Aspekte zur Histogenese von Hyperplasien und Karzinomen der Prostata. Verh Dtsch Ges Pathol 77: 31–39
10. Bonkhoff H, Stein U, Remberger K (1994) Multidirectional differentiation in the normal, hyperplastic, and neoplastic human prostate: simultaneous demonstration of cell-specific epithelial markers. Hum Pathol 25: 42–46
11. Bonkhoff H, Stein U, Remberger K (1996) The proliferative function of basal cells in the normal and hyperplastic human prostate. Prostate 24: 114–118
12. Bonkhoff H, Stein U, Remberger K (1996) Endocrine-paracrine cell types in the prostate and prostatic adenocarcinomas are postmitotic cells. Hum Pathol 26: 167–170
13. Bonkhoff H, Remberger K (1996) Differentiation pathways and histogenetic aspects of normal and abnormal prostatic growth: a stem cell model. Prostate 28: 98–106
14. Bostwick DG (1992) Prostatic intraepithelial neoplasia (PIN). Current concepts. J Cell Biochem 16 H: 10–19
15. Bostwick DG (1995) High grade prostatic intraepithelial neoplasia. The most likely precursor of prostate cancer. Cancer 75: 1823–1836
16. Bostwick DG, Amin MB, Dundore P, Marsh W, Schultz DS (1993a) Architectural patterns of high-grade prostatic intraepithelial neoplasia. Hum Pathol 24: 298–301
17. Bostwick DG, Srigley J, Grignon D et al. (1993b) Atypical adenomatosus hyperplasia of prostate: morphologic criteria for its distinction from well-differentiated carcinoma. Hum Pathol 24: 819–832
18. Brolin J, Skoog L, Ekman P (1992) Immunohistochemistry and biochemistry in detection of androgen, progesterone and estrogen receptors in benign and malignant human prostatic tissue. Prostate 20: 281–295
19. Cheville JC, Bostwick DG (1995) Prostatrophic hyperplasia of the prostate. A histologic mimic of prostatic adenocarcinoma. Am J Surg Pathol 19: 1068–1076
20. Costa P, Robert M, Sarrazin B, Mottet N, Navratil H (1993) Quantitative topographic distribution of epithelial and mesenchymal components in benign prostatic hypertrophy. Eur Urol 24: 120–123
21. Cunha GR, Donjacour AA, Sugimura Y (1996) Stromal-epithelial interactions and heterogeneity of proliferative activity within the prostate. Biochem Cell Biol 64: 608–614
22. Devaraj LT, Bostwick DG (1993) Atypical basal cell hyperplasia of the prostate. Immunophenotypic profile and proposed classification of basal cell proliferation. Am J Surg Pathol 17: 645–659
23. Dhom G (1979) Frühe neoplastische Veränderungen der Prostata. Verh Dtsch Ges Pathol 63: 218–231
24. Dhom G (1991) Prostata. In: Doerr W, Seifert G (Hrsg) Pathologie des männlichen Genitale, Bd 21: Spezielle pathologische Anatomie. Springer, Berlin Heidelberg New York, S 455–642
25. Eklöv S, Funa K, Nodgren H, Olofsson A, Kanzaki T, Miyazono K, Nilsson S (1993) Lack of the latent transforming growth factor beta binding protein in malignant but not benign prostatic tissue. Cancer Res 53: 3193–3197
26. Elbadawi A (1980) Benign proliferative lesions of the prostate gland. In: Spring-Mills E, Hafez ESE (eds) Male accessory sex glands. Biology and pathology. Elsevier North Holland Biomedical Press, pp 387–408

27. Epstein JI (1994) Adenosis vs atypical adenomatous hyperplasia (AAH) of the prostate. Am J Surg Pathol 18: 1070-1071
28. Epstein JI (1995) Adenosis (atypical adenomatous hyperplasia): histopathology and relationship to carcinoma. Pathol Res Pract 191: 888-898
29. Gaudin PB, Epstein JI (1994) Adenosis of the prostate. Histologic features in transurethral resection specimens. Am J Surg Pathol 18: 863-870
30. Gaudin PB, Epstein JI (1995) Adenosis of the Prostate. Histologic features in needle biopsy specimens. Am J Surg Pathol 19: 737-747
31. Gleason PE, Jones JA, Regan JS et al. (1993) Platelet derived growth factor (PDGF), androgens and inflammation: possible etiologic factors in the development of prostatic hyperplasia. J Urol 149: 1586-1592
32. Harper ME, Goddard L, Glynne-Jones E, Wilson DW, Price-Thomas M, Peeling WB, Griffiths K (1993) An immunhistochemical analysis of TGF-alpha-expression in benign and malignant prostatic tumors. Prostate 23: 9-23
33. Helpap B (1983) Morphologie der Prostatahyperplasie. In: Helpap B, Senge TH, Vahlensieck W (Hrsg) Die Prostata, Bd 1: Prostatahyperplasie. Pharm und Medical Inform, Frankfurt, S 31-55
34. Helpap B (1991) Atypical hyperplasia, intraepithelial neoplasia, and incidental carcinoma of the prostate. In: Altwein J, Faul P, Schneider W (eds) Incidental carcinoma of the prostate. Springer, Berlin Heidelberg New York, S 74-91
35. Helpap B (1992a) Pathology of benign prostatic hyperplasia (BPH). In: Vahlensieck W, Rutishauser G (eds) Benign prostate diseases. Thieme, Stuttgart New York, pp 84-97
36. Helpap B (1992b) Pathology of chronic non-specific prostatitis. In: Vahlensieck W, Rutishauser G (eds) Benign prostate diseases. Thieme, Stuttgart New York, pp 33-48
37. Helpap B (1995) Anatomie und Physiologie der Prostata sowie pathologische Anatomie und Pathophysiologie der BPH. In: Sökeland J (Hrsg) Benigne Prostatahyperplasie, Bd 3. Thieme, Stuttgart New York, S 1-27
38. Helpap B (1994) Histological and immunhistochemical study of chronic prostatic inflammation with and without benign prostatic hyperplasia. J Urol Pathol 2: 49-64
39. Helpap B, Riede C (1995) Nucleolar and AgNOR-analysis of prostatic intraepithelial neoplasia (PIN), atypical adenomatous hyperplasia (AAH) and prostatic carcinoma. Pathol Res Pract 191: 381-390
40. Helpap B, Thomas B (1995) Benigne Prostatahyperplasie (BPH) und Prostatitis. Eine histomorphologische und zellkinetische Analyse. Akt Urol 26: 235-240
41. Helpap B, Oehler U, Weisser H, Bach D, Ebeling H (1995) Morphology of benign prostatic hyperplasia after treatment with sabal extract IDS 89 or placebo. J Urol Pathol 3: 175-182
42. Helpap BGT, Bostwick DG, Montironi R (1995) The significance of atypical adenomatous hyperplasia and prostatic intraepithelial neoplasia for the development of prostate carcinoma. An update. Virchows Arch 426: 425-434
43. Holterhus PM, Zhao GQ, Aumüller G (1993) Effects of androgen deprivation and estrogen treatment on the structure and protein expression of the rat coagulating gland. Anat Rec 235: 223-232
44. Kastendieck H (1977) Ultrastruktur-Pathologie der menschlichen Prostatadrüsen. Progress in Pathology 106: 1-167
45. Kastendieck H (1980) Correlations between atypical primary hyperplasia and carcinomas of the prostate. A histological study of 180 total prostatectomies. Pathol Res Pract 169: 366-387
46. Kastendieck H (1984) Klassifikation, Morphologie und Pathogenese des inzidenten Prostatacarcinoms. In: Helpap B, Senge T, Vahlensieck W (Hrsg) Die Prostata, Bd 2: Prostatacarcinom. Pharm und Medical Inform Frankfurt 133-164
47. Kastendieck H (1991) Morphological features and problems of incidental prostatic carcinoma. In: Altwein J, Faul P, Schneider W (eds) Incidental carcinoma of the prostate. Springer, Berlin Heidelberg New York, pp 46-55
48. Kastendieck H (1993) Pathology of prostatic carcinoma - new approaches to its development an biological significance. Verh Dtsch Ges Pathol 77: 40-69
49. Kastendieck H, Helpap B (1989) Prostatic dysplasia/atypical hyperplasia. Terminology, pathobiology, and significance. Urology [Suppl] 34: 28-42
50. Konishi N, Nakaoka S, Hiasa Y, Kitahori Y, Oshima M, Samma S, Okajima E (1993) Immunohistochemical evaluation of estrogen receptor status in benign prostatic hypertrophy and in prostate carcinoma and the relationship to efficacy of endorcrine therapy. Oncology 50: 259-263
51. Loy V, Hübotter R, Bauer HW (1988) Die Entzündung, ein Wachstumsreiz der benignen Hyperplasie der Prostata. In: Bauer HW (Hrsg) Benigne Prostatahyperplasie. Klinische und experimentelle Urologie 19. Zuckschwerdt, München, S 3-12
52. MacGrogan D, Saint-Andre JP, Dicou E (1992) Expression of nerve growth factor and nerve growth factor receptor genes in human tissues and in prostatic cell lines. J Neurochem 59: 1381-1391

53. McNeal JE (1983a) Relationship of the origin benign prostatic hypertrophy to prostatic structure of man and other mammals. In: Hinman F jr (ed) Benign prostatic hypertrophy. Springer, Berlin Heidelberg New York, pp 152-166
54. McNeal JE (1983b) The prostate gland. Morphology and pathobiology. Monogr Urol 4: 3-33
55. McNeal JE (1988) Normal histology of the prostate. Am J Surg Pathol 12: 619-633
56. McNeal JE (1990) Pathology of benign prostate hyperplasia. Urol Clin North Amer 17: 477-486
57. Mellon K, Thompson S, Charlton RG et al. (1992) P53, c-erbB-2 and the epidermal growth factor receptor in the benign and malignant prostate. J Urol 147: 496-499
58. Montironi R, Muzzonigro G, Magi Galluzzi C, Giannulis I, Diamanti L, Polito M (1994) Effect of LHRH agonist and flutamide (combination endocrine therapy) on the frequency and location of proliferating cell nuclear antigen and apoptotic bodies in prostatic hyperplasia J Urol Pathol 2: 161-171
59. Mostofi FK, Price EB (1973) Tumors of the male genital system. Atlas of tumor pathology. Sec Ser Fasc 8 Washington AFIP
60. Mostofi FK, Sesterhenn J, Sobin LH (1980) Histological typing of prostate tumours. International histological classification of tumours. No 22. World Health Organisation, Geneva
61. Pflug BR, Onoda M, Lynch JH, Djakiew D (1992) Reduced expression of the low affinity nerve growth factor receptor in benign and malignant human prostate tissue and loss of expression in four human metastatic tumor cell lines. Cancer Res 52: 5403-5406
62. Sakamoto N, Tsuneyoshi M, Enjoji M (1991) Sclerosing adenosis of the prostate, histopathologic and immunohistochemical analysis. Am J Surg Pathol 15: 660-667
63. Shapiro E, Becich MJ, Hartanto V, Lepor H (1992) The relative proportion of stromal and epithelial hyperplasia is related to the development of symptomatic benign prostate hyperplasia. J Urol 147: 1293-1297
64. Steiner G, Gessl A, Kramer G, Schöllhammer A, Förster O, Marberger M (1994) Phenotype and function of peripheral and prostatic lymphocytes in patients with benign prostatic hyperplasia (BPH). J Urol 151: 480-484
65. Steiner MS (1993) Role of peptide growth factors in the prostate: a review. Urology 42: 99-110
66. Story MT, Hopp KA, Meier DA, Begun FP, Lawson RK (1993) Influence of transforming growth factor beta-1 and other growth factors on basic fibroblast growth factor level and proliferation of cultured human prostate derived fibroblasts. Prostate 22: 183-197
67. Tannenbaum, Olsson CK (1983) Surgical pathology of benign prostatic hyperplasia. In: Hinmann F jr (ed) Benign prostatic hyperplasia. Springer, Berlin Heidelberg New York, pp 63-72
68. Theyer G, Kramer G, Assmann I et al. (1992) Phenotypic characterization of infiltrating leukocytes in benign prostatic hyperplasia. Lab Invest 66: 96-107
69. Vogel J, Bierhoff E, Pfeiffer U, Vahlensieck W (1992) Neuere Überlegungen und Untersuchungen zur benignen Prostatahyperplasie (BPH). In: Vahlensieck W, Rutishauser G (Hrsg) Benigne Prostatopathien. Thieme, Stuttgart New York, S 101-112
70. Yang Y, Chisholm GD, Habib FK (1993) Epidermal growth factor and transforming growth factor alpha concentrations in BPH and cancer of the prostate: their relationship with tissue androgen levels. Br J Cancer 67: 152-155
71. Zhao GQ, Holterhus PM, Dammshäuser I, Hoffbauer G, Aumüller G (1992) Estrogen induced morphological and immunohistochemical changes in stroma and epithelium of rat ventral prostate. Prostate 21: 183-199
72. Franks LM (1954) Atrophy and hyperplasia in the prostate proper. J. Pathol Bact 68: 617-622
73. Helpap B, Oehler U, Köllermann J (1996) Erfahrungen aus dem Konsiliardienst für Prostataerkrankungen. Pathologe 17: 417-424
74. Helpap B (1996) Pathologie und Pathogenese der benignen Prostatahyperplasie (BPH) Niere, Blase, Prostata 1: 4-13
75. Helpap B (1997) Prostata. In Remmele W (Hrsg) Pathologie 5 Springer Berlin, Heidelberg, New York pp 68-94

3.2
Endokrinologie

H.-U. Schweikert, U. W. Tunn

3.2.1
Hormone und BPH

Entwicklung, Wachstum und funktionelle Differenzierung der Prostata sind von der Konzentration zirkulierender männlicher Geschlechtshormone abhängig. Daher kann durch eine Kastration das Wachstum und die Sekretion der normalen Prostata unterbunden werden; durch die Substitution mit Androgenen läßt sich die restitutio ad integrum wieder herstellen.

Die Entwicklung der benignen Prostatahyperplasie beim Menschen und beim Hund, einem der wenigen Säuger, bei dem sich spontan eine BPH entwickelt und der für Untersuchungen zur Pathogenese der BPH als Versuchstier geeignet ist, ist an 2 Voraussetzungen gebunden, nämlich ein höheres Lebensalter und eine intakte Hodenfunktion [59, 87, 11, 12]. Hinsichtlich des testikulären Faktors läßt sich feststellen: Bei Eunuchen, die vor der Pubertät kastriert wurden, entwickelt sich keine BPH. Eine Volumenreduktion der BPH wurde bei einer Reihe von Patienten beobachtet, die chirurgisch [42, 33, 66] oder medikamentös durch Verabreichung von LH RH-Agonisten [60, 27, 28, 21] oder Antiandrogenen [73, 24] kastriert wurden. Diese Beobachtungen belegen, daß die Entstehung einer BPH von endokrinen Faktoren kontrolliert wird.

3.2.2
Hormonkonzentrationen im Blut bei Männern mit und ohne BPH

Die Entstehung der BPH ist an eine intakte Hodenfunktion gebunden. Man hat daher die Blutspiegel von Steroiden testikulärer, adrenaler und extragonadaler Herkunft, des sexhormonbindenden Globulin (SHBG) sowie gonadotroper und laktotroper Hypophysenhormone von BPH-Patienten und Männern ohne BPH untersucht. Signifikante Unterschiede der Blutspiegel von Testosteron, Androstendion, 5α-Dihydrotestosteron (DHT), 5α-Androstan-3α,17β-diol, Estradiol, Östron, SHBG, luteinisierendes Hormon (LH), follikelstimulierendes Hormon (FSH) und Prolaktin lassen sich hierbei nicht feststellen [81, 38, 3, 5, 57]. Dies beruht darauf, daß infolge der hohen Inzidenz der BPH wahrscheinlich adäquate Kontrollen fehlen, einmal abgenommene Blutproben auch unter standardisierten Bedingungen nur bedingt die Situation während eines längeren Zeitraums widerspiegeln, und neben dem Alter eine Reihe weiterer Faktoren die exokrine Hodenfunktion beeinflussen. Insbesondere korrelieren die Blutspiegel nicht mit den entsprechenden intraprostatischen Hormonkonzentrationen.

3.2.3
Testosteron- und Androstendionmetabolismus in extratestikulären Geweben und der Prostata

Eine Besonderheit des Testosteronmetabolismus besteht darin, daß im Blut zirkulierendes Testosteron und das von der Nebennieren sezernierte Androstendion in einer Reihe extratestikulärer Gewebe als Prohormone zur Bildung von 2 Arten zellulärer Hormone dienen können. Es handelt sich hierbei um 5α-reduzierte Derivate, von denen DHT für die Prostata von besonderer biologischer Bedeutung ist, zum anderen um Östrogene, die in der Pathogenese der BPH eine wichtige Rolle spielen [2, 17, 18, 31, 40, 87, 70].

3.2.4
Intraprostatische Wirkung der Androgene

Testosteron, das wichtigste zirkulierende Androgen, wird in der Prostata zu Metaboliten umgewandelt, denen einerseits die Vermittlung der androgenen Hormonwirkung im normalen Gewebe selbst zugeschrieben wird, die andererseits aber auch mit großer Wahrscheinlichkeit in ursächlichem Zusammenhang mit der Entstehung einer BPH stehen (Abb. 3.27).

3.2.4.1
Sekretion, Transport und Aufnahme von Testosteron in der Prostata

Testosteron wird von den Leydig-Zwischenzellen des Hodens, stimuliert durch das LH, gebildet und sezerniert. Im Blut ist Testosteron zum überwiegenden Teil an Plasmaproteine gebunden. Etwa 97 % sind an die Trägerproteine Albumin und SHBG gebunden. Die restlichen 3 % sind ungebunden im Plasma gelöst. Gebundenes und nichtgebundenes, »freies« Testosteron, befinden sich in einem dynamischen Gleichgewicht. Nur freies Testosteron kann durch die Zytoplasmamembran in die Zelle gelangen, die Aufnahme erfolgt per diffusionem, begünstigt durch ein extra-intrazelluläres Konzentrationsgefälle (s. Abb. 3.28).

3.2.4.2
Testosteronmetabolismus in der Prostata

Nach Aufnahme von Testosteron aus dem Blut in die Prostata wird das Steroid nahezu vollständig und irreversibel in das biologisch viel wirksamere DHT umgewandelt. DHT bindet entweder an den Androgenrezeptor und vermittelt auf diese Weise die androgene Botschaft, oder wird über verschiedene Stoffwechselwege (Bildung von Diolen und Triolen, Konjugation zu Sulfaten und Glukuroniden) inaktiviert und eliminiert (s. Abb. 3.27). DHT wird sowohl im Epithel als auch im Stroma der normalen und hyperplastischen Prostata gebildet.

3.2.4.3
Wirkungsmechanismus der Androgene in der Prostata

In der Prostata wird Testosteron intrazellulär durch das Enzym 5α-Reduktase zu DHT reduziert und bindet dann an den Androgenrezeptor (Abb. 3.28).

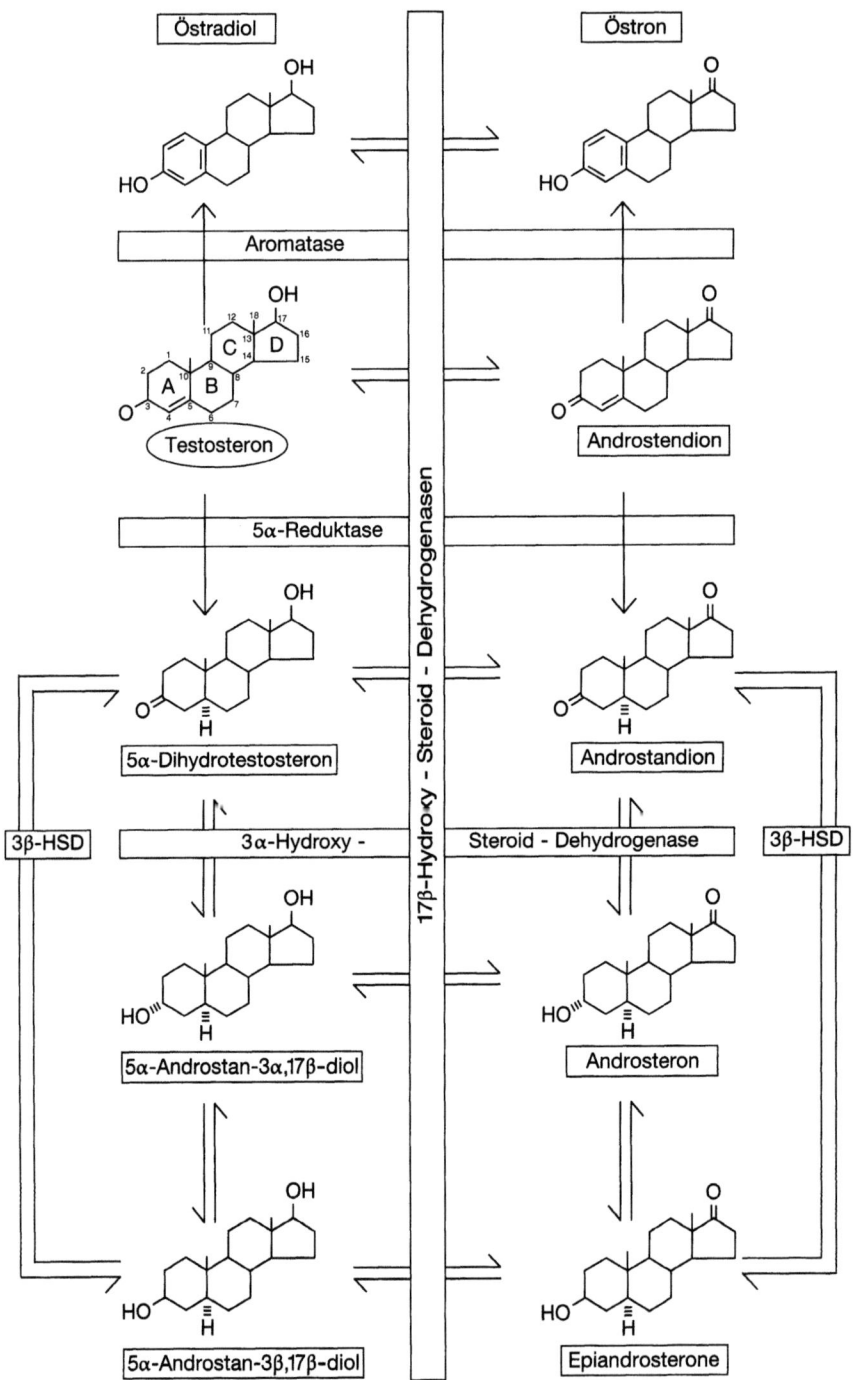

Abb. 3.27. Testosteronmetabolismus in der Prostata. Die wichtigsten Enzyme und ihre Metaboliten. 3β-HSD; 3β-Hydroxysteroiddehydrogenase

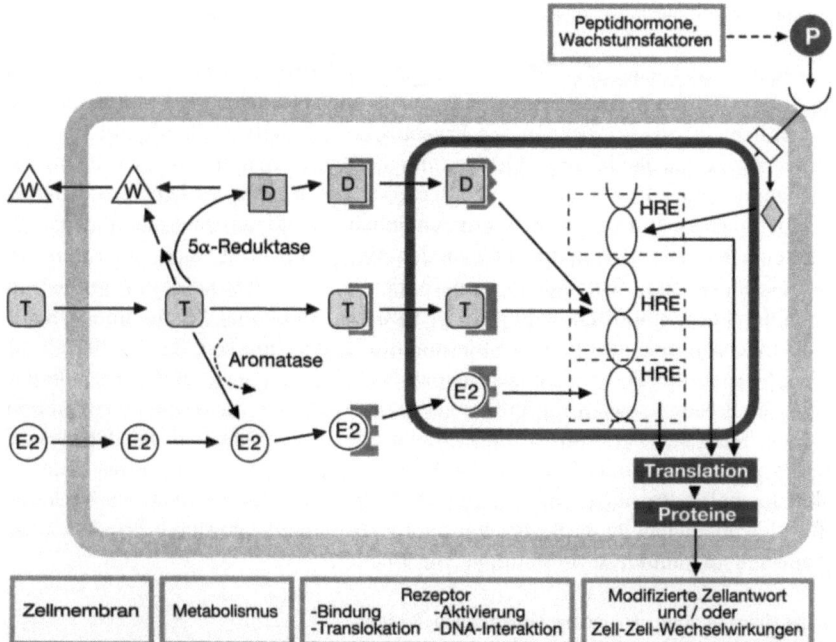

Abb. 3.28. Schematische Darstellung des Wirkungsmechanismus von Testosteron in der Prostata. T: Testosteron, D: 5α-Dihydrotestosteron, E2: Estradiol, M: Biologisch unwirksame Metaboliten, HRE: Hormone Responsive Element

5α-Reduktase

Die 5α-Reduktase liegt in 2 Isoformen vor [88]. Die 5α-Reduktase 1 besteht aus 259 Aminosäuren. Sie hat im Zellhomogenat ein pH-Optimum im Neutralen bis Basischen. Das kodierende Gen ist auf dem kurzen Arm von Chromosom 5 lokalisiert, wobei die Information auf 5 Exone verteilt ist. Die 5α-Reduktase 2 besteht aus 254 Aminosäuren und hat ein pH-Optimum bei 5,5. Das kodierende Gen ist auf dem kurzen Arm von Chromosom 2 lokalisiert, wobei die Information auf 5 Exonen gespeichert ist. Die 5α-Reduktase 2 findet sich in erster Linie in den Zielorganen der Androgene, während die 5α-Reduktase 1 hauptsächlich in Haut und Leber lokalisiert ist. Beide Isoenzyme finden sich sowohl in der normalen als auch hyperplastischen Prostata, ihre Verteilung in der Prostata ist noch nicht erforscht.

Physiologische Bedeutung von DHT

DHT ist ein biologisch wirksameres Androgen als Testosteron. Dies beruht darauf, daß DHT im Gegensatz zu Testosteron nicht zu Estradiol aromatisiert werden kann und eine 3- bis 10fach höhere Affinität als Testosteron für den Androgenrezeptor aufweist [15, 85].

DHT-Bildung im Stroma und Epithel der normalen und hyperplastischen Prostata

Eine Reihe vergleichender Untersuchungen zur Aktivität der 5α-Reduktase im Epithel und Stroma der normalen und hyperplastisch-transformierten Prostata sind veröffentlicht [22, 65, 50, 69, 19]. Die Ergebnisse sind ebenso uneinheitlich wie die Befunde zur Frage, ob die DHT-Bildung im hyperplastischen Prostatagewebe im Vergleich zur normalen Prostata erhöht oder etwa gleich hoch ist. Die verschiedenen Untersuchungsergebnisse beruhen wahrscheinlich z. T. auf der Heterogenität des verwendeten Gewebes sowohl hinsichtlich der Morphologie als auch des Alters der Gewebespender. Zum Teil sind sie, insbesondere was die Ergebnisse im Epithel und Stroma betrifft, methodisch bedingt [69]. Trotz der Probleme, die die unterschiedlichen Versuchsansätze für die Interpretation und Vergleichbarkeit der Ergebnisse aufwerfen, belegen die Untersuchungen jedoch, daß die Enzymaktivität der 5α-Reduktase in der Prostata sowohl im Epithel als auch im Stroma im Vergleich zu anderen Geweben hoch ist. Weiterhin ist die Aktivität der 5α-Reduktase in der hyperplastischen Prostata des Hundes [45] und des Menschen [74, 30, 44, 69, 19] etwas höher als in der normalen Prostata. Von besonderer Bedeutung ist schließlich der Nachweis, daß in der normalen, hyperplastischen und karzinomatös entarteten Prostata 2 Isoenzyme der 5α-Reduktase vorkommen [19, 20].

DHT-Gehalt in der normalen und hyperplastischen Prostata

Aufgrund einer Vielzahl von Untersuchungen hat man zunächst angenommen, daß der DHT-Gehalt im hyperplastischen Prostatagewebe etwa 2- bis 4fach höher ist als im normalen Prostatagewebe [74, 49, 39, 10]. Von Walsh et al. [83] wurde später aber erstmals gezeigt, daß sich die DHT-Konzentrationen in der normalen und hyperplastischen Prostata nicht wesentlich voneinander unterscheiden, Ergebnisse, die in der Folge auch von anderen bestätigt wurden [5, 19]. Die Diskrepanz der Ergebnisse dieser Studien beruht auf unterschiedlichen Versuchsansätzen. Während Walsh et al. ihre vergleichenden Untersuchungen ausschließlich mit operativ entnommenem Gewebe durchführten, verwendeten die Untersucher aller früheren Studien für die Bestimmungen im normalen Prostatagewebe Autopsiematerial, für die entsprechenden Untersuchungen im BPH-Gewebe dagegen operativ entnommenes Gewebe. Da DHT in der Prostata post mortem noch einige Stunden weiter verstoffwechselt wird, werden im Autopsiematerial niedrigere Werte gefunden als in operativ entnommenem Gewebe [14]. An dieser Stelle verdienen allerdings auch die Befunde von Siiteri u. Wilson Erwähnung [74], die beim Vergleich des DHT-Gehaltes operativ entnommener Prostatae im periurethralen, bereits hyperplastisch umgewandelten Gewebe, im Vergleich zum weiter peripher gelegenen histologisch noch normalem Gewebe, höhere DHT-Konzentrationen fanden; allerdings wurden diese Untersuchungen nur bei einer sehr kleinen Anzahl von Prostatae ermittelt, so daß die biologische Bedeutung dieser Ergebnisse unklar bleibt.

DHT-Gehalt im Epithel und Stroma bei BPH

Auch zum DHT-Gehalt im Epithel und Stroma finden sich in der Literatur diskrepante Ergebnisse, was z. T. darauf beruhen könnte, daß das Lebensalter der Gewebespender nicht berücksichtigt wurde [76, 13, 4]. Von besonderm Interesse sind hier die

Befunde von Krieg et al. [51], die den DHT-, Testosteron- und Östrogengehalt im Epithel und Stroma der normalen und hyperplastischen Prostata ermittelten und die Werte zudem mit dem Lebensalter der Gewebespender korrelierten. Insgesamt zeigte sich, daß eine Korrelation zwischen Lebensalter und dem intraprostatischen Testosterongehalt nicht besteht und die Testosteronkonzentrationen im Vergleich zu denen des DHT durchweg erheblich niedriger sind. Von besonderem Interesse ist weiterhin der Befund, daß mit zunehmendem Lebensalter insbesondere im Stroma ein dramatischer Anstieg des Östrogen-/Androgenquotienten zugunsten der Östrogene auftritt.

DHT und BPH

Testosteron wird in der Prostata infolge einer im Vergleich zu anderen Organen hohen 5α-Reduktaseaktivität sehr effektiv zu DHT umgewandelt. Da DHT zudem eine 3- bis 10fach höhere Affinität als Testosteron für den Androgenrezeptor aufweist [15, 85], wird diesem Androgen daher eine wichtige Bedeutung bei der Entstehung der BPH beigemessen. Tatsächlich läßt sich beim kastrierten Hund mit DHT oder 5α-Androstan-3α, 17β-diol, das in der Prostata zu DHT verstoffwechselt werden kann, eine BPH induzieren (Abb. 3.29). Deren Entstehung läßt sich jedoch verhindern, wenn gleichzeitig mit dem Androgen das Antiandrogen Cyproteronazetat, ein kompetitiver Hemmer des DHT am Androgenrezeptor, verabreicht wird [80]. Histologisch zeigt sich bei diesem Versuchsansatz, daß das Antiandrogen zwar die Entstehung der glandulären Hyperplasie unterdrückt, das Wachstum des stromalen Prostatakompartimentes, das bei der menschlichen BPH häufig eine dominierende Rolle spielt [7], jedoch kaum beeinflußt.

Daß DHT bei der Entstehung der BPH eine herausragende Rolle zukommt, wird beim Menschen durch 2 Beobachtungen belegt: Zum einen bleibt die Prostata bei Patienten mit einer verminderten DHT-Bildung infolge eines 5α-Reduktasedefektes zeitlebens hypoplastisch [43]. Zum anderen läßt sich mit Finasteride, einem selektiven Hemmer der 5α-Reduktase, bei BPH-Patienten eine Regression der Erkrankung, verbunden mit einer Größenabnahme der hypoplastischen Prostata, erzielen [78, 29], wobei die Volumenreduktion vornehmlich durch eine Regression des Epithels bewirkt wird [63].

Verminderte DHT-Bildung: Einfluß auf die Prostata bei Patienten mit 5a-Reduktasedefekt

Dem seltenen Syndrom liegt eine Störung der DHT-Bildung aus Testosteron infolge eines Defektes des Enzyms 5α-Reduktase 2 zugrunde (Abb. 3.30). Auf molekularbiologischer Ebene lassen sich verschiedenartige Mutationen des 5α-Reduktase-2-Gens nachweisen [88]. Die Betroffenen haben einen normalen männlichen Karyotyp 46, XY, Hoden und eine normale Testosteronsekretion, aber Virilisierungsstörungen unterschiedlicher Ausprägung. Bei normal männlicher Entwicklung der inneren Geschlechtsorgane liegen Entwicklungsstörungen der äußeren Genitalien vor. Die wichtigsten Charakteristika des Syndroms sind beim Erwachsenen die subnormale Entwicklung des Phallus, eine schwer beeinträchtigte Spermatogenese und eine fehlende bzw. hypoplastische Prostata; eine BPH entwickelt sich nicht [88, 72]. Die Serumspiegel der Gonadotropine und des Testosterones finden sich beim Erwachsenen im Normalbereich für Männer, die DHT-Spiegel sind jedoch stark erniedrigt,

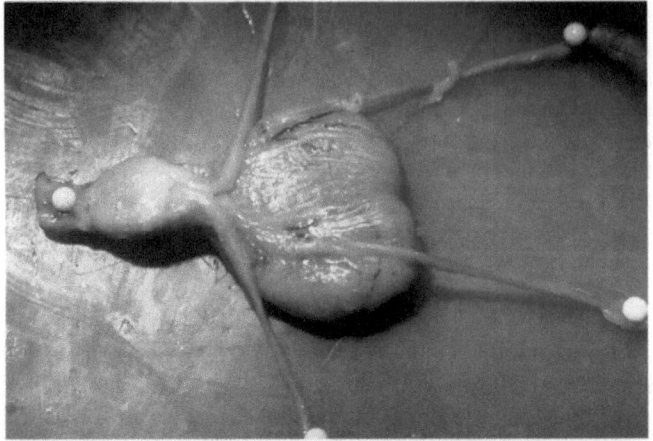
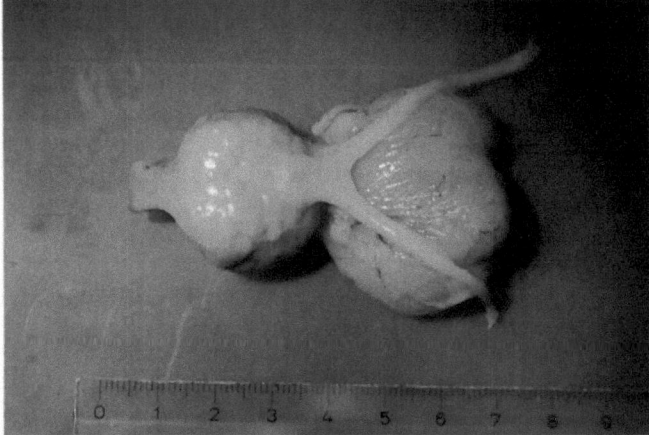
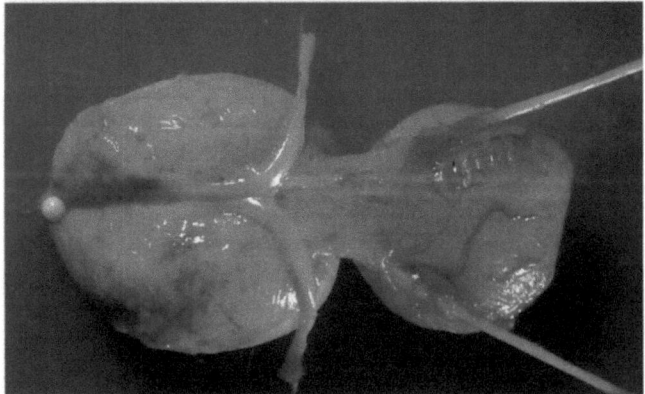

Abb. 3.29a–c. Experimentelle Prostathyperplasie beim Hund. *a* atrophische Prostata bei einem Beagle nach Kastration, Prostatagewicht 2 g; *b* normale Prostata eines 2jährigen Beaglerüden, Prostatagewicht 8 g; *c* DHT-induzierte Prostatahyperplasie bei einem 2jährigen kastrierten Beaglerüden. Nach 6monatiger Behandlung mit 5α-Androstan-3α, 17β-diol, das intraprostatisch zu DHT umgewandelt wird, wiegt die Prostata 41 g. (Nach Schweikert et al. 1989 [70])

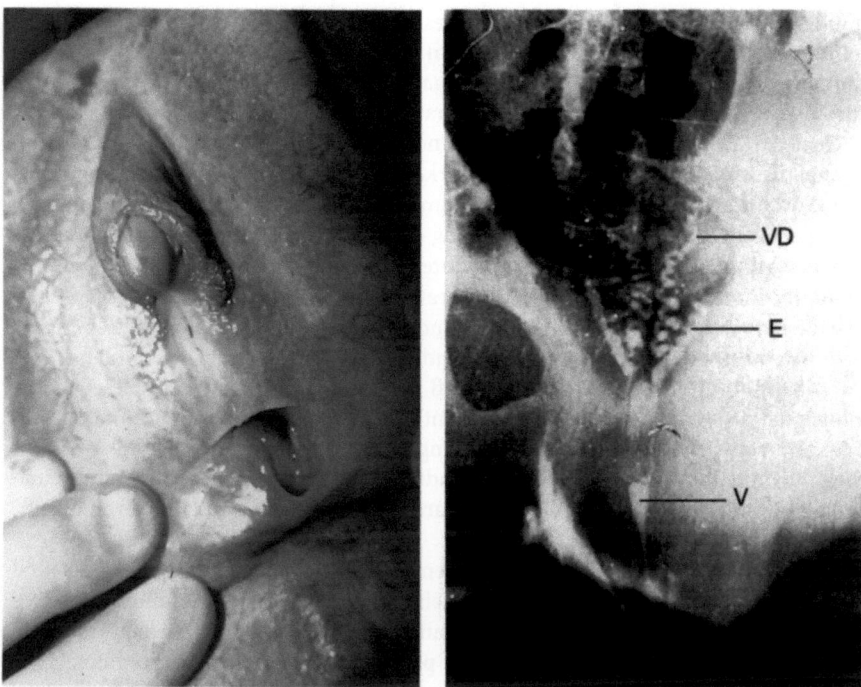

Abb. 3.30a,b. 5α-Reduktasedefekt. *a* äußeres Genitale. Mikrophallus mit perineoskrotaler Hypospadie, blind endende Vagina, Prostata nicht tastbar; *b* inneres Genitale. Samenleiter und Samenbläschen münden in eine distal blind endende Vagina (fehlender Uterus). *VD* Vas deferens, *E* Epididymis, *V* Vagina. Bei der Untersuchung finden sich außerdem beidseits Leistenhoden, Zeichen einer weiteren somatischen Feminisierung (Brustbildung) finden sich bei dem 16jährigen Patienten nicht. Das Serumtestosteron liegt mit 9 ng/ml im oberen Normbereich, das DHT ist mit 0,04 ng/ml (normal 0,35–0,9) stark erniedrigt, die Gonadotropine liegen im Normalbereich für Männer. Die Bestimmung der 5α-Reduktaseaktivität in Genitalhautfibroblasten zeigt einen extrem erniedrigten Wert. Die molekularbiologische Untersuchung ergibt in Exon 4 und 5 des 5α-Reduktase-2-Gens eine Mutation (missense mutation). (Nach Bartsch et al. 1987b [6])

wodurch sich der Quotient Testosteron zu DHT zu Ungunsten des DHT verschiebt. Die Diagnose wird durch den abnorm hohen Testosteron-DHT-Quotienten im Serum (bei Kindern nach Stimulation mit humanem Choriongonadotropin); alternativ durch die Bestimmung der 5α-Reduktase in Fibroblasten, die aus einer Genitalhautbiopsie kultiviert werden, gesichert. Mit molekularbiologischen Methoden läßt sich schließlich der dem Syndrom zugrundeliegende Defekt (in den meisten Fällen handelt es sich hierbei um Punktmutationen im 5α-Reduktase 2-Gen) sichern [88].

3.2.4.4
Androgenrezeptor

Der Androgenrezeptor zählt zur großen Familie nukleärer Rezeptoren, zu der alle Steroidhormone, das 1,25-Vitamin-D_3-Hormon, Schilddrüsenhormone und Retinoide gehören [79, 77]. Gemeinsam ist diesen Hormonen der modulare Aufbau aus mindestens 3 funktionellen Bereichen. Am karboxyterminalen Ende des Rezeptorproteins befindet sich die steroid- oder ligandenbindende Domäne. Hier erfolgt die spezifische Bindung der Androgene, in erster Linie DHT, für das der Rezeptor die höchste Affinität aufweist. Die DNA-bindende Domäne enthält spezielle Strukturelemente, die sog. Zinkfinger, die für die Erkennung und Bindung besonderer DNA-Strukturen, den hormonsensitiven Elementen (hormone-responsive elements, HRE), verantwortlich sind. Durch Bindung des Hormons an den Rezeptor wird eine Konformationsänderung des Rezeptorproteins bewirkt, wodurch die zentrale DNA-Bindungsdomäne eine optimale Konfiguration für die Bindung an androgensensitive Elemente der DNA annimmt. Am aminoterminalen Ende des Rezeptors befindet sich die transaktivierende Domäne. Sie enthält Elemente, die für die Regulation der Transkription und damit für das Ausmaß der biologischen Antwort auf das Hormonsignal notwenig sind. Der Rezeptor enthält außerdem weitere funktionell wichtige Bereiche, beispielsweise Dimerisierungsstellen (Bereiche, die für die Wechselwirkung mit dem gleichen oder verwandten Rezeptor verantwortlich sind), und Signale, die für den Transport des Hormonreptorkomplexes in den Zellkern notwendig sind.

Das Androgenrezeptorgen liegt auf dem langen Arm des X-Chromosoms und besteht aus 8 Exonen, die für ein Protein, das aus etwa 919 Aminosäuren besteht, kodieren. Die genaue Anzahl der Aminosäuren läßt sich nicht genau festlegen, da in der transaktivierenden Domäne 2 polymorphe Regionen vorkommen. Eine CAG/CAA-Wiederholung kodiert für Glutamin, die Länge des Bereiches ist populationsabhängig, sie variiert zwischen 19 und 30 Glutaminwiederholungen. Der zweite polymorphe Bereich mit GGT/GGC-Wiederholungen kodiert für 16–24 Glyzinreste. Die physikochemischen Eigenschaften des Androgenrezeptors sind in der normalen und hyperplastischen Prostata identisch. Der Androgenrezeptor kann eine Reihe von Steroiden binden, wobei jedoch DHT und Testosteron die weitaus höchsten Affinitäten für diesen Rezeptor aufweisen.

Androgenrezeptorkonzentration in der normalen Prostata und bei BPH

Sowohl im normalen als auch im hyperplastischen Prostatagewebe sind Androgenrezeptoren vorhanden. Der Rezeptorgehalt scheint in beiden Geweben nicht unterschiedlich zu sein. Diskrepante Untersuchungsergebnisse liegen allerdings über den Rezeptorgehalt im epithelialen und stromalen Gewebekompartiment vor. Es wurden sowohl vergleichbare als auch höhere Rezeptorkonzentrationen im Stroma gemessen [55, 49, 53, 76]. Denkbar ist, daß die unterschiedlichen Ergebnisse darauf zurückzuführen sind, daß in den verschiedenen Untersuchungen Prostatae unterschiedlicher Histomorphologie verwendet wurden, was bei der großen Heterogenität der BPH-Morphologie eine naheliegende Erklärung sein könnte. Da nicht sicher geklärt ist, ob Unterschiede in den Rezeptorkonzentrationen in der normalen und erkrankten Prostata vorliegen, bleibt unklar, inwieweit der Androgenrezeptorbesatz der Prostata für die Entstehung der BPH eine pathogenetische Rolle spielt.

Mutationen im Androgenrezeptor und BPH

Die Entwicklung und Funktion der normalen Prostata sind ebenso wie die Entstehung einer BPH an das Vorhandensein eines normal funktionsfähigen Androgenrezeptors gebunden. Dies belegen Patienten mit einem Androgenresistenzsyndrom [61, 84, 72, 32]. Die Betroffenen haben einen normalen männlichen Karyotyp 46, XY und Hoden. Die Testosteronspiegel finden sich beim Erwachsenen im oberen Normalbereich oder sind deutlich erhöht. Trotzdem bleibt die Virilisierung ganz oder partiell aus. Das klinische Erscheinungsbild kann dabei das ganze Spektrum vom typisch weiblichen Phänotyp (komplette Androgenresistenz, sog. testikuläre Feminisierung) über unterschiedlich ausgeprägte intersexuelle Formen, bis zu einer geringgradigen Verminderung der Virilisierung oder einem normalen männlichen Phänotyp mit Infertiliät (partielle Androgenresistenz) umfassen. Die molekularbiologische Analyse des Androgenrezeptorgens ergibt in den meisten Fällen Punktmutationen des Androgenrezeptorgens, die meist zu einem Austausch von einer Aminosäure im Androgenrezeptormolekül führen und auf diese Weise die Funktionsminderung des Androgenrezeptors verursachen. Bei der kompletten Androgenresistenz entwickelt sich keine Prostata, bei der partiellen Androgenresistenz bleibt die Prostata, je nach Ausprägung der Hormonresistenz, rudimentär oder klein. Eine BPH tritt nicht auf (Abb. 3.31).

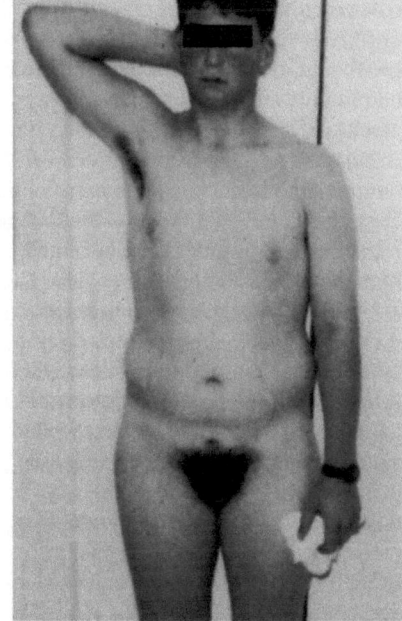

Abb. 3.31. Partielle Androgenresistenz, 19jähriger Patient. Angedeutete Gynäkomastie. Trotz Serumtestosteronspiegel im männlichen Normalbereich weibliches Sexualbehaarungsmuster und fehlender Bartwuchs, perineoskrotale Hypospadie, kleine Prostata. Die Ursache der gestörten Virilisierung ist eine Punktmutation im Androgenrezeptorgen, die hier zum Austausch einer Aminosäure in der DNA-bindenden Domäne des Androgenrezeptors führt, wodurch der Rezeptor einen Funktionsverlust erfährt

3.2.5
Östrogene und BPH

Östrogenen wird bei der Entstehung der BPH ebenfalls eine wichtige Rolle zugeschrieben. Folgende Wirkungen sind experimentell belegt: Östrogene stimulieren das Wachstum des fibromuskulären Gewebes der Prostata von Ratten [47] und Affen (Cynomolgus) [36]. Beim Hund wirken sie mit Androgenen synergistisch-wachstumsfördernd, d.h. durch gleichzeitige Gabe von Androgenen und Estradiol wird eine BPH induziert, wobei die Volumenzunahme größer ist als mit einer alleinigen Androgensubstitution [82, 23, 80, 35]. Östrogene stimulieren zudem die Bindung von DHT an den Rezeptor [59], und durch Verabreichung des Aromatasehemmers 4-Hydroxyandrostendion läßt sich beim kastrierten Hund eine durch Androstendion induzierte Proliferation des Stromas verhindern [35].

Beim Menschen liegen folgende Befunde vor: Mit zunehmendem Lebensalter steigt beim Mann die Östrogenproduktion nahezu linear an, bedingt durch eine 2- bis 4fach wirksamere Umwandlung zirkulierender Androgene in peripheren Geweben im höheren Lebensalter [75]. Die Bedeutung der Östrogene für die Entstehung einer BPH wird durch den Nachweis von Östrogenrezeptoren im hyperplastischen Prostatagewebe [8, 9, 50, 26] und die Anreicherung von Estradiol in den Stromakernen [48] wahrscheinlich. Von besonderem Interesse sind Untersuchungsergebnisse von Krieg et al. [51] zum Östrogengehalt der Prostata. In der normalen Prostata wurden im Epithel signifikant höhere Estradiol- und Östronkonzentrationen als im Stroma gefunden; eine Korrelation dieser Parameter mit dem Lebensalter bestand nicht. Im Gegensatz hierzu nahm mit zunehmendem Lebensalter die Konzentration beider Östrogene im Stroma sinifikant zu. Insgesamt zeigte sich somit, daß im Stroma mit zunehmendem Lebensalter ein dramatischer Anstieg des Östrogen-/Androgenquotienten zugunsten der Östrogene auftritt. Weiter ist bekannt, daß Fibroblasten, die aus normalen Prostatae und BPH-Gewebe kultiviert werden, Androstendion zu Östrogenen metabolisieren können; dies bedeutet, daß diese Zellen über das zur Östrogenbildung notwendige Enzymsystem Aromatase verfügen [67]. Auch in frisch entnommenem Prostatagewebe konnte immunhistochemisch das Vorhandensein von Aromatase nachgewiesen werden [56]. Zur Aromataseaktivität in der operativ entnommenen Prostata liegen unterschiedliche Ergebnisse vor. Kaburagi et al. [46] sowie Hiramatsu et al. [41] fanden, daß Östrogene in der Prostata gebildet werden können. Brodie et al. [16] fanden dagegen keine Aromataseaktivität. Denkbar ist, daß die diskrepanten Untersuchungsergebnisse unterschiedlichen Nachweismethoden und ggf. auch der ausgeprägten Heterogenität der Histomorphologie des BPH-Gewebes zuzuschreiben sind. Weiter konnte gezeigt werden, daß Tamoxifen, ein kompetitiver Hemmer der Estradiolbindung an den Rezeptor, zu einem signifikanten Abfall der Androgenrezeptoren im menschlichen BPH-Gewebe führt [1]. In einer offenen Studie konnte mit Testolacton, einem Steroid, das die Umwandlung zirkulierender Androgene (Androstendion und Testosteron) in Östrogene hemmt, eine signifikante Volumenredution bei BPH-Patienten erzielt werden [68]. Eine mulizentrisch angelegte, doppelblind durchgeführte Studie zur Behandlung der BPH mit dem Aromatasehemmer 1-Methylandrostendion zeigte bezüglich Symptomatik und Volumenreduktion keine Unterschiede [62]. Bei einer kleinen Zahl operativ entnommener Prostatae von Patienten, die vor der Resektion mit 1-Methylandrostendion behandelt worden waren, und einer unbehandelten Vergleichsgruppe, ergab die Bestimmung des Östrogengehaltes in der Prostata, daß in der Gruppe der behandelten Patienten zwar die Östronkonzentration signifikant gegenüber der Vergleichsgruppe abgefallen war, sich die Konzentrationen des biologisch potenten Estradiols nicht wesentlich unterschieden [71].

3.2.5.1
Östrogenrezeptor

Bis vor kurzem wurde angenommen, daß die Wirkung der Östrogene von einem vorwiegend im Zellkern lokalisierten Östrogenrezeptor vermittelt wird, dessen Aminosäurensequenz bekannt und dessen Funktion in den klassischen Zielorganen der Östrogene gut charakterisiert ist. Von Kuiper et al. [52] wurde 1996 ein zweiter Östrogenrezeptor kloniert. Er weist eine hohe Sequenzhomologie zum klassischen Östrogenrezeptor auf, besitzt eine hohe Bindungsaffinität für Östrogene, bindet als Hormonrezeptorkomplex an östrogenresponsive Elemente der DNA, und stimuliert bzw. moduliert auf diese Weise östrogenabhängige Zellfunktionen. Sowohl in der sich entwickelnden als auch adulten menschlichen Prostata konnte neben dem klassischen Östrogenrezeptor, ER-α, inzwischen auch der zweite Östrogenrezeptortyp, ER-β, nachgewiesen werden. Welche Bedeutung ER-β für die Entwicklung der normalen und erkrankten Prostata spielt, ist derzeit noch ebenso unerforscht wie seine Lokalisation in den verschiedenen Zellelementen der Prostata. Auch ist unbekannt, ob die beiden Östrogenrezeptortypen synergistische und/oder antagonistische Interaktionen in den Prostatakompartimenten ausüben. Es ist klar, daß der Nachweis von ER-β in der Prostata weitere Untersuchungen zur Wirkung der Östrogene auf Wachstum und Funktion in der normalen und hyperplastischen Prostata anregen wird.

3.2.6
Einfluß von Wachstumshormonen und -faktoren auf die BPH

In der Prostata werden eine Reihe von Wachstumsfaktoren gebildet [38, 34]. Von besonderem Interesse sind die Insulin-like Growth-Faktoren (FGF) (IGF-I und IGF-II), der Epidermal Growth Factor (EGF), die Fibroblast-Growth-Faktoren und der Transforming Growth Factor-β (TGF-β). Während die erstgenannten Peptide wachstumsstimulierend wirken, hemmt TGF-β die Zellproliferation. Die Wachstumsfaktoren sind somit wichtige Regulatoren der Zellproliferation und der Homöostase des Zellwachstums. Von physiologischer und wahrscheinlich auch pathophysiologischer Bedeutung ist, daß sowohl Androgene als auch Östrogene die Bildung von Wachstumsfaktoren in den verschiedenen Zellkompartimenten der Prostata stimulieren können, wobei die Wachstumsfaktoren ihre Wirkung auf parakrine oder autokrine Weise ausüben, und auf diese Weise Wachstumssignale zwischen den Zelltypen- und Kompartimenten der Prostata ausgetauscht werden können. Es ist daher attraktiv, anzunehmen, daß die BPH als Folge eines Ungleichgewichtes dieser Faktoren entsteht. Beispielsweise vermag DHT in Fibroblasten des Stromas die Sekretion des Keratinozyten-Growth-Faktors (KGF), einem Mitglied der Fibroblast-Growth-Familie, zu stimulieren; KGF induziert dann seinerseits – parakrin – die Proliferation von Epithelzellen. Östrogene wirken möglicherweise synergistisch mit DHT über eine Anregung der Bildung von FGF, wodurch das Wachstum des stromalen Zellkompartimentes gefördert wird.

3.2.7
Neuroendokrine Zellen in der normalen und hyperplastischen Prostata

Mittels immunhistochemischer Methoden lassen sich in der normalen und hyperplastischen Prostata eine Vielzahl neurohormonaler Substanzen, beispielsweise Kalzitonin, Somatostatin, Parathormon-related Protein (PTHrP), Serotonin und Bombesin nachweisen [34]. Die physiologische Funktion dieser Peptide in der normalen Prostata und ihre pathophysiologische Bedeutung für die Entstehung der BPH sind bisher nicht bekannt. Da einige dieser Peptide, beispielsweise Bombesin ebenso wie Kalzitonin oder PTHrP, in der Zellkultur bestimmter Prostatakarzinomzellinien wachstumsstimulierend wirken, andererseits Somatostatin eine wachstumshemmende Wirkung vermittelt, wird angenommen, daß die Peptide wachstumsregulierende Funktionen erfüllen und auch an der fokalen Entwicklung der BPH mitbeteiligt sein können.

Literatur

1. Albert JD, Geller J, Liui JD, Faber LE (1984) Tamoxifen decreases progesterone and nuclear androgen receptors in the human prostate. J Steroid Biochem 21: 659–662
2. Anderson KM, Liao S (1968) Selective retention of dihydrotestosterone by prostatic nuclei. Nature (London) 219: 277–279
3. Bartsch W, Becker H, Pinkenburg FA, Krieg M (1979) Hormone blood levels and their interrelationships in normal men and men with benign prostatic hyperplasia (BPH). Acta Endocrinol (Copenh) 90: 727–736
4. Bartsch W, Krieg M, Becker H, Mohrmann H, Voigt KD (1982) Endogenous androgen levels in epithelium and stroma of human benign prostatic hyperplasia and normal prostate. Acta Endocrinol (Copenh) 100: 634–640
5. Bartsch G, Keen F, Daxenbichler G et al. (1987a) Correlation of biochemical (receptors, endogenous tissue hormones) and quantitative morphologic (stereologic) findings in normal and hyperplastic prostates. J Urol 137: 559–564
6. Bartsch G, Decristofero A, Schweikert HU (1987b) Pseudovaginal perineoscrotal hypospadias. Clinical, endocrinological and biochemical characterization of a patient. Eur Urol 13: 386–389
7. Bartsch G, Brüngger A, Schweikert HU, Hintner H, Höpfl R, Rohr HP (1994) Benign prostatic hyperplasia: morphometric studies in relation to the hormone sensitivity of stromal tissue. In: Kurth K, Newling DWW (eds) Benign prostatic hyperplasia. Recent progress in clinical research and practice. Wiley-Liss, New York, pp 51–65
8. Bashirelahi N, O'Toole HH, Young JD (1976) A specific 17β-estradiol receptor in human benign prostatic hypertrophy. Biochem Med 15: 254–261
9. Bashirelahi N, Young JD, Sidh SM, Sanefuji H (1980) Androgen, oestrogen and progesterone and their distribution in epithelial and stromal cells of human prostate. In: Schröder FH, de Voogt HJ (eds) Steroid receptors, metabolism and prostatic cancer. Excerpta Medica, Amsterdam, pp 240–255
10. Belis JA (1980) Methodological basis for the radioimmunoassy of endogenous steroids in human prostatic tissues. Invest Urol 17: 332–336
11. Berry SJ, Coffey DS, Walsh PC, Ewing LL (1984) The development of human benign prostatic hyperplasia with age. J Urol 132: 474–479
12. Berry SJ, Coffey DS, Strandberg JD, Ewing LL (1986) Effects of age, castration and testosterone replacement on the development and restoration of canine prostatic hyperplasia. Prostate 9: 295–302
13. Bolton J, Lahtonen R, Hammond GL, Vihko R (1981) Distribution and concentrations of androgens in epithelial and stromal compartments of the human benign hypertrophic prostate. J Endocrinol 90: 125–131

14. Bolton NJ, Lukkarinen O, Vihko R (1986) Concentration of androgens in human benign prostatic hypertrophic tissues incubated for up to three days. Prostate 9: 159–167
15. Breiner M, Romalo G, Schweikert HU (1986) Inhibition of androgen receptor binding by natural and synthetic steroids in cultured human genital skin fibroblasts. Klin Wochenschr 64: 732–737
16. Brodie AM, Son C, King DA, Meyer KM, Inkster SE (1989) Lack of evidence for aromatase in human prostatic tissues: effects of 4-hydoxyandrostenedione and other inhibitors on androgen metabolism. Cancer Res 49: 6551–6555
17. Bruchovsky N, Wilson JD (1968a) The conversion of testosterone to 5α-androstan-17β-ol-3-one by rat prostate in vivo and in vitro. J Biol Chem 243: 2012–2021
18. Bruchovsky N, Wilson JD (1968b) The intranuclear binding of testosterone and 5α-androstan-17β-ol-3-one by rat prostate. J Biol Chem 243: 5953–5960
19. Bruchovsky N, Rennie PS, Frederick HB, Goldenberg SL, Fletcher T, McLoughlin MG (1988) Kinetic parameters of 5α-reductase activity in stroma and epithelium of normal, hyperplastic, and carcinomatous human prostates. J Clin Endocrinol Metab 67: 806–816
20. Bruchovsky N, Sadar MD, Akakura K, Goldenberg SL, Matsuoka K, Rennie PS (1996) Characterization of 5α-reductase gene expression in stroma and epithelium of human prostate. J Steroid Biochem Molec Biol 59: 397–404
21. Comaru-Schally AM, Brannan W, Schally AV, Colcolough M, Monga M (1998) Efficacy and safety of luteinizing hormone-releasing hormone antagonist cetrorelix in the treatment of symptomatic benign prostatic hyperplasia. J Clin Endocrinol Metab 83: 3826–3831
22. Cowan, RA, Cowan SK, Grant JK, Elder HY (1977) Biochemical investigations of separated epithelium and stroma from benign hyperplastic prostatic tissue. J Endocrinol (Oxf) 74: 111–120
23. DeKlerk DP, Coffey DS, Ewing LL et al. (1979) Comparison of spontaneous and experimentally induced canine prostatic hyperplasia. J Clin Invest 64: 842–849
24. Ekman P (1983) Treatment (of BPH) with cyproterone acetate and / or bromocryptine. In: Hinman F (ed) Prostatic hypertrophy. Springer, Berlin Heidelberg New York, pp 271–276
25. Ekman P, Barrack ER, Walsh PC (1982) Simultaneous measurement of progesterone and androgen receptors in human prostate: a microasay. J Clin Endocrinol Metab 55: 1089–1099
26. Ekman P, Barrack ER, Greene GL, Jensen EV, Walsh PC (1983) Estrogen receptors in human prostate: evidence for multiple binding sites. J Clin Endocrinol Metab 57: 166–176
27. Gabrilove JL, Levine AC, Kirschenbaum A, Droller M (1987) Effects of a GnRH analog (leuprolide) on benign prostatic hypertrophy. J Clin Endocrinol Metab 64: 1331–1333
28. Gabrilove JL, Levine AC, Kirschenbaum A, Droller M (1989) Effects of a long-acting gonadotropin-releasing hormone analog (leuprolide) therapy on prostatic size and symptoms in 15 men with benign prostatic hypertrophy. J Clin Endocrinol Metab 69: 629–632
29. Geller J (1995) Five year followup of patients with benign prostatic hyperplasiea treated with finasteride. Eur Urology 21: 267–273
30. Geller J, Albert J, Lopez D, Geller S, Niwayama G (1976) Comparison of androgen metabolites in benign prostatic hypertrophy (BPH) and normal prostate. J Clin Endocrinol Metab 43: 686–688
31. Gloyna RE, Wilson JD (1969) A comparative study of the conversion of testosterone to 17β-hydroxy-5α-androstan-3-one (dihydrotestosterone) by prostate and epididymis. J Clin Endocrinol 29: 970–977
32. Gottlieb B, Lehvaslaiho H, Beitel LK, Lumbroso R, Pinsky L, Trifiro M (1998) The androgen receptor gene mutation database. Nucleic Acids Res 26: 234–238
33. Grayhack JT, Sadlowski RW (1975) Results of surgical treatment of benign prostatic hyperplasia. In: Grayhack JT, Wilson JD, Sherbenske MJ (eds) Benign prostatic hyperplasia. DHEW Publication No (NIH) 76-1113, US Government Printing Office, Washington DC, pp 125–134
34. Griffiths K, Cockett ATK, Coffey D et al. (1998) Regulation of prostatic growth. In: Denis L, Griffiths K, Khoury S, Cockett ATK et al. (eds). 4th International Consultation on Benign Prostatic Hyperplasia (BPH). Health Publication, Plymbridge Distributors Ltd, Plymouth, UK, pp 85–128
35. Habenicht UF, Schwarz K, Schweikert HU, Neumann F, El Etreby MF (1986) Development of a model for the induction of estrogen-related prostatic hyperplasia in the dog and its response to the aromatase inhibitor 4-hydroxy-4-androstene-3,17-dione: preliminary results. Prostate 8: 181–194
36. Habenicht UF, Schwarz K, Neumann F, El Etreby MF (1987) Induction of estrogen-related hyperplastic changes in the prostate of the cynomolgus monkey (macaca fascicularis) and its antagonization by the aromatase inhibitor 1-methyl-androsta-1,4-diene-3,17-dione. Prostate 11: 313–326
37. Habib FK (1994) The role of growth factors in the pathogenesis of BPH. In: Kurth K, Newling DWW (eds) Benign prostatic hyperplasia. Recent progress in clinical research and practice. Wiley-Liss, New York, pp 43–50
38. Habib FK, Lee SR, Stretch SR, Smith PH (1976) Androgen levels in the plasma and prostatic tissue of patients with benign hypertrophy and carcinoma of the prostate. J Endocrinol 71: 99–107

39. Hammond GL (1978) Endogenous steroid levels in the human prostate from birth to old age: a comparison of normal and diseased tissues. J Endocrinol 78: 7-19
40. Harper ME, Pike E, Peeling WB, Griffiths K (1974) Steroids of adrenal origin metabolized by human prostatic tissue both in vitro and in vivo. J Endocrinol 60: 117-125
41. Hiramatsu M, Maehara I, Ozaki M, Harada N, Orikasa S, Sasano H (1997) Aromatase in hyperplasia and carcinoma of the human prostate. Prostate 31: 118-124
42. Huggins C, Stevens RA (1940) The effect of castration on benign hypertrophy of the prostate in man. J Urol 43: 705-714
43. Imperator-McGinley J, Gautier T, Zirinsky K et al. (1992) Prostate visualization studies in males homozygous and heterozygous for 5α-reductase deficiency. J Clin Endocrinol Metab 75: 1022-1026
44. Isaacs JT, Coffey DS (1981) Changes in dihydrotestosterone metabolism associated with the development of canine benign prostatic hyperplasia. Endocrinology 108: 445-453
45. Isaacs JT, Brendler CB, Walsh PC (1983) Changes in the metabolism of dihydrotestosterone in the hyperplastic human prostate. J Clin Endocrinol Metab 56: 139-146
46. Kaburagi Y, Marino MB, Kirdani RY, Greco JP, Karr JP, Sandberg AA (1987) The possibility of aromatization of androgen in human prostate. J Steroid Biochem 26: 739-742
47. Korenchevsky V, Dennison M (1935) Histological changes in organs of rats injected with oestrone and testicular hormone. J Pathol Bacteriol 41: 323-337
48. Kozak J, Bartsch W, Krieg M, Voigt KD (1982) Nuclei of stroma: site of highest estrogen concentration in human prostatic hyperplasia. Prostate 3: 433-438
49. Krieg M, Bartsch W, Janssen W, Voigt KD (1979) A comparative study of binding, metabolism and endogenous levels of androgens in normal, hyperplastic and carcinomatous human prostate. J Steroid Biochem 11: 615-624
50. Krieg M, Klötzl G, Kaufmann J, Voigt KD (1981) Stroma of human benign prostatic hyperplasia: preferential tissue for androgen metabolism and oestrogen binding. Acta Endocrinol (Copenh) 96: 422-432
51. Krieg M, Nass R, Tunn S (1993) Effects of aging on endogenous levels of 5α-dihydrotestosterone, testosterone, estradiol and estrone in epithelium and stroma of normal and hyperplastic human prostate (BPH). J Clin Endocrinol Metab 77: 375-385
52. Kuiper GGJM, Enmark E, Pelto-Huikko M, Nilsson S, Gustafsson JA (1996) Cloning of a novel estrogen receptor expressed in rat prostate and ovary. Proc Natl Acad Sci USA 93: 5925-5930
53. Lahtonen R, Bolton NJ, Konturri M, Vihko R (1983a) Nuclear androgen receptors in the epithelium and stroma of human benign prostatic hypertrophic glands. Prostate 4: 129-139
54. Lahtonen R, Bolton NJ, Lukkarinen O, Vihko R (1983b) Androgen concentrations in epithelial and stromal cell nuclei of human benign prostatic hypertrophic tissues. J Endocrinol 99: 109-114
55. Lieskovsky G, Bruchowsky N (1979) Assay of nuclear androgen receptor in human prostate. J Urol 121: 54-58
56. Matzkin H, Soloway MS (1992) Immunhistochemical evidence of the existence and localization of aromatase in human prostatic tissues. Prostate 21: 309-314
57. Meikle WA, Stephenson RA, Lewis, CM, Wiebke GA, Middleton RG (1997) Age, genetic, and nongenetic factors influencing variation in serum sex steroids and zonal volumes of the prostate and benign prostatic hyperplasia in twins. Prostate 33: 105-111
58. Moore RJ, Wilson JD (1975) Androgen transport and metabolism in the prostate. In: Grayhack JT, Wilson JD, Sherbenske MJ (eds) Benign prostatic hyperplasia. DHEW Publication No (NIH) 76-1113, US Government Printing Office, Washington DC, pp 21-31
59. Moore RJ, Gazak, JM, Wilson JD (1979) Regulation of cytoplasmic dihydrotestosterone binding in dog prostate by 17β-estradiol. J Clin Invest 63: 351-357
60. Peters CA, Walsh PC (1987) The effect of nafarelin acetate, a luteinizing-hormone-releasing hormone agonist on benign prostatic hyperplasia. N Engl J Med 317: 599-604
61. Quigley CA, De Bellis A, Marschke KB, El-Awady MK, Wilson EM, French FS (1995) Androgen receptor defects: historical, clinical, and molecular perspectives. Endocr Rev 16: 271-321
62. Radlmaier A, Eickenberg HU, Fletcher MS, Fourcade RO, Reis Santos JM, van Aubel OG, Bono AV (1996) Estrogen reduction by aromatase inhibition for benign prostatic hyperplasia: results of a double-blind, placebo-controlled, randomized trial using two doses of the aromatase-inhibitor atamestane. Prostate 29: 199-208
63. Rittmaster RS, Norman RW, Thomas LN, Rowden G (1996) Evidence for atrophy and apoptosis in the prostates of men given finasteride. J Clin Endocrinol Metab 81: 814-819
64. Robel P, Eychenne B, Blondeau JP, Baulieu EE, Hechter O (1984) Sex steroid receptors in normal and hyperplastic prostate In: Bracci U, DiSilvero F (eds) Advances in urological oncology and endocrinology. Acta Medica, Roma, 41-45

65. Romijn JC, Oishi K, Bolt-de Vries J, Schweikert HU, Mulder E, Schröder FH (1980) Androgen metabolism and androgen receptors in separated epithelium and stroma of the human prostate. In: Schröder FH, de Voogt HJ (eds) Steroid receptors, metabolism and prostatic cancer. Excerpta Medica, Amsterdam, pp 134–143
66. Schröder FH, Westerhof M, Bosan RJLH, Kurth KH (1986) Benign prostatic hyperplasia treated by castration or LH-RH analogue busereline: a report on six cases. Eur J Urology 12: 318–321
67. Schweikert HU (1979) Conversion of androstenedione to estrone in human fibroblasts cultured from prostate, genital skin and nongenital skin. Horm Metab Res 11: 635–640
68. Schweikert HU, Tunn UW (1987) Effects of the aromatase inhibitor testolactone on human benign prostatic hyperplasia. Steroids 50: 191–200
69. Schweikert HU, Totzauer P, Rohr HP, Bartsch G (1985) Correlated biochemical and stereological studies on testosterone metabolism in the stromal and epithelial compartment of human benign prostatic hyperplasia. J Urol 134: 403–407
70. Schweikert HU, Neumann F, Tunn UW (1989) Endokrinologische Faktoren für die Entstehung der benignen Prostatahyperplasie. Urologe[A] 28: 317–320
71. Schweikert HU, Tunn UW, Habenicht UF et al. (1993) Effects of estrogen deprivation on human benign prostatic hyperplasia. J Steroid Biochem Molec Biol 44: 573–576
72. Schweikert HU, Weidemann W, Romalo G (1997) Intersexualität: Gonadendysgenesien und Androgenresistenz-Syndrome. Urologe [B] 37: 14–23
73. Scott WW, Wade JC (1969) Medical treatment of benign nodular prostatic hyperplasia with cyproterone acetate. J Urol 101: 81–85
74. Siiteri PK, Wilson JD (1970) Dihydrotestosterone in prostatic hypertrophy. I. The formation and content of dihydrotestosterone in the hypertrophic prostate of man. J Clin Invest 49: 1737–1745
75. Siiteri PK, MacDonald PC (1973) Role of extraglandular estrogen in human endocrinology. In: Handbook of Physiology, section 7, volume II, part I. American Physiological Society, Washington DC, pp 615–629
76. Sirett DAN, Cowan SK, Janecko AE, Grant JK, Glen ES (1980) Prostatic tissue distribution of 17β-hydroxy-5α-androstan-3-one and of androgen receptors in benign hyperplasia. J Steroid Biochem 13: 723–728
77. Spindler KD, Schweikert HU, Weidemann W (1998) The human androgen receptor: mutations and diseases. Curr Topics Steroid Res 1: 83–91
78. Stoner E and the Finasteride Study Group (1992) The clinical effects of a 5α-reductase inhibitor, finasteride on benign prostatic hyperplasia. J Urol 147: 1298–1302
79. Truss M, Beato M (1993) Steroid receptors: interaction with deoxyribonucleic acid and transcription factors. Endocr Rev 14: 459–479
80. Tunn UW, Schüring B, Senge T, Neumann F, Schweikert HU, Rohr HP (1980) Morphometric analysis of prostates in castrated dogs after treatment with androstanediol, estradiol and cyproterone acetate. Invest Urol 18: 289–292
81. Vermeulen A (1976) Testicular hormonal secretion and aging in males. In: Grayhack JT, Wilson JD, Scherbenske MJ (eds) Benign prostatic hyperplasia. DHEW Publ No. (NIH) 76-1113, US Government Printing Office, Washington, pp 177–182
82. Walsh PC, Wilson JD (1976) The induction of prostatic hypertrophy in the dog with androstanediol. J Clin Invest 57: 1093–1097
83. Walsh PC, Hutchins GM, Ewing LL (1983) Tissue content of dihydrotestosterone in human prostatic hyperplasia is not supranormal. J Clin Invest 72: 1772–1777
84. Weidemann W, Linck B, Haupt H et al. (1996) Clinical and biochemical investigations and molecular analysis of subjects with mutations in the androgen receptor gene. Clin Endocrinol (Oxf) 45: 733–739
85. Wilbert DM, Griffin JE, Wilson JD (1983) Characterization of androgen receptor of the human prostate. J Clin Endocrinol Metab 56: 113–120
86. Wilkin RP, Bruchovsky N, Shnitka TK, Rennie PS, Comeau TL (1980) Stromal 5α-reductase activity is elevated in benign prostatic hyperplasia. Acta Endocrinol (Copenh) 94:284–288
87. Wilson JD (1980) The pathogenesis of benign prostatic hyperplasia. Am J Med 68: 745–756
88. Wilson JD, Griffin JE, Russell DW (1993) Steroid 5α-reductase 2 deficiency. Endocr Rev 14: 577–593

3.3
Blasenentleerungsstörung

V. Grünewald, U. Jonas

3.3.1
Grundlegende pathophysiologische Aspekte der Blasenentleerungsstörung bei BPH

3.3.1.1
Einleitung

Das pathophysiologische Verständnis der Blasenentleerungsstörung bei BPH hat sich über vergangene Jahrzehnte zu einem eingängigen Gesamtkonzept entwickelt, in dessen Mittelpunkt die vergrößerte Prostata als Ausgangspunkt einer kausalen Kette sich entwickelnder Folgeprozesse steht.

Dieses von verschiedenen Autoren z.T. modifizierte Dreistadienkonzept, das Generationen von Urologen geprägt hat [78, 108], beginnt mit dem sog. Stadium I, dem Stadium der Irritation. Der Patient verspürt eine Harnstrahlabschwächung, verbunden mit imperativem Harndrang und Pollakisurie. Einige Autoren berichten in diesem Stadium über eine bereits nachweisbare Detrusorhypertrophie sowie unwillkürliche Detrusorkontraktionen bei der Blasenfüllung, während andere Autoren in diesem Stadium das Auftreten organischer Veränderungen verneinen [78].

Im Stadium II, dem sog. Stadium der Kompensation, entwickelt sich eine Detrusorhypertrophie mit Ausbildung einer Trabekulierung und Pseudodivertikelbildung. Da die Blase mehr Zeit benötigt, den erhöhten infravesikalen Widerstand zu überwinden, wurde angenommen, daß z. B. das obstruktive Symptom der Startverzögerung hierauf zurückzuführen ist, während eine terminale Harnstrahlabschwächung und ein Nachträufeln einer Erschöpfung der Detrusorkontraktionskraft zugeschrieben wurden. Einhergehend mit den genannten Symptomen entwickelt sich im Stadium II Restharn mit Werten über 100 ml. Von den meisten Autoren werden in diesem Stadium Veränderungen am oberen Harntrakt nicht angegeben, einige jedoch berichten über relative Stenosen im Bereich des ureterovesikalen Übergangs mit konsekutiver bilateraler Harnstauung.

Im Stadium III, dem Stadium der Dekompensation, ist die Harnblase dann überdehnt, es tritt Überlaufinkontinenz auf. Der obere Harntrakt ist bilateral dilatiert, die Nierenfunktion mehr oder weniger eingeschränkt.

Aufgrund der Annahme, daß Patienten mit Miktionsbeschwerden und Prostatavergrößerung generell an einer infravesikalen Obstruktion leiden und daß diese im Sinne des vorangehend beschriebenen Prozesses progredient ist, werden auch gegenwärtig die meisten symptomatischen Patienten einer operativen Therapie unterzogen oder bei geringerer Symptomatik beobachtet und nachkontrolliert.

An der Richtigkeit der vorangehend beschriebenen Vorstellungen sind in den vergangenen Jahren zunehmend Zweifel aufgekommen, die zu einer umfangreichen Diskussion und zur Entwicklung neuer pathophysiologischer Konzepte geführt haben. Hierzu haben insbesondere folgende 3 Entwicklungen beigetragen:
- Die konsequente Umsetzung physikalisch-hydrodynamischer Grundlagen [43, 46, 48, 100-102] mit konsekutiver Entwicklung neuer Verfahren zur Druck-Fluß-Messung und Analyse [3, 48, 58, 72, 75, 97, 101, 103, 105, 109] ermöglicht heute den sicheren urodynamischen Nachweis einer infravesikalen Obstruktion bzw. die Abgrenzung verschiedener Formen der infravesikalen Obstruktion von Funktionsstörungen des Detrusors. Darüber hinaus lassen sich Ausmaß der Obstruktion und Detrusorkontraktilität quantitativ erfassen.
- Epidemiologische, urodynamische und histomorphologische Untersuchungen an alternden Menschen beiderlei Geschlechts haben zu einem besseren Verständnis physiologischer Alterungsprozesse und deren Auswirkungen auf die Funktion des unteren Harntraktes geführt. Hierauf wird im Kap. 3.3.1.3 gezielt eingegangen werden.
- In den letzten Jahren ist es zu einer raschen Entwicklung zahlreicher alternativer Behandlungsformen der BPH gekommen. Aus der Notwendigkeit, den einzelnen Therapieoptionen eine adäquate Indikation zuordnen zu können, resultierte ein zunehmender Bedarf an Klärung von Wirkungsmechanismen und pathophysiologischen Zusammenhängen. Dies hat zu einer Vielzahl wissenschaftlicher Publikationen geführt, die den Zusammenhang zwischen Symptomatik, Funktion und morphologischen Veränderungen bei unterschiedlich behandelten bzw. nichtbehandelten BPH-Patienten untersuchten. Diese Untersuchungen haben das pathophysiologische Verständnis deutlich erweitert.

Der ideale Weg zur Klärung der pathophysiologischen Faktoren im Zusammenhang mit der Entwicklung einer BPH wäre zweifellos eine prospektive longitudinale Langzeituntersuchung an Menschen beiderlei Geschlechts. Hierzu sollten die Zusammenhänge zwischen sich im Laufe der Zeit entwickelnden Symptomen, histomorphologischen und strukturellen Veränderungen sowie neueren Parametern der Druck-Fluß-Analyse erfaßt und analysiert werden. Aussagekräftige derartige Untersuchungen existieren gegenwärtig leider nicht. Die Analyse der vorhandenen Literatur ist erfahrungsgemäß schwierig. Da den verschiedenen Studien z. B. unterschiedliche Patientenpopulationen zugrundeliegen bzw. die diagnostischen Kriterien voneinander abweichen, sind die Ergebnisse im Einzelnen schwer vergleichbar, oft sogar widersprüchlich.

Im folgenden soll versucht werden, neuere Erkenntnisse und Trends aufzuzeigen, allgemein mittlerweile Akzeptiertes darzustellen, bzw. unterschiedliche Positionen beispielhaft darzulegen und auf Informationsgrenzen hinzuweisen.

Nicht immer wird sich vermeiden lassen, daß der Eindruck entsteht, neue Erkenntnisse machten das Verständnis eher komplizierter als einfacher, da oft mehr neue Fragen aufgeworfen werden als sich beantworten lassen.

3.3.1.2
Grundlegende klinische Aspekte der BPH

Die klinischen Hauptaspekte klassischer BPH-Patienten lassen sich in die 3 Gruppen Symptomatik, Prostatavergrößerung und infravesikale Obstruktion unterteilen. Wie das hierzu von Hald [51] entworfene Ringdiagramm (Abb. 3.32) verdeutlicht, überlappen sich die 3 zentralen klinischen Aspekte, sind aber prinzipiell voneinander unabhängig. Grundlage des Ringdiagramms nach Hald ist die Tatsache, daß in zahlreichen klinischen Studien statistisch keine sichere Korrelation unter den im Diagramm aufgeführten Parametern nachgewiesen werden konnte. Für einen individuellen Patienten bedeutet dies, daß ein Hauptaspekt isoliert oder kombiniert mit einem oder zwei weiteren klinischen Hauptaspekten vorhanden sein kann. Ein Patient kann also mit oder ohne Prostatavergrößerung symptomatisch sein und an einer infravesikalen Obstruktion leiden oder nicht. Das Ausmaß der Überlappung der einzelnen Felder und somit die Größe der Überlappungsbereiche spiegelt in diesem Diagramm nicht die tatsächlichen quantitativen Verhältnisse wieder. Diese sind gegenwärtig noch unbekannt.

Wie bereits erwähnt, besteht statistisch keine Korrelation zwischen Symptomatik und urodynamisch nachgewiesener infravesikaler Obstruktion. Dies gilt sowohl für die bisher sog. »obstruktiven«, heute besser als Miktionssymptome bezeichneten Beschwerden wie Harnstrahlabschwächung, verlängerte Miktion, Startverzögerung usw. als auch für die sog. »irritativen«, jetzt besser Speichersymptome genannten Beschwerden wie imperativer Harndrang, Pollakisurie, Dranginkontinenz usw. Eine Korrelation zwischen Prostatagröße und infravesikaler Obstruktion ließ sich ebenfalls in zahlreichen Studien nicht nachweisen. Auf Einzelheiten, insbesondere auch auf die Ursachen der Symptome wird im Kap. 3.3.2.1 näher eingegangen werden.

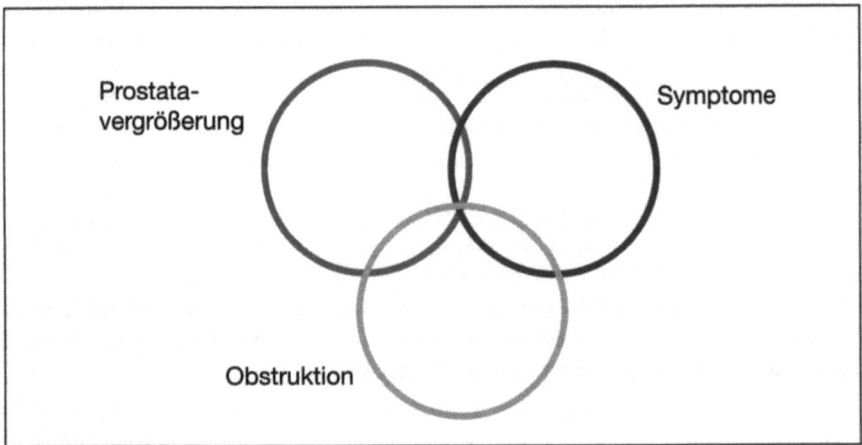

Abb. 3.32. Klinische Hauptaspekte der BPH: Symptome, Prostatavergrößerung und Obstruktion. (Nach Hald [51])

3.3.1.3
Grundlegende urodynamisch-funktionelle Aspekte der BPH

In Analogie zu den im vorangehenden Abschnitt dargestellten 3 klinischen Hauptaspekten lassen sich bei urodynamisch-funktionellen Untersuchungen von Patienten mit BPH ebenfalls 3 prinzipiell voneinander unabhängige Hauptbefunde (Obstruktion, Detrusorinsuffizienz und Detrusorinstabilität) abgrenzen, die ebenso wie die klinischen Aspekte in unterschiedlicher Kombination nachweisbar sein können. Jeder einzelne der urodynamischen Kernbefunde, aber auch jede einzelne denkbare Befundkonstellation kann sowohl auf eine BPH-bedingte mechanische infravesikale Obstruktion als auch auf andere Ursachen wie z. B. altersbedingte Veränderungen oder altersassoziierte neurogene Veränderungen zurückzuführen sein, ohne daß im Einzelfall mit den derzeit verfügbaren diagnostischen Verfahren eine Abgrenzung möglich ist. Dies hat Hald [53] veranlaßt, ein analoges Ringdiagramm für die bei BPH-Patienten urodynamisch-funktionell potentiell nachweisbaren Befundkonstellationen zu entwerfen.

Hierin spiegeln sich folgende 8 bei BPH-Patienten nachweisbare urodynamische Befundmuster wieder (Abb. 3.33):
1. isolierte Obstruktion,
2. isolierte Detrusorinsuffizienz,
3. isolierte Detrusorinstabilität,
4. Obstruktion mit Detrusorinsuffizienz,
5. Obstruktion mit Detrusorinsuffizienz und Detrusorinstabilität,
6. Obstruktion mit Detrusorinstabilität,
7. Detrusorinstabilität mit Detrusorinsuffizienz,
8. urodynamischer Normalbefund.

Der nicht seltene Fall eines symptomatischen BPH-Patienten mit urodynamischem Normalbefund wird im Ringdiagramm als separater Kreis der Vollständigkeit halber dargestellt.

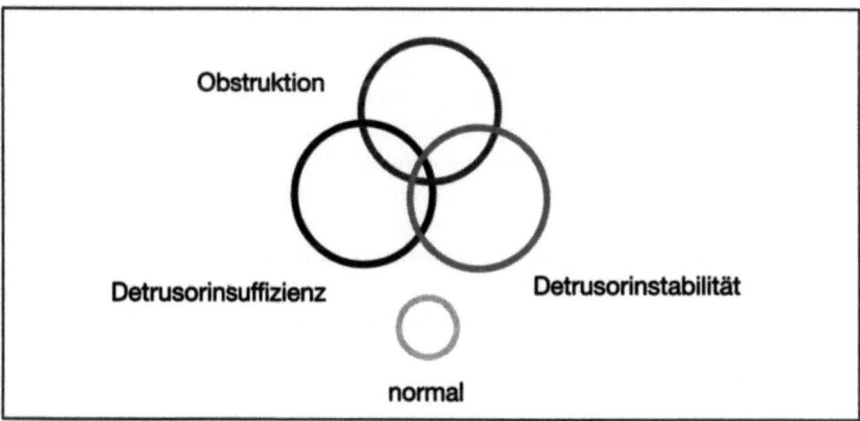

Abb. 3.33. Bei BPH-Patienten nachweisbare urodynamisch-funktionelle Befundkonstellationen. (Nach Hald [53])

Offensichtlich lassen sich mit Hilfe des dargestellten Klassifikationssystems nur Patienten mit intakter Spontanmiktion erfassen, da im Falle einer akuten oder chronischen Harnretention eine der Klassifikation zugrundeliegende Druck-Fluß-Messung und Analyse natürlich nicht möglich sind. Eine diagnostische Lösung für dieses Problem existiert gegenwärtig nicht. Auf die Problematik der Harnretention und Restharnbildung wird ebenso wie auf die anderen Befundmuster im Kap. 3.3.2.2 näher eingegangen.

3.3.1.4
Alterungsbedingte und alterungsassoziierte Veränderungen

Die Entwicklung einer symptomatischen BPH ist eine Erscheinung des höheren Lebensalters und selbst Teil eines physiologischen Alterungsprozesses. In bezug auf den unteren Harntrakt liegen mittlerweile zahlreiche Hinweise vor, die für einen echten biologischen Alterungsprozeß sprechen. Ein wesentliches Problem besteht jedoch darin, daß die sekundären Effekte einer im gleichen Lebensabschnitt auftretenden BPH physiologische Altersveränderungen in bezug auf Symptome, urodynamische Befunde, Pathologie und Pathophysiologie maskieren. BPH- und alterungsbedingte klinische Effekte lassen sich mit den gegenwärtig zur Verfügung stehenden diagnostischen Möglichkeiten kaum voneinander unterscheiden, geschweige denn ursächlich klar voneinander differenzieren.

Ein wesentliches Argument für die Relevanz von Alterungsprozessen als Ursache von Funktionsstörungen des unteren Harntraktes ist zweifellos die Tatsache, daß von älteren Frauen z. T. in ähnlicher Häufigkeit Miktionsbeschwerden angegeben werden wie von gleich alten Männern [60, 73], obwohl bei Frauen eine infravesikale Obstruktion viel seltener vorliegt als bei Männern dieser Altersgruppe. Darüber hinaus kommt es in beiden Gruppen zu einer altersabhängigen Zunahme des Anteils symptomatischer Männer und Frauen [60].

Die individuellen Fragen des International Prostate Symptom Scores (IPSS) wurden in einer umfangreichen Untersuchung von Chute et al. [26] in bezug auf ihre Relation zum Alter untersucht. Eine signifikante altersabhängige Zunahme konnte für die Symptome Nykturie, Harnstrahlabschwächung, Harnstrahlunterbrechung, imperativer Harndrang und Restharngefühl, nicht aber für die Symptome Pollakisurie und Startverzögerung nachgewiesen werden. Ähnliche Ergebnisse ergaben sich in einer Studie von Moon et al. [87], die ebenfalls den IPSS verwendeten.

Funktionelle Untersuchungen zum Einfluß von Alterunsprozessen auf das Detrusorverhalten, insbesondere die Detrusorkontraktilität, werden kontrovers diskutiert. Dies ist unter anderem auf nicht direkt vergleichbare Patientenkollektive sowie unterschiedliche methodische Ansätze (Untersuchung von Einzelzellen oder Muskelstreifen in vitro oder unterschiedliche urodynamische Kontraktilitätsparameter bzw. Indikatoren in vivo) zurückzuführen. Mark et al. [80] untersuchten das Verhalten von Detrusormuskelstreifen von Männern im Alter zwischen 24 und 82 Jahren in vitro unter elektrischer Stimulation. Bei allen untersuchten Probanden lag der maximale Harnfluß über 15 ml/s. Druck-Fluß-Untersuchungen wurden bei diesen Patienten allerdings nicht durchgeführt. Es konnten keine altersbezogenen Veränderungen nachgewiesen werden. Van Mastrigt et al. [117] untersuchten 291 Frauen und 225 Männer mit unterschiedlichen Funktionsstörungen des unteren Harntraktes mit urodynamischen Druck-Fluß-Untersuchungen und ermittelten die Detrusorkontraktilität. Sie fanden sowohl bei den Männern als auch besonders ausgeprägt bei den Frauen eine eindeutige und statistisch hochsignifikante (p <0,001) Abnahme der Detrusorkontraktilität mit zunehmendem Lebensalter. Spångberg et al. [109] fanden in einer Studie mit allerdings kleiner Fallzahl bei 21 randomisiert ausgewählten Männern ohne Miktionsbeschwerden im Alter zwischen 62 und 75 Jahren in Druck-Fluß-Untersuchungen bei 4 Patienten einen niedrigen Harnfluß bei geringem Detrusordruck als Hinweis auf eine eingeschränkte Detrusorkontraktilität. Dies deckt sich mit der heute weitgehend akzeptierten Rate von etwa 30 % unselektierter BPH-Patienten, die keine infravesikale Obstruktion aufweisen.

Homma et al. [60] untersuchten 65 Männer und 51 Frauen zwischen 34 und 84 Jahren ohne Angabe von Miktionsbeschwerden urodynamisch. Sie fanden eine Abnahme der zystometrischen Blasenkapazität mit zunehmendem Alter bei beiden Geschlechtern. Darüber hinaus stellten sie ebenfalls für beide Geschlechter eine statistisch signifikante Abnahme von maximalem Detrusordruck und maximalem Harnfluß als Ausdruck einer Abnahme der Detrusorkontraktilität mit zunehmendem Alter fest. Übereinstimmend mit der erwähnten Untersuchung von van Mastrigt [117] fand sich diese Veränderung ausgeprägter bei den untersuchten Frauen. Im Gegensatz zu den letztgenannten Untersuchungen kam eine Studie von Bosch et al. [18] an 138 Männern zu einem gegenteiligen Ergebnis. Hier wurde der Kontraktilitätsparameter W_{max} untersucht. Allerdings waren 47 % der in dieser Studie untersuchten Männer obstruktiv.

Zusammenfassend läßt die Auswertung insbesondere der geschlechtsvergleichenden Untersuchungen zum Thema Kontraktilität den Schluß zu, daß die Detrusorkontraktilität mit zunehmendem Alter abnimmt. Dies läßt sich übereinstimmend an fast allen anderen Organsystemen des Organismus in ähnlicher Weise feststellen [112].

Die zunehmende Inzidenz von Detrusorinstabilitäten bei beiden Geschlechtern mit zunehmendem Alter darf demgegenüber mittlerweile als gesicherte Erkenntnis betrachtet werden. Ungeklärt ist in diesem Zusammenhang allerdings, welchen Anteil hieran bei Männern obstruktionsbedingte sekundäre Instabilitäten haben. Ebenso unbekannt ist darüber hinaus, ob die zunehmende Inzidenz der Detrusorinstabilität auf echte biologische Alterungsprozesse oder vielmehr auf alterungsassoziierte degenerative, metabolische und insbesondere neurogene Prozesse zurückzuführen ist. Für die Funktion des Harntraktes relevante alterungsassoziierte Prozesse sind vornehmlich Erkrankungen, die erst im höheren Lebensalter manifest werden oder ihre Spätkomplikationen erst im höheren Lebensalter entfalten. Hier sind in erster Linie Erkrankungen zu nennen, die zu einer Kompromittierung der nervalen Steuerung der Funktionen des unteren Harntraktes führen [50]. Besonders zu erwähnen sind in diesem Zusammenhang Morbus Parkinson, zerebrovaskuläre Durchblutungsstörungen und degenerative Hirnabbauprozesse, die als sog. suprapontine Läsionen im Sinne einer Detrusorhyperreflexie zu instabilen Detrusorkontraktionen bei koordiniertem Sphinkterverhalten führen und häufig mit einer Harninkontinenz einhergehen. Hiervon abzugrenzen ist die autonome diabetische Neuropathie, die in der Regel zu einer Detrusorareflexie, also einer hochgradigen Detrusorkontraktilitätsminderung führt.

Bei mehreren im Alter gleichzeitig vorliegenden Erkrankungen, die BPH eingeschlossen, kann es daher im Einzelfall unmöglich sein, Symptome oder urodynami-

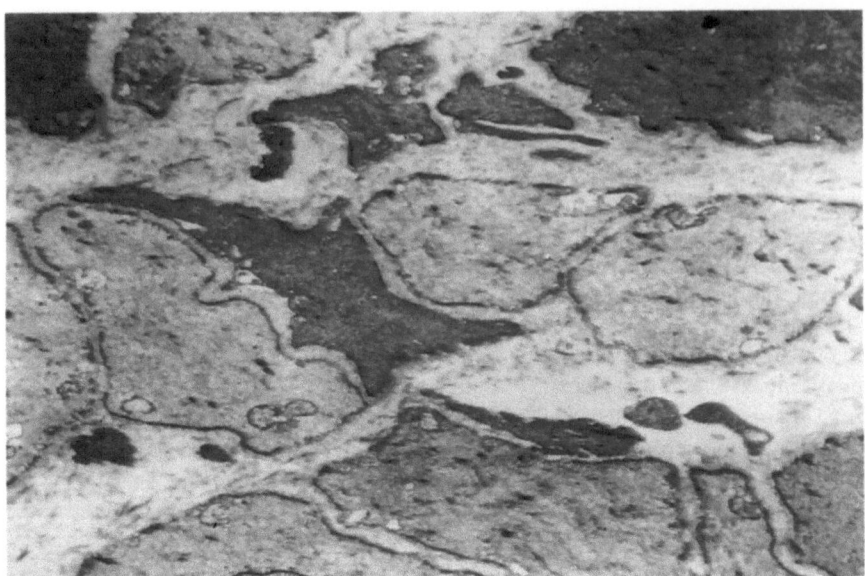

Abb. 3.34. Elektronenmikroskopische Aufnahme von alterungsassoziierten Veränderungen des Detrusors. Die Zellmembran der glatten Muskelzellen wird von dicken dunklen Bändern (sog. »dense bands«) dominiert. Keine bzw. sehr wenige Oberflächenvesikel finden sich in der dünnen Zwischenzone der Zellmembranen. Die sarkoplasmatischen Myofilamente zeigen eine normale Orientierung und Verteilung, einige wenige Kollagenfibrillen finden sich zwischen den glatten Muskelzellen. (Mit Genehmigung der International Consultation on BPH)

sche Befunde einzelnen Ursachen zuzuordnen, was die Therapie häufig sehr erschweren bzw. ihre Effizienz stark beeinflussen kann.

Typische, als alterungsbedingt angesehene morphologische Veränderungen des Detrusors sind eine Abnahme von Muskelzellverbindungen und eine hiermit einhergehende Veränderung des Interzellularraumes mit interstitieller Fibrose und Veränderung der kleinen Gefäße [107].

Neuere Arbeiten von Elbadawi et al. [33, 34] beschreiben die Ultrastruktur des nicht obstruierten alternden Detrusors als im wesentlichen normal, heben jedoch elektronenmikroskopisch erkennbare subtile, allerdings leicht wiedererkennbare Veränderungen der Muskelzellmembran als typisch hervor. Diese beinhalten eine Elongation sog. »dense bands« der Zellmembran sowie eine Verminderung dazwischen liegender Caveolen (oberfläche Bläschen), die für den Ionenaustausch (insbesondere Kalzium) eine Rolle spielen sollen (Abb. 3.34). Diese Zellmembranveränderungen könnten nach Meinung der Autoren für eine abnorme elektromechanische Kopplung zur Aktivierung der Detrusormuskulatur verantwortlich sein. Gilpin et al. [42] berichten über einen Verlust Acetylcholinesterase-positiver Nerven als Altersveränderung des Detrusors. Diese Ergebnisse sind jedoch aufgrund der Methodik, die zur Bestimmung der Nervendichte verwendet wurde, gegenwärtig noch umstritten [31, 86].

Ein Unterschied histologischer und ultrastruktureller Veränderungen zwischen den Geschlechtern ließ sich bisher nicht nachweisen, so daß auch dies für das Vorhandensein eines echten biologischen Alterungsprozesses spricht.

3.3.2
Pathophysiologisch relevante Veränderungen bei BPH-assoziierter Blasenentleerungsstörung

3.3.2.1
Klinische Veränderungen

Symptome

Klinische Symptome, die im Zusammenhang mit der BPH auftreten können, sind letztendlich die wesentlichen Gründe, die einen Patienten veranlassen, medizinische Hilfe zu suchen. Sie lassen sich in Miktionssymptome und Speichersymptome unterteilen (Tabelle 3.5).

In den vergangenen Jahren wurden mehrere sogenannnte Symptomenscores entwickelt [8, 19, 39, 52, 79, 84, 95], die anhand standardisierter Fragen eine Quantifizierung der vom Patienten angegebenen Symptomatik erlauben. Der American-Urological-Association-(AUA-)Symptomenscore [8] und der hieraus weiterentwickelte International-Prostate-Symptomenscore (IPSS) [84] haben mittlerweile die weiteste Verbreitung und Anwendung gefunden. Diese Symptomenscores werden z. T. als nicht BPH-spezifisch kritisiert [21, 23, 24, 73]. Wie im vorangehenden Abschnitt dargelegt wurde, ist dies darauf zurückzuführen, daß die BPH-assoziierte Symptomatik auf zahlreichen anderen Faktoren beruhen kann. Dennoch stellen die Symptomenscores ein wichtiges Instrument dar, das eine einfache standardisierte quantitative Erfassung der Symptomatik erlaubt. Dies ist insbesondere für die Erfolgskontrolle jeder Therapie und die Vergleichbarkeit von Studien, die den therapeutischen Effekt unterschiedlicher Behandlungsverfahren in bezug auf die Symptomatik untersuchen, von größter Bedeutung.

Mittlerweile kann als gesichert angesehen werden, daß weder die Gesamtheit auftretender Symptome noch die beiden oben genannten Untergruppen oder Einzelsymptome statistisch signifikant mit einer urodynamisch nachweisbaren infravesikalen Obstruktion korrelieren [9, 14, 30, 71, 89, 99, 114, 116, 118, 119]. Das gleiche gilt für die Prostatagröße. Auch sie zeigt keine statistisch signifikante Korrelation mit der Symptomatik [9, 16, 17, 99]. Da auch die Prostatagröße keine Korrelation mit der urodynamisch nachweisbaren infravesikalen Obstruktion zeigt (s. Kap. 3.3.2.1 »Prostatavergrößerung«), kann ganz klar herausgestellt werden, daß die Symptomatik einen unabhängigen, von den anderen ebenfalls eigenständigen klinischen Aspekten der

Tabelle 3.5. BPH-assoziierte Symptome

Miktionssymptome	Speichersymptome
Startverzögerung	Pollakisurie
Pressen	imperativer Harndrang
Harnstrahlabschwächung	Nykturie
Nachträufeln	Dranginkontinenz
verlängerte Miktion	
kleine Miktionsvolumina	
Restharn/Harnverhalt	
Überlaufkontinenz	

BPH abzugrenzenden Bereich darstellt (s. Kap. 3.3.1.2). Im Gegensatz zu früheren Vermutungen ist ein Rückschluß von der Symptomatik auf das Vorliegen einer infravesikalen Obstruktion ebenso unmöglich wie ein Rückschluß auf das Vorliegen einer Prostatavergrößerung.

Trotz fehlender Korrelation der klinischen Hauptaspekte der BPH mit der Symptomatik muß es natürlich dennoch eine pathophysiologische Erklärung für ihre Entstehung geben. Die hierzu vorliegenden Informationen sind jedoch spärlich, widersprüchlich und umstritten. Im folgenden soll versucht werden, gesicherte und hypothetische Ursachen der Symptome darzustellen.

Als *Startverzögerung* wird eine Zunahme des Zeitraumes zwischen willentlichem Beginn der Miktion und effektivem Harnflußbeginn bezeichnet. Die Verzögerung des Miktionsbeginns wurde einem aufgrund der Obstruktion erhöhten erforderlichen Urethralöffnungsdruck zugeschrieben, was aber eine übermäßige Vereinfachung der Situation darstellt. Der zusätzliche Druckanstieg, der bei vorliegender Obstruktion zweifellos erforderlich ist, benötigt einen so geringen zusätzlichen Zeitaufwand, daß dieser für den Patienten bewußt überhaupt nicht wahrnehmbar wäre. Das Symptom Starverzögerung läßt sich somit anhand hydrodynamischer Konzepte allein nicht suffizient erklären. Vielmehr scheint in erster Linie eine Störung in der Einleitung eines koordinierten Verhaltens von Detrusor und Sphinktermechanismus vorzuliegen. Die Startverzögerung käme somit aufgrund einer Zunahme des für eine Detrusorkontraktion mit simultaner Sphinkterrelaxation im neuromuskulären Bereich erforderlichen Zeitbedarfes zustande [28]. Eine Korrelation zwischen dem Symptom Startverzögerung und anderen urodynamischen Parametern läßt sich anhand publizierter Daten nicht nachweisen.

Das subjektive Symptom *Harnstrahlabschwächung* kann ebenso wie eine objektiv nachweisbare Einschränkung der Harnflußparameter in der Uroflowmetrie im individuellen Fall auf mehrere pathophysiologische Faktoren zurückzuführen sein. Sowohl eine Einschränkung der Detrusorkontraktilität im Hinblick auf Stärke und/oder Geschwindigkeit als auch eine infravesikale Obstruktion bzw. eine Kombination beider Mechanismen kommen ursächlich in Frage. Komplizierend kommt hinzu, daß einer infravesikalen Obstruktion sowohl mechanisch-anatomische Ursachen als auch dynamisch-funktionelle Ursachen (z. B. im Sinne einer Detrusor-Sphinkter-Dyskoordination oder -Dyssynergie) zugrunde liegen können. Die Differenzierung und Quantifizierung der einzelnen Komponenten ist nur durch neuere Verfahren der Druck-Fluß-Messung und Analyse möglich. Selbst deren Aussagekraft kann bei hochgradigen Formen der Dyssynergie, die wie eine mechanische Obstruktion wirksam sein können, eingeschränkt sein.

Ein *Harnträufeln* gegen Ende der Miktion beruht in erster Linie auf einer primären Detrusorinsuffzienz oder einer zu diesem Zeitpunkt nicht mehr ausreichend vorhandenenen Detrusorenergie, während ein Nachträufeln nach der Miktion üblicherweise durch die Entleerung einer geringen noch im Bulbus urethrae verbliebenen Urinmenge oder durch das Auftreten einer echten Detrusornachkontraktion zustande kommen kann [28].

Pollakisurie, imperativer Harndrang, Urge-Inkontinenz und *Nykturie* wurden als »irritative« Speichersymptome in der Vergangenheit mit einer früh auftretenden Detrusorirritation infolge infravesikaler Obstruktion in Zusammenhang gebracht [78].

In zahlreichen Studien wird eine Assoziation der oben genannten Speichersymptome mit dem Auftreten einer urodynamisch nachweisbaren Detrusorinstabilität beschrieben. So fanden beispielsweise Abrams u. Feneley [1] eine signifikante Korrelation zwischen Pollakisurie, imperativem Harndrang und Dranginkontinenz mit dem Nachweis einer Detrusorinstabilität. Das Symptom Nykturie war allerdings nicht mit dem Nachweis einer Detrusorinstabilität korreliert und wird wegen seiner pathophysiologisch gänzlich anderen Genese am Ende dieses Abschnittes diskutiert weden.

Coolsaet et al. [28] untersuchten den Zusammenhang zwischen Detrusorinstabilität und infravesikaler Obstruktion, charakterisiert durch ältere klassische Widerstandsfaktoren. Sie konnten Detrusorinstabilitäten bei 31 von 72 (43 %) nicht obstruktiven sowie bei 72 von 139 (52 %) obstruktiven Patienten nachweisen. Dies verdeutlicht, daß die Inzidenz einer Detrusorinstabilität als potentielle Ursache von Speichersymptomen bei infravesikaler Obstruktion erhöht ist, diese allerdings nicht die alleinige Ursache von Detrusorinstabilität darstellt. Übereinstimmend hiermit konnten bei 38 % der über 65jährigen Frauen, bei denen eine infravesikale Obstruktion sehr viel seltener als bei Männern nachweisbar ist, Detrusorinstabilitäten nachgewiesen werden [4].

Zweifellos kann das Vorliegen einer infravesikalen Obstruktion Ursache einer Detrusorinstabilität sein. In 2 unterschiedlichen Studien [2, 5] ließ sich die präoperative Inzidenz von Detrusorinstabilitäten (62 bzw. 69 %) nach Beseitigung einer infravesikalen Obstruktion durch transurethrale Resektion auf 35 bzw. 31 % reduzieren.

Dennoch scheint die Beseitigung einer Obstruktion per se nicht der alleinige Grund für die Beseitigung von Detrusorinstabilitäten (und/oder Speichersymptomen) darzustellen, denn zusätzlich zur Gewebsablation kommt es nicht nur durch die TURP, sondern auch durch andere therapeutische Verfahren zu einer Beseitigung oder Zerstörung zahlloser sensibler Nervenendigungen im Bereich der Prostata und der proximalen Urethra. So konnten Chalfin u. Bradley [22] zeigen, daß eine Infiltration der Prostata mit Lokalanästhetika Detrusorinstabilitäten beseitigen kann. Ergänzend konnten Puppo et al. [92] mit Hilfe immunhistochemischer Methoden zeigen, daß Alpharezeptoren in der Prostata nach transurethraler Mikrowellenthermotherapie geschädigt werden.

Eine vom Nachweis von Detrusorinstabilitäten unabhängige Erklärung für das Auftreten von Speichersymptomen wird von Schäfer [101] vorgeschlagen. Er postuliert, daß es bei erhöhtem Öffnungsdruck und Miktionsdruck bei niedrigem Flow zu einer Zunahme der pro Einheit Miktionsvolumen aufzuwendenden Energie kommt. Da die Blase in ihrer Kapazität, Energie bereitzustellen begrenzt ist, und der Energiebedarf die vorhandenen Kapazitäten übersteigt, entwickelt sich Restharn und somit eine verminderte funktionelle Blasenkapazität, die ihrerseits für das Auftreten einer Pollakisurie verantwortlich ist. In Übereinstimmung mit einem solchen Konzept fand Andersen [6] eine signifikante Korrelation von Pollakisurie, Urge-Inkontinenz und Nykturie mit geringen Miktionsvolumina und Restharnbildung. Demgegenüber stellte Cucchi [29] zumindest bei Patienten mit Detrusorinstabilität fest, daß solche Patienten trotz hoher Öffnungs- und Miktionsdrucke ihre Blasen restharnfrei bei hoher Kontraktionsgeschwindigkeit entleeren.

Nykturie als Speichersymptom bei BPH-assoziierten Blasenentleerungsstörungen ist besonders kritisch zu bewerten. Kirkland [70] konnte ausgeprägte zirkadiane Schwankungen der Flüssigkeitsaufnahme und Ausscheidung bei gesunden älteren

Menschen feststellen. Er folgerte, daß diese die größte Menge tagsüber eingenommener Flüssigkeit während der Nachtstunden ausscheiden, auch wenn eine BPH bzw. eine Nieren-, Herz- oder venöse Insuffizienz nicht vorliegen. Letztgenannte Faktoren gehören neben der in dieser Altersgruppe weit verbreiteten Einnahme von Diuretika zu den häufigsten Ursachen einer Nykturie, so daß dieses Symptom als wenig spezifisch für das Vorliegen einer BPH angesehen werden muß.

Den zusammenfassenden Abschluß diese Abschnittes soll ein Zitat von Hald bilden. Er schreibt in den Proceedings on the 3rd Consultation on BPH 1995 [53]: »Gegenwärtig wissen wir nicht, was die Symptome der obstruktiven BPH verursacht. Es könnte die Obstruktion allein, die Antwort des Detrusors, ein abnormer neuraler Input von der Prostata selbst, unzureichende zentrale Mechanismen, eine Kombination aller dieser Faktoren oder etwas ganz anderes sein«.

Prostatavergrößerung

Wie bereits mehrfach erwähnt, besteht weder eine Korrelation zwischen Prostatagröße und klinischer Symptomatik [9, 16, 17, 99], noch zwischen Prostatagröße und infravesikaler Obstruktion [17, 99, 113]. Die Größenbestimmung des Organs erfolgte in den meisten der zitierten Untersuchungen durch transrektale Sonographie. Im Gegensatz zum Prostatagesamtvolumen ergab eine Untersuchung von Kaplan et al. [66] zur Korrelation des Volumen der sog. Transitionalzone bzw. des Quotienten gebildet aus Volumen der Transitionalzone/Gesamtvolumen mit dem AUA-Symptomenscore, maximalem Harnfluß und Detrusordruck bei maximalem eine bessere Korrelation dieser Größenparameter.

Aufgrund der fehlenden Korrelation der absoluten Organgröße mit der infravesikalen Obstruktion sowie aufgrund von Publikationen, die ein besonders gutes Ansprechen spezieller BPH-bedingter Formen der infravesikalen Obstruktion (sog. konstriktive Obstruktion, s. Kap. 3.3.2.2 »Infravesikale Obstruktion«) auf eine transurethrale Mikrowellenthermotherapie zeigen [56, 57, 63], wurden in jüngster Zeit Untersuchungen begonnen, die eine Klärung des Zusammenhanges zwischen histomorphologischen BPH-Gewebskomponenten und urodynamisch nachweisbarer Obstruktion zum Ziel haben. Erste eigene Ergebnisse hierzu zeigen [59], daß Patienten mit einer konstriktiven infravesikalen Obstruktion, die gekennzeichnet ist durch eine verminderte urethrale Elastizität und Distensibilität unabhängig vom Urethralöffnungsdruck, einen statistisch geringeren Anteil an Bindegewebe und einen verminderten Quotienten elastischer Fasern/Bindegewebe aufweisen. Die auf den ersten Blick paradoxe Verbesserung der Harnröhrenelastizität mit Zunahme des Bindegewebsanteils wäre darüber hinaus eine Erklärung für die nach einer Thermotherapie nachweisbare Verbesserung des Uroflows durch Abnahme der konstriktiven infravesikalen mechanischen Obstruktion [56, 57]. Ein erhöhter Urethralöffnungsdruck als typisches Kennzeichen einer sog. vornehmlich kompressiven mechanischen Obstruktion läßt sich nach diesen Ergebnissen vorerst nicht spezifischen BPH-Gewebseigenschaften zuordnen.

3.3.2.2
Urodynamisch-funktionelle und morphologische Veränderungen

Infravesikale Obstruktion

Mechanische infravesikale Obstruktion
Die gegenwärtig optimale Methode zur Untersuchung und Analyse der Blasenentleerungsfunktion stellt die Druck-Fluß-Messung mit simultaner Aufzeichnung von Detrusordruck und Harnfluß dar. Eine getrennte Berechnung relevanter Widerstandsfaktoren im Bereich der Urethra (interner Sphinktermechanismus, Prostata, externer Sphinktermechanismus) ist bisher nicht möglich (Abb. 3.35). Auf der Basis umfangreicher Untersuchungen zur Hydrodynamik des Flusses in elastischen Röhren wurde daher von Griffiths als Parameter zur Charakterisierung der mechanischen infravesikalen Obstruktion die mittlerweile allgemein akzeptierte sog. Urethralwiderstandsrelation (Urethral Resistance Relation, URR) vorgeschlagen [46]. Die Urethralwiderstandsrelation spiegelt eine komplette individuelle Miktion in einem sog. Druck-Fluß-Plot (P-Q-Plot) wieder, wobei die Zeitachse verlorengeht (Abb. 3.36). Der minimale urethrale Widerstand während der Miktion findet sich in einem solchen Druck-Fluß-Plot immer im Bereich des niedrigsten Detrusordruckes. Im Falle

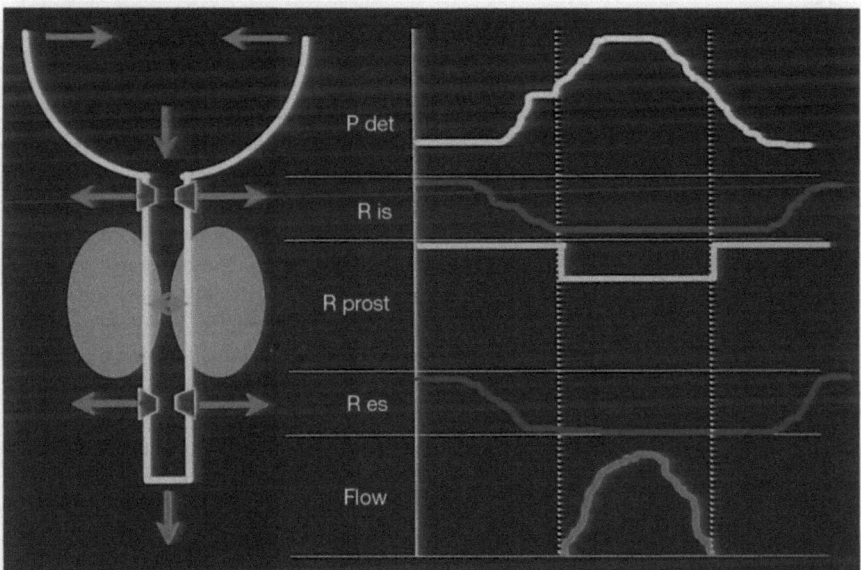

Abb. 3.35. Schematische Darstellung der Funktionsabläufe sowie der mechanischen und dynamisch-funktionellen Widerstände im Bereich der Urethra während der Miktion. Der Übergang von der Speicher- in die Entleerungsphase istgekennzeichnet durch eine Eröffnung des Blasenhalses (*R is*), eine Relaxation der Urethra (*R es*) und eine Kontraktion des Detrusors (*P det*). Der rein mechanische Widerstand (*R prost*), hier im Bereich der Prostata wiedergegeben, kann in der Miktionsphase etwas abnehmen, bleibt allerdings im Falle einer obstruktiven BPH relativ hoch, währen die dynamisch-funktionelllen Widerstände Ris und Res idealerweise nahe 0 liegen. Bei Fehlen einer mechanischen Obstruktion liegt Rprost ebenfalls nahe 0, so daß der effektiv wirksame Urethralwiderstand im Bereich des des externen Urtehralsphinkters liegt (sog. flußkontrollierende Zone)

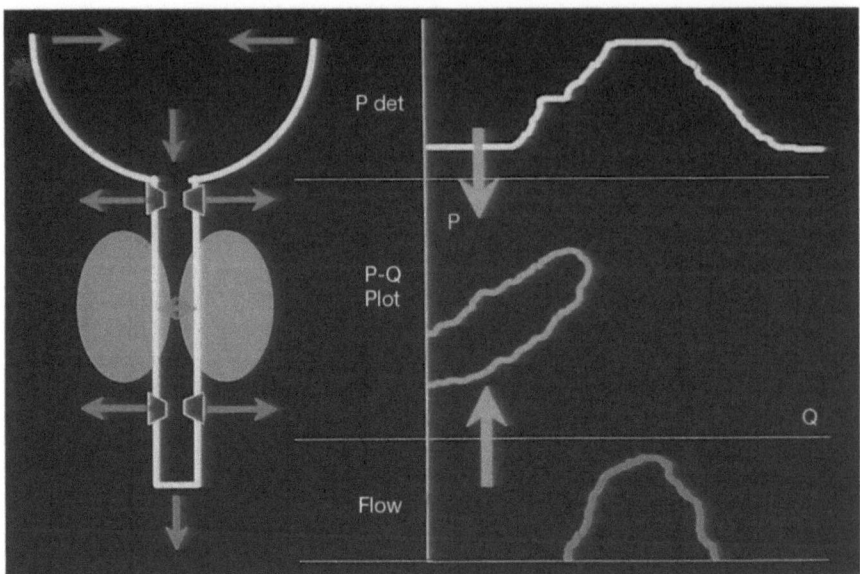

Abb. 3.36. Schematische Darstellung der Urethralwiderstandsrelation (URR). Unter Eliminierung der Zeitachse entsteht ein Druck-Fluß-(P-Q-)Plot durch Auftragung der zum jeweiligen Zeitpunkt korrespondierenden Druck- und Flußwerte in ein zweidimensionales Diagramm

einer kompletten Relaxation der aktiven Sphinktermechanismen entspricht dieser Bereich dem durch passive urethrale Gewebseigenschaften hervorgerufenen mechanischen Widerstand und damit dem Grad der mechanischen infravesikalen Obstruktion.

Zur Vereinfachung der Interpretation der oft komplizierten Hysteresen des Druck-Fluß-Plots wurden von verschiedenen Autoren unterschiedliche Konzepte [3, 48, 58, 72, 75, 97, 101, 103, 105, 109] erarbeitet, die gegenwärtig Gegenstand einer intensiven Diskussion sind. Stellvertretend soll an dieser Stelle das von Schäfer [102] vorgeschlagene Konzept dargestellt werden, das den gesamten Druck-Fluß-Plot in die Analyse einbezieht: Vereinfacht erfolgt eine Markierung der Flanke niedrigen Druckes des Druck-Fluß-Plots durch eine quadratische Kurve (Abb. 3.37), die sog. »passive Urethralwiderstandsrelation« (PURR). Im Bereich dieser in engstmöglicher Anlehnung an den P-Q-Plot (URR) anhand spezifischer Algorithmen computerunterstützt berechneten Kurve liegen die Punkte des geringsten für eine individuelle Miktion möglichen mechanischen Widerstandes. Grad und Form der mechanischen infravesikalen Obstruktion werden durch den Fußpunkt (Schnittpunkt mit der Druckachse) und die Steigung der PURR-Kurve charakterisiert. Der Fußpunkt der Kurve reflektiert hierbei den Urethralöffnungsdruck, während der Anstieg der Kurve die urethrale Elastizität und Distensibilität wiederspiegelt. Beide Parameter charakterisieren somit unabhängig voneinander verschiedene Formen möglicher infravesikaler Obstruktion, die im individuellen Fall, insbesondere bei BPH Patienten, auch in Kombination nachweisbar sein können. Eine Verschiebung des Fußpunktes in Bereiche höheren Druckes wird in diesem Zusammenhang als sog. elastische kompressive Obstruktion,

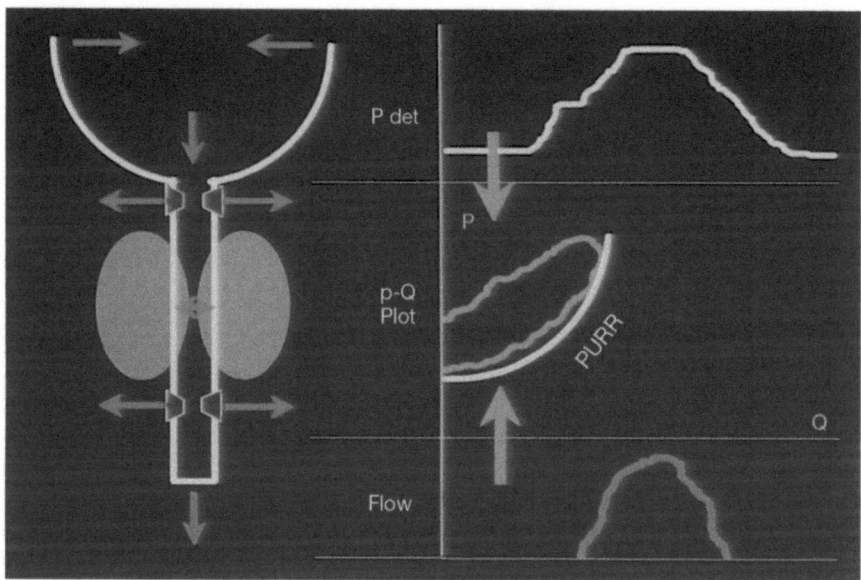

Abb. 3.37. Markierung der Flanke des P-Q-Plots im Bereich des niedrigsten Druckes durch eine quadratische Funktion, die sog. passive Urethralwiderstandsrelation (PURR). Die PURR repräsentiert den minimalen (mechanischen) Widerstand während der Miktion. Der Fußpunkt der PURR (Schnittstelle mit der Y-Achse) repräsentiert den Urethralöffnungsdruck, der Anstieg die elastischen Eigenschaften der geöffneten Urethra

eine durch Abnahme des Anstieges der Kurve gekennzeichnete Situation als unelastische konstriktive Obstruktion bezeichnet (Abb. 3.38). Pathophysiologisch ist eine kompressive Obstruktion dadurch gekennzeichnet, daß ein hohes Maß an Energie erforderlich ist, um die Urethra zu öffnen und den Flow zu initiieren (hoher PURR-Fußpunkt), während wenig Energie aufgewendet werden muß, um den Fluß nach Beginn aufrechtzuerhalten (steiler PURR-Anstieg). Umgekehrt ist bei einer konstriktiven Obstruktion wenig Energie erforderlich, die Urethra zu öffnen und den Flow zu initiieren (niedriger PURR-Fußpunkt), während es eines hohen Maßes an Energie zur Aufrechterhaltung des Flusses bedarf (flacher PURR-Anstieg).

Funktionelle infravesikale Obstruktion

In Anlehnung an das Schäfer-Konzept [102] sind alle Abweichungen des Druck-Fluß-Plots von der passiven Urethralwiderstandsrelation (PURR) in Richtung höherer Detrusordrucke durch urethrale Muskelaktivität bedingt und werden als sog. »dynamische Urethralwiderstandsrelation« (DURR) bezeichnet (Abb. 3.39). Die dynamische Urethralwiderstandsrelation läßt sich graphisch nach computerunterstützter Berechnung der einzelnen Werte in Relation zur Zeitachse darstellen [55, 102] und repräsentiert die Summe aller funktionell wirksamen obstruktiven Komponenten während der Miktion. Eine ätiologische und quantitative Differenzierung einzelner funktionell obstruktiv wirksamer Komponenten (z.B. durch Kontraktion quergestreifter oder glatter Muskulatur hervorgerufene Widerstandserhöhungen) ist mit

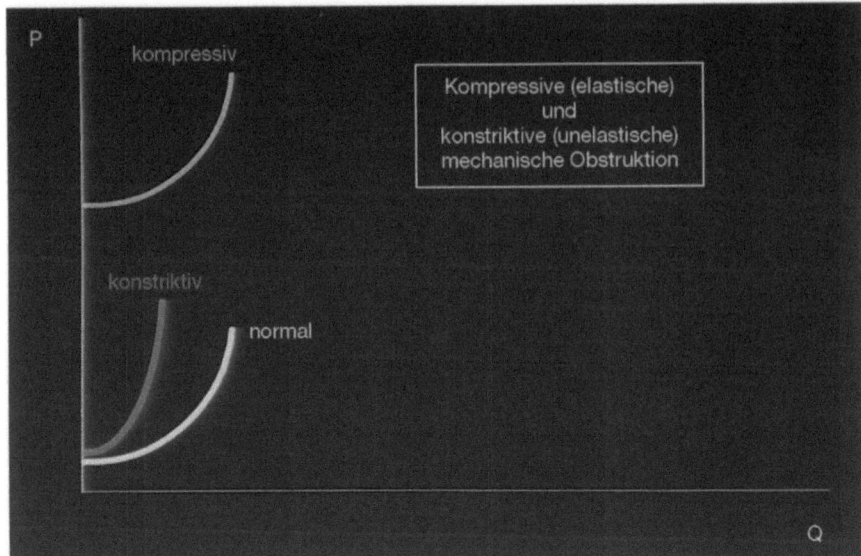

Abb. 3.38. Kompressive (elastische), konstriktive (unelastische) und kombinierte Formen der mechanischen infravesikalen Obstruktion (Erläuterung im Text)

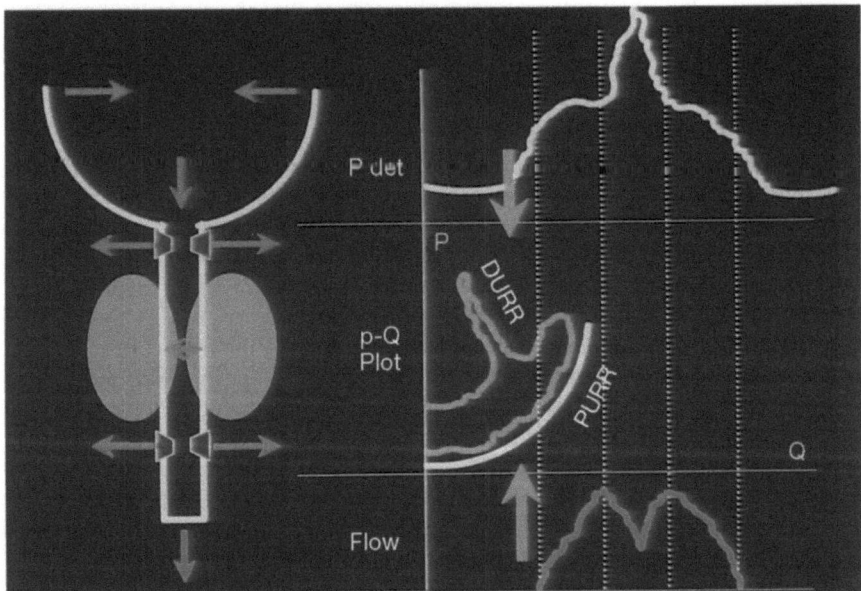

Abb. 3.39. Schematische Darstellung des Effektes einer willkürlichen Kontraktion des externen Urethralsphinkters während der Miktion: als Folge der Muskelkontraktion kommt es zu einer Abnahme der Flußrate (Q) und einer Zunahme des Detrusordruckes (*Pdet*). Im Druck-Fluß-Plot (URR) stellt sich dies als eine temporäre Abweichung des Plots in Richtung höheren Druckes und niedrigeren Fußes dar. Abweichungen des Druck-Fluß-Plots von der passiven Urethralwiderstandsrelation (*PURR*) in Richtung höheren Druckes werden durch dynamische Prozesse im Bereich der Urethra (z. B. glattmuskuläre oder quergestreifte Muskelkontraktionen) hervorgerufen und können als sog. dynamische Urethralwiderstandsrelation (*DURR*) wiedergegeben werden

Hilfe der DURR allein nicht möglich. Allerdings kann die simultane Mitregistrierung des Beckenboden-EMG die diesbezügliche Beurteilung erleichtern.

Variationen des funktionell-dynamischen Auslaßwiderstandes können durch wechselnde Aktivität glatter und quergestreifter Muskulatur im Bereich der Urethra hervorgerufen werden.

Die funktionell wirksame quergestreifte Muskulatur findet sich in erster Linie im Bereich des Beckenbodens und des M. sphinkter urethrae transversostriatus. Sie wird über den N. pudendus somatomotorisch innerviert und unterliegt der willkürlichen Kontrolle. Ausgeprägte Aktivitätssteigerungen bei Miktionseinleitung oder während der Miktion im Sinne einer Detrusor-Sphinkter-Dyskoordination oder -Dyssynergie können sowohl durch direkte Erhöhung des urethralen Widerstandes als auch durch Aktivierung inhibitorischer neurogener Mechanismen mit Auswirkungen auf die Detrusorkontraktilität zu Blasenentleerungsstörungen führen [47].

Glatte Muskulatur findet sich im Bereich des Blasenhalses, der proximalen Urethra und im stromalen Anteil der Prostata. Sie ist über Alpha-1-Rezeptoren viszeromotorisch sympathisch innerviert und unterliegt nicht der willkürlichen Kontrolle. Die Bedeutung der glattmuskulären Komponente für die BPH-assoziierte Blasenentleerungsstörung ist im Rahmen klinischer Studien zur Wirksamkeit von Alpha-Rezeptorenblockern untersucht worden [69, 81]. Im Hinblick auf die klinische Symptomatik ist ein statistisch signifikanter Effekt nachweisbar, während hinsichtlich der Auswirkungen auf die infravesikale Obstruktion eher geringe Effekte beschrieben werden.

Auswirkungen der infravesikalen Obstruktion

Teilaspekte der hier beschriebenen Auswirkungen einer infravesikalen Obstruktion, insbesondere Veränderungen der Detrusorfunktion, Restharnbildung und Harnretention, sind nicht ausschließlich auf eine infravesikale Obstruktion zurückzuführen, sondern können ebenso auf einer primären Störung der Detrusorfunktion oder einer Detrusorfunktionsstörung aus anderen Gründen beruhen.

Detrusorfunktion. Bei Vorliegen einer infravesikalen Obstruktion ist der Detrusor in der Regel nicht in der Lage ‚ausreichend zusätzlichen Druck zu generieren, um einen normalen Harnfluß aufrechtzuerhalten. Es kommt daher zu einem reduzierten Flow bei erhöhtem Detrusordruck. Dieser direkte Effekt einer infravesikalen Obstruktion reflektiert lediglich fundamentale mechanische Eigenschaften einer Muskelkontraktion, die durch die Hillsche Kraft-Geschwindigkeitsrelation beschrieben werden kann [54]. Der Anstieg des Detrusordruckes bei infravesikaler Obstruktion ist daher nicht notwendigerweise auf eine Detrusorhypertrophie oder andere strukturelle, physiologische oder neurogene Veränderungen der Blase zurückzuführen, sondern stellt eine umgehende myogene Reaktion auf einen verminderten Harnfluß dar. Als Folge einer verminderten Harnflußrate infolge Obstruktion ist die Miktionszeit verlängert, so daß die Detrusorkontraktion länger aufrechterhalten werden muß, um eine restharnfreie Blasenentleerung zu erreichen. Dies gelingt, solange keine der nachfolgend dargestellten Sekundärveränderungen eingetreten sind [49]. Als Folge einer fortbestehenden infravesikalen Obstruktion kommt es aufgrund des fortgesetzt erhöhten Detrusordruckes und der prolongierten Miktion zu einer Hypertrophie der Detrusormuskulatur mit Zunahme der Blasengesamtmasse [68, 74]. Trotz dieses Vorganges konnte tierexperimentell gezeigt werden, daß die Kontraktilität der hypertrophierten

Muskulatur gegenüber der normaler Muskulatur deutlich vermindert ist [74, 110]. Die verminderte Kapazität der hypertrophierten Detrusormuskulatur, Kraft zu generieren, wird auf einen verminderten Gehalt kontraktiler Proteine bei gleichzeitig vermehrtem Gehalt an nichtkontraktilen Proteinen im Sinne einer Fibroelastose [32] zurückgeführt. Dabei könnte die Fibroelastose dafür verantwortlich sein, daß eine Verkürzung der hypertrophierten Muskulatur nicht mehr im gleichen Maße wie bei normaler Muskulatur möglich ist [68, 74]. Speakman et al. [110] postulieren in diesem Zusammenhang, daß es in hypertrophierter Detrusormuskulatur ergänzend zu einer partiellen Denervierung kommt, die zumindest tierexperimentell beim Schwein zu einer Supersensitivität gegenüber kontraktionsstimulierenden Substanzen führt und somit für die Induktion von Detrusorinstabilitäten verantwortlich sein könnte.

Restharn und Harnretention. Erhöhter Restharn findet sich häufig in Assoziation mit einer infravesikalen Obstruktion, allerdings ist die Korrelation nicht sehr ausgeprägt und die intraindividuelle Variabilität groß. Nach einer Studie von Abrams u. Griffiths [3] ließ sich eine signifikante Restharnbildung (>50 ml) bei 50 % nichtobstruktiver älterer Männer nachweisen, während sich bei 31 % der Männer mit nachgewiesener infravesikaler Obstruktion kein signifikanter Restharn nachweisen ließ. Die vorhandenen Informationen zum Thema Restharn sind erstaunlicherweise sehr begrenzt und in erster Linie hypothetisch. Man geht davon aus, daß die Restharnbildung multifaktoriell bedingt ist, wobei eine infravesikale Obstruktion nur einen möglichen verantwortlichen Faktor darstellt. In jedem Fall läßt das Vorhandensein von Restharn keinen Rückschluß auf das Vorliegen einer infravesikalen Obstruktion zu [15]. Nach McConnell [83] stellt Restharnbildung darüber hinaus keinen prädiktiven Parameter im Hinblick auf einen Erfolg operativer Maßnahmen bzw. im Hinblick auf möglicherweise eintretende Folgeveränderungen an unterem und oberem Harntrakt dar.

Nach Griffiths [49] stellt Restharnbildung in erster Linie ein Zeichen abnormer Detrusorfunktion dar. Er führt 3 hypothetische Ursachen für das Auftreten von Restharn an:
- Da eine Detrusorkontraktion bei infravesikaler Obstruktion länger aufrechterhalten werden muß, kann sie aus 2 Gründen schließlich nachlassen: entweder ist die für eine Kontraktion verfügbare gespeicherte Energie erschöpft [104] oder der neurogene Input, der den Detrusor aktiviert, ist vorprogrammiert, nach einer bestimmten, unter normalen Bedingungen ausreichenden Zeit zu stoppen.
- Aufgrund der im vorangegangenen Abschnitt dargelegten sekundären strukturellen Veränderungen kann sich die glatte Detrusormuskulatur nicht mehr suffizient verkürzen, um eine komplette Blasenentleerung zu erzielen.
- Aufgrund möglicherweise obstruktionsbedingter abnormer Signale wird der den Detrusor kontrollierende neurogene Input dahingehend verändert, daß die Kontraktion abgebrochen wird, anstatt sie zu unterhalten [47].

Im Falle einer obstruktionsbedingten Restharnbildung hält Griffiths die zweite Hypothese für am wahrscheinlichsten, da sie impliziert, daß die Restharnbildung weitgehend konstant und unabhängig vom Blasenvolumen vor der Miktion sein sollte. Darüber hinaus zeigen Tierexperimente, daß eine komplette Blasenentleerung sehr empfindlich durch eine infravesikale Obstruktion beeinflußt wird [74], was möglicherweise auf die eingetretenen strukturellen Veränderungen zurückzuführen ist.

Das Auftreten einer akuten Harnretention ist häufig nicht Folge eines schleichenden progredienten Prozesses, sondern ein plötzliches durch provozierende Faktoren begünstigtes Ereignis [12]. Urethradruckprofile, die in der Phase der akuten Harnretention durchgeführt wurden, lassen vermuten, daß die primäre Ursache der Retention im Bereich der prostatischen Urethra lokalisiert ist [20]. Als kausale Faktoren einer akuten Harnretention werden neben einem erhöhten Sympathikotonus eine distensionbedingte reduzierte sensorische Perzeption bzw. akute Prostatainfarkte oder Entzündungen diskutiert, ohne daß diese Vermutungen gesichert wären. Bekannt ist dagegen, daß der Detrusor aufgrund abnehmender Kontraktilität bei einer Überdehnung der glatten Muskelfasern über das ideale Maß hinaus nur einen geringeren Druck aufbringen kann [45].

Die Genese einer sich schleichend entwickelnden chronischen Harnretention ist unklar, nicht zuletzt, da im Falle einer kompletten Retention Druck-Fluß-Messungen nicht mehr durchführbar sind, oder aber die Detrusorfunktion bereits soweit eingeschränkt ist, daß nicht mehr geklärt werden kann, ob dieses eine Ursache oder eine Folgeerscheinung darstellt. Von Parys et al. [90] wird als Ursache einer chronischen Harnretention eine sensorische/propriozeptive Abnormität im Bereich des Zentralnervensystems vermutet.

In der Regel ist die Compliance der Blase bei chronischer Retention stark erhöht. Seltene Fälle mit verminderter Compliance müssen differentialdiagnostisch abgegrenzt werden, da sie ein erhöhtes Risiko der Entwicklung von Schäden am oberen Harntrakt beinhalten [65].

Oberer Harntrakt. Einschränkungen der Nierenfunktion, die sich in der Regel nach 2wöchiger Katheterdauerableitung verbessern, werden bei Patienten mit BPH in 15–20% beschrieben [10, 25]. Obwohl nach klassischen pathophysiologischen Vorstellungen eine Detrusordekompensation und Schädigung des oberen Harntraktes als zu erwartende Endstadien angesehen werden und zur Prävention die Indikation zur chirurgischen Behandlung der BPH abgeleitet wird, liegen sehr wenige Daten zur Relation zwischen Nierenfunktion und chronischer infravesikaler Obstruktion vor. Hauptfaktoren einer Schädigung des oberen Harntraktes sind konstant hohe Detrusordrucke, extreme Dehnung der Blasenwand und verminderte Compliance [65].

Tierexperimentelle Untersuchungen von Blok et al. [13] zeigten, daß eine Entleerung des oberen Harntraktes über einen weiten Bereich auch bei erhöhten Blasendrucken aber niedrigen Drucken an der ureterovesikalen Mündung möglich bleibt. Dies könnte erklären, warum trotz möglicherweise nachweisbarer Dilatation des oberen Harntraktes bei chronischer infravesikaler Obstruktion die Nierenfunktion nur selten gefährdet ist. Diese Fragestellung wurde von der gleichen Arbeitsgruppe an 139 Patienten mit BPH untersucht [28]. Weder die Entleerungsfunktion des oberen Harntraktes noch die glomeruläre Filtrationsrate zeigten eine Beziehung zum Auslaßwiderstand, zum maximalen Detrusordruck oder zum Restharn.

Metabolische Veränderungen. In tierexperimentellen Untersuchungen konnte ein gestörter oxydativer Metabolismus bei infravesikaler Obstruktion nachgewiesen werden [11, 67]. Folgeuntersuchungen zeigten eine signifikante, bis zu 50%ige Abnahme der Aktivität mitochondrialer Enzyme wie Zitratsynthase und Malatdehydrogenase mit Zunahme der Lactatentstehung als Ausdruck eines vermehrten anaeroben Metabolismus. Der verminderte oxydative Metabolismus könnte für die bei infravesikaler Obstruktion nachweisbare Einschränkung der Detrusorfunktion mitverantwortlich sein [76]. In einer Studie von Zhao et al. [120] fand sich die Fähigkeit des Detrusors zur Aufrechterhaltung einer Kontraktion vermindert, während der maximale Detrusordruck kaum Veränderungen zeigte.

Detrusormorphologie. Makroskopisch wird die Trabekulierung der Blase allgemein als klassisches Merkmal einer infravesikalen Obstruktion angesehen. Da jedoch nicht alle Patienten mit infravesikaler Obstruktion eine Trabekulierung aufweisen und bis zu 50% nichtobstruktiver aber instabiler Blasen eine Trabekulierung zeigen [115], ist auch die Wertigkeit dieses Befundes umstritten. Mikroskopische Veränderungen des obstruierten Detrusors umfassen in erster Linie Fibrose [41, 64], Hypertrophie glatter Muskelzellen [31, 86] sowie eine Verminderung der Dichte cholinerger Nervenfasern [82, 85, 86, 106].

Ultrastrukturell (Abb. 3.40) findet sich ein zunehmendes Verhältnis der kürzesten Zytoplasma/Kern-Durchmesser. Die Muskelzellen imponieren verzogen und bizarr und können eine Verzweigung ihrer sich verjüngenden Enden aufweisen. Darüber hinaus werden eine Zunahme des interzellulären Abstandes mit Reduktion normaler intermediärer Zellverbindungen sowie eine Zunahme der Anzahl von Kollagenfibrillen und von Kollagen- und Elastinfasern als typische Veränderungen beschrieben [33, 36]. Ebenso charakteristisch ist allerdings auch eine sehr variable Ausprägung und

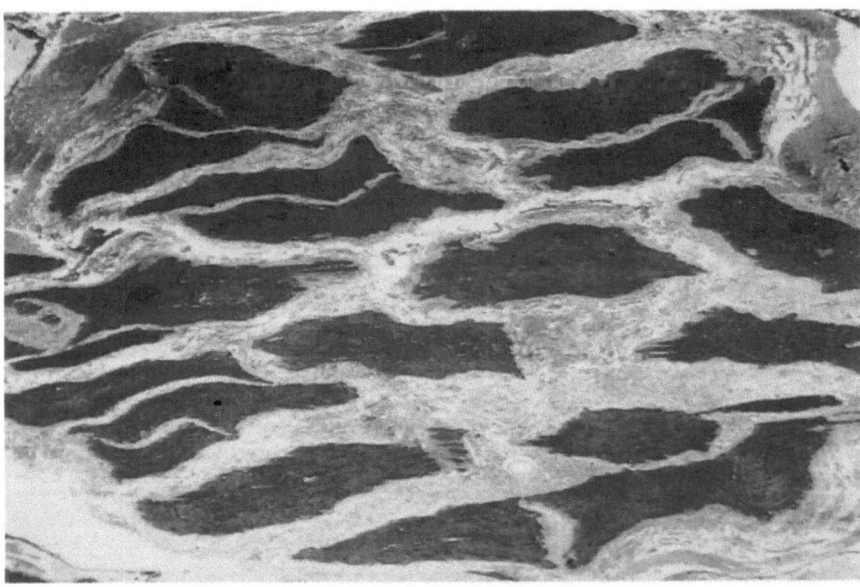

Abb. 3.40. Elektronenmikroskopische Aufnahme von Veränderungen des Detrusors bei Obstruktion und Instabilität. Die glatten Muskelzellen werden durch deutlich erweiterte Interzellularräume, die vermehrte Kollagenfibrillen enthalten, voneinander getrennt. Normale Zellverbindungen fehlen, einige Zellen weisen jedoch sog. »protrusion junctions« auf. (Mit Genehmigung der International Consultation on BPH)

Verteilung dieses Musters, was erklären mag, warum diese Veränderungen von anderen Autoren nicht als charakteristisch angesehen wurden [44].

Die aufgeführten strukturellen Veränderungen könnten, wie bereits bei der Diskussion der Restharnentstehung erwähnt, für die Einschränkung der Detrusorfunktion verantwortlich sein, da die Separation der einzelnen Zellen mit Verminderung der Zellverbindungen und vermehrtem Gehalt interzellulären Kollagens eine Erregungsfortleitung von einer zur benachbarten Muskelzelle beeinträchtigen. Dies könnte für eine schwache, unkoordinierte Gesamtkontraktion des Detrusors verantwortlich sein. Inwiefern eine Verminderung cholinerger Nervenfasern hier eine zusätzliche Rolle spielt, ist gegenwärtig ebenfalls noch nicht geklärt.

Detrusorinsuffizienz

Es gilt mittlerweile als allgemein akzeptiert, daß bei etwa 30 % der Patienten mit BPH anhand urodynamischer Kriterien eine infravesikale Obstruktion nicht nachgewiesen werden kann [61]. In einer Untersuchung von Rosier et al. [98] fand sich bei 25,3 % von 154 unselektierten Männern eine eingeschränkte Detrusorkontraktilität ohne Nachweis einer infravesikalen Obstruktion und bei weiteren 4,5 % eine normale Detrusorkontraktilität ebenfalls ohne Nachweis einer infravesikalen Obstruktion. Während die Patienten mit normaler Detrusorkontraktilität kaum symptomatisch waren, ähnelten die von den Patienten mit Detrusorinsuffizienz angegebenen Symptome denen der Patienten mit nachgewiesener Obstruktion.

Das Vorliegen einer Detrusorinsuffizienz führt zu einem deutlich schlechteren Ergebnis operativer Maßnahmen bei diesen Patienten [62, 88, 97] mit Persistenz präoperativ angegebener Symptome [96].

Als Ursachen einer primären Detrusorinsuffizienz kommen neben metabolischen Faktoren Veränderungen im Bereich von Neurotransmittern und Modulatoren oder Abnormitäten in der Zusammensetzung und Struktur der kontraktilen Proteine in Betracht. Sekundäre, nicht obstruktionsbedingte Einschränkungen der Detrusorfunktion finden sich bei metabolischen Systemerkrankungen (z. B. Diabetes mellitus, Hypothyreose) und bei neurogenen Grundleiden mit Beteiligung des peripheren motorischen Neurons. In der Mehrzahl der Fälle wird die Suche nach einer der aufgeführten Ursachen erfolglos bleiben und die Detrusorinsuffizienz als idiopathisch bezeichnet werden müssen.

Lichtmikroskopische morphologische Veränderungen bei Detrusorinsuffizienz sind unspezifisch und können kaum von solchen unterschieden werden, die bei Altersveränderungen oder Obstruktion nachzuweisen sind. Allerdings existieren keine detaillierten morphologischen Untersuchungen zu diesem Gebiet.

Untersuchungen von Elbadawi et al. [33, 34] konnten zahlreiche degenerative Veränderungen sowohl an glatten Muskelzellen als auch an Nervenstrukturen nachweisen. Im einzelnen lassen sich folgende Veränderungen finden: Desorganisation von Myofilamenten und sog. »dense bodies«, Vakuolisierung, Sequestrierung oder extrazelluläre Verdrängung von Sarkoplasma sowie Schrumpfung oder Fragmentierung der Zelle mit Bildung von Zelltrümmern (Abb. 3.41). Die neuralen Veränderungen beinhalten Entleerung der synaptischen Vesikel und anderer Zellorganellen an den Nervenendigungen mit Verlust von neuromuskulären Verbindungen sowie Lyse und Fragmentierung der Axone.

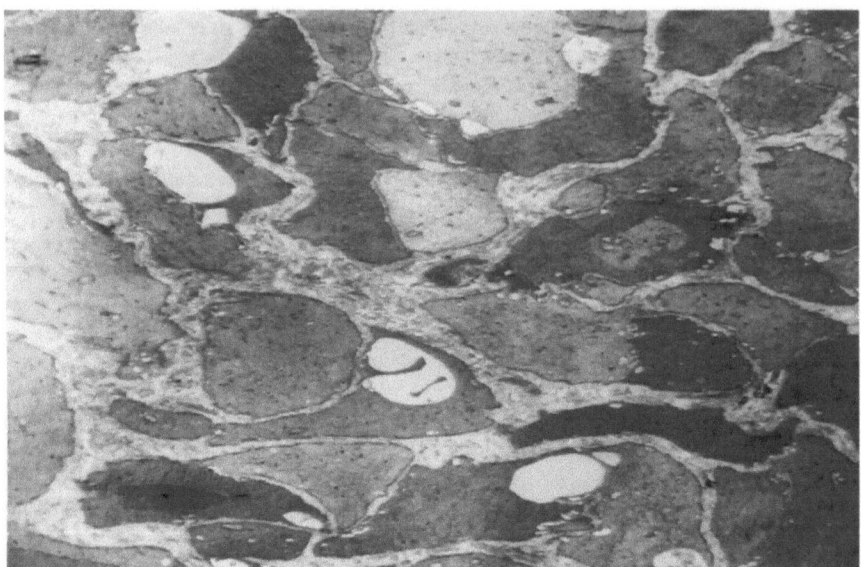

Abb. 3.41. Elektronenmikroskopische Aufnahme von Veränderungen des Detrusors bei Detrusorinsuffizienz. Zahlreiche glatte Muskelzellen weisen Zeichen der Degeneration auf. Diese ist charakterisiert durch große leer erscheinende Vakuolen, von denen einige amorphes granuläres Material enthalten. (Mit Genehmigung der International Consultation on BPH)

Die beschriebenen ultrastrukturellen Veränderungen könnten eine Erklärung für eine eingeschränkte Detrusorkontraktilität darstellen, da die neuralen Veränderungen die Triggerung einer Muskelzellkontraktion beeinträchtigen und darüber hinaus die Muskelzellveränderungen selbst die Entwicklung einer effektiven Kontraktion verhindern würden.

Detrusorinstabilität

Die Inzidenz der Detrusorinstabilität steigt mit zunehmendem Alter, jedoch scheint eine zusätzliche infravesikale Obstruktion die Inzidenz weiter zu erhöhen, wobei urodynamisch eine obstruktionsbedingte Instabilität nicht von ursächlich anders bedingten Formen unterschieden werden kann. Wie bereits bei der Darstellung der Genese von Speichersymptomen erwähnt wurde, läßt sich eine Detrusorinstabilität bei etwa zwei Dritteln der Patienten mit BPH nachweisen, wobei diese bei etwa einem Drittel nach Durchführung einer TURP weiter bestehen bleibt [2, 5]. Übereinstimmend hiermit findet sich bei 38% der über 65jährigen Frauen, die keine BPH-bedingte infravesikale Obstruktion aufweisen, ebenfalls eine Detrusorinstabilität [4].

Eine Subpopulation mit möglicherweise schlechterer therapeutischer Prognose stellen Patienten mit Detrusorinstabilität und zusätzlich eingeschränkter Detrusorkontraktilität dar [93]. In einer Untersuchung von Ghoniem et al. [40] fand sich diese Konstellation bei 7 von 45 Patienten mit BPH, wobei bei 3 von 4 mittels TURP behandelter Patienten eine kombinierte Weiterbehandlung mit Anticholinergika und intermittierendem Katheterismus erforderlich wurde.

Zur Genese einer obstruktionsbedingten Detrusorinstabilität werden in erster Linie neuronale Veränderungen auf Detrusorebene im Sinne einer Denervierungshypersensitivität bei Verminderung cholinerger Nervenfasern [7, 94, 110, 111] sowie myogene Ursachen [38, 91] diskutiert.

Zur Genese nichtobstruktionsbedingter Detrusorinstabilitäten gibt es keine allgemein akzeptierten Konzepte. Allerdings ist bekannt, daß ein wesentlicher Mechanismus bei der Entstehung der Detrusorinstabilität die Imbalanz zwischen zentralnervösen exzitatorischen positiven Feedbackmechanismen und inhibitorischen Kontrollmechanismen darstellt [37, 77]. Eine derartige Imbalanz kann durch Läsionen neurogener Strukturen an zahlreichen Punkten des Nervensystems oder durch funktionelle Störungen innerhalb der exzitatorischen oder inhibitorischen Regelkreise hervorgerufen werden. Die Abgrenzung der Detrusorinstabilität von der sicher nachgewiesen neurogenen Detrusorhyperreflexie wäre demnach nur darin begründet, daß geringe neurogene Veränderungen mit den gegenwärtig verfügbaren diagnostischen Möglichkeiten nicht aufgedeckt werden können.

Spezifische morphologische Veränderungen bei Detrusorinstabilität lassen sich nur elektronenmikroskopisch nachweisen. Elbadawi et al. [33, 35] beschrieben eine Abnahme normaler Zellverbindungen, die durch typische fingerartige, sog. Protrusionsverbindungen ersetzt werden. Diese Verbindungen weisen sehr enge Trennungen auf, die den sog. »gap junctions« ähneln (Abb. 3.42). Die neuen Verbindungen sollen anstelle der verminderten normalen Zellverbindungen eine elektrische Kopplung der Muskelzellen bewirken, die im Gegensatz zur physiologischen Situation sehr schnell

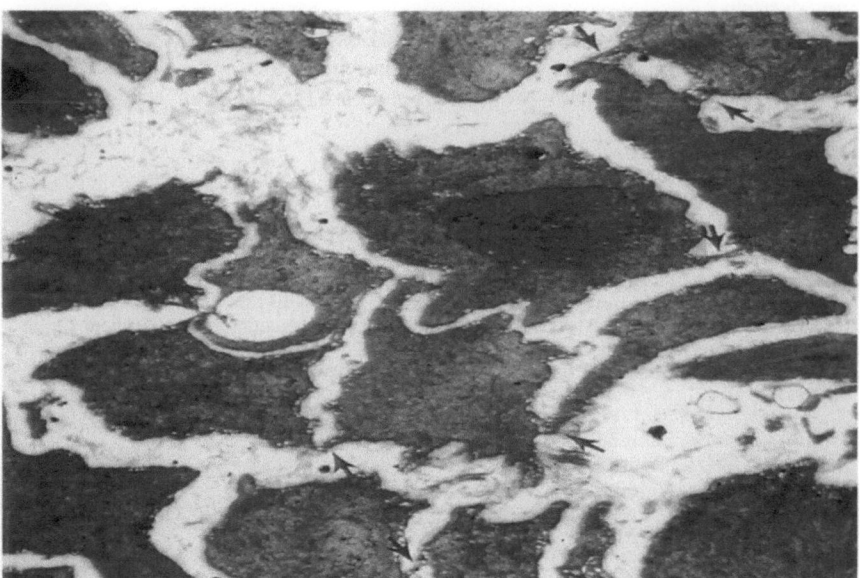

Abb. 3.42. Elektronenmikroskopische Aufnahme von Veränderungen des Detrusors bei Detrusorinstabilität. Die glatten Muskelzellen werden durch gering erweiterte Interzellulärräume voneinander getrennt, die wenige Kollagenfibrillen enthalten. Es finden sich wenige normale Zellverbindungen, aber zahlreiche sog. »protrusion junctions« (*Pfeile*), die aufgrund ihrer sehr engen Trennspalten pseudosynzytiär erscheinen. (Mit Genehmigung der International Consultation on BPH)

zur synchronen Kontraktion großer Muskelareale führen und für die Auslösung instabiler Kontraktionen verantwortlich sein könnten.

3.3.3
Zusammenfassung

Obstruktion, alterungsassoziierte Erkrankungen und der biologische Alterungsprozeß selbst können die Funktion des unteren Harntraktes beeinflussen. Die Zusammenhänge zwischen Obstruktion und Alterungsprozeß sind trotz zunehmender Erkenntnisse noch weitgehend unklar. Die Symptomatik einer isolierten Detrusorinstabilität und einer Detrusorinsuffizienz ist von der bei obstruktiver BPH auftretenden Symptomatik klinisch nicht zu unterscheiden.

Es wird in Zukunft zunehmend wichtig sein, die pathophysiologisch den Symptomen zugrudeliegenden Ursachen einer Funktionsstörung des unteren Harntraktes und ihren Bezug zur BPH objektiv festzustellen, um hieraus eine adäquate Behandlung ableiten zu können.

Gegenwärtig wird die Therapie der BPH in erster Linie aus Symptomenscores und anderen klinischen Parametern abgeleitet, die weder für sich noch in Kombination geeignet sind, eine echte diagnostische Charakterisierung der pathophysiologischen Phänomene zu erlauben.

Symptomenscores und klinisch nachweisbare BPH müssen daher durch urodynamische Kriterien ergänzt werden, wobei die gegenwärtig einzige verfügbare direkte Methode zum Nachweis einer infravesikalen Obstruktion die Druck-Fluß-Untersuchung darstellt.

Morphologisch-elektronenmikroskopische Verfahren könnten darüber hinaus in Zukunft einen Weg darstellen, indirekte Rückschlüsse auf die zugrundeliegende Pathophysiologie von Funktionsstörungen des unteren Hartraktes zu ermöglichen.

Literatur

1. Abrams P, Feneley RCL (1978) The significance of symptoms associated with bladder outflow obstruction. Urol Int 33: 171–174
2. Abrams P, Farras DJ, Turner-Warwick RT, Whiteside CG, Feneley RCL (1979) The results of prostatectomy. A symptomatic and urodynamic analysis of 152 patients. J Urol 121: 640–642
3. Abrams P, Griffiths DJ (1979) The assessment of prostatic obstruction from urodynamic measurements and from residual urine. Br J Urol 51: 129–134
4. Abrams P (1985) Detrusor instability and bladder outlet obstruction. Neurourol Urodyn 4: 317–328
5. Andersen JT, Nordling J (1980) Prostatism II. The correlation between cystourethroscopic, cystometric and urodynamic findings. Scand J Urol Nephrol 14: 23–27
6. Andersen JT (1982) Prostatism: clinical radiological and urodynamic aspects. Neurourol Urodyn 1: 241–293
7. Andersson KE (1990) Autonomic neurotransmission and the unstable bladder. Neurourol Urodyn: 555–557
8. Barry MJ, Fowler FJ, O'Leary M, Bruskewitz RC, Holtgrewe HL, Mebust WK, Cockett ATK (1992) The American Urological Association symptom index for benign prostatic hyperplasia. J Urol 148: 1549–1555
9. Barry MJ, Cockett ATK, Holtgrewe L, McConnell JD, Sihelnik SA, Winfield HN (1993) Relationship of symptoms of prostatism to commonly used physiologic and anatomic measures of the severity of benign prostatic hypertrophy. J Urol 150: 351-358
10. Beck AD (1970) Benign prostatic hypertrophy and uraemia. Br J Surg 57: 561–565

11. Bilgen A Wein AJ, Haugaard N, Packard D, Levin RM (1992) Effect of outlet obstruction on pyruvate metabolism of the rabbit urinary bladder. Mol Cell Biochem 117: 159-163
12. Birkhoff JD, Wiederhorn AR, Hamilton MC, Zinsser HH (1976) Natural history of benign prostatic hypertrophy and acute urinary retention. Urology 7: 48-52
13. Blok C, van Venrooy GEPM, Coolsaet BLRA (1985) Dynamics of the ureterovesical junction effectiveness of ist ureteral peristalsis in high pressure pig bladders. J Urol 134: 825-827
14. Bosch JLHR, Groen J, Schroeder FH (1994) Treatment of benign prostatic hyperplasia by transurethral ultrasound-guided laser-induced prostatectomy (TULIP): effects on urodynamic parameters and symptoms. Urology 44: 507-511
15. Bosch JLHR (1995) Postvoid residual urine in the evaluation of men with benign prostatic hyperplasia. World J Urol 13: 17-20
16. Bosch JLHR, Hop WCJ, Kirkels WJ, Schroeder FH (1995) The International Prostate Symptom Score in a community-based sample of men between 55 and 74 years of age: prevalence and correlation of symptoms with age, prostate volume, flow rate and residual volume. Br J Urol 75: 622-630
17. Bosch JLHR, Kranse R, van Mastrigt R, Schroeder FH (1995) Reasons for weak correlation between prostate volume and urethral resistance parameters in patients with prostatism. J Urol 153: 689-693
18. Bosch R, Kranse R, van Mastrigt R, Schroeder FH (1995) Dependence of male voiding efficiency on age, bladder contractility and urethral resistance: Development of a voiding efficiency nomogram. J Urol 154: 190-194
19. Boyarski S, Jones G, Paulson DF, Prout GR (1977) A new look at bladder neck obstruction by the Food and Drug Administration regulators: guidelines for investigation of benign prostatic hypertrophy. Trans Amer Ass Genito-Urin Surg 68: 19-32
20. Caine M, Perlberg S (1977) The dynamics of acute retention in prostatic patients and the role of adrenergic receptors. Urology 9: 399-403
21. Chai TC, Belville WD, McGuire EJ, Nyquist L (1993) Specificity of American Urological Association voiding symptom index: comparison of unselected and selected samples of both sexes. J Urol 150: 1710-1714
22. Chalfin SA, Bradley WE (1982) The etiology of detrusor hyperreflexia in patients with infravesical obstruction. J Urol 127: 938-942
23. Chancellor MB, Rivas DA (1993) American Urological Association symptom index for women with voiding symptoms: lack of specificity for benign prostatic hyperplasia. J Urol 150: 1706-1710
24. Chancellor MB, Rivas DA, Keeley FX, Lofti MA, Gomella LG (1994) Similarity of the American Urological Association Symptom Index among men with benign prostate hyperplasia (BPH), urethral obstruction not due to BPH and detrusor hyperreflexia without outlet obstruction. Br J Urol 74: 200-203
25. Chisholm GD (1967) Obstructive uropathy, a review of 146 patients with postrenal uraemia. S Afr Med J 41: 962-964
26. Chute CG, Panser LA, Girman CJ, Oesterling JE, Guess HA, Jacobsen SJ, Lieber MM (1993) The prevalence of prostatism: a population-based survey of urinary symptoms. J Urol 150: 85-89
27. Coolsaet BLRA, van Venrooy GEPM, Blok C (1982) Detrusor pressure versus wall stress in relation to ureterovesical resistance. Neurourol Urodyn 1: 105-108
28. Coolsaet BLRA, van Duyl WA (1995) Pathophysiology of outlet obstruction. In: Fitzpatrick JM, Krane RJ (eds) The bladder. Churchill Livingstone, Edinburgh London Melbourne New York Tokio, pp 91-117
29. Cucchi A (1990) Detrusor instability in prostatic obstruction in relation to urethral opening pressure. Neurourol Urodyn 9: 17-24
30. Diokno AC, Brown MB, Goldstein NG, Herzog AR (1994) Urinary flow rates and voiding pressures in elderly men living in a community. J Urol 151: 1550-1553
31. Elbadawi A, Meyer S (1989) Morphometry of the obstructed detrusor. I. Review of the issues. Neurourol Urodyn 8:163-172
32. Elbadawi A, Miller LF, Yalla SV, Resnick NM (1990) Correlative structural/urodynamic grouping paterns of detrusor abnormality in geriatric voiding dysfunction. Neurourol Urodyn 9: 407
33. Elbadawi A (1993) Functional pathology of urinary bladder muscularis: The new frontier in diagnostic uropathology. Sem Diagn Pathol 10: 314-354
34. Elbadawi A, Yalla SV, Resnick NM (1993) Structural basis of geriatric voiding dysfunction. II. Aging detrusor: normal versus impaired contractility. J Urol 150: 1657-1667
35. Elbadawi A, Yalla SV, Resnick NM (1993) Structural basis of geriatric voiding dysfunction. III. Detrusor overactivity. J Urol 150: 1668-1680
36. Elbadawi A, Yalla SV, Resnick NM (1993) Structural basis of geriatric voiding dysfunction. IV. Bladder outlet obstruction. J Urol 150: 1681-1695

37. Fall M, Lindström S (1991) Electrical stimulation. A physiologic approach to the treatment of urinary incontinence. Urol Clin N Am: 18: 393
38. Foster CD, Speakman MJ, Fujii K, Brading A (1989) The effects of chromakalim on the detrusor muscle of human and pig urinary bladder. Br J Urol 63: 284-294
39. Fowler FJ, Wennberg JE, Timoth RP, Barry MJ, Mulley AG, Hanley D (1988) Symptom status and quality of life following prostatectomy. JAMA 259: 3018-3022
40. Ghoniem GM (1991) Impaired bladder contractility in association with detrusor instability - underestimated occurence in benign prostatic hyperplasia. Neurourol Urodyn 10: 111-118
41. Gilpin SA, Gosling JA Barnard RJ (1985) Morphological and morphometric studies of the human obstructed, trabeculated bladder. Br J Urol 57: 525-529
42. Gilpin SA, Gilpin CJ, Dixon JS et al. (1986) The effect of age on the autonomic innervation of the urinary bladder. Br J Urol 58: 378
43. Gleason DM, Bottaccini MR, Byrne JC (1987) Review of current physical and hydrodynamic concepts and their impact on urodynamics. Neurourol Urodyn 6: 1-9
44. Gosling JA, Dixon JS (1979) The structure and innervation of trabeculated detrusor smooth muscle. Proc Int Cont Soc 9th Annual Meeting, Rome, pp 9-13
45. Griffiths DJ, van Mastrigt R, van Duyl WA, Coolsaet BLRA (1979) Active mechanical properties of the smooth muscle of the urinary bladder. Med Biol Eng Comput 17: 281-290
46. Griffiths DJ (1980) Urodynamics: the mechanics and hydrodynamics of the lower urinary tract. Medical Physics Handbooks 4. Hilger, Bristol
47. Griffiths DJ, Constantinou CE, van Mastrigt R (1986) Urinary bladder function and its control in healthy females. Am J Physiol 251: R225-R230
48. Griffiths DJ, van Mastrigt R, Bosch R (1989) Quantification of urethral resistance and bladder function during voiding, with special reference to the effects of prostate size reduction on urethral obstruction due to benign prostatic hyperplasia. Neurourol Urodyn 8: 17-27
49. Griffiths DJ (1992) Effects of bladder outlet obstruction. Prospectives 2/1: 1-4, 8
50. Grünewald V, Jonas U (1995) Neurologic abnormalities. In: Fitzpatrick JM, Krane RJ (eds) The bladder. Churchill Livingstone, Edinburgh London Melbourne New York Tokio, pp 195-211
51. Hald T (1989) Urodynamics in benign prostatic hyperplasia. A survey. Prostate [Suppl 2]: 69-77
52. Hald T, Nordling J, Andersen JT, Bilde T, Meyhoff HH, Walters S (1991) A patient weighted symptom score system in the evaluation of uncomplicated benign prostatic hyperplasia. Scand J Urol Nephrol 138: 59-62
53. Hald T, Brading AF, Elbadawi A et al. (1996) Pathology and pathophysiology. In: Cockett ATK, Khoury S, Aso Y, Chatelain C, Denis L, Griffiths K, Murphy G (eds) Proceedings of the 3rd International Consultation on BPH. Scientific Communication International Ltd, pp 125-166
54. Hill AV (1938) The heat of shortening and the dynamic constants of muscle. Proc R Soc Lond (Biol) 126: 136
55. Höfner K (1992) Urodynamic evaluation of lower urinary tract dysfunction. Current Opinion in Urology 2: 257-262
56. Höfner K, Grünewald V, Kuczyk M, von Dalwig-Nolda D, Jonas U (1993) Influence of transurethral microwave thermotherapy on outflow obstruction. J Endourol 7 [Suppl 1]: 76
57. Höfner K, Kramer AEJL, Kuczyk M, von Dalwig-Nolda D, Krah H, Jonas U (1994) The changes of outflow obstruction and bladder power utilisation after transurethral microwave thermotherapy. J Urol 151 [Suppl]: 417 A
58. Höfner K, Kramer AEJL, Tan HK, Krah H, Jonas U (1995) CHESS classification of bladder outflow obstruction. A consequence in the discussion of current concepts. World J Urol 13: 59-64
59. Höfner K, Krah H, Gonnermann O, Serth J, Doallo-Kramer S, Plechata B, Jonas U (1996) The relevance of BPH tissue properties in bladder outflow obstruction. J Urol 155 [Suppl]: 380 A
60. Homma Y, Imajo C, Takahashi S, Kawabe K, Azo Y (1994) Urinary symptoms and urodynamics in a normal elderly population. Scand J Urol Nephrol 157 [Suppl]: 27-30
61. Jensen K M-E, Bruskewitz RC, Madsen PO (1984) Urodynamic findings in elderly males without prostatic complaints. Urology 24: 211
62. Jensen K M-E, Jørgensen JB, Mogensen P (1988) Urodynamics in prostatism. II. Prognostic value of pressure/flow study combined with stop-test. Scand J Urol Nephrol 114 [Suppl]: 72-77
63. Jonas U, Ogden C, de la Rosette J et al. (1994) Symptom score and flow rate: independent parameters in clinical response to microwave thermotherapy. J Urol 151 [Suppl]: 326 A
64. Jones DA, Gilpin DA, Holden D, Dixon JS, O'Reilly PH, Georges NJR (1991) Relationship between bladder morphology and long term outcome of treatment in patients with high pressure chronic retention of urine. Br J Urol 67: 280-285
65. Jones DA, Georges NRJ (1992) Interactive obstructive uropathy in man. Br J Urol 69: 337-345
66. Kaplan SA, Te AE, Pressler LB, Olsson CA (1995) Transition zone index (TZI) as a method of assessing benign prostatic hyperplasia: correlation with symptoms, uroflow and and detrusor pressure. J Urol 154: 1764-1769

67. Kato K, Lin AT-L, Wein AJ, Levin RM (1990) Effect of outlet obstruction on glucose metabolism of the rabbit urinary bladder. J Urol 143: 844–847
68. Kato K, Wein AJ, Longhurst PA et al. (1990) The functional effects of long-term outlet obstruction on the rabbit urinary bladder. J Urol 143: 600–606
69. Kirby RS, Coppinger SWC, Corcoran MO, Chapple CR, Flannigan M, Milroy EJG (1987) Prazosin in the treatment of prostatic obstruction. A placebo-controlled study. Br J Urol 60: 136–142
70. Kirkland JL, Lye M, Levy DW, Banerjee AK (1983) Patterns of urine flow and electrolyte excretion in healthy elderly people. Br Med J 287: 1665–1667
71. Ko DS, Fenster HN, Chambers K, Sullivan LD, Jens M, Goldenberg SL (1995) The correlation of multichannel urodynamic pressure-flow studies and American Urological Association Symptom Index in the evaluation of benign prostatic hyperplasia. J Urol 154: 396–398
72. Kranse M, van Mastrigt R (1991) The derivation of an obstruction index from a three parameter model fitted to the lowest part of the pressure flow plot. J Urol 145: 261 A
73. Lepor H, Machi G (1993) Comparison of AUA symptom index in unselected males and females between fifty-five and seventy years of age. Urology 42: 36–41
74. Levin RM, Longhurst PA, Wein AJ (1990) Neuropharmacologic investigations of the lower urinary tract. World J Urol 8: 180–188
75. Lim CS, Abrams P (1995) The Abrams-Griffiths nomogram. World J Urol 13: 34–39
76. Lin AT-L, Chang LS, Chen M-S, Yang C-H, Shiao M-S, Chen C-J, Levin RM (1992) Energetics of detrusor contraction: effects of outlet obstruction. Neurourol Urodyn 11: 605–614
77. Lindström S, Fall M, Carlsson CA, Erlandson BE (1984): Rhythmic activity in pelvic efferents to the bladder: an experimental study in the cat with reference to the clinical condition »unstable bladder«. Urol Int 39: 272
78. Lutzeyer W, Hannapel J, Schäfer W (1983) Sequential events in prostatic obstruction. In: Hinman F Jr (ed) Benign prostatic hypertrophy. Springer, Berlin Heidelberg New York, pp 693–699
79. Madsen PO, Iversen P (1983) A point system for selecting operative candidates. In: Hinman F Jr (ed) Benign prostatic hypertrophy. Springer, Berlin Heidelberg New York, pp 763–765
80. Mark SD, Gilling PJ,van Mastrigt R, Arnold EP, Mcrae CU (1992) detrusor contractility: age related correlation with urinary flow rate in asymptomatic males. Neurourol Urodyn 11: 314–315
81. Martorana G, Giberti C, Disilverio F et al. (1995) Urodynamic assessment of alfuzosin on outflow obstruction in benign prostatic hyperplasia. J Urol 153: 275 A
82. Mayo ME, Lloyd-Davies RW, Shuttlewort KED, Tighe JR (1973) The damaged human detrusor: functional and electronmicroscopic changes in disease. Br J Urol 45: 116–120
83. McConnell JD (1995) Benign prostatic hyperplasia: treatment guidelines and patient classification. Br J Urol 76 [Suppl 1]: 29–46
84. Mebust W, Roizo R, Shroeder F, Villers A (1992) Correlations between pathology, clinical symptoms and the course of the disease. In: Cockett ATK, Aso Y, Chatelain C, Denis L, Griffiths K, Khoury S, Murphy G (eds) Proceedings of the 1st International Consultation on BPH, Scientific Communication International Ltd, Jersey, pp 53–62
85. Meyer S, Atta MA, Wein AJ, Levin RM, Elbadawi A (1989) Morphometric analysis of muscle cell changes in the short term partially obstructed rabbit detrusor. Neurourol Urodyn 8: 117–131
86. Meyer S, Elbadawi A (1989) Morphometry of the obstructed detrusor. II. Principles of a comprehensive protocol. Neurourol Urodyn 8: 173–191
87. Moon TD, Brannan W, Stone NN et al. (1994) Effect of age, educational status, ethnicity and geographic location on prostate symptom scores. J Urol 152: 1498–1500
88. Neal DE, Ramsden PD, Sharples L, Powell PH, Styles RA, Webb RJ (1989) Outcome of elective prostatectomy. Br Med J 299: 762–767
89. Nitti VW, Kim Y, Combs AJ (1994) Correlation of the AUA symptom index with urodynamics in patients with suspected benign prostatic hyperplasia. Neurourol Urodyn 13: 521–529
90. Parys BT, Machin DG, Woolfenden KA, Parsons KF (1988) chronic urinary retention – a sensory problem? Br J Urol 62: 546–549
91. Perlberg S, Caine M (1982) Adrenergic response of bladder muscle in prostatic obstruction. Urology 20: 524–537
92. Puppo P, Perachino M, Bozzo W, Vitali A, Ardoino S, Ferro MA (1992) Does thermotherapy induce a long term alpha blockade? An immunohistochemical study. Europ Urol Proc Xth Congress of the European Assoc of Urology, p 195
93. Resnick NM, Yalla SV (1987) Detrusor hyperactivity with impaired contractile function. JAMA 257: 3076–3081
94. Restorick JM, Mundy AR (1989) The density of cholinergic and alpha and beta adrenergic receptors in the normal and hyperreflexic human detrusor. Br J Urol 63: 32–35
95. Reynard J, Abrams P (1994) Symptoms and symptom scores in BPH. Scand J Urol Nephrol 157 [Suppl]: 137–145

96. Robertson AS, Airey R, Griffiths CJ, Sharles L, Neal DE (1993) Detrusor contraction strength in men undergoing prostatectomy. Neurourol Urodyn 12: 109–122
97. Rollema HJ, van Mastrigt R (1992) Improved indication and follow-up in transurethral resection of the prostate (TUR) using the computer program CLIM. J Urol 148: 111–116
98. Rosier PFWM, Rollema HJ, van den Beek C, Janknegt RA (1992) Diagnosis of »prostatism«; relation between symptoms and urodynamic evaluation of obstruction and bladder function. Neurourol Urodyn 11: 399–400
99. Rosier PFWM, de la Rosette JJMCH (1995) Is there a correlation between prostate size and bladder outlet obstruction? World J Urol 13: 9–13
100. Schäfer W (1983) Detrusor as the energy source of micturition. In: Hinman F Jr (ed) Benign prostatic hypertrophy. Springer, Berlin Heidelberg New York, pp 450–469
101. Schäfer W (1983) The contribution of the bladder outlet to the relation between pressure and flow rate during micturition. In: Hinman F Jr (ed) Benign prostatic hypertrophy. Springer, Berlin Heidelberg New York, pp 470–496
102. Schäfer W (1985) Urethral resistance? Urodynamic concepts of physiological and pathological bladder outlet function during voiding. Neurourol Urodyn 4: 161–201
103. Schäfer W (1990) Basic principles and clinical application of advanced analysis of bladder voiding function. Urol Clin N Am 17: 553–566
104. Schäfer W (1991) Analysis of active detrusor function during voiding with the bladder working function. Neurourol Urodyn 10: 19–35
105. Schäfer W (1995) Analysis of bladder-outlet function with the linearized passive urethral resistance relation, linPURR, and a disease specific approach for grading obstruction: from complex to simple. World J Urol 13: 47–58
106. Sehn JT (1979) The ultrastructural effect of distension on the neuromuscular apparatus of the urinary bladder. Invest Urol 16: 369–375
107. Sibley GNA (1987) The physiological response of the detrusor muscle to experimental bladder outflow obstruction in the pig. Br J Urol 60: 332–336
108. Smith JB, Pierce JM (1983) The development of vesical trabeculation. In: Hinman F Jr (ed) Benign prostatic hypertrophy. Springer, Berlin Heidelberg New York, pp 682–688
109. Spångberg A, Terio H, Ask P, Engberg A (1991) Pressure/flow studies preoperatively and postoperatively in patients with benign prostatic hypertrophy: estimation of the urethral pressure/flow relation and urethral elasticity. Neurourol Urodyn 10: 139–167
110. Speakman MJ, Brading AF, Gilpin CJ, Dixon JS, Gilpin SA, Gosling JA (1987) Bladder outflow obstruction: a cause of denervation supersensitivity. J Urol 138: 1461–1466
111. Speakman MJ, Brading AF, Dixon JS, Gilpin SA, Gilpin CJ, Gosling JA (1991) Cystometric, physiological and morphological studies after relief of bladder outflow obstruction in the pig. Br J Urol 68: 243–247
112. Strehler BL (1986) Time, cells and aging. Academic Press, New York, pp 1–456
113. Tan HK, Höfner K, Kramer AEJL, Thon WF, Grünewald V, Jonas U (1993) Benign prostatic hypertrophy (BPH): prostatic size, obstruction parameters, detrusor contractility and their interdependence. Neurourol Urodyn 12: 412–413
114. Tan HK, Höfner K, Kramer AEJL, Grünewald V, Jonas U (1994) Correlations between ICS- and Boyarski symptom scores and mechanical outflow obstruction in BPH patients. J Urol 151 [Suppl]: 272 A
115. Turner-Warwick R et al. (1973) A urodynamic view of prostatic obstruction and the results of prostatectomy. Br J Urol 45: 631–645
116. van den Beek C, Rollema HJ, Boender H, Wolfs GGMC, Knottnerus JA, Janknegt RA (1993) Relationship between AUA symptom score and objective pressure flow parameters. Neurourol Urodyn 12: 369–370
117. van Mastrigt R (1992) Age dependence of urinary bladder contractility. Neurourol Urodyn 11: 315–317
118. van Venrooj GE, Boon TA, de Gier RP (1995) International prostate symptom score and quality of life assessment versus urodynamic parameters in men with benign prostatic hyperplasia symptoms. J Urol 153: 1516–1519
119. Yalla SV, Sullivan MP, Lecamwasam HS, DuBeau CE, Vickers MA, Cravalho EG (1995) Correlation of American Urological Association Symptom Index with obstructive and nonobstructive prostatism. J Urol 153: 674–679
120. Zhao, Y, Wein Aj, Bilgen A, Levin RM (1992) The effect of anoxia on in vitro bladder function. Pharmacology 43: 337–344

Diagnostik

KAPITEL 4

Symptomatologie

R. Spranger, J.W. Thüroff

4.1 Symptomenscores 141

Literatur 142

Wie bei vielen gutartigen Erkrankungen bestimmt die Symptomatik auch bei der benignen Prostatahyperplasie (BPH) in entscheidender Weise Indikation, Art und Umfang einer rationalen Therapie. Zahl, Schweregrad und Verlauf einzelner Symptome sollen dem Untersucher die Krankheitsbewertung vom Patientenstandpunkt aus verdeutlichen (subjektiver Krankheitswert) und zusammen mit Untersuchungsbefunden (objektiver Krankheitswert) eine Abgrenzung der BPH zu anderen Krankheitsbildern erleichtern und eine Therapiefindung ermöglichen. Obwohl die BPH auch oligosymptomatisch oder selten asymptomatisch zu schweren Komplikationen führen kann (z. B. Infektion, Schädigung des oberen Harntrakts, Urämie), suchen die meisten BPH-Patienten den Arzt wegen störender Symptome auf. Die Wahl des Therapiekonzepts basiert dabei auf der individuellen Erwartungshaltung des Patienten (Verbesserung der Symptome) gegen eine Risikoabwägung (unbehandelte Krankheitsbefunde vs. Behandlungsrisiko) und letztlich einer Kostenabwägung. Das Spektrum der von Patienten mit klinischer BPH angegebenen Symptome ist breit und wird im allgemeinen in 2 Gruppen getrennt: obstruktive und irritative Symptome (Tabelle 4.1). Beide Symptomenkomplexe sind nicht BPH-spezifisch, sondern finden sich auch bei anderen Pathologien des unteren Harntrakts (traumatisch, infektiös, postoperativ) oder neurologischen Erkrankungen (z. B. Encephalitis disseminata, Morbus Parkinson oder Apoplex) und letztlich funktionellen Zuständen mit vermehrter Urinproduktion oder verminderter Speicherfunktion.

Differentialdiagnostisch sind in jedem Fall mit einer Polyurie oder Nykturie einhergehende internistische Krankheitsbilder wie Rechtsherzinsuffizienz oder Diabetes mellitus abzugrenzen (Tabelle 4.2).

Tabelle 4.1. Symptomatik der BPH

Obstruktiv	Irritativ
Startverzögerung	Imperativer Harndrang
Schwacher Harnstrahl	Pollakisurie
Unterbrochener Harnstrahl	Nykturie
Einsatz der Bauchpresse	Dranginkontinenz
Miktionsverlängerung	
Nachträufeln	

Tabelle 4.2. Differentialdiagnosen der BPH

Urologische Differentialdiagnosen	Sonstige Differentialdiagnosen
Prostatakarzinom	Neurogene Blasenentleerungsstörungen
Prostatitis	Rechtsherzinsuffizienz
Blasenkarzinom	Diabetes mellitus
Zystitis	Diabetes insipidus
Blasenstein	Raumforderungen im kleinen Becken
Blasenhalssklerose	
Harnröhrenstriktur	
Harnröhrendivertikel	
Harnröhrenstein	
Harnröhrenkarzinom	
Urethritis	

Die obstruktiven Symptome lassen sich durch einen erhöhten Auslaßwiderstand der prostatischen Harnröhre erklären, die irritativen Beschwerden finden ihre Erklärung in einer sekundären Detrusorschädigung mit verminderter Compliance und in zystomanometrisch bei bis zu 70% aller BPH-Patienten gefundenen Detrusorinstabilitäten [3, 17].

Abrams u. Feneley [2] konnten in ihrem Material zeigen, daß die Symptome Startverzögerung und schwacher Harnstrahl mit dem urodynamischen Befund einer Obstruktion in der Druck-Fluß-Messung hochsignifikant korrelierten und die Symptome imperativer Harndrang und Pollakisurie mit dem Befund einer Detrusorinstabilität in der Zystometrie. Urodynamische Befunde korrelierten allerdings in den meisten Untersuchungen nur schlecht mit der Symptomatik. Deshalb wurde anstatt der bisher gebräuchlichen Bezeichnung »obstruktive Symptome« die deskriptive und damit bessere Nomenklatur »Miktionssymptome« vorgeschlagen sowie anstatt »irritative Symptome« nunmehr »Speichersymptome« [1]. Tierexperimentell kann das Auftreten einer Detrusorinstabilität nach chronischer subvesikaler Obstruktion nachgewiesen werden [17]. Diese wird als eine Folge von Muskelhypertrophie und partieller Denervierung gedeutet. Weitere Erklärungen für irritative Beschwerden werden in einer lokalen Reizung durch mit der BPH assoziierten, histologisch häufig nachweisbaren partiellen Prostatainfarkten gesehen sowie durch chronische Entzündungen oder durch die manchmal intraoperativ zu sehenden Corpora amylacea. Ein Symptom, das sich nicht in die 2 Hauptkomplexe einordnen läßt, ist die Hämaturie. Die nur zystoskopisch zu sichernde Ursache hierfür sind mit der BPH einhergehende Blasenhalsvarizen, wobei gelegentlich eine Zystitis die Blutung begünstigen kann. Obstruktive Symptome haben eine höhere Prävalenz als irritative Symptome (Tabelle 4.3), aber irritative Symptome beeinträchtigen die Lebensqualität des Patienten im allgemeinen weitaus mehr als obstruktive Symptome (Tabelle 4.4). Eine Objektivierung irritativer Symptome läßt sich durch Führen eines Miktionsprotokolls erreichen, in dem der Patient Miktionsfrequenz und -mengen sowie evtl. vorkommende Episoden von Harndrang, Inkontinenz oder Schmerzen festhält. Daß der natürliche Verlauf der BPH eher wellenförmig als linear progredient ist, zeigten unter anderem Witjes et al. 1996, als sie Patienten mit unkomplizierter BPH ohne Therapie beobachteten. Nach 6 Monaten blieb hierbei die Symptomatik zwar unverändert, die Obstruktion nahm jedoch signifikant ab. Die Vielfalt der Symptome, ihre Inkonstanz über die Zeit beim individuellen Patienten sowie die schlechte Korrelation zu Unter-

Symptomatologie

Tabelle 4.3. Prävalenz der 10 häufigsten von 19 Symptomen der BPH bei 1271 Patienten der ICS-BPH-Studie. (Nach Peters et al. [14])

Rang	Symptom	Prävalenz [%]
1	Terminales Träufeln	94
2	Schwacher Harnstrahl	93
3	Unterbrochener Strahl	88
4	Startverzögerung	83
5	Unvollständige Entleerung	81
6[a]	Imperativer Harndrang	75
7[a]	Nykturie >einmal	74
8[a]	Mehrfachmiktion	71
9[a]	Pollakisurie >8mal	70
10	Miktion mit Bauchpresse	69

[a] Irritative Symptome.

Tabelle 4.4. Beeinträchtigung von Wohlbefinden/Lebensqualität durch Symptome der BPH bei 1271 Patienten der ICS-BPH-Studie. In Klammern: Rangfolge der Prävalenz (Tabelle 4.3). (Nach Peters et al. [14])

Rang	Symptom	Häufigkeit [%]
1 (13)[a]	Dranginkontinenz	84
2 (11)[a]	Nachträufeln	84
3 (19)[a]	Nächtliche Inkontinenz	81
4 (6)[a]	Imperativer Harndrang	80
5 (9)[a]	Pollakisurie >8mal	76
6 (5)	Unvollständige Entleerung	76
7 (1)	Terminales Träufeln	76
8 (7)[a]	Nykturie >einmal	74
9 (8)[a]	Mehrfachmiktion	73
10 (16)[a]	Schmerzen in der Blase	73

[a] Irritative Symptome.

suchungsbefunden erklärt die Schwierigkeit, den Zustand einer klinisch behandlungsbedürftigen BPH zu definieren bzw. eine scharfe Grenze zwischen Normalbevölkerung und Krankheitsträgern einerseits und konservativer und operativer Therapie bei Patienten mit klinischer BPH andererseits zu ziehen [4].

4.1 Symptomenscores

Zur Wahl der Therapie und Einschätzung des Therapieerfolgs aus Arzt- und Patientensicht ist eine objektive Erfassung der »subjektiven« Parameter wünschenswert. Idealerweise liefert eine Datenerfassung in Form von Symptomenscores quantifizierte Befunde nicht nur für Arzt und Patienten, sondern auch für die Financiers des Gesundheitswesen im Sinne einer Effizienz- und Qualitätsbewertung konkurrierender Therapieformen. In den letzten Jahren sind unterschiedliche Symptomenscores entwickelt worden, wobei zunehmend Wert auf die vom Patienten empfundene Störung des Wohlbefindens bzw. Beeinträchtigung der Lebensqualität durch ein Symptom gelegt wurde. Verbreitet sind vom Patienten auszufüllende Fragebögen; die Vorteile gegenüber einem standardisierten Interview liegen in der Zeitersparnis, der fehlenden Beeinflussungsmöglichkeit sowie der entspannteren Beantwortung sensibler und intimer Themen. In größerem Umfang erstmalig initiiert wurde die Anwendung von Symptomenscores von Boyarsky et al. 1977; in der Folgezeit wurden verschiedene Scores, jeweils auch in mehreren modifizierten Formen entwickelt (u. a. Boyarsky-Score, Madsen-Iversen-Score, Maine Medical Assessment Program Index, DANPSS). Barry et al. wiesen 1992 für den Madsen-Iversen-Score und den American Urological Association (AUA-) Symptom Index die beste Sensitivität und Spezifität nach. Der AUA-Symptomenindex wurde von der WHO 1991 nach Erweiterung um eine Frage zur Lebensqualität als IPSS (Internationaler Prostata-Symptomenscore) anerkannt und gilt heute als allgemein gültige Leitlinie [4, 5]. Zu 7 Fragen kreuzt der Patient entsprechende Antworten mit einer Punkteskala von 0-5 Punkten. Bei maximal 35 erreichbaren Punkten wird das Beschwerdebild als leicht (3-7 Punkte), mittel (8-18 Punkte) oder schwer (>19 Punkte) eingestuft [4]. Zusätzlich zum IPSS soll der Patient die Beeinträchtigung seiner Lebensqualität in 7 Graden einschätzen. Unter der Voraussetzung, daß der Patient die Fragestellungen verstanden hat, erhält man eine quantifizierende Information über Symptomatik und Krankheitswert aus Patientensicht. Barry et al. [4] und Ezz El Din et al. [7] fanden eine schlechte Korrelation zwischen dem IPSS-Score und der urodynamisch verifizierten subvesikalen Obstruktion. Netto et al. [12] zeigten jedoch eine signifikante positive Korrelation zwischen dem IPSS und einer urodynamisch bestätigten Obstruktion. Obwohl der entscheidende Risikofaktor für die Entwicklung einer BPH das Alter ist, ist die erwartete positive Korrelation zwischen Symtomenscore und Alter schlecht; auch der Anteil derjenigen Patienten mit schweren Symptomen (IPSS >19) bleibt überraschenderweise mit 6% in verschiedenen Altersstufen konstant [6]. Eine mögliche Erklärung für dieses Phänomen ist ein Gewöhnungseffekt, wobei nur eine weitere deutliche Verschlechterung noch vom Patienten registriert wird.

Literatur

1. Abrams PH (1994) New words for old: lower urinary tract symptoms for »prostatism«. Br Med J 308: 929-930
2. Abrams PH, Feneley RCL (1978) The significance of the symptoms associated with bladder outflow obstruction. Urol Int 33: 171-174
3. Abrams PH, Griffiths DJ (1979) The assessment of prostatic obstruction from urodynamicmeasurements and from residual urine. Br J Urol 51: 129-134
4. Barry MJ, Fowler FJ, O'Leary MP, Bruskewitz RC, Holtgrewe HL, Mebust WK (1992) Correlation of the American Urological Association symptom index with self-administered versions of the Madsen-Iversen, Boyarsky and Maine Medical Assessment Program symptom indexes. J Urol 148: 1558-1563
5. Barry MJ, Fowler FJ, O'Leary MP, Holtgrewe IIL, Mebust WK, Cockett ATK (1992) The American Urological Association symptom index for BPH. J Urol 148: 1549-1557
6. Bosch JI, Hop WC, Kirkels WJ, Schröder FH (1995) The International Prostate Symptom Score in a community-based sample of men between 55 and 74 years of age: prevalence and correlation of symptoms with age, prostate volume, flow rate and residual urine volume Br J Urol 75: 622-630
7. Ezz El Din K, Kiemeney LA, De Wildt MJ, Rosier PF, Debruyne FM, de la Rosette JJ (1996) The correlation between bladder outlet obstruction and lower urinary tract symptoms as measured by the international prostate symptom score. J Urol 156: 1020-1025
8. Frohmüller H, Bracher F (1995) Prostataerkrankungen im höheren Lebensalter. Wissenschaftliche Verlagsgesellschaft mbH, Stuttgart 1995
9. Kirby RS, Christmas TJ (1993) Benigne Prostatahyperplasie. Wolfe Publishing, MosbyYearbook Europe

10. Madsen PO, Iversen P (1983) A point system for selecting operative candidates. Benign Prostatic Hypertrophy. 763
11. Meyhoff HH, Hald T, Nordling J, Andersen JT, Bilde T, Walter S (1993) A new patient weighted symptom score system (DAN-PSS-1). Scand J Urol Nephrol 27: 493
12. Netto NR, D'Ancona CAL, Lopes de Lima M (1996) Correlation between the International Prostatic Symptom Score and a pressure-flow study in the evaluation of symptomatic benign prostatic hyperplasia. J Urol 155: 200–202
13. Peters TJ, Donovan JL, Kay HE, Abrams P, de la Rosette JJ, Porru D, Thüroff JW (1994) The ICS-'BPH'Study: the bothersomeness of urinary symptoms. AVA 1994
14. Peters TJ, Donovan JL, Kay HE, Abrams P, de la Rosette JMCH, Porru D, Thüroff JW (1997) The ICS-«BPH« Study: the bothersomeness of urinary symptoms. Neurol Urodyn (in press)
15. Roehrborn CG (1994) The assessment of patient complaints. Benign prostatic hyperplasia. Br J Vol 12: 19–31
16. Schou J, Poulsen AL, Nordling J (1993) The value of a new symptom score (DAN-PSS) in diagnosing uro-dynamic infravesical obstruction in BPH. Scand J Urol Nephrol 27: 489–492
17. Speakman MJ, Brading AF, Gilpin CJ, Dixon JS, Gilpin SA, Gosling JA (1987) Bladder outflow obstruction cause of denervation supersensitivity. J Urol 138: 1461–1467
18. Tsang KK, Garraway WM (1993) Impact of benign prostatic hyperplasia on general well being of men. Prostate 23: 1–7
19. Wasson J et al. (1993) A comparison of quality of life with patient reported symptoms and objective findings in men with BPH. J Urol 150: 1696–1700

KAPITEL 5

Klinische Diagnostik und PCA-Screening

J. Humke, J.W. Thüroff

5.1 Klinische Diagnostik 144
5.1.1 Basisdiagnostik 145
5.1.1.1 Ausnahmen 145
5.1.1.2 Anamnese 146
5.1.1.3 Symptomenscores 146
5.1.1.4 Körperliche Untersuchung 148
5.1.1.5 Urinuntersuchungen 149
5.1.1.6 Blutuntersuchungen 149
5.2 Prostatakarzinom-(PCA-)Screening 149
5.2.1 Digitale rektale Untersuchung (DRU) 150
5.2.2 Tumormarker 150
5.2.2.1 Prostataspezifische saure Phosphatase (PAP) 150
5.2.2.2 Prostataspezifisches Antigen (PSA) 150
5.2.3 Transrektaler Ultraschall (TRUS) 153
Literatur 154

5.1
Klinische Diagnostik

Die benigne Prostatahyperplasie (BPH) und das Prostatakarzinom (PCA) sind Erkrankungen mit hoher Inzidenz im fortgeschrittenen Lebensalter. Dabei stellt die BPH im Krankengut niedergelassener Urologen die häufigste Entität dar [34]. 70% der 70jährigen und 90% der 80jährigen Männer zeigen histologisch Veränderungen der Prostata im Sinne einer BPH [12]. Die Wahrscheinlichkeit eines 40jährigen, im Laufe seines Lebens wegen einer BPH und Miktionsbeschwerden operiert zu werden, beträgt etwa 30% [24]. Mit steigender Lebenserwartung der Bevölkerung ist zudem eine Zunahme der Inzidenz der BPH zu erwarten.

Die BPH wird zum einen durch den Symptomenkomplex des Prostatismus mit irritativen und obstruktiven Symptomen und zum anderen durch die makroskopische Hyperplasie der periurethralen Prostatadrüsen, dem damit verbundenen Grad einer subvesikalen Obstruktion und einer evtl. vorhandenen Detrusordysfunktion bestimmt [17] (Abb. 5.1).

Zur Quantifizierung obstruktiver und irritativer Symptome der BPH können verschiedene standardisierte Symptomenscores verwendet werden. Mittels urodynamischer Untersuchungen (Uroflow, Druck-Fluß-Messungen, Zystometrie) wird das Ausmaß der Obstruktion definiert und differentialdiagnostisch zwischen subvesikaler Obstruktion und Detrusorhypokontraktilität differenziert. Die anatomischen Ausmaße der Prostatahyperplasie können durch die rektale Palpation, sonographisch und auch endoskopisch beurteilt werden.

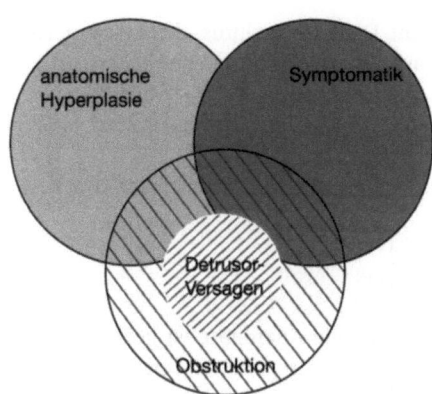

Abb. 5.1. Faktoren der klinischen BPH.
(Mod. nach Hald [17])

Vor der Einleitung therapeutischer Maßnahmen muß die BPH durch gezielten Einsatz der Diagnostik von anderen Erkrankungen, die einer Blasenentleerungsstörung zugrunde liegen können (z. B. neurogene Ursachen, Diabetes mellitus), sicher abgegrenzt werden, da sich in der Konsequenz die Art der Therapie erheblich unterscheiden kann. Die morphologisch faßbare Organvergrößerung alleine beinhaltet noch keine therapeutische Konsequenz und hat lediglich Einfluß auf die Wahl eines operativen Verfahrens, wenn eine operative Intervention indiziert ist. Die Indikation zur Therapie wird vielmehr durch das Ausmaß der irritativen und obstruktiven Symptome bestimmt, den dadurch bedingten individuellen Leidensdruck und den objektiven Grad der Beeinträchtigung der Blasenentleerung (Restharn, Blasensteine, Harnstauungsnieren).

5.1.1
Basisdiagnostik

Jeder Patient mit Symptomen, die auf eine obstruktive Blasenentleerungsstörung hindeuten, sollte eine Basisdiagnostik durchlaufen [32]:
– allgemeine und spezielle Anamnese,
– Quantifizierung von Symptomen und Lebensqualität anhand von Scores,
– körperliche Untersuchung einschließlich digitaler rektaler Untersuchung und gezielter neurourologischer Untersuchung,
– Urinuntersuchung (Sediment, Harnkultur),
– Serumuntersuchungen (Kreatinin).

5.1.1.1
Ausnahmen

Einer erweiterten bildgebenden und urodynamischen Diagnostik unterzogen werden sollten Patienten
– unter 50 Jahren,
– bei denen ein PCA diagnostiziert wurde,
– die bereits erfolglos wegen einer BPH therapiert wurden,

- mit Diabetes mellitus, diabetischer Neuropathie oder anamnestischen Hinweisen auf andere neurologische Erkrankungen (z. B. Morbus Parkinson, Apoplex, multiple Sklerose),
- mit vorausgegangenen Traumen oder chirurgischer Intervention im Bereich des Beckens,
- unter einer Medikation mit potentiellem Einfluß auf die Blasenfunktion.

5.1.1.2
Anamnese

Die spezielle Anamnese ist gezielt auf Symptome und Vorerkrankungen des Harntraktes, vorangegangene Operationen, generelle gesundheitliche Probleme und die Medikation des Patienten zu beziehen.

Die Miktions- und urologische Anamnese sowie das momentane Beschwerdebild sind detailliert zu erfragen. Vorerkrankungen, die die Blasenfunktion beeinflussen können wie rezidivierende Harnwegsinfektionen, Makrohämaturie etc. müssen ebenso wie eine genaue Sozial-, Sexual- und Familienanamnese erhoben werden. Die wichtigsten Differentialdiagnosen der BPH sind in Tabelle 5.1 zusammengefaßt.

Geburtstraumen, angeborene oder erworbene neurologische Ausfälle z. B. durch diabetische Neuropathie, Morbus Parkinson oder Wirbelsäulenerkrankungen können Einfluß auf die Blaseninnervation und -funktion haben. Ein zeitlicher Zusammenhang zu Operationen im Bereich des kleinen Beckens kann auf eine Blasendenervierung hindeuten. Patienten, die in diesen Bereichen Auffälligkeiten bieten, müssen über die Basisdiagnostik hinaus weiter abgeklärt werden.

Medikamente, insbesondere Psychopharmaka, neurotrope Pharmaka o. ä., die Einfluß auf die Funktion des unteren Harntraktes haben können, müssen erfaßt werden. Internistische Erkrankungen und Vorbehandlungen sind in Bezug auf die Operabilität des Patienten von Bedeutung.

Tabelle 5.1. Wichtige Differentialdiagnosen der BPH. (Nach Fabricius [15])

Harnröhrenstriktur	Blasenstein
Blasenhalssklerose Zystitis	Neurogene Blasenentleerungsstörung
Prostatitis	Interstitielle Zystitis
Urethritis	Harnröhrendivertikel
Prostatakarzinom	Harnröhrenstein
Harnblasenkarzinom	Harnröhrenkarzinom

5.1.1.3
Symptomenscores

Nicht jeder Adenomträger ist auch behandlungsbedürftig, wenn von allen Männern mit einer morphologischen BPH nur 10% auch klinisch symptomatisch werden [12]. Der natürliche Verlauf der unbehandelten BPH ist undulierend mit Phasen ausgeprägterer Symptomatik im Wechsel mit symptomarmen Intervallen. Die Symptomatik muß nicht zwangsläufig progredient sein. In einer Untersuchung von Ball et al. [1] an 107 Patienten mit obstruktiven Symptomen zeigte sich, daß während einer Beob-

Tabelle 5.2. Miktionssymptome bei benigner Prostatahyperplasie. (Nach Boyarski et al. [5])

Obstruktiv	Irritativ
Abgeschwächter Harnstrahl	Erhöhte Miktionsfrequenz tagsüber (>3stündlich), nachts (>0mal)
Verlängerte Miktionszeit	Restharngefühl
Verzögerter Miktionsbeginn	Imperativer Harndrang
Harnstottern	Dranginkontinenz
Nachträufeln	Schmerzhafte Miktion

achtungszeit von 7 Jahren nur 10 Patienten einer chirurgischen Therapie unterzogen werden mußten. Von 97 unbehandelten Patienten hatte sich die Symptomatik in 17% verschlechtert, in 52% blieb sie unverändert und 32% der Patienten gaben sogar eine Besserung an. Da die Schwere der Symptome individuell unterschiedlich empfunden und angegeben wird, hat sich die Erfassung anhand standardisierter Symptomenscores als sinnvoll erwiesen. Sie erlauben eine bessere Beurteilung des Verlaufes mit und ohne Therapie sowie einen Vergleich zwischen verschiedenen Patienten und Therapieformen. Allerdings korrelieren Symptomenscores nur wenig mit objektiv meßbaren Parametern wie Restharnbildung oder urodynamisch nachweisbarer Obstruktion. Symptomenscores unterscheiden zwischen einer irritativen bzw. Reizsymptomatik und einer obstruktiven Symptomatik [15] (Tabelle 5.2) Diese Unterscheidung ist sinnvoll, da irritative und obstruktive Symptome von verschiedenen Therapieformen unterschiedlich beeinflußt werden. Die Prävalenz obstruktiver Symptome ist höher als die irritativer Symptome, die obstruktiven Beschwerden beeinträchtigen aber in der Regel subjektiv das Wohlbefinden weniger als die irritativen Symptome [13].

Im International Prostate Symptom Score (IPSS) der WHO beantwortet der Patient 7 festgelegte Fragen, die mit je 1-5 Punkten bewertet werden. Mit diesem IPSS können je nach Beschwerdebild maximal 35 Punkte erreicht werden [2, 25]. Ein Score von S0-S7 kennzeichnet eine leichtgradige, von S8-S19 eine mittelgradige und von S20-S35 eine hochgradig ausgeprägte Symptomatik. Allerdings ergab in einer Studie von Chai et al. [9] der Vergleich des IPSS bei gleichalten Frauen und Männern für beide Geschlechter ähnliche Werte. Bei Männern waren lediglich ein verzögerter Miktionsbeginn und ein abgeschwächter Harnstrahl häufiger, während bei Frauen häufiger irritative Symptome gefunden wurden.

Die Beeinflussung der Lebensqualität durch Erkrankung und Therapie war in den letzten Jahren zunehmend Ziel von Untersuchungen zahlreicher Arbeitsgruppen. Es wurden Fragebögen entwickelt, die die Lebensqualität in Scores erfassen sollen. Die International Consultation on BPH [32] empfiehlt zusätzlich zum IPSS-Symptomenscore einen Lebensqualitätsindex L0-L6.

Durch diese Hilfsmittel erhält man am Ende des Anamnesegespräches eine durch eine Punktzahl quantifizierte Information über die Schwere der Miktionsstörung und den subjektiven Leidensdruck des Patienten. Symptomenscores können selbstverständlich eine individuelle Patientenbefragung nur ergänzen und nicht ersetzen.

Zur quantitativen Erfassung der Blasenentleerungsstörung ist in manchen Fällen auch die Erstellung eines Miktionstagebuches mit Aufzeichnung von Miktionshäufigkeit und -menge hilfreich, weil bei manchen Patienten ausgeprägte Diskrepanzen zwischen den Angaben zur Häufigkeit von Symptomen und den im Miktionstagebuch nachvollziehbaren Daten bestehen können [33]. Zudem ermöglicht das Miktionstagebuch die Objektivierung irritativer Symptome [21].

5.1.1.4
Körperliche Untersuchung

Die körperliche Untersuchung beginnt mit der Beurteilung des allgemeinen Habitus, des Gangbildes und des Behaarungstyps zum groben Ausschluß neurogener oder genetischer Anomalien. Inspektorisch werden Operationsnarben, asymmetrische Körperkonturen (z. B. durch eine massive Hydronephrose, eine prallgefüllte Harnblase oder abdominelle Tumoren) sowie Hautveränderungen etc. erfaßt. Die Prüfung von Klopf- und Druckschmerzhaftigkeit der Nierenlager sowie die Palpation von Nieren und Abdomen kann Hinweise auf eine renale Abflußstörung geben; eine Resistenz im Unterbauch oder eine suprasymphysäre Druckschmerzhaftigkeit kann unter anderem auf eine gefüllte Blase oder eine Zystitis hindeuten. Palpable Lymphknotenvergrößerungen sollten eine weitergehende Diagnostik einleiten.

Bei der Inspektion und Palpation des äußeren Genitale können zunächst Urin- oder Blutspuren in der Unterhose auf eine Inkontinenz oder Makrohämaturie hindeuten. Weiter können Strikturen im Bereich des Meatus urethrae oder ausgeprägte Harnröhrenstrikturen, Hypospadien und Epispadien erkannt werden. Auffälligkeiten im Bereich der Hoden können unter anderem auf möglicherweise abgelaufene oder floride Entzündungen hindeuten.

Die digitale rektale Untersuchung (DRU) wird am Besten in Knie-Ellenbogen-Lage durchgeführt, die Untersuchung ist aber auch in Steinschnitt-, Seitenlage oder im Stehen mit vorgebeugtem Oberkörper möglich. Generell können Anus, Rektum, Prostata, Samenblasen und der Douglas-Raum beurteilt werden. Die Prostata wird im Hinblick auf Größe, Symmetrie, Konsistenz, Druckschmerzhaftigkeit, Oberflächenbeschaffenheit, Abgrenzbarkeit, Verschieblichkeit der Rektumschleimhaut und Abgrenzbarkeit des median verlaufenden Sulcus beurteilt. Im Normalfall ist die Prostata altersabhängig annähernd kastaniengroß, flach, angedeutet herzförmig und allseits gut abgrenzbar. Bei der BPH findet sich eine prallelastische Drüse mit verstrichenem Sulcus, die gelegentlich nach kranial nicht umfahrbar ist. Die Größe des Adenoms wird palpatorisch meist unterschätzt. Sie korreliert nicht mit dem Ausmaß der Miktionsstörung [22]. Das Prostataadenom wächst im Gegensatz zum Karzinom meist symmetrisch. Verhärtungen einzelner Bezirke oder der gesamten Prostata sowie knotige Veränderungen sind karzinomsuspekt, können allerdings auch fibromyomatösen benignen Adenomknoten, Nestern von Corpora amylacea, Verkalkungen nach abgelaufenen Entzündungen oder einer granulomatösen Prostatitis entsprechen. Eine palpatorisch insgesamt feste Drüse führt seltener zur Diagnose eines Karzinoms als eine knotig veränderte. Bei Vorliegen eines Karzinoms sind eine eingeschränkte laterale Abgrenzbarkeit (lateraler Kapseldurchbruch) oder verdickte oder verhärtet palpable Samenblasen (karzinomatöse Infiltration) Hinweise auf ein lokal fortgeschrittenes Tumorstadium mit reduzierter Prognose bezüglich der Möglichkeit einer kurativen operativen Therapie.

Während der rektalen Untersuchung ist es gleichzeitig möglich, den Analsphinktertonus, den Analreflex und den Bulbokavernosusreflex zu prüfen. Die gezielte neurourologische Untersuchung sollte eine Beurteilung der genannten Untersuchungen, des Cremasterreflexes sowie die Prüfung von Sensibilitätsstörungen im Reithosenbereich beinhalten. Auffälligkeiten in diesen Bereichen in Zusammenhang mit Blasenentleerungsstörungen können Hinweise auf eine neurogene Ursache sein und bedingen eine weitergehende neurologische und ggf. urodynamische Diagnostik.

5.1.1.5
Urinuntersuchungen

Mittels Teststreifen bzw. der Untersuchung des Urinsedimentes kann in kurzer Zeit eine Information über evtl. bestehende Harnwegsinfektionen, Mikrohämaturie, Eiweißausscheidung, Glucoseausscheidung, den Urin-pH und das spezifische Gewicht des Urins gewonnen werden. Die einfach durchzuführende Untersuchung mittels Teststreifen hilft vor allem in der Akutdiagnostik bezüglich der Differentialdiagnose. In der präoperativen Diagnostik sind das Urinsediment sowie die Anlage einer Urinkultur zum Ausschluß bzw. Nachweis eines vorliegenden signifikanten Harnwegsinfektes obligat.

5.1.1.6
Blutuntersuchungen

Vor der Einleitung operativer Maßnahmen sind Elektrolyte und harnpflichtige Substanzen (Kreatinin, Harnstoff) zum Ausschluß einer Niereninsuffizienz zu bestimmen. Der Serumkreatininwert sollte zudem vor einer möglichen intravenösen Kontrastmittelgabe bei bildgebenden Verfahren bekannt sein und unter 2 mg% liegen.

Im Rahmen des PCA-Screening sowie vor einer instrumentellen oder offenen Prostataoperation ist die Bestimmung des PSA (Prostataspezifisches Antigen) zum Ausschluß eines koinzidenten Prostatakarzinoms (PCA) angezeigt.

5.2
PCA-Sreening

Voraussetzungen für ein Screening sind eine hohe Sensitivität und Spezifität eines Tests. Bei niedriger Sensitivität wird eine Anzahl von Patienten mit PCA nicht erkannt (falsch-negative Befunde), bei niedriger Spezifität werden bei Patienten ohne Karzinom unnötige und z. T. invasive Untersuchungsverfahren ausgelöst. Der Test sollte sicher, kostengünstig und wissenschaftlich anerkannt, die gesuchte Erkrankung häufig sein, und für das Frühstadium der Erkrankung sollte eine effektive Therapie zur Verfügung stehen, die zu einer verminderten Morbidität und Mortalität führt [28]. Das Screening des PCA wird derzeit noch teilweise kontrovers diskutiert. Zwar ist unbestritten, daß die Früherkennungsrate gesteigert und bei kurativ behandelbaren Patienten die Überlebenszeit verlängert werden kann, jedoch ist unklar, ob die Wahrscheinlichkeit, an einem PCA zu sterben, tatsächlich gesenkt werden kann [10]. Das Prostatakarzinom ist mit steigender Prävalenz der häufigste maligne Tumor des Mannes und stellt in den USA die zweithäufigste Krebstodesursache dar [16, 26]. Da derzeit zum Zeitpunkt der Diagnosestellung etwa 60–70% der Tumoren nicht mehr auf die Prostata beschränkt sind, müßte eine frühere Diagnosestellung mit der Möglichkeit einer kurativen Therapie die Mortalität tatsächlich senken können [26].

5.2.1
Digitale rektale Untersuchung (DRU)

Die der DRU gut zugängliche Prostata erlaubt bei ausreichender Erfahrung in gewissem Umfang die Differentialdiagnose zwischen BPH und malignen Neubildungen der Prostata. Die DRU ist schnell, ohne großen Aufwand durchführbar, nichtinvasiv und kostengünstig. Allerdings ist sie subjektiv und somit untersucherabhängig und nicht dokumentierbar.

Die stanzbioptische Untersuchung infolge einer palpatorisch suspekten Prostata führt in etwa einem von 3 Fällen zur Diagnose eines Prostatakarzinoms mit einem positiven prädiktiven Wert zwischen 22 und 34% [32]. Die Spezifität der DRU liegt bei etwa 48-89%, und ihre Sensitivität rangiert zwischen 69 und 92% [12, 16]. Beim alleinigen Screening durch rektale Palpation werden Detektionsraten des Prostatakarzinoms zwischen 1,3 und 1,7% beschrieben [4, 27].

Diese Untersuchung ist daher alleine für ein Screening nur eingeschränkt geeignet. Zudem sind von Karzinomen, die durch eine DRU gefunden werden, zwischen 48 und 85% nicht mehr auf die Prostatakapsel begrenzt [11]. Es sollte aber bei der Bewertung der digitalen rektalen Untersuchung nicht außer Acht gelassen werden, daß es sich hierbei auch um ein wertvolles Untersuchungsverfahren zur Früherkennung von Tumoren des Rektum und des Analkanals handelt. Die einfache Durchführbarkeit macht die DRU in Kombination mit anderen Verfahren dennoch zu einer wertvollen Untersuchung im Rahmen des PCA-Screenings.

5.2.2
Tumormarker

Ein idealer Tumormarker wird nur von Tumorzellen produziert und kann zuverlässig festgestellt werden, wenn dem Tumor biologische Bedeutung zukommt.

5.2.2.1
Prostataspezifische saure Phosphatase (PAP)

Die prostataspezifische saure Phosphatase besitzt eine geringe Spezifität für die Erkennung des PCA, da sie auch in den Inselzellen des Pankreas, in den Parietalzellen des Magens sowie in den Epithelzellen der Samenblasen vorkommt. Wegen ihrer ebenfalls geringen Sensitivität von etwa 40% ist sie für das Screening nicht geeignet und spielt in der klinischen Diagnostik des Prostatakarzinoms seit der Einführung des PSA lediglich eine untergeordnete Rolle [16, 18].

5.2.2.2
Prostataspezifisches Antigen (PSA)

Das prostataspezifische Antigen ist ein Protein, das ausschließlich von den Epithelzellen der Prostata sezerniert wird [37]. Seine physiologische Bedeutung beruht auf der Verflüssigung des Seminalplasmas, aus dem es 1971 auch erstmals von Hara et al. isoliert wurde und worin es physiologischerweise in hoher Konzentration nachweisbar ist [19]. Die PSA-Serumkonzentration kann von sämtlichen krankhaften Veränderungen der Prostata (BPH, Prostatitis, PCA etc.) beeinflußt werden [4, 28]. Sie steht in Korrelation zur Art (Stadium, Differenzierungsgrad) des PCA bzw. zum Krankheitsverlauf [35]. Das PSA ist prostatagewebespezifisch, aber nicht prostatakarzinomspezifisch. Bei einer BPH beträgt das Serum-PSA etwa 0,2 ng/ml/Gramm Adenomgewebe, während die Konzentration beim PCA auf 2,0 ng/ml Karzinomgewebe steigt. Verschiedene Manipulationen können zu einer PSA-Erhöhung führen [28]. So kann nach einer Zystoskopie der Serumspiegel bis zu 4fach erhöht sein, nach einer Prostatastanzbiopsie und TUR-Prostata etwa 50fach. Die transrektale Sonographie und die rektale Untersuchung scheinen einen geringeren Effekt auf die Serum-PSA-Konzentration zu haben [35]. Da die PSA-Halbwertszeit zwischen 2,1 und 3,2 Tagen beträgt [29, 36], sollte man nach Manipulationen der Prostata vor einer erneuten Bestimmung bis zu 2-3 Wochen warten [28]. Nach DRU oder TRUS (transrektaler Ultraschall) erscheinen 7 Tage ausreichend [35], um falsch-hohe Ergebnisse zu vermeiden.

In Deutschland werden gegenwärtig 43 verschiedene Bestimmungsmethoden für die PSA-Messung angeboten. Die Risiken dieser zahlreichen unterschiedlichen Bestimmungsmethoden liegen darin, daß z. T. der anerkannte Normalbereich von 0-4 ng/ml und der pathologische Bereich >10 ng/ml einfach angenommen wurde, ohne daß er für die individuelle Testmethode explizit bestimmt wurde. Mitunter wird von den Herstellerfirmen auch gänzlich auf die Beschreibung eines Normalbereiches verzichtet. In einer Serumprobe kann in Abhängigkeit vom jeweiligen Assay der PSA-Wert um mehr als den Faktor 2 variieren [4], zudem messen verschiedene Assays unterschiedliche Anteile von freiem und gebundenem PSA [14]. Es ist für den Kliniker also von entscheidender Bedeutung, zu wissen, welchen Assay mit welchem Normalbereich sein Labor benutzt, bevor er die Resultate richtig interpretieren kann. Zudem sollten aus den genannten Gründen PSA-Verlaufskontrollen stets in ein und demselben Labor durchgeführt werden, um weitere belastende, teure und teilweise invasive diagnostische Schritte zu vermeiden. Zur Verbesserung der Vergleichbarkeit verschiedener Werte ist die Einführung einer Standardisierung sinnvoll. Bis dies erreicht ist, sind für jeden Test individuell etablierte Referenzwerte möglichst mit Angabe von Altersgrenzwerten zu fordern [14].

Bis zur Hälfte aller frühen, organbegrenzten und damit potentiell kurablen Karzinome finden sich im PSA-Bereich von 4-10 ng/ml (Grauzone) und teilweise sogar im Normbereich von 0-4 ng/ml (15-30%) [4]. Nur 50% der lokal begrenzten PCA liegen im pathologischen PSA-Bereich über 10 ng/ml. Patienten mit einem PSA-Wert über 10 ng/ml haben eine 60%ige Wahrscheinlichkeit, an einem PCA zu leiden, während die Wahrscheinlichkeit bei einem Wert unter 9 ng/ml etwa 20% beträgt [4]. Die durch eine alleinige PSA-Erhöhung entdeckten Karzinome sind in 75% organbegrenzt, gegenüber lediglich 35%, die durch eine alleinige DRU gefunden werden. Prostatakarzinome werden durch ein PSA-Screening also nicht nur häufiger, sondern auch früher diagnostiziert [7]. In Screeningpopulationen beträgt die Detektionsrate für ein PCA mittels PSA etwa 2,5% [8, 27].

Bei einem PSA-Grenzwert von 4 ng/ml betragen die Sensitivität 57% und die Spezifität 68%. Sie sind daher ebenfalls als alleinige Screeningmethode zur Erfassung eines Prostatakarzinomes ungeeignet [18]. Da deutliche Überlappungen der PSA-Werte von Patienten mit BPH und solchen mit frühen Prostatakarzinomstadien bestehen, gibt es verschiedene Ansätze, die Spezifität des PSA im Hinblick auf die PCA-Diagnostik zu verbessern.

PSA-Density (PSAD)

Die Berechnung der PSA-Density, also der Konzentration an PSA bezogen auf das sonographisch bestimmte Prostatavolumen, stützt sich auf die Beobachtung, daß PCA-Gewebe 10mal mehr PSA produziert als BPH-Gewebe [35]. Benson u. Olsson [3] errechneten für Karzinompatienten ab einem Grenzwert von 0,15 eine signifikant höhere PSAD als bei BPH-Patienten. Die Methode wird allerdings durch die unterschiedlichen PSA-Assays, die unzuverlässige Prostatavolumenbestimmung und eine veränderte PSA-Dichte in Abhängigkeit vom Patientenalter relativiert. Die Konsequenz einer niedrigen PSAD sollte nicht der Verzicht auf eine stanzbioptische Diagnosesicherung sein [4].

PSA-Velocity

Die Berechnung der PSA-Velocity, also des PSA-Anstiegs in ng/ml/Zeiteinheit (Jahr), stützt sich auf die Beobachtung, daß Karzinomgewebe schneller an Volumen zunimmt als Adenomgewebe. Als Normalwert gilt ein PSA-Anstieg um 0,04 ng/ml/Jahr. Ein PSA-Anstieg ab einem Cut-off-Wert von 0,75 ng/ml/Jahr in 3 Messungen über 2 Jahre vermag ein Karzinom von einem Adenom mit einer Spezifität von 90% zu unterscheiden [7, 30, 8]. Zudem könnte es mit dieser Methode auch gelingen, PCA-Patienten mit normalen PSA-Werten anhand des PSA-Anstieges zu erkennen. Nachteile dieser Methode sind Schwankungen der PSA-Werte in Abhängigkeit von der Bestimmungsmethode, aber auch PSA-Schwankungen bei verschiedenen Bestimmungen zu unterschiedlichen Zeiten bei demselben Patienten. Wegen des relativ langsamen Wachstumes eines PCA ist eine Aussage über einen PSA-Anstieg erst nach 2–3 Jahren möglich [4].

Altersspezifische PSA-Grenzwerte

Ältere Männer haben auch ohne das Vorliegen eines Prostatakarzinomes höhere PSA-Serumwerte als jüngere, und dieser Anstieg scheint nicht alleine durch die Zunahme des Prostatavolumens mit zunehmendem Alter erklärbar zu sein [27]. Durch die Erstellung altersspezifischer Referenzbereiche können die Sensitivität der PSA-Bestimmung bei Männern unter 60 Jahren und ihre Spezifität bei solchen über 70 Jahren erhöht werden [30, 14]. Diese Grenzwerte und das empfohlene diagnostische Vorgehen bei Auffälligkeiten bei der DRU oder dem PSA-Wert sind in Tabelle 5.3 zusammengefaßt.

Tabelle 5.3. Diagnostisches Vorgehen zur Früherkennung von klinisch signifikantem PCA mittels altersangepaßter PSA-Referenzwerte und digital rektaler Untersuchung. (Nach Oesterling et al. [30])

PSA	DRU	Diagnostisches Vorgehen
<Altersgrenzwert	Nicht suspekt	Jährlich PSA und DRU
>Altersgrenzwert	Nicht suspekt	TRUS mit Biopsie sichtbarer Läsionen und Sextantenbiopsie der übrigen Prostata mit 2 Zylindern, die Gewebe aus der Transitionalzone enthalten
Beliebiger Wert	Suspekt	TRUS mit Biopsie palpabler und sichtbarer Läsionen, Sextantenbiopsie der übrigen Prostata
Altersgrenzwerte	<49 Jahre: 0–2,5 ng/ml 60–69 Jahre: 0–4,5 ng/ml	50–59 Jahre: 0–3,5 ng/ml >70 Jahre: 0–6,5 ng/ml

Freies PSA

Ein weiterer hoffnungsvoller Ansatz zur Differenzierung zwischen PCA und BPH im diagnostischen Graubereich des PSA ist die Bestimmung des freien PSA (in Prozent vom gesamten PSA) im Serum. PSA ist im Serum überwiegend an Alpha 1-Antichymotrypsin gebunden. Der Anteil des ungebundenen PSA liegt dagegen bei der BPH bei etwa 30% und bei einem PCA bei etwa 15% bei einem Cut-off zwischen 10 und 20% (z. B. 15%). Patienten mit Werten unterhalb dieses Cut-Off-Wertes sollten im PSA-Graubereich zwischen 4 und 10 ng/ml dringend weiter abgeklärt werden [4]. Allgemeingültige Grenzwerte müssen allerdings erst in weiteren Untersuchungen festgelegt werden.

5.2.3
Transrektaler Ultraschall (TRUS)

Der transrektale Ultraschall erfordert zum Screening des PCA einen hohen materiellen und personellen Aufwand, wobei der Aussagewert für die PCA-Diagnostik gering ist [16]. Das Screening wird durch den TRUS bei unauffälligem Tastbefund nicht verbessert [18]. Die Sensitivität des TRUS liegt bei etwa 70% und die Spezifität bei nur 40%. Die Indikation zum TRUS liegt daher weniger im Screening als in der Abklärung grenzwertiger PSA-Erhöhungen, der Tumorlokalisation bei nicht palpablen Tumoren, dem lokalen Staging von Prostatakarzinomen, der gezielten Punktion sowie dem akkuraten Mapping. Zudem ermöglicht sie eine verhältnismäßig genaue Volumetrie der Prostata.

Catalona et al. [8] stellten fest, daß für Patienten mit einer PSA-Erhöhung der positive prädiktive Wert in Hinblick auf die Detektion eines PCA höher ist als für den Ultraschall oder die DRU alleine. Die Kombination von digitaler rektaler Untersuchung und PSA-Bestimmung hat nach seinen Untersuchungen die niedrigste Irrtumswahrscheinlichkeit. Auch Berg et al. [4] stellten in einer Literaturrecherche fest, daß die Kombination von PSA-Wert und DRU die Karzinomerkennungsrate mindestens verdoppelt und somit den besten Kompromiß aus guter Sensitivität, einfacher Anwendung und kostengünstiger Untersuchung darstellt.

Die American Cancer Society und die American Urological Association empfehlen für Männer ab dem 50. Lebensjahr eine jährliche Prostatauntersuchung mittels Serum-PSA und DRU unter der Annahme, daß es sich hierbei um eine Risikogruppe handelt, die von einer definitiven Therapie bei der Detektion eines Tumors profitieren würde. Allerdings erscheint bei Männern mit einer Lebenserwartung von weniger als 10 Jahren wegen des in der Regel langsamen PCA-Wachstumes ein jährliches Screening nicht sinnvoll [14]. Hochrisikopatienten mit einer familiären PCA-Anamnese oder Patienten afrikanischer Herkunft dagegen sollten einem Screening ab dem 40. Lebensjahr unterzogen werden [27].

Literatur

1. Ball AJ, Feneley RCL, Abrams PH (1981) The natural history of untreated »prostatism«. Br J Urol 53: 613–616
2. Barry MJ, Floyd J, Fowler JR et al. (1992) The American Urological Association Symptom Index for benign prostatic hyperplasia. J Urol 148: 1549–1557
3. Benson MC, Olsson CA (1994) Prostate specific antigen and prostate specific antigen density. Cancer 74: 1667–1673
4. Berg W, Eschholz G, Schubert J (1996) Was leistet das prostataspezifische Antigen (PSA) in der Diagnostik des Prostatakarzinoms? Ärztebl Thüring 5: 315–319
5. Boyarski S, Jones G, Paulson DF, Front CR (1977) A new look at bladder neck obstruktion by the FDA regulators: guidelines for investigation of BPH. Transamer Ass Genito Urinary Surg 68: 29–32
6. Carter HB, Pearson JD (1993) PSA velocity for the diagnosis of early prostate cancer. Urol Clin North Am 20: 665–670
7. Carter HB, Pearson JD, Waclawiw Z, Metter EF, Chan DW, Guess HA, Walsh PC (1995) Prostate - specific antigen variability in men without prostate cancer: effect of sampling interval on prostate-specific antigen velocity. Urology 45: 591–596
8. Catalona WJ, Smith DS, Ratliff TL et al. (1991) Measurement of prostate-specific antigen in serum as a screening test for prostate cancer. New Engl J Med 324: 1156–1161
9. Chai TC, Bellville WD, McGuire EJ, Nyquist L (1993) Specifity of the American Urological Association voiding symptom index: comparison of unselected and selected samples of both sexes. J Urol 150: 1710–1713
10. Chodak GW (1989) Early detection and screening for prostatic cancer. Urology suppl 34: 10
11. Cooner WH, Mosley BR, Rutherford CL et al. (1990) Prostate cancer detection in a clinical urological practice by ultrasonography, digital rectal examination and prostate specific antigen. J Urol 143: 1146–1154
12. Dörsam J, Käble T, Riedasch G, Staehler G (1994) Wertigkeit der bildgebenden Diagnostik bei benigner Prostatahyperplasie und beim Prostatakarzinom. Radiologe 34: 101–108
13. DuBeau CE, Yalla SV, Resnick NM (1995) Implications of the most bothersome prostatism symptom for clinical care and outcome research. J Am Geriatr Soc 43: 985–992
14. Ekman PE et al. (1994) Tumor markers. Scand J Urol Nephrol 162 [suppl]: 73–87
15. Fabricius PG (1996) Diagnostik der Benignen Prostatahyperplasie. NBP 2/96: 25–32
16. Frohmüller H, Theiß M (1995) Diagnostik des Prostata-Karzinoms, In: Frohmüller H, Theiß M, Bracher F (Hrsg) Prostataerkrankungen im höheren Lebensalter. Wissenschaftliche Verlagsgesellschaft mbH Stuttgart, S 119–137
17. Hald T (1989) Urodynamics in benign prostatic hyperplasia: a survey. Prostate [suppl] 2: 69–77
18. Hammerer P, Huland H (1991) Diagnostik des Prostatakarzinoms. Fortschr Med 109: 512–517
19. Hara M, Inorre T, Fukuyama T (1971) Some physio-chemical caracteristics of gamma-seminoprotein, an antigenic component specific for human seminal plasma. Jap J Legal Med 25: 322
20. Hodge KK, McNeal JE, Stamey TA (1989) Ultrasound guided transrectal core biopsies of the palpably abnormal prostate. J Urol 142: 66
21. Kirby RS (1992) The clinical assessment of benign prostatic hyperplasia. Cancer suppl 1992, Vol. 70, No. 1
22. Kontturi M (1992) Symptoms and patient evaluation. In: Altwein JE (ed) Benign prostatic hyperplasia - a diagnosis and treatment primer. Oxford Clinical Communications, pp 51–74
23. Lee F, Littrup PJ, Torp-Pedersen ST et al. (1988) Prostate cancer: comparison of transrectal US and digital rectal examination for screening. Radiology 168: 389
24. Mc Loughlin J, Williams G (1990) Alternatives to prostatectomy. Brit J Urol 65: 313
25. Mebust WK et al. (1993) Symptom evaluation, quality of life and sexuality. In: Cocket ATK, Khoury S, Aso Y, Chatelain C, Denis L, Griffiths K, Murphy G (eds) Proceedings: The 2nd international consultation on benign prostatic hyperplasia (BPH). Scientific communication international Ltd, pp 129–138
26. Mettlin C, Lee F, Drago J, Murphy GP et al. (1991) The American Cancer Society National Prostate Cancer Detection Project. Cancer 67: 2949
27. Murphy GP et al. (1993) Prostate-specific antigen: pertinent issues for distinguishing prostate cancer from benign hyperplasia. In: Cocket ATK, Khoury S, Aso Y, Chatelain C, Denis L, Griffiths K, Murphy G (eds) Proceedings: The 2nd international consultation on benign prostatic hyperplasia (BPH). Scientific communication international Ltd, pp 227–252
28. Oesterling JE (1991) Prostate specific antigen: a critical assessment of the most useful tumor marker for adenocarcinoma of the prostate. J Urol 145: 907–923

29. Oesterling JE, Chan DW, Epstein JI et al. (1988) Prostate specific antigen in the preoperative and postoperative evaluation of localized prostate cancer treated with radical prostatectomie. J Urol 139: 766–772
30. Oesterling JE, Chute CG, Jakobson SJ, Guess HA, Panser LA, Johnson CL, Lieber MM (1993) Longitudinal changes in serum PSA (PSA velocity) in a comunity-based cohort of men. J Urol 149: 412 A
31. Oesterling JE, Jacobsen SJ, Chute CG, Guess HA, Girman CJ, Panser LA, Lieber MM (1993) Serum prostate-specific antigen in a community-based population of healthy men: establishment of age-specific reference ranges. JAMA 270: 860–864
32. Roehrborn CG et al. (1993) Diagnostic recommendations for clinical practice In: Cocket ATK, Khoury S, Aso Y, Chatelain C, Denis L, Griffiths K, Murphy G (eds) Proceedings: The 2nd international consultation on benign prostatic hyperplasia (BPH). Scientific communication international Ltd, pp 271–330
33. Russell, EBAW, Lee AJ, Garraway WM, Prescott RJ (1994) Use of a 7-day diary for urinary symptom recording. Eur J Urol 26: 227–232
34. Schröder FH, Blom JHM (1989) Natural histoty of benign prostatic hyperplasia (BPH). Prostate [suppl] 2: 17–22
35. Stamey TA (1990) Die Rolle des prostataspezifischen Antigens bei der Diagnose und Behandlung des Prostataadenoms. Urologe A 29: 52–64
36. Stamey TA, Yaang N, Hay AR, McNeal JE, Freiha FS, Redwine E (1987) Prostate-specific antigen as a serum marker for adenocarcinoma of the prostate. New Engl J Med 317: 909
37. Wang MC, Papsidero LD, Kuriyama M, Valenzuela LA, Murphy GP, Chu TM (1981) Prostate antigen: a new potential marker for prostatic cancer. Prostate 2: 89

KAPITEL 6

Bildgebende Verfahren

J. Lotz, O. Gonnermann, M. Galanski

6.1 Einführung 156
6.2 Ausscheidungsurogramm 157
6.2.1 Untersuchungstechnik 157
6.2.2 Befund 158
6.2.3 Wertung 161
6.3 Urethrozystographie 162
6.4 Miktionszystourethrographie 163
6.5 Transrektale Sonographie 164
6.5.1 Untersuchungstechnik 164
6.5.2 Befund 165
6.5.3 Wertung 169
6.6 Magnetresonanztomographie 170
6.6.1 Untersuchungstechnik 170
6.6.2 Befund 170
6.6.3 Normale Anatomie 174
6.6.4 Veränderungen im Rahmen der BPH 174
6.6.5 Wertung 176
6.7 Computertomographie 177
6.8 Zusammenfassung 178
Literatur 178

6.1
Einführung

Bis zum heutigen Tag ist nicht ohne Grund die urologische konventionelle Röntgenuntersuchung die Domäne des Urologen in Klinik und Praxis. Nur er kennt die pathophysiologischen Zusammenhänge und besitzt die für ein operatives Vorgehen erforderlichen Voraussetzungen.

Die Entwicklung der urologischen Röntgenuntersuchung begann entscheidend 1906 mit der retrograden Pyelographie. Voelker und v. Lichtenberg benutzten erstmals zur Darstellung des Harntraktes die indirekte Methode der Röntgenographie mit Kontrastmittel. Nach einem Intermezzo über Sauerstofffüllungen des Hohlsystems, Pneumopyelographie oder die Differenzierung der Niere und der sie umgebenden Gewebe durch insuffliertes Gas, Pneumoperitoneum, wurden 1924 die ersten Ausscheidungsurogramme vorgestellt. Volkmann injizierte intravenös Kontrastmittel mit allerdings wenig Erfolg, da die verabreichten Mengen zu gering waren. Mit der Entwicklung des Uroselektans und der Einführung durch Swick in die urologische Röntgenologie kam es dann 1929 zum Durchbruch und der allgemeinen Anerkennung des Urogramms [22]. Diese Entwicklung, durch Chirurgen und Urologen mitgeprägt, hat neben der Zystoskopie entscheidend zur Verselbständigung der Urologie beigetragen [45].

Bildgebende Verfahren

Durch die Einführung nichtinvasiver bildgebender Verfahren, insbesondere der sonographischen Methoden, der Computertomographie (CT) und der Magnetresonanztomographie (MRT), haben die klassischen Röntgendarstellungen allerdings etwas an Bedeutung verloren.

Im Falle der benignen Prostatahyperplasie (BPH) hat sich vor allem die Ultraschalluntersuchung durchgesetzt. Mit ihr ist es möglich, sowohl durch den transrektalen Ultraschall (TRUS) die Prostata selbst zu beurteilen als auch mit der abdominellen Sonographie Restharnbestimmungen durchzuführen und Auswirkungen auf den oberen Harntrakt zu visualisieren. Der TRUS ist dabei mittlerweile in der urologischen Praxis weit verbreitet. Die enge topographische Beziehung der Prostata zum Rektum und die verwendeten höheren Frequenzen ermöglichen dem TRUS Bilder mit einer sehr guten Auflösung. Zudem ist die transrektale Sonographie mit einem geringen Kostenaufwand verbunden.

Die Computertomographie tritt neben der Sonographie und der Magnetresonanztomographie als Schnittbildverfahren zurück. Sie liefert in der Beurteilung der Prostata und deren Erkrankungen keine maßgebliche Mehrinformation.

Der Vorteil der Magnetresonanztomographie liegt demgegenüber in der höheren Sensitivität und Spezifität der Untersuchung sowie einer fehlenden Strahlenbelastung. Hier geben in einem starken Magnetfeld angeregte Protonen ihre gewonnene Energie als bildgebendes Magnetresonanzsignal in Form von elektromagnetischen Wellen wieder ab. Dabei unterscheiden sich einzelne Gewebe, einschließlich der Prostata und dem Prostataadenom, charakteristisch in ihrem Signalverhalten. Große Nachteile dieses Verfahren liegen in dem großen Untersuchungsaufwand und den erheblichen Kosten, so daß z. Z. ein routinemäßiger Einsatz der MRT ungünstig ist.

Im folgenden sollen die entscheidenden bildgebenden Verfahren in ihrer Bedeutung für die Diagnostik der BPH dargestellt werden.

6.2
Ausscheidungsurogramm

6.2.1
Untersuchungstechnik

Mit dieser Röntgenuntersuchung werden die Nieren und ableitenden Harnwege unter Verwendung von Kontrastmittel (KM) dargestellt und es können sowohl Informationen über die Morphologie als auch die Funktion des Urogenitaltraktes gewonnen werden.

Es empfiehlt sich eine Bildersequenz:
- Abdomenübersichtsaufnahme,
- 5 min nach Kontrastmittelapplikation,
- 15 min nach Kontrastmittelapplikation und nach Miktion.

Aufgrund einer besseren klinischen Verträglichkeit bei ausreichend guter Röntgendichte werden heute für die Kontrastmittelsequenzen nichtionische Kontrastmittel verwendet. Durchschnittlich werden pro Untersuchung 300 mg Jod verabreicht.

Vor der radiologischen Untersuchung mit KM sollten mit der Anamnese des Patienten Risiken, die einen Kontrastmittelzwischenfall begünstigen können, erhoben werden. Bei einer Überempfindlichkeit kommt es meist zu Brechreiz, Juckreiz, Hautausschlag und ähnlichen leichteren Reaktionen. Die Letalität bei einer i.v.-Applikation von Kontrastmittel beträgt 1:100.000 [12].

Insbesondere sollten ausgeschlossen werden:
- allergische Reaktionen auf KM bei vorangegangenen Untersuchungen,
- Hyperthyreose,
- Niereninsuffizienz (Kreatinin >200 mmol/l),
- Schwangerschaft.

Das Ausscheidungsurogramm (AUG, IVP) wird in Rückenlage im a.-p. Strahlengang durchgeführt. Die durchschnittlich verwendete Spannung beträgt 70–80 KV. Die Darstellung erfolgt zwischen dem 12. Thorakalwirbel und etwa 1 Querfinger unterhalb der Symphyse. Verwendet wird ein Filmformat von 30x40 cm.

6.2.2
Befund

Die Beurteilung des Urogramms beginnt mit der Leeraufnahme. Im Normalfall sieht man einen altersentsprechenden Skelettstatus ohne Hinweis für kongenitale Mißbildungen und pathologische Veränderungen der Knochensubstanz. Beiderseits der Lendenwirbelsäule entfaltet sich dreiecksförmig der Psoasrandschatten. Der Nierenparenchymschatten stellt sich atemabhängig auf der linken Seite zwischen BWK 12 und LWK 3 dar. Kontralateral liegt er wegen der Ausbreitung der Leber eine halbe Wirbelkörperlänge tiefer. Schattengebende Konkremente können abgebildet sein, abgerundete Verkalkungen in Projektion auf das kleine Becken könnten differentialdiagnostisch Phlebolithen entsprechen.

Unter Kontrastmittelapplikation kommt es nach 5 min zu einer prompten seitengleichen Ausscheidung des Kontrastmittels in das Hohlsystem mit zarter Darstellung der Nierenbeckenkelchformationen. Über die Ureteren fließt das KM auf beiden Seiten glatt und ungehindert ab. Dabei sind die Harnleiter aufgrund ihrer Eigenperistaltik nicht durchgezeichnet. Die kontrastmittelgefüllte Blase liegt etwa 1 cm oberhalb der Symphyse in rundlicher Form. Sie sollte nach der Miktion auf der 15-min-Aufnahme komplett entleert sein.

Die benigne Prostathyperplasie führt zu charakteristischen Veränderungen der Urographie. Auf der Leeraufnahme können schattengebende Blasen- oder Prostatasteine abgebildet sein. Ein unregelmäßiger Rand der Blase in der Kontrastmittelphase als Ausdruck der Blasenmuskelhypertrophie, die Abbildung eines Divertikels oder ein Kontrastmittelrest nach der Miktion können indirekte Zeichen für einen erhöhten Auslaßwiderstand bei einer subvesikalen Obstruktion sein.

Man unterscheidet 3 Stadien [25]:
- Der obere Harntrakt ist unauffällig, der Blasenboden ist leicht angehoben, möglicherweise besteht eine Trabekulierung der Harnblasenwand (Abb. 6.1).
- Die Harnleitereinmündungen sind angehoben, die Blasenwand ist verdickt, Pseudodivertikelbildung, Restharnbildung (Abb. 6.2).
- Verzögerte und flaue Kontrastierung des oberen Harntraktes wegen einer postrenal verursachten Einschränkung der Nierenfunktion, Dilatation des oberen Harntraktes und geschlängelter Verlauf der Ureteren (Abb. 6.3).

Bildgebende Verfahren

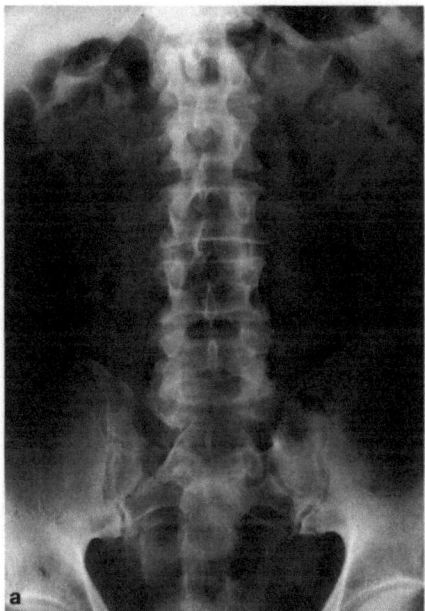

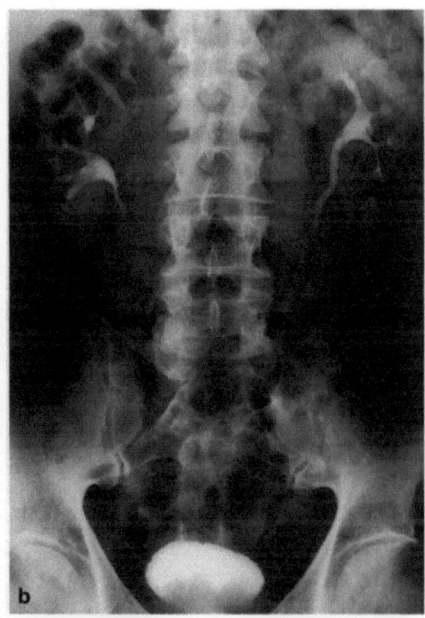

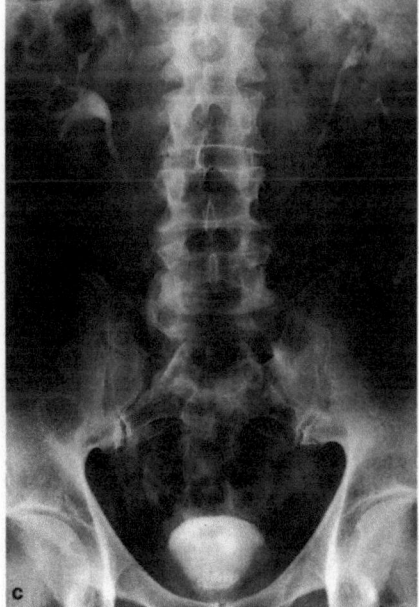

Abb. 6.1 a–c. Intravenöses Pyelogramm mit angehobenem Blasenboden bei BPH. In der Kontrastmittelphase angedeutete Trabekulierung. Restharnbildung, unauffälliger oberer Harntrakt. *a* Leeraufnahme, *b* 5 min p. i., *c* 15 min p. i.

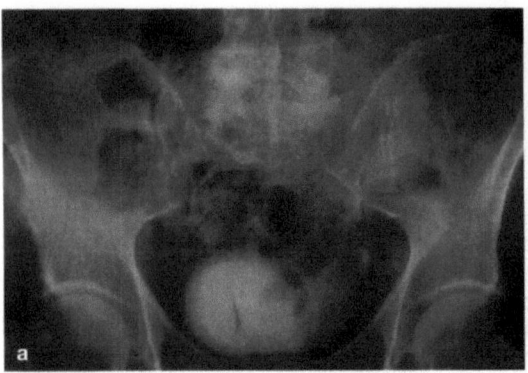
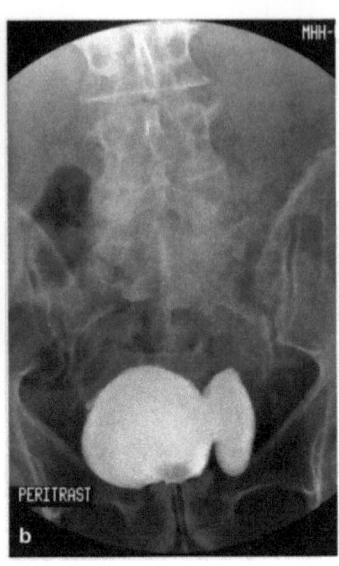

Abb. 6.2a, b. *a* i.v.-Pyelogramm mit Darstellung eines Divertikels in der Kontrastmittelphase, *b* Zystogramm des gleichen Patienten

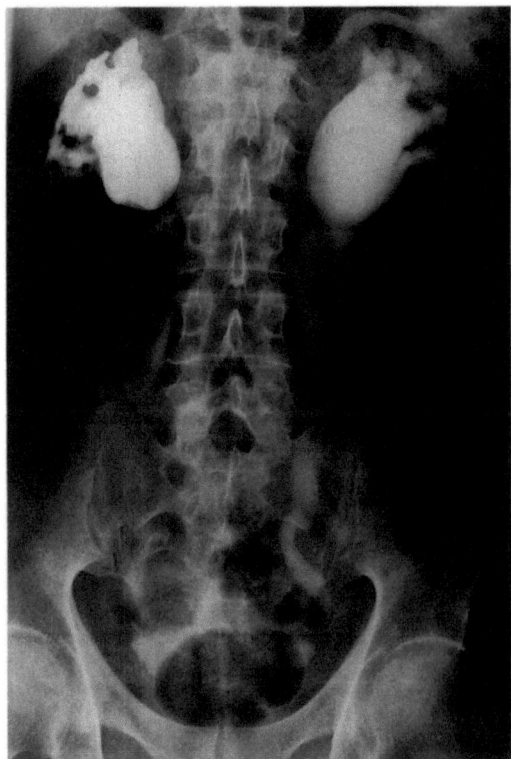

Abb. 6.3. Intravenöses Pyelogramm: BPH mit dekompensiertem oberen Harntrakt

6.2.3
Wertung

Das Ausscheidungsurogramm hat in vielen urologischen Kliniken und Praxen seinen festen Platz in der Untersuchung der BPH. Trotzdem stellt sich heute die Frage, ob das routinemäßig durchgeführte Ausscheidungsurogramm noch erforderlich ist. Die Diskussion ist vor dem Hintergrund von Kontrastmittelzwischenfällen, der Strahlenbelastung und nicht zuletzt dem wirtschaftlichen Aspekt erlaubt.

Studien in den letzten 20 Jahren, die die Bedeutung des IVP in der präoperativen Diagnostik der BPH untersuchten, ergaben meist vor dem Hintergrund des zunehmenden Einflusses der Sonographie, daß das Ausscheidungsurogramm nicht mehr notwendig ist [37]. Ein Überblick über 24 Zentren in England besagt, daß heute 21 von 24 (79%) entweder ein Urogramm oder alternativ eine Sonographie des oberen Harntraktes durchführen [46].

In einer Literaturübersicht (Tabelle 6.1) zeigt sich, daß bei Patienten mit BPH zwar durch das IVP in etwa 20% pathologische Veränderungen des oberen Harntraktes gefunden werden, daß aber weiter abklärungsbedürftige Befunde, die durch eine sonographische Untersuchung nicht erkannt werden, nur 2–6% betragen [36].

Bei den meisten der pathologischen Veränderungen handelt es sich um Harnstauungsnieren. Dieser Befund wird gleichermaßen durch das AUG als auch durch die Ultraschalluntersuchung entdeckt. Darüber hinaus ergeben große Serien mit der Gegenüberstellung von Ausscheidungsurographie und Sonographie, daß auch bezüglich der Detektion von Nierentumoren zwischen beiden Untersuchungsmodalitäten kein Unterschied besteht. Dabei ist die Häufigkeit eines Nierentumors bei den Patienten mit BPH nicht höher als in der vergleichenden Alterspopulation [46].

Nicht zuletzt vor dem Hintergrund dieser Ergebnisse als auch hinsichtlich der oben erwähnten Einwände sollte die Indikation des Urogramms in der Routinediagnostik der BPH überdacht werden. Bestehen allerdings Auffälligkeiten in der Anamnese (z. B. vorangegangene Tumorerkrankungen, Steinanamnese), eine Makro- bzw. Mikrohämaturie oder eine Erhöhung der Nierenretentionswerte, ist das AUG sicher weiter unerläßlich. Denn insbesondere Prozesse im Bereich des Harnleiters (Steine, Tumoren) bilden eine diagnostische Lücke der Sonographie.

Tabelle 6.1. Literaturübersicht über pathologische Befunde des oberen Harntraktes im AUG. (Aus Müller et al. [36])

Autor	Patientenzahl (n)	Pathologika im AUG [%]	Weiter abklärungsbedürftig [%]	Im Sono nicht nachweisbar [%]
Bauer et al. [4]	601	17	14	–
Böss et al. [10]	79	20	15	6
Fidas et al. [13]	75	19	13	3
Juul et al. [20]	100	23	20	2
Marshall et al. [30]	180	21	18	–
Pang et al. [40]	184	23	17	–
Pinck et al. [42]	557	20	15	–
Wasermann et al. [52]	395	25	17	–
Müller et al. [36]	93	22	12	4

6.3
Urethrozystographie

Diese Untersuchung spielt heute nur noch eine untergeordnete Rolle in der alltäglichen Diagnostik der BPH und wird durch die vor jeder Prostataoperation obligaten, auch in einer Sitzung möglichen Urethrozystoskopie weitgehend ersetzt. Damit können durch ein gestrafftes Vorgehen in der BPH-Diagnostik dem Patienten unangenehme Untersuchungsschritte erspart werden. Es beinhaltet aber auch, daß der Patient vor dem Eingriff über das Vorliegen einer Harnröhrenstriktur oder z. B. das synchrone Auftreten eines Blasentumors aufgeklärt werden muß und daß in diesen Fällen die Operationstrategie sich ändern kann.

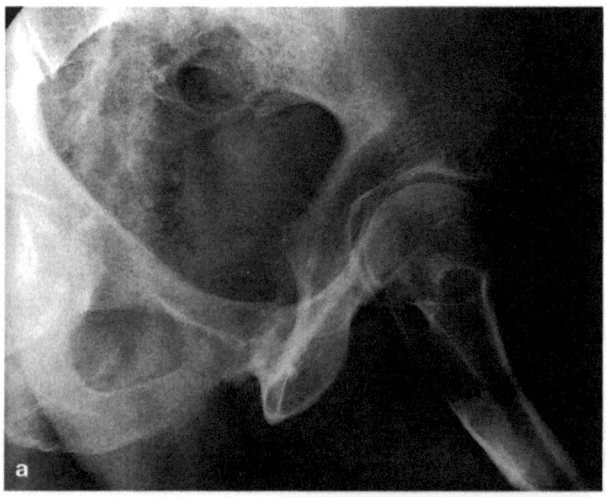

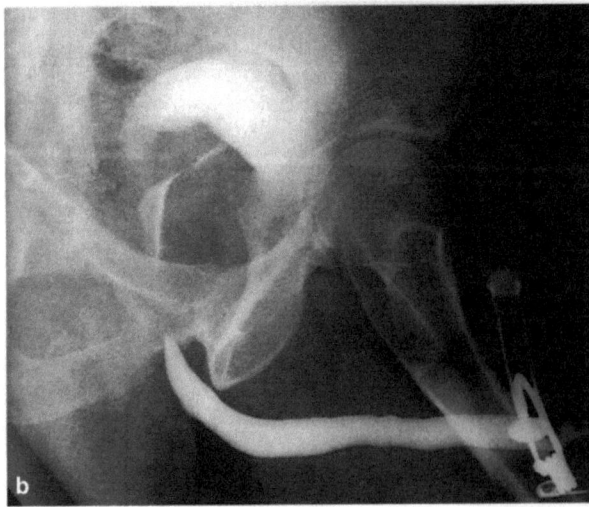

Abb. 6.4a, b. Retrogrades Urethrozystogramm mit normaler distaler Harnröhre. Die Pars prostatica ist verlängert, der Blasenboden angehoben. *a* Leeraufnahme, *b* nach retrograder Auffüllung

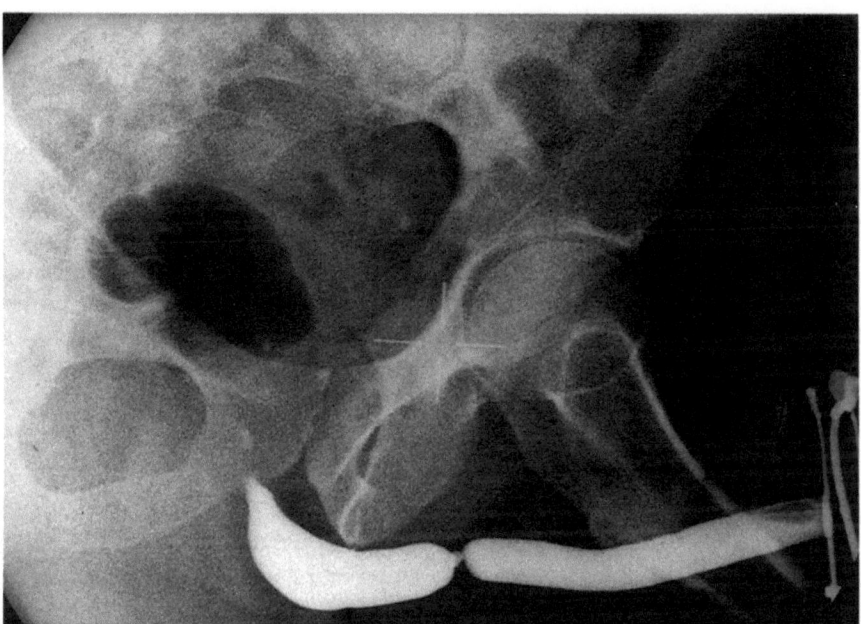

Abb. 6.5. Retrogrades Urethrozystogramm: Harnröhrenstriktur der penilen Harnröhre

Dem Patienten wird in Lauenstein-Lage nach erfolgter Leeraufnahme über eine am Meatus urethrae externus aufgesetzten Olive oder durch einen in der Fossa navicularis plazierten Katheter retrograd Kontrastmittel eingespritzt und damit der Gesamtverlauf der Harnröhre in allen einzelnen Abschnitten bis zur Blase dargestellt.

Eine Vergrößerung der Prostata kann dazu führen, das die Pars prostatica der Harnröhre deutlich schmal und verlängert und der Blasenboden parallel dazu angehoben ist. Falls die Blase ausreichend mit Kontrastmittel gefüllt ist, erkennt man darüber hinaus als Ausdruck der Trabekulierung eine unregelmäßige Berandung des Blasenschattens (Abb. 6.4).

Die entscheidende Differentialdiagnose zur BPH in der Abklärung einer subvesikalen Obstruktion ist die Harnröhrenstriktur (Abb. 6.5). Sie wird mit dem Urethrogramm ausreichend sicher diagnostiziert.

6.4
Miktionszystourethrographie

Eine klinische Untersuchung mit funktionsdiagnostischer Relevanz ist die Miktionszystourethrographie (MCUG). Sie ist als Videoaufzeichnung an großen Meßplätzen simultan mit urodynamischen Meßsignalen möglich.

Über einen dünnen Katheter wird die Blase mit Kontrasmittel gefüllt. Während der Auffüllung und der sich anschließenden willkürlichen Entleerung kann der Arzt unter Röntgenkontrolle sowohl morphologische (Veränderungen des Blasenschattens, Low- oder High-pressure-Reflux, Divertikel) als auch funktionelle Abweichungen (zeitgerechtes Öffnen des Blasenhalses) beobachten. Befunde, die auf eine krankhafte Veränderung hindeuten, werden durch Röntgenaufnahmen festgehalten.

Berichte über exakte Messungen des Lumens der Urethra und ihre Korrelation mit Befunden der Miktionsdynamik sind allerdings spärlich. Ein erster Ansatz ist 1970 mit einer groben Größenbestimmung der Pars prostatica mittels markiertem Katheter gemacht worden [51]. Nachdem 1984 Untersuchungen der Korrelation von maximaler Harnflußrate und dem Durchmesser von vorderen Harnröhrenstrikturen durchgeführt wurden [3], untersuchte man erstmals systematisch die Relevanz der im MCUG meßbaren Lumina beim Mann [27] und fand das Lumen mit dem größten diagnostischen Wert im Bereich des inneren Sphinkters bei proximaler mechanischer Obstruktion. Alle übrigen Kalibermessungen distal davon waren bedeutungslos.

6.5
Transrektale Sonographie

6.5.1
Untersuchungstechnik

Der Ultraschall wird in der medizinischen Diagnostik seit über 40 Jahren eingesetzt und ist während dieser Zeit zu einer in zahlreichen Fachgebieten fest etablierten Untersuchungsmethode geworden. Während manche neugegründete urologische Praxis auf ein Röntgengerät verzichtet, ist dagegen der Ultraschall aus der urologischen Diagnostik nicht mehr wegzudenken.

Grundstein der Entwicklung des Ultraschalls war die Entdeckung des piezoelektrischen Effektes. Ende des 19. Jahrhunderts fanden die Brüder Pierre und Jacques Curie heraus, daß Quarz und andere keramische Substanzen elektrische Energie in mechanische Schwingungsenergie umzuwandeln vermögen und daß dieser Effekt umkehrbar ist.

Die durch elektrische Impulse des Transmitters in Schwingung gebrachten Kristalle befinden sich im Schallkopf des Sonographiegerätes – dem Transducer. Die erzeugten Schwingungen breiten sich von dort ähnlich einer Lautsprechermembran durch das Gewebe aus. Von den Grenzflächen des Gewebes werden die Schallwellen als Echo an den Schallkopf zurückreflektiert und verformen dort die Kristalle, die daraufhin wieder elektrische Impulse abgeben. Die Kristalle des Transducers sind daher sowohl Sender als auch Empfänger von Ultraschallwellen. Die Stärke der zurückkehrenden Echos werden im Rechner über eine Fouriertransformation in Graustufen umgerechnet und auf dem Bildschirm dargestellt. In der Regel werden 256 Graustufen verwendet [15].

Die Schallwellen werden an den Grenzflächen zwischen 2 Gewebsschichten mit unterschiedlicher akustischer Dichte (Leitfähigkeit) in der Weise zurückgesendet, daß der reflektierte Anteil des Schalls proportional zur Dichtedifferenz der angrenzenden Gewebe ist. Das heißt, bei mittleren Dichteunterschieden wird ein Teil der Schallwellen reflektiert und der übrige Teil dringt in tiefere Schichten ein. Ist der Dichteunterschied höher, wächst der reflektierte Anteil. Im Extremfall kommt es zu einer Totalreflexion [17].

Beim Senden und Empfangen der Schallwellen bestimmt die Sendefrequenz die Eindringtiefe und örtliche Auflösung. Es gilt, daß hohe Frequenzen eine niedrige Eindringtiefe bei guter Auflösung besitzen. Geringe Frequenzen bedingen eine hohe Eindringtiefe mit einer schlechten Auflösung [1].

Für die transrektale Sonographie (TRUS) werden Schallköpfe mit einer mittleren Frequenz (7–8 MHz) verwendet. Die enge Beziehung der Prostata zum Rektum macht es über den transrektalen Zugang möglich, das Organ bei einer geringen Eindringtiefe der Sonographie durch eine gute Auflösung sicher zu beurteilen.

Benutzt werden üblicherweise biplanare Ultraschallsonden, die sowohl transversal als auch sagittal Schnitte durch die Prostata abbilden.

6.5.2
Befund

Die Ultraschalluntersuchung der Prostata gelingt am besten von transrektal. Der TRUS wird dabei meistens in Seitenlage durchgeführt. Vor dem Einführen des rektalen Schallkopfes empfiehlt sich die digitorektale Untersuchung des Patienten. Sie gibt neben der Anamnese und dem PSA die entscheidende Hilfe zur Interpretation des Ultraschallbildes, insbesondere in der Erkennung eines Prostatakarzinoms (PCA).

Bei der Beurteilung der sonographischen Abbildung sollten die anatomischen Strukturen mit der zonalen Aufteilung der Prostata, wie sie von Mc Neal [32] beschrieben worden sind, berücksichtigt werden. Er teilte das die Urethra umgebende prostatische Drüsengewebe in eine zentrale mit 70%, eine periphere mit 25% und eine transitionale Zone mit 5% Volumen ein. Die Transitionalzone bildet dabei

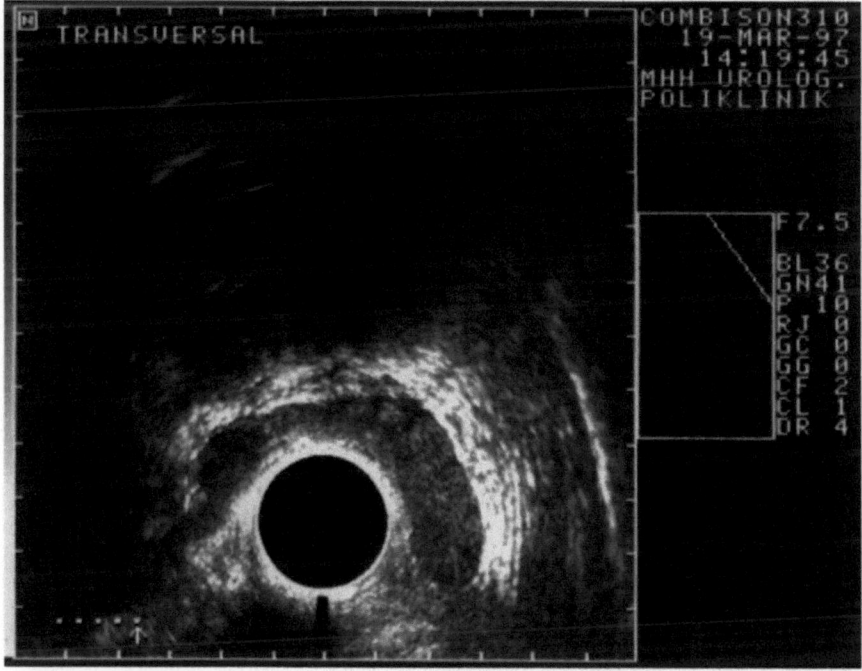

Abb. 6.6. Transrektale Sonographie (transversal): Darstellung der Samenblasen

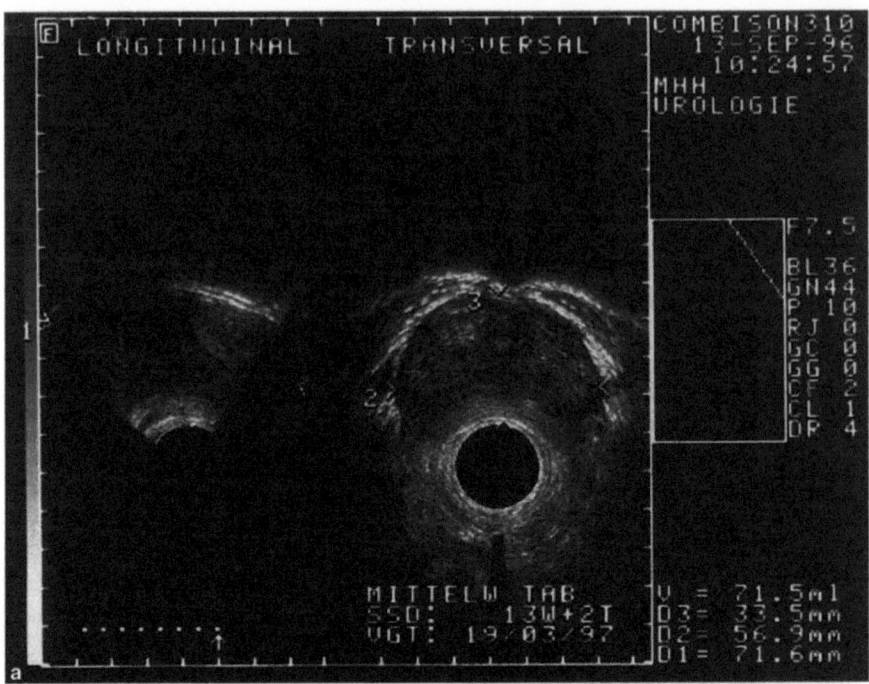

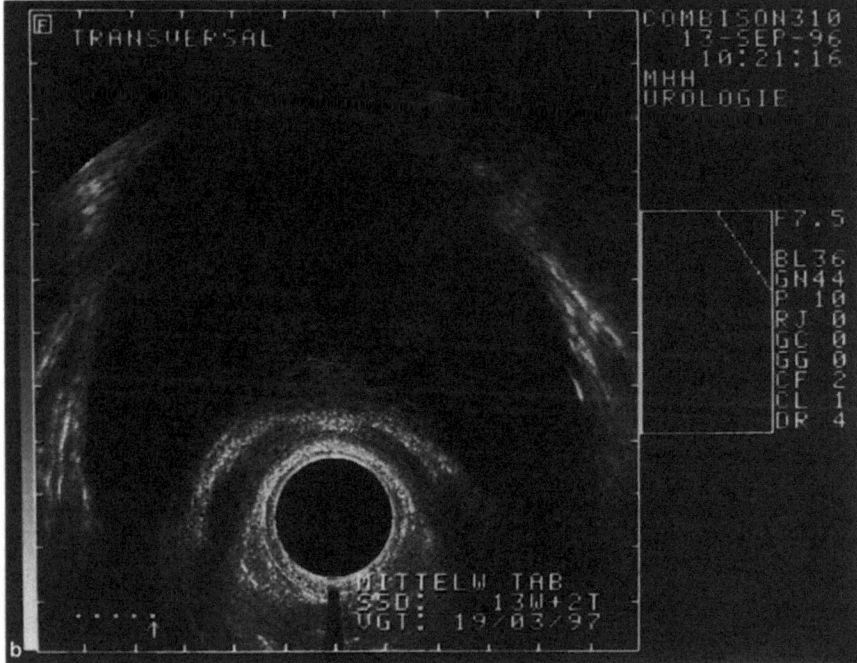

Abb. 6.7a, b. Transrektale Sonographie. *a* transversal, longitudinal, *b* transversal. In beiden Schnittebenen ist die Ausweitung des mittelgroßen Prostataadenoms in die Blase zu erkennen

den für das Wachstum der BPH entscheidenden Bereich und ist in der Mitte der Drüse lokalisiert. Sie liegt mit 2 schmalen Lappen zwischen der zentralen und der peripheren Zone sowie dem vesikosphinkteren System.

Üblicherweise beginnt die Sonographie im transversalen Schnitt. Das Rektum befindet sich an der Bildunterseite, die Blase und die Prostata auf der Bildoberseite. Basalwärts beginnend werden neben der Prostatabasis und dem Blasenhals die Samenblasen beurteilt (Abb. 6.6). Die Untersuchung setzt sich dann nach kaudal in der gesamten Zirkumferenz der Prostata bis zum Apex fort.

Sagittal wird die Prostata in voller Länge abgebildet. Es ist möglich, durch drehende Bewegungen des Schallkopfes den rechten und linken Seitenlappen einzeln einzusehen. Bei Vorliegen eines Mittellappenadenoms ist die Vorwölbung der Prostata ins Blasenlumen zu erkennen (Abb. 6.7).

Der Normalbefund zeigt posterior an der Prostatabasis die periphere und zentrale Zone mit einem homogenem Echomuster. Anterior ist die Transitionalzone und das periurethrale Drüsengewebe meist echoarm.

In diesem für die BPH wichtigen Areal kommt es unter einem symmetrischen kugelförmigen Wachstum innerhalb der Seitenlappen zur Komprimierung der peripheren und zentralen Zone. Die Echotextur der Prostata entwickelt sich dann zu einer homogenen Mischung aus echoreichen und echoarmen Anteilen und kann zur Peripherie eine scharfe Abgrenzung bilden (Abb. 6.8). Gelegentlich wird das relativ homogene Bild von fibromuskulärer und glandulärer Hyperplasie durch echoreiche Verkalkungsstrukturen, die den Corpora amylacea entsprechen, unterbrochen [14] (Abb. 6.9).

Eine wichtige Aufgabe der transrektalen Sonographie ist die Prostatavolumenbestimmung, da hiervon die Vorgehensweise zur operativen Sanierung eines Prostataadenoms (offen vs. transurethral) hauptsächlich abhängt. Drei Methoden stehen zur

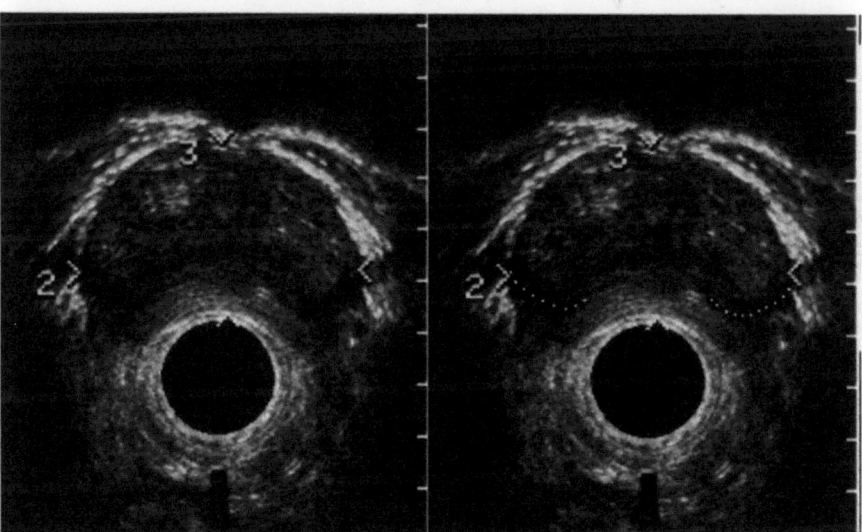

Abb. 6.8. Transrektale Sonographie (transversal): Benignes Prostataadenom mit Darstellung der zonalen Anatomie. Die Punkte markieren den Übergang von Transitional-/Innenzone zur komprimierten Außenzone

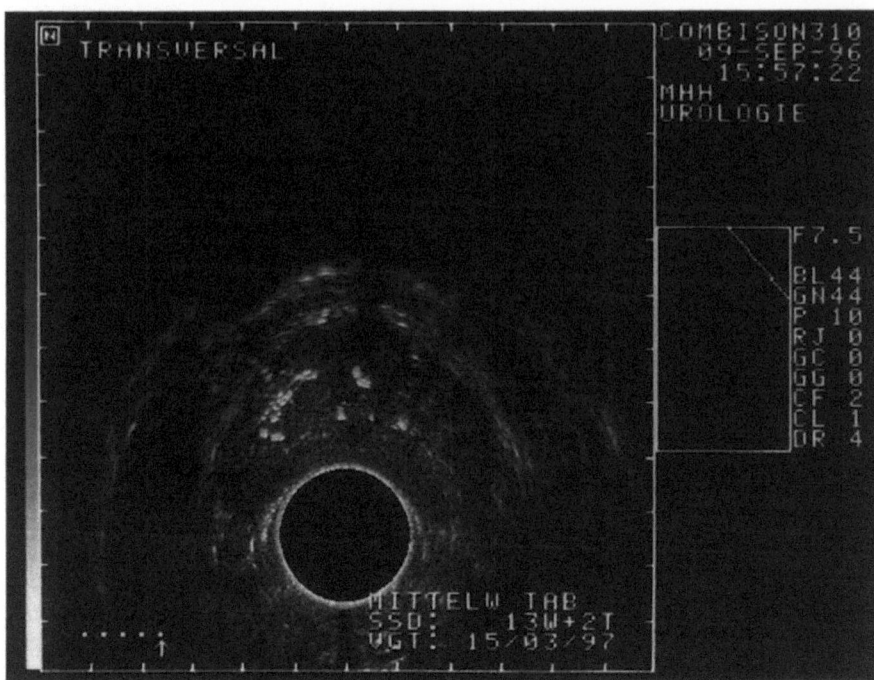

Abb. 6.9. Transrektaler Ultraschall (transversal): Echoreiche Verkalkungen, z. T. schattengebend

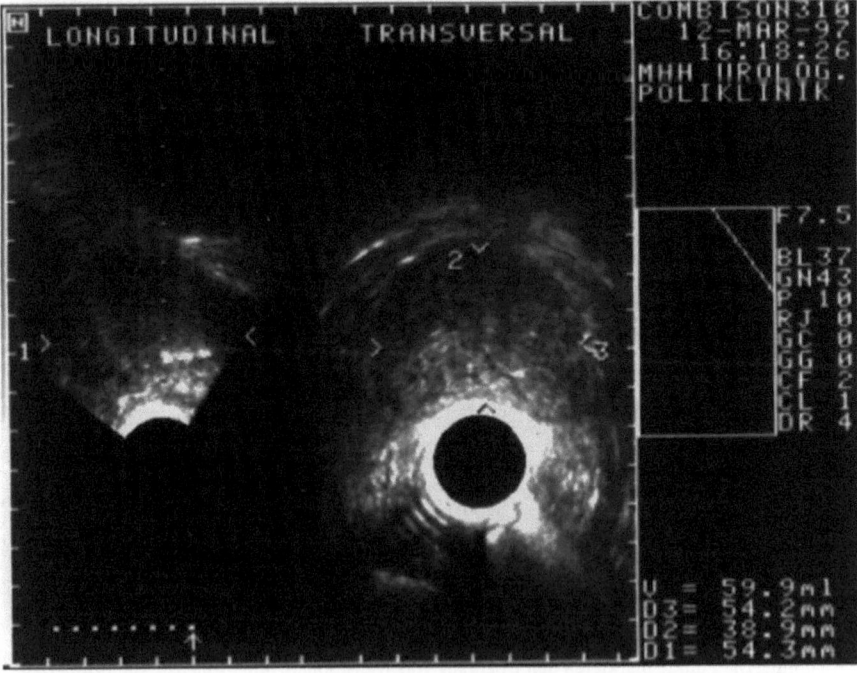

Abb. 6.10. Volumenbestimmung mit der transrektalen Sonographie (Breite x Höhe x Länge/0,5)

Auswahl. Als unsicherstes Verfahren erweist sich die Planimetrie des größten Transversaldurchmessers, bei der um eine willkürlich durch die Prostata gelegte Achse ein Rotationsellipsoid gebildet und berechnet wird. Genauer und am gebräuchlichsten ist die Bestimmung mittels Ellipsoidformel, wobei die 3 größten Durchmesser (Breite x Höhe x Länge) mit dem Faktor 0,5 multipliziert werden. Mittlerweile enthalten fast alle Sonographiegeräte zu dieser Berechnung ein Post-processing-Programm (Abb. 6.10). Die exakteste Größenbestimmung ist die schrittweise Planimetrie. Mit Hilfe eines Stativs werden alle 5 mm Schnittebenen eingerichtet und die dazwischen gelegenen Volumina addiert. Diese Methode zeigt im Vergleich zwar den geringsten klinischen Fehler, bedarf aber dafür eines erheblichen Zeitaufwandes [6].

6.5.3
Wertung

Die transrektale Sonographie bietet die Möglichkeit, die Prostata mit Blick auf anatomische Strukturen darzustellen [31]. Wichtig ist in diesem Zusammenhang das anatomische Modell von Mc Neal und die damit verbundene zonale Aufteilung.

Der Übergangszone wird bei der Entwicklung des Prostataadenoms die größte Bedeutung zugeschrieben. Für Kaplan [21] sind mittlerweile die im Ultraschall visualisierte Zunahme der Transitionalzone und der zwischen der Transitonalzone und dem Gesamtvolumen errechnete Transition zone index in der Beurteilung der BPH sogar wichtiger als das eigentliche Gesamtvolumen alleine.

Wie auch immer ist die Berechnung der Prostatagröße und die damit verbundene Festlegung der operativen Vorgehensweise bei Prostataadenomen heute eine entscheidende Indikation des transrektalen Ultraschalls. Am häufigsten wird die Ellipsoidformel verwendet, da sie einfach und schnell bei einer ausreichenden Genauigkeit zu handhaben ist. Der TRUS empfiehlt sich dazu als ein sehr akkurates Verfahren, insbesondere im Vergleich zur transabdominellen Sonographie [46].

Ein Dilemma bei der Prostatavolumenbestimmung besteht in dem Zusammenhang mit dem Auftreten eines PSA-Wertes zwischen 4 und 10 ng/ml. In diesen Bereich fallen sowohl Patienten mit benigner Prostatahyperplasie als auch mit einem lokalisierten Prostatakarzinom (PCA). Da der PSA-Serumwert auch vom Volumen der Prostata abhängt, wurde von Benson [5] der PSA-Wert auf das Volumen der Prostata bezogen. Diese rechnerische Größe wurde als Prostate specific antigen density (PSAD) bezeichnet und stellt die Division des PSA (ng/ml) durch das Prostatavolumen (ml) dar. Die Wahrscheinlichkeit eines Karzinoms ist dabei sehr gering bei Patienten mit einer PSAD <0,15.

Die Rolle der transrektalen Sonographie allein in der Diagnostik des Prostatakarzinoms ist umstritten. Obwohl anfänglich nur hypodense Areale im Ultraschallbild als malignomverdächtig angesehen wurden, zeigt die Erfahrung der vergangenen Jahre, daß das Erscheinungsbild eines Prostatamalignoms ebenso iso- und hyperdens sein kann oder sogar Mischformen beinhaltet [53]. Eine sichere Vorhersage mit dem transrektalen Ultraschall alleine in der Detektion des PCA ist somit schwer zu treffen und es scheint, daß der TRUS der digitorektalen Untersuchung in dieser Beziehung nicht überlegen ist.

Ähnlich zurückhaltend ist die Beurteilung des transrektalen Ultraschalls bei der Einschätzung eines intra- oder extrakapsulären Wachstums des PETWA Die Staginggenauigkeit des TRUS erreicht hier nur 58% [2]. Inwieweit in der Prostatakarzinomdiagnostik eine verbesserte Aussagefähigkeit durch den Einsatz neuerer Techniken (3 D) erbracht wird, müssen künftige Studien klären.

6.6
Magnetresonanztomographie

6.6.1
Untersuchungstechnik

Die Magnetresonanztomographie (MRT) ist wahrscheinlich die leistungsstärkste Methode der Schnittbilddiagnostik in der Radiologie. Sie basiert auf dem Phänomen, daß Protonen vermehrt Energie aufnehmen, wenn sie sich in einem externen Magnetfeld befinden und mit Radiowellen einer spezifischen Wellenlänge – die Lamor- oder Resonanzfrequenz – angeregt werden. Angeregte Protonen erzeugen das meßbare MR-Signal bis sie die aufgenommene Energie wieder abgegeben haben. Wie dieses elektromagnetische MR-Signal ausfällt, wird von der chemischen Umgebung des jeweiligen Protons bestimmt. Für die Beschreibung dieses Phänomens erhielten Purcell und Bloch den Nobelpreis der Physik [43, 8]. Das erste MR-Bild eines Menschen wurde 1977 von Damadian et al. erstellt [11].

Für die bildgebende Diagnostik der Beckenregion war das Potential der MRT schon früh erkannt worden. Der anfängliche Enthusiasmus für die MRT-Untersuchung der Beckenorgane wurde jedoch durch die ungenügende Ortsauflösung und die Anfälligkeit gegenüber Bewegungsartefakten der frühen MRT-Geräte bald gedämpft. Mit der Einführung der endorektal eingeführten Oberflächenspule (ER-Spule, Schnall 1990) sowie schnellerer Untersuchungssequenzen Anfang der 90er Jahre konnten diese Probleme deutlich verringert werden. Erst durch diese Entwicklung gewann die MRT der Prostata und ihrer Begleitstrukturen für die klinische Routine an Bedeutung. Sie ist in der Entwicklung ihrer Möglichkeiten bis heute nicht abgeschlossen [23]. Neben einer hohen Flexibilität der abzubildenden Ebenen bietet die moderne MRT eine gute Ortsauflösung und einen hohen Kontrast zwischen verschiedenen Weichteilgeweben.

Für die exakte Beurteilung der während einer MRT-Untersuchung gewonnenen Bilder ist eine detaillierte Kenntnis der klinischen Anamnese mit allen chirurgischen und hormonellen Vorbehandlungen, vorangegangenen Infektionen oder Biopsien sehr wichtig, um die Vielzahl der möglichen Signalanomalitäten der MRT-Aufnahmen richtig interpretieren zu können [48].

6.6.2
Befund

Die MRT als relativ neues Verfahren ermöglicht es, die Anatomie der Prostata mit einer Auflösung von etwa 0,3 mm darzustellen [49]. Nach rektalem Austasten wird eine 10 cm lange und 5 cm breite elastische Endorektalsonde eingeführt. Sie dient als lokale und empfindliche Antenne für das MR-Signal an der dorsalen Seite der Prostata. Das Aufblasen der Sonde mit 60–100 ml Luft vermindert Bewegungsartefakte durch die Peristaltik des Rektums. Zur weiteren Reduktion der Darmperistaltik wird Buscopan (20–60 mg i.v.) oder Glucagon (1 mg s.c.) verwendet [16, 26]. Aufgrund der durch Buscopan bedingten Akkomodationsstörungen und Ruhigstellung des GI-Traktes sollten ambulante Patienten immer in Begleitung und nüchtern zur Untersuchung kommen.

Was heißt T1- oder T2 gewichtet? TE (Time of Echo) bezeichnet den Zeitpunkt, an dem das MR-Signal empfangen wird; übliche Dimension: 2–200 ms. TR (Time of Repitition) bezeichnet die Zeit zwischen 2 anregenden Radioimpulsen; übliche Dimensionen: 10 ms–5 s.

In der Magnetresonanz zeigen Gewebe 2 Eigenschaften, die als T1 und T2 bezeichnet werden. Diese sind spezifisch für die Magnetresonanz und korrelieren mit keinen der von anderen Modalitäten her bekannten Gewebeeigenschaften.

Bei einzelnen Aufnahmeserien kann immer nur eine der beiden Gewebeeigenschaften durch einen Magnetresonanztomographen optimal dargestellt werden. Mit Hilfe der Geräteparameter TR und TE muß man daher am Gerät einstellen, ob eher die T1-Eigenschaften (T1-gewichtete Aufnahmen) oder mehr die T2-Eigenschaften (T2-gewichtete Aufnahmen) der untersuchten Körperregion erfaßt werden sollen.

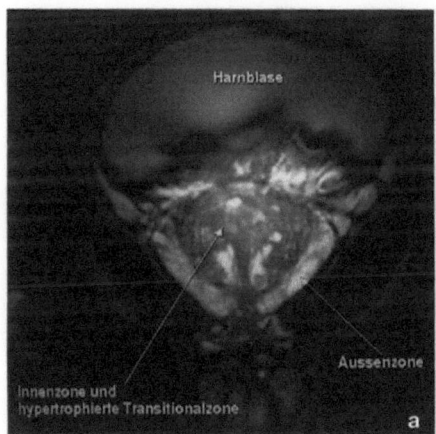
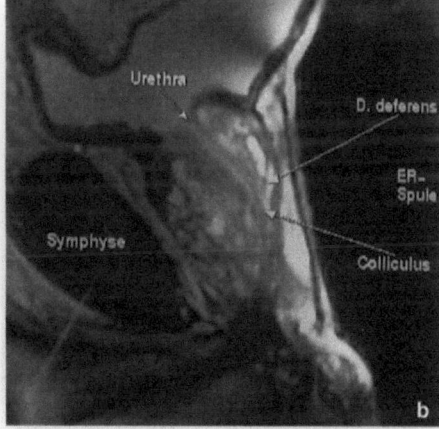
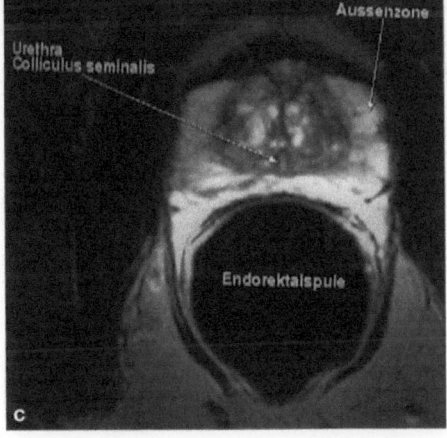

Abb. 6.11a–c. Prostata-MRT. *a* koronar, *b* sagittal, *c* axial. Die T2-gewichteten Aufnahmen zeigen die zonale Anatomie dieses mittelgroßen Prostataadenoms (*ER* Endorektalspule)

T1-gewichtete Aufnahmen (kurzes TR, kurzes TE) führen dazu, daß das Fettsignal den Bildeindruck bestimmt. Diese Aufnahmen werden gerne zur Klärung der Anatomie herangezogen, da hier einzelne Strukturen durch die aufleuchtenden Fettschichten gut voneinander abzugrenzen sind. T2-gewichtete Aufnahmen (sehr langes TR, langes TE) stellen hingegen das Signal der Wasserprotonen in den Vordergrund, so ιalt hell abgebildet werden. Auf ihnen ist die

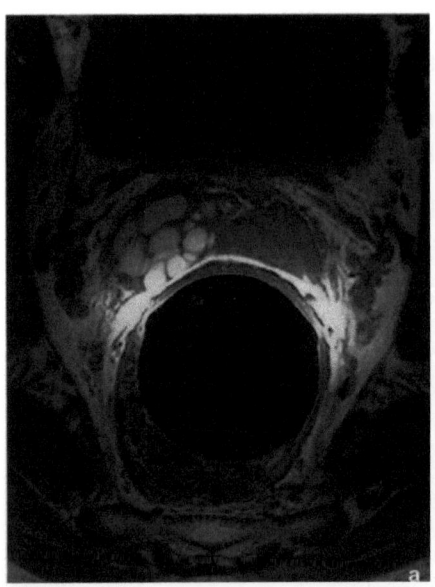
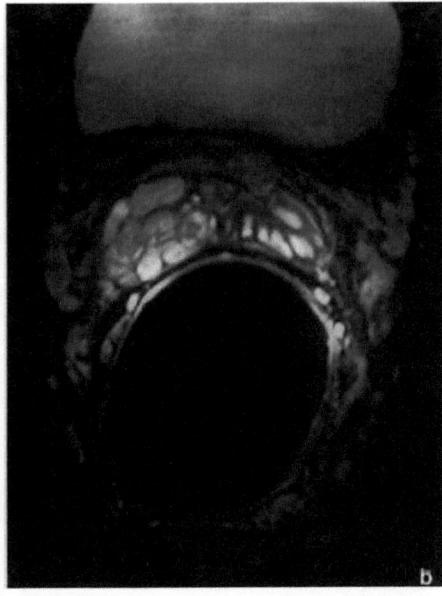
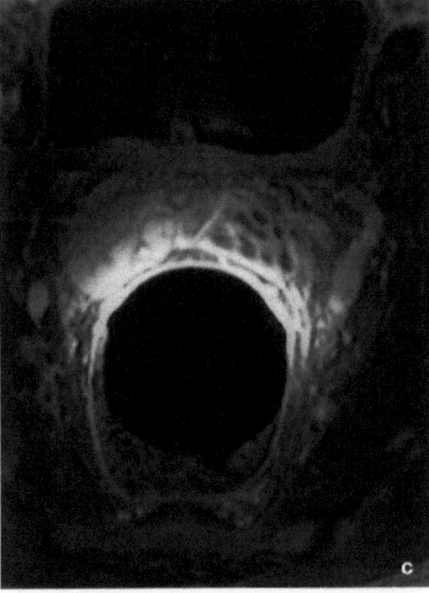

Abb. 6.12a–c. Prostata-MRT. *a* axial T1-gewichtet, *b* T2-gewichtet, *c* T1-gewichtet mit Kontrastmittel. Normale linke, eingeblutete rechte Samenblase.
Linke, normale Samenblase: T1 – keine Strukturdifferenzierung, T2 – klares Signal der Samenblasenlakunen. Nach Kontrastmittelgabe: Deutlich hervortretende Septen bei signalarmen Samenblasenlakunen. Eingeblutete/gestaute Samenblase: Deutliches Signal der Samenblasenlakunen in allen Sequenzen (T1, T2 und T1 mit Kontrastmittel)

gesuchte Pathologie durch deutliche Darstellung des umgebenden Ödems oftmals leicht zu erkennen. Sekrethaltige Drüsen wie die Prostata können durch ihren hohen Wassergehalt am besten mit T2-gewichteten Sequenzen aufgelöst werden.

Als Kontrastmittel in der MRT dient derzeit am häufigsten Gadolineum, ein Schwermetall, das in T1-gewichteten Aufnahmen sehr hell erscheint, weshalb es in der Regel mit T1-gewichteten Aufnahmeeinstellungen kombiniert wird.

Die Prostata wird in mindestens 2, besser 3 Ebenen (axial und sagittal, koronar) dargestellt [49] (Abb. 6.11).

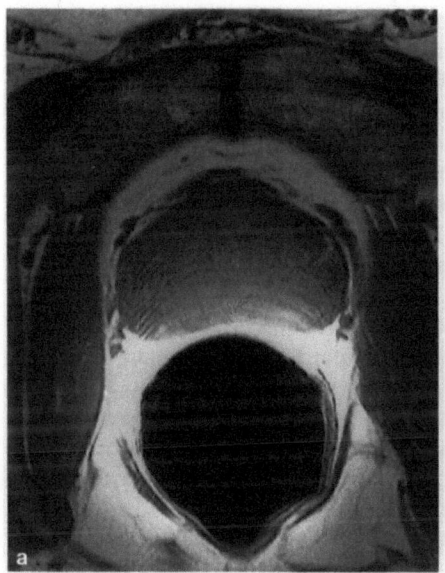
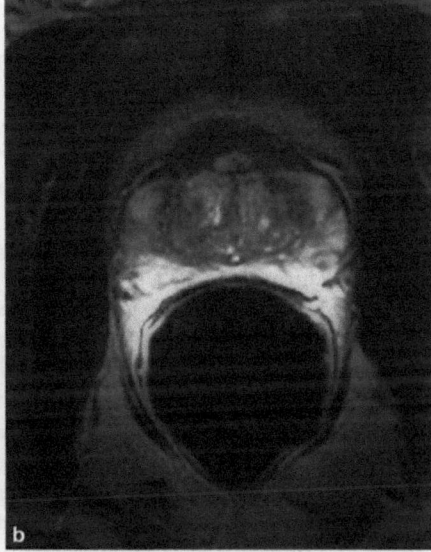
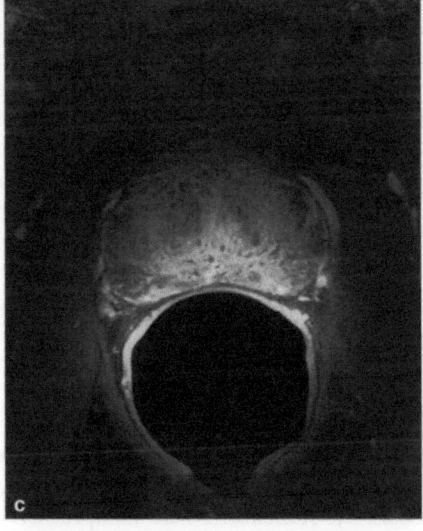

Abb. 6.13a–c. Prostata-MRT axial. *a* T1-gewichtet, *b* T2-gewichtet, *c* T1-gewichtet mit Kontrastmittel. T1: Keine Abgrenzbarkeit der zonalen Anatomie, T2: klare Abgrenzbarkeit der Außen-, Transitional-, Innenzone, T1 mit Kontrastmittel: Angedeutete Abgrenzbarkeit der zonalen Anatomie

Pro Ebene wird sowohl eine T1- als auch eine T2-gewichtete Sequenz verwendet. Die Gabe von Kontrastmittel (Gadolineum) hat für die Bildgebung der Prostata keine Vorteile gegenüber einer T2-gewichteten Sequenz (Abb. 6.13) und wird daher nicht mehr empfohlen [50, 35]. Lediglich für Untersuchungen der Samenbläschen sollte Kontrastmittel gegeben werden [35, 9] (Abb. 6.12).

6.6.3
Normale Anatomie

Die von Mc Neal [32] beschriebene zonale Architektur der Prostata läßt sich vor allem auf den T2-gewichteten Sequenzen erkennen (s. Abb. 6.11). Die Urethra erscheint hier als eine signalintensive Struktur, die in sagittaler Ebene in einem nach dorsal hin konvexen Bogen durch die Prostata zieht. Ungefähr am Übergang zum kaudalen Drittel der Prostata münden die beiden Ductus deferentes in die Urethra. Der Colliculus seminalis kann so auf den sagittalen Schnitten gut dargestellt werden (s. Abb. 6.11), während der Verlauf der Ductus deferentes am besten auf axialen Schichten erfolgt, wo sie als punktförmige, signalstarke Strukturen von ihrem Eintritt in die Prostata dorsokranial bis zur ihrer Mündung in die Urethra verfolgt werden können. Die Darstellung der Ductus in ihrer gesamten Länge durch die Prostata erfordert angepaßte, coronare Schichtführungen.

Um die Urethra herum zeigt sich die periurethrale Innenzone als signalarme Zone mit einzelnen signalreichen Foci. Die besonders an der Basis ausgeprägte Transitionalzone ist ein dünner signalarmer Bereich, der sich gegenüber der homogenen und signalstarken Außenzone der Prostata deutlich abgrenzen läßt. Wie von Schnall beschrieben, umgibt die Außenzone die anderen Drüsenanteile wie eine zum Apex hin geschlossene Eiswaffel, in der die Innen- und Transitionalzone an der Prostatabasis die Außenzone wie eine Eiskugel überragen.

Die Samenbläschen stellen sich dorsal an der Prostatabasis lobuliert mit dunklen Septen und signalstarken Lakunen dar. Im T1-gewichteten Bild sind diese Septen signalreich, was sich nach Gabe von Kontrastmittel noch verstärkt, so daß sie sich dann als stark signalreiche Struktur von dem dunklen Sekret abheben (s. Abb. 6.12). Dorsolateral der Prostata verläuft auf jeder Seite das neurovaskuläre Bündel, das durch das umgebende Fettgewebe in der Regel gut abzugrenzen ist. Das reich verzweigte Netz der Beckenvenen umgibt die Prostata und kann vor allem an der ventralen Seite der Drüse als ein Bereich signalstarker, linearer Figuren in Erscheinung treten. Je nach gewähltem Bildfeld können die Gefäße und Lymphknoten der Obturatorregion wie auch der Iliaca internae dargestellt werden.

Auch wenn die T2-Sequenzen die wichtigsten Aussagen über die Prostata geben, ist die T1-Sequenz zur Beurteilung von Prostatasteinen, Einblutungen oder Lymphknoten und Gefäßverhältnissen notwendig.

6.6.4
Veränderungen im Rahmen der BPH

Bei der BPH zeigt sich die unterschiedlich stark ausgeprägte Hypertrophie der Transitionalzone als Volumenzunahme der signalarmen Zone besonders im Bereich der Basis. Die Außenzone wird komprimiert und nach dorsal und lateral verdrängt. Im

Extremfall ist sie nur noch als strichförmige, signalreiche Struktur in der dorsalen Begrenzung der Prostata zu erkennen (Abb. 6.14) Eine stark hypertrophierte Transitionalzone kann ein sehr unterschiedliches Signalverhalten im T2-gewichteten Bild zeigen. Das Spektrum reicht von homogen signalarm bis inhomogen signalreich mit einzelnen sehr signalarmen Zonen, die von einem – seltenen – Karzinom in der BPH

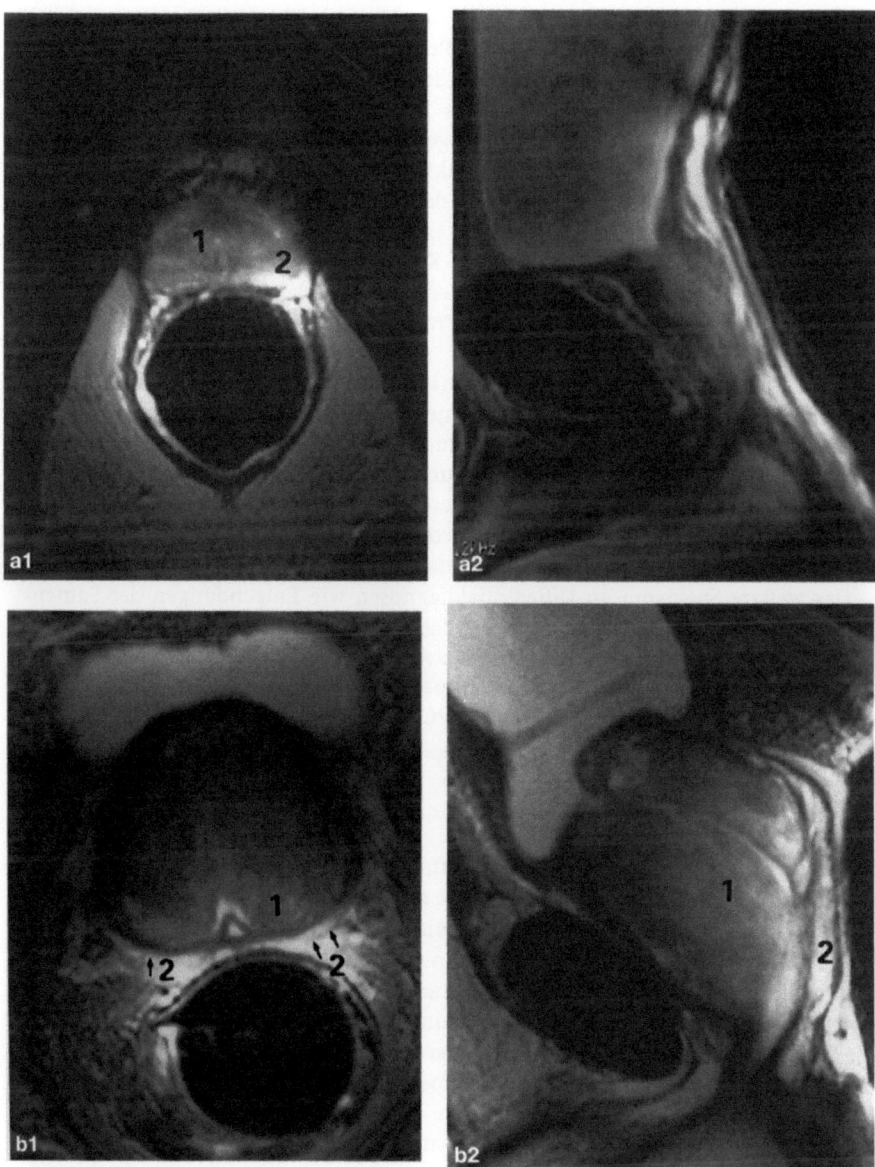

Abb. 6.14a1,2, b1,2. Prostata-MRT (axial und sagittal in T2-Wichtung). *a* normale Prostata, *b* BPH mit deutlicher Volumenzunahme, Vorwölbung des Adenoms in den Blasenboden. 1 Transitional- und Innenzone, 2 Außenzone

nicht zu unterscheiden sind [39]. Dabei scheint das Signalverhalten vor allem durch den Wassergehalt des Gewebes bestimmt zu werden, eine Eigenschaft, die nicht unbedingt mit dem histologischen Typ der Hypertrophie korreliert. Durch die starke Volumenzunahme der Transitionalzone wird die Urethra nach dorsal verlagert und bei starker Ausprägung auch komprimiert. Gleiches gilt für die Ductus deferentes, die bei sehr ausgeprägter Hypertrohpie kaum noch abzugrenzen sind. Nicht selten läßt sich eine Protrusion des Mittellappens in das Blasenlumen beobachten. Dank der beliebigen Schichtführung können mit Hilfe der Prostata-MRT die Volumina der einzelnen Zonen getrennt voneinander bestimmt werden.

Die wichtigste Differentialdiagnose zur BPH ist das Prostatakarzinom, das ein ganz unterschiedliches Signalverhalten zeigen kann – von signalarm bis hin zu signalreich. Die Fähigkeit der MRT zum exakten Staging eines Prostatakarzinoms ist nach wie vor umstritten, wird wohl aber in der Größe von 68% positivem Vorhersagewert liegen [39, 18, 41]. Schwierigkeiten bereitet vor allem die exakte Beurteilung des kapselüberschreitenden Wachstums eines Karzinoms in der Außenzone. Auch die Detektion kleiner Prostatakarzinome in der Transitionalzone ist schwierig [48], da hier kaum zwischen normalem Signal des Prostatagewebes und dem eines Karzinoms unterschieden werden kann [38].

Einblutungen in das Prostatagewebe nach erfolgter Biopsie erscheinen im T_2 gewichteten Bild meist signalarm und können so mit einem Prostatakarzinom leicht verwechselt werden. Im Gegensatz zu Einblutungen in anderen Regionen des Körpers bleiben Einblutungen in die Prostata aufgrund des hohen Citratgehaltes des Prostatasekrets bis zu 21 Tage nach der Biopsie unverändert signalarm [44]. Daher sollte nach einer Biopsie mindestens 3 Wochen gewartet werden, ehe eine MRT-Untersuchung durchgeführt wird [54].

Das weitere Spektrum an Differentialdiagnosen wie Entzündungen der Samenbläschen (s. Abb. 6.12), die chronische Prostatitis und die Differenzierung von Zysten der Prostata läßt sich durch eine sorgfältige Analyse der T1- und T2-gewichteten Bilder zusammen mit einer vollständigen klinischen Anamnese in der Regel diagnostizieren und gegenüber einer BPH und dem PCA abgrenzen [48, 34, 49].

6.6.5
Wertung

Die exakte Beurteilung einer MRT der Prostata setzt reiche Erfahrung in dieser Diagnostik voraus [16]. Sie wurde nicht ganz zu Unrecht mit der Interpretation von Mammographien verglichen [48]. Bei der wichtigsten Differentialdiagnose der BPH, dem Prostatakarzinom, hat dieses Verfahren noch deutliche Schwächen. Dies gilt für die Detektion kleiner Karzinome in der Tranistionalzone wie auch für die Beurteilung der Kapselüberschreitung kleiner Karzinome der Außenzone. Klar unterlegen ist die MRT dem Ultraschall, wenn Kosten der Untersuchung, Invasivität und Verfügbarkeit verglichen werden. Die MRT der Prostata bleibt somit reserviert für die Diagnostik bei komplizierteren Erkrankungen – Zysten, Fehlbildungen und anomalen BPH-Formen – oder der präoperativen anatomischen Abklärung vor einer Adenomenukleation, während die Volumenmessung als Routineuntersuchung weiterhin der Sonographie gehört.

6.7 Computertomographie

Aufgrund des schlechten Weichteilkontrastes gelangte die Computertomographie im Bereich der BPH-Diagnostik nicht zu großer Bedeutung. Eine Aufschlüsselung der zonalen Anatomie und ihrer Veränderung ist in der Regel nicht möglich (Abb. 6.15)

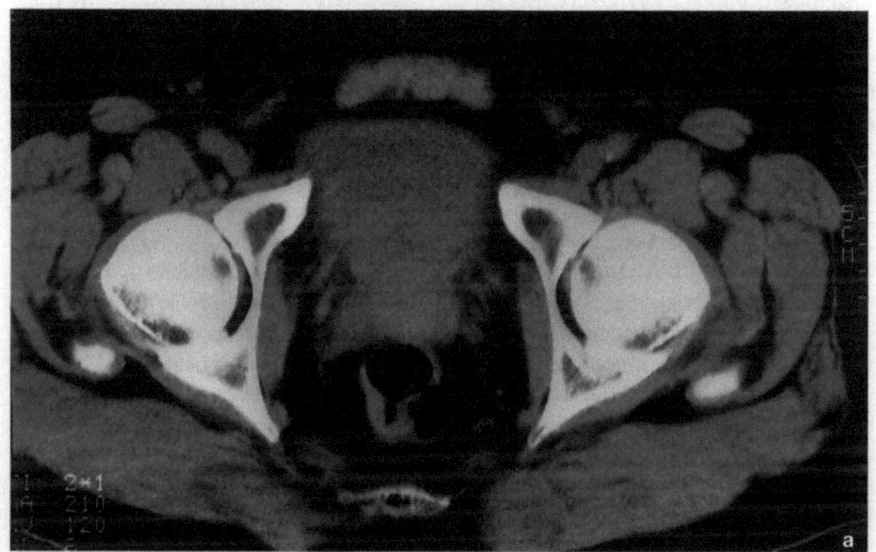

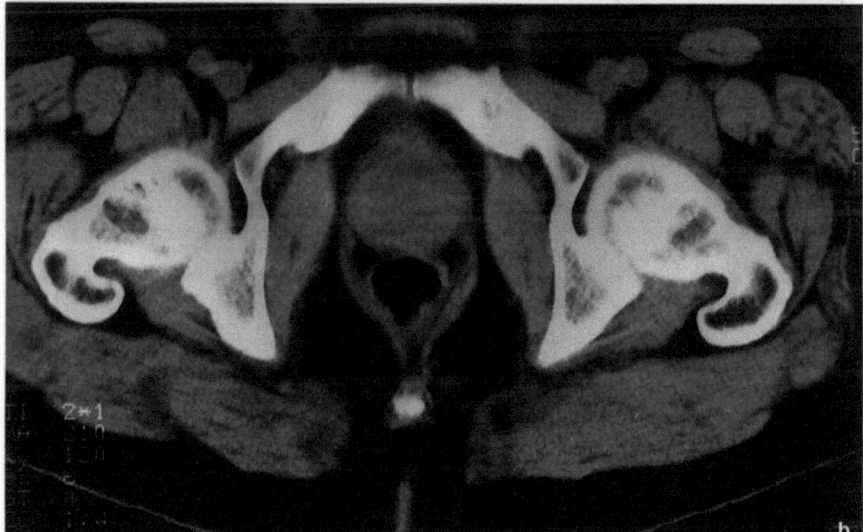

Abb. 6.15a, b. CT der Prostata (axial). Keine sichere Differenzierungsmöglichkeit zwischen *a* Blasenboden und Prostata und *b* den einzelnen Zonen der Prostata aufgrund des schlechten Weichteilkontrastes

und wurde lediglich in Einzelfällen und unter Ausnutzen früher Kontrastmitelanflutungen beschrieben [47]. Mit dem Aufkommen der Sonographie und dann der MRT reduzierten sich die Indikationen für eine Computertomographie der Prostata auf Lymphknotenstaging im Abdomen und Becken bei Prostatakarzinomen. Da sich die Sensitivität und Spezifität im Nachweis von Lymphknotenmetastasen kaum zwischen CT und MRT unterscheiden [7, 38] – beide liegen bei einem 69% richtigen Vorhersagewert, 95% Spezifität – wird das Lymphknotenstaging mehr und mehr von der MRT übernommen [49]. Derzeit dient die Computertomographie noch als Alternative, falls ein geeignetes MRT nicht zur Verfügung steht.

6.8
Zusammenfassung

Aufgrund der Entwicklungen der MRT sowie der hochauflösenden Sonographie gehen die Indikation für konventionelle Verfahren und die Computertomographie in der BPH-Diagnostik deutlich zurück. Auch in Zukunft wird die Sonographie das Arbeitspferd der BPH-Diagnostik bleiben, zumal durch die Entwicklung neuerer Techniken (3 D-Sonographie) die Bildqualität und Beurteilbarkeit weiter verbessert werden können. Parallel wird die noch in den Anfängen befindliche MRT-Diagnostik weiter an Terrain gewinnen, zumal ihre Möglichkeiten in der Diagnostik der Prostata noch nicht ausgereift sind. Es sind Entwicklungen erkennbar, die letztendlich zu einer Typisierung und Semiquantifizierung der verschiedenen Gewebeanteile der Prostata führen könnten [19]. Letztlich wird für die Entwicklung der MRT und der Sonographie bei der BPH aber entscheidend sein, inwieweit eine solch detaillierte Diagnostik zu Konsequenzen in der Behandlung des Prostataadenoms führt.

Literatur

1. Aarnink RG, Debruyne FMJ, de la Rosette JJMCH, Wijkstra H (1996) Chapter 2 – background. In: zimages – technical and clinical aspects of transrectal ultrasound of the prostate. Yamanouchi, pp 15–27
2. Altwein JE, Wirth M (19z) Prostatakarzinom. In: z(Hrsg) Urologische Onkologie. zVerlag, S 159–273
3. Asklin B, Erlandson BE, Johansson G, Petterson S (1984) The micturitional urethral pressure profile. Scand J Urol Nephrol 18: 269–276
4. Bauer DI, Garrison RW, McRoberts JW (1980) The health and cost implications of routine excretory urography before transurethral prostatectomy. J Urol 123: 386–389
5. Benson MC, Whang IS, Pantuck A, Ring K, Kaplan S, Olsson CA, Cooner WH (1991) The use of prostate specific antigen density: a means of distinguishing BPH and prostate cancer. J Urol 145: 382 A
6. Bertermann H, Loch T, Wirth B, Wand H (1991) Transrektale Sonographie der Prostata. Uro-Imaging 1: 1–17
7. Bezzi M, Dressel HY, Allen KS (1988) Prostatic carcinoma: staging with MR at 1.5 T. Radiology 169: 339–346
8. Bloch F, Hansen WW, Packard M (1946) Nuclear induction. Phys Rev 69: 127
9. Böni RAH, Boner JA, Lütolf UMM, Trinkler F (1995) Contrast-enhanced endorectal coil MRI in local staging of prostate carcinoma. J Comput Assist Tomogr 19/2: 232–237
10. Böss HP, Knönagel H (1992) Stellenwert der intravenösen Urographie versus Ultraschall in der präoperativen Abklärung der Prostatahyperplasie. Ultraschall Med 13: 228–233
11. Damadian R, Goldsmith M, Minkoff L (1977) NMR in cancer. XVI. FONAR image of live human body. Physiol Chem Phys 9: 97–100
12. Department of Health and Human Services (1994) Benign prostatic hyperplasia: diagnosis and treatment. Clinical practice guideline No 8: 53–67

13. Fidas A, Mackinlay JY, Wild SR, Chisholm GD (1987) Ultrasound as an alternative to intravenous urography in prostatism. Clin Radiol 38: 479-482
14. Gottfried HW (1994) Transrektale Sonographie. In: Jocham D, Miller K (Hrsg) Praxis der Urologie. Thieme, Stuttgart New York, S 75-85
15. Hagen-Ansert SL (1995), Introduction to abdominal scanning techniques and protocols. In: zTextbook of diagnostic ultrasonography, 4th ed. Mosby, Vol 1: 37-55
16. Harris RD, Schned AR, Heaney JA (1995) Staging of prostate cancer with endorectal MR imaging: lessons from a learning curve. Radiographics 15: 813-829
17. Hofer M (1995) Physikalische Grundlagen. In: Hofer M (Hrsg) Sono Grundkurs. Thieme, Stuttgart New York, S 6
18. Hricak H, White S, Vigneron D et al. (1994) Carcinoma of the prostate gland: MR imaging with pelvic phased-array coils versus integrated endorectal-pelvic phased – array coils. Radiology 193: 703-709
19. Ishida J, Sugimura K, Okizuka H et al. (1994) Benign prostatic hyperplasia: value of MR imaging for determining histologic type. Radiology 190: 329-331
20. Juul N, Torp-Pedersen S, Nielsen H (1989) Abdominal ultrasound versus intravenous urography in the evaluation of infravesically obstructed males. Scand J Urol Nephrol 23: 89-92
21. Kaplan SA, Te AE, Pressler LB, Olsson CA (1995) Transition zone index as a method of assessing benign prostatic hyperplasia: correlation with symptoms, uroflow and detrusor pressure. J Urol 154: 1764-176z
22. Kneise O, Schober KL (1941) Die Entwicklung der urologischen Röntgendiagnostik. In: Kneise O, Schober KL (Hrsg) Die Röntgenuntersuchung der Harnorgane, 1. Aufl. Thieme, Leipzig
23. Kurhanewicz J, Vigneron DB, Hricak D, Parivar F, Nelson SJ, Shinohara K, Carroll PR (1996) Prostate cancer: metabolic response to cryosurgery as detected with 3D H-1 MR spectroscopic imaging. Radiology 200: 489-496
24. Littrup PJ, Williams CR, Egglin TK, Kane RA (1991) Determination of prostate volume with tranrectal US for cancer screening, part 2. Accuracy of in vitro and in vivo techniques. Radiology 179: 49-53
25. Löbelenz M, Alken P (1992) Infravesikale Obstruktion. In: Alken P, Walz PH (Hrsg) Urologie. VCH-Verlag, S 411-425
26. Lukas P (1994) MR-Tomographie der Prostata. Radiologe 34: 122-128
27. Manoliu RA (1982) Urethral calibre measurements on micturition cystourethrograms in adult males. Part one: normal urethra. Eur J Radiol 2: 209-213
28. Manoliu RA (1982) Urethral calibre measurements on micturition cystourethrograms in adult males. Part two: sub-vesical obstruction. Eur J Radiol 4: 293-295
29. Manoliu RA (1987) Voiding cystourethrography with synchronous measurements of pressures and flow in the diagnosis of subvesical obstruction in men: a radiological view. J Urol 137: 1196-1201
30. Marshall V, Manmeet S, Blandy JP (1974) Is urography necessary for patients with acute retention of urine before prostatectomy? Br J Urol 46: 73-76
31. Mc Clennan BL (1990) Diagnostic imaging evaluation of benign prostatic hyperplasia. Urologic Clinics of North America, Vol 17, No 3: 517-536
32. Mc Neal JE (1968) Regional morphology and pathology of the prostate. Amer J Clin Pathol 49: 347-357
33. Mc Neal JE (1978) Origin and evolution of benign prostate enlargement. Invest Urol 15: 340-345
34. McDermott VG, Meakern TJ, Stolpen AH, Schnall MD (1995) Prostatic and periprostatic cysts: findings on MR imaging. AJR 164: 123-127
35. Mirowitz SA, Brown JJ, Heiken JP (1993) Evaluation of the prostate and prostatic carcinoma with gadolinium-enhanced endorectal coil MR imaging. Radiology 186: 153-157
36. Müller M, Heicappel R, Steiner U, Miller K (1996) Wertigkeit des Ausscheidungsurogramms in der präoperativen Diagnostik bei benigner Prostatahyperplasie. Akt Urol 27: 205-207
37. Nielsen K, Nordling J, Hold T (1994) Critical review of the diagnosis of prostatic obstruction. Neurourol Urodyn 13: 201-217
38. Outwater E, Schiebler ML, Tomaszewski JE (1992) Mucinous carcinomas involving the prostate: atypical findings at MR imaging. J Magn Reson Imaging 2: 597-600
39. Outwater EK, Petersen RO, Siegelman ES, Gomella LG, Chernesky CE, Mitchell DG (1994) Prostate carcinoma: assessment of diagnostic criteria for capsular penetration on endorectal coil MR images. Radiology 193: 333-339
40. Pang SMW, Keresteci AG, Rankin JT, Jewett MAS (1979) Role of preoperative urography in benign prostatic hyperplasia. Urology 14: 292-294
41. Perrotti M, Kaufman RP, Jennings TA, Thaler HAT, Soloway SM, Rifkin MD, Fisher HAG (1996) Endo-rectal coil magnetic resonance imaging in clinically localized prostate cancer: is it accurate? J Urology 56: 106-109

42. Pinck BD, Corrigan NJ, Jasper P (1980) Pre-prostatectomy excretory urography: does it merit the expense? J Urol 123: 390-391
43. Purcell EM, Torrey HC, Pund RV (1946) Resonance absorption by nuclear magnetic moments in a solid. Phys Rev 69: 37
44. Ramchandani P, Schnall MD (1993) Magnetic resonance imaging of the prostate. Semin Roentgenol 189: 339-352
45. Rathert P, Melchior H, Lutzeyer W (1975) Beiträge zur kontroversen Geschichte der Ausscheidungsurographie. Urologe B 15: 21-28
46. Roehrborn CG (1996) Initial diagnostic evaluation of men with lower urinary tract symptoms. In: The 3rd International Consultation on Benign Prostatic Hyperplasia (BPH). Monaco, June 26-28, 1995, pp 169-229
47. Rossen B, Nielsen MB, Skriver EB (1994) CT demonstration of prostatic zonal anatomy during dynamic contrast infustion. Acta Radiol 35/4: 400
48. Schiebler ML, Schnall MD, Pollack HM et al. (1993) Current role of MR imaging in the staging of adenocarcinoma of the prostate. Radiology 189: 339-352
49. Schnall M, Perlmutter ML (1996) Male pelvis. In: Edelman z, Hesselink z, Zlatkinz (eds) Clinical magnetic resonance imaging, 1st ed. Saunders Company, pp 1383-1400
50. Siegelman FS, Schnall MD (1996) Contrast enhanced MR-imaging of the bladder and prostate. Magn Reson Imagin Clin N Am 4/1: 153-169
51. Tomschi F (1970) Urethrometrie. Urologe A 9: 143-144
52. Wassermann NF, Lapointe S, Eckmann DR, Rosel PR (1987) Assessment of prostatism: role of intravenous urography. Radiology 165: 831-835
53. Wechsel HW (1996) Transrektaler Ultraschall in der Prostatakarzinomdiagnostik. In: Bichler z, Wechsler z, Mattausch z (Hrsg) Prostatakarzinom, 1. Aufl. PMI-Verlag, S 38-44
54. White S, Hricak H, Forstner R et al. (1995) Prostate cancer: effect of postbiopsy hemorrhage on interpretation of MR images. Radiology 195:y 385-390

KAPITEL 7

Endoskopie

Ch. G. Stief

7.1 Einführung 181
7.2 Technik 182
7.3 Diagnostische Leistungsfähigkeit bei BPH 183
7.4 Schlußfolgerungen 187
Literatur 188

7.1
Einführung

Die Endoskopie des unteren Harntraktes sollte immer als Urethrozystoskopie durchgeführt werden und erlaubt damit die Befunddokumentation der gesamten Harnröhre und der Blase. Noch bis vor wenigen Jahren wurde von vielen Urologen angenommen, daß der endoskopische Befund des unteren Harntraktes ein Maß für die Schwere der Erkrankung, den Obstruktionsgrad infolge von BPH bzw. den potentiellen Erfolg einer Behandlung ist. Sucht man nach entsprechenden Informationen in der Literatur, so zeigt sich, daß nur sehr wenige gut validierte Daten über Sensitivität oder Spezifität bzw. den prädiktiven Wert der Urethrozystoskopie bei BPH existieren. So ist es nicht verwunderlich, daß die anläßlich der 3rd International Consultation on BPH befragten Experten nur zu 3% der Meinung waren, daß die Endoskopie die Obstruktion bei BPH definieren kann und daß 81% der Anwesenden dieser Untersuchung keinerlei diagnostischen Wert bei BPH zuordneten [11]. Letztlich hat auch der Nachweis einer fehlenden Korrelation zwischen Symptomatik oder Prostatagröße mit der urodynamisch nachweisbaren Obstruktion zu einer neuen Definition der Aussagefähigkeit der Urethrozystoskopie bei BPH geführt.

Die Urethrozystoskopie ist eine invasive Untersuchung, so daß die diagnostische Wertigkeit gegen potentielle Untersuchungsrisiken abgewogen werden muß. Die Leistungsfähigkeit der Urethrozystoskopie besteht klar in der Objektivierbarkeit folgender Kriterien:
- Grad der Vergrößerung der Prostata als Seitenlappen- oder Mittellappenadenom bzw. deren Kombination,
- Obstruktion im Bereich des Blasenhalses im Sinne einer Hypertrophie der dorsalen Zirkumferenz des Ostiums urethrae internum (Blasenhalsbarre),
- Veränderungen des Detrusors mit Nachweis von Trabekulierung, Pseudodivertikeln oder Divertikeln,
- Blasensteine,
- Beurteilung von Restharn.

Potentielle Untersuchungsrisiken sind Untersuchungsschmerz, Harnwegsinfektionen, Blutungen, Miktionsstörungen bis zur Harnretention und Risiken der Anästhesie, falls die Untersuchung in Narkose durchgeführt wird. Obwohl keine objektiven Daten zu Untersuchungsrisiken bei Endoskopie dokumentiert sind, kann angenommen werden, daß außer dem Untersuchungsschmerz alle anderen Komplikationen selten sind.

7.2
Technik

Die Zystourethroskopie kann entweder mit starren oder flexiblen Endoskopen durchgeführt werden. Vorteile des starren Endoskops sind:
- bessere Sicht durch das Stablinsensystem gegenüber dem Glasfasersystem bei flexiblen Instrumenten,
- größerer Arbeitskanal mit entsprechender Variabilität von Zusatzinstrumenten,
- größeres Lumen für den Spülfluß und damit verbesserte Sicht,
- bessere Orientierung in der Blase durch Bewegung eines starren Instruments.

Vorteile des flexiblen Endoskops bestehen in:
- geringere Beschwerden des Patienten bei der Untersuchung,
- Durchführbarkeit in normaler Rückenlage,
- bessere Harnröhrenpassage durch flexibles Instrument,
- Möglichkeit der Skopie bis zu einem Winkel von 210° (Rückblick auf das blasenseitige innere Ostium, Ausspiegeln von Divertikeln).

Für die Standardendoskopie bei BPH ist ein 15 -Charr-Schaft bei starrem Instrument bzw. ein flexibles 16 -Charr-Urethrozystoskop ausreichend. Die Endoskopie beginnt als Urethroskopie mit der 0- oder 30°-Optik. Beurteilt werden die distale Urethra, der Sphinkterbereich, die prostatische Urethra mit Ausladung der Seitenlappen und der Blasenhals mit Beschreibung der Ausbildung eines Mittellappenadenoms bzw. Anomalien des inneren Sphinkters. Die Zystoskopie kann mit der 30°-Optik erfolgen. Für die Inspektion der blasenhalsnahen Region und der Blasenvorderwand bzw. der Skopie von Blasendivertikeln kann der Wechsel auf die 70 -bzw 120°-Optik erforderlich sein. Die Messung des Blasenhals-Colliculus-Abstandes erfolgt mit der 0°-Optik, indem das Gerät zunächst bei direkter optischer Einstellung des Blasenhalses und anschließend nach kontinuierlichem Rückzug bei Beginn des Colliculus seminalis fixiert wird. Die Distanz ist an der Zentimetergraduierung des Schaftes am Ostium urethrae externum ablesbar. Bei Harninkontinenz und BPH sollte die endoskopische Beurteilung des Sphinkterspiels sowohl passiv als auch bei aktiver Kontraktion des Sphinkters beurteilt werden. Das Gerät wird im Bulbus urethrae mit Geradeausoptik positioniert und es erfolgt das intermittierende Abklemmen des Spülstromes. Eine sichtbare Zunahme des Harnröhrenverschlusses im Bereich des externen Sphinkters sollte bei Abklemmen sichtbar sein. Der Patient wird anschließend aufgefordert, durch Zusammenkneifen den Sphinkter willkürlich zu betätigen. Ein Harnröhrenverschluß über die passive Sphinkteraktivität hinaus muß erkennbar sein.

7.3
Diagnostische Leistungsfähigkeit bei BPH

Die Frage nach der Möglichkeit des Nachweises von indirekten Zeichen einer mechanischen BPH-Obstruktion mittels Urethrozystoskopie bei BPH wird immer wieder gestellt. Inwieweit prominente Seiten- oder Mittellappen, eine Blasenhalsbarre bzw. Trabekulierung, Pseudodivertikel oder Divertikel als Kriterien der Obstruktion gelten können, ist durch verschiedene Studien untersucht worden. Shoukry et al. [13] untersuchten den Zusammenhang zwischen Blasentrabekulierung und Einschränkung der Uroflowmetrie bei 122 Patienten mit klinischer BPH (Abb. 7.1). Bei 25% der Patienten, die keine Blasentrabekulierung aufweisen, war eine eingeschränkte Uroflowmetrie nachweisbar. 73 Patienten mit milder Trabekulierung hatten zu 21% einen normalen Uroflow. 12% der 40 Patienten mit ausgeprägter Trabekulierung wiesen eine normale Flußrate auf. Anikwe fand keine Korrelation zwischen Trabekulierungsgrad und Harnfluß [2]. Andersen u. Nordling [1] untersuchten bei 93 Patienten verschiedene endoskopische Kriterien wie Trabekulierungsgrad, Zustand des Blasenhalses, Einengung der prostatischen Urethra, Blasenhals-Colliculus-Abstand und errechnetes Prostatagewicht und deren Zusammenhang mit Uroflowmetrie und urodynamisch quantifiziertem Obstruktionsgrad. Eine Korrelation der Blasentrabekulierung mit dem Obstruktionsgrad konnte nicht gefunden werden, allerdings war eine statistisch signifikante Korrelation zwischen Harnröhrenokklusion und Blasenhals-Colliculus-Abstand mit der maximalen Harnflußrate und dem berechneten urethralen Widerstand nachweisbar.

Simonsen et al. [14] untersuchten die Korrelation von Trabekulierungsgrad und Symptomatik. Die Autoren konnten eine Korrelation von Trabekulierung und irritativen und nicht mit obstruktiven Symptomen finden. Im Zusammenhang mit der Evaluierung des AUA-Symptomen-Scores wurde bei 195 Patienten der Zusammenhang

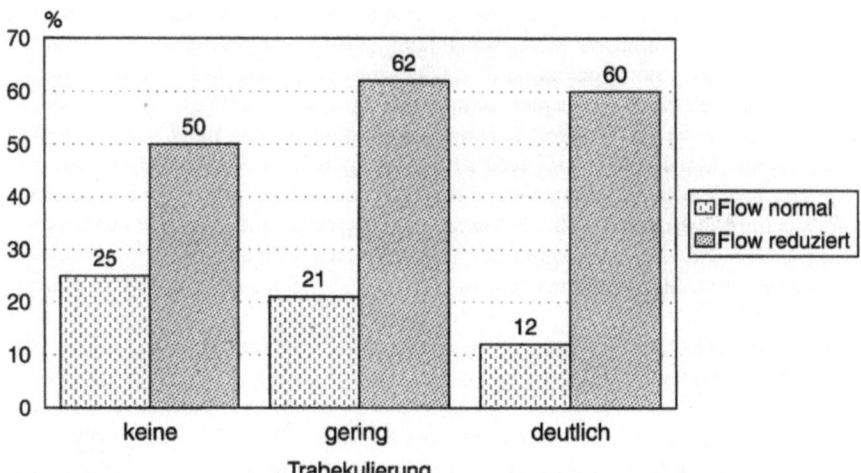

Abb. 7.1. Prozentsatz von Patienten mit normalem und reduziertem Uroflow in Abhängigkeit vom Trabekulierungsgrad. (Nach Shoukry et al. [13])

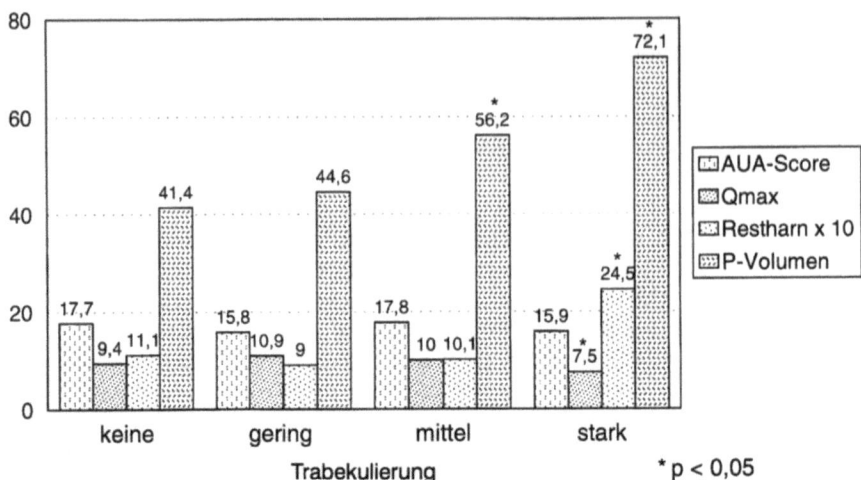

Abb. 7.2. AUA-Score, Qmax, Restharn und Prostatavolumen bei unterschiedlichem Trabekulierungsgrad. (Nach Barry et al. [3])

zwischen Score und Blasentrabekulierung, maximalem Harnfluß, Restharn und Prostatagröße untersucht [3] (Abb. 7.2). Die Studie zeigte keinerlei Korrelation des Trabekulierungsgrades mit der Symptomatik, wohl aber einen Zusammengang zwischen mittel- bis hochgradiger Trabekulierung und Prostatagröße bzw. hochgradiger Trabekulierung und Einschränkung der maximalen Flußrate bzw. Erhöhung des Restharns. Eine Prüfung der Korrelation mit der Obstruktion konnte wegen fehlender urodynamischer Messungen nicht erfolgen. Turner-Warwick stellte 1973 fest, daß der endoskopische Nachweis einer Trabekulierung normalerweise mit einer verdickten Blasenwand vergesellschaftet ist, die zwar mit der Detrusorinstabilität korreliert, jedoch keine Diagnose einer Obstruktion zuläßt [15]. In einer neueren Arbeit von Kojima et al. [9] konnte der Zusammenhang zwischen sonographisch bestimmter Blasenwanddicke und urodynamisch nachgewiesenem Obstruktionsgrad bestätigt werden. Eine endoskopische Untersuchung dieser Patienten erfolgte jedoch nicht, so daß der Prozentsatz der Trabekulierung in Abhängigkeit von der Blasenwanddicke unklar bleibt. Madsen et al. [10] sehen eine untergeordnete Rolle der Zystoskopie in der Diagnostik von BPH-Patienten und stellen die Indikation zur endoskopischen Untersuchung ausschließlich bei Patienten mit Hämaturie oder Verdacht auf Urethrastriktur. Der Trabekulierungsgrad der Harnblase besitzt jedoch nach Meinung der Autoren einen prädiktiven Wert für das potentielle Ergebnis einer operativen Therapie.

Die umfangreichste und gleichzeitig urodynamisch validierte Studie zur Frage der Ausssagefähigkeit der Urethrozystoskopie wurde von El Din et al. 1996 vorgelegt [6]. Bei 492 Patienten wurde neben einer flexiblen Urethrozystoskopie eine urodynamische Untersuchung mit Quantifizierung des Obstruktionsgrades durchgeführt. Die Einteilung des Trabekulierungsgrades erfolgte von 0-3 und die der Einengung der prostatischen Urethra infolge prominenter Seitenlappen mit den Graden 1-3 (Abb. 7.3). Abbildung 7.4 zeigt, daß die Autoren keine Korrelation mit dem IPSS-Score

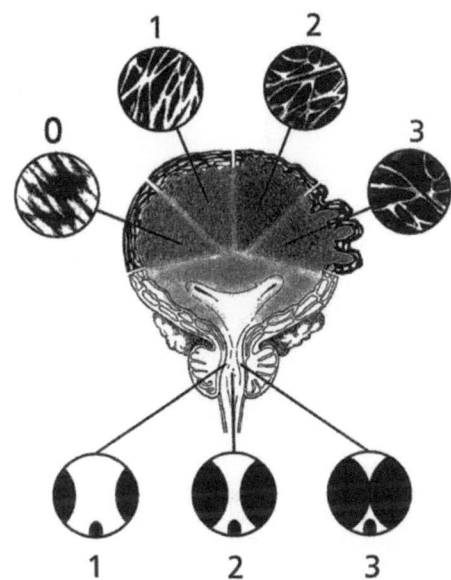

Abb. 7.3. Trabekulierungsgrad und Grad der Einengung der prostatischen Urethra durch die Prostataseitenlappen. (Nach El Din et al. [6])

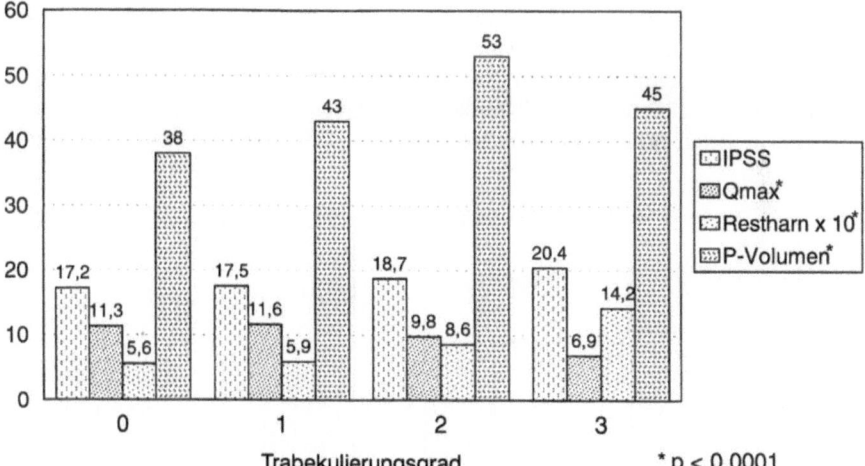

Abb. 7.4. IPSS-Score, Qmax (ml/s), Restharn (ml) und Prostatavolumen (ml) in Abhängigkeit vom Trabekulierungsgrad. (Nach Ezz El Din [7])

nachweisen konnten, wohl aber bestanden eine Reduktion des Harnflusses und eine Erhöhung des Restharns bei Patienten mit dem Trabekulierungsgrad 3. Insgesamt korrelierte der Trabekulierungsgrad mit Qmax, dem Restharn und dem Prostatavolumen. Den Zusammenhang zwischen urodynamischen Parametern und Trabekulierungsgrad zeigt die Abbildung 7.5. Die Korrelation zwischen Trabekulierungsgrad und Detrusordruck bei maximalem Flow ($pdet_{qmax}$), dem minimalen urethralen Öff-

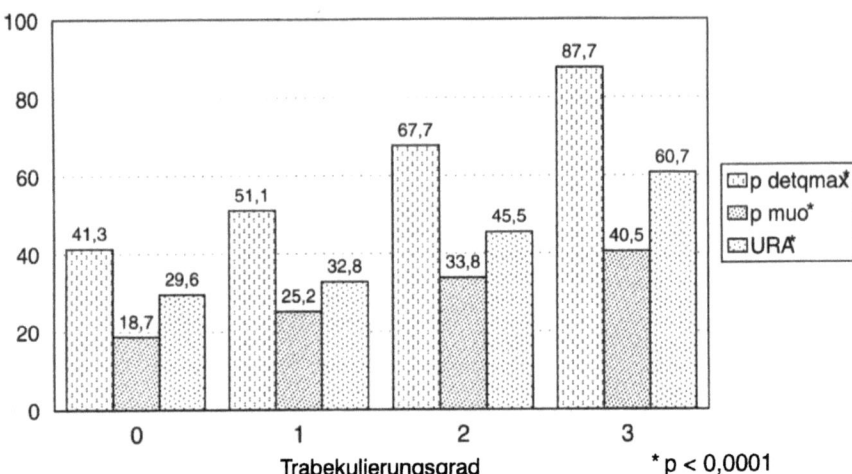

Abb. 7.5. Detrusordruck bei maximalem Flow (pdet$_{qmax}$) (cm H$_2$O), minimaler urethraler Öffnungsdruck (pmuo, cm H$_2$O), URA (urethral resistance algorithm, cm H$_2$O) in Abhängigkeit vom Trabekulierungsgrad. (Nach el Din et al. [6])

nungsdruck (pmuo) und dem Urethral resistance algorithm (URA) war statistisch signifikant. Der endoskopische Nachweis eines Mittellappens und der endoskopische Grad der Einengung durch die Seitenlappen waren mit einer Zunahme des Prozentsatzes von Patienten mit steigenden Obstruktionsgraden verbunden (Abb. 7.6 u. 7.7).

Der Nachweis größerer Blasendivertikel gilt als Quelle der Harnwegsinfektion und bestimmt in vielen Fällen das operative Vorgehen (TURP vs. Enukleation). Blasen-

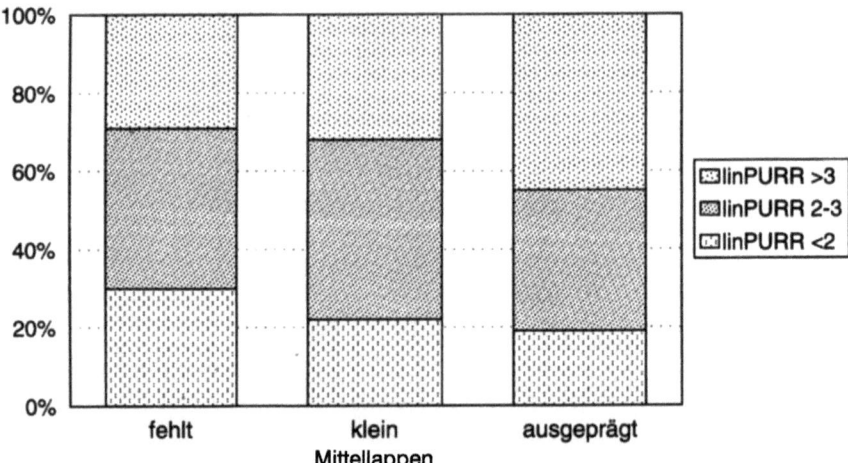

Abb. 7.6. Prozentsatz der Patienten ohne Obstruktion (linPURR <2) und Patienten mit mittelgradiger (linPURR 2–3) und hochgradiger (linPURR >3) Obstruktion in Relation zum Grad der Einengung der Pars prostatica durch Seitenlappen in Abhängigkeit vom Vorhandensein bzw. der Größe eines Mittellappens. (Nach el Din et al. [6])

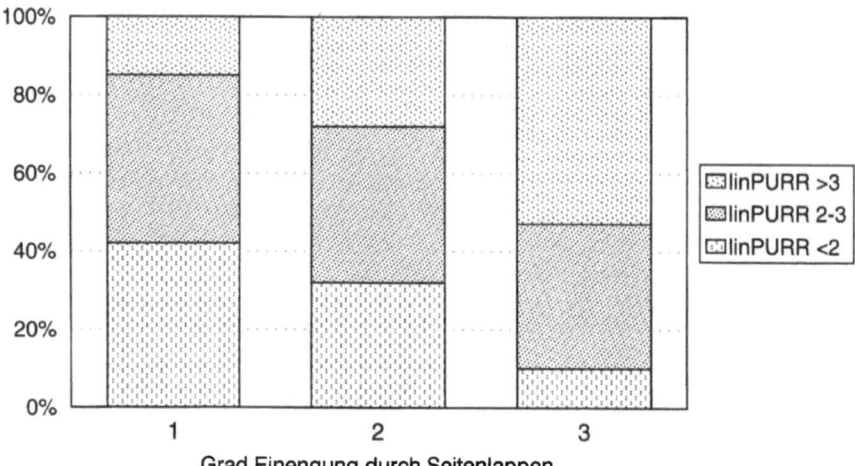

Abb. 7.7. Prozentsatz der Patienten ohne Obstruktion (linPURR <2) und Patienten mit mittelgradiger (linPURR 2-3) und hochgradiger (linPURR >3) Obstruktion in Relation zum Grad der Einengung der Pars prostatica durch Seitenlappen. (Nach el Din et al. [6])

divertikel können jedoch, außer endoskopisch, auch mit anderen, nichtinvasiven Methoden nachgewiesen werden (Sonographie, i.v.-Pyelographie, Zystographie), so daß der Ausschluß von Divertikeln keine absolute Indikation zur Endoskopie darstellt. Darüber hinaus ist der Zusammenhang zwischen nachgewiesenen größeren Blasendivertikeln und dem Vorhandensein einer BPH-Obstruktion unklar.

Ähnlich wie bei Blasendivertikeln verhält es sich mit dem endoskopischen Nachweis von Blasensteinen, die ebenfalls mit nichtinvasiven Methoden wie Sonographie oder Röntgen nachweisbar sind und bei entsprechender Größe das therapeutische Vorgehen bestimmen. Blasensteine gelten als klares Zeichen einer Blasenauslaßobstruktion und sind entsprechend internationaler Guidelines eine Indikation zur operativen Revision [5], wobei die Größe der Steine die Indikation zur transurethralen Lithotripsie mit der TURP oder der offenen Enukleation mit Extirpation des Steines bestimmt.

7.4
Schlußfolgerungen

Der Wert der Urethrozystoskopie zum Nachweis einer mechanischen Obstruktion bei BPH bzw. der sich daraus ergebende prädiktive Wert für einen guten Behandlungseffekt wird im Schrifttum sehr unterschiedlich eingeschätzt. Während die fehlende Korrelation von endoskopischen Befunden mit der BPH-Symptomatik recht einheitlich beschrieben wird, scheint eine gewisse Korrelation zwischen Trabekulierungsgrad und Grad der Auslaßobstruktion zu bestehen. Die Arbeit von El Din et al. dokumentiert darüber hinaus einen Zusammenhang mit dem endoskopischen Nachweis eines Mittellappens und dem Grad der Einengung der Pars prostatica durch die Seitenlappen. Für das Vorhandensein eines Mittellappens ist sicher keine Endoskopie erforderlich, da sowohl mit transabdomineller als auch transrektaler Sonographie sehr gut der Nachweis und die Größenbestimmung eines Mittellappenadenoms gelingen. Die genaue Graduierung der Prominenz der Seitenlappen in der prostatischen Urethra ist neu, eine individuelle Befundung sicherlich von Untersucher, Schaftstärke des Endoskops und Stärke des Spülstromes abhängig, so daß diese Untersuchungstechnik noch als unzureichend standardisiert gelten muß. Dennoch ist die Nutzung des Okklusionsgrades der prostatischen Urethra durch die Seitenlappen als klinischer Parameter zur Beschreibung der Obstruktion interessant, da dieser Parameter nur endoskopisch mit ausreichender Genauigkeit erhebbar ist und eine Korrelation der Gesamtgröße der Prostata mit dem Obstruktionsgrad nicht besteht [4, 8, 12, 16, 17].

Obwohl im Schrifttum eine statistische Korrelation mit der Auslaßobstruktion nachgewiesen ist, kann der endoskopische Befund im Einzelfall als Hinweis, jedoch nicht als individuelle Diagnose einer Auslaßobstruktion gelten. Auch in der Studie von El Din et al. [6] waren 15% der Patienten mit normalem zystoskopischen Befund obstruktiv und 8% der Patienten mit schwerer Trabekulierung wiesen keine Obstruktionen auf.

Ingesamt gilt deshalb die Indikation zur Endoskopie bei einem Standardpatienten mit BPH-Symptomatik als fakultativ. Die Endoskopie ist dann zu empfehlen, wenn ein Tumorverdacht bei Mikro- oder Makrohämaturie besteht oder eine suspekte Urinzytologie vorliegt. Eine Endoskopie ist auch dann indiziert, wenn eine chirurgische Therapie der BPH geplant ist oder das Ausmaß der Obstruktion mit anderen diagnostischen Maßnahmen nicht zu diagnostizieren ist. Bei Verdacht auf Harnröhrenstriktur konkurriert die Urethrozystoskopie mit der Urethrographie, wobei letztere sicherlich wegen der geringeren Invasivität der Vorzug zu geben ist.

Literatur

1. Andersen JT, Nordling J (1980) Prostatism. II. The correlation between cysto-urethroscopic, cystometric and urodynamic findings. Scand J Urol Nephrol 14: 23–27
2. Anikwe RM (1976) Correlations between clinical findings and urinary flow rate in benign prostatic hypertrophy. Int Surg 61: 392–394
3. Barry MJ, Cockett AT, Holtgrewe HL, McConnell JD, Sihelnik SA, Winfield HN (1993) Relationship of symptoms of prostatism to commonly used physiological and anatomical measures of the severity of benign prostatic hyperplasia. J Urol 150: 351–358
4. Bosch JL, Kranse R, van Mastrigt R, Schroder FH (1995) Reasons for the weak correlation between prostate volume and urethral resistance parameters in patients with prostatism. J Urol 153: 689–693
5. Cockett AT, Aso Y, Denis L et al. (1993) Recommendations of the International Consensus Committee concerning: 1. Prostate Symptom Score (I-PSS) and quality of life assessment, 2. Diagnostic work-up of patients presenting with symptoms suggestive of prostatism, 3. Standardization of the evaluation of treatment modalities, 4. BPH treatment recommendations. In: Cockett ATK, Khoury S, Aso Y, Chatelain C, Denis L, Griffiths K, Murphy G (eds) The 2nd International Consultation on Benign Prostatic Hyperplasia (BPH), Paris, June 27-30, 1993, Proceedings. Scientific Communication International Ltd. Jersey, Channel Islands, pp 553–564
6. el Din KE, de Wildt MJ, Rosier PF, Wijkstra H, Debruyne FM, de la Rosette JJ (1996) The correlation between urodynamic and cystoscopic findings in elderly men with voiding complaints. J Urol 155: 1018–1022
7. Ezz El Din K (1996) Benign prostatic hyperplasia: clinical assessment and evaluation. Urologie, Nijmegen, Katholieke Universiteit
8. Ko DS, Fenster HN, Chambers K, Sullivan LD, Jens M, Goldenberg SL (1995) The correlation of multichannel urodynamic pressure-flow studies and American Urological Association symptom index in the evaluation of benign prostatic hyperplasia [see comments]. J Urol 154: 396–398
9. Kojima M, Inui E, Ochiai A, Naya Y, Ukimura O, Watanabe H (1997) Noninvasive quantitative estimation of infravesical obstruction using ultrasonic measurement of bladder weight. J Urol 157: 476–479

10. Madsen FA, Bruskewitz RC (1995) Cystoscopy in the evaluation of benign prostatic hyperplasia. World J Urol 13: 14–16
11. Roehrborn CG, Andersen JT, Correa R jr et al. (1995) Initial diagnostic evaluation of men with lower urinary tract symptoms. In: Cockett ATK, Khoury S, Aso Y, Chatelain C, Denis L, Griffiths K, Murphy G (eds) The 3nd International Consultation on Benign Prostatic Hyperplasia (BPH), Monaco June 26–28, 1995, Proceedings. Scientific Communication International Ltd, pp 169–237
12. Rosier PF, de la Rosette JJ (1995) Is there a correlation between prostate size and bladder-outlet obstruction? World J Urol 13: 9–13
13. Shoukry I, Susset JG, Elhilali MM, Dutartre D (1975) Role of uroflowmetry in the assessment of lower urinary tract obstruction in adult males. Brit J Urol 47: 559–566
14. Simonsen O, Moller Madsen B, Dorflinger T, Norgaard JP, Jorgensen HS, Lundhus E (1987) The significance of age on symptoms and urodynamic- and cystoscopic findings in benign prostatic hypertrophy. Urol Res 15: 355–358
15. Turner-Warwick R, Whiteside CG, Worth PH, Milroy EJG, Bates CG (1973) A urodynamic view of the clinical problems asociated with bladder neck dysfunction and its treatment by endoscopic incision and trans-trigonal posterior prostatectomy. Brit J Urol 45: 44–59
16. van Venrooij GE, Boon TA, de Gier RP (1995) International prostate symptom score and quality of life assessment versus urodynamic parameters in men with benign prostatic hyperplasia symptoms [see comments]. J Urol 153: 1516–1519
17. Yalla SV, Sullivan MP, Lecamwasam HS, DuBeau CE, Vickers MA, Cravalho EG (1995) Correlation of American Urological Association symptom index with obstructive and nonobstructive prostatism. J Urol 153: 674–679

KAPITEL 8

Uroflow und Restharn

H. Krah

8.1 Uroflowmetrie 190
8.1.1 Definition und Methode 190
8.1.2 Klinische Bedeutung und Interpretation 192
8.1.3 Veränderungen bei BPH 193
Literatur 195
8.2 Restharn 196
8.2.1 Definition und Methode 196
8.2.2 Klinische Bedeutung und Interpretation 197
Literatur 199

8.1
Uroflowmetrie

8.1.1
Definition und Methode

In einer Zeit, als Toulouse-Lautrec »Die Schauspielerin Berthe Bady« malte oder Tolstoi »Was ist Kunst« verfaßte, entwickelte Eugen Rehfisch 1897 das erste Uroflowmeter [36]. Drake führte 1948 die Uroflowmetrie in die klinische Routine ein [9]. Untersuchungen der letzten Jahre haben den Aussagewert der Urflowmetrie konkretisiert und ihren Stellenwert in der Diagnostik der BPH neu definiert. Mit Hilfe der Uroflowmetrie werden Veränderungen des Harnflusses beschrieben, ohne Rückschlüsse auf die zugrunde liegende Erkrankung zu erlauben. Die Uroflowmetrie hat heute, unter Berücksichtigung der Grenzen ihrer Aussagefähigkeit, als nichtinvasive Untersuchungsmethode einen festen Stellenwert in der Diagnostik und Verlaufskontrolle bei BPH-Patienten.

Seit der Einführung der Uroflowmetrie in die urologische Routine sind eine Vielzahl unterschiedlicher Methoden zur Registrierung des Harnflusses entwickelt worden. Klinisch kommen heute überwiegend das rotationsdynamische Meßprinzip nach Tammen [34] und das gravimetrische Meßprinzip zum Einsatz. Bei dem rotationsdynamischen Meßprinzip wird die Rotationsgeschwindigkeit einer sich horizontal drehenden Scheibe elektronisch konstant geregelt. Die durch den auftreffenden Harnstrahl bedingte Abbremsung der Scheibe wird durch Energiezufuhr so ausgeglichen, daß die Umdrehungszahl konstant bleibt. Die hierzu notwendige Energiezufuhr wird gemessen und korreliert mit dem Urinfluß, der so als Flußkurve aufgezeichnet werden kann. Bei der gravimetrischen Methode wird die Gewichtszunahme eines Gefäßes durch den Urin mittels elektronischer Waage gemessen. Der Harnfluß wird als Volumen-Zeit-Kurve oder nach elektronischer Umwandlung direkt als Flußkurve registriert. Die gravimetrische Methode zeigt hierbei den Vorteil einer exakten Eichung.

In einem Vergleich verschiedener Meßmethoden und Geräte (Dantec, Wiest, Gaeltec, Micromedics, Lectromed) konnte bei einem konstanten Flow von 20 ml/s eine Fehlerquote zwischen 4,5 und 15% gefunden werden [7]. Klinisch können z. B. für eine Verlaufskontrolle diese Unterschiede vernachlässigt werden; akademisch sind diese Unterschiede insbesondere bei multizentrischen Studien mit unterschiedlichen Geräten für die Interpretation und für einen Vergleich von Absolutwerten zu beachten.

Die Auswertung der Paramter der Uroflowmetrie erfolgt standardisiert nach einer Empfehlung der International Continence Society (ICS) von 1988 [2]. Hierbei werden die Flußrate und das Flußmuster sowie die entsprechenden Einheiten definiert:
- Flußzeit: die Zeitspanne, während der meßbare Urinfluß registriert wird (s);
- Zeit bis zum Maximalfluß: die Zeit vom Beginn des Flusses bis zum Maximalfluß (s);
- Entleerungszeit: die Dauer der Miktion bei intermittierenden Flowraten (s);
- Maximalfluß (Qmax): maximal gemessener Wert der Flußrate (ml/s);
- Durchschnittsfluß (Qave): entleertes Volumen dividiert durch die Flußzeit (ml/s);
- entleertes Volumen: gesamtes, durch die Urethra entleertes Volumen (ml).

Abbildung 8.1 zeigt eine Harnflußkurve mit den Parametern nach der Definition der ICS.

Bei der Auswertung der Uroflowmetrie sind Artefakte zu berücksichtigen, die durch die psychologische Situation des Patienten während der Untersuchung, durch Penisbewegungen mit einer möglichen Änderung der Harnstrahlrichtung oder durch Veränderungen im abdominellen Druck bedingt sein können. Der Patient sollte darum immer befragt werden, ob die Miktion repräsentativ für ihn sei. Die Auswertung der Flußkurve kann manuell oder elektronisch erfolgen. An einer großen Fallzahl (n=23.857) konnte statistisch ein Unterschied des Qmax von 1,5 ml/s zwischen

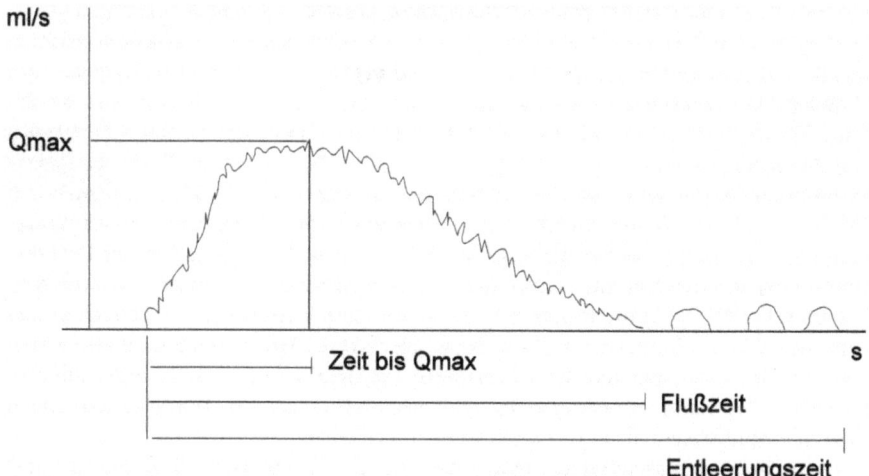

Abb. 8.1. Harnflußkurve mit den Parametern nach der Definition der ICS

beiden Methoden bestimmt werden [12]. Artefaktbedingt zeigte sich ein Unterschied beider Auswertmethoden von 2 ml/s bei 20% und von 3 ml/s bei 9% [12]. Der Unterschied ist zu vernachlässigen.

Bei den Flußmustern wird zwischen intermittierenden und kontinuierlichen Mustern unterschieden [2]. Die Interpretation der Flußmuster ist von der Erfahrung des Untersuchers abhängig [22]. Die unterschiedlichen Muster sind nicht krankheitsspezifisch, da beide Muster bei unterschiedlichen Erkrankungen vorkommen können [30].

Die Reproduzierbarkeit der Uroflowmetrie konnte nachgewiesen werden [7, 11]. Bei Mehrfachmessungen sind intraindividuelle Schwankungen von bis zu +/-4,1 ml/s beschrieben worden [3, 28]. Andere Untersuchungen zeigen bei Mehrfachmessungen an BPH-Patienten bei 87,5% eine Variabilität von einer Standardabweichung (SD), bei 47% der BPH-Patienten von 2 Standardabweichungen [11]. Die Variabilität liegt bei BPH-Patienten im Vergleich zu einer gesunden Probandengruppe höher. Aufgrund dieser Variabilität wird von der WHO die Durchführung von mindestens 2 Messungen empfohlen [30].

8.1.2
Klinische Bedeutung und Interpretation

Bei der Interpretation von Flußkurven muß deren Abhängigkeit von verschiedenen Parametern wie Alter des Patienten, Miktionsvolumen und Tageszeit berücksichtigt werden.

Ebenso zeigt sich mit zunehmendem Alter eine Harnstrahlverminderung, die durch eine Verringerung des Miktionsvolumens bedingt sein kann und durch eine Zunahme der Obstruktion, z. B. bei BPH oder durch Altersveränderungen des Detrusors im Sinne einer Detrusorinstabilität verstärkt werden kann. Mit zunehmendem Alter zeigt sich bei einem unselektionierten Patientengut eine Verminderung der maximalen Harnflußrate (Q_{max}) von 18,5 ml/s im Alter von 50 Jahren auf 6,5 ml/s mit 80 Jahren [5]. Drach zeigte eine Abnahme der maximalen Harnflußrate um 2,1 ml/s pro 10 Jahre bei normalen Probanden gegenüber 1,0 ml/s bei Patienten [8].

Die maximale Harnflußrate hängt neben dem Alter auch vom Miktionsvolumen ab. Bei Miktionsvolumina zwischen 125 ml und 525 ml zeigt sich in Abhängigkeit vom Volumen ein nichtlinearer Anstieg des Q_{max} (8,35). Über 500 ml zeigt sich erneut eine Verminderung, was auf eine Überdehnung des Detrusors zurückgeführt wird [8]. Bei einem gesunden Probanden wurden darüber hinaus intraindividuelle Q_{max}-Schwankungen zwischen 10 und 32 ml/s nachgewiesen [8, 35]. Mit zunehmendem Alter kommt es zu einer Abnahme des Miktionsvolumens, was zu einer Verminderung der durchschnittlichen Harnflußrate führt. Ob zur Interpretation der Uroflowmetrie ein Mindestvolumen notwendig ist, wird kontrovers diskutiert. Von einigen Autoren (WHO) wird ein Mindestvolumen von 150 ml gefordert [30]. Jedoch zeigen 30% der älteren Männer normalerweise ein geringeres Miktionsvolumen und wären somit in der Uroflowmetrie nicht beurteilbar [21]. Die Flowwerte sind dabei auch bei geringeren Volumina reproduzierbar [29]. Somit scheinen auch Harnflußmessungen mit Volumina kleiner als 150 ml klinisch interpretierbar.

Zur volumenunabhängigen Interpretation der Flowkurven wurden verschiedene Nomogramme und Indizes entwickelt. Drake entwickelte als erster eine »corrected peak flow rate« (Qmax/√Miktionsvolumen) [9]. Das Siroky-Nomogramm basiert auf Untersuchungen von 300 Harnstrahlmessungen bei gesunden Probanden. Hierbei zeigen nichtobstruktive Patienten eine Abweichung des Qmax-Wertes vom Mittelwert von kleiner als 2 Standardabweichungen, bei 89% der Patienten mit Obstruktion lag die Abweichung über 2 Standardabweichungen [33]. Die Definition der Obstruktion erfolgt hierbei jedoch nach klinischen Gesichtspunkten und ist unzureichend. So konnten Schäfer et al. bei nur 75% der obstruktiven Patienten nach dem Siroky-Nomogramm urodynamisch eine Obstruktion nachweisen [32]. Dreidimensionale Nomogramme zur volumen- und altersunabhänigen Qmax-Bestimmung sind für den klinischen Alltag zu kompliziert [8]. Höfner et al. entwickelten auf der Grundlage von 326 Harnflußmessungen empirisch einen geschlechtsspezifischen Flowindex in Form einer volumenunabhängigen Zahl [13]. Der Index für Männer errechnet sich hierbei nach der Formel (155[Qmax + Qave]-615):(Vol+662).

Für diesen Flowindex konnte eine Korrelation zur klinischen Beurteilung des Harnstrahls nachgewiesen werden. Obwohl mit diesem Flowindex eine volumenunabhängige Interpretation des Harnstrahls möglich ist, konnte sich bisher klinisch keine der Methoden etablieren.

Der maximale Harnfluß zeigt eine zirkardiane Rhythmik bei BPH-Patienten. Zwischen Mitternacht und 6 Uhr morgens zeigen sie ein höheres Miktionsvolumen und eine längere Zeit bis Qmax. Ebenso zeigt sich ein statistisch niedrigerer Wert für den volumenkorrigierten Qmax-Wert zwischen Mitternacht und Mittag [11]. Dagegen zeigen nachmittags gemessene Werte der Uroflowmetrie über Wochen keine signifikanten Unterschiede [14].

8.1.3
Veränderungen bei BPH

Im Rahmen einer BPH-Erkrankung kommt es zu einer statistisch signifikanten Verschlechterung der Miktionsvolumina, der Flußzeit, des Qmax und der Zeit bis Qmax sowie zu einer Zunahme der Variabilität zwischen höchstem und niedrigstem Qmax-Wert bei Mehrfachmessungen [11]. Während die Uroflowmetrie diese Veränderungen im Rahmen einer BPH-Erkrankung dokumentiert, ist ihr diagnostischer Wert bezüglich der Symptomatik der Patienten, der Prostatagröße, dem individuellen Obstruktionsgrad sowie einem eventuellen Operationserfolg gering [19, 26].

Die historische Annahme, daß eine Größenzunahme der Prostata zu einer Harnstrahlabschwächung führt, ist durch zahlreiche Untersuchungen widerlegt worden [4, 10, 31]. Eine Korrelation zwischen Prostatagröße im TRUS und Qmax konnte eindrucksvoll an einem großen Kollektiv (n=521) ausgeschlossen werden [31]. Die durchschnittlichen Qmax-Werte lagen in dieser Studie bei einer Prostatagröße von <20 cm^3 bei 7,8 ml/s und bei einer Größe von >100 cm^3 bei 5,4 ml/s. Dieser Unterschied war statistisch nicht signifikant.

Ebenso zeigen die Symptome der Patienten keine Korrelation zu den Werten der Uroflowmetrie und sind somit auch nicht durch die Harnflußverminderung hervorgerufen [4, 25, 27].

Die Durchführung urodynamischer Messungen bei BPH führte zu einem erweiterten Verständnis der Miktionsabläufe und relativierten die Aussagekraft der Uroflowmetrie bezüglich der Obstruktion. So konnten bei Patienten mit normalen Qmax-Werten pathologische Veränderungen nachgewiesen werden, wie sie beispielsweise bei einer mechanischen Obstruktion mit einer kompensatorischen Detrusorhypertrophie und hohen intravesikalen Drucken (high flow-high pressure) vorliegen kann. Klinisch und in älteren Literaturbeiträgen hat sich eine Interpretation der Uroflowmetrie etabliert, wobei nach Jensen Qmax-Werte <10 ml/s als obstruktiv und Werte >15 ml/s als nichtobstruktiv interpretiert werden [15]. Neuere Arbeiten konnten eine Korrelation zwischen Werten der Uroflowmetrie und dem Vorliegen einer Obstruktion ausschließen; so konnte Jenssen selbst bei symptomatischen Patienten trotz eines Qmax-Wertes von >15 ml/s eine Obstruktion in bis 25% der Fälle nachweisen [16, 17, 19]. Eine Verminderung des Qmax dagegen gilt als ein sicherer Nachweis einer pathologischen Veränderung des unteren Harntraktes. Sie kann durch eine mechanische Obstruktion z. B. bei BPH oder durch eine Harnröhrenstriktur mit hohen intravesikalen Drücken (high pressure-low flow) hervorgerufen sein. Differentialdiagnostisch kann bei einer Harnstrahlabschwächung ursächlich aber auch eine Insuffizienz der Detrusorkontraktilität mit verminderten intravesikalen Drücken (low pressure-low flow) vorliegen, wie dies bei bis zu einem Viertel der Patienten mit einer Flowverminderung nachgewiesen werden konnte [32]. Die Uroflowmetrie als alleinige Untersuchung kann hierbei nicht zwischen diesen Ursachen einer Flowverminderung unterscheiden [6]. In einer eigenen Untersuchung an 139 Patienten zeigten Patienten mit einem Qmax von <10 ml/s gegenüber Patienten mit einem Qmax von >15 ml/s statistisch keinen unterschiedlichen Obstruktionsgrad [24]. Die oben gezeigten Daten verdeutlichen, daß die Aussagekraft der Uroflowmetrie in der Diagnostik der Obstruktion bei BPH eher als gering anzusehen ist.

Der geringe diagnostische Wert der Uroflowmetrie bezüglich der Diagnostik einer Obstruktion sowie einer Detrusorinstabilität erklärt auch ihre eingeschränkte präoperative Aussagefähigkeit über einen möglichen Operationserfolg [1, 23]. Bei BPH-Patienten nach Adenomenukleation zeigt sich eine Therapieversagerquote von bis zu 30% [1, 17, 18]. Abrams zeigte in der Versagergruppe präoperativ eine maximale Harnflußrate von 11,2 ml/s, die höher als in der gesamten Gruppe mit 8,0 ml/s lag. Patienten mit einem Qmax größer 15 ml/s zeigten eine 3fach höhere postoperative Fehlerquote, was mit einer hohen Inzidenz an Detrusorinstabilität in dieser Gruppe erklärt wird [15, 20]. Die dargestellten Untersuchungen zeigen, daß basierend auf der Uroflowmetrie allein keine Rückschlüsse auf eine evtl. vorliegende Obstruktion gezogen und somit keine Operationsindikation abgeleitet werden darf.

Die Uroflowmetrie stellt eine international standardisierte, reproduzierbare Untersuchungsmethode zur Beschreibung des Harnstrahles dar. Intraindividuelle Schwankungen und methodische Überlegungen lassen Mehrfachmessungen notwendig erscheinen. Bei der Auswertung muß die Abhängigkeit von Parametern wie Alter des Patienten, Miktionsvolumen oder Tageszeit berücksichtigt werden. Pathologische Veränderungen der Miktion im Rahmen einer BPH-Erkrankung können zu einer Veränderung des Harnstrahles führen, die in der Uroflowmetrie erfaßt wird. Eine normale Uroflowmetrie schließt jedoch pathologische Veränderung wie beispielsweise eine Obstruktion nicht aus. Für die Diagnostik zugrunde liegender Erkrankungen oder eines evtl. vorliegenden Obstruktionsgrades einerseits und einer Operationsentscheidung andererseits ist die Uroflowmetrie als alleinige Untersuchungsmethode nicht ausreichend.

Literatur

1. Abrams P (1977) Prostatism and prostatectomy: the value of urine flow rate measurement in the preoperative assessment for operation. J Urol 117: 70-71
2. Abrams P, Blaivas JG, Stanton SL, Andersen JT (1988) Standardisation of terminology of lower urinary tract function. Neurourol Urodyn 7: 403-427
3. Barry MJ, Girman CJ, O`Leary MP, Walker-Corkery ES, Binkowitz BS, Cockett ATK, Guess HA and The Benign Prostatic Hyperplasia Treatment Outcomes Study Group (1995) Natural history of prostatism: urinary flow rates in a community-based study. J Urol 150: 887-892
4. Barry MJ, Cockett ATK, Holtgrewe HL, McConell JD, Sihelnik A, Winfield HN (1993) Relationship of symptoms of prostatism to commonly used physiological and anatomical measures of the severity of benign prostatic hyperplasia. J Urol 150: 351-358
5. Baslev-Jorgensen J, Jensen KME, Bille-Brahe NE, Mogensen P (1986) Uroflowmetry in asymptomatic elderly males. Brit J Urol 58: 390-395
6. Chancellor MB, Blaivas JG, Kaplan SA, Axelrod S (1991) Bladder outlet obstruction versus impaired detrusor contractility: the role of uroflow. J Urol 145: 810-812
7. Christmas TJ, Chapple CR, Rickards D, Milroy EJG, Turner-Warwick RT (1989) Contemporary flow meters: an assessment of their accuracy and reliability. Brit J Urol 63: 460-461
8. Drach GW, Layton TN, Binard W (1979) male peak flow rate: relationship to volume voided and age. J Urol 122: 210-214
9. Drake VM (1948) The uroflowmeter: an aid to the study of the lower urinary tract. J Urol 59: 650-658
10. Girman CJ, Jacobsen SJ, Guess HA, Oesterling JE, Chute CG, Panser LA, Lieber MM (1995) Natural history of prostatism: relationship among symptoms, prostate volume and peak urinary flow rate. J Urol 153: 1510-1515
11. Golomb J, Lindner A, Siegel Y, Korczak D (1992) Variability and circadian changes in home uroflowmetry in patients with benign prostatic hyperplasia compared to normal controls. J Urol 147: 1044-1047
12. Grino PB, Bruskewitz R, Blaivas JG, Siroky MB, Andersen JT, Cook T, Stoner E (1993) Maximum urinary flow rate by uroflowmetry: automatic or visual interpretation. J Urol 149: 339-341
13. Höfner K, Kramer AEJL, Allhoff EP, Jonas U (1992) A new uroflow-index-clinical experience. J Urol [suppl] 147: 269a
14. Jensen KM-E, Jørgensen JB, Mogensen P (1985) Reproducibility of uroflowmetry variables in elderly males. Urol Res 13: 237-239
15. Jensen KM-E, Jørgensen JB, Mogensen P(1988) Urodynamic in prostatism. I. Prognostic value of uroflowmetry. Scand J Urol Nephrol [suppl] 114: 63-71
16. Jensen KM-E, Jørgensen JB, Mogensen P (1988) Urodynamics in prostatism. II. Prognostic value of pressure-flow study combined with stop-flow test. Scand J Urol Nephrol [suppl] 114: 72-77
17. Jensen KM-E, Jørgensen JB, Mogensen P (1988) Urodynamic in prostatism. I. Prognostic value of uroflowmetry. Scand J Urol Nephrol 22: 109-117
18. Jensen KM-E (1989) Clinical evaluation of routine urodynamic investigation in prostatism. Neurourol Urodyn 8: 545-578
19. Jensen KM-E (1995) Uroflowmetry in elderly men. World J Urol 13: 21-23
20. Jørgensen JB, Jensen KM-E, Mogensen P (1987) Predictive value of uroflowmetry in prostatism. Neurourol Urodyn 6: 221-223
21. Jørgensen JB, Jensen KM-E, Bille-Brahe NE, Mogensen P (1986) Uroflowmetry in asymptomatic elderly males. Brit J Urol 58: 390-395
22. Jørgensen JB, Jensen KM-E, Mogensen P, Klarskov P, Andersen JT (1990) Intra- and inter-observer variations in classification of urinary flow curve patterns. Neurourol Urodyn 9: 535-539
23. Jørgensen JB, Jensen KM-E, Mogensen P, Klarskov P, Andersen JT (1992) Urinary flow curve patterns and their prognostic value in males over the age of 50 years. Neurourol Urodyn 11: 473-481
24. Krah H, Höfner K, Tan HK, Jonas U (1995) The limitation of uroflow in BPH-patients with high and low Qmax-values J Urol [suppl] 153: 275A
25. Mc Loughlin J, Gill KP, Abel PD, Williams G (1990) Symptoms versus flow rates versus urodynamics in the selection of patients for prostatectomy. Brit J Urol 66: 303-305
26. Nielsen KK, Nordling J, Hald T (1994) Critical review of the diagnosis of prostatic obstruction. Neurourol Urodyn 13: 201-217
27. Poulsen AL, Schou J, Puggaard L, Torp-Pedersen S, Nordling J (1994) Prostatic enlargment, symptomatology and pressure/flow evaluation: interrelations in patients with symptomatic BPH. Scand J Urol Nephrol [suppl] 157: 67-73
28. Reynard J, Lim CS, Abrams P (1995) The value of multiple free-flow studies in men with lower urinary tract symptoms (LUTS). J Urol 153: 397 A

29. Ryall RL, Marshall VR (1982) Normal peak urinary flow rates obtained from small voided volumes can provide a reliable assessment of bladder function. J Urol 127: 484–488
30. Roehrborn CG (1996) Initial diagnostic evaluation of men with lower urinary tract symptoms. In: The 3rd International Consultation on Benign Prostatic Hyperplasia (BPH), Monaco, June 26-28, 1995, pp 169–539
31. Rosier PFWM, de la Rosette JJMCH (1995) Is there a correlation between prostate size and bladder-outlet obstruction? World J Urol 13: 9–13
32. Schäfer W, Noppeney R, Rübben H, Lutzeyer W (1988) The value of free flow rate and pressure/flow-studies in the routine investigation of BPH patients. Neurourol Urodyn 7: 219–221
33. Siroky MB, Olsson CA, Krane RJ (1979) The flow rate nomogram. I. Development. J Urol 122: 665–668
34. Tammen H (1971) Miktiographie – ein Beitrag zur Harnflußmessung. Urologe A 10: 140
35. Underberg Poulsen E, Kirkeby HJ (1988) Home-monitoring of uroflow in normal male adolescents relation between flow-curve, voided volume and time of day. Scand J Urol Nephrol [suppl] 114: 58–61
36. Wawroschek F (1993) Die Entwicklung urodynamischer Untersuchungsverfahren: Die Sphincterometrie und das Harnröhrendruckprofil. Jahrbuch der Urologie, S 103–108

8.2
Restharn

8.2.1
Definition und Methode

Die Restharnbestimmung hat durch ihre einfache sonographische Messung einen festen Stellenwert in der Diagnostik der BPH. Bei der Interpretation von Restharn müssen methodische und differentialdiagnostische Überlegungen sowie pathophysiologische Grundlagen berücksichtigt werden. Restharn ist definiert als in der Harnblase verbleibendes Flüssigkeitsvolumen direkt im Anschluß an das Beenden einer Miktion [2]. Begrifflich abzugrenzen ist die akute Retention, die durch eine Restharnmenge größer als 300 ml definiert ist. Eine Restharnbildung kann sich akut oder chronisch ausbilden und durch Blasendivertikel oder einen ureterovesikalen Reflux vorgetäuscht sein.

Bei der Messung biologischer Systeme wie der Miktion muß die psychologische Situation des Patienten berücksichtigt werden. Hierbei kann z. B. Streß die Untersuchungsergebnisse beeinflussen. Ein falscher Zeitpunkt (nicht repräsentative Blasenvolumina) oder zu frühes Beenden der Miktion können pathologische Ergebnisse vortäuschen. Es sollte durch Befragung sichergestellt sein, daß zur Auswertung eine repräsentative Miktion vorliegt. Die Restharnbestimmung muß definitionsgemäß direkt im Anschluß an das Beenden der Miktion erfolgen.

Die Restharnbestimmung kann invasiv (Katheterisierung, endoskopisch, radiologisch) oder nichtinvasiv mittels transabdomineller Sonographie erfolgen. Die invasive Katheterisierung der Blase galt lange Zeit als goldener Standard. Sie ist von der Erfahrung des Untersuchers abhängig; auch nach der Optimierung der Technik bleibt eine Fehlerquote von bis zu 14% [29]. Wegen ihrer Invasivität und Ungenauigkeit wurden Methoden wie die endoskopische Restharnbestimmung, Kontrastmittel- oder Radioisotopenbestimmungen wieder verlassen.

Die Restharnbestimmung mittels transabdomineller Sonographie ist aufgrund der einfachen Handhabung, der fehlenden Invasivität und der geringen Kosten als Stan-

Tabelle 8.1. Unterschiedliche Formeln und ihre Genauigkeit zur Restharnbestimmung

Formel	Standard-abweichung	95%-Konfidenz-intervall	Autor
0,625 x H x W x $(D^1+D^2)/2$	17,5	34,3	Hakenberg et al. [12]
0,7 x H x W x D^1	20,0	39,2	Poston et al. [22]
0,625 x H x W x D^1	17,0	33,3	Hartnell et al. [14]
Flächennomogramm	15,0	29,4	Rageth et al. [23]
12,56 x H x r	12,9	25,5	Orgaz et al. [21]

dardmethode anzusehen. Die sonographische Berechnung des Restharns als sphärischer oder elliptischer Körper kann durch verschiedene Formeln erfolgen. Tabelle 8.1 zeigt unterschiedliche Formeln und ihre Genauigkeit zur Restharnbestimmung [26].

Roerborn et al. zeigten in der transabdominellen Sonographie mittels einer Ellipsoidformel ($V=4/3\pi xr^1 xr^2 xr^3$) ebenfalls reproduzierbar gute Werte in der Restharnbestimmung [25]. Da die Ergebnisse der Bestimmung mit den unterschiedlichen Formeln klinisch vergleichbare Werte zeigen, wird keine Formel zur Restharnbestimmung favorisiert [5, 7, 18].

Für Normalpersonen wurde das durchschnittliche Restharnvolumen unter 12 ml, in 78% der Fälle unter 5 ml bestimmt [19]; in einer anderen Untersuchung wurde eine durchschnittliche Restharnmenge von 0,53 ml bei Normalpersonen ermittelt [16]. Die Restharnmenge unterliegt hierbei intraindividuellen Schwankungen [5, 7]. Birch et al. fanden bei BPH-Patienten in 66% der Fälle signifikant unterschiedliche Restharnmengen bei Mehrfachmessungen an einem Tag [5]. Als Ursache hierfür werden Meßungenauigkeiten und zirkardiane Schwankungen diskutiert. Dies verdeutlicht die Notwendigkeit von Mehrfachmessungen.

8.2.2
Klinische Bedeutung und Interpretation

Bei BPH-Patienten kann es im Laufe der Erkrankung zu einer Zunahme der Restharnmenge kommen [9]. Die Restharnbildung ist jedoch nicht BPH-spezifisch. Differentialdiagnostisch müssen bei einer obstruktionsbedingten Restharnbildung eine verminderte Detrusorfunktion, eine sensible oder motorische Innervationsstörung der Harnblase sowie medikamentös bedingte Restharnbildungen (Antihistaminika, Antidepressiva, Anticholinergika oder β-Sympathomimetika) als Ursachen abgegrenzt werden. Die Blase reagiert auf eine Obstruktion mit einem Anstieg des intravesikalen Druckes. Die intravesikale Druckerhöhung resultiert hierbei gemäß der Hill-Gleichung aus einer verringerten Harnflußrate und nicht - wie häufig angenommen - durch eine kompensatorisch ansteigende Kontraktionskraft [6, 11, 31]. Als Ursache einer Restharnbildung bei BPH werden morphologische Veränderungen des unteren Harntraktes mit einem Anstieg der kontraktilen Elemente, einer Atrophie der glatten Muskulatur und einer axonalen Degeneration diskutiert [8].

Bei einer differenzierten Beurteilung des Restharnes muß einerseits seine Wechselwirkung mit klinischen Parametern wie Prostatagröße, subjektiven Symptomen und Obstruktion, andererseits die Ableitung einer Op-Indikation oder der prädiktive Wert bezüglich eines möglichen Operationserfolges kritisch betrachtet werden. Für die Restharnmenge bei BPH-Patienten konnte in mehreren Studien keine, in einer Studie lediglich eine schwache Korrelation zu der Ausbildung von Miktionssymptomen und Prostatagröße nachgewiesen werden [4, 6, 7, 10]. Dies bedeutet, daß die Miktionssymptome nicht durch die Restharnmenge beinflußt werden und eine Größenzunahme der Prostata nicht zu einer Restharnbildung führen muß.

Neuere urodynamische Untersuchungen der Veränderungen bei BPH verdeutlichen, daß Restharn nicht mit einer Obstruktion gleichgesetzt werden darf. Zwischen der Restharnmenge und beispielsweise der maximalen Harnflußrate Qmax sowie anderen urodynamischen Parametern konnte eine Korrelation ausgeschlossen werden [10, 27]. Das Nichtvorhandensein von Restharn schließt hierbei eine Obstruktion nicht aus [30]. So zeigen einerseits 24% der BPH-Patienten mit einer urodynamisch gesicherten Obstruktion Restharnmengen von kleiner als 50 ml und andererseits BPH-Patienten mit einem Restharnvolumen größer 50 ml in nur 75% der Fälle eine Obstruktion [10, 28]. Hieraus ergibt sich die Notwendigkeit einer weiteren urodynamischen Abklärung der zugrunde liegenden Erkrankung beim Vorliegen von Restharn.

Von zentraler klinischer Bedeutung ist der Einfluß der Restharnbildung auf Art und Zeitpunkt der Therapieentscheidung bei BPH. Unumstritten ist die Indikation zum sterilen Einmalkatheterismus bei akutem Harnverhalt. Zur Prophylaxe von Infekten und rezidivierenden Harnverhalten wird in der Klinik empirisch bei Restharnmengen größer 100 ml eine temporäre suprapubische oder transurethrale Harnableitung gewählt. Zur genaueren Untersuchung der Fragestellung, wann eine Ableitung erfolgen sollte, liegen jedoch nur wenige Untersuchungen vor. Die Inzidenz von Harnwegsinfektionen bei Restharn liegt mit 5–10% überraschend niedrig; eine statistische Korrelation zwischen Restharn und Harnwegsinfekten konnte in diesen Untersuchungen nicht nachgewiesen werden [7, 13, 15]. Auch das Vorhandensein einer Bakteriurie zeigte keine Korrelation zum Vorliegen von Restharn [24]. Die Ausbildung eines Harnverhaltes bei BPH-Patienten mit Restharnbildung ist ebenfalls wenig untersucht. In einer Studie von Ball et al. erlitten in einem Fünfjahres-Follow-up an 107 unbehandelten BPH-Patienten lediglich 2 Patienten einen akuten Harnverhalt, während statistisch bei den anderen Patienten die Restharnmenge im Untersuchungszeitraum unverändert blieb [3]. Art und Zeitpunkt einer Therapieentscheidung bei BPH können deshalb nicht alleine aufgrund des Vorliegens von Restharn erfolgen.

Eine weitere wichtige Frage ist der prädiktive Wert von Restharn für einen möglichen Operationserfolg bei BPH-Patienten. Wie die maximale Harnflußrate zeigt auch die Restharnmenge nur bedingt eine Korrelation mit einem möglichen Operationserfolg und ist für seine Beurteilung alleine unzureichend [1, 17, 20]. Hier zeigen urodynamische Untersuchungen eine deutlich bessere präoperative Beurteilung eines möglichen Operationserfolges, da sie eine krankheitsspezifische Diagnostik ermöglichen [179].

Die Sonographie hat sich zur Bestimmung von Restharn als Methode der Wahl etabliert. Die Ursachen und Folgen einer Restharnbildung bei BPH-Patienten sind zum gegenwärtigen Zeitpunkt nicht abschließend geklärt. Die Korrelation mit klinischen Parametern wie Prostatagröße, subjektiven Symptomen oder dem Obstruktionsgrad ist gering. Eine Restharnbildung sollte Anlaß zu einer weiteren urodynamischen Abklärung sein. Aufgrund einer Restharnbildung allein ist eine Entscheidung über Therapiezeitpunkt oder Therapieart nicht möglich.

Literatur

1. Abrams PH, Farrar DJ, Turner-Warwick RT, Whitside CG, Feneley RCL (1979) The results of prostatectomy: a symtomatic and urodynamic analysis of 152 patients. J Urol 121: 640-642
2. Abrams P, Blaivas JG, Stanton SL, Andersen JT (1988) Standardisation of terminology of lower urinary tract function. Neurourol Urodyn 7: 403-427
3. Ball AJ (1992) Natural history of benign prostatic hyperplasia. Prospectives 3/2: 1-5
4. Barry MJ, Cockett ATK, Holtgrewe HL, McConell JD, Sihelnik A, Winfield HN (1993) Relationship of symptoms of prostatism to commonly used physiological and anatomical measures of the severity of benign prostatic hyperplasia. J Urol 150: 351-358
5. Birch NC, Hurst G, Doyle PT (1988) Serial residual urine volumes in men with prostatic hypertrophy. Br J Urol 62: 571-575
6. Bosch JLHR (1995) Postvoid residual urine in the evaluation of men with benign prostatic hyperplasia. World J Urol 13: 17-20
7. Bruskewitz RC, Iversen P, Madsen PO (1982) Value of postvoided residual urine determination in evaluation of prostatism. Urology 20: 602-604
8. Elbadawi A (1994) BPH-associated voiding dysfunction: detrusor is pivotal. Contemp Urol 6: 21-38
9. Golomb J, Lindner A, Siegel Y, Korczak D (1992) Variability and circadian changes in home uroflowmetry in patients with benign prostatic hyperplasia compared to normal controls. J Urol 147: 1044-1047
10. Griffiths HJ, Castro J (1970) An evaluation of the importance of residual urine. Br J Radiol 43: 409-413
11. Griffiths DJ (1973) The mechanics of the urethra and of micturition. Br J Urol 45: 497-507
12. Hakenberg OW, Ryall RL, Langlois SL, Marshall VR (1983) The estimation of bladder volume by sonocystography. J Urol 130: 249-251
13. Hampson SJ, Noble JG, RichardsD, Milroy EJG (1992) Does residual urine predipose to to urinary tract infection? Brit J Urol 70: 506-508
14. Hartnell GG, Kiely EA, Williams G (1987) Real-time ultrasound measurement of bladder volume: a comparative study of three methods. Br J Radiol 60: 1063-1065
15. Hasner E (1962) Prostatic urinary infection. Acta Chir Scand [suppl] 1: 285
16. Hinman F, Cox CE (1967) Residual urine volume in normal male subjects. J Urol 107: 641-645
17. Jensen KM-E, Jørgensen JB, Mogensen P (1988b) Urodynamics in prostatism. II. Prognostic value of pressure-flow study combined with stop-flow test. Scand J Urol Nephrol [suppl] 114: 72-77
18. Kjeldsen-Kragh J (1988) Measurement of residual urine volume by means of ultrasonicscanning: a comparative study. Int Med Soc Paraplegia 26: 192-199
19. Di Mare JR, Fish S, Harper JM, Politano VA (1963) Residual urine in normal male subjects. J Urol 96: 180-181
20. Neal DE, Ramsden PD, Sharples L, Smith A, Powell PH, Styles RA, Webb RJ (1989) Outcome of elective prostatectomy. BMJ 299: 762-767
21. Orgaz RE, Gomez AZ, Ramirez CT, Torres JLM (1981) Applications of bladder ultrasonography I. Bladder content and residual. J Urol 125: 164-166
22. Poston GJ, Joseph AEA, Riddle PR (1983) The accuracy of ultrasound in t he measurement of changes in bladder volume. Br J Urol 55: 361-363
23. Rageth JC, Langer KK (1982) Ultrasonic assessment of residual volume. Urol Res 10: 57-60
24. Riehmann M, Goetzmann B, Langer E, Drinka PJ, Rhodes PR, Bruskewitz RC (1994) Risk factors for bacteriuria in men. Urol 43: 617-620
25. Roehrborn CG, Chinn HK, Fulgham PF, Simkins KL, Peters PC (1986) The role of transabdominal ultrasound in the preoperative evaluation of patients with benign prostatic hypertrophy. J Urol 135: 1190-1193
26. Roehrborn CG (1996) Initial diagnostic evaluation of men with lower urinary tract symptoms. In: The 3rd International Consultation on Benign Prostatic Hyperplasia (BPH), Monaco, June 26-28, 1995, pp 169-539
27. Rosier PFWM, de la Rosette JJMCH (1995) Is there a correlation between prostate size and bladder-outlet obstruction? World J Urol 13: 9-13
28. Rosier PFWM, De Wildt MJAM, Wijkstra H, Debruyne FJM, de la Rosette JJMCH (1995) Residual urine and the correlation with detrusor contractility and bladder outlet obstruction in symptomatic BPH. J Urol 153: 452(A)
29. Stoller ML, Millard RJ (1989) The accuracy of a catheterized residual urine. J Urol 141: 15-16
30. Turner-Warwick RT, Whiteside CG, Arnold EP (1973) A urodynamic view of prostatic obstruction and the results of prostatectomy. Br J Urol 45: 631-645
31. Williams JH, Turner WH, Sainsbury GM, Brading AF (1993) Experimental model of bladder outflowtract obstruction in the genuinea pig. Br J Urol 71: 543-554

KAPITEL 9

Urodynamik

K. Höfner

9.1 Einführung 200
9.2 Durchführung 201
9.3 Druck-Fluß-Messung 203
9.3.1 Grundlagen und Definitionen 203
9.3.1.1 Mechanische Obstruktion 205
9.3.1.2 Funktionelle Obstruktion 208
9.3.1.3 Kontraktilität 209
9.3.2 Interpretation 210
9.3.2.1 Nomogramme 211
9.3.2.2 Wertung 213
9.3.3 Reproduzierbarkeit 214
9.3.4 Morbidität 216
9.4 Zystometrie 218
9.4.1 Grundlagen und Definitionen 218
9.4.2 Interpretation 219
9.4.2.1 Detrusorinstabilität 219
9.4.2.2 Compliance 219
9.5 Andere Untersuchungstechniken 220
9.5.1 Urethradruckprofil 220
9.5.2 Miktions-Urethradruckprofil (MUPP) 220
9.5.3 Video-Urodynamik 220
Literatur 221

9.1
Einführung

In den letzten Jahren hat sich ein neues pathophysiologisches Verständnis der Erkrankung, die wir allgemein noch immer als »benigne Prostatahyperplasie« bezeichnen, durchgesetzt. Wie im Kap. 3.3 »Pathophysiologie der Miktionsstörungen« dargestellt wurde, basiert dieses Verständnis auf den Hald-Ringen [20], die auch die Grundlage für eine neue Terminologie der benignen Prostatahyperplasie bildete [1]. Die international vorgeschlagene Terminologie wurde in Deutschland durch den Arbeitskreis »Benigne Prostatahyperplasie« der Deutschen Gesellschaft für Urologie modifiziert (Abb. 9.1; Tabelle 9.1). Aus der grafischen Darstellung geht hervor, daß zwischen Obstruktion (BOO), Symptomatik (LUTS) und Vergrößerung der Prostata (BPE) nur in einem kleinen Prozentsatz der Patienten ein Zusammenhang besteht.

In den letzten Jahren sind zahlreiche Studien mit dem Ziel durchgeführt worden, mit klinischen Parametern wie Symptomatik, Prostatagröße, Restharn, Uroflow, Endoskopie oder bildgebenden Verfahren den Grad der Blasenauslaßobstruktion zu beschreiben. Alle diese Untersuchungen haben gezeigt, daß ausschließlich die Uro-

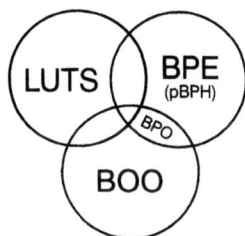

Abb. 9.1. Neue Terminologie des benignen Prostatasyndroms (Erklärung s. Tabelle 9.1)

Tabelle 9.1. Neue Nomenklatur

BPS	Benign Prostatic Syndrom (benignes Prostata Syndrom, Überbegriff, anstatt bisher BPH)
LUTS	Lower Urinary Tract Symptoms (Symptomatik von seiten des unteren Harntraktes)
BPH	Benign Prostatic Hyperplasia (benigne Prostatahyperplasie, histologische Beschreibung im Sinne von pBPH)
BPE	Benign Prostatic Enlargement (Prostatavergrößerung)
BOO	Bladder Outlet Obstruction (Blasenauslaßobstruktion)
BPO	Benign Prostatic Obstruction (BOO durch BPE, auch: BOO secondary to BPE)

dynamik in der Lage ist, die mechanische Obstruktion bei BPH zu quantifizieren. Obwohl diese Frage sehr klar beantwortet ist, bleibt die Indikation zur urodynamischen Diagnostik bei BPH nach wie vor umstritten, und sowohl die internationalen Guidelines als auch für die deutschen Richtlinien haben die Urodynamik nur als fakultative Diagnostik definiert [15, 28].

9.2 Durchführung

Für die urodynamische Diagnostik bei BPH sind im wesentlichen 2 Untersuchungsmethoden von Bedeutung: die Druck-Fluß-Messung und die Füllungszystometrie. In der Praxis bietet sich eine Kombination beider Methoden an, indem zunächst die Blasenfüllung mittels Zystometrie und anschließend die Blasenentleerung mit einer Druck-Fluß-Messung aufgezeichnet wird. Zwecks Reproduzierbarkeit sollten mindestens 2, wenn möglich 3 Untersuchungen aufgezeichnet werden.

Die Meßtechnik ist heute standardisiert und sollte entsprechend der Empfehlungen der International Continence Society (ICS) durchgeführt werden [2, 18]. Für die Diagnostik der mechanischen Obstruktion werden Absolutwerte von Druck und Fluß verwendet, so daß Kontrollen zur Plausibilität der Messungen sowohl vor als auch während der Untersuchung notwendig sind. Sowohl in der Zystometrie als auch in der Druck-Fluß-Messung werden Uroflow (Q), Blasendruck (pves) und Abdominaldruck (pabd) in Kombination registriert. Der Detrusordruck (pdet) ergibt sich aus der Substraktion von pves minus pabd. Der Detrusordruck ist der Referenzwert für alle Druck-Fluß-Analysen und die Quantifizierung der mechanischen Obstruktion. Eine genaue Kalibrierung und störungsfreie Aufzeichnungen von pves und pabd sind deshalb unbedingt erforderlich. Vor der Messung sollten folgende Voraussetzungen überprüft werden:

- Die Referenzhöhe für die Drucktransducer ist die Symphysenoberkante.
- pves und pabd müssen Null sein, wenn die externen Druckwandler gegenüber dem atmosphärischen Druck geöffnet sind bzw. vor Einlegen eines Mikrotiptransducers in Harnblase oder Rektum (Mikrotiptransducer werden ebenfalls gegen den atmosphärischen Druck kalibriert). Die Ruhewerte (leere Blase) von pves und pabd sollten gleich sein und zwischen 10–40 cm H_2O liegen. Durch die Differenzbildung sollte der Detrusordruck ungefähr Null betragen.
- Nach Einlage der Katheter sollte der Patient zum Husten aufgefordert werden. Die entstehenden Hustenspikes sollten in pves und pabd die gleiche Höhe aufweisen, so daß im Detrusordruck keine Spikes meßbar sind. Durch geringe Zeitverzögerung des Drucksignals bzw. Verwendung unterschiedlicher Transducer (externe Druckwandler mit Mikrotip) kann sich eine kleine biphasische Welle (winziger Ausschlag mit gleicher Amplitude nach Plus und Minus) im Detrusordruck zeigen.
- Während der Messung sollten pves und pabd eine »typische Feinstruktur« aufweisen. Feinstruktur bedeutet, daß feinste Druckveränderungen infolge Atmung, Bewegung des Patienten etc. sich in gleicher Weise in beiden Druckkanälen zeigen (Abb. 9.2).
- Hustentests sollten in regelmäßigen Abständen durchgeführt werden, um zu gewährleisten, daß die Druckkanäle nach wie vor richtig arbeiten und keine Kathetersdislokation bei laufender Messung eingetreten ist.

Nahezu alle industriell verfügbaren Katheter können für die Messungen verwendet werden. Für die Routinemessung ist die Verwendung eines transurethralen, zweilumigen Katheters mit externer Druckmessung ausreichend. Die Katheterstärke sollte nicht über 7 Charr. liegen. Der flüssigkeitsgefüllte Katheter mit externer Druckmessung bietet klare Vorteile gegenüber dem Mikrotiptransducer (Kosten, einfache Kalibrierung). Die suprapubische Messung über eine Blasenpunktion verlangt die Einlage eines doppelläufigen suprapubischen Katheters. Die Methode hat gegenüber der

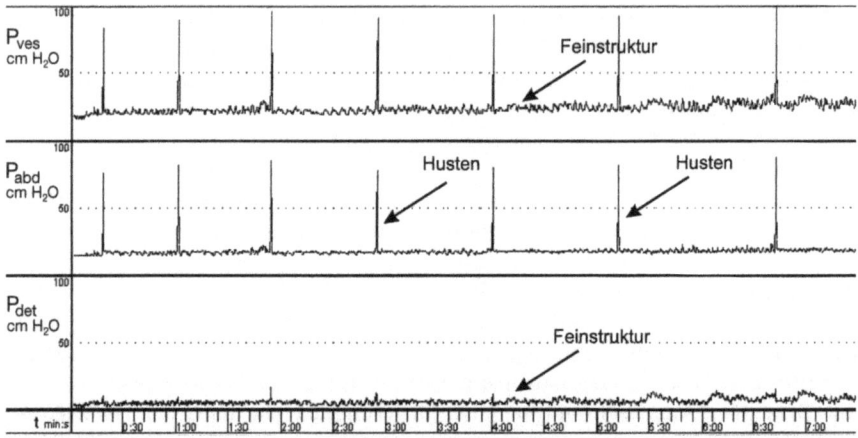

Abb. 9.2. Feinstruktur der Druckregistrierung (Atmung, Bewegung) während einer Zystometrie. Die Hustenstöße sind als gleich hohe Druckspikes in Blasendruck (pves) und Abdominaldruck (pabd) sichtbar und verschwinden normalerweise im Detrusordruck-Kanal (pdet)

transurethralen Messung den Vorteil, daß der Katheter nicht als zusätzliches Abflußhindernis in der Harnröhre liegt. Eine generelle Empfehlung, die suprapubische Ableitung als Routinemessung durchzuführen, ist jedoch wegen der Invasivität der Methode unrealistisch.

In der Druck-Fluß-Analyse werden korrespondierende Werte von Detrusordruck und Uroflow ausgewertet. Normalerweise wird der Uroflow durch die räumliche Distanz des Uroflowmeters mit einer geringen Zeitverzögerung (ca. 1 s) in Relation zum registrierten Druckwert aufgezeichnet. Um zugehörige Druck-Fluß-Werte für eine genaue Analyse der Druck-Fluß-Relation zur Verfügung zu haben, muß die Zeitverzögerung durch Verschieben des Uroflows gegen den Druck um ca. 1 s korrigiert werden. Die Notwendigkeit der manuellen Verschiebung des Flußsignals ergibt sich nur für ältere analoge Meßplätze. In den heute üblichen computerisierten Geräten wird diese Signalverschiebung automatisiert durchgeführt.

9.3
Druck-Fluß-Messung

9.3.1
Grundlagen und Definitionen

Bei der Druck-Fluß-Messung werden simultan der Detrusordruck als Differenzdruck aus Blasen- minus Abdominaldruck und der Harnfluß/Zeiteinheit aufgezeichnet (Parameter s. Tabelle 9.2). Bei Verdacht auf funktionelle Obstruktion ist es erforderlich, die Messung mit der Ableitung des Elektromyogramms aus Beckenboden, externem urethralen oder analen Sphinkter bzw. der röntgenologischen Darstellung von Urethra und Blase (Video-Urodynamik) zu kombinieren.

Die rein visuelle Beurteilung der Relation zwischen Druck und Fluß aus der Druck-Fluß-Kurve läßt nur grobe quantitative Rückschlüsse auf den bestehenden Obstruktionsgrad zu:

Tabelle 9.2. Parameter der Druck-Fluß-Messung. (Nach Griffiths et al. [18])

Parameter	Bedeutung	Einheit
Detrusoröffnungsdruck ($pdet_{open}$)	Detrusordruck bei Beginn des Flows	cm H_2O
Max. Detrusordruck ($pdet_{max}$)	Maximal gemessener Detrusordruck bei Miktion	cm H_2O
Detrusordruck bei max. Flow ($pdet_{qmax}$)	Gemessener Detrusordruck bei Qmax	cm H_2O
Detrusordruck am Ende des Flows ($pdet_{clos}$)	Detrusordruck bei Flow-Ende	cm H_2O
Minimaler Miktionsdruck ($pdet_{voidmin}$)	Geringster Detrusordruck bei Miktion	cm H_2O
Flußrate (Q)	Urinvolumen pro Zeiteinheit	ml/s
Flußzeit (t)	Zeit, während Harnfluß registriert wird	s
Miktionsdauer	Dauer der Miktion bei intermittierendem Fluß	s
Max. Harnfluß (Qmax)	Maximal gemessener Wert der Flußrate	ml/s
Mittl. Harnfluß (Qave)	Miktionsvolumen dividiert durch Flußzeit	ml/s
Miktionsvolumen (V)	Gesamtvolumen der Miktion	ml
Restharn	Blasenvolumen nach Miktion	ml

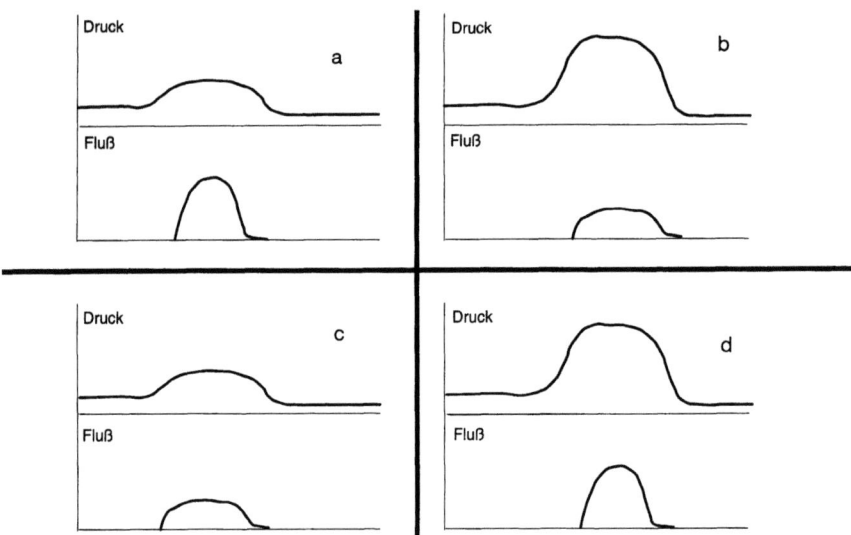

Abb. 9.3a–d. Druck-Fluß-Kurven bei klassischen Miktionsprofilen. *a* normale Miktion, *b* Obstruktion, *c* Detrusorinsuffizienz, *d* »High-Flow-Obstruction«

- hoher Flow, niedriger Druck (normal) (Abb. 9.3a),
- niedriger Flow, hoher Druck (Obstruktion) (Abb. 9.3b),
- niedriger Flow, niedriger Druck (Detrusorinsuffizienz) (Abb. 9.3c),
- hoher Flow, hoher Druck (High-Flow-Obstruction) (Abb. 9.3d).

In der rein visuellen Beurteilung des Kurvenbildes sind somit nur Extremwerte interpretierbar. Soll zwischen normalen und unterschiedlichen Obstruktionsgraden bzw. zwischen Hypo- oder Hyperkontraktilität oder deren Kombination unterschieden werden, ist eine Druck-Fluß-Analyse erforderlich.

Die herkömmliche Art der Kurvendarstellung ist die parallele Aufzeichnung von Druckwerten und Uroflow in einer Zeitachse. Beim Mann ist für die Diagnostik der Obstruktion hauptsächlich der Detrusordruck (pdet) relevant (Abb. 9.4). Aus der simultanen Darstellung von Druck und Fluß sind klassische korrespondierende Druck-Fluß-Werte ablesbar, die für die weitere Druck-Fluß-Auswertung von Wichtig-

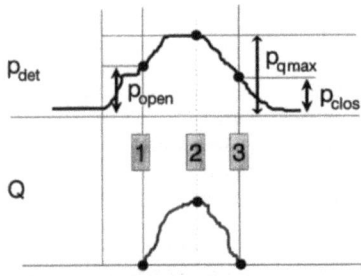

Abb. 9.4. Schema einer Druck-Fluß-Messung in der Zeitachse. Bei dem Druck p_{open} (*1*) öffnet sich die Urethra und der Flow beginnt. Die Miktion erreicht bei ansteigendem Uroflow und steigendem Detrusordruck den Punkt p_{qmax} (*2*). Bei simultanem Abfall von Detrusordruck und Uroflow schließt sich die Urethra am Punkt p_{clos} (*3*), wo auch der Flow endet

keit sind. Voraussetzung für die Erfassung korrespondierender Druck-Fluß-Werte ist die Korrektur der Zeitverzögerung zwischen Druck und Fluß (s. Kap. 9.2). Bei jeder Miktion ist, abhängig vom urethralen Widerstand, ein gewisser Detrusordruck erforderlich, um die Urethra zu öffnen ($pdet_{open}$). An diesem Punkt beginnt die Registrierung des Uroflows (s. Abb. 9.4). Normalerweise steigen Detrusordruck und Flow gleichzeitig an, bis der Detrusordruck bei maximalem Flow erreicht wird ($pdet_{qmax}$). Der Detrusordruck fällt anschließend bei gleichzeitig sinkendem Uroflow ab, bis der Flow beendet ist und sich die Urethra wieder verschließt ($pdet_{clos}$). Der minimale Miktionsdruck ($pdet_{voidmin}$) entspricht dem niedrigsten, während der Miktion registrierten Detrusordruck. Er ist gleich $pdet_{open}$ oder $pdet_{clos}$, je nachdem, welcher Druck den kleinsten Wert von beiden aufweist.

9.3.1.1
Mechanische Obstruktion

Voraussetzung für die genaue Diagnostik von Qualität und Quantität einer mechanischen Obstruktion ist die Darstellung von Druck und Fluß im Diagramm als Druck-Fluß-Relation oder -Plot (Abb. 9.5). In dieser Darstellung korrespondierender Druck-Fluß-Werte entsteht eine Miktionsschleife bzw. Hysteresekurve, die für den unerfahrenen Anwender ungewohnt ist, da die Zeitachse verloren geht. Die charakteristischen, korrespondierenden Druck-Fluß-Werte P_{open}, P_{qmax} und P_{clos} sind jedoch erkennbar und zeigen die Richtung der Entwicklung der Schleife während der Miktion an (s. *Pfeile* in Abb. 9.5). Der Druck-Fluß-Plot wird auch als urethrale Widerstandsrelation (Urethral Resistance Relation, URR) [19] bezeichnet, da sich Veränderungen des urethralen Widerstandes während der Miktion im Druck-Fluß-Plot zeigen. Die Bildung eines Druck-Fluß-Plots ist manuell kaum möglich, jedoch Standard in modernen urodynamischen Meßplätzen führender Hersteller. Der Druck-Fluß-Plot ist die Basis jeder weiteren Druck-Fluß-Analyse zur Quantifizierung des urethralen Widerstandes und der Detrusorkontraktilität.

Für den Urologen ist bei Patienten mit BPH die Bestimmung des urethralen Widerstandes und der Detrusorkontraktilität das eigentliche Ziel der Druck-Fluß-Messung. Für das Verständnis der Bestimmung des urethralen Widerstandes und der Kontraktilität des Detrusors sind folgende Tatsachen von Bedeutung:
- Der urethrale Gesamtwiderstand ist eine Summe aus mechanischen (z. B. BPH, Striktur, Meatusstenose) und funktionellen (Aktivität der urethralen Verschlußmuskulatur) Komponenten.

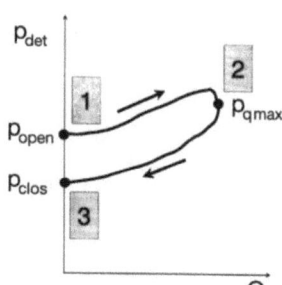

Abb. 9.5. Druck-Fluß-Plot als XY-Diagramm aus Uroflow und Detrusordruck. Die in Abb. 9.4 identifizierten korrespondierenden Werte von Druck und Fluß (*1*) bis (*3*) sind erkennbar

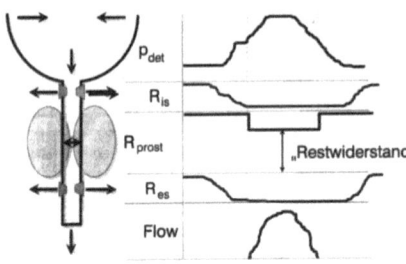

Abb. 9.6. Der urethrale Widerstand R setzt sich aus 2 funktionellen Komponenten R is (urethraler Widerstand am inneren Sphinkter) und R es (urethraler Widerstand am externen urethralen Sphinkter) und dem mechanischen Widerstand, der bei BPH dem der Prostata entspricht R prost) zusammen. Bei der Miktion kommt es normalerweise zur vollen Relaxation der urethralen Muskulatur und die funktionellen Widerstände R is und R es sinken auf 0 ab. Der morphologisch bedingte mechanische Widerstand kann durch Relaxation nicht abgesenkt werden und ist deshalb unter Voraussetzung der vollen Relaxation der urethralen Muskulatur als »Restwiderstand« meßbar.

- Während der mechanische Widerstand durch morphologische Strukturen determiniert und damit konstant ist, kann die funktionelle Komponente bedingt durch wechselnde Aktivität der urethralen Verschlußmuskulatur während der Miktion variieren.
- Der mechanische Widerstand ist dann meßbar, wenn die urethrale Verschlußmuskulatur komplett relaxiert ist und somit der mechanische Widerstand als »Restwiderstand« nachweisbar wird (Abb. 9.6).
- Jegliche Erhöhung des urethralen Widerstandes während der Miktion (Zunahme der Aktivität der urethralen Verschlußmuskulatur) erzeugt eine korrespondierende Erhöhung des Druckes bei abfallendem Flow und umgekehrt wird eine Verminderung des Widerstandes im Absinken des Druckes bei ansteigendem Flow (Relaxation der urethralen Verschlußmuskulatur) angezeigt.
- Da der mechanische Widerstand dem Restwiderstand nach voller Relaxation des Verschlusses entspricht, erreicht der Detrusordruck in Relation zum Flow (also die Miktionsschleife) seinen niedrigsten Wert.

Im Druck-Fluß-Plot entspricht dieser Bereich der sog. Niedrig-Druck-Flanke der Miktionsschleife. Um die Niedrig-Druck-Flanke des Druck-Fluß-Plots als Kriterium für die mechanische Obstruktion zu markieren, wird eine Kurve verwendet, die als passive urethrale Widerstandsrelation (Passive Urethral Resistance Relation, PURR) bezeichnet wird [35] (Abb. 9.7). Die PURR entspricht einer graphischen Darstellung des mechanischen Widerstandes der Miktion. Auf der PURR als graphische Darstellung des mechanischen Widerstandes basieren mehr oder weniger alle existierenden Konzepte zur urodynamischen Diagnostik bzw. Klassifikation von Obstruktion und Kontraktilität (s. Kap. 9.3.2).

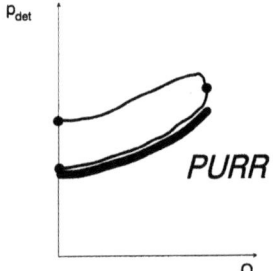

Abb. 9.7. Markierung der Niedrig-Druck-Flanke durch die PURR (Passive Urethrale Widerstandsrelation) als Graphik für den mechanischen Widerstand

Ausgangspunkt für die Klassifikation ist eine numerische Quantifizierung der PURR: Die PURR-Kurve ist durch einen spezifischen Fußpunkt (Schnittpunkt mit der Druckachse) und einen Kurvenanstieg definiert. Der PURR-Fußpunkt ist für die Öffnung bzw. den Verschluß der Urethra, der Anstieg für die Urethraeigenschaften während des Urinflusses (Dehnbarkeit bzw. Elastizität) repräsentativ. Die Länge der PURR-Kurve ist ein Parameter zur Beschreibung der Detrusorkontraktilität. Bei verschiedenen Obstruktionsarten können sowohl Fußpunkt als auch Anstieg der PURR unabhängig voneinander verändert sein. Ein höherer urethraler Widerstand besteht sowohl bei Verschiebung der gesamten PURR-Kurve in einen höheren Druckbereich (ansteigender Fußpunkt, konstanter Anstieg) (Abb. 9.8a) oder einer Abnahme der Steilheit der PURR-Kurve (konstanter Fußpunkt, Abnahme des Anstiegs) (Abb. 9.8b). Bei verschiedenartigen Obstruktionen können Fußpunkt und Anstieg unabhängig voneinander verändert sein, wobei die Veränderung der globalen Lage der PURR (Fußpunktveränderung) über den Obstruktionsgrad, die Veränderung des Anstiegs für den Obstruktionstyp maßgebend sind. Bei normaler Miktion ist die Kurve steil und liegt mit dem Fußpunkt im niedrigen Druckbereich (Abb. 9.9). Bei Harnröhrenstriktur ist der Fußpunkt wie bei normaler Miktion normal, die PURR ist jedoch flach (die Urethra öffnet sich bei niedrigem Detrusordruck, während der Miktion steigt der Druck jedoch durch die Limitierung des maximalen Flows auf die Durchflußkapazität der Striktur stark an). Die obstruktive BPH besitzt einen Fußpunkt im höheren Druckbereich und ist sehr variabel im Anstiegswinkel. Man unterscheidet deshalb auch einen kompressiven (steiler Anstieg) von einem konstriktiven (flacher Anstieg) Obstruktionstyp. Die Blasenhalssklerose zeigt einen hohen Fußpunkt mit stets flachem Anstieg.

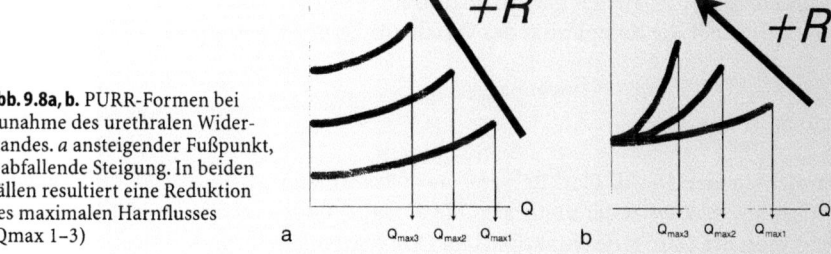

Abb. 9.8 a, b. PURR-Formen bei Zunahme des urethralen Widerstandes. *a* ansteigender Fußpunkt, *b* abfallende Steigung. In beiden Fällen resultiert eine Reduktion des maximalen Harnflusses (Qmax 1–3)

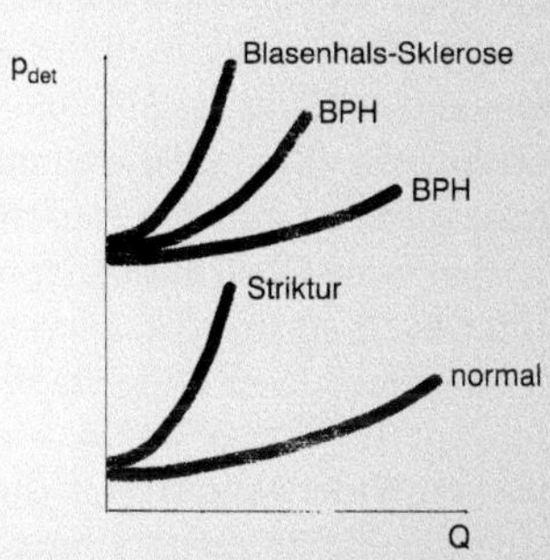

Abb. 9.9. PURR-Formen bei klassischen Miktionsstörungen

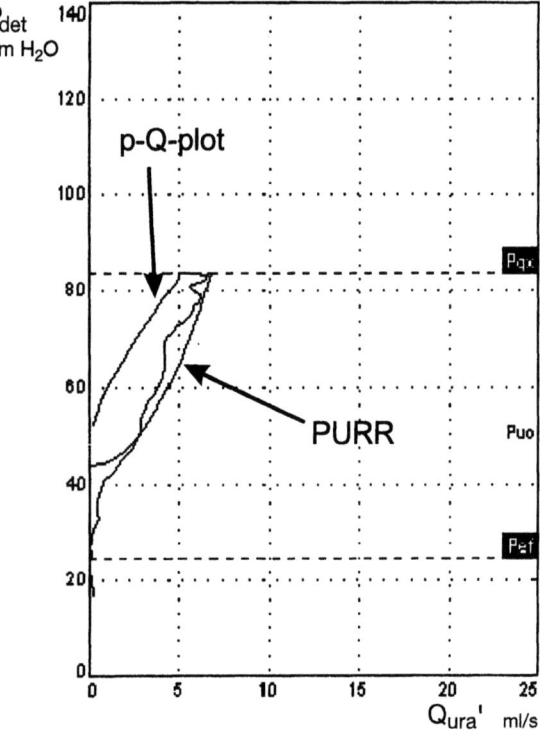

Abb. 9.10. Markierung der Niedrig-Druck-Flanke eines Druck-Fluß-Plots mittels PURR in einer Originalmessung (*pdet* Detrusordruck, *Qura* Uroflow)

In modernen Meßplätzen erfolgen die Darstellung des Plots und die Markierung seiner Niedrig-Druck-Flanke mit der PURR automatisiert (Abb. 9.10), so daß sich der Anwender über die Komplexität des Verfahrens keine Sorgen machen muß.

9.3.1.2
Funktionelle Obstruktion

Da sich in der Druck-Fluß-Relation auch Informationen über den funktionellen Widerstand (Aktivität der urethralen Muskulatur) finden, ist mit der PURR auch eine Definition des Grades der funktionellen Obstruktion möglich. Voraussetzung für den Nachweis einer mechanischen Obstruktion ist die vollständige Relaxation der urethralen Muskulatur. In dieser Situation wird der mechanische Widerstand als Restwiderstand meßbar (s. Abb. 9.6). Besteht eine dauernde Überaktivität der urethralen Muskulatur (Sphinkterspasmus), kommt es zu keinem Zeitpunkt der Miktion zur Relaxation, so daß die funktionelle Obstruktion als mechanische maskiert ist. Die mechanische Obstruktion ist in diesem speziellen Fall nicht morphologisch, sondern funktionell verursacht. Dieser Ausnahmefall muß für die urodynamische Messung des mechanischen Widerstandes bekannt sein und ist unabhängig vom verwendeten Konzept der Klassifikation. Die Dokumentation der funktionellen Genese des mechanischen Widerstandes ist in diesen genannten Fällen ausschließlich mit der Registrierung des Elektromyogramms aus Beckenboden, urethralem oder analem Sphinkter bzw. der röntgenologischen Darstellung der Urethra in einer Video-Urodynamik möglich.

Ist der funktionelle urethrale Widerstand inkonstant, d. h. es wechselt Kontraktion und Relaxation der urethralen Muskulatur, dann wird der minimale Restwiderstand als morphologisch definierte mechanische Obstruktion nachweisbar, und die Aktivität der urethralen Muskulatur über diesen Restwiderstand hinaus ist in der Druck-Fluß-Messung ebenfalls zu dokumentieren.

In der herkömmlichen Darstellung von Druck und Fluß mit EMG in der Zeitachse sind erhöhte Aktivitäten der urethralen Muskulatur durch korrespondierenden Abfall des Flusses bei gleichzeitig ansteigendem Detrusordruck sichtbar, während eine Relaxation der Muskulatur als Wiederanstieg des Flusses und Abfall des Druckes signalisiert wird. Die genannten Abweichungen der Miktionsschleife im Druck-Fluß-Plot in Richtung höheren Druck und niedrigeren Fluß und damit die Abweichung von der Niedrig-Druck-Flanke, d. h. der PURR, sind in computerunterstützten Systemen kalkulierbar und können als zusätzliche Kurve der urethralen Aktivität in der Zeitachse parallel zu Druck und Fluß dargestellt werden. Damit wird ermöglicht, die funktionellen Komponenten des urethralen Widerstandes auch ohne EMG als dynamische urethrale Widerstandsrelation (Dynamic Urethral Resistance Relation, DURR) graphisch abzubilden [35]. Der Vorteil der DURR besteht darin, daß sie unabhängig von den zahlreichen EMG-Artefakten ist und darüber hinaus die Gesamtaktivität der urethralen Muskulatur und nicht nur die der quergestreiften Anteile liefert.

9.3.1.3
Kontraktilität

Die Höhe des gemessenen Wertes für den Detrusordruck ist kein Maß für die Kontraktilität des Detrusors. Das beste Beispiel sind Patienten mit extrem niedrigen urethralen Widerstand, bei denen sehr gute Harnflußwerte auch ohne wesentlichen Detrusordruckanstieg erzeugt werden. Bei Frauen kann es durchaus normal sein, wenn die Miktion ohne jeglichen Detrusordruckanstieg abläuft. In diesen Fällen liegt eine isometrische Detrusorkontraktion vor. Fehlender Detrusordruckanstieg spricht deshalb keinesfalls für eine Insuffizienz der Kontraktilität. In der modernen Urodynamik ist es deshalb erforderlich, neben der Quantifizierung des urethralen Widerstandes auch Informationen über die Detrusorkontraktilität zu erlangen. Dabei ist nicht nur die Erfassung der Stärke, sondern auch der Dauer der Detrusorkontraktilität von Wert. Die Länge der PURR-Kurve ist ein Maß für die Stärke der Kontraktilität. Eine stark vereinfachte aber praktikable Methode ist deshalb die Beurteilung der Stärke der Kontraktilität aus dem Schäfer-Nomogramm (s. Kap. 9.3.2), in dem die Lage des $pdet_{qmax}$ in den Feldern für die Detrusorkontraktilität abgelesen wird (s. Abb. 9.13). Eine genauere Möglichkeit bieten computerisierte urodynamische Systeme, die die Implementierung von Algorithmen zur Online-Berechnung der Kontraktilität während der Miktion gestatten. Das Clim-Programm [32] liefert eine Darstellung der Detrusorkontraktilität gegen das aktuelle Blasenvolumen und berechnet den maximalen Wert als Wmax. Im eigenen Konzept [21] erfolgt die Darstellung der Kontraktilität parallel zur Druck-Fluß-Kurve in der Zeitachse (Abb. 9.11).

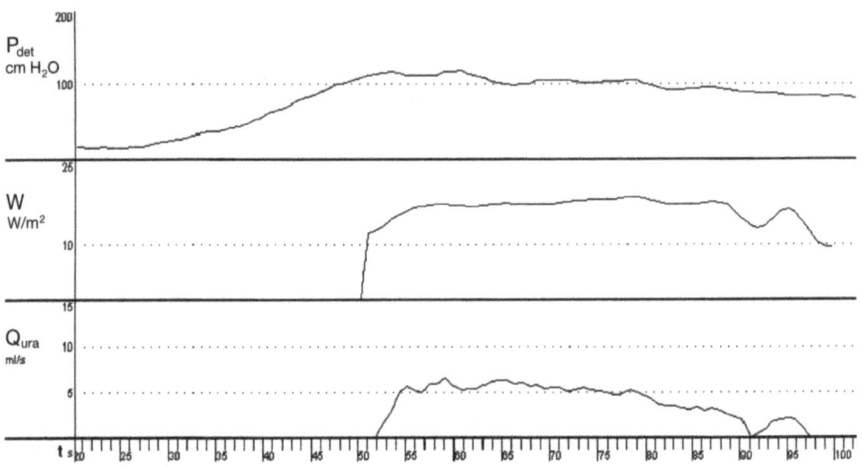

Abb. 9.11. Darstellung der Kontraktilität W in der Druck-Fluß-Messung (*pdet* Detrusordruck, *W* Kontraktilität, *Qura* Uroflow)

9.3.2
Interpretation

In der Druck-Fluß-Messung sind alle relevanten Informationen über den mechanischen und funktionellen Widerstand bzw. die Detrusorkontraktilität vorhanden. Zur Beurteilung des Obstruktionsgrades und der Kontraktilität dienen verschiedene Analysemethoden. Prinzipiell sind numerische Größen oder Nomogramme und deren Kombination möglich.

Bei Beachtung aller Grundlagen der Hydrodynamik der Miktion ist an sich nur die PURR in der Lage, den mechanischen Widerstand mit ausreichender Genauigkeit zu beschreiben. Die Erfassung der PURR ist jedoch an die Konstruktion eines Druck-Fluß-Plots und die graphische Zuordnung zu einer Niedrig-Druck-Flanke gebunden, was ausschließlich mit computerisierten Systemen möglich ist. Auch für ältere analoge Meßplätze ohne Möglichkeit der Konstruktion eines Druck-Fluß-Plots stehen Methoden zur Verfügung, die eine Klassifikation der Obstruktion gestatten. Die Vereinfachung der Analyse geschieht durch Reduktion des Druck-Fluß-Plots auf einzelne Punkte, die aus der herkömmlichen Darstellung von Druck und Fluß in der Zeitachse zu ermitteln sind.

Ein-Punkt-Verfahren

Ein-Punkt-Verfahren verwenden den Detrusordruck bei maximalem Flow ($pdet_{qmax}$) zur Klassifikation (s. Abb. 9.4 u. 9.5). Dieser Punkt wird in Nomogramme eingezeichnet (ICS-Nomogramm, Schäfer-Nomogramm) oder wird für die Definition von Zahlenwerten verwendet (Abrams-Griffiths-Number, URA, OCO).

Zwei-Punkt-Verfahren (lineare PURR)

Die lineare PURR verwendet die Punkte Detrusordruck bei maximalem Flow ($pdet_{qmax}$) und den geringsten Miktionsdruck ($pdet_{voidmin}$). Durch Verbindung beider Punkte entsteht eine Gerade, die als lineare PURR bezeichnet wird [36] (s. Abb. 9.13). Im Gegensatz zu den Ein-Punkt-Verfahren ist durch die mögliche Definition von Fußpunkt und Anstieg der linearen PURR eine Klassifikation von Obstruktionsgrad und -typ möglich.

Multiple-Punkte-Verfahren (PURR)

Die echte Markierung der Niedrig-Druck-Flanke des Druck-Fluß-Plots geschieht unter Verwendung vieler Punkte dieser Flanke computerunterstützt in modernen urodynamischen Meßplätzen. Sie ist die exakteste Analysemethode.

9.3.2.1
Nomogramme

ICS-Nomogramm

Das ICS-Standardisierungskomitee für Druck-Fluß-Analysen empfiehlt eine Modifikation des Abrams-Griffiths-Nomogramms als Standard der ICS [19] (Abb. 9.12). Im Abrams-Griffiths-Nomogramm wurden auf der Grundlage von Druck-Fluß-Messungen an obstruktiven/nichtobstruktiven Probanden 3 Zonen (obstruktiv, Grauzone, nicht obstruktiv) empirisch festgelegt [7]. Die Klassifikation der Obstruktion ergibt sich durch Eintragung des Detrusordruckes bei maximalem Flow ($pdet_{qmax}$) in das Nomogramm.

Abrams-Griffiths-Number

Die Abrams-Griffiths-Number ist ein Druckwert [26] (s. Abb. 9.12). Er wird ermittelt, indem vom Detrusordruck bei maximalem Flow ($pdet_{qmax}$) eine Linie parallel zur Grenzlinie zwischen obstruktiver Zone und Grauzone auf der Druckachse gezogen wird.

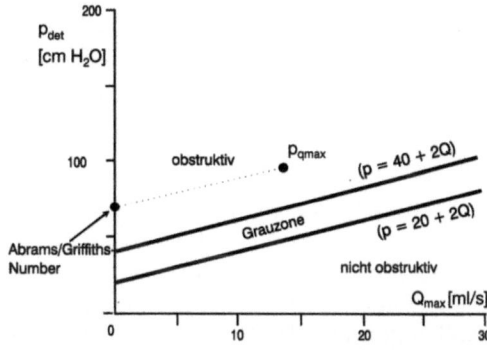

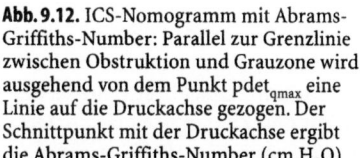

Abb. 9.12. ICS-Nomogramm mit Abrams-Griffiths-Number: Parallel zur Grenzlinie zwischen Obstruktion und Grauzone wird ausgehend von dem Punkt $pdet_{qmax}$ eine Linie auf die Druckachse gezogen. Der Schnittpunkt mit der Druckachse ergibt die Abrams-Griffiths-Number (cm H_2O)

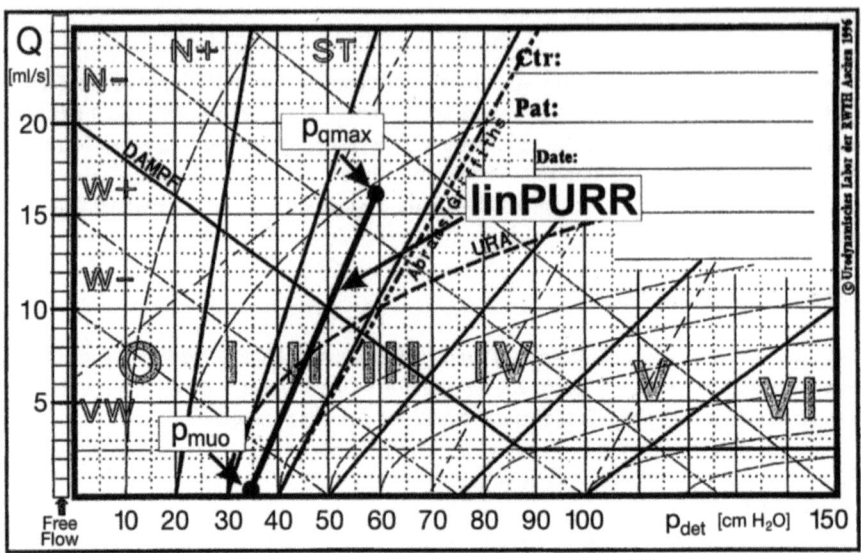

Abb. 9.13. Schäfer-Nomogramm mit linearer PURR (linPURR): Die Konstruktion erfolgt durch Verbindung der Punkte pdet$_{qmax}$ und pdet$_{voidmin}$ Die Klassifikation des Obstruktionsgrades (0–VI) erfolgt entsprechend der Lage des Punktes pdet$_{qmax}$

Schäfer-Nomogramm

Das Nomogramm enthält 7 Obstruktionsgrade (0–VI) [36] (Abb. 9.13). Im Vergleich zum ICS-Nomogramm können die Felder 0–I als nicht obstruktiv, das Feld II als Grauzone und die Felder III–VI als Obstruktion mit unterschiedlichen Graden bezeichnet werden. Schäfer hat zwischenzeitlich auch die Grenzen der Obstruktionen anderer Klassifikationssysteme wie URA und die des Abrams-Griffiths-Nomogramms eingezeichnet, wobei letztere gleich dem ICS-Nomogramm sind. Das Schäfer-Nomogramm enthält über die Klassifikation der Obstruktion hinaus Felder zur Klassifikation der Kontraktilität des Detrusors (ST = stark, N = normal, W = schwach, VW = sehr schwach). Auch in das Schäfer-Nomogramm wird der Druck bei maximalem Flow (pdet$_{qmax}$) eingetragen. Ursprünglich war das Nomogramm für die Projektion der linearen PURR vorgesehen, die jedoch in vielen Fällen über mehrere Felder zieht, so daß der Kompromiß zur Reduktion auf den Punkt pdet$_{qmax}$ notwendig wurde. Leider geht durch die Reduktion der linearen PURR auf einen Punkt die an sich vorhandene Information von Fußpunkt und Anstieg der linPURR verloren.

CHESS-Klassifikation

CHESS ist eine zweidimensionale, getrennte Klassifikation von Fußpunkt und Anstieg der quadratischen oder linearen PURR in jeweils 4 Kategorien, so daß ein 4x4-Feld entsteht [22, 23] (Abb. 9.14). In Anlehnung an ein Schachbrett wurde der Fußpunkt mit den Buchstaben A–D und der Anstieg mit den Zahlen 1–4 klassifiziert, so daß insgesamt 16 Obstruktionsgrade definiert werden können. CHESS ist die ein-

Abb. 9.14. CHESS-Klassifikation für quadratische (*PURR*) und lineare PURR (*linPURR*). Die angegebenen Grenzen für den Anstieg der linearen PURR entsprechen der ICS-Achsenorientierung (*x-Achse* = Flow, *y-Achse* = Detrusordruck). Bei Verwendung der Achsenorientierung des Schäfer-Nomogramms (x-Achse = Detrusordruck, y-Achse = Flow) sind die Werte reziprok

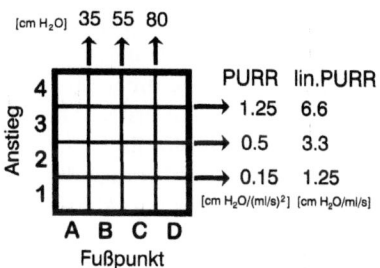

zige Klassifikation, die neben Obstruktionsgraden (Fußpunkt A–D) auch Obstruktionstypen (Klassifikation des Anstiegs 1–4) unterscheiden kann. Eine kompressive Obstruktion liegt vor, wenn der Anstieg mit 1–2, eine konstriktive Obstruktion, wenn der Anstieg mit 3 oder 4 klassifiziert wird.

9.3.2.2
Wertung

Die Unterschiede der einzelnen Klassifikationen ergeben sich hauptsächlich aus ihrer Leistungsfähigkeit und Genauigkeit der Klassifikation. Die Definition der Grenzen zwischen obstruktiv und nicht obstruktiv in den verschiedenen Konzepten ist nahezu gleich. Wird nur ein Punkt aus dem Druck-Fluß-Plot verwendet, so wird die Information über die Miktion des Patienten auch auf diesen Punkt reduziert. Der Punkt $pdet_{qmax}$ entspricht annähernd dem Endpunkt der PURR. Das PURR-Konzept macht deutlich, daß mit dem Druck bei maximalem Fluß nur die Eigenschaften der Miktion nach Öffnung der Urethra erfaßt werden. Die individuelle Miktion kann den $pdet_{qmax}$-Punkt auf sehr unterschiedliche Weise erreichen, so daß durchaus eine Miktion bei Harnröhrenstriktur den gleichen $pdet_{qmax}$ aufweisen kann wie die Miktion eines BPH-Patienten. Die für diese Differenzierung notwendige Erfassung des minimalen Miktionsdrucks geht verloren, so daß die Unterscheidung verschiedener Obstruktionstypen wie kompressiv und konstriktiv nicht möglich ist.

Die Entscheidung, welches Konzept zur Anwendung gelangt, ist abhängig von den gerätetechnischen Möglichkeiten und der geforderten Genauigkeit in der Definition der Obstruktion. Steht keine computerunterstützte Darstellung des Druck-Fluß-Plots zur Verfügung, kann die Klassifikation natürlich nur mit der Hand aus der Erfassung einzelner Punkte der herkömmlichen Druck-Fluß-Kurve erfolgen. Die Ermittlung des $pdet_{qmax}$ allein und die Projektion in das ICS-Nomogramm ist zwar eine einfache, von jedem Anwender durchzuführende Methode, besitzt jedoch den Nachteil, daß nur die Obstruktion an sich und nicht deren Grad klassifizierbar ist. Angesichts der großen Zahl alternativer BPH-Therapien und der in Zukunft notwendig werdenden differenzierten Indikationsstellung kann diese Methode nicht mehr befriedigen. Ein guter Kompromiß ist die aus $pdet_{qmax}$ und $pdet_{voidmin}$ manuell durchführbare Konstruktion der linearen PURR, die trotz aller Ungenauigkeiten die zweidimensionale Information der Miktion enthält. Die getrennte Klassifikation von Fußpunkt und Anstieg ist allerdings nur mit dem CHESS-Konzept möglich. Die Projektion in das Schäfer-

Nomogramm bedeutet wiederum die Reduktion der Information auf $pdet_{qmax}$ und damit einen Rückschritt in ein Ein-Punkt-Verfahren.

Moderne computerunterstützte Meßplätze sind problemlos in der Lage, einen Druck-Fluß-Plot zu liefern und haben damit die Möglichkeit, alle Konzepte zur Klassifikation darzustellen. Es ist mittlerweile zum Standard geworden, daß mehrere Möglichkeiten parallel vorhanden sind, so daß sich der Anwender eine ihm genehme Methode auswählen kann (Abb. 9.15).

9.3.3
Reproduzierbarkeit

Die Reproduzierbarkeit urodynamischer Messungen ist dann eine entscheidende Frage, wenn aufgrund urodynamischer Messungen Diagnosen erstellt bzw. Therapierentscheidungen vorgenommen werden. Da für die Diagnose einer mechanischen Obstruktion eine komplette Relaxierung der urethralen Muskulatur Voraussetzung ist, kann durch ungünstige Untersuchungsbedingungen (ungünstige Position des Patienten bei der Miktion, Hektik oder Unruhe bei der Untersuchung) eine vollständige Relaxation der Sphinktermuskulatur nicht möglich sein und die Messungen des mechanischen Widerstandes nicht erfolgen. Die Messungen sollten deshalb in jedem Falle wiederholt werden, so daß letztlich die Relaxation der urethralen Muskulatur während der Miktion auch durch die Gewöhnung des Patienten an die Untersuchungsbedingungen eintritt. In jedem Fall gilt die gemessene mechanische Obstruktion als korrekt, die den geringsten Wert in Wiederholungsmessungen aufweist, unabhängig von der Art der Analyse oder des Konzeptes zur Klassifikation. Werden nur einzelne Punkte des Druck-Fluß-Plots zur Klassifikation verwendet, so gilt prinzipiell der höchste registrierte Qmax-Wert in Wiederholungsmessungen. Falls in Mehrfachmessungen gleiche Qmax-Werte registriert werden, dann wird die Messung verwendet, die den niedrigsten Detrusordruck bei maximalem Flow aufweist. Das gleiche Procedere gilt für den minimalen Miktionsdruck ($pdet_{voidmin}$): In Wiederholungsmessungen bestimmt immer der niedrigste Wert die mechanische Obstruktion.

Die Reproduzierbarkeit von Druck-Fluß-Messungen ist in den letzten Jahren in mehreren Studien geprüft worden. Rosier et al. fanden in einer Überprüfung der Reproduzierbarkeit von 2 in einer Sitzung durchgeführten Druck-Fluß-Messungen bei 75 Patienten, daß bei 87% der Patienten die individuelle Differenz des Qmax bei der ersten und zweiten Miktion weniger als 2 ml betrug. Die entsprechende Differenz des $pdet_{qmax}$ bzw. des $pdet_{voidmin}$ war weniger als 15 cm Wassersäule bei 80% der Pa-

Tabelle 9.3. Reproduzierbarkeit Druck-Fluß-Messung. (Nach Rosier et al. [33])

	1. Messung	2. Messung	p	2. Messung [%] höher	niedriger
Qmax	7,36±3,83	7,57±3,75	0,1450	53,3	45,3
$pdet_{qmax}$	74,4±29,7	71,4±31,1	0,0310	62,6	36,0
$pdet_{voidmin}$	36,6±17,3	36,8±19,2	0,5829	44,0	56,0
A_{theo} [a]	3,07±1,97	3,43±2,37	0,0039	34,0	65,3
URA [b]	44,2±19,8	41,6±18,8	0,0036	34,0	65,3

[a] A_{theo}: Theoretische Querschnittsfläche (Parameter, der sich aus dem Anstieg der PURR errechnet).
[b] URA: Urethral Resistance Algorithm.

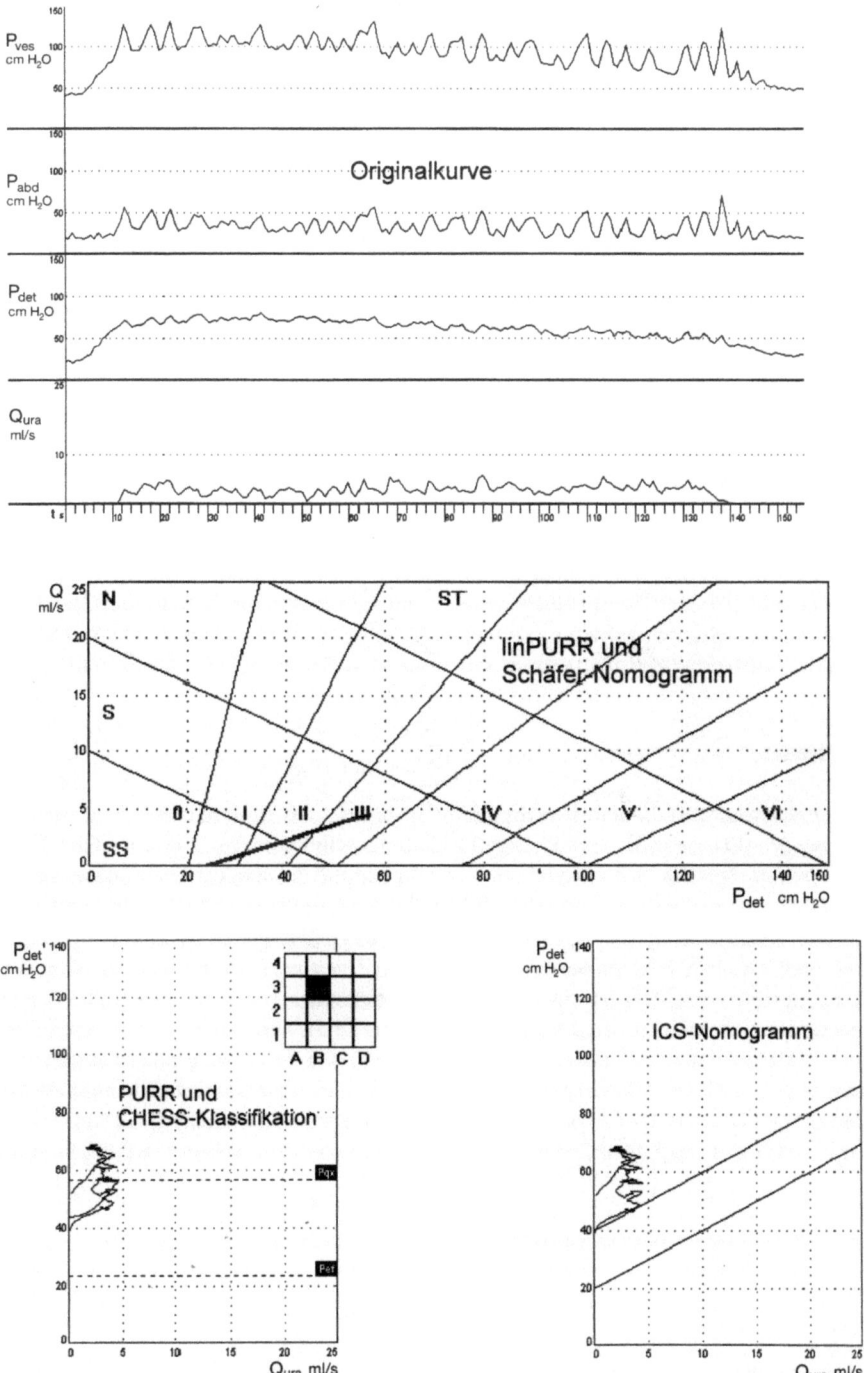

Abb. 9.15. Automatisierte Klassifikation der mechanischen Obstruktion aus einer Druck-Fluß-Messung nach verschiedenen Konzepten

Tabelle 9.4. Reproduzierbarkeit Druck-Fluß-Messung. (Nach Tan et al. [42])

	Messung 1	Messung 2	Messung 3	p (1–2)	p (1–3)
$pdet_{open}$	68,0±33,7	63,9±32,3	70,0±33,6	0,321	0,787
$pdet_{max}$	91,8±41,3	82,1±38,7	86,2±37,9	0,055	0,536
$pdet_{qmax}$	77,5±35,2	72,4±35,1	77,7±35,9	0,245	0,980
Qmax	8,6±6,8	9,4±7,1	10,6±6,8	0,361	0,167
Qave	3,7±3,2	4,3±3,6	4,4±3,6	0,200	0,416
Miktionsvolumen	229±198	243±214	276±229	0,572	0,291
PURR-Fußpunkt	59,4±27,5	55,4±28,9	60,5±30,0	0,253	0,855
PURR-Anstieg	0,83±1,76	0,68±1,53	0,32±0,37	0,463	0,152
A_{theo}[a]	6,13±7,05	6,46±5,76	7,08±5,02	0,683	0,529
$Wmax$[b]	14,7±7,8	13,7±6,3	14,0±4,6	0,237	0,672

[a] A_{theo}: Theoretische Querschnittsfläche (Parameter, der sich aus dem Anstieg der PURR errechnet).
[b] W: Detrusorkontraktilität.

tienten. Insgesamt waren die intraindividuellen Schwankungen selten so groß, als daß sie einen Wechsel des Obstruktionsgrades im Schäfer-Nomogramm verursachten [33] (Tabelle 9.3). Madsen et al. fanden einen hohen Grad der Reproduzierbarkeit von Druck-Fluß-Messungen bei 25 BPH-Patienten. Bei 26% der Untersuchten schwankte der Qmax mehr als 3 ml/s und der Detrusordruck mehr als 20 cm H_2O [27]. Auch Tan et al. fanden bei der Überprüfung der Reproduzierbarkeit von Druck-Fluß-Messungen bei 125 Patienten keinen signifikanten Unterschied aller gemessenen Werte im Vergleich von der ersten zur zweiten und zur dritten Messung [42] (Tabelle 9.4).

9.3.4
Morbidität

Die Invasivität und die damit verbundene Morbidität der urodynamischen Untersuchung gilt als Grund für eine strenge Indikationsstellung. In der Literatur existieren sehr wenige gezielte Untersuchungen zur Morbidität urodynamischer Messungen. Carter et al. untersuchten 1991 die Morbidität der Urodynamik im Zusammenhang mit der Antibiotikaprophylaxe bei 324 Patienten [14]. 63% seiner Patienten berichteten über Dysurie, in 6,3% war diese schwer und trat vorwiegend bei Männern auf. Das Auftreten von Dysurie war nicht an den Nachweis von Harnwegsinfektionen gebunden. Schmidbauer et al. berichteten 1995 über die Untersuchung der Morbidität bei 57 Männern und 56 Frauen. Die Autoren fanden mit einer Komplikationsrate von insgesamt 22,8% bei Männern und 5,4% bei Frauen eine nicht unerheblich hohe Morbidität [37] (Details Tabelle 9.5). Eine eigene Studie zur Untersuchung der Morbidität der urodynamischen Messung wurde bei 269 Patienten (167 Männer und 103 Frauen)

Tabelle 9.5. Morbidität nach urodynamischer Untersuchung. (Nach Schmidbauer et al. [37])

Symptome	Männer [%]	Frauen [%]
Fieber	15,8	1,8
Dysurie	10.5	1,8
Starker Schmerz	8,7	0
Harnretention	5,2	0
Starke Makrohämaturie	3,5	0

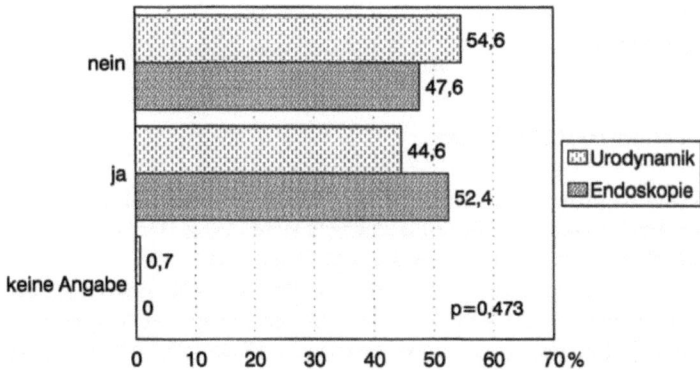

Abb. 9.16. Angegebene Schmerzen während der Untersuchung im Vergleich zwischen Urodynamik und Endoskopie

im Vergleich zur Morbidität einer Routinezystoskopie bei 42 Patienten (23 Männer und 19 Frauen) durchgeführt. Das Ergebnis zeigte, daß die urodynamische Untersuchung hinsichtlich der Schmerzen während der Untersuchung mit der Endoskopie vergleichbar ist (Abb. 9.16). Am häufigsten wurden Brennen und Pollakisurie genannt. Die Beschwerden persistierten nach Endoskopie signifikant häufiger (Abb. 9.17). Im Vergleich zwischen Männern und Frauen war die Morbidität im Geschlechtervergleich nicht signifikant unterschiedlich (p=0,558). Die Frage, inwieweit eine nochmalige urodynamische Untersuchung akzeptabel wäre, beantworteten nur 10,8% der Männer und 17,6% der Frauen mit »nein«. Insgesamt zeigt der Vergleich zur Endoskopie, daß die Morbidität der Urodynamik offensichtlich geringer ist als allgemein angenommen wird. Die hohe Komplikationsrate in der Schmidbauer-Untersuchung ist unter Beachtung der eigenen Ergebnisse nicht nachvollziehbar und erklärt sich u. U. durch die Verwendung anderer transurethraler Katheter.

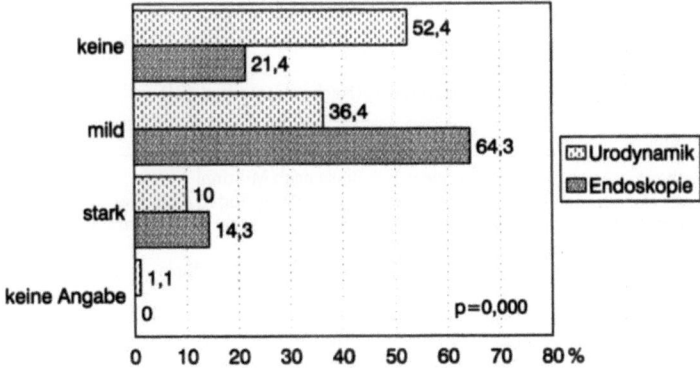

Abb. 9.17. Angegebene Beschwerden nach der Untersuchung im Vergleich zwischen Urodynamik und Endoskopie

9.4
Zystometrie

9.4.1
Grundlagen und Definitionen

Die Zystometrie ist die simultane Registrierung von vesikalem (pves) und abdominalem Druck (pabd) bei kontinuierlicher Blasenfüllung. Der Detrusordruck (pdet) wird als Differenzdruck aus pves minus pabd registriert.

Eine Indikation zur Zystometrie bei BPH ist nicht generell gegeben. Die Durchführung einer Druck-Fluß-Messung erfordert jedoch die vorherige Blasenfüllung, so daß die Aufzeichnung einer zystometrischen Kurve kein Problem darstellen dürfte.

Eine besondere Indikationsstellung bei BPH besteht insbesondere, wenn:
- eine Drangkomponente mit oder ohne Harninkontinenz symptomatisch überwiegt,
- neben der BPH ein Verdacht auf eine neurogene Komponente mit Detrusorhyperreflexie besteht (z. B. Morbus Parkinson, zerebrale DBS, Demenz, multiple Sklerose etc.),
- der Verdacht auf eine Detrusorhypo- oder -akontraktilität besteht.

In der Zystomanometrie werden die Detrusorqualitäten beurteilt, die seine Reservoirfunktion kennzeichnen [Blasensensitivität, Blasenkapazität, Detrusorinstabilität und Detrusordehnbarkeit (Compliance)] (Parameter Tabelle 9.6):
- Sensitivität: Erster und vorhandener Harndrang müssen vorhanden sein. Ein fehlender Harndrang und/oder das Auftreten vegetativer Reaktionen bei zunehmender Füllung wie Schwitzen, Blutdruckveränderungen etc. spricht für das Vorliegen einer neurogenen Blase.
- Kapazität: Die maximale Blasenkapazität ergibt sich entweder durch die Notwendigkeit des Beendens der Blasenfüllung bei starkem Harndrang oder die Einleitung der Miktion. Die effektive Blasenkapazität errechnet sich aus der maximalen Blasenkapazität minus Restharn. Akzeptabel ist Restharn bis 15% der maximalen Blasenkapazität.
- Stabilität: Jegliche isolierte Druckerhöhung im Detrusordruck ist unabhängig von ihrer Dauer und der Höhe der Amplitude als Detrusorinstabilität zu definieren [2].

Tabelle 9.6. Definitionen der Zystometrie. (Nach Abrams et al. [2])

Parameter	Bedeutung	Einheit
Restharn	Urinmenge in der Blase nach Miktion	ml
Erster Harndrang	Blasenvolumen bei erstem Empfinden eines Harndranges	ml
Maximale Blasenkapazität	Volumen, bei dem der Patient starken Harndrang verspürt	ml
Effektive Blasenkapazität	Maximale Blasenkapazität minus Restharn	ml
Detrusorkoeffizient (Compliance)	Dehnbarkeit des Detrusors; Quotient aus Blasenvolumen (ΔV)/zugehörigen intraves. Druckzuwachs (Δp). (Standardisierung des Volumenbereiches nicht vorgegeben)	(ml/cm H_2O)
Detrusorinstabilität	Unwillkürlicher Detrusordruckanstieg mit oder ohne begleitende Inkontinenz	

Patienten mit BPH zeigen durch die Katheterirritation häufig Instabilitäten mit oder ohne Inkontinenz, ohne daß klinisch eine Urgeinkontinenz besteht.
- Dehnbarkeit: Die Dehnbarkeit des Detrusors definiert seine Fähigkeit, auf eine physiologische Füllung ohne wesentlichen Druckanstieg zu reagieren. In der Zystometrie wird der Wert als Compliance angegeben. In der klinischen Praxis ist vorwiegend die Einschränkung der Dehnbarkeit für die Ausbildung eines vesikalen Hochdrucksystems und eine in der Folge mögliche doppelseitige Stauung vorwiegend bei neurogenen Blasen von Relevanz.

9.4.2
Interpretation

Die Zystometrie ist nicht in der Lage, infravesikale Obstruktionen urodynamisch abzuklären. Dies ist nur mittels einer Druck-Fluß-Messung möglich. Bei BPH gestattet die Zystometrie ausschließlich die Quantifizierung der Veränderung der Speicherfunktion, wobei diese primär (neuro- oder myogen), sekundär infolge BPH oder als Kombination aus beiden bedingt sein kann. Die Zystometrie liefert hier lediglich ein Zustandsbild der Blasenfunktion und nicht deren Ursache. Es ist deshalb nicht möglich vorherzusagen, inwieweit eine geplante BPH-Therapie Funktionsstörungen wie z. B. die Detrusorinstabilität im individuellen Fall zu bessern oder zu heilen vermag.

9.4.2.1
Detrusorinstabilität

Die Detrusorinstabilität während der Blasenfüllung ist definiert als ungehemmte phasische Kontraktion des Detrusors (Anstieg des Detrusordrucks). Die Detrusorhyperaktivität ist die eigentliche Definition, wobei diese als Detrusorinstabilität (ohne neurologische Ursache) oder Detrusorhyperreflexie (Patienten mit neurogener Erkrankung) bezeichnet wird. Eine Detrusorhyperaktivität kann mit und ohne Blasenauslaßobstruktion vorkommen. Eine Korrelation von Detrusorinstabilität und symptomatischer BPH ist bekannt [6, 8, 12, 25, 30] und wird in 45-74% gefunden [6, 10]. Die Mehrheit dieser Patienten ist obstruktiv. Rosier fand allerdings bei der Untersuchung von 185 BPH-Patienten keinen Unterschied im Obstruktionsgrad zwischen Patienten mit und ohne Detrusorinstabilität [34]. Demgegenüber fanden Andersen et al. eine Prävalenz der Detrusorinstabilität bei gesunden älteren Männern in 13%, so daß die Detrusorinstabilität als nicht spezifisch für eine Blasenauslaßobstruktion gelten muß [11]. Nach einer TURP wird die Detrusorinstabilität in 54-69% beseitigt [6, 9, 16, 31]. Eine persistierende Detrusorinstabilität nach der Therapie ist mit einem schlechten symptomatischen Ergebnis verbunden [16]. Leider kann prätherapeutisch nicht festgestellt werden, bei welchen Patienten die Detrusorinstabilität persistiert oder sogar erst nach der Therapie auftreten wird [6, 10].

9.4.2.2
Compliance

Für die klinische Praxis ist in der Zystometrie nur eine Reduktion der Harnblasendehnbarkeit (low compliance bladder) von Bedeutung. Die Berechnung der Compliance erfolgt durch Bildung des Quotienten aus Volumenänderung pro Druckänderung ($\Delta V/\Delta P$) (s. Tabelle 9.6) in der Zystometrie. Eine Low compliance bladder bedeutet einen kontinuierlichen (nichtphasischen) Anstieg des Blasendrucks während der Füllung. Der Zusammenhang zwischen Low compliance bladder bei Männern mit Blasenauslaßobstruktion und chronischer Harnretention ist nachgewiesen [5, 40, 41]. Eine Einschränkung der Detrusorcompliance beinhaltet ein höheres Risiko für eine Dilatation des oberen Harntraktes, wobei die Prostatektomie bei Patienten mit chronischer Retention eine Verbesserung der Blasenfunktion hinsichtlich der Normalisierung von Compliance und Dilatation des oberen Harntraktes einschließlich Senkung des Kreatinins zur Folge hat [4, 39. 40].

9.5
Andere Untersuchungstechniken

9.5.1
Urethradruckprofil

Die Ableitung des Urethradruckprofils ist eine statische Untersuchung und kann nicht zum Nachweis einer Obstruktion verwendet werden. Die Möglichkeit der Bestimmung der Prostatagröße aus der funktionellen Urethralänge [24] besitzt durch die Existenz des transrektalen Ultraschalls nur noch historische Bedeutung.

9.5.2
Miktions-Urethradruckprofil (MUPP)

Das Miktions-Urethradruckprofil wurde zuerst von Scott et al. beschrieben [29, 38] und von Yalla et al. [43] für die BPH technisch modifiziert. Studien von Asklin et al. bestätigten, daß es mit dem MUPP möglich ist, die Lokalisation, den Typ und Durchmesser der Obstruktion und den Widerstand des obstruierten urethralen Segmentes zu erfassen [13]. Im Vergleich zu anderen Konzepten zur Erfassung der mechanischen Obstruktion besteht eine gute Korrelation [17].

9.5.3
Video-Urodynamik

Die Video-Urodynamik mit der simultanen Darstellung von urodynamischen Kurven und Röntgenbild ist die umfassendste urodynamische Untersuchung und gestattet, Veränderungen in der Urodynamik der Miktion mit der röntgenologischen Darstellung der Harnröhre in Verbindung zu bringen. Dennoch gibt es z. Z. keine Hinweise dafür, daß die Video-Urodynamik über die moderne Druck-Fluß-Messung hinaus bei BPH ergänzende Informationen liefert [3].

Literatur

1. Abrams P (1994) New words for old: lower urinary tract symptoms for »prostatism«. Brit Med J 308: 929-930
2. Abrams P, Blaivas JG, Stanton SL, Andersen JT (1988) The standardisation of terminology of lower urinary tract function. The International Continence Society Committee on Standardisation of Terminology. Scand J Urol Nephrol [suppl] 114: 5-19
3. Abrams P, Bruskewitz R, de la Rosette J et al. (1995) The diagnosis of bladder outlet obstruction: urodynamics. In: Cockett ATK, Khoury S, Aso Y, Chatelain C, Denis L, Griffiths K, Murphy G (eds) The 3rd consultation on benign prostatic hyperplasia (BPH). Scientific Communication International Ltd., pp 299-354
4. Abrams P, Feneley RCL (1978) The urodynamic changes folllowing prostatectomy. Urol Int 33: 181-186
5. Abrams PH, Dunn M, George N (1978) Urodynamic findings in chronic retention of urine and their relevance to results of surgery. Br Med J 2: 1258-1260
6. Abrams PH, Farrar DJ, Turner WR, Whiteside CG, Feneley RC (1979) The results of prostatectomy: a symptomatic and urodynamic analysis of 152 patients. J Urol 121: 640-642
7. Abrams PH, Griffiths DJ (1979) The assessment of prostatic obstruction from urodynamic measurement and from residual urine. Brit J Urol 51: 129-134
8. Ameda K, Koyanagi T, Nantani M, Taniguchi T, Matsuno T (1994) The relevance of preoperative cystometrography in patients with benign prostatic hyperplasia: correlating the findings with clinical features and outcome after prostatectomy. J Urol 152: 443-447
9. Andersen JT (1976) Detrusor hyperreflexia in benign infravesical obstruction. A cystometric study. J Urol 115: 532-534
10. Andersen JT (1982) Prostatism. III. Detrusor hyperreflexia and residual urine. Clinical and urodynamic aspects and the influence of surgery on the prostate. Scand J Urol Nephrol 16: 25-30
11. Andersen JT, Jacobsen O, Worm PJ, Hald T (1978) Bladder function in healthy elderly males. Scand J Urol Nephrol 12: 123-127
12. Andersen JT, Nordling J, Walter S (1979) Prostatism. I. The correlation between symptoms, cystometric and urodynamic findings. Scand J Urol Nephrol 13: 229-236
13. Asklin B, Erlandson BE, Johansson G, Pettersson S (1984) The micturitional urethral pressure profile. Scand J Urol Nephrol 18: 269-276
14. Carter PG, Lewis P, Abrams P (1991) Urodynamic morbidity and dysuria prophylaxis. Br J Urol 67: 40-41
15. Cockett AT, Aso Y, Denis L et al. (1993) Recommendations of the International Consensus Committee concerning: 1. Prostate Symptom Score (I-PSS) and quality of life assessment, 2. Diagnostic work-up of patients presenting with symptoms suggestive of prostatism, 3. Standardization of the evaluation of treatment modalities, 4. BPH treatment recommendations. In: Cockett ATK, Khoury S, Aso Y, Chatelain C, Denis L, Griffiths K, Murphy G (eds) The 2nd International Consultation on Benign Prostatic Hyperplasia (BPH), Paris, June 27-30, 1993, Proceedings. Scientific Communication International Ltd, Jersey, Channel Islands, pp 553-564
16. Cote RJ, Burke H, Schoenberg HW (1981) Prediction of unusual postoperative results by urodynamic testing in benign prostatic hyperplasia. J Urol 125: 690-692
17. DuBeau CE, Sullivan MP, Cravalho E, Resnick NM, Yalla SV (1995) Correlation between micturitional urethral pressure profile and pressure-flow criteria in bladder outlet obstruction. J Urol 154: 498-503
18. Griffiths D, Höfner K, van Mastrigt R, Rollema HJ, Spangberg A, Gleason J (1997) Standardisation of terminology of lower urinary tract function: pressure flow studies of voiding, urethral resistance and urethral obstruction. Neurourol Urodyn 16: 1-18
19. Griffiths DJ (1980) Urodynamics: the mechanics and hydrodynamics of the lower urinary tract. Hilger, Bristol
20. Hald T (1989) Urodynamics in benign prostatic hyperplasia. Prostate [Suppl] 2: 69-77
21. Höfner K (1992) Urodynamic evaluation of lower urinary tract dysfunction. Curr Opin Urol 2: 257-262
22. Höfner K, Kramer AEJL, Tan HK, Krah H, Jonas U (1995) CHESS classification of bladder-outflow obstruction. A consequence in the discussion of current concepts. World J Urol 13: 59-64
23. Höfner K, Schäfer J, Gonnermann O, Grünewald V, Jonas U (1996) Chess classification of bladder outlet obstruction based on linear PURR. Proceedings, 26th Annual Meeting International Continence Society Athen, pp 329-330
24. Kondo A, Narita H, Otani T, Takita T, Kobayashi M, Mitsuya H (1979) Weight estimation of benign prostatic adenoma with urethral pressure profile. Brit J Urol 51: 290-294

25. Koyanagi T, Ameda K, Nantani M, Taniguchi K, Matsuno T, Shinno Y (1995) Preoperative cystometrography in patients with clinical benign prostatic hypertrophy. World J Urol 13: 24-29
26. Lim CS, Abrams P (1995) The Abrams-Griffiths nomogram. World J Urol 13: 34-39
27. Madsen FA, Rhodes PR, Bruskewitz RC (1995) Reproducibility of pressure-flow variables in patients with symptomatic benign prostatic hyperplasia. Urology 46: 816-820
28. McConnell JD (1995) Benign prostatic hyperplasia: treatment guidelines and patient classification. Br J Urol 76 [suppl 1]: 29-46
29. McConnell JD, Barry MJ, Bruskewitz RC et al. (1994) Benign prostatic hyperplasia: diagnosis and treatment. Agency for Health Care Policy and Research, Public Health Service, U. S. Department of Health and Human Services, Rockville, MD
30. Nitti VW, Kim Y, Combs AJ (1994) Correlation of the AUA symptom index with urodynamics in patients with suspected benign prostatic hyperplasia. Neurourol Urodyn 13: 521-527
31. Rao MM, Ryall R, Evans C, Marshall VR (1979) The effect of prostatectomy on urodynamic parameters. Brit J Urol 51: 295-299
32. Rollema HJ, van Mastrigt R (1991) Objective analysis of prostatism: a clinical application of the computer program CLIM. Neurourol Urodyn 10: 71-76
33. Rosier PF, de la Rosette JJ, Koldewijn EL, Debruyne FM, Wijkstra H (1995) Variability of pressure-flow analysis parameters in repeated cystometry in patients with benign prostatic hyperplasia. J Urol 153: 1520-1525
34. Rosier PF, de la Rosette JJ, Wijkstra H, Van Kerrebroeck PE, Debruyne FM (1995) Is detrusor instability in elderly males related to the grade of obstruction? Neurourol Urodyn 14: 625-633
35. Schäfer W (1985) Urethral resistance? Urodynamic concepts of physiological and pathological bladder outlet function during voiding. Neurourol Urodyn 4: 161-201
36. Schäfer W (1995) Analysis of badder-outlet function with the linearized passive urethral resistance relation, linPURR, and a disease-specific approach for grading obstruction: from complex to simple. World J Urol 13: 47-58
37. Schmidbauer CP, Klingler HC, Madersbacher S, Marberger M (1995) Morbidität bei Frauen und Männern nach urodynamischer Untersuchung. Urologe A [suppl 1]: S110
38. Scott JES, Clayton CB, Dee PM, Simpson W (1977) Dynamic and flexible models of the urethra. In: Hinman FJ (ed) Hydrodynamics of micturition. Thomas, Springfield, Il., pp 124-132
39. Styles RA, Neal DE, Griffiths CJ, Ramsden PD (1988) Long-term monitoring of bladder pressure in chronic retention of urine: the relationship between detrusor activity and upper tract dilatation. J Urol 140: 330-334
40. Styles RA, Ramsden PD, Neal DE (1991) The outcome of prostatectomy on chronic retention of urine. J Urol 146: 1029-1033
41. Sullivan MP, Yalla SV (1996) Detrusor contractility and compliance characteristics in adult male patients with obstructive and nonobstructive voiding dysfunction. J Urol 155: 1995-2000
42. Tan HK, Höfner K, Krah H, Kuczyk M, Jonas U (1995) Reproducibility of pressure flow analysis in the diagnosis of BPH obstruction. J Urol [suppl] 153: 452A
43. Yalla SV, Sharma GV, Barsamian EM (1980) Micturitional static urethral pressure profile: a method of recording urethral pressure profile during voiding and the implications. J Urol 142: 649-656

Therapie

KAPITEL 10

Kontrolliertes Zuwarten

J.J. de la Rosette, F.M. Debruyne

10.1 Wirkprinzip 225
10.2 Indikation 226
10.3 Ergebnisse 227
10.3.1 Beschwerden 227
10.3.2 Miktionsstudien 229
10.4 Wertung 233
Literatur 235

10.1
Wirkprinzip

Kontrolliertes Zuwarten (watchful waiting, WW) ist eine Strategie, bei der der Arzt den Patienten ohne aktive Therapie beobachtet. WW ist zwar die häufigste Behandlungsstrategie für Patienten mit leichten bis mäßigen Beschwerden, es ist aber wenig über WW als mögliche Therapieform bekannt. Das gleiche gilt für das Placebophänomen nach vorgetäuschter Behandlung, wobei u. E. ein differenter Wirkmechanismus vorliegt.

Das Placebophänomen ist schwer definierbar und die Terminologie bei aktiven Behandlungsformen noch umstritten. Normalerweise werden Placebotests im Rahmen von Medikamentenstudien durchgeführt, und die Besserung, die ein Patient unter Placebo feststellt, wird häufig auf den psychologischen Einfluß des Arztes bzw. auf positive Impulse für die Gesundheitserziehung zurückgeführt. Die Besserung kann aber auch auf einer spontanen Milderung des Krankheitsprozesses oder auf einer in der Studie vorgesehenen diagnostischen Intervention beruhen. Eine spontane Besserung des Zustands des Patienten kann manchmal als Erfolg der Behandlung erscheinen (z. B. verbesserter Harnfluß durch Kenntnis der Untersuchungsbedingungen oder durch wiederholte Katheterisierung). Placebostudien lösen das Problem nicht völlig, da sich aus ethischen Gründen eine Nichtbehandlung bei Verschlechterung der Symptomatik über einen längeren Zeitraum verbietet. Die spontanen Veränderungen im Laufe eines Krankheitsprozesses lassen sich am besten beobachten, wenn man einen Studienarm mit aktiver Behandlung einem Arm ohne Behandlung randomisiert und prospektiv gegenüberstellt.

Durch WW kommt der natürliche Verlauf der Erkrankung ohne Behandlung zum Vorschein. Studien über den natürlichen Verlauf bei Patienten mit Miktionsbeschwerden helfen dem behandelnden Arzt, den Patienten darüber aufzuklären, welche Endzustände bei seiner Erkrankung möglich sind und mit welcher Häufigkeit diese verschiedenen Zustände eintreten.

Die relativ dürftigen Daten über WW stammen überwiegend aus Kohortenstudien mit Männern, die einen Urologen oder Hausarzt aufgesucht haben. Studien mit Patienten, die einen Arzt konsultieren, liefern zwar wertvolle Informationen, lassen jedoch wahrscheinlich einen erheblichen Abschnitt des natürlichen Krankheitsverlaufs vor dem Arztkontakt außer Acht. Derartige Daten sind deshalb mit Vorsicht zu interpretieren. Studien über den natürlichen Krankheitsverlauf anhand von Patienten, die den Arzt konsultieren, mangelt es oft an Objektivität bei der Patientenauswahl, denn die Patienten haben eine unterschiedliche Schwelle, ab der sie den Arzt aufsuchen; Hausärzte haben unterschiedliche Gewohnheiten in der Diagnostik oder in ihrem Überweisungsverhalten, Urologen unterschiedliche Gründe beim Stellen der Operationsindikation [6, 11]. Unser Verständnis von WW in der Behandlung von Patienten mit Miktionsstörungen hängt deshalb nicht nur davon ab, wie diese Behandlungsstrategie definiert ist, sondern auch davon, wie Patienten in diese Behandlungsgruppe gelangen.

10.2
Indikation

Bevor man die Indikation für eine Behandlung diskutiert, sollte man sich über den Ursprung der Beschwerden informieren. Beschwerden im Bereich des unteren Harntraktes (Lower Urinary Tract Symptoms, LUTS) werden in den meisten Kulturen als unausweichliche Alterserscheinung akzeptiert [9, 13]. Man nimmt an, daß ein Großteil der Beschwerden des unteren Harntraktes bei Männern durch eine benigne Prostatahyperplasie (BPH) verursacht wird. Die traditionelle Bezeichnung ist »Prostataleiden«. Dieser Begriff impliziert sowohl Ursache als auch Behandlungsmethode und ist seit mehr als 2 Jahrzehnten gebräuchlich. Leider ist er ungenau [24]. Abrams hat deshalb eine neue Terminologie vorgeschlagen [2]. BPH ist ein histologischer Befund, der auf etwa 45% der Männer über 60 zutrifft [13]. Berry et al. haben nachgewiesen, daß mit einer BPH bei 88% der Männer über 80 zu rechnen ist [8]. Auch wenn eine BPH vorliegt, muß sie nicht mit dem Befund einer benignen Prostatavergrößerung (Benign Prostatic Enlargement, BPE) oder mit dem Vorliegen einer benignen Prostataobstruktion (Benign Prostatic Obstruction, BPO) einhergehen. Außerdem muß ein Patient mit BPO nicht unbedingt unter Beschwerden des unteren Harntraktes leiden [2].

Bei Männern mit Beschwerden des unteren Harntraktes wird die Morbidität des Zustands hauptsächlich durch die Miktionsbeschwerden verursacht. Urologen berichten, daß etwa 30% der Prostatektomien allein zur Linderung der Beschwerden durchgeführt werden. Beschwerdelinderung ist bei 90% der Operationen zumindest eine der Indikationen [22]. Patienten, die vor der Entscheidung zur Behandlung stehen, wollen oft wissen, ob ihre Beschwerden zunehmen, gleich bleiben oder langfristig abnehmen werden, wie hoch das Risiko akuten Harnverhaltes, Nierenversagens, schwerer Harnwegsinfektion, Blasendekompensation oder Blasensteinen ist. Für die Ärzte ist es interessant zu wissen, ob man aus Symptomen, urodynamischen oder anderen klinischen Befunden auf Notwendigkeit und Art der Behandlung schließen kann.

Als die transurethrale Prostataresektion (TURP) vor mehr als 70 Jahren entwickelt wurde, waren die Mortalitäts- und Morbiditätsraten des Eingriffs hoch, so daß die Behandlung nur bei potentiell lebensbedrohlichem Zustand wie Blutung, Harnverhalt, Azotämie oder Sepsis durchgeführt wurde. Diese schweren Formen der Beschwerden des unteren Harntraktes gelten noch immer als klare Operationsindikationen, aber mit der Zeit ist die Mortalitätsrate bei TURP erheblich gesunken [22]. Durch diese Fortschritte und die Entwicklung neuer Behandlungsmodalitäten wie minimal-invasive instrumentelle und medikamentöse Therapieformen kam es allgemein zu einer starken Ausweitung der Indikationen für die Behandlung.

Die absoluten Behandlungsindikationen sind relativ eindeutig. Zu ihnen gehören unter anderen refraktärer Harnverhalt, Niereninsuffizienz, Blutung und Harnwegsinfekte [14]. Für die Nichtbehandlung sind die Indikationen weniger eindeutig, aber es erscheint z. Z. sinnvoll, bei Patienten mit leichten Beschwerden des unteren Harntraktes eine Strategie des WW zu empfehlen [14]. Die Frage, ob Patienten mit mäßigen Beschwerden des unteren Harntraktes aktiv behandelt werden sollten, ist umstritten. Diese Patienten müssen vor allem über die Vorteile und die möglichen Nachteile einer Behandlung aufgeklärt werden und sollten bei der Therapiewahl mitbestimmen.

10.3
Ergebnisse

Es wird immer schwieriger, die Inzidenz und klinische Signifikanz von Beschwerden des unteren Harntraktes zu bestimmen, denn die Indikation für eine therapeutische Intervention hat sich von Maßnahmen zur Lebenserhaltung bei älteren Patienten zur Verbesserung der Lebensqualität verschoben. Außerdem werden allgemein Alternativen zur Operation vermehrt eingesetzt, so daß man heute zuerst die diagnostischen Kriterien festlegen muß, bevor eine medikamentöse, minimal-invasive oder invasive Behandlung empfohlen werden kann. Zur Beurteilung der Beschwerden des Patienten lassen sich subjektive Parameter wie Beschwerdescores und/oder objektive Daten wie Prostatavolumen und Miktionsstudien heranziehen. Die meisten Urologen stimmen darin überein, daß nur Patienten mit BPO operiert werden sollten; trotzdem wird die Entscheidung für die Operation hauptsächlich von der Art und Schwere der Symptome abhängig gemacht. Darüber hinaus besteht eine beträchtliche Kontroverse nicht nur über die initiale Diagnostik von Männern mit Beschwerden des unteren Harntraktes, sondern auch über die richtige Bewertung des Behandlungserfolgs [3, 20].

Zwei Variablen der Beurteilung von Männern mit LUTS, die mit der Strategie des WW behandelt werden, sind auf ihre Signifikanz zu prüfen: Die Beschwerden und das Miktionsverhalten einschließlich urodynamischer Druck-Fluß-Messungen.

10.3.1
Beschwerden

Ein großer Fortschritt ist in den letzten Jahren durch die Einführung validierter Beschwerdefragebogen erzielt worden [14]. Der populärste Fragebogen, der Score der American Urological Association (AUA), der später von der WHO als International

Prostate Symptom Score (IPSS) übernommen wurde, korreliert erwiesenermaßen gut mit dem Grad der vom Patienten empfundenen Belastung durch die Beschwerden.

Allerdings können sich Patienten mit den gleichen Harnabflußstörungen unterschiedlich stark belastet fühlen. Eine aktuelle Vergleichsstudie zwischen WW und TURP kommt zu dem Schluß, daß Patienten, die eine deutliche Belastung empfinden, mehr von einer TURP profitieren als von WW [7]. Bei WW zeigte sich in 65% der Patienten keine Änderung der Symptomatik, 12% gaben eine Besserung und 22% eine Verschlechterung an. Die Studie zeigt, wie unterschiedlich Beschwerden des unteren Harntraktes ausfallen können. Die Autoren stellen fest, daß die meisten Patienten sich gegen eine Operation entscheiden, wenn man sie hinsichtlich des natürlichen Verlaufs von Beschwerden des unteren Harntraktes beruhigt und ihnen versichert, daß ihre Beschwerden durch eine gutartige Krankheit verursacht werden. WW ist normalerweise eine sichere Alternative bei Männern, die ihre Beschwerden als wenig belastend empfinden. Eine Möglichkeit, den Einfluß eines gegebenen Ausmaßes der Beschwerden des unteren Harntraktes auf die Lebensqualität des Patienten zu bewerten, ist der Belastungsscore. Damit wird gemessen, wie stark die Miktionsprobleme die Alltagsaktivitäten des Patienten beeinträchtigen.

Sehr aufschlußreich ist die von Arrighis 1991 publizierte epidemiologische Longitudinalstudie aus Baltimore über das Altern [4]. Sie gibt Aufschluß über den natürlichen Krankheitsverlauf bei Patienten mit Beschwerden des unteren Harntraktes. Begonnen wurde diese Studie 1958 mit erwachsenen Freiwilligen. Jeder aus der Studie ausscheidende Teilnehmer wurde durch einen neuen ersetzt. Die Endauswertung umfaßte 1057 Männer ohne Prostatektomie oder Prostatakrebs in der Vorgeschichte. Die Wahrscheinlichkeit einer späteren Operation stieg mit dem Alter an. Die Zwanzigjahreswahrscheinlichkeit einer Prostatektomie betrug bei Männern zwischen 50 und 59 Jahren 24%, bei Männern ab 60 39%. Craigen et al. veröffentlichten 1969 die Ergebnisse einer prospektiven Studie mit 251 Patienten mit Miktionsstörungen [10]. Von den 123 Patienten mit Beschwerden des unteren Harntraktes kam es in der Nachbeobachtungszeit bei 6,5% zu Harnverhalt, 39% unterzogen sich einer Prostataoperation. Von den 67 Patienten, die wegen Beschwerden des unteren Harntraktes den Arzt konsultierten und nicht operiert wurden, wurden 48% innerhalb von 4–6 Jahren beschwerdefrei. Hinsichtlich der Ausgangssymptome ergab sich kein signifikanter Unterschied zwischen den Patienten, die sich einer Operation unterzogen und denen, die konservativ behandelt wurden. Der Studie ist eine unzureichende Beschreibung der Miktionsbeschwerden und der Patientenauswahl angelastet worden. Immerhin zeigt sie, daß eine Besserung bei Patienten mit Beschwerden des unteren Harntraktes viel wahrscheinlicher ist als der Eintritt in das Stadium des akuten Harnverhalts.

Durch die 1986 begonnene kooperative DVA-Studie wurden viele Informationen über WW und TURP zusammengetragen [26]. Ihr Ziel war ein Vergleich zwischen WW und TURP bezüglich Wirksamkeit und Kosten-Nutzen-Relation bei Patienten mit mäßiger BPH. Insgesamt 800 Patienten wurden in 9 VA-Kliniken untersucht. Der Grad der Beschwerden wurde mit dem Madsen Symptom Score und der Belastungsgrad der Patienten mit einem Fragebogen zur Lebensqualität ermittelt. Bei den Symptomen und dem Grad der Belastung durch Miktionsbeschwerden gab es bei beiden Gruppen eine Verbesserung, sie war aber bei der TURP-Gruppe am deutlichsten. Am allgemeinen Wohlbefinden änderte sich weder durch TURP noch durch WW etwas. Die kooperative DVA-Studie hat erwiesen, daß bezüglich einer ganzen Reihe von möglichen Ergebnissen die TURP wirkungsvoller als WW ist. Je mehr ein Mann unter seinen Miktionsbeschwerden leidet, desto mehr profitiert er von einer Operation. WW ist eine sichere Alternative zur Operation für Männer, die sich durch ihre Miktionsschwierigkeiten weniger stark belastet fühlen. Bei 8 von 10 Patienten, die im Sinne der WW-Strategie betreut werden, versagt die Therapie nicht.

Beschwerdescores sind zwar mittlerweile weit verbreitet, aber bei ihrer Anwendung auf Männer mit Beschwerden des unteren Harntraktes können verschiedene Schwierigkeiten auftreten. Erstens ist zu fragen, ob die Männer ihr Entleerungsverhalten richtig in einen Score umsetzen können. Zweitens sind Beschwerden des unteren Harntraktes unspezifisch; sie können auch von physiologischen Änderungen des alternden Detrusors herrühren oder sogar von den Gewohnheiten und Änderungen im Lebenswandel, die bei Männern ab einem bestimmten Alter häufig sind [24]. Die ähnliche Charakteristik und Intensität von Miktionsstörungen bei einer altersnormierten weiblichen Population bestätigt dies [19]. Drittens sind zwar die Beschwerdefragebögen bei Patientengruppen mit der klinischen Diagnose »BPH« validiert worden, aber nur für den IPSS-Score ist der Zusammenhang zwischen Symptomen und objektiven klinischen Daten einschließlich des urodynamischen Nachweises einer infravesikalen Obstruktion untersucht worden [12]. Der Zusammenhang zwischen Symptomen und urodynamischem Befund im IPSS-Fragebogen ist gering. Offensichtlich messen Beschwerdescores zwar den Grad der Beschwerden, machen aber keine Aussage über die Gründe für die Symptome. Viertens ist die Prävalenz der Symptome in der Gesamtbevölkerung größer als die Zahl der Männer, die eine medikamentöse oder chirurgische Therapie in Anspruch nehmen, was darauf hindeutet, daß nicht alle Männer ihre Beschwerden des unteren Harntraktes als Problem empfinden [13, 23].

10.3.2
Miktionsstudien

Die Uroflowmetrie spielt seit Jahrzehnten eine wichtige Rolle in der Beurteilung von Beschwerden des unteren Harntraktes. Urologen verwenden sie zusammen mit der Quantifizierung der Symptomatik und anderen klinischen Befunden als Entscheidungshilfe für die Auswahl der Therapie. Neben ihrer diagnostischen Bedeutung ist die Uroflowmetrie zu einem der wichtigsten Kriterien bei der Beurteilung der Wirksamkeit eines Medikaments und anderer Therapien für Patienten mit Beschwerden des unteren Harntraktes geworden. Die nichtinvasive Meßtechnik ist einfach, die Ergebnisse liegen sofort vor, und die modernen Uroflowmeter sind bedienungsfreundlich.

Der maximale Harnfluß gilt als der aussagekräftigste Parameter und ist in manchen Studien offenbar ein Prädiktor für den Operationserfolg [1, 17]. Vieles deutet darauf hin, daß Patienten mit maximalem Harnfluß über 15 ml/s weniger Erfolgsaussichten nach einer Operation (TURP) haben als solche unter 15 ml/s [1, 16].

Die Longitudinalstudie über das Altern aus Baltimore ergab, daß ein schwacher Harnstrahl und das Gefühl unvollständiger Blasenentleerung Prädiktoren für eine spätere Prostatektomie sind [4]. In der genannten Studie von Barham et al. wurden insgesamt 27% der Patienten wegen gravierender Beschwerden und reduzierter maximaler Flußrate (≤6,0 ml/s) weiter auf einer Warteliste geführt [7]. Die übrigen

Patienten wurden neu eingestuft. Wegen leichter oder mangelnder Beschwerden wurden 65% von ihnen von der Warteliste abgesetzt, während 12% unter ambulanter Beobachtung blieben, weil sie trotz leichter Beschwerden schwere objektive Obstruktionszeichen aufwiesen (max. Harnfluß zwischen 6 und 15 ml/s, Restharnvolumen ≥150 ml); 23% blieben auf der Warteliste wegen ausgeprägter Beschwerden.

Die kooperative DVA-Studie ergab eine signifikant stärkere Verbesserung der maximalen Flußrate als bei WW, wo diese 3 Jahre lang praktisch unverändert blieb [26]. In der TURP-Gruppe verbesserte sich der maximale Harnfluß von 11,6 auf 17,8 ml/s verglichen mit 12,3 auf 12,7 ml/s in der WW-Gruppe. Zusammenfassend waren die 3 mit erfolgreicher WW-Behandlung assoziierten Parameter hohe Harnflußrate, wenig Restharn und geringe Miktionsschwierigkeiten, während eine starke Belastung durch die Symptomatik am Ausgangspunkt der einzige Prädiktor für einen TURP-Erfolg war.

Während der internationalen WHO-Consultation on BPH 1993 wurde empfohlen, Druck-Fluß-Messungen vor und nach der Behandlung zur Bewertung durchzuführen, wenn die Obstruktion der Endpunkt der Studie ist [5]. Eine Druck-Fluß-Messung gilt allgemein als der Goldstandard zur Diagnose der infravesikalen Obstruktion.

Für Patienten mit Beschwerden des unteren Harntraktes stehen verschiedene Therapieformen zur Wahl, die sich zur Verbesserung dieser Beschwerden eignen. Eine Druck-Fluß-Messung verhilft zwar zu einer genaueren Diagnose der Obstruktion, wichtiger ist aber nach wie vor die Frage, ob diese erhöhte Genauigkeit den Behandlungserfolg so deutlich verbessert, daß diese Messung einer alleinigen Flowmetrie vorgezogen werden sollte [20].

Es gibt nur wenige Studien mit Patienten, bei denen während WW Druck-Fluß-Messungen durchgeführt wurden. In einer prospektiven Studie von Kadow et al. zum Vergleich von TURP und WW wurden die Patienten urodynamisch untersucht und zu ihren Miktionsbeschwerden vor und 6 Monate nach der Behandlung befragt [18]. Einer TURP unterzogen sich 21 Patienten und 17 wurden mit WW betreut. Nach WW wurden 56% beschwerdefrei oder zeigten eine Besserung verglichen mit 71% nach TURP. Die maximale Flußrate stiegen von 8,5 auf 19 ml/s bei TURP, während sie sich bei WW kaum änderte (von 9,8 auf 11,2 ml/s). Die Studie kommt zu dem Schluß, daß die TURP dem WW hinsichtlich der Verbesserung des Harnflusses überlegen ist, bestätigt aber auch die Feststellung von Craigen et al. [10], daß bei etwa der Hälfte der Fälle der natürliche Verlauf einer unbehandelten BPH zu einer Beschwerdebesserung führt.

Witjes et al. untersuchten die Veränderung von Druck-Fluß-Messungen 6 Monate nach WW bei Patienten mit LUTS und BPE [27]. Bei 121 Patienten wurden Beschwerdescores ermittelt und erweiterte urodynamische Untersuchungen mit einer Druck-Fluß-Analyse durchgeführt. Bei Patienten ohne infravesikale Obstruktion ergab sich eine wesentliche Besserung der Symptomatik. Die Beschwerden der Patienten mit deutlicher Obstruktion zeigten keine signifikante Änderung, obwohl ein signifikanter Rückgang der Obstruktionsparameter zu verzeichnen war. In einer anderen Studie untersuchten Witjes et al. die symptomatischen und urodynamischen Veränderungen während WW und verschiedener nichtinvasiver und minimal-invasiver Behandlungsformen, um diese Veränderungen zu quantifizieren und die subjektiven und objektiven Ergebnisse innerhalb von Gruppen mit unterschiedlichem Obstruktions-

Tabelle 10.1. Mittlere (± Standardabweichung) und mediane Ausgangswerte (von-bis) entsprechend unterschiedlicher Obstruktionsgruppen bei WW

WW	Ausgangswerte linPURR=0,1	linPURR=2,3	linPURR ≥4
Patientenzahl	57	42	22
Alter	66±8	62±8	64±8
Prostatavolumen [ml]	37±14	37±12	45±20
Ges.-Beschwerdescore	12 (1–31)	14 (3–28)	13 (6–33)
Entleertes Vol. [ml]	331±149	334±202	237±118
Qmax [ml/s]	14,2±5,4	13,4±4,3	10,0±3,7
Restharn [ml]	40±59	46±54	62±89
pdetQmax [cm H_2O]	32,7±12,5	55,8±14,4	86,4±18,9
URA [cm H_2O]	18,1±4,6	29,6±5,7	51,4±9,8
linPURR	1 (0–1)	2 (2–3)	4 (4–5)

Tabelle 10.2. Mittlere (± Standardabweichung) und mediane (von-bis) Veränderungen 6 Monate nach Beginn des WW entsprechend unterschiedlicher Obstruktionsgruppen. Die p-Werte zeigen die Veränderung innerhalb von Behandlungsgruppen mit verschiedenem Obstruktionsgrad im Vergleich (Kruskal Wallis One Way ANOVA Test). Kursiv gesetzt sind signifikante Veränderungen (p<0,05) innerhalb der Behandlungsgruppen, die nach dem Grad der Obstruktion anhand des Wilcoxon Matched Pairs Signed Ranks Tests stratifiziert wurden

	p-Wert	linPURR=0,1	linPURR=2,3	linPURR ≥4
Patientenzahl		57	42	22
Beschwerdescore	0,23	–3 (–19/16)	–3 (–14/6)	0 (–10/7)
Beschwerdescore [%]	0,25	–25 (–88/533)	–25 (–77/86)	0 (–77/100)
Freies entleertes Vol. [ml]	0,96	–50±170	–81±223	–61±139
Freies Qmax [ml/s]	0,67	–1,2±4,8	–1±4,5	–0,4±4,1
Freies Restharnvol. [ml]	0,79	–1,2±57	–2±61	–30±92
pdetQmax [cm H_2O]	<0,0001	5,0±19.9	–9,9±17,5	–14,9±22,9
URA [cm H_2O]	<0,0001	2,7±7,8	–3,2±9,9	–6,7±10,5
linPURR	<0,0001	0 (-1/3)	0 (–3/2)	–1 (–2/0)

grad zu vergleichen [28]. In dieser an einem Zentrum durchgeführten prospektiven Studie wurden 487 Patienten nach Abschluß einer vollständigen Untersuchung mit urodyamischer Messung folgenden Therapiearmen zugeführt: WW, Terazosin, transurethrale Mikrowellenthermotherapie (TUMT) oder Laserbehandlung der Prostata. Nach 6 Monaten wurden die Patienten symptomatisch und urodynamisch neu eingestuft (Tabellen 10.1 u. 10.2). Die symptomatischen und urodynamischen Ergebnisse von 87 Patienten eines anderen Zentrums, die sich einer TURP unterzogen, wurden ebenfalls berücksichtigt. Bei Patienten ohne Obstruktion war die Verbesserung des maximalen Harnflusses und des Beschwerdescores mit geringer Veränderung des Obstruktionsgrads am deutlichsten, während eine Senkung des Detrusordrucks bei maximalem Harnfluß hauptsächlich bei Patienten mit Obstruktion zu verzeichnen war. Der urodynamische, nicht aber der symptomatische Effekt der Behandlung hing vom Ausgangsgrad der Obstruktion ab (Tabelle 10.3). Urodynamische Veränderungen fielen in den minimal-invasiven Behandlungsgruppen deutlicher aus als in den nichtinvasiven (Abb. 10.1–10.3). Daraus wurde der Schluß gezogen, daß eine kurzfristige symptomatische Verbesserung bei symptomatischen BPH-Patienten offensichtlich nicht von Änderungen der urodynamischen Parameter abhängt. Kontrollierte

Tabelle 10.3. Mittlere (± Standardabweichung) und mediane (von-bis) Veränderung 6 Monate nach Beginn WW entsprechend unterschiedlicher Beschwerdescores und Obstruktionsgruppen. Die p-Werte zeigen die Veränderung innerhalb von Behandlungsgruppen mit verschiedenem Obstruktionsgrad im Vergleich (Kruskal Wallis One Way ANOVA Test). Kursiv gesetzt sind signifikante Veränderungen ($p<0,05$) innerhalb der Behandlungsgruppen, die nach dem Grad der Obstruktion anhand des Wilcoxon Matched Pairs Signed Ranks Tests stratifiziert wurden

	n	Beschwerdescore	Beschwerdescore [%]
		p=0,23	p=0,25
linPURR=0,1	57	*−3 (−19/16)*	*−25 (−88/533)*
linPURR=2,3	42	*−3 (−14/6)*	*−25 (−7-7/86)*
linPURR ≥4	22	0 (−10/7)	0 (−77/100)
Terazosin		p=0,72	p=0,70
linPURR=0,1	13	*−8 (−8/10)*	*−47 (−85/59)*
linPURR=2,3	30	*−9 (−26/2)*	*−56 (−90/0)*
linPURR ≥4	17	*−12 (−30/1)*	*−53 (−91/6)*
TUMT		p=0,40	p=0,13
linPURR=0,1	21	*−8 (−25/10)*	*−57 (−100/100)*
linPURR=2,3	57	*−9 (−24/12)*	*−49 (−100/63)*
linPURR ≥4	58	*−10 (−29/4)*	*−60 (−100/50)*
Laser		p=89	p=0,17
linPURR=0,1	2	*−16 (−16)*[a]	*−100 (−100)*[a]
linPURR=2,3	34	*−15 (−29/−6)*	*−73 (−100/−35)*
linPURR ≥4	47	*−17 (−30/9)*	*−81 (−100/53)*
TURP[b]		p=0,11	p=0,22
linPURR=0,1	7	*−3 (−8/1)*	*−50 (−100/11)*
linPURR=2,3	36	*−6 (−13/4)*	*−75 (−100/150)*
linPURR ≥4	44	*−7 (−14/3)*	*−80 (−100/60)*

[a] Ein Patient füllte den IPSS-Fragebogen 6 Monate nach der Behandlung aus.
[b] Der Beschwerdefragebogen der TURP-Gruppe basierte auf dem von Frimodt-Møller et al. In den anderen Gruppen wurde der IPSS benutzt.

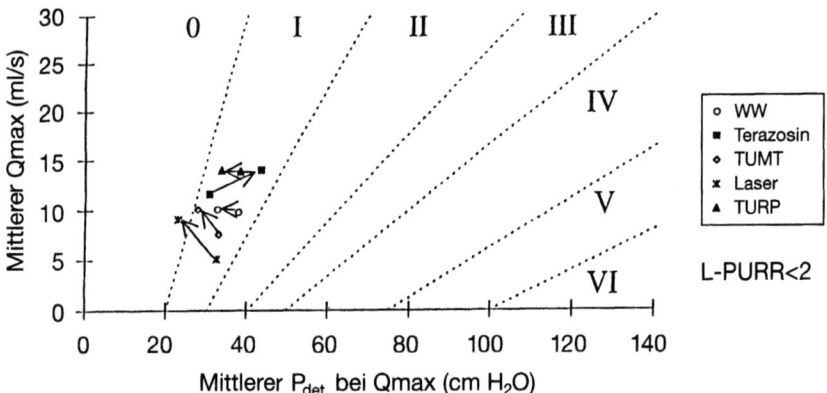

Abb. 10.1. Veränderung der Obstruktion nach Behandlung mit verschiedenen Therapieverfahren bei Patienten ohne Obstruktion (L-PURR <2)

Studien über die Dauerhaftigkeit symptomatischer und urodynamischer Behandlungserfolge sind notwendig, um den Wert von urodynamischen und anderen klinischen Parametern zur Prognose eines Erfolges von aktuellen und künftigen Therapieformen vergleichen zu können.

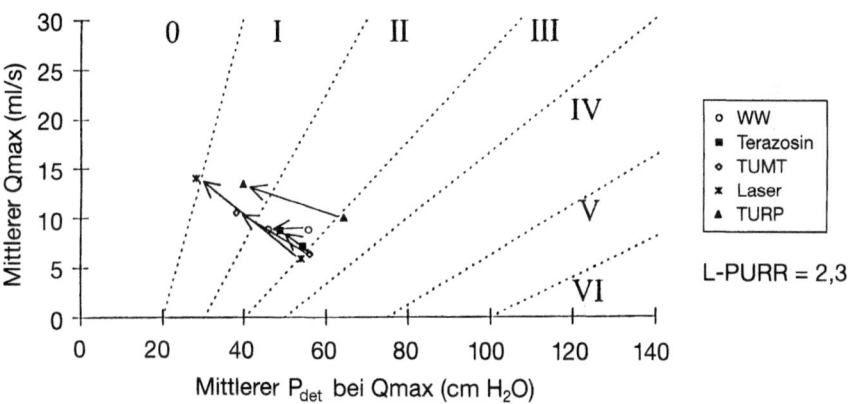

Abb. 10.2. Veränderung der Obstruktion nach Behandlung mit verschiedenen Therapieverfahren bei Patienten mit mittelgradiger Obstruktion (L-PURR=2,3)

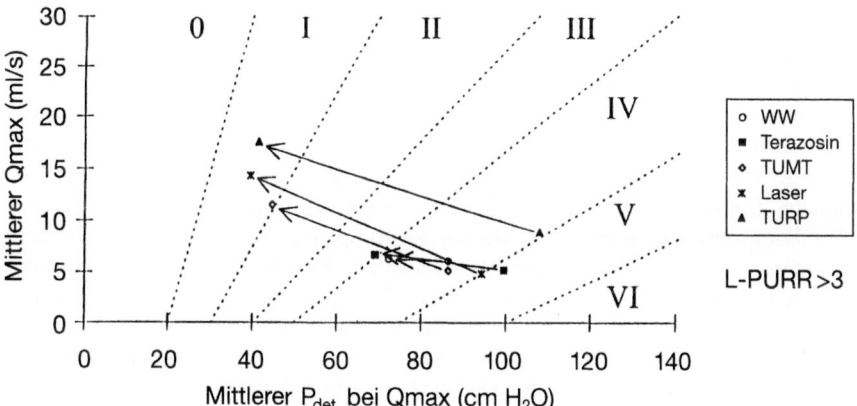

Abb. 10.3. Veränderung der Obstruktion nach Behandlung mit verschiedenen Therapieverfahren bei Patienten mit hochgradiger Obstruktion (L-PURR >3)

10.4
Wertung

Vor einer Behandlungsempfehlung sollte man sich folgendes bewußt machen: Erstens kommen Beschwerden der unteren Harnwege bei Männern über 50 häufig vor. Im Jahr 2000 werden mehr als 600 Mio. Menschen über 60 sein, zwei Drittel davon werden in den Industrieländern leben. Dieser demographische Wandel wird sich in den kommenden Jahrzehnten stark auf Planung und Ausführung der Versorgung von Männern mit Beschwerden des unteren Harntraktes auswirken. Die Erkenntnis, daß die Prävalenz von Beschwerden des unteren Harntraktes in der Bevölkerung größer ist als die Zahl der Männer, die sich um medikamentöse oder chirurgische Hilfe bemühen, bestätigt, daß Beschwerden des unteren Harntraktes individuell je nach Alter und soziodemographischen sowie allgemeinen Lebensumständen unterschiedlich empfunden werden [13, 23, 29]. Zweitens ist zu berücksichtigen, daß Beschwerden des unteren Harntraktes beim einzelnen Mann verschiedenen Ursprungs sein können. Sie können ebenso auf infravesikaler Obstruktion durch vergrößerte Prostata beruhen wie auf motorischen oder sensorischen Anomalien der Detrusor- oder Urethrafunktion oder auf Änderungen in Gewohnheiten oder Lebenswandel, die bei Männern ab einem bestimmten Alter häufig sind. Drittens sind auch die modernen Therapieformen für den einzelnen Mann mit Beschwerden des unteren Harntraktes vielfältig. Die transurethrale Prostataresektion ist nicht mehr die einzige Behandlungsmethode. Auch WW und verschiedene medikamentöse, minimal-invasive und operative Ansätze stehen heute zur Verfügung.

Die Frage ist, wie die diagnostische Abklärung weiter verbessert werden kann, um die für den einzelnen Patienten optimale Behandlungsoption auszuwählen. Bevor die diagnostische Abklärung optimiert wird, muß entschieden werden, welche Aspekte des klinischen Zustandes eines Patienten mit Beschwerden des unteren Harntraktes für die Behandlung am wichtigsten sind. Geht es vor allem um die Linderung der Beschwerden oder sollte die Beseitigung einer urodynamisch gesicherten Obstruktion Ziel der Behandlung sein?

Die Studie von Witjes et al. zeigte keinen signifikanten Unterschied bei der kurzfristigen Beschwerdeveränderung zwischen den Gruppen mit unterschiedlichem Obstruktionsgrad [28]. Aus dieser Beobachtung ist zu schließen, daß keine umfassende Evaluierung mitsamt urodynamischer Untersuchung und Druck-Fluß-Analyse erforderlich ist, wenn es nur um eine kurzfristige Beschwerdelinderung geht. Unter Umständen reicht es aus, ein Karzinom auszuschließen und den Patienten über die mögliche Besserung der Beschwerden und Nebenwirkungen der verschiedenen Behandlungsoptionen aufzuklären. Bei der Beratung eines Mannes mit Beschwerden des unteren Harntraktes über die Wahrscheinlichkeit einer Beschwerdebesserung kann der behandelnde Urologe die Richtlinien der Agency for Health Care Policy and Research heranziehen, die die mediane Wahrscheinlichkeit einer Beschwerdebesserung nach verschiedenen Therapien angibt [21]. Danach führt TURP zu einer wesentlich stärkeren Beschwerdebesserung (88%) als WW (42%). In verschiedenen Studien wurde versucht, die Patienten zu erkennen, die wahrscheinlich von einer chirurgischen Therapie nicht wesentlich profitieren. Anhand der Symptome allein ist es nicht möglich, diesen Kreis zu ermitteln, aber andere Variablen wie kleines Prostatavolumen, niedriger Detrusordruck, Detrusorinstabilität und Dranginkontinenz korrelieren offensichtlich mit einem schlechten Operationsergebnis [15].

Wenn das Ziel ist, die Diagnostik so zu verbessern, daß die beste Behandlung für den Patienten ausgewählt werden kann, reicht es nicht, allein die Symptome zu betrachten. Wir müssen uns auf die Linderung der urodynamisch gesicherten infravesikalen Obstruktion konzentrieren. Durch die Ergebnisse von Druck-Fluß-Messungen können gegenwärtig die Patienten bestimmt werden, bei denen ein gutes Therapieergebnis unwahrscheinlich ist [15, 25]. Darüber hinaus könnte es durch urodynamische Druck-Fluß-Messungen möglich sein, vorherzusagen, wie lange die Beschwerdebesserung anhält. Die Versagerquote könnte reduziert werden, wenn nur Patienten mit Obstruktion behandelt werden.

Unabhängig von diesem Wissen sollte der Patient an der Entscheidung in einem von ihm gewünschten Maß mitwirken. Die Ärzte müssen akzeptieren, daß diese Entscheidung vielleicht mehr auf persönlichen Faktoren beruht als auf wissenschaftli-

chen Daten. Je mehr sich ein Patient durch seine Miktionsbeschwerden gestört fühlt, desto eher wird er eine mehr invasive Behandlung vorziehen und den Eingriff als Erfolg werten. Die Ansicht des Patienten über die Vor- und Nachteile jeder Behandlungsoption kann bei der Festlegung der Therapieentscheidung mithelfen. Andererseits wollen viele Patienten die Meinung des Arztes über die beste Behandlungsmöglichkeit hören, und dann ist es richtig, wenn der Arzt sie auch auswählt. Dazu muß er sich auf den klinischen Befund und zusätzliche diagnostische Maßnahmen stützen, aufgrund derer dann bei bestimmten Behandlungsverfahren ein besseres Ergebnis zu erwarten ist. Für WW sind dies:
- der Grad der Belastung des Patienten durch Miktionsbeschwerden,
- hohe Restharnwerte,
- das Entleerungsverhalten (Uroflowmetrie).

Nach unserer Meinung können Druck-Fluß-Tests einen wesentlichen Beitrag zur Klärung einiger immer noch ungelöster Fragen leisten.

Literatur

1. Abrams PH (1977) Prostatism and prostatectomy: the value of urine flow rate measurement in the preoperative assessement for operation. J Urol 117: 70-71
2. Abrams P (1994) New words for old: lower urinary tract symptoms for »prostatism«. Brit Med J 308: 929
3. Abrams P (1994) In support of pressure-flow studies for evaluating men with lower urinary tract symptoms. Urology 44: 153
4. Arrighi HM, Metter EJ, Guess HA et al. (1991) Natural history of benighn prostatic hyperplasia and risk of prostatectomy. Urology 38: 4-8
5. Aso Y, Boccon-Gibod L, Brendler CB et al. (1993) Clinical research criteria. In: Cockett ATK, Khoury S, Aso Y, Chatelain C, Denis L, Griffiths K, Murphy G Proceedings of the 2nd international consultation on benign prostatic hyperplasia (BPH). Jersey, United Kingdom, Scientific Communication International Ltd, pp 343-359
6. Ballard D, Bryant S, O'Brien P et al. (1994) Referral selection bias in the Medicare hospital mortality prediction model: are centers of referral for Medicare beneficiaries necessarily centers of excellence? Health Serv Res 28: 771-784
7. Barham CP, Pocock RD, James ED (1993) Who needs a prostatectomy? Review of a waiting list. Br J Urol 72: 314-317
8. Berry SJ, Coffey DS, Walsh PC, Ewing LL (1984) The development of human prostatic hyperplasia with age. J Urol 132: 474-479
9. Chute CG, Panser LA, Girman CJ, Oesterling JE, Guess HA, Jacobsen SJ, Lieber MM (1993) The prevalence of prostatism: a population-based survey of urinary symptoms. J Urol 150: 85
10. Craigen AA, Hickling JB, Saunders CR et al. (1969) Natural history of prostatic obstruction. JR Coll Gen Pract 18: 226-232
11. Ellenberg J, Nelson K (1980) Sample selection and the natural history of desease –studies of febrile seizures. JAMA 243: 1337-1340
12. Ezz El Din K, Kiemeney LALM, de Wildt MJAM, Rosier PFWM, Debruyne FMJ, de la Rosette JJMCH (1996) The correlation between bladder outlet obstruction and lower urinary symptoms as measured by the international prostate symptom score. J Urol 156: 1020-1025
13. Garraway WM, Collins GN, Lee RJ (1991) High prevalence of benign prostatic hypertrophy in the community. The Lancet 338: 469-471
14. Gee WF, Holtgrewe HL, Albertsen PC, Litwin MS, Manyak MJ, O'Leary MP, Painter MR (1995) Practice trends in the diagnosis and management of benign prostatic hyperplasia in the United States. J Urol 154: 205-206
15. George NJ, Feneley RC, Roberts JB (1986) Identification of the poor risk patient with prostatism and detrusor failure. Br J Urol 58: 290
16. Jensen KME (1989) Clinical evaluation of routine urodynamic investigations of prostatism. Neurourol Urodyn 8: 545-578

17. Jensen KME, Jorgensen JB, Mogensen P (1988) Urodynamics in prostatism 1. Prognostic value of uroflowmetry. Scan J Urol Nephrol 22: 109–117
18. Kadow C, Fenely RCL, Abrams PH (1988) Prostatectomy or conservative management in the treatment of benign prostatic hypertrophy? Br J Urol 61:432–434
19. Lepor H, Machi G (1993) Comparison of the AUA symptom index in unselected males and females between 55 and 79 years of age. Urology 42: 36–40
20. McConnell JD (1994) Why pressure-flow studies should be optional and not mandatory in studies evaluating men with benign prostatic hyperplasia. Urology 44: 156–158
21. McConnel JD, Barry MJ, Bruskewitz RC et al (eds) (1994) Benign prostatic hyperplasia: diagnosis and treatment. Clinical practice guideline. Rockville, Maryland. US Department of Health and Human Services, Agency for Health Care Policy and Research
22. Mebust W, Hottgrewe H, Cockett A et al. (1989) Transurethal prostatectomy: immediate and postoperative complications. A comparative study of 13 participating institutions evaluating 3,885 patients. J Urol 141: 243–347
23. Sagnier PP, MacFarlane G, Teillac P, Botto H, Richard F, Boyle P (1995) Impact of symptoms of prostatism on level of bother and quality of life of men in the French community. J Urol 153: 669–673
24. le Schäfer W, Noppney R, Rübben H, Lutzeyer W (1988) The value of free flow rate and pressure flow-studies in the routine investigation of patients. Neurourol Urodyn 7: 219
25. Tubaro A, Carter S, de la Rosette J et al. (1995) The prediction of clinical outcome from transurethral microwave thermotherapy by pressure-flow analysis: a European multicenter study. J Urol 153: 1526–1530
26. Wasson JH, Reda DJ, Bruskewitz RC et al. (1995) Comparison of transurethral surgery with watchful waiting for moderate symptoms of benign prostatic hyperplasia. N Engl J Med 332: 75–79
27. Witjes WPJ, de Wildt MJAM, Rosier PFWM, Caris CTM, Debruyne FMJ, de la Rosette JJMCH (1996) Variability of clinical and pressure-flow study variables after 6 months of watchful waiting in patients with lower urinary tract symptoms and benign prostatic enlargement. J Urol 156: 1026–1034
28. Witjes WP, Robertson A, Rosier PFWM, Neal DE, Debruyne FMJ, de la Rosette JJMCH (1997) Urodynamic and clinical effects of non-invasive and minimally invasive treatments in elderly males with lower urinary tract symptoms stratified according to the grade of obstruction. Urology 50: 55–61
29. Witjes WPJ, de la Rosette JJMCH, Donovan JL, Peters TJ, Kay HE, Höfner K, Kinn AC, Walter S and the ICS-BPH Study Group (1997) The ICS-BPH Study: international differences in lower urinary tract symptoms and related bother. J Urol 157. 1295–1300

KAPITEL 11

Pharmakologische Therapie

D. Bach, K. Höfner, U. Jonas, C. Stief, U.W. Tunn

11.1 Phytopharmaka 238
11.1.1 Wirkprinzip 238
11.1.1.1 Kriterien zur Beurteilung der Wirksamkeit 239
11.1.1.2 Postulierte pharmakologische Wirkungen 239
11.1.2 Medikamente 243
11.1.2.1 Zwergpalmenfrucht (Serenoa repens/Sabal serrulata) 244
11.1.2.2 Brennesselwurzel (Urtica dioica radix) 245
11.1.2.3 Roggenpollen-Extrakt (Pollinis siccum extractum) 245
11.1.2.4 Afrikanische Wurzelknolle (Hypoxis rooperi) 246
11.1.2.5 Kürbissamen (Cucurbitae peponis semen) 247
11.1.3 Indikation 248
11.1.4 Ergebnisse 249
11.1.4.1 Placebokontrollierte Studien 249
11.1.4.2 Langzeittherapiestudien 253
11.1.4.3 Direkter Vergleich zwischen Phytopharmaka und synthetischen Prostatamitteln 255
11.1.5 Wertung 256
11.1.6 Zusammenfassung 257
Literatur 258

11.2 Alphablocker 261
11.2.1 Wirkprinzip 262
11.2.1.1 Morphologische Grundlagen 262
11.2.1.2 Physiologische Grundlagen 262
11.2.1.3 Pharmakologische Grundlagen 263
11.2.1.4 Heterogenität der α_1-Adrenozeptoren 264
11.2.1.5 Adrenozeptoren der menschlichen Prostata 264
11.2.1.6 Definition der Selektivität 266
11.2.2 Medikamente 270
11.2.2.1 Alfuzosin 271
11.2.2.2 Doxazosin 272
11.2.2.3 Tamsulosin 272
11.2.2.4 Terazosin 272
11.2.3 Indikation 273
11.2.4 Ergebnisse 274
11.2.4.1 Alfuzosin 274
11.2.4.2 Doxazosin 277
11.2.4.3 Tamsulosin 280
11.2.4.4 Terazosin 283
11.2.4.5 Vergleichsstudien 288
11.2.5 Wertung 292
Literatur 293

11.3 Endokrine Therapie 300
11.3.1 Wirkprinzipien endokriner Therapie 300
11.3.1.1 Allgemeine Grundlagen 300
11.3.2 Spezielle therapeutische Konzepte 301
11.3.2.1 Chirurgische Kastration 301
11.3.2.2 Medikamentöse Kastration 302
11.3.2.3 Gestagene 303
11.3.2.4 Antiandrogene 303
11.3.2.5 5α-Reduktasehemmer 304
11.3.2.6 Aromatasehemmer 309
11.3.3 Abschließende Bewertung und Indikation 310
Literatur 311

11.1
Phytopharmaka

D. Bach

Phytopharmaka sind Fertigarzneimittel (Arzneispezialitäten), die im Unterschied zu »chemischen Arzneimitteln« als Wirkstoffe pflanzliche, vorwiegend standardisierte Extrakte enthalten [44]. Sie werden in den üblichen galenischen Zubereitungen (z. B. Tropfen, Tabletten, Dragees etc.) angeboten, im schulmedizinischen Sinne eingesetzt, bezüglich der pharmakologischen Wirkungen in Experimenten und zum Nachweis der therapeutischen Wirksamkeit in klinischen Studien geprüft.

Eine nicht unwesentliche Rolle beim Einsatz von Phytotherapeutika spielt auch heute noch das ärztliche Erfahrungswissen (Empirie), was auch im Arzneimittelgesetz (AMG) von 1978 ausdrücklich anerkannt wird. Ein Charakteristikum der Phytopharmaka ist ihre große therapeutische Breite, so daß toxische oder gar letale Bereiche bei oraler Gabe nicht erreicht werden können und die Nebenwirkungen dieser Therapieform gering oder nicht vorhanden sind. Dies begründet unter anderem die große Akzeptanz der Phytotherapie bei Ärzten und Patienten gleichermaßen, weil sie auch dem Wunsch vieler Patienten nach risikoarmer Therapie entgegenkommt und der emotionalen Vorstellung, daß Pflanzenpräparate »milder wirken«, entspricht.

Nach einer Umfrage (Fa. Schaper u. Brümmer 1996) verordnen niedergelassene Urologen, Internisten und Allgemeinärzte bei rund 78% ihrer BPH-Patienten Phytopharmaka als Primärtherapie. Die positive Einstellung unserer Bevölkerung gegenüber »Naturheilmitteln« wird auch aus einer Analyse des Allensbacher Instituts deutlich [49]. Befragt wurden 3141 Personen im Alter zwischen 16 und 90 Jahren : 42% der Befragten lehnten Naturheilmittel ab, 58% verwendeten sie gelegentlich oder regelmäßig. Die Frage, ob die betreffenden Arzneimittel eine ausreichende Wirkung hätten, wurde nur von 8% verneint.

11.1.1
Wirkprinzip

In Europa hat die Phytotherapie der BPH eine jahrzehntelange Tradition und war bis zur Einführung des 5-Alpha-Reduktasehemmers Finasterid und den prostataselektiven Alpha-1a-Rezeptorenblockern die einzige Möglichkeit zur medikamentösen Therapie der BPH.

In den englischsprachigen und skandinavischen Ländern wird dagegen der Phytotherapie der BPH nur eine sehr untergeordnete Rolle beigemessen und lediglich ein »Placeboeffekt« angenommen. In den USA hat sogar die Food and Drug Administration (FDA) 1990 den Verkauf rezeptfreier pflanzlicher Prostatamittel untersagt, da Patienten dadurch nur von einer effektiven BPH-Therapie abgehalten würden.

Die Sachverständigenkommission E beim früheren Bundesgesundheitsamt hat jedoch aufgrund der bisher vorliegenden wissenschaftlichen Erkenntnisse der FDA-Empfehlung widersprochen und den Einsatz von Phytopharmaka bei Miktionsbeschwerden durch BPH im Frühstadium (Stadien II und III nach Vahlensieck) als rationale Therapieform empfohlen.

Nachdem jetzt die sog. »synthetischen Prostatamittel« als Alternativen zur Phytotherapie zur Verfügung stehen, hat eine kontroverse Diskussion darüber begonnen, ob die Behandlung der BPH mit pflanzlichen Extrakten noch zeitgemäß sei, da sichere und zweifelsfreie Wirkungsnachweise für die Phytopharmaka bis heute nicht vorliegen.

11.1.1.1
Kriterien zur Beurteilung der Wirksamkeit

Bei den Phytopharmaka sind die Überprüfung und die Sicherung der pharmazeutischen Qualität und ihrer Wirkung sehr viel schwieriger als bei den eindeutig chemisch definierten Monosubstanzen in den sog. »synthetischen« Prostatamitteln. Gründe dafür sind, daß es sich bei den Phytopharmaka um Substanzgemische handelt und der für den therapeutischen Effekt verantwortliche Inhaltsstoff und dessen Wirkprinzip nicht exakt definiert werden kann.

In den letzten Jahrzehnten wurden, und das nicht erst durch den Konkurrenzdruck der synthetischen Prostatamittel induziert, vermehrt Anstrengungen unternommen, die Inhaltsstoffe der Phytopharmaka zu bestimmen. Es gelang, meistens durch In-vitro-Studien, eine ganze Reihe hoch- und niedermolekularer Stoffe zu isolieren und zu identifizieren, die in den meisten der Pflanzenextrakte enthalten sind:
– delta-5- und delta-7-Sterole,
– Fette und ätherische Öle,
– freie Fettsäuren und deren Ester,
– Polysaccharide.

Welcher der Inhaltsstoffe nun am wahrscheinlichsten die Entwicklung der BPH im therapeutischen Sinne beeinflußt, ist bisher aber noch weitgehend unklar geblieben, weil Laborbedingungen nur mit Einschränkungen auf die In-vivo-Situation im menschlichen Organismus übertragen werden können, und alle in den Phytopharmaka vorkommenden Inhaltsstoffe normalerweise auch Bestandteile der üblichen Ernährung sind.

11.1.1.2
Postulierte pharmakologische Wirkungen

Aufgrund der bisher isolierten Inhaltsstoffe und unter Berücksichtigung der allgemein akzeptierten multifaktoriellen Genese der BPH werden verschiedene Einwirkungsmöglichkeiten der Phytopharmaka auf die BPH postuliert.

Hemmung der 5-Alpha-Reduktase

Bisher wurde die Fähigkeit von Phytopharmaka zur Inhibition der 5-Alpha-Reduktase nur durch In-vitro-Studien mit Sabal-serrulata-Extrakten nachgewiesen [28].

Erstmalig konnte Anfang der 80er Jahre über hemmende Effekte eines durch Hexanextraktion gewonnenen öligen Auszugs aus Sabalfrüchten auf die Aktivität der 5-Alpha-Reduktase in menschlichen Vorhautfibroblasten durch Sultan et al. [53] berichtet und später auch für Ethanol- und CO_2-Extrakte bestätigt werden [11,19]. Von Koch u. Biber [29] wurde der Einfluß eines standardisierten ethanolischen Sabal-Extraktes (WS 1473) auf die Enzymaktivität der 5-Alpha-Reduktase in einer Zellfraktion aus der ventralen Rattenprostata untersucht. Von den bisher in WS 1473 nachgewiesenen und vermuteten Inhaltsstoffen erwiesen sich vor allem Öl-, Linolen-, Laurin- und Caprinsäure als aktiv. Bei der Prüfung der Einzelkomponenten war eine klare Zuordnung der 5-Alpha-reduktasehemmenden Wirkung zu einem bestimmten Inhaltsstoff allerdings nicht möglich. Von den Autoren wird daher vermutet, daß evtl. weitere hochaktive bisher nicht identifizierte 5-Alpha-Reduktasehemmer im Sabal-Extrakt WS 1473 enthalten sind oder die bisher gefundenen Inhaltsstoffe über ausgeprägte synergistische Potenzen verfügen müssen.

Niederprüm et al. [37] vermuteten aufgrund ihrer In-vitro-Untersuchungen mit einer CO_2-Sabal-Extraktion, daß ausschließlich freie Fettsäuren für die 5-Alphareduktasehemmenden Aktivitäten von Sabal-Extrakten verantwortlich sind, was auch in einer anderen Publikation beschrieben wurde [32].

Weisser u. Krieg [63] hatten ebenfalls durch In-vitro-Untersuchungen in menschlichem BPH-Gewebe zeigen können, daß die Aktivität der 5-Alpha-Reduktase in Epithel und Stroma durch das Sabal-Extrakt IDS 89 um 30 bzw. 45% gehemmt wird. Es wurde deutlich, daß diese In-vitro-Hemmwirkung des Sabal-Extraktes vor allem bedingt ist durch die verseifbare Fraktion des Extraktes, deren Hauptbestandteile die Fettsäuren sind. Es zeigte sich, daß Laurin- und Myristinsäure die 5-alpha-Reduktaseeaktivität in vitro deutlich hemmen. In einer 3-monatigen placebokontrollierten Doppelblindstudie mit dem Sabal-Extrakt IDS 89 bei BPH-Patienten konnte dann von der gleichen Arbeitsgruppe im enukleirten BPH-Gewebe gezeigt werden, daß es unter IDS 89-Therapie im Epithel zu einer tendenziellen jedoch nicht signifikanten Abnahme der Substrataffinität der DHT-bildenden 5-Alpha-Reduktase, im Stroma dagegen therapieabhängig zu einer statistisch auffälligen Zunahme der DHT-abbauenden 3-Alpha-Hydroxysteroidoxidoreduktase (3-alpha-HSOR-red) kommt [66]. Der stromale Myristinsäuregehalt war unter Verum signifikant, der Laurinsäuregehalt statistisch grenzwertig erhöht [9]. Gleichsinnige Unterschiede wurden im Epithel festgestellt. Von den Autoren wird aufgrund der dargestellten Ergebnisse dieser Studie die mögliche Bedeutung der intraprostatischen Lipidzusammensetzung in der Regulation androgenmetabolisierender Enzyme diskutiert. In diesem Zusammenhang konnte bereits gezeigt werden, daß sich Epithel und Stroma der menschlichen BPH signifikant in ihrer Lipidzusammensetzung unterscheiden [65].

Hemmung der Aromatase

Nach den Untersuchungen von McNeal [35] wird die BPH als Erkrankung des Stromas angesehen. Während das Prostataepithel als androgenabhängiges Gewebe gilt, soll das Stroma vor allem unter Östrogeneinfluß stehen [31]. Schlußfolgernd daraus wird entweder eine Antiöstrogentherapie oder eine Aromatasehemmung als Möglichkeit der BPH-Behandlung angesehen.

Hinweise auf eine Beeinflussung des Östrogenstoffwechsels durch einen alkoholischen Brennesselwurzelextrakt ergaben sich erstmals im Rahmen einer klinischen Studie, in der nach 12wöchiger Therapie mit Urtica-Extrakt die Serumkonzentrationen von Estradiol und Estron signifikant abnahmen [7]. In vitro fanden sich Hinweise, daß dieser Effekt offensichtlich auf einer Hemmung der Aromatase beruht und als verantwortliche Substanz konnte die Hydroxyoctadecadiensäure ermittelt werden, die entweder durch Autoxidation oder unter Einwirkung von Lipoxygenasen aus Linolsäure entsteht [30].

Inhaltsstoffe mit aromatasehemmenden Eigenschaften in Urtica-Extrakten sind nach Untersuchungen verschiedener Arbeitsgruppen [22, 30, 29, 23] vorwiegend lipophile Substanzen wie Fettsäuren und deren Oxidationsprodukte (z. B. Linolsäurederivate).

Da aber bisher auch mit potenten synthetischen Aromatasehemmern in der BPH-Behandlung keine durchschlagenden klinischen Erfolge erzielt werden konnten, ist die therapeutische Relevanz dieses »Wirkprinzips« fraglich.

Reduktion des sexualhormonbindenden Globulins (SHBG)

Als wichtigstes Transportmittel für Androgene im Blut dient das sexualhormonbindende Globulin (SHBG), das etwa 2/3 des gesamten Plasmatestosterons bindet [45]. Durch vermutlich degenerative Gefäßveränderungen kommt es im BPH-Gewebe zum vermehrten Austritt von Plasmaproteinen, so auch von SHBG, in den Interstitialraum. Die dort erhöhten Konzentrationen von SHBG dienen über den Austausch mit zirkulierendem Testosteron als Reservoir für Steroidhormone und damit auch Androgenen [16]. Somit macht es durchaus Sinn, die Konzentration und die Funktion des SHBG zu beeinflussen und dadurch die BPH zu behandeln.

Sowohl in vitro [45] als auch in placebokontrollierten Doppelblindstudien [56, 21] konnte mit Urtica-Extrakt (ERU) die SHBG-Konzentration signifikant gesenkt werden. Dieses Ergebnis konnte auch in einer offenen Untersuchung an 253 BPH-Patienten beobachtet werden [7].

Inhibierung von Wachstumsfaktoren

Da in der Prostata und insbesondere im Stroma offensichtlich beträchtliche Mengen einer Vielzahl von Wachstumsfaktoren synthetisiert werden [41], wird über ein direktes Eingreifen von Urtica-Lektinen in Zellproliferations- und -differierungsprozesse auf der Ebene von Wachstumsfaktoren spekuliert.

In vitro konnte gezeigt werden, daß Urtika-Lektine tatsächlich die EGF/bFGF-induzierte Proliferation von HeLa-Zellen bei einer Konzentration von 5 mg/ml um etwa 50% verringern [60].

Inwieweit diese Erkenntnisse die therapeutische Wirksamkeit der Urtica-Extrakte erklären, bedarf aber noch eingehender Untersuchungen [50].

In einer beim 4th International Consultation on BPH in Paris (1997) vorgetragenen In-vitro-Studie (Zellkultur) von Kassen et al. [26] wird über eine Erhöhung der Expression des »Transforming Growth Faktors b1« (TGF-b1) in der Prostatazellkultur in einem β-Sitosterol-haltigen Spülmedium berichtet, wodurch eine antiproliferative Aktivität des Phytosterols wahrscheinlich gemacht wurde.

Antiphlogistische und antiödematöse (dekongestionierende) Wirkung

Die BPH ist häufig mit Kongestionen (Sekretstauungen) verbunden, die durch lymphozytär-plasmazelluläre Infiltrate charakterisiert sind [24]. Antiphlogistische und antiödematöse Eigenschaften von Phytopharmaka werden deshalb immer wieder als Begründung der klinischen Wirksamkeit dieser Präparate angeführt.

Für die antiphlogistische und antiödematöse (antikongestive) Wirkung von Sabal-Extrakten werden die darin enthaltenen Polysaccharide verantwortlich gemacht, die in der dosisabhängigen Hemmung der Arachidonsäure-Kaskade begründet sein soll. Beta-Sitosterol soll die gleichen Wirkungen entfalten. Da jedoch nur wenig Sitosterol aus dem Gastrointestinaltrakt resorbiert wird, müssen für die nachgewiesene Hemmung der Prostaglandinsynthese [2] auch noch andere Inhaltsstoffe verantwortlich sein.

Wesentliche Vermittler von Entzündungsreaktionen sind die aus Arachidonsäure entstehenden Eicosanoide: Unter dem Einfluß von Cyclooxygenasen und Lipoxygenasen entstehen als wichtigste Metaboliten der Arachidonsäure die Prostaglandine und Leukotriene. Prostaglandine bewirken unter anderem eine Vasodilation, erhöhen die Gefäßpermeabilität, kontrahieren glatte Muskeln und lösen Schmerzreize aus. Leukotriene verfügen zusätzlich über chemotaktische Eigenschaften für Leukozyten und sind in der Lage, diese Zellen zu aktivieren [38].

Pegel u. Walker [38] konnten in pharmakologischen Untersuchungen nachweisen, daß Prostatagewebe vermehrt Sitosterin bindet wodurch der Prostaglandinstoffwechsel beeinflußt wird. Neben dem beta-Sitosterin wurde auch beta-Sitosterolin als wirksamkeitsbestimmender Inhaltsstoff der Hypoxis-rooperi-Präparation gesehen. Bauer u. Bach [6] wiesen im Rahmen einer Therapiestudie nach, daß durch Phytosteroltherapie die Konzentration des Prostaglandins PGE_2 bei Prostatitis drastisch gesenkt werden konnte, was ein Hinweis für die antiphlogistische und prostaglandinbeeinflussende Wirkung von Sitosterin sein kann.

Im Rahmen einer placebokontrollierten 3-monatigen Therapiestudie an 20 BPH-Patienten, die täglich mit 320 mg Sabal-Extrakt IDS 89 behandelt und nach 3 Monaten adenomenukleiert wurden, ließ sich morphologisch eine signifikante Verringerung der intraprostatischen Kongestion nachweisen [25].

Unklar ist z. Z. noch, ob diese morphologischen Veränderungen in einem Zusammenhang mit der ebenfalls unter Verum gefundenen statistisch auffälligen Aktivitätserhöhung des Enzyms 3-alpha-HSOR-red stehen [66]. Die 3-alpha-HSOR-red bewirkt im Androgenstoffwechsel den Abbau des biologisch hochaktiven Dihydrotestosteron in das per se biologisch inaktive Androstandiol. Solange Messungen der intraprostatischen DHT-Konzentration unter IDS 89-Gabe noch ausstehen, kann jedoch lediglich spekuliert werden, inwieweit die geschilderten Enzymveränderungen zu einer Abnahme der DHT-Konzentration führen können. Dies gilt gleichermaßen für die Frage, ob die Veränderungen zu einer Abnahme der DHT-Konzentration führen können und ob die Veränderungen der 3-alpha-HSOR-red-Aktivität zu einer Beeinflussung des Prostaglandinstoffwechsels führen, da Prostaglandine ebenfalls ein Substrat der 3-alpha-HSOR-red zu sein scheinen [39].

Auch mit einer standardisierten Extraktfraktion aus Roggenpollen ist es möglich, wie eine In-vitro-Studie von Loschen u. Ebeling [33] zeigte, die Prostaglandin- und Leukotrien-Biosynthese über die Hemmung der Arachidonsäure-Kaskade zu beeinflussen.

Weitere Hinweise für die wichtige Rolle der Prostaglandine bei der Entstehung der BPH und vice versa einem möglichem Therapieansatz mit Phytosterolen leiten sich aus den Arbeiten von Zahradnik et al. [68] und Bach et al. [2] ab, in denen gezeigt werden konnte, daß die Therapie mit sitosterinhaltigem Phytosterol den Prostaglandingehalt (PGE_2 und PGF_{1Alpha}) der Prostata zu senken vermag.

Immunmodulierende Wirkung

Die Anwesenheit äußerst potenter immunsuppressiver Substanzen im Prostatasekret wird mit der häufigen benignen oder malignen Entartung dieses Organs in Verbindung gebracht [40]. Wagner u. Willer [57, 58] konnten aus Urtica-Wurzel ein Lektingemisch und einige neutrale und saure Polysaccharide isolieren, die über eine Reihe immunologischer Aktivitäten (z. B. T-Lymphozyten-Stimulierung, TNF-Alpha-Freisetzung aus Makrophagen etc.) verfügen. Inwieweit solche Immunphänomene eine Rolle bei der Entwicklung der BPH spielen und ob sich daraus therapeutische Ansatzpunkte (z. B. durch Urtica-Lektine) ergeben, ist noch Gegenstand der Grundlagenforschung [60, 67].

11.1.2
Medikamente

Phytopharmaka dominierten 1996 noch deutlich den Markt der Prostatamittel [46] (Abb. 11.1), an dem mit etwa 12% die synthetischen Medikamente beteiligt waren. 1999 haben die Alpha-Blocker erheblich aufgeholt: Bei insgesamt ca. 5,5 Mio. Verordnungen von Prostatamitteln (Umsatz ca. 290 Mio. DM) beträgt der Anteil der Phytopharmaka nur noch 46%, der der Alpha-Blocker 44% und der des Finasterid ca. 10%. In Deutschland haben sich nur 5 Phytopharmakatypen als miktionsbeeinflussende Mittel zur Behandlung der benignen Prostatahyperplasie (BPH) durchgesetzt (Tabelle 11.1). In der Hauptsache handelt es sich bei den Phytopharmaka um Monopräparationen.

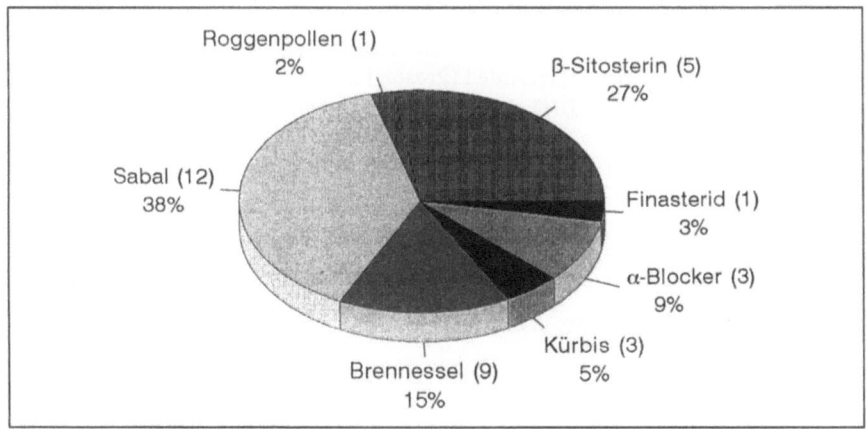

Abb. 11.1. Der Markt der Prostatamittel 1996. 34 Präparate = 6,8 Mio. Packungen. Zeitraum Juni 1995–Mai 1996. (In Klammern: Anzahl der Präparate)

Tabelle 11.1. Die wichtigsten miktionsbeeinflussenden Phytotherapeutika bei BPH (Monopräparate). (Nach Schilcher [44])

Deutscher Name	Stammpflanze	Hauptinhaltsstoffe	Wirkprinzip	Dosis/Tag
Zwergpalmenfrucht	Sabal serrulata	D-7- und D-5-Sterole, Polysaccharide, fette und ätherische Öle	Antikongestiv (3-alpha HSOR ↑, Inaktivierung Prostaglandine), antiproliferativ (5-alpha-ReduktaseInhibierung?)	320 mg
Brennesselwurzel	Urtica dioica	D-5-Sterole, Triterpensäuren, Lignane, Polysaccharide, Cumarin, Scopoletin	Antiphlogistisch (Inaktivierung von Prostaglandinen), SHBG-Senkung, (Aromatase-Hemmung?)	450–600 mg
Roggenpollen	Secale cereale	Alpha-Aminosäuren, Phytosterole, Fettsäuren	Antiproliferativ; antiödematös und antiphlogistisch (durch Cyclooxygenasehemmung)	69–138 mg
Afrikanische Knolle	Hypoxis rooperi	Phytosterole (D-5-Sterole), (beta-Sitosterol-beta-D-Glucosid = Sitosterolin)	Antikongestiv, antiphlogistisch	30–60 mg
Kürbissamen	Cucurbita pepo	Sterolglycoside (D-7), Selen, Tocopherol, Linolsäure, Carotinoide, Mg-Salze	Minderung DHT-Bindung an menschl. Zellkulturen	90 mg

11.1.2.1
Zwergpalmenfrucht (Serenoa repens/Sabal serrulata)

Hauptinhaltsstoffe der getrockneten Beerenfrüchte sind delta-5- und delta-7-Sterole, Fette, ätherische Öle und Polysaccharide. Sie werden als Trockenextrakte in Kapseln oder Dragees mit alkoholischen bzw. lipophilen Lösungsmitteln (z. B. Ethanol 90%, Hexan) hergestellt. Entsprechend der Monographie der Kommission E sollen 1–2 g Droge oder 320 mg extrahierbare Bestandteile täglich verabreicht werden.

Postulierte Wirkungsweise:
- antiandrogen durch lipophilen Anteil,
- antikongestiv durch hydrophilen Anteil (Prostaglandininaktivierung),
- antiproliferativ (verstärkter DHT-Abbau durch 3-Alpha HSOR).

Nebenwirkungen: Selten Magenbeschwerden.
Sabal-serrulata-Monopräparate[1] (Auswahl):
- Prostagutt mono/-uno (Fa. Schwabe),
- Prosta-Urgenin (Fa. Madaus),
- Prostess/-uno (Fa. TAD),
- Remiprostan uno (Fa. Schaper u. Brümmer),
- Sita (Fa. Hoyer),
- Strogen S/-uno (Fa. Strathmann AG),
- Talso/-uno (Fa. Sanofi Wintrop).

---

[1] Handelsnamen

11.1.2.2
Brennesselwurzel (Urtica dioica radix)

Hauptinhaltsstoffe der Brennesselwurzel sind delta-5-Sterole, Scopoletin, Polysaccharide, Lignane, Urtica-dioica-Agglutinin (bestehend aus Lektinen). Sie werden als alkoholische oder wässrige Trockenextrakte in Kapseln und Dragees in einer Dosierung von 4–6 g Droge oder 450–600 mg entsprechend der Monographie der Kommission E täglich angewendet.

Postulierte Wirkungsweise:
- Senkung der SHBG-Konzentration (in vitro),
- antiphlogistisch (in vitro),
- Aromatasehemmung (in vitro).

Nebenwirkungen werden selten beobachtet und äußern sich in leichten Magen-Darm-Beschwerden.
Brennesselwurzel-Monopräparate[1] (Auswahl):
- Bazoton N/-uno/Liquid (Fa. Kanoldt),
- Prostaforton (Fa. Plato),
- Prostagalen (Fa. Galenika Hetterich),
- Prostaherb N Urticae (Fa. Redel),
- Urtica plus N (Fa. Pharma Osterholz),
- Urticaprostat-uno (Fa. Azupharma),
- UTK/-uno (Fa. TAD).

11.1.2.3
Roggenpollen-Extrakt (Pollinis siccum extractum)

Es handelt sich laut Positivmonographie von 1994 um einen kombiniert hydrophilen und lipophilen Extrakt aus Roggenpollen (Secale cereale), der häufig noch mit anderen Pflanzenextrakten (5% Timothygraspollen, 3% Maispollen) vermischt wird.

Verarbeitet wird ein Totalextrakt (= hydrophiler und lipophiler Trockenextrakt) 2,5:1 aus Roggenpollen (mit Spezialstaubsaugern gesammelt) und auf den Mindestgehalt von 3,5 mg Ninhydrin-positiver Leitsubstanzen standardisiert.

Hauptinhaltsstoffe sind Alpha-Aminosäuren (etwa 20%), Kohlehydrate und Fettsäuren (4–10%), Phytosterole (etwa 1%) und werden in Tablettenform (20 mg Trockenextrakt) in einer empfohlenen Tagesdosis von 80–120 mg verabreicht.

Postulierte Wirkungsweise:
- antiödematös (in vitro),
- antiphlogistisch (in vitro) durch Hemmung der Cyclooxygenase und Lipoxygenase (= Hemmung der Bildung ödemauslösender Entzündungsmediatoren),

---

[1] Handelsnamen

- antiandrogen (in vitro) durch Hemmung der Aktivität der Schlüsselenzyme des DHT-Metabolismus (5-Alpha-Steroid-Reduktase, 3-Alpha- und beta-Hydroxysteroidhydrogenase) durch lipophile steroidhaltige Fraktion,
- antiproliferativ (in vitro) durch Hemmung des Zellwachstums in Prostatazellkulturen durch hydrophile Fraktion.

Nebenwirkungen sind keine bekannt.
Roggenpollen-Monopräparate[1]:
- Cernilton N (Fa. Strathmann AG),
- Pollstimol (Fa. Strathmann AG).

11.1.2.4
Afrikanische Wurzelknolle (Hypoxis rooperi)

Die Wurzelknolle der in Südafrika, Amerika, Australien und im südlichem Asien vorkommenden Pflanze Hypoxis rooperi, die botanisch mit den Spargelgewächsen verwandt ist, wurde vor allem von der schwarzen Bevölkerung schon seit Urzeiten gegen Blasen- und Prostatabeschwerden eingenommen.

Hauptinhaltsstoffe: Phytosterolgemische, aus denen durch Extraktion mit lipophilen Lösungsmitteln eine beta-Sitosterin-Fraktion gewonnen wird, die 10% beta-Sitosterolin (glykosidisch gebundenes Sitosterin) enthält. Daneben finden sich noch die Sterole Campesterol, Sitostanol und Ergosterol. Eine Monographie der Kommission E zum Phytosterolgemisch steht noch aus. Das Phytosterolgemisch wird als Pulver in Hartgelatinekapseln verabreicht. Die empfohlene Tagesdosis der zugeführten Sitosteroldosis beträgt laut Hersteller 30–60 mg.

Postullierte Wirkungsweise:
- antiphlogistisch,
- antikongestiv (in vitro),
- cholesterinsenkend.

Die in den gängigen Phytosterolpräparaten enthaltenen Sitosterolmengen (30–60 mg) liegen unter der mit der täglichen Nahrung (Vollkost) zugeführten Menge (etwa 200 mg). Auch wenn nach neueren Hypothesen vor allem das Sitosterolin die Hauptkomponente der Phytosterol-Präparate-Wirkung sein soll, das auch besser als Sitosterol resorbiert wird, bleibt doch die Annahme, daß offensichtlich noch andere Wirkstoffe für die positive Medikamentenwirkung postuliert werden müssen bzw. auch denkbar ist, daß gerade die Kombination der verschiedenen Phytosterole die eigentliche therapeutische Effektivität ausmacht.

Nebenwirkungen sind kaum bekannt; gelegentlich wird über leichte gastrointestinale Symptome berichtet.
Phytosterol-Monopräparate[1] (Auswahl):
- Harzol (Fa. Hoyer),

---

[1] Handelsnamen

- Prostasal (Fa. TAD),
- Sitosterin-Prostata-Kapseln (Fa. intermuti Pharma),
- Triastonal (Fa. Pharma Osterholz).

11.1.2.5
Kürbissamen (Cucurbitae peponis semen)

Die volksmedizinische Anwendung von Kürbissamen bei »Reizblase« und benigner Prostatahyperplasie ist vor allem in Südosteuropa seit langem bekannt.

Hauptinhaltsstoffe: Die ölig-süßlich schmeckenden Samen enthalten fettes Öl (davon bis 64% Linolsäure), delta-5- und delta-7-Sterole, Tocopherol, Carotinoide, Mineralstoffe (Selen) und Magnesiumsalze. Am häufigsten finden ganze oder zerkleinerte Samen aber auch ausgepreßte Öle oder Trockenextrakte Anwendung. Die Monographie der Kommission E von 1985 empfiehlt Kürbissamen in einer Tagesdosis von 10 g zerkleinerter Samen oder entsprechende Zubereitung bei der Indikation »Reizblase oder Miktionsbeschwerden bei Prostataadenom im Frühstadium«.

Postulierte Wirkungsweise:
- antiandrogen (in vitro),
- antiphlogistisch.

Die antiandrogene Wirkung der delta-7-Sterole soll dadurch bedingt sein, daß diese in der Lage sind, das DHT von den Androgenrezptoren an menschlichen Fibroblasten zu verdrängen [43].

Die ebenfalls im Kürbissamen enthaltenen Sterole sollen durch Beeinflussung des Prostaglandinstoffwechsels antiphlogistisch wirken. Die darüber hinaus im Kürbissamen zusätzlich nachgewiesenen Substanzen kommen ubiquitär vor, so daß ihre Rolle bei der Linderung der BPH-bedingten Miktionsbeschwerden nur schwer eingeschätzt werden kann.

Nebenwirkungen sind keine bekannt.
Kürbissamenhaltige Monopräparate[1]:
- Cysto-Urgenin (Fa. Madaus),
- Prosta Fink forte (Fa. Fink/Kade),
- Granufink Kürbiskerne (Fa. Fink),
- Granufink Kürbiskern/Granulat/Kapseln (Fa. Fink),
- Nomon mono (Fa. Hoyer),
- Prostalog (Fa. Tosse).

Einige *Kombinationspräparate* enthalten mehrere Phytopharmaka und gelegentlich noch andere Drogen, ohne daß dafür nachvollziehbare wissenschaftliche Begründungen bestehen.

Mischpräparate aus Phytopharmaka[1]:

---

[1] Handelsnamen

- Prostatin F, Kombination aus Brennesselwurzel + Fol. uvae ursi (Fa. Kanoldt),
- Prostagutt forte, Kombination aus Sägepalmenfrucht + Brennesselwurzel (Fa. Schwabe),
- Cefasabal Trpf./Tbl., Kombination aus Sägepalmenfrucht + Goldrute + Roßkastanie (Fa. Cefak),
- Prosta Fink N, Kombination aus Sägepalmenfrucht + Kürbissamen (Fa. Fink/Kade),
- Azuprostat M, Kombination aus Phytosterol + Kürbiskernöl + Tocopherol (Fa. Azupharma).

11.1.3
Indikation

Bei der Pathophysiologie unterscheiden wir »statische« und »dynamische« Komponenten. Die Beeinflussung der durch Volumenzunahme der Prostata bedingten statischen Komponente und damit Beseitigung der Obstruktion kann kein Zielparameter der Phytopharmaka sein, da die Volumenreduktion der Prostata von den pflanzlichen Extrakten nicht in ausreichendem Maße geleistet werden kann. Hier sind die endo-

Tabelle 11.2. Stadieneinteilung der BPH nach Vahlensieck [54]

Stadium I (Vorstadium)
- Keine Miktionsstörungen (I-PSS = 0 Pkte, QoL = 0 Pkte)
- Palpatorisch Prostata über 20 g
- Keine Kongestion, keine Prostatitis
- Uroflow: Qmax normal
- Kein Restharn

Stadium II (Reizstadium)
- Geringe und wechselnde Miktionsstörungen (I-PSS = bis 7 Pkte, QoL 1 u. 2 Pkte)
- Palpatorisch Prostata über 20 g
- Geringe Kongestion und/oder Prostatitis
- Uroflow: Qmax 10 bis 15 ml/sec
- Restharn: nicht oder nur gering (unter 50 ml)
- Keine oder beginnende Trabekulierung der Harnblase
- (Fakultativ: Druck-Fluß-Messung: geringe pathologische Veränderungen)

Stadium III (Restharnstadium)
- Deutliche und permanente Miktionsstörungen (I-PSS = 8–19 Pkte, QoL = 3 u. 4 Pkte)
- Palpatorisch Prostata über 20 g
- Deutliche Kongestion und/oder Prostatitis
- Uroflow: Qmax unter 10 ml/sec
- Restharn über 50 ml
- Deutliche Trabekulierung der Harnblase
- Evtl. beginnende Harnstauung in den oberen Harnwegen
- (Fakultativ: Druck-Fluß-Messung: deutliche pathologische Veränderungen)

Stadium IV (Dekompensationsstadium)
- Erhebliche und permanente Miktionsstörungen (evtl. mit Harnverhalten), I-PSS = 20 bis 35 Pkte, Qol = 5 und 6 Pkte
- Palpatorisch Prostata über 20 g
- Starke Kongestion und/oder Prostatitis
- Uroflow: Qmax deutlich unter 10 ml/sec
- Restharn über 200 ml
- Erhebliche Trabekulierung oder Dilatation der Harnblase
- Harnstauung in den oberen Harnwegen
- (Fakultativ: Druck-Fluß-Messung: erhebliche pathologische Veränderungen)

krinen Therapieansätze durch Androgenentzug mit dem 5-Alpha-Reduktasehemmer Finasterid eher sinnvoll.

Dagegen kann auf die dynamische Komponente, d. h. die irritativen Miktionssymptome, durch die dekongestiv und antiphlogistisch wirkenden Phytopharmaka nachweislich lindernd eingewirkt werden. Eine »Hyperplasie« und damit ein Fortschreiten der BPH-Erkrankung wird durch die Phytopharmaka nach bisherigen Erkenntnissen nicht verhindert.

Hilfreich für die Indikationsstellung zur Behandlung der BPH mit Phytopharmaka ist eine Scorebeurteilung der Symptomatik (z. B. IPSS = International Prostate Symptom Score der AUA) und eine Stadieneinteilung der Erkrankung (z. B. nach Vahlensieck [54] (Tabelle 11.2).

In den frühen BPH-Stadien II und III nach Vahlensieck und einem IPSS-Score von >7–15 Punkten ist die Indikation zum Einsatz von Phytotherapeutika gegeben, wie es auch in den Monographien der Kommission E zu den verschiedenen Phytopharmaka empfohlen wird [44].

11.1.4
Ergebnisse

Angesichts der großen Zahl der im Handel befindlichen pflanzlichen Prostatamittel stellt sich das Problem einer vergleichenden Beurteilung ihrer therapeutischen Qualität.

Therapiestudien für Phytopharmaka, als sicherster Qualitätsnachweis, lagen in der Vergangenheit für Phytopharmaka überwiegend nur in der Qualifikation von offenen Studien und »Anwendungsbeobachtungen« vor, wobei zwar Tausende von BPH-Patienten erfolgreich behandelt [12, 52, 47, 48, 3, 4, 55], aber durch Verzicht auf Placebokontrolle die Effektivität nicht zweifelsfrei belegt werden konnte.

Randomisierte, placebokontrollierte Doppelblindstudien mit einer ausreichenden Probandenzahl und Studiendauer, wie sie seit 1992 vom »Consensus Committee on BPH« der WHO gefordert wurde [1], liegen bisher nur in geringer Zahl vor.

Da bis 1992 einheitliche und allgemein akzeptierte Vorgaben zur Durchführung von BPH-Therapiestudien fehlten, wurden meistens unterschiedliche Zielparameter zur Kontrolle des Therapieerfolges verwendet, wodurch natürlich eine Vergleichbarkeit der Ergebnisse erschwert wird. Einschränkend bleibt noch anzumerken, daß eine »statistisch signifikante« Verbesserung der objektiven Parameter (z. B. Uroflow, Restharnvolumen = Wirkung) für sich allein als Qualitätsmerkmal nicht ausreicht, weil für den Patienten eine Therapie erst von Nutzen ist, wenn sie auch klinisch relevant, d. h. »spürbar« wird (= Wirksamkeit).

11.1.4.1
Placebokontrollierte Studien

Sabal-(Serenoa-repens-)Extrakte

Erwähnenswert sind 3 placebokontrollierte Therapiestudien, die nur mit erheblichen Einschränkungen den Anforderungen des »Consensus Committees on BPH« entsprechen, [17, 42, 34] (Tabelle 11.3). Insgesamt wurden 256 BPH-Patienten in den Stadien

Tabelle 11.3. Placebokontrollierte Doppelblindtherapiestudien mit Phytopharmaka bei benigner Prostatahyperplasie (BPH). (BS = Boyarski-Score; FSS = freier Symptomscore; IPSS = Internationaler Symptomscore; PV = Prostatavolumen; QoL = Quality of Life; Qmax = maximales Sekundenvolumen; Qmean = mittleres Sekundenvolumen; RH = Restharn; SHBG = Sexualhormonbindendes Globulin)

Autor	Patienten (n)	Dosis (pro Tag)	Behandlungsdauer (Wochen)	Zielparameter	Ergebnisse
Serenoa repens (Sabal)-Extrakte					
Cukier et al. [17]	146	320 mg	12	FSS, RH	FSS und RH: Verum jeweils Placebo *signifikant überlegen*
Reece-Smith et al. [42]	70	320 mg	12	FSS, Qmax, RH	Verum hat gleiche Wirkung wie Placebo (*keine signifikanten Unterschiede* für FSS, Qmax, RH)
Mattei et al. [34]	40	320 mg	12	FSS, RH, PV	FSS und RH unter Verum jeweils *signifikant besser* als unter Placebo. PV wurde weder unter Verum noch unter Placebo verkleinert
Urtica dioica-Extrakte					
Fischer u. Wilbert [21]	40	1200 mg	24	BS, Qmean, RH, SHBG, PV	BS unter Verum *signifikant besser* als unter Placebo, Qmean und RH-Änderung *nicht signifikant* unterschiedlich
Engelmann et al. [20]	41	2mal 3 ml	12	IPSS, QoL, Qmax, RH, PV	IPSS unter Verum *signifikant besser*, kleine Überlegenheit des Verum gegenüber Placebo für QoL, Qmax, RH und PV
Roggenpollen- (Secale-cereale-)Extrakt					
Becker u. Ebeling [8]	103	120 mg	12	BS, Uroflow-Index, RH	BS: Nur Verbesserung der der Nykturie unter Verum *signifikant besser* als unter Placebo; Uroflow-Index nicht signifikant besser, unter Verum aber *signifikant stärkere Senkung des RH*
Buck et al. [13]	53	120 mg	24	BS, Qmax, RH, PV	BS: Nykturie und RH-Gefühl werden unter Verum *signifikant verbessert*; kein Unterschied zwischen Verum und Placebo bei Qmax, aber *RH unter Verum signifikant reduziert*
Kürbissamen- (Cucurbito-peponis-)Extrakt					
Bach et al. [5a]	476	90 mg	36	IPSS, QoL, Qmax, RH, (PV)	IPSS: Gesamtzahl des Scores unter Verum signifikant gegen Placebo gesenkt; Signifikantstärkere Reduktion der Miktionsbeschwerden am Tage unter Verum

II–III (nach Vahlensieck) mit 320 mg Sabal-Extrakt/Tag über jeweils 3 Monate behandelt.
Zielparameter waren individuell entwickelte Symptomenscores, Restharnvolumina und Uroflowmetrie; in einer Studie auch das Prostatavolumen.
Fazit: In 2 Studien [17, 34] war eine signifikante Überlegenheit des Sabal-Extraktes gegenüber Placebo für die Besserung der Miktionssymptomatik und für die Restharnreduktion nachweisbar. Harnstrahlstärke und Prostatavolumen ließen sich weder mit Verum noch mit Placebo beeinflussen. Reece-Smith et al. sahen gleiche Therapieeffekte für Verum und Placebo.

Urtica-dioica-Extrakte

In 2 Therapiestudien aus den Jahren 1992 bzw. 1996 mit insgesamt 81 BPH-Patienten wurden Urtica-Extrakte über 12 bzw. 24 Wochen geprüft [21, 20] (s. Tabelle 11.3).
Zielparameter in der von Fischer u. Wilbert [21] durchgeführten Studie waren ein modifizierter Boyarski-Score, in der von Engelmann et al. [20] inaugurierten Studie der IPSS- und QoL-Score der WHO. Darüber hinaus wurden Uroflowmetrie, Restharn- und Prostatavolumen gemessen und zusätzlich auch SHBG im Serum [21] bestimmt.
Unter Verum ließen sich die BPH-bedingten Miktionsstörungen signifikant verbessern. Die Harnstrahlstärke (Qmax.) besserte sich sowohl unter Verum wie auch unter Placebo signifikant; ein statistisch relevanter Gruppenunterschied ließ sich jedoch nicht berechnen. Für das Restharnvolumen war nur unter Verum ein signifikanter Prä-/post-Unterschied erkennbar.
Das Prostatavolumen änderte sich weder unter Verum noch unter Placebo. Unter der Urtica-Extrakt-Therapie zeigte sich aber eine signifikante Abnahme der SHBG-Konzentration im Serum um rund 4 nmol/l, während das SHBG in der Placebogruppe nur eine diskrete Veränderung erfährt [21].
Fazit: Eine signifikante Verbesserung der Miktionsbeschwerden mit Urtica-Extrakt ist möglich. Weniger deutlich wirkt es bei der Beeinflussung von Qmax. und Restharnreduktion. Interessant ist die Möglichkeit der Senkung der SHBG-Konzentration, wodurch der Prostatazellproliferation möglicherweise entgegengewirkt werden könnte.

Roggenpollen-Extrakt

Auch für den Roggenpollen-Extrakt liegen 2 placebokontrollierte Therapiestudien mit insgesamt 163 BPH-Patienten der Stadien II und III nach Vahlensieck vor. Sie wurden über 12 [8] bzw. 24 Wochen [13] geführt (s. Tabelle 11.3). Zielparameter waren: Veränderung der Miktionssymptome (modifizierter Boyarski-Score), Uroflowmetrie, Restharnminderung und Reduktion des Prostatavolumens [13]. Da für die Charakterisierung der Miktionssymptomatik nur Nykturie, Diurie und Restharngefühl überprüft und die Prä-/ post-Ergebnisse als prozentualer »Response« angegeben werden, ist ein Vergleich mit anderen Studien nur bedingt möglich. In der Studie von Becker u. Ebeling [8] besserte sich unter Verum nur die Nykturie signifikant gegenüber Placebo. Buck et al. [13] konnten nachweisen, daß die signifikante Überlegenheit des Verum auch für »Restharngefühl« berechenbar war (Tabelle 11.3). Dagegen blieb im Prä-/post-Vergleich die Harnstrahlstärke unter Verum wie auch unter Placebo gleich.

Unter Verum ließ sich aber in beiden Studien ein im Vergleich zu Placebo stärkerer Abfall der Restharnvolumina nachweisen; dieser Unterschied war auch beim Gruppenvergleich signifikant.

Fazit: Mit Roggenpollen-Extrakt ist die BPH-bedingte Miktionssymptomatik günstig zu beeinflussen, auch die Restharnvolumina lassen sich unter dieser Präparation signifikant senken. Wenig verändert wird die Harnstrahlstärke und das Prostatavolumen.

Hypoxis rooperi

Es liegen 2 Studien mit Phytosterolen aus Hypoxis rooperi gegen Placebo vor, die in fast vollständiger Übereinstimmung mit den Prüfkriterien des Consensus Committees on BPH [1] der WHO durchgeführt wurden [10, 27] (Tabelle 11.4). Nach den von Berges et al. [10] berichteten Ergebnissen nach einem 6monatigen Therapiezeitraum besserte sich unter Verum der IPSS-Score (einschließlich QoL) um -7,4 (bzw. -1,4) Punkte signifikant gegenüber mit Placebo behandelten Patienten. Ebenfalls signifikante Gruppenunterschiede ergaben sich beim Qmax. und beim Restharnvolumen, nicht dagegen beim Prostatavolumen. Ernsthafte Nebenwirkungen wurden nicht beobachtet.

Tabelle 11.4. Placebokontrollierte 6-monatige Doppelblind-Therapiestudie mit Phytosterol bei BPH. (Zeichenerklärung: s = signifikant besser als Placebo; n. s. = nicht signifikant anders als Placebo). (Nach Berges et al. [10])

Zielparameter	Netto-Therapieeffekt (Zugunsten von Phytosterol)	Einzelwerte (SD) Phytosterol	Placebo
IPSS (Punkte)	-5,1	-7,4 (3,8)^s	-2,3 (3,8)
QoL (Punkte)	-1,2	-1,4 (0,8)^s	-0,2 (1,0)
Qmax [ml/s]	+4,1	+5,3 (5,7)^s	+1,2 (3,9)
Restharn [ml]	-25,1	-35,4 (45,2)^s	-10,3 (28,4)
Prostatavolumen [ml]	-1,5	-2,3 (8,8)^{ns}	+0,8 (9,0)

Von Klippel et al. [27] wurde eine Therapiestudie mit Phytosterolen bei 177 BPH-Patienten abgeschlossen Diese Patienten wurden randomisiert mit 130 mg Phytosterol bzw. Placebo über 6 Monate behandelt. Prüfparameter waren IPSS, QoL, Qmax., und Restharn. Signifikante Verbesserungen für die Miktionsymptomatik, QoL-Score, Flowverstärkung und Restharnminderung waren nur für Patienten in der Verum-Gruppe erreichbar (s. Tabelle 11.5).

Tabelle 11.5. Placebokontrollierte 6-monatige Doppelblind-Therapiestudie mit Phytosterol bei BPH. (s = signifikant besser als Placebo). (Nach Klippel et al. [27])

Zielparameter	Netto-Therapieeffekt (Zugunsten von Phytosterol)	Einzelwerte (SD) Phytosterol	Placebo
IPSS (Punkte)	-5,4	-8,2 (5,74)^s	-2,8 (4,18)
QoL (Punkte)	-0,9	-1,8 (1,02)^s	-0,9 (0,91)
Qmax [ml/s]	+4,5	+8,9 (8,86)^s	+4,4 (5,87)
Restharn [ml]	-33,5	-37,5 (37,23)^s	-4,1 (33,57)

Fazit: Phytosterolhaltige Phytopharmaka sind den Placebos in der Behandlung der symptomatischen BPH signifikant überlegen. Bemerkenswert ist die drastische Reduzierung des Symptomenscores unter Verum, die bei den placebobehandelten Patienten ausbleibt. Auch die Verbesserung des Lebensqualitätsscores, die Erhöhung des maximalen Sekundenvolumens um durchschnittlich 5,3 ml/s [10] bzw. 8,9 ml/s [27] bei im Vergleich nur minimaler Erhöhung der Werte unter Placebo und die durchschnittlich mehr als 50%ige Reduzierung des Restharnvolumens unter Verum (dagegen nur minimale Reduzierung unter Placebo) sprechen für den Einsatz der phytosterolhaltigen Phytopharmaka bei BPH-Beschwerden.

11.1.4.2
Langzeittherapiestudien

Ein wissenschaftlicher Kritikpunkt an der medikamentösen Therapie der BPH insgesamt und den Phytopharmaka im besonderen ist das Fehlen von prospektiven Langzeitstudien. In Kenntnis des natürlichen Verlaufs der BPH-Erkrankung, wobei es innerhalb von 6 Monaten auch ohne Therapie in einem Drittel der Fälle zu einer Besserung der Symptomatik kommen kann, wohingegen Verschlechterungen meist erst zu einem späteren Zeitpunkt registriert werden können, wird vom Consensus Committee on BPH der WHO [1] gefordert, daß die therapeutische Effektivität von Prostatamitteln in Langzeittherapiestudien nachgewiesen werden sollte.

Bisher existiert nur eine prospektive, nicht placebokontrollierte Langzeitstudie über mehr als 12 Monate mit dem Sabal-Extrakt IDS 89. Während einer 3jährigen Behandlungszeit von BPH-Patienten der Stadien II und III nach Vahlensieck [5], war eine deutliche Besserung der Miktionsbeschwerden Nykturie (Responserate 73,3%) und Restharngefühl (Responserate 75,9%) erzielt worden. Der Restharn verminderte sich um 50% des Ausgangswertes und das maximale Sekundenvolumen konnte um

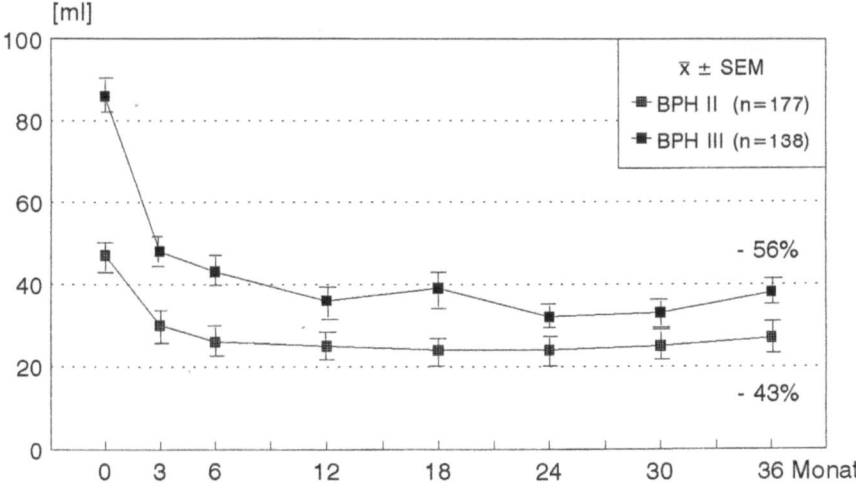

Abb. 11.2. Restharnvolumen im Verlauf der 3jährigen Therapie mit Sabal-Extrakt IDS 89. (Nach Bach [5])

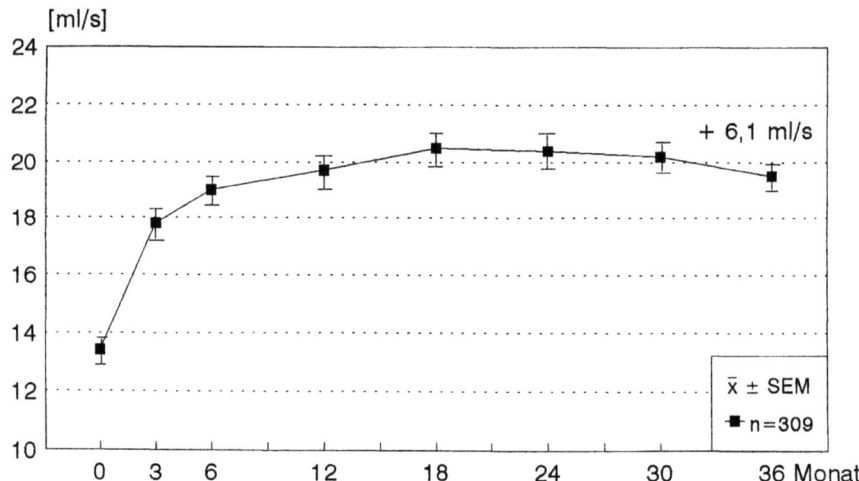

Abb. 11.3. Maximaler Harnfluß im Verlauf der 3jährigen Therapie mit Sabal-Extrakt IDS 89. (Nach Bach [5])

durchschnittlich 6,1 ml/s gesteigert werden, wobei der bleibende therapeutische Effekt schon nach 3 Monaten Behandlung erreicht wurde (Abb. 11.2 u. 11.3) und danach auf gleich gutem Niveau bis zum Ende der Therapiekontrolle nach 36 Monaten blieb, wodurch eine anhaltende Therapieeffektivität durch Sabal-Extrakt belegt werden konnte.

Nur bei 8 Patienten (1,8%) wurden unerwünschte Ereignisse registriert, die zum Abbruch der Studie führten. Sie betrafen in der Mehrzahl gastrointestinale Störungen.

Erst kürzlich veröffentlicht wurde eine Langzeittherapiestudie über 12 Monate mit einem Kombinationspräparat aus Sabal-/Urtica-Extrakt [36]. Die ersten 6 Monate wurden placebokontrolliert, ab dem 7. Monat erhielt auch die Placebogruppe das Verum (Tabelle 11.6). Bemerkenswert war die signifikante Verbesserung des IPSS-Scores um -7,5 unter Verum gegenüber nur -1,4 unter Placebo schon im ersten Halbjahr unter der Therapie. Nach weiteren 6 Monaten verbesserte sich auch die nunmehr mit Verum behandelte Gruppe auf -5,7 Punkte.

Tabelle 11.6. Placebokontrollierte Doppelblind-Langzeit-Therapiestudie (12 Monate) mit Sabal/Urtica-Extrakt bei 40 BPH-Patienten. (1.-6. Monat doppelblind, placebokontrolliert; 7.-12. Monat Verum für beide Therapiegruppen; s = signigikant; n. s. = nicht signifikant). (Nach Metzker et al. [36])

	Verum (n=20)			Placebo (n=20)			Gruppenvergleich	
	Vor Therapie (x)	Nach 6 Mon. (x)	Nach 12 Mon. (x)	Vor Therapie (x)	Nach 6 Mon. (x)	Nach 12 Mon. (x)	Bis 6 Mon.	Bis 12 Mon.
IPSS (Punkte)	18,6	11,1	9,8	19,0	17,6	13,3	s	n. s.
QoL = (unzufriedene Patienten)	13 (65%)	1 (5,3%)		13 (65%)	4 (22%)		s	n. s.
Q_{max} [ml/s]	14,65	17,95	19,1	14,95	15.5	17,5	s.	n. s.
Restharn [ml]	26	17,5		26	22,5		n. s.	n. s.

Tabelle 11.7. Placebokontrollierte Doppelblind-Langzeittherapiestudie (12 Monate) mit Kürbissamen-Extrakt bei 476 BPH-Patienten (nach Bach et al [5a])

Zielparameter	Netto-Therapieeffekt (zugunsten von Phytosterol)	Einzelwerte (SD) Kürbis-Extrakt		Placebo
IPSS (Punkte)	−1,2	−6,8	$(48)^s$	−5,6 (5,3)
QoL (Punkte)	−0,2	−1,3	$(1,0)^{n.s.}$	−1,1 (1,0)
Qmax [ml/s]	+0,6	+3,9	$(2,5)^{n.s.}$	+3,3 (1,9)
Restharn [ml]	+5,0	−12,2	$(10,0)^{n.s.}$	−17,2 (10)
Prostatavolumen (ml)	+2,3	−1,7	$(0,3)^{n.s.}$	−4,0 (2,0)

Zeichenerklärung: s = signifikant besser als Placebo; n.s. = nicht signifikant anders als Placebo

Nach 6 Monaten beträgt die Flowverbesserung durchschnittlich 3,3 ml/s unter Verum und nur 0,55 ml/s unter Placebo, die sich nach einem Jahr noch auf 4,45 ml/s in der ursprünglich schon mit Verum behandelten Gruppe steigern läßt.

Für das Restharnvolumen kann im Prä-/post-Vergleich keine signifikante Abnahme festgestellt werden, was auch für den Vergleich zwischen beiden Präparaten zutrifft.

Eine im Jahre 1999 beendete und erst vor kurzem ausgewertete randomisierte, placebokontrollierte Doppelblindstudie über 12 Monate Dauer mit einem definierten Kürbissamenextrakt bei 476 BPH-Patienten ergab, daß in der Langzeittherapie unter Verum eine signifikant stärkere Reduktion der Miktionsbeschwerden (IPSS) als unter Placebo erzielt werden konnte (Tabelle 11.7). Die entsprechend den Forderungen des Consensus Committees on BPH weiterhin geprüften Parameter QoL, Qmax, Restharn und Prostatavolumen änderten sich weder unter Verum noch unter Placebo in signifikanter Weise [5a].

11.1.4.3
Direkter Vergleich zwischen Phytopharmaka und synthetischen Prostatamitteln

Es existierten kaum direkte Vergleichsstudien zwischen Phytotherapeutika und synthetischen Prostatamitteln. In einer kontrollierten Doppelblindstudie wurde die therapeutische Äquivalenz von Finasterid vs. Sabal-Extrakt (Permixon) bei 1098 BPH-Patienten über 6 Monate untersucht [14]. Prüfparameter waren Internationaler Symptomscore (IPSS), maximaler Harnfluß, PSA und Sexualitätsscore. Eine 37- bzw. 39%ige Abnahme des Symptom-Scores nach 6 Monaten ließ für beide Medikamente auf eine ähnliche therapeutische Äquivalenz schließen. Der prä- und posttherapeutische Unterschied war in beiden Therapiegruppen signifikant.

Für beide Medikamente war auch eine signifikante Verbesserung des max. Sekundenvolumenwertes um durchschnittlich 2,7 ml/s für Permixon bzw. 3,2 ml/s für Finasterid (Proscar) feststellbar. Beim direkten Gruppenvergleich ließen sich wesentliche Unterschiede zwischen beiden Medikamenten nicht berechnen.

Die »Sexualität«, d. h. Libido und Potenz, wurde durch Finasterid signifikant beeinträchtigt. Aufgrund der Rationale der 5-Alpha-Reduktasehemmung des Finasterids war nach 6 Monaten eine signifikante Volumenreduktion der Prostata um 18% des Ausgangsbefundes zu erkennen, die unter Sabal-Extrakt nur marginal ausgeprägt war. Im Gruppenvergleich ist dieser signifikante Effekt allein für den 5-Alpha-Reduktasehemmer nachweisbar.

Da Finasterid in den Androgenstoffwechsel der Prostata eingreift, resultiert auch eine signifikante Senkung des PSA-Wertes, die unter Sabal ausbleibt.

Eine weitere interessante Vergleichsstudie zwischen einem Phytopharmakon (Sabal-/Urtica-Extrakt) und dem synthetischen Prostatamittel Finasterid wurde von Sökeland u. Albrecht [51] über ein Jahr durchgeführt. Zielparameter dieser Studie waren IPSS, QoL und Uroflow. Innerhalb eines Jahres besserte sich in beiden Therapiegruppen der IPSS- und QoL-Score signifikant. Im Gruppenvergleich war kein Vorteil für eines der beiden Medikamente zu erkennen.

Die Nebenwirkungsraten sind in beiden gerade erwähnten Studien ungefähr vergleichbar. Erwähnenswert scheint die Störung der Libido bzw. Erektion zu sein, die aber unter dem Phytopharmakon nur unwesentlich seltener zu beobachten war, offenbar auch ein Hinweis darauf, daß in Sabal- und Urtica-Extrakten möglicherweise auch antiandrogene Effekte eine Rolle spielen.

11.1.5
Wertung

Die empirischen Kenntnisse über die prostatotrope Wirkung einiger Phytopharmaka werden in neuerer Zeit mehr und mehr durch wissenschaftliche Erforschung der Inhaltsstoffe verbessert. Nach wie vor bleibt aber die Schwierigkeit der Zuordnung einzelner Inhaltsstoffe dieser pflanzlichen Extrakte zu bestimmten Wirkungen, da die Phytopharmaka offensichtlich als »Wirkstoffgemisch« agieren.

Zwei Kritikpunkte der Gegner der Phytotherapie müssen beachtet werden:
– Phytopharmaka hätten nur Placebowirkung;
– es fehlen vergleichende klinische Langzeittherapiestudien.

Ganz eindeutig muß die Forderung akzeptiert werden, daß sich die Phytopharmaka den gleichen Kriterien des Nachweises ihrer Wirkung und Wirksamkeit unterziehen lassen müssen wie die synthetischen Prostatamittel. Hier liegt nach Auswertung der Literatur sicher noch Nachholbedarf vor.

Darüber hinaus ist auch offensichtlich, daß die früheren Therapiestudien mit Phytopharmaka, vor allem die Anwendungsbeobachtungen, den heutigen Kriterien des Consensus Committees on BPH nicht mehr genügen.

Die von Dreikorn et al. [18] gezogene Schlußfolgerung, daß Phytopharmaka nicht über eine Placebowirkung hinauskommen, ist aber nach den bisher vorliegenden Erkenntnissen nicht mehr zulässig und auch nicht nachvollziehbar, weil sich vor allem durch in den letzten Jahren durchgeführte placebokontrollierte Therapiestudien bei BPH-Patienten belegen läßt, daß einige Phytopharmaka, vor allem Phytosterole aus der afrikanischen Knolle Hypoxis rooperi, Sabal-Extrakte und Kürbissamen-Extrakte wirksam sind (= Heilerfolge bei Patienten) und eine über den Placeboeffekt hinausgehende Wirkung haben (pharmakodynamische Effekte mit Parameteränderung).

Aus diesem Grund hatte auch die Kommission E beim ehemaligen Bundesgesundheitsamt die meisten Phytopharmakatypen mit der Indikation »Miktionsbeschwerden bei BPH« monographiert und zur Behandlung zugelassen.

Die in allen Phytopharmaka vorhandenen Phytosterole wirken, wie einige Arbeiten auf Grundlagenforschungsniveau erkennen lassen, als Antiphlogistikum und

»Antikongestivum«, wobei ursächlich die Beeinflussung des Prostaglandinstoffwechsels eine wesentliche Rolle spielen dürfte.

Hoffnungsvolle neue Aspekte ergeben sich auch durch die in Urtica-Extrakten nachgewiesenen Lektine, die offenbar spezifische Wechselwirkungen mit Membranrezeptoren eingehen können und dadurch regulierend auf Zelldifferenzierungs- und -Proliferationsprozesse einwirken.

Problematisch ist die Übertragung der in vitro beobachteten Phänomene auf einen therapeutischen Effekt in vivo. Da in den meisten Phytopräparaten diese »wirksamen« Komponenten nur in geringen Konzentrationen enthalten sind und zudem häufig keine Erkenntnisse über Pharmakokinetik und Metabolisierung vorliegen, muß diese Art des Qualitätsnachweises natürlich mit der nötigen Vorsicht betrachtet werden. Ein weiterer wichtiger Punkt in der Diskussion über die Phytopharmaka ist deren pharmazeutische Qualität, deren Überprüfung und Sicherung wesentlich schwieriger ist als bei synthetisch hergestellten und chemisch definierten Monosubstanzen. Eine objektive Qualitätskontrolle ist aber nicht möglich, wenn die für die Wirkung verantwortlichen Inhaltsstoffe nicht bekannt sind.

Wegen des »natürlichen Verlaufs« der BPH mit Phasen spontaner Besserung der Miktionsbeschwerden, müssen Phytopharmaka noch in Langzeitstudien von mehr als 12 Monaten Dauer, die auch dem heutigen Standard des Consensus Committee von BPH genügen, gegen Placebo bzw. bekannte wirksame synthetische Substanzen geprüft werden.

Wichtig ist, daß die Möglichkeiten und Grenzen der Phytotherapie der BPH richtig eingeschätzt werden. Phytopharmaka können eine BPH nicht rückgängig machen. Es findet nach bisherigen Erkenntnissen weder eine signifikante Volumenreduktion der Prostata statt, noch kann von einer nachweisbaren Hemmung des weiteren Prostatawachstums unter Phytopharmaka ausgegangen werden. Der einzig sicher nachgewiesene Effekt pflanzlicher Prostatamittel ist eine Besserung der Miktionssymptome in den frühen Stadien der BPH (II–III nach Vahlensieck), offenbar aufgrund antiphlogistischer und antikongestiver Wirkungen über die Beeinflussung der Prostaglandinsynthese.

11.1.6
Zusammenfassung

Gemäß den bisher bekannten Beiträgen aus der Grundlagenforschung und den Ergebnissen der klinischen placebokontrollierten Therapiestudien mit verschiedenen Pflanzenextrakten lassen sich Ansätze für eine optimierte Phytotherapie der BPH begründen:
- Es ist akzeptabel belegt, daß Phytopharmaka wirksam sind und eine über den Placeboeffekt hinausgehende Wirkung haben.
- Bei BPH-Patienten der Stadien II und III nach Vahlensieck kann die Phytotherapie als erste therapeutische Option, vor allem aus Gründen des Kosten-Nutzen-Effektes, empfohlen werden.
- Ein innerhalb von 6 Monaten unter Phytotherapie als Responder definierbarer Patient wird von der fortgesetzten Phytomedikation sehr wahrscheinlich mindestens 3 Jahre profitieren.
- Ein innerhalb von 3–6 Monaten unter Phytotherapie als Nichtresponder definierbarer Patient dürfte von einer fortgesetzten Phytomedikation nicht profitieren und sollte auf ein synthetisches BPH-Medikament umgestellt oder operiert werden.

– Steht eine ausgeprägte irritative Miktionssymtomatik im Vordergrund des BPH-Beschwerdebildes, kann ein prostataselektiver Alpha-1a-Rezeptorenblocker (z. B. Tamsulosin) mit einem Phytopharmakon kombiniert werden, um den schnellen Wirkungseintritt der Alphablocker mit dem positiven Langzeiteffekt der Phytopharmaka zu verbinden.
– Regelmäßige urologische Kontrolluntersuchungen sind erforderlich, um den eventuellen Operationszeitpunkt nicht zu verpassen.

Literatur

1. Aso Y, Boccon-Gibaud I, Brendler CB et al (1993) Clinical research criteria. In: Cockett AT, Aso Y, Chatelain C, Denis L, Griffith K, Murphy G (eds) Proceedings of the 2nd International Consultation on Benign Prostatic Hyperplasia (BPH). Paris, SCI, pp 345–355
2. Bach D, Walker H, Zahradnik HP (1985) Phytosterol senkt Prostaglandinkonzentration im Prostataexprimat. Therapiewoche 35: 4292–4297
3. Bach D (1990) Benigne Prostatahyperplasie (BPH) – Bericht über die Anwendungsbeobachtung des Phytotherapeutikums Prostasal. Urologe (B) 30: 19–22
4. Bach D, Ebeling L(1992) Möglichkeiten und Grenzen der Phytotherapie bei BPH: Behandlungsergebnisse mit CerniltonN im Stadium 1–3 nach Alken (bzw. II-IV nach Vahlensieck). In: Vahlensieck W, Rutishauser G (Hrsg) Benigne Prostatopathien. Thieme, Stuttgart, S 187–194
5. Bach D (1995) Medikamentöse Langzeitbehandlung der BPH – Ergebnisse einer prospektiven 3-Jahres-Studie mit dem Sabalextrakt IDS 89. Urologe (B) 35: 178–183
5a. Bach D, Grützner K, Theurer C (1999) Placebokontrollierte Langzeitstudie mit Kürbissamenextrakt aber bei BPH-Beschwerden. Kongreß Dtsch. Ges. f. Phytotherapie, 12.–13.11.99, Münster (Westf.)
6. Bauer HW, Bach D (1986) Prostaglandin E_2 bei Prostatitis und Prostataadenom. Urol Int 41: 139–144
7. Bauer HW, Sudhoff F, Dressler S (1988) Endokrine Parameter während der Behandlung der benignen Prostatahyperplasie mit ERU. In: Bauer HW (Hrsg) Benigne Prostatahyperplasie II. Zuckschwerdt, München, S 44–49
8. Becker H, Ebeling L (1988) Konservative Therapie der benignen Prostata-Hyperplasie (BPH) mit CerniltonN. Urologe (B) 28: 301–306
9. Behnke B (1996) Fettsäure- und Polyaminkonzentrationen im Serum und BPH-Gewebe nach dreimonatiger Therapie mit Sabal-Extrakt IDS 89 bzw. Placebo. In: Vahlensieck W, Helpap B, Krieg M (Hrsg) Medikamentöse BPH-Behandlung. Thieme, Stuttgart, S 51–53
10. Berges RR, Windeler J, Trampisch HJ, Senge T and the sitosterol study group (1995) Randomized, placebo-controlled, double-blind clinical trial of ß-sitosterol in patients with benign prostatic hyperplasia. Lancet 345: 1529–1532
11. Breu W, Stadler F, Hagenlochner M, Wagner H (1992) Der Sabalfrucht-Extrakt SG 291. Ein Phytotherapeutikum zur Behandlung der benignen Prostatahyperplasie. Z Phytother 13: 107–115
12. Brühl P (1985) Benigne Prostatahyperplasie (BPH) – Bericht über eine Multicenterstudie zur Wirksamkeit eines β-Sitosterins. Therapiewoche 35: 3629–3637
13. Buck AC, Cox R, Rees RWM, Ebeling L, John A (1990) Treatment of outflow tract obstruction due to benign prostatic hyperplasia with the pollen extract Cernilton. Brit J Urol 66: 398–404
14. Carraro JC, Raynaud JP and the BPH-Study-Group (1996) Comparison of phytotherapy (Permixon) with Finasterid in the treatment of benign prostatic hyperplasia: a randomized international study of 1098 patients. Prostate 29: 231–240
15. Cockett AT, Aso Y, Denis L et al. (eds) (1996) Proceedings of the 3rd International Consultation on Benign Prostatic Hyperplasia (BPH) Monaco, June 1995. Scientific Communication International Ltd.
16. Cowan RA, Cowan SK, Giles CA, Grant IK)1976) Prostatic distribution of sexhormone-binding globulin and cortisol-binding-globulin in benign hyperplasia. J Endocrinol 71: 121–131
17. Cukier D et al (1986) Permixon versus placebo – resultats d'une étude multicentrique. La Gazette Med Fr [Suppl 1]: 34–38
18. Dreikorn K, Richter R, Schönhöfer PS (1990) Konservative, nicht-hormonelle Behandlung der benignen Prostatahyperplasie. Urologe (A) 29: 8–16
19. Düker EM, Kopanski L, Schweikert HU (1989) Inhibition of 5-alpha-reductase activity by extracts from sabal serrulata. Planta Med 55: 587

20. Engelmann U, Boss G, Kres H (1996) Therapie der benignen Prostatahyperplaise mit Bazoton Liquidum. Urologe (B) 36: 287-291
21. Fischer M, Wilbert D (1992) Wirkprüfung eines Phytopharmakons zur Behandlung der benignen Prostatahyperplasie. In: Rutishauser G (Hrsg) Benigne Prostatahyperplasie III. Zuckschwerdt, München, S 79-84
22. Ganßer D, Spiteller G (1995) Aromatase inhibitors from Urtica dioica roots: Planta Med 61: 138-140
23. Habenicht UF, El Etreby MF (1991) Rationale for using aromatase inhibitors to manage benign prostatic hyperplasia. J Androl 12: 395-402
24. Helpap B (1992) Pathologie der chronisch-unspezifischen Prostatitis. In: Vahlensieck W, Rutishauser C(Hrsg) Benigne Prostatopathien. Thieme, Stuttgart, S 35-50
25. Helpap B, Oehler U, Weisser H, Bach D, Ebeling L (1995) Morphology of benign prostatic hyperplasia after treatment with sabal extract IDS 89 or placebo. J Urol Pathol 3/3: 175-182
26. Kassen A, Berges R, Senge T (1997) Effect of β-Sitosterol (Harzol) on the expression and secretion of growth factors in primary human prostate stromal cell-cultures in vitro. 4th Int. Consult. on BPH, 02.-05.07.97, Paris
27. Klippel KF, Hiltl DM, Schipp B for the German BPH-Phyto-study group (1997) A multicentric placebo-controlled, double-blind clinical trial of ß-sitosterol (phytosterol) for the treatment of benign prostatic hyperplasia. Br J Urol 80: 427-432
28. Koch E (1995) Pharmakologie und Wirkmechanismen von Extrakten aus Sabalfrüchten (Sabal fructus), Brennesselwurzeln (Urticae radix) und Kürbissamen (Cucurbitae peponis semen) bei der Behandlung der benignen Prostata-hyperplasie. In: Loew D, Rietbrock R (Hrsg) Phytopharmaka in Forschung und klinischer Anwendung. Steinkopff, Darmstadt, S 57-79
29. Koch E, Biber A Pharmacological evaluation of a fixed combination (Prostagutt forte) of ethanolic extracts from saw palmetto fruits (Serenoa repens L.) and stinging nettle roots (Urtica dioica L) for the treatment of benign prostatic hyperplasia. (in press)
30. Kraus R, Spiteller G, Bartsch W (1991) (10 E, 127)-9-hydroxy 10, 12-octadecadiensäure, ein Aromatase-Hemmstoff aus dem Wurzelextrakt von Urtica dioica. Liebigs Ann Chem, S 335-339
31. Krieg M, Bartsch W, Thomsen M, Voigt KD (1983) Androgens and estrogens: their interaction with stroma and epithelium of human benign prostatic hyperplasia and normal prostate. J Steroid Biochem 19: 155-161
32. Liang T, Liao S (1992) Inhibition of steroid 5-alpha-reductase by specific aliphatic unsaturated fatty acids. Biochem J 285: 557-562
33. Loschen G, Ebeling L (1992) Inhibition of the arachidonic acid metabolism by an extract from ryce pollen. In: Vahlensieck W, Rutishauser G (eds) Benign Prostate Diseases. Thieme, Stuttgart, pp 65-72
34. Mattei FJ, Capone M, Acconica A (1990) Medikamentöse Therapie der BPH mit einem Extrakt der Sägepalme. TW-Urol Nephrol 2: 346-350
35. Mc Neal JE (1983) Relationship of the origin of benign prostatic hypertrophy to prostatic structure of man and other mammals. In: Hinman F jr (ed) Benign prostatic hypertrophy. Springer, Berlin Heidelberg New York, pp 152-166
36. Metzker H, Kieser M, Hölscher U (1996) Wirksamkeit eines Sabal-Urtica-Kombinationspräparates bei der Behandlung der benignen Prostatahyperplasie (BPH). Urologe (B) 36: 292-300
37. Niederprüm HJ, Schweikert HU, Zänker KS (1994) Testosteron 5-alpha-reductase inhibition by free fatty acids from Sabal serrulata fruits. Phytomedicine 1: 127-133
38. Pegel KH, Walker H (1989) Neue Aspekte zur benignen Prostatahyperplasie (BPH). Die Rolle der Leukotriene und Prostaglandine bei der Entstehung sowie bei der konservativen Therapie der durch sie verursachten Symptome. Extr Urol 7: 91-96
39. Penning TM, Carlson KE, Sharp RB (1987) Affinity-labelling of the antiinflammtory drug and prostaglandin-binding site of 3-alpha-hydroxysteroid-dehydrogenase of rat liver cytosol with 17-ß and 21-bromo acetoxysteroid. Biochem J 245: 269-276
40. Quayle AJ, Kelly RW, Hargreave TB, James K (1989) Immunsuppression by seminal prostaglandins. Clin Exp Immunol 75: 387-391
41. Rausch U, Goebel HW, Westermann R, Janet T, Meinhardt A, Aumüller G (1994) Wachstumsfaktoren und ihre Rezeptoren in der Prostata als mögliche Angriffspunkte von Phytotherapeutika bei der BPH. In: Boos G (Hrsg) Benigne Prostatahyperplasie. pmi-Verlag, Frankfurt, S 45-62
42. Reece-Smith H, Memon A, Smart CJ, Dewbury K (1986) The value of permixon in benign prostatic hypertrophy. Brit J Urol 58: 36-40
43. Schilcher H, Dunzendorfer U, Ascali F (1987) Delta-7-Sterole, das prostatotrope Wirkprinzip in Kürbissamen? Urologe (B) 27: 316-319
44. Schilcher H (1992) Phytoherapie in der Urologie. Hippokrates, Stuttgart
45. Schmidt KH (1983) Die Wirkung eines Radix Urtica Extraktes und einzelner Nebenextrakte auf das SHBG des Blutplasmas bei der benignen Prostatahyperplasie. Fortschr Med 101: 713-716

46. Schmitz W (1995) Urologika. In: Schwabe U, Paffrath D(Hrsg) Arzneiverordnungsreport '95. Gustav Fischer, Stuttgart, S 410–420
47. Schneider HJ (1986) Wirkung und Verträglichkeit von Harzol bei Patienten mit BPH. Z Allg Med 62: 1069–1072
48. Schneider HJ, Uysal A (1994) Internationaler Prostata-Symptomen-Score (I-PSS) im klinischen Alltag. Urologe (B) 34: 443–447
49. Schulz V, Hänsel R (1996) Rationale Phytotherapie – Ratgeber für die ärztliche Praxis. Springer, Berlin Heidelberg New York
50. Sinowatz F, Amselgruber W, Boos G et al. Zur parakrinen Regulation des Prostatawachstums: Besteht eine Wechselwirkung zwischen den basischen Fibroblastin-Wachstumsfaktor und dem Lektin UDS? In: Boos G (Hrsg) Benigne Prostatahyperplasie. pmi-Verlag, Frankfurt, S 79–86
51. Sökeland J, Albrecht J (1997) Vergleiche der therapeutischen Wirksamkeit eines Kombinationspräparates aus Sabal- und Urtica-Extrakt mit Finasterid bei Patienten mit benigner Prostatahyperplasie (Stadium I bis II) in einer einjährigen Doppelblindstudie. Urologe A 36: 327–333
52. Ströker W (1985) Prostataerkrankungen, konservative Therapie ist meist ausreichend. Ärztl Prax 46: 2138–2139
53. Sultan C, Terraza A, Devillier C et al. (1984) Inhibition of androgen metabolism and binding by a liposterolic extract of »Serenoa repens B« in human foreskin fibroblasts. J Steroid Biochem 20: 515–519
54. Vahlensieck W sen (1996) BPH-Stadieneinteilung. BPH-Konferenz, Guernsey, 19.–22.09.1996
55. Vahlensieck W jr, Völp A, Lubos W, Kuntze M (1993) Konservative Behandlung der benignen Prostatahyperplasie mit einem Sabalfruchtextrakt. Fortschr Med 111: 323–326
56. Vontobel HP, Herzog R, Rutishauser G, Kres H (1985) Ergebnisse einer Doppelblindstudie über die Wirksamkeit der ERU-Kapseln in der konservativen Behandlung der benignen Prostatahyperplasie. Urologe (A) 24: 49–51
57. Wagner H, Willer F (1988) Neue chemische und pharmakologische Untersuchungen des Radixurticae-Extraktes (ERU). In: Bauer HW (Hrsg) Benigne Prostatahyperplasie II – Klinische und experimentelle Urologie 19. Zuckschwerdt, München ,S 51–54
58. Wagner H, Willer F (1990) Chemie und Pharmakologie von Urtica-Präparaten – Antiphlogistische und imunodulierende Wirkung. ngm 3: 309–312
59. Wagner H, Willer F, Samtleben R, Boos G (1994) Search for the antiprostatic principles of stinging nettle (Urtica dioica) roots. Phytomedicine 1: 213–224
60. Wagner H, Willer F, Samtleben R (1994) Lektine und Polysaccharide – die Wirkprinzipien der Urtica dioica-Wurzel? In: Boos G (Hrsg) Benigne Prostatahyperplasie. pmi Verlag, Frankfurt, S 115–122
61. Wagner H, Geiger WN, Boos G, Samtleben R (1995) Studies on the binding of Urtica dioica agglutinin (UDA) and other lectins in an in-vitro epidermal growth factor receptor test. Phytomedicine 4: 287–290
62. Weisser H, Tunn S, Oette K, Krieg M (1993) Fatty acid composition of phospholipids in human benign prostatic hyperplasia. Exp Clin Endocrinol 101: 135–140
63. Weisser H, Krieg M (1996) Enzymaktivitäten in der menschlichen BPH nach dreimonatiger Gabe von Sabal-Extrakt IDS 89. In: Vahlensieck W, Helpap B, Krieg M (Hrsg) Medikamentöse BPH-Behandlung. Thieme, Stuttgart, S 35–41
64. Weisser H, Tunn S, Behnke B, Krieg M (1996) Effects of the Sabal serrulata extract IDS 89 and its subfractions on 5-alpha-reductase in human benign prostatic hyperplasia. Prostate 28: 300–306
65. Weisser H, Krieg M (1997) Lipid composition in epithelium and stroma of human benign prostatic hyperplasia. Prostate 30: 41–46
66. Weisser H, Behnke B, Helpap B, Bach D, Krieg M (1997) Enzyme activities in tissue of human benign prostatic hyperplasia (BPH) after three months treatment with Sabal serrulata extract IDS 89 (Strogen) or placebo. Eur Urol 31: 97–101
67. Wichtl M, Daniel M (1994) Lektine verschiedener Urtica Arten und ihr Bindungsvermögen an Prostatagewebe – Erste Ergebnisse. In: Boos G (Hrsg) Benigne Prostatahyperplasie. pmi-Verlag, Frankfurt, S 137–145
68. Zahradnik HP, Schillfahrt R, Schoening R, Ebbinghaus K-D, Dunzendorfer U (1980) Prostaglandin-Gehalt in Prostataadenomen nach Behandlung mit einem Sterol. Fortschr Med 96: 69–72

11.2
Alphablocker

K. Höfner, Ch. G. Stief, U. Jonas

Die Therapie mit α-Adrenozeptor-Antagonisten (-Blockern) ist bei Patienten mit dem klinischen Bild einer benignen Prostatahyperplasie (BPH) zwischenzeitlich gut etabliert. Die Therapie wird sowohl international von der International Consultation on BPH [27] als auch in den USA durch die Agency for Health Care Policy and Research empfohlen [100].
Obwohl bereits 1931 durch Learmonth berichtet wurde, daß die Stimulation des präsakralen Nervs bei Männern zu einer Kontraktion der prostatischen Muskulatur führt [79], erfolgte die erste Definition pharmakologischer Rezeptoren in der Prostata durch Raz u. Caine [20, 113]. Im wesentlichen ist es der Pionierarbeit von Caine zu verdanken, der erstmals den unselektiven α_1/α_2-Adrenozeptorblocker Phenoxybenzamin zur Behandlung der BPH-Obstruktion verwendete und in einer placebokontrollierten Studie mit dieser Substanz auch die klinische Effizienz einer derartigen Therapie zeigen konnte [16, 18, 19]. Die 8oer Jahre erbrachten den Nachweis, daß α_1-Adrenozeptoren in der normalen Prostata eine funktionelle Dominanz besitzen [50, 51, 53, 85, 121], und Prazosin war der erste selektive α_1-Blocker, der zur Behandlung der benignen Prostatahyperplasie eingesetzt wurde [24, 50, 74]. Kaum war geklärt, daß eine Unterscheidung zwischen α_1- und α_2-Rezeptoren besteht, verdichtete sich die Tatsache, daß sich die α_1-Rezeptoren in weitere Untergruppen spezifizieren lassen [101], was zur heutigen Definition dreier Untertypen α_{1A}, α_{1B} und α_{1D} führte [37]. Zunehmende Kenntnisse über die α_1-Rezeptoren-Subselektivität brachte die Entwicklung moderner, klinisch wirksamer α_1-Rezeptorenblocker wie Doxazosin und Terazosin, die eine gleichmäßige Aktivität über alle 3 Subtypen besitzen. Der Nachweis einer Dominanz der α_{1A}-Adrenozeptoren in der Muskulatur der Prostata zog die Entwicklung potentiell hochselektiver α_{1A}-Rezeptorenblocker in den Präparaten Alfuzosin und Tamsulosin nach sich [2, 60, 103].
In den letzten Jahren hat es zunehmend Auseinandersetzungen über die Definitionen medikamentenspezifischer Selektivität gegeben, so daß eine Unterscheidung in pharmakologische, physiologische und klinische Selektivität bzw. Uroselektivität notwendig wurde [5]. Die kritische Betrachtung der Selektivität unterschiedlicher Substanzen hat gezeigt, daß eine pharmakologische Uroselektivität, d. h. eine Spezifität für die α_{1A}-Rezeptoren in der Prostata nicht gleichzeitig bedeuten muß, daß die Substanzen auch in der Klinik wirklich uroselektiv sind, d. h. entsprechende Effekte auf die Obstruktion und die Symptomatik des Patienten in Relation zu ihren Nebenwirkungen haben müssen [6]. Ein gemeinsames Meeting (1996) des Alphablocker-Subkomitees der International Consultation on BPH mit der pharmazeutischen Industrie bestätigte, daß die neue Generation von α_{1A}-Antagonisten zwar zu einem

größeren Effekt in der Behandlung der BPH führen, andererseits jedoch noch viel Arbeit zu tun ist, um die α_1-Adrenozeptor-Subtypen weiter zu charakterisieren, um die klinische Wirkung in Relation zu den Nebenwirkungen weiter zu verbessern [102].

11.2.1
Wirkprinzip

11.2.1.1
Morphologische Grundlagen

Bartsch et al. berichteten erstmalig 1979 über die gewebliche Zusammensetzung der humanen Prostata im Vergleich normaler Probanden zu BPH-Patienten. Die Studie zeigte, daß das Verhältnis von Stroma zu Epithel der humanen benignen Prostatahyperplasie 5:1 gegenüber 2:1 der normlen Prostata beträgt und begründeten damit die Erkenntnis, daß die Ausbildung einer benignen Prostatahyperplasie primär ein Prozeß der Stromaproliferation ist [7]. Shapiro et al. quantifizierten mittels doppelter immunoenzymatischer Färbung und computerunterstützter Bildanalyse die Flächendichte von glatten Muskelzellen und anderen zellulären Elementen der humanen Prostata [122, 123]. Die Ergebnisse von Bartsch konnten bestätigt werden. Glatte Muskulatur wurde in 39% des totalen zellulären Volumens und in 51% des Stromavolumens der BPH nachgewiesen. Eigene Untersuchungen zur Quantifizierung der Gewebeanteile mittels computerunterstützter Bildanalyse bestätigten die Daten von Shapiro nur bei großen Drüsen mit einem mittleren Volumen von 83 ml, bei denen der prozentuale Anteil der glatten Muskulatur am Stroma 45% betrug. Bei kleineren Prostatae (mittleres Volumen 40 ml) betrug der Prozentsatz nur 26%. In der Studie zeigte sich, daß kleinere Drüssen signifikant mehr Bindegewebe aufweisen (63% des Stromavolumens und 39% des zellulären Volumens) und offensichtlich mit Zunahme des Volumens der BPH eine Zunahme des relativen Anteils der glatten Muskulatur auf Kosten des Bindegewebes entsteht, da die Gesamtmasse des Stromas mit 60 bzw. 62% bei großen und kleinen Drüsen gleich war [55].

11.2.1.2
Physiologische Grundlagen

Der Spannungszustand der glatten Muskulatur wird durch das autonome Nervensystem vermittelt [81], wobei die parasympatische und sympatische Innervation der Prostata über den N. pelvicus bzw. den N. hypogastricus verläuft. Acetylcholin und Noradrenalin sind die Neurotransmitter, die durch cholinerge und adrenerge postganglionäre Nervenendigungen abgegeben werden. Die Prostata enthält sowohl cholinerge als auch adrenerge postganglionäre Nerven [43, 86]. Die Hemmung der adrenergen Innervation der Harnröhre durch neurale Blockade oder die Gabe von α-Rezeptorenblockern reduziert den urethralen Verschlußdruck um 47% [17, 30, 41]. Streifen humaner Prostata kontrahieren sich bei Gabe von Noradrenalin [20]. Die Tatsache, daß allein durch nervale Blockierung der Spannungszustand der Muskulatur und die damit verbundene Kompression der Urethra reduziert werden kann, führte zum Konzept der statischen und dynamischen Komponente der BPH-Obstruktion. Demnach ist die dynamische Komponente der Obstruktion durch den

Tonus der glatten Muskulatur am Blasenhals, im fibromuskulären Stroma und in der chirurgischen Kapsel der Prostata verursacht, während die statische Komponente allein durch die Gewebsmasse, d. h. die morphologische bedingte Obstruktion definiert ist.

11.2.1.3
Pharmakologische Grundlagen

Es werden α_1- und α_2-Adrenozeptoren unterschieden [78]. An den Synapsen der muskulären Endplatte befinden sich postsynaptisch α_1-Adrenozeptoren, während α_2-Adrenozeptoren prä- und postsynaptisch nachgewiesen werden können. Die präsynaptischen α_2-Adrenozeptoren sind »Autorezeptoren« und regulieren die Noradrenalinfreisetzung in Form eines negativen Feedbacks, d. h. die Bindung des freigesetzten Noradrenalins an den präsynaptischen α_2-Rezeptor hemmt gleichzeitig die Ausschüttung von Noradrenalin. Die präsynaptisch gelegenen α_2-Adrenozeptoren können bei der Pharmakotherapie vor allem mit unspezifischen α-Adrenozeptorenblockern eine große Rolle spielen. Wird ein unselektiver α_1/α_2-Adrenozeptor-Antagonist wie Phentolamin oder Phenoxybenzamin unter der Zielsetzung verwendet, mit einer Blockade der postsynaptischen α_1/α_2-Adrenozeptoren gleichzeitig die vasokonstriktorische Wirkung von Noradrenalin an der glatten Muskulatur und den Arteriolen und Venolen zu verhindern, kommt es jedoch durch die Blockierung des präsynaptischen α_2-Rezeptors durch Wegfall des negativen Biofeedbacks zu einer vermehrten Freisetzung von Noradrenalin (Abb. 11.4). Diese vermehrte Noradrenalinfreisetzung führt zu Nebenwirkungen wie Tachykardie und Steigerung des Herzzeitvolumens. Darüber hinaus führt die vermehrte Noradrenalinfreisetzung über die β_1-Adrenozeptoren des juxtaglomerulären Apparates der Nieren zur Reninfreisetzung und damit zur Bildung von Angiotensin II. Diese Nebenwirkungen der unspezifischen α-Adre-

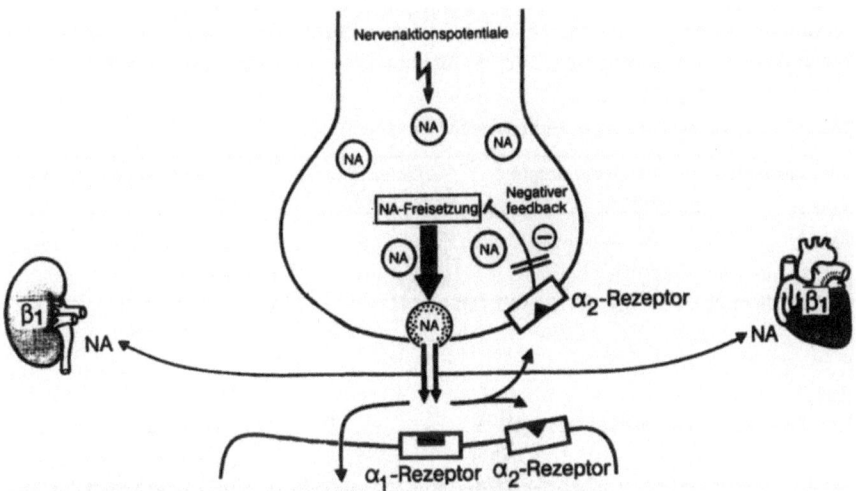

Abb. 11.4. Signalübermittlung an sympathischen Nervenendigungen

nozeptor-Antagonisten wie Phentolamin bzw. Phenoxybenzamin waren ein wesentlicher Grund, selektive α_1-Adrenozeptor-Antagonisten zu entwickeln.

Caine et al. [20] und Lepor et al. [85] zeigten in ersten pharmakologischen Studien, daß eine funktionelle Dominanz der α_1-Adrenozeptoren in humaner Prostatamuskulatur vorhanden ist. Auch α_2-Adrenozeptoren wurden in der prostatischen Muskulatur nachgewiesen [22, 85, 125, 126]. Detaillierte Studien über die Verteilung von α_1- und α_2-Rezeptoren zeigten, daß eine Dominanz der α_1- gegenüber α_2-Rezeptoren im prostatischen Stroma vorliegt (3,9:1) und daß die α_2-Adrenozeptoren hauptsächlich im Epithel und in den Blutgefäßen lokalisiert sind [22]. Kobayashi et al. bestätigten, daß 98% der α_1-Adrenozeptoren im Stroma der Prostata lokalisiert sind [76].

Die Tatsache, daß die prinzipielle motorische Kontrolle der Prostata über eine Aktion von α_1-Adrenozeptoren realisiert wird, die hauptsächlich im Stroma der benignen Prostatahyperplasie lokalisiert sind, bildete die wissenschaftliche Basis für die Anwendung von α_1-Adrenozeptor-Antagonisten in der medikamentösen Therapie der BPH.

11.2.1.4
Heterogenität der α_1-Adrenozeptoren

Innerhalb der letzten Jahre haben verschiedene Untersuchungen die Tatsache belegen können, daß verschiedene α_1-Adrenozeptor-Subtypen existieren. Initial wurde die Technik der Radioligandenbindung verwendet, mit der sich Rezeptorproteine auf molekularer Ebene nachweisen, charakterisieren und quantitativ bestimmen lassen. Mit dieser Technologie wurde die Existenz der Subtypen α_{1A} und α_{1B} nachgewiesen [47, 104]. In der Weiterentwicklung der Forschung wurde später die rekombinante DNA-Technologie angewendet, die die Isolierung und Klonierung von cDNA-Molekülen und Genen der Adrenozeptor-Subtypen ermöglicht. Die Studien mit klonierten Rezeptoren im humanen Gewebe haben die Existenz von mindestens 3 Subtypen von α-Adrenozeptoren nachweisen können [28, 37, 52, 91, 94, 106]. Die pharmakologische Charakterisierung der 3 klonierten Adrenozeptor-Subtypen in humanem Gewebe [12, 111] führte schließlich zum heute akzeptierten Konsensus zur Klassifikation und Nomenklatur der α_1-Adrenozeptor-Subtypen [52] (Tabelle 11.7).

Tabelle 11.7. Nomenklatur der α_1-Adrenozeptor-Subtypen

Ursprungsrezeptor	Geklonter Rezeptor (neu)	Geklonter Rezeptor (historisch)	Chromosomenlokalisation (Mensch)
α_{1A}	α_{1a}	α_{1c}	C 8
α_{1B}	α_{1b}	α_{1b}	C 5
α_{1D}	α_{1d}	$\alpha_{1a/d}$, α_{1a}	C 20

11.2.1.5
Adrenozeptoren der menschlichen Prostata

Es kann als geklärt angesehen werden, daß die Kontraktion von humanem Prostatagewebe mehr über die α_1- als über die α_2-Adrenozeptoren vermittelt wird [22, 46, 51,

53, 85, 87, 88, 125]. Hyperplastisches BPH-Gewebe enthält mehr α-Adrenozeptoren und reagiert deshalb sensibler auf eine Blockade als Normalgewebe [65, 75, 131] (Abb. 11.5a,b). Die Menge von $α_1$-Adrenozeptoren scheint jedoch im BPH-Gewebe symptomatischer und asymptomatischer BPH-Patienten identisch zu sein [46]. Andererseits wurde von Shapiro et al. eine direkte Korrelation zwischen der Response

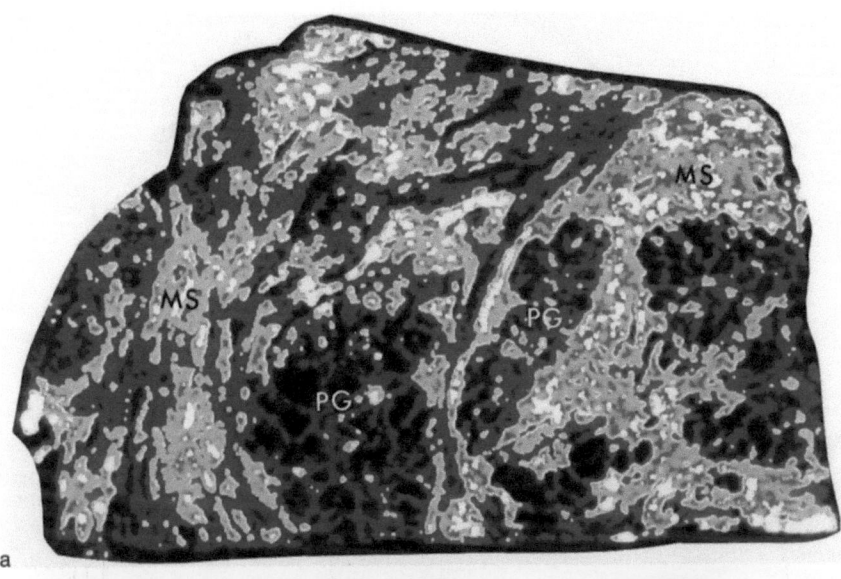

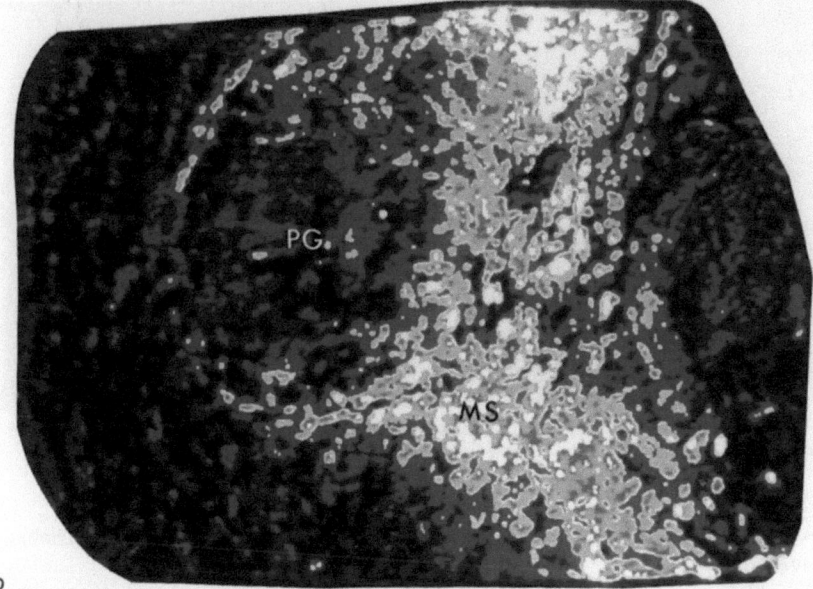

Abb. 11.5a,b. Autoradiographische Verteilung Alfuzosin-sensitiver $α_1$-Adrenozeptoren in der humanen Prostata. *a* BPH, *b* normale Prostata. *MS* muskuläres Stroma, *PG* Drüsengewebe. (Mit freundlicher Genehmigung von Synthélabo Recherche, Department of Biology, Bagneux, France)

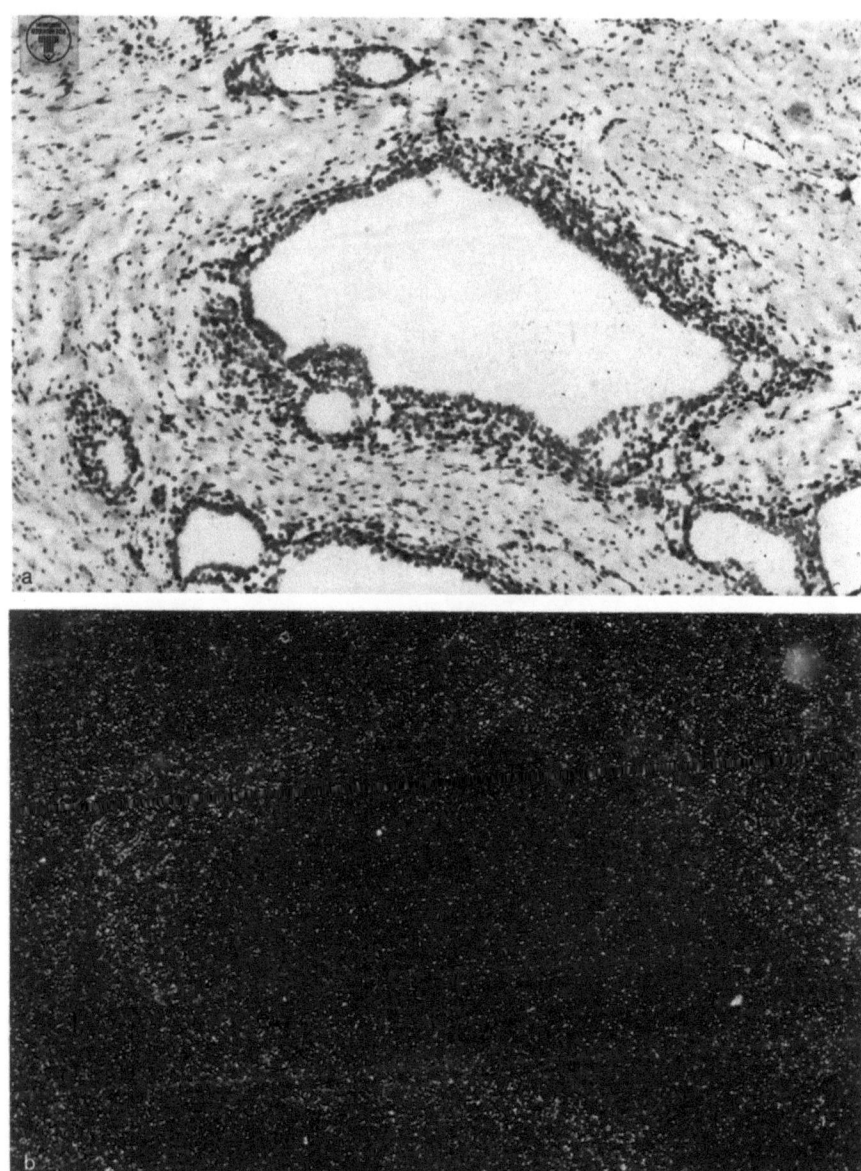

Abb. 11.6a, b. α_{1A}-Adrenozeptor mRNA in der humanen Prostata. *a* HE-Färbung, *b* in-situ-Hybridisierung desselben Gesichtsfeldes. (Aus Price et al. [110])

auf Alphablocker und der Dichte glatter Muskelzellen in der Prostata beschrieben [122, 124].

Alle 3 klonierten α_1-Adrenozeptoren sind in der humanen Prostata nachgewiesen worden [12, 110, 111], und es besteht ein Zusammenhang zwischen der kontraktilen Response und dem α_{1A}-Subtyp [38, 45, 96, 97, 128]. Der α_{1A}-Subtyp exprimiert auch

70% der mRNA. Die Technik der In-situ-Hybridisierung konnte diese im Stroma lokalisieren [38], was frühere autoradiographische Untersuchungen bestätigten [57, 76] (Abb. 11.6a,b).

Obwohl der α_{1A}-Adrenozeptor-Subtyp eine primäre Rolle in der Kontraktion der glatten Muskulatur der Prostata und seine selektive Blockierung eine gewisse Garantie für eine selektive Prostatawirkung besitzt, vermittelt neben α_{1B}- und α_{1D}-Adrenozeptoren auch der α_{1A}-Subtyp die kontraktile Reaktion in Blutgefäßen [49, 68, 77]. Deshalb kann auch eine α_{1A}-selektive Substanz durchaus eine vaskuläre Aktivität besitzen [107].

11.2.1.6
Definition der Selektivität

Die Diskussion über die spezifische Selektivität verschiedener Substanzen für die Prostata hat in den letzten Jahren eine genauere Definition der sog. »Uroselektivität« nach sich gezogen [5, 6]. Um die wirkliche Selektivität moderner α-Rezeptorenblocker einschätzen zu können, ist es notwendig, zwischen pharmakologischer, physiologischer und klinischer Uroselektivität zu unterscheiden.

Pharmakologische Uroselektivität

Molekularbiologische Studien, die Bindung von Radioliganden und funktionelle Techniken haben zur Identifizierung dreier nativer α_1-Adrenozeptoren mit hoher Affinität für Prazosin als α_{1A}, α_{1B} und α_{1D} bzw. ihrer klonierten Partner α_{1a}, α_{1b} und α_{1d} geführt. Es ist gesichert, daß der α_{1A}-Subtyp dominiert und ungefähr 70% der α_1-Adrenozeptor-Population ausmacht.

Substanzen, die ausschließlich diesen Rezeptor beeinflussen, würden dann als uroselektiv gelten können, wenn der α_{1A}-Subtyp ausschließlich in der Prostata, am Blasenhals und der Urethra und nicht in anderen Teilen des Körpers vorkommen würde. Abbildung 11.7 zeigt den pKi-Wert der α_1-selektiven Substanzen Doxazosin, Terazosin, Alfuzosin und Tamsulosin. Während Doxazosin, Terazosin und Alfuzosin sich in ihrer Spezifität für den α_{1A}- gegenüber dem α_{1B}-Subtyp kaum unterscheiden, weist Tamsulosin eine deutlich höhere Spezifität gegenüber α_{1A} auf, besitzt jedoch die gleiche Affinität zum α_{1D}-Subtyp, der in der Prostata allerdings kaum vorkommt. Neuerlich gibt es Hinweise dafür, daß mehrere Formen des α_{1A}-Adrenozeptors in der humanen Prostata existieren (α_{1AH} und α_{1AL}) oder daß andere, pharmakologisch unterschiedliche α_1-Adrenozeptoren die noradrenalininduzierten Kontraktionen der prostatischen glatten Muskulatur vermittelt [35, 36]. Es scheint deshalb nicht möglich zu sein, Uroselektivität nur anhand der Selektivität für den α_{1A}-Adrenozeptor oder einen anderen Subtypen in der Prostata zu definieren. Darüber hinaus ist zum Erreichen der Uroselektivität möglicherweise eine spezielle Wirkung an dem α_{1A}-Adrenozeptor erforderlich, da dieser überall zu finden ist.

Physiologische Uroselektivität

Die Überprüfung der physiologischen Uroselektivität bedeutet eine Abkehr von den Rezeptorstudien in vitro und die Prüfung verschiedener Substanzen im Tiermodell.

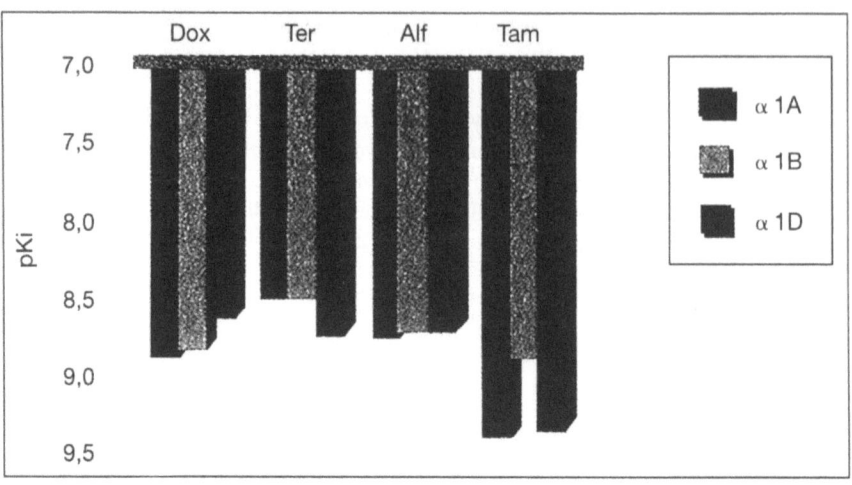

Abb. 11.7. Subtyp-Selektivität der α_1-Adrenozeptor-Antagonisten Doxazosin (*Dox*), Terazosin (*Ter*), Alfuzosin (*Alf*) und Tamsulosin (*Tam*) in Radioliganden-Bindungsstudien. (Nach Andersson et al. [6])

Das Hundemodell hat sich hierbei als ideal erwiesen, da simultan Veränderungen des intraprostatischen Drucks und des Blutdrucks gemessen werden können. Eine gute Korrelation zwischen der Selektivität aus der Radioligandenbindung und dem Hundemodell ist nachgewiesen [69, 70]. Die Potenz verschiedener α_1-Adrenozeptor-Antagonisten auf den Urethradruck und den Blutdruck ist an verschiedenen Tiermodellen überprüft worden. Nach Andersson et al. ist nur eine mindestens 10fache Selektivität klinisch bedeutungsvoll, während bei In-vitro-Versuchen mit den Parametern IC_{50}, K_i und pA_2 mindestens eine 3fache Differenz der Absolutwerte zwischen den Substanzen entscheidend ist [6]. Die Messung des intraurethralen Drucks als Kriterium für die Selektivität einer Substanz besitzt darüber hinaus eine prinzipielle Limitierung der Aussage. Der statische Urethradruck wird unter Kontinenzbedingungen gemessen, d. h. die Urethra befindet sich nicht im Zustand der Miktion, wobei bedingt durch den Miktionsreflex eine Relaxierung der Urethra und möglicherweise auch der prostatischen Muskulatur eintritt. Inwieweit eine Absenkung des Urethradrucks durch Alphablocker außerhalb der Miktion auch eine Wirkung unter Miktionsbedingungen, d. h. relaxierter Urethra bedeutet, ist bisher nicht untersucht worden, bleibt jedoch fraglich.

Nahezu unübersichtlich werden die Versuche zur Uroselektivität verschiedener Substanzen, wenn unterschiedliche Ergebnisse verschiedener Substanzen in Abhängigkeit von unterschiedlichen Untersuchungsbedingungen und unterschiedlichen Tierspezies berichtet werden. Offensichtlich ist die Wirkung verschiedener Substanzen auf Blutdruck und Urethradruck völlig different, wenn mit oder ohne Stimulation durch Agonisten oder Elektrostimulation gearbeitet wird [98].

Die Messung des Blutdrucks in Relation zum Urethradruck hat zwar einen gewissen prädiktiven Wert, nichtkardiovaskulär bedingte Nebenwirkungen, die durch das ZNS verursacht sein können (Schläfrigkeit, Schwindel), werden durch dieses Modell jedoch nicht quantifiziert. Vergleichende Informationen neuer α_{1A}-Antagonisten zei-

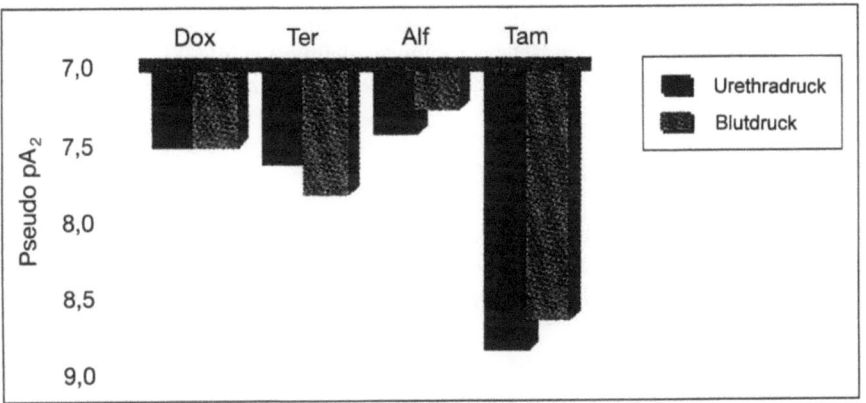

Abb. 11.8. In-vivo-Profil der α_1-Adrenozeptor-Antagonisten Doxazosin (*Dox*), Terazosin (*Ter*), Alfuzosin (*Alf*) und Tamsulosin (*Tam*) in der Wirkung auf Urethra- und Blutdruck am anästhesierten Hund. (Nach Andersson et al. [6])

gen ein gewisses Maß einer urethralen über die vaskuläre Effektivität hinaus (Abb. 11.8), die jedoch z. T. nicht mit den In-vivo-Studien und der Selektivität dieser Substanzen im Labor übereinstimmen. Hier sind weitere Studien zur Klärung dieser Diskrepanz erforderlich.

Klinische Selektivität

Das Maß der klinischen Selektivität kann nur am Menschen, d. h. in der Behandlung von BPH-Patienten eingeschätzt werden. Die Beurteilung der Behandlungseffizienz bedeutet die Einschätzung der Potenz zur Reduktion von Symptomen, der Verbesserung von Lebensqualität, die Absenkung der Blasenauslaßobstruktion, die Absenkung der Rate von Harnverhalt und Niereninsuffizienz und letztlich auch die Möglichkeit, das Fortschreiten der Erkrankung zu verhindern. Klinische Selektivität bedeutet außerdem die Verbesserung der Effizienz und die Absenkung von Nebenwirkungen. Die Annahme, daß die Effizienz einer Substanz ausschließlich von der Wirkung auf die prostatische Muskulatur und die Nebenwirkungen durch Effekte auf die Blutgefäße verursacht sind, ist durch In-vitro- und physiologische In-vivo-Versuche gut belegt. Auf dem klinischen Level ist dies sicherlich eine unzulässige Vereinfachung, da α-Adrenozeptoren ubiquitär im Körper vorkommen und eine große Anzahl physiologischer Effekte verursachen. Die Senkung des Blutdrucks, die bei normotensiven Patienten als Nebenwirkung zu definieren ist, ist bei hypertensiven Patienten eher ein gewünschter Effekt, zumal bei BPH-Patienten eine Koinzidenz mit der Hypertonie festzustellen ist [10]. Gleichermaßen ist der dokumentierte Effekt von Doxazosin auf den Lipidstoffwechsel [108, 109] eher eine positive Begleitwirkung als ein negativer Nebeneffekt. Hinsichtlich der Blutdruckwirkung ist zusätzlich die Tatsache wichtig, daß potentiell antihypertensiv wirksame Substanzen wie Terazosin und Doxazosin bei Normotonikern offensichtlich kaum einen Blutdruckeffekt erzeugen [63, 71], so daß die Diskussion der Nebenwirkungen dieser Substanzen nur in Relation zur Patientenpopulation zu führen ist. Letztlich ist die klinische Uroselektivität, die als »gewünschter Effekt auf die Obstruktion und die Symptome des unteren Harntraktes in Relation zu den Nebenwirkungen« definiert wurde [5], nur in randomisierten Vergleichsstudien zwischen den einzelnen Substanzen zu klären.

11.2.2
Medikamente

In der Bundesrepublik sind die Substanzen Alfuzosin, Doxazosin, Tamsulosin und Terazosin für die Indikation benigne Prostatahyperplasie zugelassen (Abb. 11.9; Tabelle 11.8). Die klinisch-pharmakologischen Parameter dieser Substanzen sind in Tabelle 11.9 dargestellt.

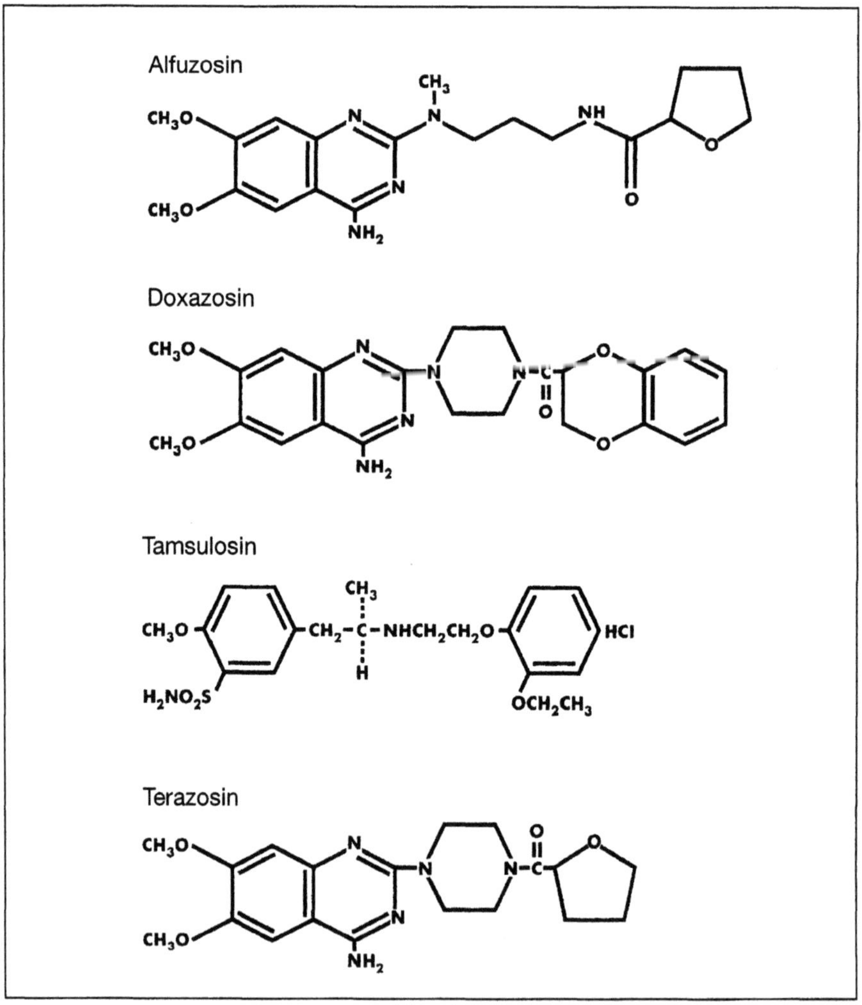

Abb. 11.9. Molekularstruktur der für die Indikation BPH zugelassenen Alphablocker

Tabelle 11.8. Für die Indikation BPH zugelassene Alphablocker

Substanz	Handelsname	Hersteller
Alfuzosin/-SR	Urion, Urion S	Byk Gulden
	UroXatral, UroXatral S	Synthelabo
Doxazosin	Diblocin Uro	Astra
	Cardular Uro	Pfizer
Tamsulosin	Alna	Boehringer Ingelheim
	Omnic	Yamanouchi
Terazosin	Flotrin	Abbott

Tabelle 11.9. Klinisch-pharmakologische Daten der für die Indikation BPH zugelassenen Alphablocker

Substanz	Bioverfügbarkeit [%]	t_{max} [h]	Halbwertszeit	Tagesdosis [mg] [h]	Titrierung notwendig
Alfuzosin	64	1,5	4–6	2- bis3mal 2,5	Teilweise
Alfuzosin SR	50	3	8	2mal 5	Teilweise
Doxazosin	65	2–3	9–12	1mal 2–4	Ja
Tamsulosin	≈100	6	10–13	1mal 0,4	Nein
Terazosin	90	1–2	8–13	1mal 5-10	Ja

11.2.2.1
Alfuzosin

Alfuzosin wirkt als selektiver kompetitiver Antagonist vor allem auf die α_1-rezeptorvermittelte Kontraktion der glatten Muskulatur von Prostata, Prostatakapsel und proximaler Urethra. Bei einer durchschnittlichen Plasmahalbwertszeit von 4,8 h nach oraler Applikation muß die durchschnittliche Wirkdosis von 7,5–10 mg täglich auf 3 Einzelgaben verteilt werden. Eine Retardpräparation zu 5 mg erlaubt die 2mal tägliche Gabe. Obwohl bisher kein First-dose-Effekt beobachtet wurde, sollte die erste Dosis abends gegeben werden. Eine Dosistitration ist nicht oder nur teilweise erforderlich [59]. Alfuzosin wird zu etwa 90% an Plasmaproteine gebunden und wird nach oraler Applikation unabhängig von der Nahrungsaufnahme rasch resorbiert und unterliegt einem intensiven hepatischen Metabolismus. Die inaktiven Metaboliten und etwa 11% der unveränderten Substanz werden hauptsächlich fäkal eliminiert [129]. Im Alter über 75 Jahre erfolgt die Resorption schneller als bei jüngeren Menschen. Da ältere Menschen und Patienten mit arterieller Hypertonie auf Vasodilatation empfindlicher reagieren, sollte demnach eine einschleichende Dosierung (initial 2,5 mg 2mal täglich) und Dosisanpassung in Abhängikeit von klinischer Wirkung und Verträglichkeit erfolgen. Auch bei Leberinsuffizienz muß eine Dosisanpassung erfolgen. Abgesetzt werden sollte eine Behandlung mit Alfuzosin bei Patienten mit medikamentös eingestellter KHK bei erneutem Auftreten oder einer Verschlechterung pektanginöser Beschwerden. Um unter Allgemeinanästhesie die Wahrscheinlichkeit eines Blutdruckabfalles zu minimieren, sollte Alfuzosin präoperativ ebenfalls abgesetzt werden. Kontraindiziert ist die Behandlung bei anamnestisch bekanntem Orthostasesyndrom und bei gleichzeitiger Behandlung mit anderen α_1-Rezeptorblockern [59].

11.2.2.2
Doxazosin

Das Chinazolinderivat Doxazosin wurde ursprünglich zur Behandlung der arteriellen Hypertonie entwickelt. Der selektive Antagonismus an α_1-Rezeptoren ist etwa 100mal stärker als an α_2-Rezeptoren. Dadurch wird die α_1-vermittelte Kontraktion glatter Prostatamuskulatur wirksam gehemmt. Trotz seiner Selektivität für den α_1-Rezeptor zeigt Doxazosin einen ausgeglichenen Effekt an den 3 Subtypen α_{1A}, α_{1B} und α_{1D}.

Mit einer Plasmahalbwertszeit von 9 h und einer terminalen Eliminationshalbwertszeit von 10–22 h ist Doxazosin derzeit der selektive α_1-Rezeptorenblocker mit der längsten Wirkdauer. Sie ermöglicht die tägliche Einmaldosierung [33, 67, 132]. Nach oraler Applikation wird Doxazosin nahezu vollständig resorbiert, zu 98% an Plasmaproteine gebunden und zu 95% hepatisch metabolisiert. Nur etwa 5% werden unverändert, überwiegend über die Fäzes ausgeschieden. Bis zu der klinisch gebräuchlichen Dosis von 16 mg zeigen die pharmakokinetischen Eigenschaften keine Dosisabhängigkeit. Nierenfunktionsstörungen und zunehmendes Lebensalter haben keinen bedeutsamen Einfluß. Eine Dosisanpassung ist lediglich bei eingeschränkter Leberfunktion angezeigt [33].

11.2.2.3
Tamsulosin

Tamsulosin wurde als starker, für den α_1-Adrenozeptor selektiver und kompetitiver Antagonist ausschließlich zur symptomatischen Therapie der benignen Prostatahyperplasie (BPH) entwickelt. Seine Affinität zu α_1-Rezeptoren ist deutlich höher als zu α_2-Rezeptoren. Die Selektivität für den α_{1A}-Subtyp ist ebenfalls wesentlich stärker ausgeprägt als gegenüber dem α_{1B}-Subtyp, der für die vasokonstriktorischen Effekte an der glatten arteriellen Gefäßmuskulatur verantwortlich gemacht wird [98, 103]. Insbesondere bei älteren Europäern beträgt die Eliminationshalbwertszeit 13 h. Daher ist die tägliche Einmalgabe einer Standarddosierung von 0,4 mg nach dem Frühstück als langwirksame Retardformulierung ausreichend. Eine einschleichende Dosierung und eine Dosistitration sind nicht erforderlich.

11.2.2.4
Terazosin

Terazosin ist ein selektiver Antagonist der α_1-rezeptorvermittelten Kontraktionsreaktion an der glatten Muskulatur von Prostata, Prostatakapsel, proximaler Urethra und Blasenhals. Bei einer Plasmahalbwertszeit von 10–12 h und einer durchschnittlichen Wirkdauer von 16 h ist eine tägliche Einmaldosierung ausreichend. Nach oraler Applikation wird Terazosin rasch und nahezu vollständig resorbiert und zu 90–94% an Plasmaproteine gebunden. Nach überwiegend hepatischer Metabolisierung wird es größtenteils biliär eliminiert; nur ein geringer Anteil wird renal eliminiert. Lebensalter und Niereninsuffizienz haben keinen Einfluß auf die pharmakokinetischen Eigenschaften [127]. Eine Dosisreduktion aufgrund fortgeschrittenen Alters oder Nierenfunktionsstörungen ist daher nicht erforderlich.

11.2.3
Indikation

Es ist unbestritten, daß sich α_1-Adrenozeptor-Antagonisten bei subjektiver Symptomatik und BPH bewährt haben. Ihre Wirkung auf die BPH-Obstruktion ist begrenzt, so daß nur bei Patienten mit fehlender oder geringgradiger Obstruktion eine Normalisierung zu erwarten ist. Unterschiedliche Ansprechraten in Abhängigkeit von der Prostatagröße sind weder für kleine noch für große Drüsen bekannt.

Die Indikation für α-Adrenozeptor-Antagonisten besteht deshalb bei symptomatischer BPH ohne oder geringgradiger Obstruktion. Der Vorzug ist dabei den selektiv an α_1-Rezeptoren wirkenden Substanzen Alfuzosin, Tamsulosin, Doxazosin und Terazosin zu geben. Der Wirkungseintritt erfolgt schnell, so daß der Behandlungsffekt innerhalb weniger Wochen beurteilbar ist.

Wie bei anderen nichtoperativen Behandlungen gilt auch bei α-Adrenozeptor-Antagonisten die ausgeprägte Obstruktion im Schrifttum nicht als Kontraindikation. Ein Zusammenhang zwischen der Abnahme der subjektiven Response und zunehmender Obstruktion ist bisher nicht berichtet worden, so daß auch bei obstruktiven Patienten eine symptomatische Besserung zu unterstellen ist. Besserung der subjektiven Symptome bei unveränderter oder nur gering beeinflußter Obstruktion bedeutet jedoch die Ausbildung einer »stummen« Obstruktion, über deren klinischen Langzeitverlauf wenig bekannt ist. Die Gefahr der Ausbildung typischer Komplikationen längerbestehender Blasenentleerungsstörungen wie Restharnbildung, Blasentrabekulierung, Ausbildung von Blasensteinen und zunehmende Detrusordekompensation mit Retention harnpflichtiger Substanzen sind jedoch nicht auszuschließen. Eine längere Therapie sollte deshalb in diesen Fällen nicht oder nur auf ausdrücklichen Wunsch des Patienten mit Aufklärung über die möglichen Gefahren einer solchen Therapie erfolgen. In jedem Fall besteht die Notwendigkeit der urologischen Kontrolle der Therapie und des Absetzens der Medikation beim Eintritt von Komplikationen.

Bei Patienten mit bestehender Operationsindikation kann ein Behandlungsversuch unternommen werden, wenn ein Eingriff entweder noch nicht gewünscht oder aus anderen Indikationen nicht möglich erscheint. Die α_1-Blocker konkurrieren hier mit anderen nichtablativen medikamentösen oder instrumentellen Therapieformen. Auch der »junge« Patient (<50 Jahre) besitzt sicherlich eine besondere Indikation für den Einsatz eines α_1-Adrenozeptor-Antagonisten.

Mit Ausnahme der Substanzen mit fehlender oder geringer Blutdruckwirkung wie Tamsulosin und Alfuzosin ist bei Doxazosin und Terazosin mit einer klinisch relevanten Blutdrucksenkung insbesondere bei hypertoner Ausgangslage zu rechnen. Bei begleitender arterieller Hypertonie, die durch eine vasodilatatorische Komponente positiv beeinflußbar erscheint, kann diesen Substanzen der Vorzug gegeben werden. Eine begleitende antihypertensive Medikation muß angepaßt werden, um keine überschießenden Blutdruckeffekte zu induzieren. Bei schwerer begleitender arterieller Hypertonie könnte wegen der günstigen Beeinflussung einer Reihe kardiovaskulärer Risikofaktoren ein Behandlungsvorteil für das an allen α_1-Rezeptoren ausgeglichen wirkende Doxazosin bestehen. Bei anamnestisch bekannter orthostatischer Dysregulation und bekannter koronarer Herzkrankheit besteht wegen der zu erwartenden geringeren Einflüsse auf das kardiovaskuläre System eine Indikation für den hochselektiven α_{1A}-Rezeptorblocker Tamsulosin.

11.2.4
Ergebnisse

11.2.4.1
Alfuzosin

Symptomatik

Die Gesamtverbesserung der Symptomatik, gemessen am Boyarsky-Symptomenscore, lag zwischen 18 und 42%, wobei die Unterschiede zu Placebo in den Studien von Jardin et al. (42%) [60] und Buzelin et al. mit der Retardform (31%) [15] signifikant waren. Die klinischen Symptome besserten sich innerhalb von 4-6 Wochen konstant über 30 Monate [60, 61] (Tabelle 11.10).

Neben den Symptomenscores hat die Beurteilung der Lebensqualität als Therapiekriterium eine wichtige Bedeutung erlangt [39, 40]. An 7093 Patienten konnte nach einer 3monatigen Behandlung mit Alfuzosin eine durchschnittliche Verbesserung der Lebensqualität um 44% erzielt werden [95]. Dabei fand sich eine gute Korrelation zwischen den Symptomenscores und den Bewertungsskalen der Lebensqualität.

Qmax

Der Anstieg des maximalen Harnflusses in placebokontrollierten Studien lag zwischen 1,1 und 3,4 ml/s. Signifikant unterschiedlich gegenüber Placebo war dieser Wert nur bei der Retardform bei Buzelin et al. [15] (s. Tabelle 11.10).

Tabelle 11.10. Randomisierte Studien Alfuzosin

Substanz	Autor	Dosierung [mg]	Wochen Therapie	Patientenzahl (Einschluß/beendet)	Veränderung Symptome [%]	Qmax-Anstieg	Veränderung Restharn [%]	Drop out infolge NW [%]
Alfuzosin	Ramsay et al. [112]	9–12	12	20/?	–	0	–	0
		Plac.		11/?	–	?	–	0
	Jardin et al. [60]	7,5–10	26	251/181	42[b]	1,4	–39[b]	10,8
		Plac.	26	267/175	32	1,3	–9	9,0
	Carbin et al. [21]	7,5	8	33/30	47,8	0,8	–56[a]	6,0
		Plac.	8		39,3	0,5	1,6	
	Hansen et al. [48]	7,5	12	104/91	29[a]	2,0[a]	–40	1,0
		Plac.	12	101/87	14	1,0	7	1,0
	Martorana et al. [99]	5	4	47/25	25[a]	2,6[a]	–	–
		Plac.	4	47/26	23,8[a]	1,4[a]	–	–
	Buzelin et al. [15]	10 (SR-Alfuzosin)	12	194/181	31[b]	2,3[b]	–17[b]	4,6
		Plac.	12	196/180	18	1,1	0	7,1
	Buzelin et al. [13]	10 (SR-Alfuzosin)	12	292/275	–	2,3[b]	–	3,4
		Plac.	12	296/275	–	1,0	–	5,7

[a] Sign. gegenüber Baseline.
[b] Sign. gegenüber Placebo.

Restharn

Die Verminderung des Restharns lag zwischen 10 und 56%. Signifikant gegenüber Placebo waren die Werte bei Jardin et al. (38%) verändert [60] (s. Tabelle 11.10).

Urodynamik

Martorana et al. [99] führten urodynamische Druck-Fluß-Messungen an BPH-Patienten durch, die für 4 Wochen für Placebo (n=47) oder 7,5 mg/Tag Alfuzosin (n=47) randomisiert wurden. Die Autoren sahen bei einem Anstieg des Qmax von 2,2 ml/s in der Alfuzosingruppe eine Absenkung relevanter Werte des Miktionsdrucks, die signifikant höher als Placebo waren. Mittels Projektion der Werte in das Schäfer-Nomogramm ist bei Alfuzosin eine Absenkung des Obstruktionsgrades von 4 nach 2 und bei Placebo von 4 nach 3 festzustellen (s. Tabelle 11.18).

Langzeitergebnisse

Erste Langzeitergebnisse wurden in der Fortführung der placebokontrollierten Sechsmonatsstudie von Jardin et al. [60] bei 131 Patienten mit 7,5-10 mg Alfuzosin/Tag über einen Zeitraum von 12-18 Monaten erfaßt [62]. Eine Verbesserung des Boyarsky-Symptomenscores um 44% und eine Abnahme des Restharns um 49% blieb signifikant gegenüber dem Ausgangswert. Der Qmax-Wert war ähnlich den Ergebnissen nach 6 Monaten auch in der Langzeitbeobachtung nicht signifikant verändert. Es zeigte sich jedoch, daß Patienten mit Qmax<10 ml/s vor Behandlung eine signifikante Erhöhung von 7,4 auf 11,6 ml/s nach 12 Monaten aufwiesen.

1994 publizierten Jardin et al. [61] die Langzeitergebnisse von 50 Patienten über 24 Monate und 22 Patienten über 30 Monate. Der Symptomenscore blieb nach 24 Monaten signifikant gebessert und bis 30 Monate nach Therapiebeginn stabil (Abb. 11.10).

Nebenwirkungen

Die beobachtete Nebenwirkungsrate war im Vergleich zu Placebo nicht erhöht. Unerwünschte Wirkungen traten überwiegend innerhalb der ersten 4 Wochen auf, waren von vorübergehender Dauer und reversibel [60, 62, 120]. In einer der bisher größten kontrollierten Studien an 518 Patienten mit benigner Prostatahyperplasie kam es in der mit Alfuzosin behandelten Gruppe (n=251) in 36% zu unerwünschten Nebenwirkungen. In der Placebogruppe (n=267) waren es ebenfalls 36%. Am häufigsten wurde über Schwindel, Kopfschmerzen, orthostatische Beschwerden, Hautrötung und gastrointestinale Symptome geklagt [15, 60] (Tabelle 11.11). Auch die Anzahl der Behandlungsabbrüche in beiden Gruppen war mit 11% zu 9% identisch. Blutbild, Elektrolyte, Leber- und Nierenfunktionsparameter blieben unverändert [61].

Blutdruckwirkung

Im Vergleich zu Placebo bewirkt Alfuzosin eine statistisch signifikante, klinisch jedoch gering ausgeprägte Senkung des systolischen und diastolischen Blutdruckes

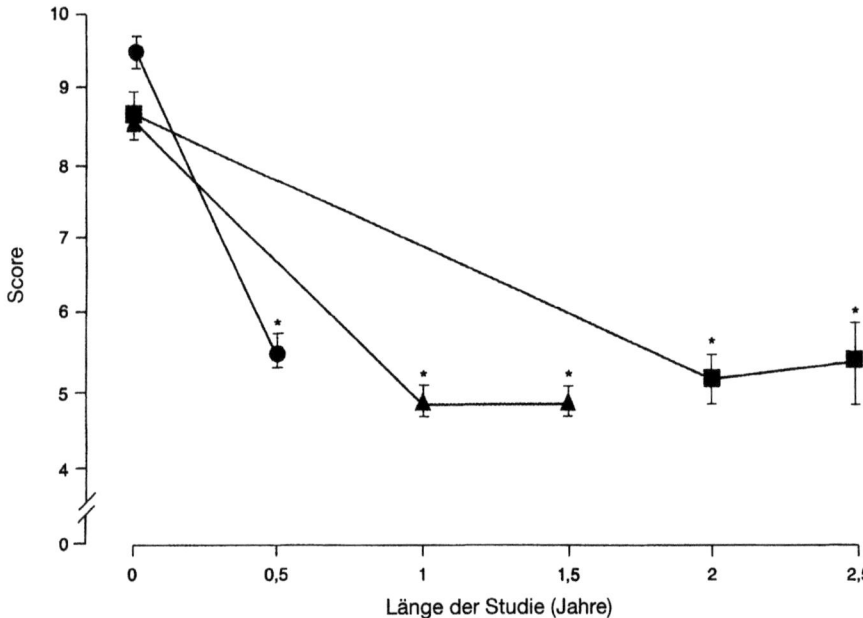

Abb. 11.10. Veränderungen des Symptomenscores unter Langzeittherapie mit Alfuzosin. (Nach Jardin et al. [61])

Tabelle 11.11. Alfuzosin: Nebenwirkungsprofil. (Nach Buzelin et al. [15] und Jardin et al. [60])

Nebenwirkung	Placebo n=267 [%]	Alfuzosin (7,5–10 mg) n=251 [%]	Placebo (n=297) [%]	Alfuzosin SR (10 mg) n=292 [%]
Vasodilatationsbedingte	3,8	8,4	2,7	2,7
Schwindel	5,2	7,2	1,3	2,1
Kopfschmerz	4,9	6,4	0,7	0,3
Müdigkeit	1,2	1,9	–	0,3
Orthostat. Dysregulation	<1	1,6	n. a.	n. a.
Tachykardie	<1	1,6	1	–
Magen-Darm				
Diarrhö	<1	2,8	n. a.	n. a.
Übelkeit	<1	2,4	n. a.	n. a.
Erbrechen	1,9	1,6	n. a.	n. a.
Sonstige			n. a.	n. a.
Hautrötung	5,2	4,4	n. a.	n. a.
Mundtrockenheit	2,6	4,4	n. a.	n. a.
Schwäche	3,8	2,0	n. a.	n. a.
Brustschmerzen	<1	2,0	0,3	0,3
Impotenz	2,3	<1	–	0,3

n. a.: nicht angegeben.

im Sitzen und Stehen. Nach einer Behandlungsdauer von 6 Monaten wurde eine maximale Reduktion des systolischen Blutdruckes im Stehen von 3,9 mm Hg (± 1,3 mm Hg) beobachtet [60]. Im Vergleich zu den Ausgangswerten wurden bis zu einer Behandlungsdauer von 24 Monaten weder klinisch noch statistisch signifikante

Änderungen des systolischen (142 ± 3,3 vs. 138 ± 2,2 mm Hg) und diastolischen Blutdruckes (84 ± 2,0 vs. 83 ± 1,5 mm Hg) im Stehen gemessen. Auch die Herzfrequenz blieb konstant (77 ± 1,1 vs. 78 ± 1,2 Schläge/min). Die Inzidenz asymptomatischer orthostatischer Veränderungen lag um 10%.

11.2.4.2
Doxazosin

Symptomatik

Die Verbesserung der Symptomenscores durch Doxazosin liegt in Placebo-kontrollierten Studien zwischen 12,4 und 40,1% (Tabelle 11.12). Im Vergleich zu Placebo kann durch Doxazosin eine statistisch signifikante Verbesserung obstruktiver, irritativer und der Gesamtsymptomatik bei BPH erzielt werden [26, 34, 42, 115]. Nach Titration der erforderlichen Wirkstoffdosis stellt sich die Symptomverbesserung innerhalb der ersten Wochen ein. Die durchschnittlich erforderliche Dosierung beträgt 4 mg als tägliche Einmalgabe, wobei einige Patienten mit einer Dossisteigerung auf 8 mg eine zusätzliche Verbesserung der Symptomatik erreichen konnten [34].

Qmax

Die doxazosininduzierte Verbesserung des Qmax beträgt 0,2–3,6 ml/s. Die signifikante Verbesserung des maximalen Harnflusses gegenüber Placebo ist in mehreren Studien nachgewiesen worden (s. Tabelle 11.12) [1, 8, 34, 42].

Restharn

Die Restharnsenkung lag zwischen 15 und 28% (s. Tabelle 11.12). Zwar waren die Veränderungen gegenüber den Basiswerten z. T. signifikant [84, 116]; eine signifikant unterschiedliche Absenkung zu Placebo konnte jedoch in keiner Studie nachgewiesen werden.

Urodynamik

In einer randomisierten Studie zwischen Placebo (n=17) und Doxazosin, 1, 2 und 4 mg /Tag (n=17, 17, 16) über 4 Wochen, stellten Rollema et al. [116] einen signifikanten Anstieg des Qmax von 1,8 bzw. 3,1 ml/s nur bei einer Dosierung von 1 bzw. 2 mg/Tag fest. Eine signifikante Reduktion des Obstruktionsgrades, gemessen mit dem Parameter URA (Urethral Resistance Algorithm), war sowohl für 2 als auch für 4 mg/Tag nachweisbar. Die Projektion der Werte in das Schäfer-Nomogramm zeigt allerdings in keiner der Gruppen eine Veränderung des Obstruktionsgrades (s. Tabelle 11.18).

Langzeitergebnisse

Bei insgesamt 450 Patienten wurde in einer offenen Langzeituntersuchung über 48 Monate die Langzeitwirkung von Doxazosin untersucht [84]. Die Ergebnisse zeigen, daß die signifikante Verbesserung von Symptomatik und maximalem Harnfluß,

Tabelle 11.12. Randomisierte Studien Doxazosin

Substanz	Autor	Dosierung [mg]	Wochen Therapie	Patientenzahl (Einschluß/ beendet)	Veränderung Symptome [%]	Qmax-Anstieg	Veränderung Restharn [%]	Drop out infolge NW [%]
Doxazosin	Rollema et al. [116]	1	4	17/?	15,4[a]	2,8[a]	−28	−
		2	4	17/?	20,5[a]	3,1[a]	−28[a]	−
		4	4	16/?	26,1[a]	0,9[a]	4	−
		Plac.	4	17/?	18,5[a]	−0,8	55[a]	−
	Bendix Holme et al. [8]	4	29	52/41		1,6[b]	25	?
		Plac.	29	48/34		?	unverändert	6,2
	Chapple et al. [23]	4	12	67/60		3,2	−	1
		Plac.		68/62		2,2	−	
	Gillenwater et al. [42]	2	16	39/?	9,9	1,5	−	11,1 (Dox. gesamt)
		4	16	46/?	16,7[b]	2,3[b]	−	
		8	16	45/?	14[b]	3,3[b]	−	
		12	16	45/?	12,4	3,6[b]	−	
		Plac.	16	49/31	1	0,1	−	4,1
	Roehrborn et al. [115]	0,5–12	16	196/184	34,5[b]	−	−	10
		Plac.	16	141/138	20,3	−	−	4
	Abrams et al. [1]	4	12	67/45	−	3,2	−	−
		Plac.	12	68/50	−	2,1	−	−
		4	29	52/40	−	1,3#	−	−
		Plac.	29	48/32	−	−0,8	−	−
		1	4	16/10	−	1,6[b]	(−10)–(−31) für 1–4 mg	−
		2	4	17/12	−	3,4[a,b]		−
		4	4	17/10	−	0,2		−
		Plac.	4	17/11	−	0,6	20	−
	Lepor et al. [84]	4 (Normotensive)	3–48	272/241	31[a]	2,2[a]	−25,2[a]	15,1
		6,4 (Hypertensive)	3–48	178/144	13,7[a]	1,4[a]	−16,2[a]	19,1
	Fawzy et al. [34]	1–8	16	50/41	40,1[b]	2,9[b]	−	2
		Plac.	16	48/41	16	0,7	−	−
	Christensen et al. [26]	4	9	52/48	−	1,5	−15	−
		Plac.	9	48/43	−	−0,3	−1	4,2
	Kirby et al. [72]	4 Hypertensive	12	?/22	−	2	−	4,5
		Plac.	12	?/29	−	?	−	0
		4 Normotensive	12	?/93	−	2,3	−	2,2

[a] Sign. gegenüber Baseline. [b] Sign. gegenüber Placebo.

die bereits nach weniger als 60 Tagen eintrat, über die gesamte Zeit konstant bleibt (Abb. 11.11 u. 11.12) [73]. Auch der Restharn fiel signifikant um 36% gegenüber dem Ausgangswert.

Nebenwirkungen

In den bisher vorliegenden Studien wird unter Doxazosin in 46% der Behandlungsfälle mindestens eine Nebenwirkung geklagt, unter Placebo in 36%. Im Vergleich zu

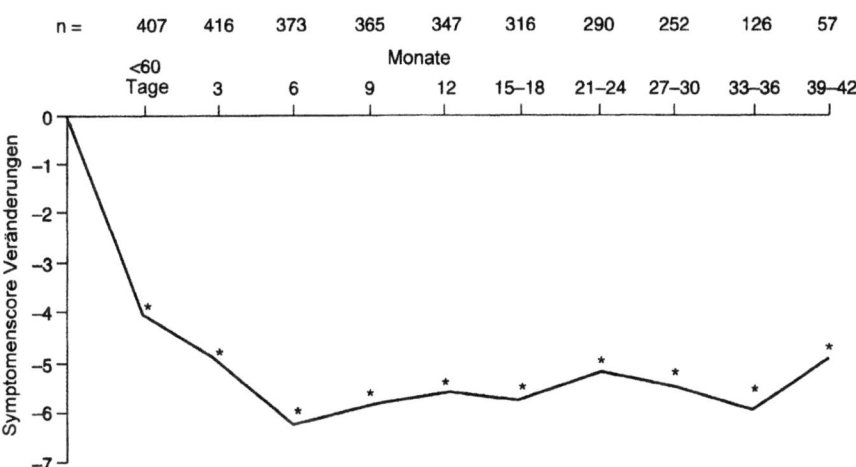

Abb. 11.11. Veränderungen des Symptomenscores unter Langzeittherapie mit Doxazosin. (Nach Kirby [73])

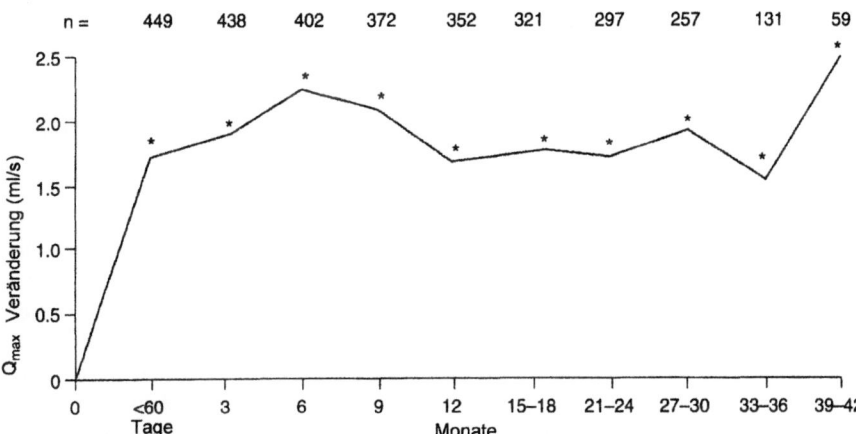

Abb. 11.12. Veränderung des maximalen Harnflusses (Qmax) unter Langzeittherapie mit Doxazosin. (Nach Kirby [73])

Placebo liegt die Inzidenz unerwünschter Reaktionen lediglich um 8% höher. Als häufigste Nebenwirkungen unter Doxazosinbehandlung werden Schwindel, Benommenheit, Kopfschmerzen und Müdigkeit angegeben (Tabelle 11.13). In der überwiegenden Zahl der Fälle handelt es sich dabei um leichte bis moderate Erscheinungen, die nur selten zu einem Therapieabruch geführt haben und stets reversibel waren [58, 115].

Möglicherweise kann es, ähnlich wie bei der Therapie mit Finasterid, zu einer Beeinträchtigung der Verlaufsbeurteilung des PSA-Wertes kommen. Dutkiewicz et al. fanden nach einer Behandlung über 72 Wochen einen Abfall des PSA-Wertes um 82% [31].

Tabelle 11.13. Doxazosin: Nebenwirkungsprofil

	Placebo n=143 [%]	Doxazosin [115] (2–12 mg) n=196 [%]	Placebo n=169 [%]	Doxazosin [58] (2–16 mg) n=287 [%]
Schwindel	6,3	17,3	11,8	15,3
Kopfschmerz	9,8	10,7	8,3	9,4
Müdigkeit	2,8	10,7	1,2	7,7
Somnolenz	1,4	5,1	–	–
Sehstörungen	–	–	1,2	2,4
Brustschmerz	–	–	0,6	2,4
Hypotension	0	4,1	0	1,4
Orthostat. Dysregulation	–	–	0,6	0
Synkope	–	–	0	0,7
Myokardinfarkt	–	–	0	0,3
Bauchschmerz	2,1	3,1	–	–
Rückenschmerzen	3,5	–	–	–
Dyspnoe	0,7	3,1	–	–

Neben der arteriellen Hypertonie kann mit Doxazosin eine Reihe weiterer kardiovaskulärer Risikofaktoren positiv beeinflußt werden. So konnten neben einer Verbesserung von Fettstoffwechselwerten eine Steigerung der fibrinolytischen Aktivität sowie eine Hemmung der Thrombozytenaggregation, eine antidiabetische Wirkung, die Rückbildung einer linksventrikulären Hypertrophie sowie eine Abschwächung negativer hämodynamischer und hämostatischer Effekte des Rauchens beobachtet werden [4, 108, 109]. Für Doxazosin konnte ein signifikant niedrigerer Prozentsatz von erektiler Dysfunktion gegenüber anderen Antihypertensiva nachgewiesen werden [105].

Blutdruckwirkung

Bei weit mehr als 2 Mrd. behandelter Patienten mit arterieller Hypertonie hat sich die Verträglichkeit auch für die Indikation Prostatahyperplasie bisher in gleicher Weise bestätigt [73]. Während bei normotoner Blutdrucksituation zwar eine signifikante, jedoch klinisch irrelevante Senkung des Blutdruckes beobachtet werden kann (−3,9 systolisch/−1,2 diastolisch mm Hg sitzend, −3,6 systolisch/−1,7 diastolisch mm Hg stehend), ist der antihypertensive Effekt bei hypertoner Ausgangslage wesentlich ausgeprägter. Unter Doxazosin nimmt der systolische Blutdruck bei Hypertonie im Sitzen um 7,6 systolisch und 10,2 diastolisch, im Stehen um 8,3 systolisch bzw. 10,7 mm Hg diastolisch ab [84]. Unter Placebo waren die Veränderungen weder bei normotoner noch hypertoner Ausgangslage signifikant [72].

11.2.4.3
Tamsulosin

Symptomatik

Die Verbesserung der Symptomenscores durch Tamsulosin liegt in placebokontrollierten Studien dosisabhängig zwischen 20,1 und 35,8%. In einigen Studien war diese Verbesserung signifikant besser als bei Placebo [2, 25, 64] (Tabelle 11.14). Die Wirkung auf subjektive Symptome tritt innerhalb von 2 Wochen ein [2, 25].

Tabelle 11.14. Randomisierte Studien Tamsulosin

Substanz	Autor	Dosierung [mg]	Wochen Therapie	Patientenzahl (Einschluß/beendet)	Veränderung Symptome [%]	Qmax-Anstieg	Veränderung Restharn [%]	Drop out infolge NW [%]
Tamsulosin	Kawabe et al. [66]	0,1	4	?/56	–	1,7[a]	–1[a]	
		0,2	4	?/49	–	4,0[a]	–25,9[a]	–
		0,4	4	?/59	–	3,6[a]	–25,5[a]	–
		Plac.	4	?/54	–	1,4	–8,4	–
	Kawabe [64]	0,2	4–6	?/116	32,1[b]	–	–	–
		Plac.	4–6	?/115	17,7	–	–	–
	Chapple et al. [25]	0,4	12	382/364	35,1[b]	1,6[a,b]	–22,4[a]	4
		Plac.	12	193/185	25,5	0,6[a]	–13,4	4
	Abrams et al. [2]	0,4	12	198/187	35,8[b]	1,4[a,b]	–20,7[a]	4,0
		Plac.	12	98/94	23,7	0,4	–11,9	3,1
	Abrams et al. [3]	0,2	7	35/35	20,1	1,2	–29,7	5,7
		0,4	4	30/30	28,7	2,2[b]	–36,2	6,6
		0,6	4	33/32	28,2	1,8[b]	–35,4	9,1
		Plac.	4	28/28	17,7	–0,1	–5,5	10,7

[a] Sign. gegenüber Baseline. [b] Sign. gegenüber Placebo.

Qmax

Die Veränderung des Qmax unter Tamsulosin liegt zwischen 1,2 und 3,6 ml/s in placebokontrollierten Studien. Bei einer Tagesdosis von 0,4 mg war die Verbesserung des maximalen Harnflusses signifikant besser als bei Placebo (s. Tabelle 11.14) [2, 3, 25].

Restharn

Die Restharnsenkung durch Tamsulosin liegt zwischen 20,7 und 41,3% (s. Tabelle 11.14). Zwar waren die Veränderungen gegenüber den Basiswerten z. T. signifikant [2, 25, 66], eine signifikant unterschiedliche Absenkung gegenüber Placebo konnte jedoch in keiner Studie nachgewiesen werden.

Urodynamik

Abrams et al. [3] behandelten in einer randomisierten Studie zu Placebo (n=28) BPH-Patienten mit 0,2, 0,4 und 0,6 mg/Tag (n=35, 30, 32) über 4 Wochen und führten Druck-Fluß-Messungen vor und nach der Therapie durch. Einen signifikant größeren Anstieg des Qmax von 1,9 ml/s gegenüber Placebo zeigten nur die mit 0,4 mg/Tag behandelten Patienten, während die Absenkung der Werte des Miktionsdrucks (pdetmax und pdetqmax) zwar abfielen, sich aber in keinem Fall von Placebo unterschieden. In der Projektion der Werte in das Schäfer-Nomogramm ergibt sich eine Absenkung des Obstruktionsgrades von 4 nach 3 nur in den Tamsulosingruppen (s. Tabelle 11.18).

Langzeitergebnisse

Langzeituntersuchungen zur Wirkung von Tamsulosin wurden über einen Zeitraum bis zu 60 Wochen durchgeführt [119]. Die Verbesserung der Symptomatik ist bereits

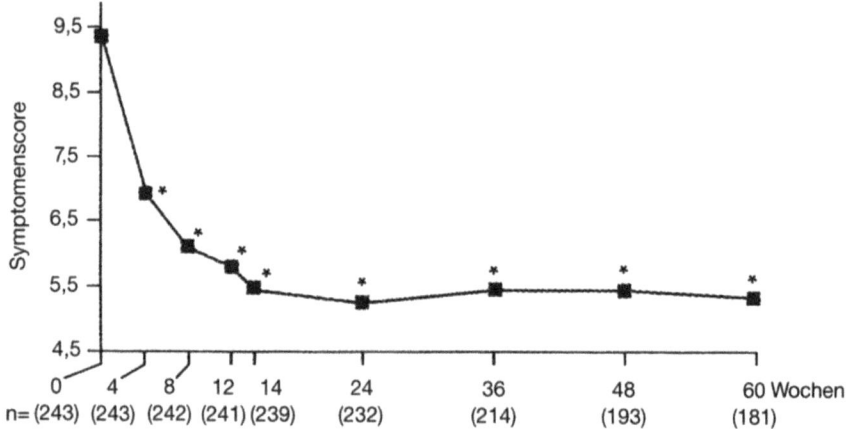

Abb. 11.13. Veränderungen des Symptomenscores unter Langzeittherapie mit Tamsulosin. (Nach Schulman et al. [119])

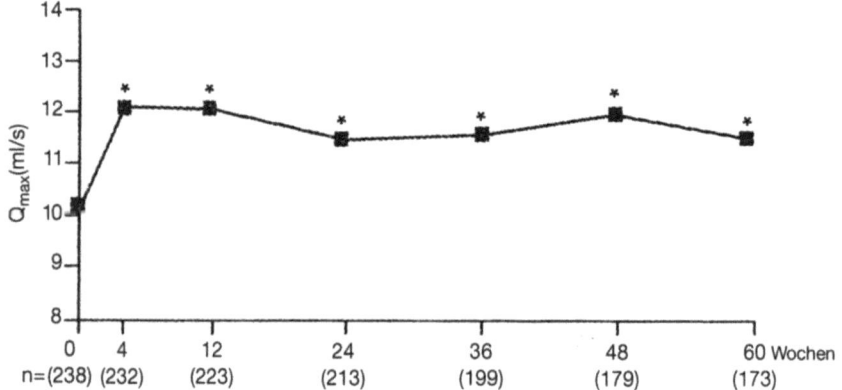

Abb. 11.14. Veränderung des maximalen Harnflusses (Qmax) unter Langzeittherapie mit Tamsulosin. (Nach Schulman et al. [119])

nach 4 Wochen Behandlung signifikant, erreicht nach etwa 12–14 Wochen ihr Maximum und blieb bis zu einem Follow-up von 60 Wochen stabil (Abb. 11.13). Ein signifikanter Anstieg des Qmax trat bereits nach 4 Wochen ein und hatte Bestand bis 60 Wochen nach Therapiebeginn (Abb. 11.14).

Nebenwirkungen

Die Inzidenz unerwünschter Nebenwirkungen betrug insgesamt bei Tamsulosin 34% gegenüber 24% bei Placebo. Im Einzelnen waren die Nebenwirkungen im Vergleich zu Placebo identisch [2] (Tabelle 11.15). Insbesondere fanden sich für typisch vasodi-

Tabelle 11.15. Tamsulosin: Nebenwirkungsprofil. (Nach Abrams et al. [2])

	Placebo n=98	Tamsulosin (0,4 mg) n=197	p-Wert
Schwindel	2	3	1,000
Kopfschmerz	1	3	0,431
Kardiovaskuläre Störung	7	5	0,596
Orthostat. Dysregulation	1	0	–
Synkope	1	0,5	–
Tachykardie/Palpitationen	1	1	–
Respiratorische Störung	3	4	1,000
Gastrointestinale Störung	5	7	0,620
Urogenitale Störung	7	7	1,000
Retrograde Ejakulation	1	4	0,277
Haut/Anhangsgebilde	2	3	1,000
Infektion	9	24	0,431

latatorisch bedingte Nebenwirkungen wie Schwindel, Kopfschmerz, Palpitationen und Tachykardie, orthostatische Dysregulation und synkopale Zustände keine Unterschiede zu Placebo.

Interaktionen zwischen Tamsulosin und Antihypertensiva wurden nicht beobachtet. Insbesondere wurde keine Wirkungsverstärkung bei der Behandlung essentieller Hypertonie mit dem Betablocker Atenolol, dem ACE-Hemmer Enalapril und dem Kalziumantagonisten Nifedipin beobachtet [93, 118].

Blutdruckwirkung

Die durchschnittlichen systolischen und diastolischen Blutdruckwerte im Stehen und Sitzen unterschieden sich unter Medikation mit Tamsulosin (täglich 0,4 mg) statistisch nicht signifikant von Placebo [25]. Davon ausgenommen war lediglich der diastolische Druck im Stehen. Die Reduktion um 2,5 mm Hg war zwar in der tamsulosinbehandelten Gruppe statistisch signifikant, hatte jedoch klinisch keine Bedeutung. Die Behandlung mit Tamsulosin oder Placebo zeigte ebenfalls keinen statistisch signifikanten Unterschied auf den Blutdruck in Abhängigkeit von normotoner oder hypertoner Ausgangslage [25]. Auch in der Langzeituntersuchung bis 60 Wochen wurde ein statistisch signifikanter, jedoch klinisch irrelevanter Abfall des diastolischen Drucks im Liegen (-2,2 mmHg) und im Stehen (-2,7 mmHg) beobachtet [119].

11.2.4.4
Terazosin

Symptomatik

Die mittlere Verbesserung der Symptomatik unter Terazosin liegt in placebokontrollierten Studien zwischen 37 und 42% und zeigte sowohl gegenüber den Ausgangswerten als auch gegenüber Placebo signifikante Unterschiede [11, 54, 89, 114] (Tabelle 11.16). Die Verbesserung des Symptomenscores ist dosisabhängig [11].

Tabelle 11.16. Randomisierte Studien Terazosin

Substanz	Autor	Dosierung [mg]	Wochen Therapie	Patientenzahl (Einschluß/ beendet)	Veränderung Symptome [%]	Qmax-Anstieg	Veränderung Restharn [%]	Drop out infolge NW [%]
Terazosin	Lepor et al. [83]	2	12	63/60	34[a]	2,1[a]	–	–
		5	12	60/60	33[a,b]	1,7[a]	–	–
		10	12	54/52	46[a,b]	3,0[a,b]	–	–
		Plac.	12	55/54	24[a]	1,0[a]	–	–
	Lloyd et al. [90]	2	8	20/19	–	1,3	–	–
		5	8	22/19	–	2,1	–	–
		10	8	24/22	–	2,8	–	–
		Plac.	8	20/20	–	2,5	–	–
	Di Silverio et al. [29]	2	8	34/32	–	2,4	–32,2	–
		5	8	36/34	–	2,9	–15,7	–
		10	8	32/30	–	2,4	–32,5	–
		Plac.	8	35/32	–	1,2	–5,1	–
	Brawer et al. [11]	1–10	24	81/69	42[b]	2,6[b]	–	14,8
		Plac.	24	79/72	11	1,2	–	8,8
	Lepor et al. [89]	1–10	2–52	305/256	37,7[a,b]	2,7[b]	–	5,9
		Plac.	2–52	305/254	16,4[a]	1,4	–	1,6
	Roehrborn et al. [114]	1–10	52	1053/976	37,8[a,b]	2,2[a,b] (n=137)	–	19,7[b]
		Plac.	52	1031/973	18,4	0,8[a] (n=140)	–	15,2
	Elhilali et al. [32]	1–10	24	?/81	?	?	–	?
		Plac.	24	?/82	?	?	–	?
	Hillman et al. [54]	1–10	52	1053/657	37,8[a,b]	–	–	16[b]
		Plac.	52	1031/560	18,4[a]	–	–	11

[a] Sign. gegenüber Baseline.   [b] Sign. gegenüber Placebo.

Qmax

Auch die Zunahme der Harnflußrate ist dosisabhängig [11]. In placebokontrollierten Studien lag die Verbesserung des Qmax zwischen –1,2–3,0 ml/s (s. Tabelle 11.16). In 3 Studien war diese Verbesserung signifikant gegenüber Placebo [11, 89, 114].

Restharn

Angaben zum Restharn finden sich bei Di Silverio et al. und in der Langzeituntersuchung von Roehrborn et al., wo kein Unterschied zu Placebo festgestellt wurde [29, 114].

Urodynamik

Witjes et al. [130] analysierten urodyamische Druck-Fluß-Messungen bei 33 BPH-Patienten vor und nach einer Therapie mit Terazosin (Dosistitration bis 10 mg/Tag) über 26 Wochen. Neben einem signifikanten Anstieg des Qmax um 1,8 ml/s konnte eine Reduktion des pdetqmax festgestellt werden. Auch die Reduktion des Obstruktionsgrades, gemessen mit URA (Urethral Resistance Algorithm) oder dem Schäfer-Nomogramm war statistisch signifikant. Die retrospektive Analyse zwischen obstruktiven (n=22) und nichtobstruktiven Patienten (n=11) zeigte, daß signifikante Veränderungen nur bei obstruktiven Patienten festzustellen waren (s. Tabelle 11.18).

Langzeitergebnisse

Langzeitergebnisse zur Wirkung von Terazosin wurden an 473 Patienten mit einer Dosistitration von 1–10 mg/Tag (Maximaldosis 20 mg/Tag) über einen Zeitraum von 42 Monaten untersucht. 47 Patienten beendeten die Studie. Eine signifikante Besse-

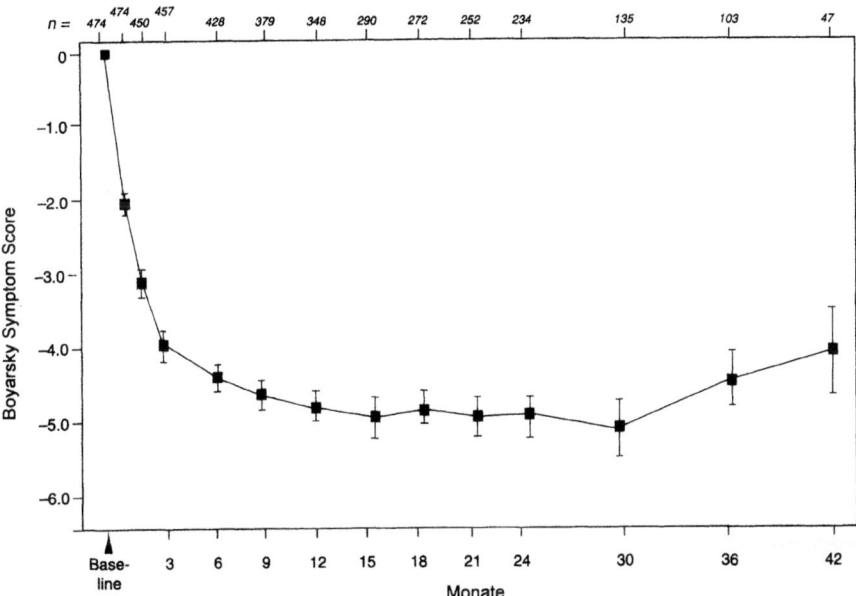

Abb. 11.15. Veränderungen des Symptomenscores unter Langzeittherapie mit Terazosin. (Nach Lepor [82] und Lepor et al. [89])

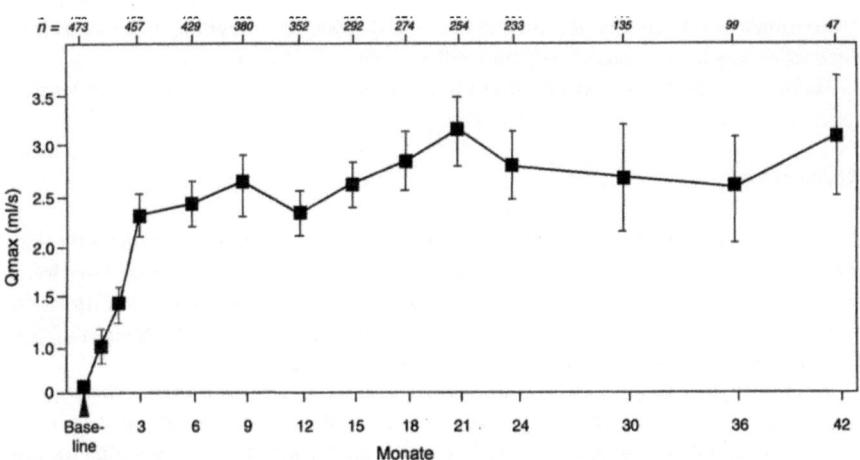

Abb. 11.16. Veränderung des maximalen Harnflusses (Qmax) unter Langzeittherapie mit Terazosin. (Nach Lepor [82] und Lepor et al. [89])

Tabelle 11.17. Terazosin: Nebenwirkungsprofil. (Nach Lepor et al. [89] und Roehrborn et al. [114])

	Placebo n=1031 [%]	Terazosin [114] (10 mg) n=1053 [%]	Placebo (n=305) [%]	Terazosin [89] (10 mg) n=305 [%]
Schwindel	5,8	11,7[a]	7	26
Schwäche	2,9	7,5[a]	7	14
Kopfschmerz	–	–	3	6
periphere Ödeme	0,9	4,0[a]	–	–
Brustschmerz	1,7	3,9[b]	–	–
Hypotension	0,4	1,3[c]	1	8
orthostatischer Schwindel	0,5	1,9[b]	0	1
Übelkeit	0,9	2,1[c]	–	–
Dyspnoe	0,6	1,9[b]	–	–
Ejakulationsstörung	0,2	1,4[b]	1	0,3
Unwohlsein	0,3	1,2[d]	–	–
Tachykardie	0	0,9[b]	–	–
Nasenbluten	0	0,7[d]	–	–
Hautrötung	0	0,6[c]	–	–
HWI	2,8	1,4[c]	–	–
Abnahme Libido			1	3

[a] <0,001. [b] <0,01. [c] <0,03. [d] <0,02.

rung des Boyarsky-Symptomenscores war zu allen Follow-up-Zeitpunkten ab 3 Monaten nach Beginn der Medikation festzustellen (Abb. 11.15). Gleiches gilt für den Anstieg von Qmax, der in der Höhe dosisabhängig war [82, 89] (Abb. 11.16).

Nebenwirkungen

Um Inzidenz und Schwere unerwünschter Wirkungen gering zu halten, muß Terazosin einschleichend dosiert und nach Wirkung titriert werden. Auch das typische α_1-antagonistische Nebenwirkungsprofil mit Schwindel, Kopfschmerz, Orthostase, Schwäche, Verwirrtheit, Somnolenz und Impotenz ist dosisabhängig [89, 92, 114] (Tabelle 11.17). Dosierungen über 10 mg/Tag sind mit einer deutlichen Zunahme unerwünschter Nebenwirkungen verbunden [117] und sollten daher vermieden werden.

Auch auf erhöhte Blutfettwerte konnte ein positiver Einfluß nachgewiesen werden [56].

Blutdruckwirkung

Terazosin wurde ursprünglich für die Behandlung der arteriellen Hypertonie entwickelt. Bei 16.917 Patienten mit Bluthochdruck kam es bei Dosierungen zwischen 2 und 10 mg zu einer hoch signifikanten Reduktion des systolischen (-18,2 mm Hg) und diastolischen (-13,2 mm Hg) Blutdruckes. Bei gleichzeitiger Gabe zusätzlicher Antihypertensiva zeigte sich ein gleichbleibender Effekt [56].

Bei der Behandlung von symptomatischen Patienten mit BPH wurde nach 12wöchiger Behandlung eine signifikante Senkung des systolischen (-5,0 bei 5 mg/Tag,-5,0 bei 10 mg/Tag) bzw. des diastolischen Drucks (-5,2 bei 5 mg/Tag und -3,2 bei 10 mg/Tag) gesehen, wobei nur der diastolische Druck bei 5 mg/Tag gegenüber Placebo signifikant unterschiedlich war [83].

Tabelle 11.18. Veränderung der Obstruktion durch verschiedene Alphablocker

Substanz	Autor	Dosierung [mg]	Sympt.-Score veränd. [%]	Qmax (prä/post)	Restharn (prä/post)	pdetopen (prä/post)	pdetqmax (prä/post)	pdetmax (prä/post)	URA (prä/post)	Obstruktionsgrad (Schäfer) (prä/post)
Alfuzosin	Martorana et al. [99]	7,5	25,2[a]	7,8/10,0[a]		78,2/47,4[a,b]	77,9 / 54,4[a,b]	87,5 / 62,4[a,b]		4/2
		Plac.	23,8[a]	8,5/10,3[a]		77,2/70,0	82,3/76,4	89,2/82,2		4/3
Doxazosin	Rollema et al. [116]	1	15,4[a]	6,0/7,8[a]	112/81				43/39	3/3
		2	20,5[a]	6,5/9,6[a]	151/108[a]				51/39[a]	4/4
		4	26,1[a]	8,4/9,3	101/105				47/41[a]	4/4
		Plac.	18,5[a]	8,6/7,8	64/99[a]				42/45	4/4
Tamsulosin	Abrams et al. [3]	0,2	20,1	7,2/8,7	119/134		84/73	96/81		4/3
		0,4	28,7	7,1/9,0[b]	81/40		94/67	112/92		4/3
		0,6	28,2	6,9/8,3	94/78		91/73	108/87		4/3
		Plac.	17,7	7,5/7,2	71/90		88/83	104/107		4/4
Terazosin	Witjes et al. [130]	1–10	51,7[a]	7,1/8,9[a]	67/60		72,7/59,4[a]		43,6/34,2[a]	4/3

[a] Sign. gegenüber Baseline. [b] Sign. gegenüber Placebo.

Lepor et al. analysierten die Wirkung von Terazosin auf den Blutdruck bei Normotonie und Hypertonie ohne und mit begleitender antihypertensiver Therapie [82]. Terazosin zeigte nach 6 Monaten Therapie bei eingestellten Hypertonikern (-1 mm Hg systolisch, +1 mm Hg diastolisch) und normotensiven Patienten (-3 mm Hg systolisch, -2 mm Hg diastolisch) keine klinisch relevante Beeinflussung. Bei untherapierten (-12 mm Hg systolisch, -12 mm Hg diastolisch) und schlecht eingestellten Hypertonikern (-15 mm Hg systolisch, -11 mm Hg diastolisch) trat eine signifikante Blutdrucksenkung ein. Bis 24 Monate blieben die Veränderungen bei den Patienten mit Hypertonie im Unterschied zu Normotonikern (mit und ohne Antihypertensiva) signifikant verändert.

11.2.4.5
Vergleichsstudien

Alphablocker vs. Phyto-Pharmaka

Alfuzosin vs. Serenoa repens
In einer doppelblinden randomisierten Untersuchung wurden 63 Patienten mit 7,5 mg/Tag Alfuzosin oder mit 320 mg/Tag Serenoa repens behandelt [44] (Tabelle 5.22). Nach 3 Wochen Therapie zeigten sich bei Patienten, die mit Alfuzosin behandelt waren, eine signifikant höhere Absenkung des Symptomenscores und eine größere Zunahme des maximalen Harnflusses. In beiden Gruppen gab es keine Studienabbrüche durch Nebenwirkungen.

Alphablocker vs. Alphablocker

Doxazosin vs. Terazosin
Kaplan et al. [63] untersuchten 43 normotensive BPH-Patienten, die entweder 54 mg Terazosin oder 4 mg Doxazosin entweder abends oder morgens einnahmen. In allen Gruppen wurde eine Dosistitration vorgenommen. Die Studiendauer lag bei 52 Wochen. Im Vergleich zwischen Doxazosin und Terazosin ergab sich eine vergleichbare Wirkung auf den Boyarsky-Symptomenscore und im maximalen Harnfluß. Auch die Nebenwirkungen und die Senkung von systolischem und diastolischem Druck waren unabhängig vom Zeitpunkt der Medikamenteneinnahme vergleichbar; es zeigte sich jedoch, daß die Nebenwirkungen und die Beeinflussung des Blutdrucks signifikant gesenkt werden konnten, wenn die Präparate abends eingenommen wurden (Abb. 11.17a,b).

Tamsulosin vs. Terazosin
Lee et al. [80] randomisierten insgesamt 98 Patienten entweder für Tamsulosin (0,2 mg/Tag) oder Terazosin (1-5 mg/Tag) über einen Zeitraum von 8 Wochen. Die Beeinflussung des IPSS-Scores und die Verbesserung des maximalen Harnflusses waren sowohl in der Tamsulosin- als auch in der Terazosingruppe statistisch signifikant gegenüber dem Ausgangswert verändert und in den Gruppen vergleichbar. Die Veränderung des Restharns war in beiden Gruppen gegenüber dem Ausganswert unverändert (s. Tabelle 11.19). Nebenwirkungen waren im allgemeinen mild, jedoch signifikant höher bei Patienten mit Terazosinbehandlung (Tabelle 11.20a). Darüber

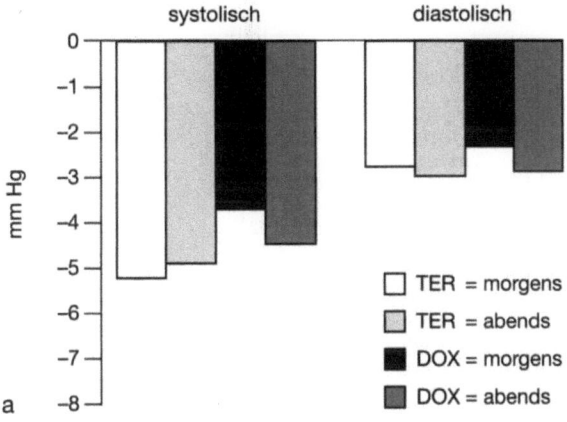

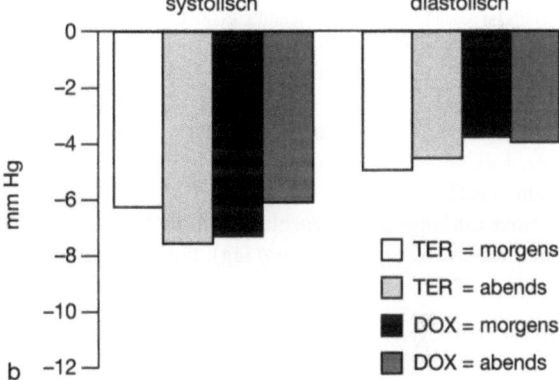

Abb. 11.17a,b. Vergleich der Blutdruckwirkung von Terazosin (*Ter*) und Doxazosin (*Dox*) bei Einnahme der Medikation zu unterschiedlichen Tageszeiten. *a* sitzend, *b* stehend. (Nach Kaplan et al. [63])

hinaus senkte Terazosin den systolischen Blutdruck im Stehen und den diastolischen Druck im Liegen und Stehen signifikant stärker als Tamsulosin (Tabelle 11.20b).

Tamsulosin vs. Alfuzosin
In einer europäischen Phase-III-Studie wurden in einer doppelblinden, randomisierten 12wöchentlichen Behandlung 132 Patienten mit 0,4 mg Tamsulosin bzw. 124 Patienten mit 7,5 mg Alfuzosin behandelt (s. Tabelle 11.19) [14]. Sowohl der Gesamtsymptomenscore als auch der Anstieg der maximalen Harnflußrate waren signifikant gegenüber dem Ausgangswert und für beide Substanzen vergleichbar. Der Vergleich der Nebenwirkungen zwischen Tamsulosin und Alfuzosin (Tabelle 11.21) zeigt keine statistisch signifikanten Unterschiede im Vergleich. Die Beeinflussung des Blutdrucks war bei Patienten, die mit Tamsulosin behandelt wurden, generell in allen Werten geringer und nur beim systolischen Blutdruck im Stehen nicht signifikant unterschiedlich gegenüber Alfuzosin (Abb. 11.18).

Tabelle 11.19. Vergleichsstudien

Autor	Substanz	Dosierung [mg]	Wochen Therapie	Patientenzahl (Einschluß/beendet)	Veränderung Symptome [%]	Qmax Anstieg	Veränderung Restharn [%]	Drop out infolge NW [%]
Kaplan et al. [63]	Terazosin	5 morgens	52	10/?	62[a]	3,0[a]	–	40
		5 abends	52	11/?	53[a]	3,1[a]	–	9
	Doxazosin	4 morgens	52	11/?	58[a]	2,8[a]	–	27
		4 abends	52	11/?	58[a]	3,1[a]	–	0
Buzelin et al. [14]	Tamsulosin	0,4	12	132/118	38,8[a]	1,6[a]	–	8
	Alfuzosin	7,5	12	124/115	39,8[a]	1,6[a]	–	4
Lee et al. [80]	Tamsulosin	0,2	8	49/39	36[a]	2,1[a]	44	0
	Terazosin	1–5	8	49/33	37[a]	1,7[a]	62	4
Grasso et al. [44]	Alfuzosin	7,5	3	32/32	39[a,b]	51%	–	0
	Serenoa repens	320	3	31/31	27	27%	–	0
Lepor et al. [89]	Terazosin	10	52	305/275	37,6[c]	2,7[c]	–	5,9
	Finasterid	5	52	310/260	19,8	1,6	–	4,8
	Terazosin/Finasterid	10 bzw. 5	52	309/278	39,0[c]	3,2[c]	–	7,8
	Placebo		52	305/265	16,5	1,4	–	1,6

[a] Signifikant gegenüber Baseline. [b] Signifikant innerhalb Gruppen.
[c] Signifikant gegenüber Placebo und Finasterid.

Alphablocker vs. 5-Alpha-Reduktase-Hemmer

Terazosin vs. Finasterid

In einer umfangreichen Vergleichsstudie bei 1229 BPH-Patienten wurde die Effizienz von Placebo, Terazosin (10 mg/Tag), Finasterid (5 mg/Tag) und die Kombination von

Tabelle 11.20a. Vergleich der Nebenwirkungen von Terazosin (1–5 mg/Tag) vs. Tamsulosin (0,2 mg/Tag). (Nach Lee u. Lee [80])

Nebenwirkung	Tamsulosin (n=49) [%]	Terazosin (n=49) [%]
Gesamt	2,0	55[a]
Mundtrockenheit	0	16,3[a]
Schwindel	0	12,2
Kopfschmerz	2,0	8,2
Dyspepsie	0	8,2
Obstipation	0	8,2
Hautrötung	0	2,0

[a] Signifikant gegenüber Tamsulosin.

Tabelle 11.20b. Veränderung des Blutdrucks im Vergleich Terazosin (1–5 mg/Tag) vs. Tamsulosin (0,2 mg/Tag). (Nach Lee u. Lee [80])

RR	Terazosin (n=33)	Tamsulosin (n=39)
Systolisch liegend	–10,0	–4,2
Diastolisch liegend	–12,1[a]	–6,6
Systolisch stehend	–16,1[a]	–9,4
Diastolisch stehend	–11,4[a]	–5,4

[a] Signifikant gegenüber Ausgangswert.

Tabelle 11.21. Vergleich der Nebenwirkungen Tamsulosin vs. Alfuzosin. (Nach Buzelin et al. [14])

Nebenwirkung	Alfuzosin (n=124) [%]	Tamsulosin (n=131) [%]	p
Gesamt	48	53	0,826
Allgemein	18	24	0,907
Bauchschmerzen	3	2	0,316
Schwäche	2	3	0,880
Fieber	1	3	0,966
Grippale Beschwerden	2	3	0,753
Kopfschmerz	3	8	0,968
Kardiovaskuläre	6	8	0,865
Orthostase	1	3	0,966
Gastrointestinale	8	9	0,703
Obstipation	4	1	0,094
Nervensystem	12	9	0,288
Schwindel	7	7	0,548
Atmungssystem	6	5	0,566
Abnorme Empfindungen	3	2	0,470
Urogenitalsystem	16	16	0,559
Dysurie	4	2	0,331
Impotenz	2	3	0,753
Harnverhalt	2	3	0,880
HWI	4	5	0,784

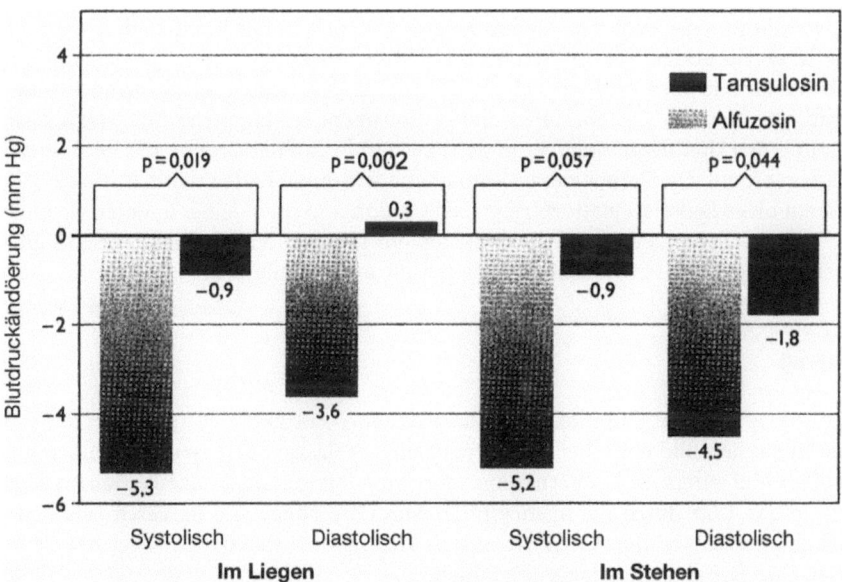

Abb. 11.18. Vergleich der Blutdruckwirkung von Alfuzosin und Tamsulosin in liegender und stehender Position. (Nach Buzelin et al. [14])

Finasterid und Terazosin über die Dauer von 52 Wochen untersucht [89] (s. Tabelle 11.19). Die Analyse der Verbesserung des Symptomenscores und der maximalen Harnflußrate zeigte, daß ab 2 Wochen nach Therapiebeginn konstant bis zum Ende der Studie signifikant bessere Ergebnisse für die Patienten mit Terazosin-

Tabelle 11.22. Vergleich Nebenwirkungen Placebo/Finasterid/Terazosin/Kombination Finasterid/ Terazosin. (Nach Lepor et al. [89])

Nebenwirkung	Placebo (n=305) [%]	Finasterid (n=310) [%]	Terazosin (n=305) [%]	Kombination (n=309) [%]	p
Schwindel	7	8	26	21	0,001
Schwäche	7	7	14	14	0,002
Impotenz	5	9	6	9	0,05
Rhinitis	5	3	7	8	0,02
Kopfschmerz	3	6	6	5	0,38
Ejakulationsstörung	1	2	0,3	7	0,001
Libidoverminderung	1	5	3	5	0,05
Synkope	0	1	1	2	0,20
Sinusitis	1	1	2	2	0,73
Orthostatische Hypotension	1	2	8	9	0,001

Monotherapie bzw. der Kombination von Finasterid und Terazosin erreicht werden konnten. Die Finasterid-Monotherapie war sowohl in der Verbesserung des Symptomenscores als auch der des Anstiegs von maximalem Harnfluß nicht besser als Placebo. Hinsichtlich des Prostatavolumens ist festzustellen, daß das Prostatavolumen in allen Behandlungsgruppen unter 40 cm^3 lag, was die fehlende Wirkung von Finasterid sowohl in der Gruppe mit Monotherapie als auch in der Kombinationstherapie mit Terazosin erklärt [9]. Im Vergleich der Nebenwirkungen der unterschiedlichen Behandlungsgruppen ergaben sich signifikant mehr Patienten mit Schwindel in der Terazosin- bzw. der Gruppe mit Kombinationstherapie. Impotenz und verringerte Libido traten signifikant häufiger in der Finasterid- und der Gruppe mit Kombinationstherapie auf. Die Patienten mit Kombinationstherapie hatten darüber hinaus signifikant mehr Ejakulationsstörungen als die Männer in irgendeiner anderen Gruppe. Die terazosinbehandelten und die Patienten mit Kombinationstherapie wiesen signifikant häufiger eine orthostatische Hypotension auf (Tabelle 11.22).

11.2.5
Wertung

Die Therapie mit α_1-Adrenozeptor-Antagonisten (-Blockern) ist bei Patienten mit dem klinischen Bild einer benignen Prostatahyperplasie (BPH) zwischenzeitlich gut etabliert und wird sowohl international durch die International Consultation on BPH [27], in den USA durch die Agency for Health Care Policy and Research [100] und auch in Deutschland durch den Arbeitskreis »Benigne Prostatahyperplasie« der Deutschen Gesellschaft für Urologie empfohlen.

In zahlreichen Studien konnte die Wirksamkeit der α_1-Adrenozeptor-Antagonisten vor allem auf die subjektive Symptomatik bei BPH nachgewiesen werden. Die rasch innerhalb weniger Wochen einsetzende Wirkung stellt im Gegensatz zur Behandlung mit Phytopharmaka und Finasterid einen wesentlichen Vorteil dar. Der Therapieeffekt ist über mehrere Jahre konstant.

Die statistisch signifikante Verbesserung der Harnflußrate ist erwartungsgemäß im Vergleich zu ablativen Therapieformen gering. In einigen wenigen urodynamischen Untersuchungen konnte eine geringgradige Verminderung der infravesikalen

Obstruktion nachgewiesen werden. Eine Behandlung symptomatischer BPH-Patienten mit ausgeprägter Obstruktion über längere Zeit sollte deshalb wegen der Gefahr der Ausbildung einer »stummen« Obstruktion nicht erfolgen.

Die Nebenwirkungsrate der α_1-Blocker ist relativ gering. Mit zunehmender Uroselektivität reduzieren sich die Blutdruckwirkung und die Inzidenz der überwiegend vasodilatatorisch bedingten Symptome Schwindel, Kopfschmerz, Müdigkeit und orthostatische Dysregulation. Ejakulationsstörungen sind bei α_1-Adrenozeptor-Antagonisten bei bis zu 4% der Fälle zu erwarten. Im Gegensatz zu Finasterid kann es durch α_1-Blocker zu einer positiven Beeinflussung einer koinzidenten erektilen Dysfunktion kommen. Eine Beeinträchtigung des PSA-Wertes wird nicht beobachtet. Allerdings steht eine abschließende Bewertung für Doxazosin noch aus.

Nachteilig ist das Erfordernis einer einschleichenden Dosierung bei den nichturoselektiven Substanzen Terazosin und Doxazosin. Die bessere Verträglichkeit, insbesondere im Hinblick auf vasodilatatorische Nebenwirkungen, stellt ein Plus für die überwiegend an den prostataspezifischen α_1-Rezeptoren wirkenden uroselektiven Substanzen Alfuzosin und Tamsulosin dar. Dabei ist die Affinität von Tamsulosin zu den in der Prostata vorherrschenden α_{1A}-Rezeptoren am höchsten. Ein Vorteil hinsichtlich der Patientencompliance, insbesondere für die Langzeitbehandlung, besitzen die α_1-Blocker mit langer Wirkdauer (Doxazosin, Tamsulosin, Terazosin), da die tägliche Einmalgabe die Einnahmedisziplin verbessern kann. Tamsulosin bietet als einzige Substanz zusätzlich den Vorteil, daß nicht einschleichend dosiert werden muß. Die nichturoselektiven Substanzen können in der Behandlung koinzidenter kardiovaskulärer Risiken, insbesondere bei arterieller Hypertonie dann von Vorteil sein, wenn die Integration eines α_1-Blockers in das gesamte Therapiekonzept sinnvoll erscheint.

Im Gegensatz zu den meist aus zahlreichen Einzelkomponenten bestehenden Phytopharmaka ist der Wirkmechanismus der α_1-Rezeptorblocker klar definiert und ihre klinische Effizienz in einer ungleich größeren Anzahl doppelblinder, placebokontrollierter Studien im Kurz- und Langzeitintervall besser dokumentiert.

α_1-Adrenozeptor-Antagonisten sind eine bedeutende Bereicherung für die minimal-invasive Behandlung der benignen Prostatahyperplasie, deren Indikation bei symptomatischen Patienten mit fehlender oder geringer Obstruktion bei einem Großteil von BPH-Patienten gegeben ist. Wegen der günstigen Relation von Wirkungs- und Nebenwirkungsprofil sollten die uroselektiven Substanzen Alfuzosin und Tamsulosin als Mittel der ersten Wahl eingesetzt werden. Vor allem bei koinzidenter arterieller Hypertonie können selektive Substanzen wie Terazosin und Doxazosin das therapeutische Gesamtspektrum sinnvoll ergänzen.

Literatur

1. Abrams P (1997) Urodynamic effects of doxazosin in men with lower urinary tract symptoms and benign prostatic obstruction. Results from three double-blind placebo-controlled studies. Eur Urol 32: 39–46
2. Abrams P, Schulman CC, Vaage S (1995) Tamsulosin, a selective alpha 1c-adrenoceptor antagonist: a randomized, controlled trial in patients with benign prostatic 'obstruction' (symptomatic BPH). The European Tamsulosin Study Group. Br J Urol 76: 325–336
3. Abrams P, Speakman M, Stott M, Arkell D, Pocock R (1997) A dose-ranging study of the efficacy and safety of tamsulosin, the first prostate-selective alpha 1A-adrenoceptor antagonist, in patients

with benign prostatic obstruction (symptomatic benign prostatic hyperplasia). Br J Urol 80: 587-596
4. Ahaneku JE (1996) Blood pressure and blood glucose levels during a cross-over treatment of doxazosin, moduretic and amlodipine in hypertensive patients. Kobe J Med Sci 42: 19-29
5. Andersson KE (1995) Uroselectivity. In: Cockett ATK, Khoury S, Aso Y, Chatelain C, Denis L, Griffiths K, Murphy G (eds) The 3rd International Consultation on Benign Prostatic Hyperplasia (BPH), Monaco June 26-28, 1995, Proceedings. Scientific Communication International Ltd, pp 541-542
6. Andersson K-E, Lepor H, Wyllie MG (1997) Prostatic alpha1-adrenoceptors and uroselectivity. Prostate 30: 202-215
7. Bartsch G, Muller HR, Oberholzer M, Rohr HP (1979) Light microscopic stereological analysis of the normal human prostate and of benign prostatic hyperplasia. J Urol 122: 487-491
8. Bendix Holme J, Christensen MM, Rasmussen PC et al. (1994) 29-week doxazosin treatment in patients with symptomatic benign prostatic hyperplasia. A double-blind placebo-controlled study. Scand J Urol Nephrol 28: 77-82
9. Boyle P, Gould AL, Roehrborn CG (1996) Prostate volume predicts outcome of treatment of benign prostatic hyperplasia with finasteride: meta-analysis of randomized clinical trials. Urology 48: 398-405
10. Boyle P, Napalkov P (1995) The epidemiology of benign prostatic hyperplasia and observations on concomitant hypertension. Scand J Urol Nephrol [Suppl 168]: 7-12
11. Brawer MK, Adams G, Epstein H (1993) Terazosin in the treatment of benign prostatic hyperplasia. Terazosin Benign Prostatic Hyperplasia Study Group. Arch Fam Med 2: 929-935
12. Bruno JF, Whittaker J, Song JF, Berelowitz M (1991) Molecular cloning and sequencing of a cDNA encoding a human alpha 1 A adrenergic receptor. Biochem Biophys Res Commun 179: 1485-1490
13. Buzelin JM, Delauche-Cavallier MC, Roth S, Geffriaud-Ricouard C, Santoni JP (1997) Clinical uroselectivity: evidence from patients treated with slow-release alfuzosin for symptomatic benign prostatic obstruction. Br J Urol 79: 898-904
14. Buzelin JM, Fonteyne E, Kontturi M, Witjes WP, Khan A (1997) Comparison of tamsulosin with alfuzosin in the treatment of patients with lower urinary tract symptoms suggestive of bladder outlet obstruction (symptomatic benign prostatic hyperplasia). The European Tamsulosin Study Group. Br J Urol 80: 597-605
15. Buzelin JM, Roth S, Geffriaud-Ricouard C, Delauche-Cavallier MC (1997) Efficacy and safety of sustained-release alfuzosin 5 mg in patients with benign prostatic hyperplasia. ALGEBI Study Group. Eur Urol 31: 190-198
16. Caine M (1979) Phenoxybenzamine for benign prostatic hypertrophy. Compr Ther 5: 7-11
17. Caine M, Mazouz B, Rossini BM (1984) The effect of nicergoline on the lower urinary tract muscle. Urol Res 12: 287-290
18. Caine M, Perlberg S, Meretyk S (1978) A placebo-controlled double-blind study of the effect of phenoxybenzamine in benign prostatic obstruction. Br J Urol 50: 551-554
19. Caine M, Perlberg S, Shapiro A (1981) Phenoxybenzamine for benign prostatic obstruction. Review of 200 cases. Urology 17: 542-546
20. Caine M, Raz S, Zeigler M (1975) Adrenergic and cholinergic receptors in the human prostate, prostatic capsule and bladder neck. Brit J Urol 47: 193
21. Carbin BE, Bauer P, Friskand M, Moyse D (1991) Efficacy of alfuzosine (an alpha 1-adrenoreceptor blocking drug) in benign hyperplasia of the prostate. Scand J Urol Nephrol [Suppl 138]: 73-75
22. Chapple CR, Aubry ML, James S et al. (1989) Characterisation of human prostatic adrenoceptors using pharmacology receptor binding and localisation. Br J Urol 63: 487-496
23. Chapple CR, Carter P, Christmas TJ, Kirby RS, Bryan J, Milroy EJ, Abrams P (1994) A three month double-blind study of doxazosin as treatment for benign prostatic bladder outlet obstruction. Br J Urol 74: 50-56
24. Chapple CR, Christmas TJ, Milroy EJG (1990) A 12-week placebo controlled study of prazosin in the treatment of prostatic obstruction. Urol int [Suppl 45]: 47-55
25. Chapple CR, Wyndaele JJ, Nordling J, Boeminghaus F, Ypma AF, Abrams P (1996) Tamsulosin, the first prostate-selective alpha 1A-adrenoceptor antagonist. A meta-analysis of two randomized, placebo-controlled, multicentre studies in patients with benign prostatic obstruction (symptomatic BPH). European Tamsulosin Study Group. Eur Urol 29: 155-167
26. Christensen MM, Bendix Holme J, Rasmussen PC et al. (1993) Doxazosin treatment in patients with prostatic obstruction. A double-blind placebo-controlled study. Scand J Urol Nephrol 27: 39-44
27. Cockett AT, Aso Y, Denis L et al. (1993) Recommendations of the International Consensus Committee concerning: 1. Prostate Symptom Score (I-PSS) and quality of life assessment, 2.Diagnostic work-up of patients presenting with symptoms suggestive of prostatism, 3.Standardization of the evaluation of treatment modalities, 4. BPH treatment recommendations. In: Cockett ATK, Khoury

S, Aso Y, Chatelain C, Denis L, Griffiths K, Murphy G (eds) The 2nd International Consultation on Benign Prostatic Hyperplasia (BPH), Paris, June 27-30, 1993, Proceedings. Scientific Communication International Ltd, Jersey, Channel Islands, pp 553-564
28. Cotecchia S, Schwinn DA, Randall RR, Lefkowitz RJ, Caron MG, Kobilka BK (1988) Molecular cloning and expression of the cDNA for the hamster alpha 1-adrenergic receptor. Proc Natl Acad Sci USA 85: 7159-7163
29. Di Silverio F (1992) Use of terazosin in the medical treatment of benign prostatic hyperplasia: experience in Italy. Br J Urol 70 [Suppl 1] :22-26
30. Donker PJ, Ivanovici F, Noach EL (1972) Analyses of the urethral pressure profile by means of electromyography and the administration of drugs. Br J Urol 44: 180-193
31. Dutkiewicz S, Witeska A, Stepien K (1995) Doxazosin-an alpha-1 receptor blocking agent in the long-term management of benign prostatic hyperplasia (BPH), Part Two. Int Urol Nephrol 27: 413-417
32. Elhilali MM, Ramsey EW, Barkin J et al. (1996) A multicenter, randomized, double-blind, placebo-controlled study to evaluate the safety and efficacy of terazosin in the treatment of benign prostatic hyperplasia. Urology 47: 335-342
33. Elliott HL, Meredith PA, Reid JL (1987) Pharmacokinetic overview of doxazosin. Am J Cardiol 59: 78g-81g
34. Fawzy A, Braun K, Lewis GP, Gaffney M, Ice K, Dias N (1995) Doxazosin in the treatment of benign prostatic hyperplasia in normotensive patients: a multicenter study. J Urol 154: 105-109
35. Ford AP, Arredondo NF, Blue DR Jr et al. (1996) RS-17053 (N-[2-(2-cyclopropylmethoxyphenoxy)ethyl]-5-chloro-alpha, alpha-dimethyl-1H-indole-3-ethanamine hydrochloride), a selective alpha 1A-adrenoceptor antagonist, displays low affinity for functional alpha 1-adrenoceptors in human prostate: implications for adrenoceptor classification. Mol Pharmacol 49: 209-215
36. Ford AP, Daniels DV, Chang DJ, Gever JR, Jasper JR, Lesnick JD, Clarke DE (1997) Pharmacological pleiotropism of the human recombinant alpha1A-adrenoceptor: implications for alpha1-adrenoceptor classification. Br J Pharmacol 121: 1127-1135
37. Ford AP, Williams TJ, Blue DR, Clarke DE (1994) Alpha 1-adrenoceptor classification: sharpening Occam's razor. Trends Pharmacol Sci 15: 167-170
38. Forray C, Bard JA, Wetzel JM et al. (1994) The alpha 1-adrenergic receptor that mediates smooth muscle contraction in human prostate has the pharmacological properties of the cloned human alpha 1c subtype. Mol Pharmacol 45: 703-708
39. Fowler FJ (1991) Patient reports of symptoms and quality of life following prostate surgery. Eur Urol 20 [Suppl 1] :44-49
40. Fowler FJ Jr, Barry MJ (1993) Quality of life assessment for evaluating benign prostatic hyperplasia treatments. An example of using a condition-specific index. Eur Urol 24 [Suppl 1] :24-27
41. Furuya S, Kumamoto Y, Yokoyama E, Tsukamoto T, Izumi T, Abiko Y (1982) Alpha-adrenergic activity and urethral pressure in prostatic zone in benign prostatic hypertrophy. J Urol 128: 836-839
42. Gillenwater JY, Conn RL, Chrysant SG, Roy J, Gaffney M, Ice K, Dias N (1995) Doxazosin for the treatment of benign prostatic hyperplasia in patients with mild to moderate essential hypertension: a double-blind, placebo-controlled, dose-response multicenter study. J Urol 154: 110-115
43. Gosling JA, Thompson SA (1977) A neurohistochemical and histological study of peripheral autonomic neurons of the human bladder neck and prostate. Urol Int 32: 269-276
44. Grasso M, Montesano A, Buonaguidi A et al. (1995) Comparative effects of alfuzosin versus Serenoa repens in the treatment of symptomatic benign prostatic hyperplasia. Arch Esp Urol 48: 97-103
45. Guh JH, Chueh SC, Ko FN, Teng CM (1995) Characterization of alpha 1-adrenoceptor subtypes in tension response of human prostate to electrical field stimulation. Br J Pharmacol 115: 142-146
46. Gup DI, Shapiro E, Baumann M, Lepor H (1990) Autonomic receptors in human prostate adenomas. J Urol 143: 179-185
47. Han C, Abel PW, Minneman KP (1987) Heterogeneity of alpha-1-adrenergic receptors revealed by chloroethylclonidine. Mol Pharmacol 32: 505-510
48. Hansen BJ, Nordling J, Mensink HJ, Walter S, Meyhoff HH (1994) Alfuzosin in the treatment of benign prostatic hyperplasia: effects on symptom scores, urinary flow rates and residual volume. A multicentre, double-blind, placebo-controlled trial. ALFECH Study Group. Scand J Urol Nephrol Suppl 157: 169-176
49. Hatano A, Takahashi H, Tamaki M, Komeyama T, Koizumi T, Takeda M (1994) Pharmacological evidence of distinct alpha 1-adrenoceptor subtypes mediating the contraction of human prostatic urethra and peripheral artery. Br J Pharmacol 113: 723-728
50. Hedlund H, Andersson KE, Ek A (1983) Effects of prazosin in patients with benign prostatic obstruction. J Urol 130: 275-278

51. Hedlund H, Andersson KE, Larsson B (1985) Alpha-adrenoceptors and muscarinic receptors in the isolated human prostate. J Urol 134: 1291–1298
52. Hieble JP, Bylund DB, Clarke DE et al. (1995) International Union of Pharmacology. X. Recommendation for nomenclature of alpha 1-adrenoceptors: consensus update. Pharmacol Rev 47: 267–270
53. Hieble JP, Caine M, Zalaznik E (1985) In vitro characterization of the alpha-adrenoceptors in human prostate. Eur J Pharm 107: 111
54. Hillman AL, Schwartz JS, Willian MK et al. (1996) The cost-effectiveness of terazosin and placebo in the treatment of moderate to severe benign prostatic hyperplasia. Urology 47: 169–178
55. Höfner K, Gonnermann O, Grünewald V, Oelke M, Jonas U (1997) The relation of smooth muscle and connective tissue in small and large BPH glands. Brit J Urol 80: 181
56. Itskovitz HD (1994) Alpha 1-blockade for the treatment of hypertension: a megastudy of terazosin in 2214 clinical practice settings. Clin Ther 16: 490–504
57. James S, Chapple CR, Phillips MI et al. (1989) Autoradiographic analysis of alpha-adrenoceptors and muscarinic cholinergic receptors in the hyperplastic human prostate. J Urol 142: 438–444
58. Janknegt RA, Chapple CR (1993) Efficacy and safety of the alpha-1 blocker doxazosin in the treatment of benign prostatic hyperplasia. Analysis of 5 studies. Doxazosin Study Groups. Eur Urol 24: 319–326
59. Jardin A (1996) Alfuzosin. In: Kirby R, McConnell JD, Fitzpatrick JM, Roehrborn CG, Boyle P (eds) Textbook of benign prostatic hyperplasia. Isis Medical Media, Oxford, pp 295–307
60. Jardin A, Bensadoun H, Delauche Cavallier MC, Attali P (1991) Alfuzosin for treatment of benign prostatic hypertrophy. The BPH-ALF Group. Lancet 337: 1457–1461
61. Jardin A, Bensadoun H, Delauche Cavallier MC, Stalla Bourdillon A, Attali P (1994) Long-term treatment of benign prostatic hyperplasia with alfuzosin: a 24–30 month survey. BPHALF Group. Br J Urol 74: 579–584
62. Jardin A, Bensadoun H, Delauche-Cavallier MC, Attali P (1993) Treatment of benign prostatic hypertrophy with alfuzosin: a 12–18 month assessment. Brit J Urol 72: 615–620
63. Kaplan SA, Soldo KA, Olsson CA (1995) Terazosin and doxazosin in normotensive men with symptomatic prostatism: a pilot study to determine the effect of dosing regimen on efficacy and safety. Eur Urol 28: 223–228
64. Kawabe K (1995) Efficacy and safety of tamsulosin in the treatment of benign prostatic hyperplasia. Br J Urol 76 [Suppl 1]: 63–67
65. Kawabe K, Moriyama N, Hamada K, Ishima T (1990) Density and localization of alpha-1-adrenoceptors in hypertrophied prostate. J Urol 143: 592–595
66. Kawabe K, Ueno A, Takimoto Y, Aso Y, Kato H (1990) Use of an alpha-1-blocker, YM 617, in the treatment of benign prostatic hypertrophy. J Urol 144: 908–912
67. Kaye B, Cussans NJ, Faulkner JK, Stopher DA, Reid JL (1986) The metabolism and kinetics of doxazosin in man, mouse, rat and dog. Br J Clin Pharmacol 21 [Suppl 1]: 19s–25s
68. Kenny BA, Chalmers DH, Philpott PC, Naylor AM (1995) Characterization of an alpha 1D-adrenoceptor mediating the contractile response of rat aorta to noradrenaline. Br J Pharmacol 115: 981–986
69. Kenny BA, Miller AM, Williamson IJ, J OC, Chalmers DH, Naylor AM (1996) Evaluation of the pharmacological selectivity profile of alpha 1 adrenoceptor antagonists at prostatic alpha 1 adrenoceptors: binding, functional and in vivo studies. Br J Pharmacol 118: 871–878
70. Kenny BA, Naylor AM, Carter AJ, Read AM, Greengrass PM, Wyllie MG (1994) Effect of alpha 1 adrenoceptor antagonists on prostatic pressure and blood pressure in the anesthetized dog. Urology 44: 52–57
71. Kirby RS (1995) Doxazosin in benign prostatic hyperplasia: effects on blood pressure and urinary flow in normotensive and hypertensive men. Urology 46: 182–186
72. Kirby RS (1995) Efficacy of doxazosin in normotensive and hypertensive patients with benign prostatic hyperplasia. Scand J Urol Nephrol Suppl 168: 29–33
73. Kirby RS (1996) Doxazosin in the treatment of obstruction in the lower urinary tract. In: Kirby R, McConnell JD, Fitzpatrick JM, Roehrborn CG, Boyle P (eds) Textbook of benign prostatic hyperplasia. Isis Medical Media, Oxford, pp 287–293
74. Kirby RS, Coppinger SW, Corcoran MO, Chapple CR, Flannigan M, Milroy EJ (1987) Prazosin in the treatment of prostatic obstruction. A placebo-controlled study. Br J Urol 60: 136–142
75. Kitada S, Kumazawa J (1987) Pharmacological characteristics of smooth muscle in benign prostatic hyperplasia and normal prostatic tissue. J Urol 138: 158–160
76. Kobayashi S, Tang R, Shapiro E, Lepor H (1993) Characterization and localization of prostatic alpha 1 adrenoceptors using radioligand receptor binding on slide-mounted tissue section. J Urol 150: 2002–2006

77. Kohno Y, Saito H, Takita M, Kigoshi S, Muramatsu I (1994) Heterogeneity of alpha 1-adrenoceptor subtypes involved in adrenergic contractions of dog blood vessels. Br J Pharmacol 112: 1167–1173
78. Langer SZ (1974) Presynaptic regulation of catecholamine release. Brit J Pharmacol 60: 481–497
79. Learmonth JR (1931) A contribution to the neurophysiology of the urinary bladder in man. Brain 54: 147–176
80. Lee E, Lee C (1997) Clinical comparison of selective and non-selective alpha 1A-adrenoreceptor antagonists in benign prostatic hyperplasia: studies on tamsulosin in a fixed dose and terazosin in increasing doses. Br J Urol 80: 606–611
81. Lefkowitz RJ, Hoffmann BB, Taylor P (1990) Neurohumoral transmission: the autonomic and somatic motor nervous system. In: Goodman AG, Wall TH, Nies AS, Taylor P (eds) Goodman and Gilmans pharmacological basis of therapeutics. Pergamon Press, New York, pp 84–121
82. Lepor H (1995) Long-term efficacy and safety of terazosin in patients with benign prostatic hyperplasia. Terazosin Research Group. Urology 45: 406–413
83. Lepor H, Auerbach S, Puras Baez A et al. (1992) A randomized, placebo-controlled multicenter study of the efficacy and safety of terazosin in the treatment of benign prostatic hyperplasia. J Urol 148: 1467–1474
84. Lepor H, Kaplan SA, Klimberg I et al. (1997) Doxazosin for benign prostatic hyperplasia: long-term efficacy and safety in hypertensive and normotensive patients. The Multicenter Study Group. J Urol 157: 525–530
85. Lepor H, Shapiro E (1984) Characterization of alpha1 adrenergic receptors in human benign prostatic hyperplasia. J Urol 132: 1226–1229
86. Lepor H, Shapiro E, Bowsher RR, Henry DP (1990) Determination of norepinephrine levels in the adult human prostate. J Urol 144: 1263–1266
87. Lepor H, Tang R, Meretyk S, Shapiro E (1993) Binding and functional properties of alpha1 adrenoceptors in different regions of the human prostate. J Urol 150: 253–256
88. Lepor H, Tang R, Shapiro E (1993) The alpha-adrenoceptor subtype mediating the tension of human prostatic smooth muscle. Prostate 22: 301–307
89. Lepor H, Williford WO, Barry MJ et al. (1996) The efficacy of terazosin, finasteride, or both in benign prostatic hyperplasia. Veterans Affairs Cooperative Studies Benign Prostatic Hyperplasia Study Group [see comments]. N Engl J Med 335: 533–539
90. Lloyd SN, Buckley JF, Chilton CP, Ibrahim I, Kaisary AV, Kirk D (1992) Terazosin in the treatment of benign prostatic hyperplasia: a multicentre, placebo-controlled trial. Br J Urol 70 [Suppl 1]: 17–21
91. Lomasney JW, Cotecchia S, Lorenz W et al. (1991) Molecular cloning and expression of the cDNA for the alpha 1A-adrenergic receptor. The gene for which is located on human chromosome 5. J Biol Chem 266: 6365–6369
92. Lowe FC (1994) Safety assessment of terazosin in the treatment of patients with symptomatic benign prostatic hyperplasia: a combined analysis. Urology 44: 46–51
93. Lowe FC (1997) Coadministration of tamsulosin and three antihypertensive agents in patients with benign prostatic hyperplasia: pharmacodynamic effect. Clin Ther 19: 730–742
94. Lowe FC, McDaniel RL, Chmiel JJ, Hillman AL (1995) Economic modeling to assess the costs of treatment with finasteride, terazosin, and transurethral resection of the prostate for men with moderate to severe symptoms of benign prostatic hyperplasia. Urology 46: 477–483
95. Lukacs B, McCarthy C, Grange JC (1993) Long-term quality of life in patients with benign prostatic hypertrophy: preliminary results of a cohort survey of 7,093 patients treated with an alpha-1-adrenergic blocker, alfuzosin. QOL BPH Study Group in General Practice. Eur Urol 24 [Suppl 1]: 34–40
96. Marshall I, Burt RP, Chapple CR (1995) Noradrenaline contractions of human prostate mediated by alpha 1A-(alpha 1c-) adrenoceptor subtype. Br J Pharmacol 115: 781–786
97. Marshall I, Burt RP, Green GM, Hussain MB, Chapple CR (1996) Different subtypes of alpha 1A-adrenoceptor mediating contraction of rat epididymal vas deferens, rat hepatic portal vein and human prostate distinguished by the antagonist RS 17053. Br J Pharmacol 119: 407–415
98. Martin DJ, Lluel P, Guillot E, Coste A, Jammes D, Angel I (1997) Comparative alpha-1 adrenoceptor subtype selectivity and functional uroselectivity of alpha-1 adrenoceptor antagonists. J Pharmacol Exp Ther 282: 228–235
99. Martorana G, Giberti C, Di Silverio F et al. (1997) Effects of short-term treatment with the alpha 1-blocker alfuzosin on urodynamic pressure/flow parameters in patients with benign prostatic hyperplasia. Eur Urol 32: 47–53
100. McConnell JD, Barry MJ, Bruskewitz RC et al. (1994) Benign prostatic hyperplasia: Diagnosis and treatment. Agency for Health Care Policy and Research, Public Health Service, U. S. Department of Health and Human Services, Rockville, MD

101. McGrath JC (1982) Evidence for more than one type of postjunctional alpha-adrenoceptor. Biochem Pharmacol 31: 467-484
102. McGrath JC, Lepor H, Wyllie MG (1996) Report of a unique meeting between the alpha-blocker subcommittee and the pharmaceutical industry. Urology 48: 665-667
103. Michel MC, Buscher R, Kerker J, Kraneis H, Erdbrugger W, Brodde OE (1993) Alpha 1-adrenoceptor subtype affinities of drugs for the treatment of prostatic hypertrophy. Evidence for heterogeneity of chloroethylclonidine-resistant rat renal alpha 1-adrenoceptor. Naunyn Schmiedebergs Arch Pharmacol 348: 385-395
104. Minneman KP, Han C, Abel PW (1988) Comparison of alpha 1-adrenergic receptor subtypes distinguished by chlorethylclonidine and WB 4101. Mol Pharmacol 33: 509-514
105. Neaton JD, Grimm RH Jr, Prineas RJ et al. (1993) Treatment of Mild Hypertension Study. Final results. Treatment of Mild Hypertension Study Research Group. Jama 270: 713-724
106. Perez DM, Piascik MT, Graham RM (1991) Solution-phase library screening for the identification of rare clones: isolation of an alpha 1D-adrenergic receptor cDNA. Mol Pharmacol 40: 876-883
107. Piascik MT, Smith MS, Soltis EE, Perez DM (1994) Identification of the mRNA for the novel alpha 1D-adrenoceptor and two other alpha 1-adrenoceptors in vascular smooth muscle. Mol Pharmacol 46: 30-40
108. Pool JL (1991) Effects of doxazosin on serum lipids: a review of the clinical data and molecular basis for altered lipid metabolism. Am Heart J 121: 251-259
109. Pool JL (1996) Doxazosin: a new approach to hypertension and benign prostatic hyperplasia. Br J Clin Pract 50: 154-163
110. Price DT, Schwinn DA, Lomasney JW, Allen LF, Caron MG, Lefkowitz RJ (1993) Identification, quantification, and localization of mRNA for three distinct alpha 1 adrenergic receptor subtypes in human prostate. J Urol 150: 546-551
111. Ramarao CS, Denker JM, Perez DM, Gaivin RJ, Riek RP, Graham RM (1992) Genomic organization and expression of the human alpha 1B-adrenergic receptor. J Biol Chem 267: 21936-21945
112. Ramsay JW, Scott GI, Whitfield HN (1985) A double-blind controlled trial of a new alpha-1 blocking drug in the treatment of bladder outflow obstruction. Br J Urol 57: 657-659
113. Raz S, Zeigler M, Caine M (1973) Pharmacological receptors in the prostate. Br J Urol 45: 663-667
114. Roehrborn CG, Oesterling JE, Auerbach S, Kaplan SA, Lloyd LK, Milam DE, Padley RJ (1996) The Hytrin Community Assessment Trial study: a one-year study of terazosin versus placebo in the treatment of men with symptomatic benign prostatic hyperplasia. HYCAT Investigator Group. Urology 47: 159-168
115. Roehrborn CG, Siegel RL (1996) Safety and efficacy of doxazosin in benign prostatic hyperplasia: a pooled analysis of three double-blind, placebo-controlled studies. Urology 48: 406-415
116. Rollema HJ, Rosier P, Janknegt RA, van Mastrigt R (1991) Efficacy of alpha blocker doxazosin in BPH appraised be pressure flow (clim) analysis. Neurourol Urodyn 10: 295-296
117. Ruoff G (1986) Comparative trials of terazosin with other antihypertensive agents. Am J Med 80: 42-48
118. Schulman CC (1996) Tamsulosin. In: Kirby R, McConnell JD, Fitzpatrick JM, Roehrborn CG, Boyle P (eds) Textbook of benign prostatic hyperplasia. Isis Medical Media, Oxford, pp 309-323
119. Schulman CC, Cortvriend J, Jonas U, Lock TM, Vaage S, Speakman MJ (1996) Tamsulosin, the first prostate-selective alpha 1A-adrenoceptor antagonist. Analysis of a multinational, multicentre, open-label study assessing the long-term efficacy and safety in patients with benign prostatic obstruction (symptomatic BPH). European Tamsulosin Study Group. Eur Urol 29: 145-154
120. Scott MG, Deering AH, McMahon MT, Harron DW, Shanks RG (1989) Haemodynamic and pharmacokinetic evaluation of alfuzosin in man. A dose ranging study and comparison with prazosin. Eur J Clin Pharmacol 37: 53-58
121. Shapiro A, Mazouz B, Caine M (1981) The alpha-adrenergic blocking effect of prazosin on the human prostate. Urol Res 9: 17-20
122. Shapiro E, Becich MJ, Hartanto V, Lepor H (1992) The relative proportion of stromal and epithelial hyperplasia is related to the development of symptomatic benign prostate hyperplasia. J Urol 147: 1293-1297
123. Shapiro E, Hartanto V, Lepor H (1992) Quantifying the smooth muscle content of the prostate using double-immunoenzymatic staining and color assisted image analysis. J Urol 147: 1167-1170
124. Shapiro E, Hartanto V, Lepor H (1992) The response to alpha blockade in benign prostatic hyperplasia is related to the percent area density of prostate smooth muscle. Prostate 21: 297-307
125. Shapiro E, Lepor H (1986) Alpha 2 adrenergic receptors in hyperplastic human prostate: identification and characterization using [3H] rauwolscine. J Urol 135: 1038-1042

126. Shapiro E, Tsitlik JE, Lepor H (1987) Alpha 2 adrenergic receptors in canine prostate: biochemical and functional correlations. J Urol 137: 565–570
127. Sonders RC (1986) Pharmacokinetics of terazosin. Am J Med 80: 20–24
128. Testa R, Guarneri L, Ibba M et al. (1993) Characterization of alpha 1-adrenoceptor subtypes in prostate and prostatic urethra of rat, rabbit, dog and man. Eur J Pharmacol 249: 307–315
129. Wilde MI, Fitton A, McTavish D (1993) Alfuzosin. A review of its pharmacodynamic and pharmacokinetic properties, and therapeutic potential in benign prostatic hyperplasia. Drugs 45: 410–429
130. Witjes WP, Rosier FW, de Wildt MJ, van Iersel MP, Debruyne FM, de La Rosette JJ (1996) Urodynamic and clinical effects of terazosin therapy in patients with symptomatic benign prostatic hyperplasia. J Urol 155: 1117–1123
131. Yamada S, Ashizawa N, Ushijima H, Nakayama K, Hayashi E, Honda K (1987) Alpha-1 adrenoceptors in human prostate: characterization and alteration in benign prostatic hypertrophy. J Pharmacol Exp Ther 242: 326–330
132. Young RA, Brogden RN (1988) Doxazosin. A review of its pharmacodynamic and pharmacokinetic properties, and therapeutic efficacy in mild or moderate hypertension. Drugs 35: 525–541

11.3
Endokrine Therapie

U.W. Tunn, H.U. Schweikert

In der multifaktoriellen Ätiopathogenese der BPH kommt hormonalen Prozessen eine wesentliche Bedeutung zu. Der endokrinen Therapie wird es damit möglich, die BPH kausal regressiv zu beeinflussen.

Im folgenden werden die Wirkprinzipien endokriner Therapiekonzepte und ihre klinische Effizienz dargestellt. Die gegenwärtig praktizierte Therapie der BPH bezieht sich auf die Beeinflussung des Androgenstoffwechsels und insbesondere auf die 5α-Reduktase-Hemmung.

11.3.1
Wirkprinzipien endokriner Therapie

11.3.1.1
Allgemeine Grundlagen

Für eine BPH-Entwicklung erscheinen sowohl Steroidhormone bei endokrin funktionstüchtigen Testes als auch noch nicht eindeutig identifizierte Alterungsprozesse ebenso Voraussetzung zu sein wie eine normal angelegte Prostata. Konzeptionell wird mit der endokrinen Therapie eine intraprostatische Beeinflussung der durch Androgene und Östrogene ausgelösten Effekte möglich. Androgene erzielen im wesentlichen eine Aufrechterhaltung von Funktion und Struktur des Drüsenepithels, während das Stroma ein Angriffspunkt für Östrogene darstellt. Darüber hinaus beeinflussen Androgene und Östrogene die zellulären Interaktionen der beiden Prostatakompartimente Drüsenepithel und Stroma. Die Homöostase der epitheliostromalen Prostataeinheit wird auf zellulärer Ebene durch weitere, im einzelnen noch nicht gänzlich geklärte inhibitorische und stimulatorische Faktoren aufrecht erhalten.

Eine Störung der Homöostase des hormonellen Stoffwechsels der Prostata unter Einschluß einer Androgen/Östrogen-Imbalance kann zu benignen proliferativen Prozessen von Epithel und/oder Stroma führen. Dem Stroma wird dabei eine Schrittmacherrolle zugeschrieben.

Das prinzipiell androgene Wirkprinzip in der Prostata ist der Testosteronmetabolit 5α-Dihydrotestosteron (DHT). DHT ist essentiell für die epitheliale Funktion. Eine zunächst postulierte DHT-Erhöhung im BPH-Gewebe erwies sich als Artefakt. Die DHT-Gewebekonzentrationen in der BPH entsprechen in etwa der normalen Prostata. Dabei wird die intraprostatische DHT-Bildung enzymatisch von der 5α-Reduktase gesteuert. Mit zunehmendem Alter fand sich eine Abnahme der epithelialen 5α-Reduktaseaktivität, während diese alterskorrelierten Aktivitätsänderungen im

Stroma nicht nachweisbar waren. Trotzdem findet in der Prostata bei alterskorreliertem Abfall der Serumtestosteronkonzentrationen eine intraprostatische DHT-Anreicherung statt, die eine altersunabhängige hohe DHT-Gewebskonzentration gewährleistet. Androgenrezeptoren weisen ebenfalls keine erkennbaren altersspezifischen Änderungen auf. Die Rationale für eine Androgenentzugstherapie ergibt sich somit aus der Hypothese, daß Androgene, und hier insbesondere DHT, für den Erhalt und die Progression der BPH von Bedeutung sind.

Neuere endokrinologische Daten relativieren die DHT-Hypothese. Die BPH-Entwicklung kann nicht auf eine alleinige DHT-Akkumulation reduziert werden. Die BPH ist vielmehr mit zunehmendem Alter durch eine Abnahme der DHT-Konzentration des Epithels charakterisiert. Im Stroma zeigt sich demgegenüber eine alterskorrelierte Zunahme von 17β-Estradiol (E_2) bei konstanten Gewebsspiegeln für E_2 im Epithel und DHT im Stroma. Aus diesen Daten ist die mit dem Alter zunehmende Imbalanz der E_2-DHT-Relation im Stroma und Epithel zugunsten von E_2 das wesentliche endokrinologische Charakteristikum der BPH. Die zellulären Mechanismen, die dieser Imbalanz zugrunde liegen, sind gegenwärtig unbekannt. Weiterhin ist eine Wechselwirkung von endogenem E_2 und DHT mit den variablen morphologischen Relationen von Stroma und Epithel denkbar.

11.3.2
Spezielle therapeutische Konzepte

Die Hypothese einer Androgen-Östrogen-Imbalanz als ein kausaler Faktor für BPH-Entwicklung und Progression führt zu den in Tabelle 11.23 dargestellten endokrinen Konzepten, von denen gegenwärtig nur Androgenentzugsmaßnahmen klinisch zur Anwendung kommen. Das primäre Ziel endokriner Therapieansätze ist eine Verringerung des Prostatavolumens. Mit der nur langfristig möglichen Beeinflussung der statischen Komponente wird eine Verbesserung der Blasenentleerungsfunktion und Symptomatik angestrebt.

In den nächsten Abschnitten werden die klinischen Resultate der einzelnen Androgenentzugsstrategien zusammengefaßt und kommentiert. Androgenentzug resultiert mit Ausnahme der 5α-Reduktasehemmung in einem Testosterondefizit mit Beeinträchtigung von Libido und Potenz. Für sexuell aktive BPH-Patienten ist dies nicht akzeptabel. 5α-Reduktasehemmer reduzieren das Risiko eines Libido/Potenz-Defizites auf ein Minimum. Damit ist das Konzept der selektiven DHT-Deprivation zu favorisieren.

11.3.2.1
Chirurgische Kastration

Von historischem Interesse sind die ersten Berichte über die positiven Effekte einer chirurgischen Kastration bei symptomatischen BPH-Patienten, die erstmals vor mehr als 100 Jahren vorgenommen wurden. White [46] wie auch Cabot [11] berichteten bei 200 bzw. 61 Patienten in mehr als 50 bzw. 80% der Fälle über eine Besserung der klinischen Symptomatik. Huggins u. Stevens [21] demonstrierten 1940 eine Regression des Drüsenepithels nach Kastration, nachdem sie in pionierhaften experimentellen Untersuchungen die Androgenabhängigkeit der Prostata nachwiesen. Diese Befunde

Tabelle 11.23. Endokrine Therapiekonzepte bei BPH: Wirkprinzipien und Nebenwirkungen

Therapie	Medikamente	Wirkprinzip	Nebenwirkungen
Androgenentzug Chirurgische Kastration	–	Testikulärer Androgenentzug	Hitzewallungen, Verlust von Potenz und Libido
Medikamentöse Kastration	LH-RH-Agonisten, LH-RH-Antagonisten, Gestagen-Derivate	Hemmung der LH-Sekretion, Indirekter testikulärer Androgenentzug	Hitzewallungen, Verlust von Potenz und Libido
Antiandrogene (AA) Steroidale AA	Cyproteronacetat (CPA) (peripher), Chlormadinonacetat	Androgenrezeptorblockade, Hemmung der LH-Sekretion	Libido- und Potenzverlust (dosisabhängig)
Nichtsteroidale AA	Flutamid, Bicalutamid	Androgenrezeptorblockade Stimulation der LH-Sekretion	Gynäkomastie, gastrointestinale NW
5α-Reduktasehemmer	Finasterid	DHT-Deprivation ohne Beeinflussung von Serumtestosteron	Sexuelle Dysfunktion in 3–4%
Östrogenentzug Aromatasehemmer (nichtsteroidal)	Testolacton	Hemmung der Aromatisierung von Androgenen, Abfall der Serumöstrogene	
Aromatasehemmer (steroidal)	Atamestan	Hemmung der Aromatisierung von Androgenen, Abfall der Serumöstrogene	

bestätigten Wendel et al. [45] 1972, die ebenso wie Huggins auf die geringere Androgensensitivität des Stromas hinwiesen. Eine zahlenmäßige Vorstellung über die mittels Kastration erzielbare Prostatavolumenreduktion gab die Arbeitsgruppe von Schröder [31] im Jahr 1986. Kastration führte zu einer Volumenreduktion von durchschnittlich 34%.

11.3.2.2
Medikamentöse Kastration

Die medikamentöse Kastration durch LH-RH-Agonisten oder LH-RH-Antagonisten resultiert in einer 90%igen Reduktion des intraprostatischen DHT-Gehaltes. Ähnliche klinische Effekte wie nach chirurgischer Kastration sind bei BPH-Patienten zu erwarten. Peters u. Walsh [30] berichteten 1987 über eine Prostatavolumenreduktion von 24%, die nach 4monatiger Behandlung erreicht wurde und nicht mehr zu steigern war. Histologisch zeigten Prostatabioptate eine bevorzugte Regression des Epithels. Die in weiteren Studien mittels medikamentöser Kastration erzielten Volumenreduktionen sind in Tabelle 11.24 dargestellt. Sie variieren zwischen 24 und 58%. In der als exemplarisch anzusehenden placebokontrollierten Studie von Eri u. Tveter [143] resultierte die Gabe von Leuprorelindepot (3,75 mg/4 Wochen für 6 Monate) in einer durchschnittlich 32%igen Volumenreduktion. Mit der Prostatagrößenverminderung verbesserten sich die urodynamisch objektivierbaren Obstruktionsparameter. Der maximale Harnfluß steigerte sich relativ um 40%, absolut um 2,5 ml/s. Als Nebenwirkungen wurden insbesondere Hitzewallungen, Potenz- und Libidoverlust

Tabelle 11.24. Prostatavolumenreduktion nach medikamentöser Kastration

Autoren	Medikament/Therapiedauer	Prostatavolumenreduktion [%] (Studiendesign: II = unkontrolliert, III = placebokontrolliert)
LH-RH Agonisten		
Peters u. Walsh (1987)	Nafarelin-Acetat/6 Monate	−24,2 (II)
Gabrilove et al. (1989)	Leuprorelin/6 Monate	−58,0 (II)
Bosch et al. (1989)	Buserelin/3 Monate	−30,0 (II)
Matzkin et al. (1991)	Triptorelin/6 Monate	−37,0 (II)
Eri u. Tveter (1994)	Leuprorelin/6 Monate	−32,0 (III)
LH-RH-Antagonisten		
Gonzalez-Barcena et al. (1994)	Cetrorelix/4 Wochen	−44,0 (II)
De Reijke et al. (1996)	Cetrorelix/6−7 Monate	−29,0 (II)
Lepor et al. (1997)	Cetrorelix/5 Wochen	− 7,0 (III)

und ein Hb-Abfall um 0,8 g/100 ml registriert. Das Ausmaß der Nebenwirkungen erschien für die Mehrzahl der Patienten tolerabel, denn 73% sprachen sich nach Beendigung der Studie für eine Fortführung der Therapie aus.

11.3.2.3
Gestagene

Gestagene wirken bevorzugt über ihren antigonadotropen Effekt mit konsekutivem Serumtestosteronabfall. Die Wirkungen von Derivaten des Hydroxyprogesterons wie Hydroxyprogesteroncapronat, Megestrolacetat und Medrogeston bei BPH-Patienten wurden vor etwa 20 Jahren beschrieben, ohne daß seither weitere Folgestudien aufgelegt wurden. Die nur geringgradigen Harnflußverbesserungen bei relativ hoher Nebenwirkungsrate schließen den Einsatz dieser Substanzen bei BPH-Patienten weitgehend aus.

11.3.2.4
Antiandrogene

Antiandrogene zeichnen sich durch eine Androgenrezeptorblockade im Sinne eines kompetitiven Antagonismus mit DHT aus. Dabei ist zwischen steroidalen und nichtsteroidalen Antiandrogenen zu differenzieren. Steroidale Antiandrogene haben einen zusätzlichen antigonadotropen Effekt mit Abnahme der hypophysären LH- und testikulären Androgenproduktion, während nichtsteroidale Antiandrogene den negativen Feedback auch zentral blockieren und somit zu einer Steigerung der hypophysären LH-Sekretion und testikulären Androgensynthese führen.

Steroidale Antiandrogene

In unkontrollierten Studien mit kleinen Fallzahlen wurde Cyproteronacetat (CPA) eingesetzt. Scott u. Wade [34] berichteten 1969 über verbesserte Harnflußraten und Symptome bei 13 Patienten. Morphologisch imponierte eine Regression des Drüsenepithels. Ähnliche Effekte erzielten Geller im Jahre 1975 und Tunn et al. [42] 1981.

Bosch et al. [7] fanden mit CPA eine 30%ige Volumenreduktion. Kontrollierte Studien mit CPA bei BPH sind nicht verfügbar. Mit dem gegenüber CPA in seinem antiandrogenen Effekt schwächeren Chlormadinonacetat (CMA), das in Japan breite Anwendung findet, liegt dagegen eine prospektive kontrollierte Studie an 906 Patienten vor, die CMA mit dem 5α-Reduktasehemmer Finasterid vergleicht [ ]. Dabei fand sich kein Wirkungsunterschied bezüglich Prostatavolumenreduktion (29 vs. 22%), maximaler Harnflußverbesserung (3,4 ml/s vs. 2,2 ml/s) und Symptomenverbesserung nach 6monatiger Behandlung. Der negative Effekt auf die sexuelle Aktivität war dagegen mit 12,4% in der CMA-Gruppe signifikant höher als mit 4,1% in der Finasteridgruppe.

Nichtsteroidale Antiandrogene

Der Einsatz von nichtsteroidalen Antiandrogenen bei der BPH erschien zunächst attraktiv wegen der erwarteten geringeren negativen Auswirkung auf die sexuelle Funktion. Stone et al. [35] berichteten über sehr positive klinische Resultate nach Flutamidanwendung bei BPH-Patienten. Diese günstigen Ergebnisse ließen sich aber in einer kontrollierten Multizenterstudie mit 367 Patienten nicht bestätigen. Symptomatik und maximaler Harnfluß wurden bei täglicher Gabe von 750 mg Flutamid gegenüber Placebo nicht signifikant beeinflußt. Zudem war die hohe Nebenwirkungsrate (insbesondere gastrointestinale Symptome und Mamillenschmerzen) für ein Drittel der Patienten nicht akzeptabel, so daß sie die Studie vorzeitig abbrachen.

Mit dem neu verfügbaren Bicalutamid (Casodex) konnte in einer kontrollierten Studie mit kleiner Fallzahl von 28 Patienten zwar eine Volumenreduktion von 26% erzielt werden, aber keine signifikante Verbesserung der urodynamischen Obstruktionsparameter [13]. Darüber hinaus fand sich ebenfalls eine relativ hohe Nebenwirkungsrate.

11.3.2.5
5α-Reduktasehemmer

Mit der Einführung des 5α-Reduktasehemmers Finasterid in die medikamentöse Behandlung der BPH ist ein neues Kapitel eines theoretisch gut fundierten endokrinen Konzeptes aufgeschlagen. Finasterid ist ein synthetisches 4-Azasteroid und hemmt spezifisch den Typ 2 der 5α-Reduktase. Dadurch wird eine dramatische Abnahme der DHT-Konzentrationen im Plasma und Prostatagewebe ohne Beeinflussung des Serumtestosteronspiegels erreicht. Somit resultiert endokrinologisch eine selektive DHT-Deprivation ohne Testosteronentzug. Die endokrinologische und klinische Effizienz der 5α-Reduktasehemmer wird von den folgenden Faktoren beeinflußt:
– 5α-Reduktasehemmer können intraprostatisch keine komplette Hemmung der androgenvermittelten Prozesse erzielen. Aufgrund der fehlenden Reduktion von Testosteron zu DHT kommt es intraprostatisch zu einem Testosteronanstieg. Damit kann der Hemmeffekt der DHT-Deprivation theoretisch eingeschränkt werden, da auch Testosteron eine Affinität zum Androgenrezeptor hat.
– Der Hemmeffekt ist auf das Drüsenepithel fokussiert. In-vitro-Untersuchungen zeigten eine 4fach ausgeprägtere Hemmung der 5α-Reduktaseaktivität im Epithel im Vergleich zum Stroma.

- Die klinische Wirkung beruht auf der Sequenz DHT-Deprivation und zeitlich verzögerter Prostatavolumenreduktion. Deshalb kann mit Therapiebeginn keine sofortige Beeinflussung von unteren Harntraktsymptomen erwartet werden. Die Größe der Prostata als potentieller statischer Obstruktionsfaktor korreliert zudem nicht zwingend mit den subjektiven und objektiven Miktionsparametern.

Klinische Langzeitergebnisse kontrollierter Studien

Mit Finasterid in einer Dosierung von 5 mg täglich sind die bisher aufwendigsten und größten prospektiven placebokontrollierten Studien in der Behandlung der BPH mit über 4000 Patienten vorgenommen worden. Der primäre endokrinologische Effekt mit drastischer Senkung von DHT im Plasma und BPH-Gewebe wurde in allen Studien bestätigt. Die mediane Abnahme der Serum-DHT-Werte beträgt 60–76% und persistiert auch in der Langzeitbehandlung. Der drastische Abfall des prostatischen DHT-Gehaltes lag bei 80–90%, wobei die Testosteronkonzentration im Gewebe um den Faktor 7 anstieg, aber damit nur etwa 50% der DHT-Ausgangskonzentration betrug. Die medianen Prostatavolumenreduktionen sind in Tabelle 11.25 zusammengestellt. In den kontrollierten Ein- und Zweijahresstudien finden sich mediane relative Volumenabnahmen von 19–26% gegenüber den Ausgangswerten. Die maximal erzielbaren Volumenerniedrigungen werden dabei erst nach 12 Monaten erreicht, zeigten aber nach 6 Monaten einen sich dem Nadir nähernden Wert. In den unkonktrollierten Verlängerungsphasen der Einjahresstudien und einer offenen Fünfjahresstudie konnten die ausgeprägtesten mittleren Volumenreduktionen bis zu 30% erzielt werden. Diese Werte kontrastieren zu den ermittelten durchschnittlichen 11%igen Volumenzunahmen in der Placebogruppe der kontrollierten Zweijahresstudien der skandinavischen SCARP-Gruppe und der kanadischen PROSPECT-Gruppe.

Die Volumenzunahme ist darüber hinaus ein Argument für das progrediente BPH-Wachstum, das durch 5α-Reduktasehemmung unterbunden werden kann. Da aber die Klinik nicht direkt mit dem Prostatavolumen korreliert, kommt der Überprüfung der objektiven und subjektiven Miktionsparameter erste Priorität zu, denn diese stellen (für den Patienten) die essentiellen Wirksamkeitsparameter dar.

Tabelle 11.25. Zusammenfassung der klinischen Langzeiteffekte von Finasterid (F). (Modifiziert nach Gormley et al. 1992 [17], Stoner et al. 1994 [36, 37] und Moore et al. 1995 [27])

	Phase III-Studien 12 Monate				Extension 24 Monate		Extension 36 Monate		Extension 60 M.
	Nordamerika		International		Norda.	Intern.	Norda.	Intern.	
	Placebo n=299	F n=291	Placebo n=254	F n=242	F n=298	F	F n=192	F n=105	F n=54
DHT (Median in %)	+3,2	−70,0	+0,0	+59,6	−74,5	n.d.	−75,0	n.d.	−76,6
Prostatavolumen (Median in %)	−3,0	−19,2	−6,1	−26,0	−25,2	−27,4	−26,6	−27,1	−30,0
Q_{MAX} (Mittelwert ml/s)	+0,7	+1,6	+0,4	+1,3	+2,3	+2,0	+2,4	+2,3	+1,5
Symptomenscore (Mittelwert)	−1,0	−2,6	−2,6	−3,9	−3,3	−3,7	−3,6	−3,6	n.d.

Tabelle 11.26. Nettoänderungen (FIN-Werte minus PL-Werte) der maximalen Harnflußraten (Q_{MAX}) des Symptomenscores (IPSS) und der Prostatavolumina (PV) der Phase-III-Langzeitstudien. (Modifiziert nach Stoner et al. 1994 [36, 37]; Andersen et al. 1995 [1]; Nickel et al. 1996 [29])

Studie	Therapiedauer (J)	Δ Q_{MAX} [ml/s]	Δ IPSS	Δ PV [%]
NA (Nordamerika)	1	+1,4	−2,7	−16,2
INT (International)	1	+1,3	−1,3	−17,4
SCARP	2	+1,8	−2,2	−30,7
PROSPECT	2	+1,1	−1,4	−29,4

Als objektive Miktionsparameter wurden die maximalen Harnflußraten in den prospektiven Studien ausgewertet. Tabelle 11.26 gibt einen Überblick über die Nettoänderungen der maximalen Harnflußraten. In den Finasteridgruppen wurden statistisch signifkante Erhöhungen im Vergleich zu den Placebogruppen festgestellt. Die mittlere Erhöhung der Absolutwerte ist aber als gering zu bezeichnen, sie liegen zwischen 1,4 und 3,7 ml/s.

In den unkontrollierten Verlängerungsphasen der Phase-III-Studien und der Fünfjahresstudie konnte der maximale Harnfluß um relativ durchschnittlich 33% verbessert werden bei einem absoluten Anstieg von 10,8 auf 12,3 ml/s.

Die Patienten fühlen sich subjektiv hauptsächlich durch untere Harntraktsymptome (LUTS) belästigt. Eine Objektivierung der LUTS-Erfassung und medikamentösen Erfolgskontrolle ist mittels standardisierter Symptomenscores möglich. Die Tabellen 11.25 und 11.26 geben einen Überblick über die Veränderungen des Symptomenscores.

Dieser Übersicht ist zu entnehmen, daß Finasterid zu einer deutlichen Symptomenverbesserung führt, die gegenüber Placebo nach 12monatiger Behandlung statistisch signifikant ist. In den Verlängerungsstudien blieb die Symptomenverbesserung über die gesamte Behandlungsphase erhalten. Die prospektiven placebokontrollierten Langzeitstudien über 2 Jahre (SCARP und PROSPECT) sowie über 4 Jahre (PLESS-Study-Group) mit insgesamt 4332 Patienten haben diese Ergebnisse bestätigt.

Gegenüber den in den Tabellen 11.25 und 11.26 aufgeführten statistischen Mittelwerten für Symptomenverbesserung und Anstieg der max. Flowrate sowie Prostatavolumenverringerung heben sich die Daten der Responder der kontrollierten Einjahresstudie ab: eine Prostatavolumenerniedrigung um mehr als 30% trat bei 42% der Patienten auf, ein Anstieg der max. Flowrate um mehr als 3 ml bei 40% und eine Besserung des Symptomenscores um mindestens 50% bei 48%. Die Überschreitung der max. Flowrate um mehr als 3 ml und die Besserung der Symptomatikparameter um mehr als 50% liegen über dem sog. Wahrnehmungsschwellenwert, d. h. der Patient kann diese Änderungen subjektiv positiv registrieren. In der kanadischen Phase-III-Studie resultierten nach 2jähriger Finasteridtherapie bei 66% relevante Erniedrigungen des Symptomenscores von 5,7 Punkten und bei 61% relevante Verbesserungen der maximalen Harnflußrate von 3,7 ml/s.

Patienten mit progredientem Krankheitsverlauf unterliegen dem Risiko eines Harnverhalts und einer operativen Intervention. Um den Effekt von Finasterid auf diese Risiken zu testen, wurden die Verläufe von 4222 BPH-Patienten aus allen verfügbaren randomisierten Zweijahresstudien unter diesen Aspekten analysiert. In der Placebogruppe traten in 2,7% (57 von 2109 Patienten) akute Harnverhaltungen auf im

Gegensatz zu 1,1% (24 von 2113 Patienten) in der Finasteridgruppe. Bei 138 der placebobehandelten Patienten (entsprechend 6,5%) wurde ein operativer Eingriff vorgenommen im Gegensatz zu 89 der finasteridbehandelten Patienten (entsprechend 4,2%). Damit konnte die Finasteridbehandlung die Häufigkeit eines akuten Harnverhaltungsereignisses um 57% und einer OP-Notwendigkeit um 34% reduzieren.

Im Widerspruch zu den placebokontrollierten Finasteridstudien stehen die im August 1996 von Lepor et al. [24] veröffentlichten Ergebnisse der Veterans-Affairs-(VA-)Gruppe. In der einjährigen VA-Studie wurde bei 1007 Patienten die Wirkung des α-1-Blockers Terazosin mit der von Finasterid jeweils einzeln und in Kombination gegen Placebo verglichen. Vorrangiges Einschlußkriterium war eine ausgeprägte subjektive Symptomatik. Zielkriterien der VA-Studie waren Symptomenscore und maximaler Harnfluß. Signifikante Änderungen ergaben sich nur bei den terazosinbehandelten Patienten. Hier wurde der Symptomenscore (AUA-Score) im Mittel um 6,1 Punkte reduziert und der max. Harnfluß um 2,7 ml/s verbessert. Die Kombination von Terazosin mit Finasterid hatte keine zusätzlichen positiven Effekte. Finasterid alleine glich bezüglich der untersuchten Parameter den Placeboeffekten (Score: 3,2 vs. 2,6; Peakflow: +1,6 vs. +1,4).

Metaanalyse und Erfolgsprädiktion

Die diskrepanten Ergebnisse der VA-Studie und der großen randomisierten placebokontrollierten Langzeitstudien erschienen zunächst unverständlich. Sie legten die Vermutung eines bei Behandlungbeginn unterschiedlichen Klientels nahe. Eine Erklärung fand sich erst durch eine Metaanalyse, in der alle verfügbaren Daten von 2601 Patienten aus 6 randomisierten Studien nach einem Jahr Behandlung mit Finasterid vs. Placebo verglichen wurden. Dabei zeigten sich erhebliche Abweichungen bei den Ausgangswerten der Prostatagrößen (Tabelle 11.27). Die Prostatagröße erwies sich dann auch als therapieentscheidender Prognosefaktor für eine Finasteridbehandlung. Das finasteridinduzierte Ausmaß der Besserung der subjektiven und objektiven Miktionsparameter korrelierte positiv mit steigendem Prostataausgangsvolumen. Ein Ansprechen auf eine Finasteridbehandlung war erst ab einem Prostataausgangsvolumen von mehr als 40 cm³ deutlich. Die VA-Studie hatte im Gegensatz zu den anderen prospektiven Studien keine Eingangskriterien für das Prostatavolumen. Deshalb fanden sich hier die meisten Patienten mit relativ kleinen Prostatae. Die Besserung der subjektiven und objektiven Miktionsparameter unter Placebo in der VA-Studie ist als eine Rückkehr zum individuellen Mittelwert zu interpretieren, und es ist daher unwahrscheinlich, daß die untere Harntraktsymptomatik bei kleiner Prostata

Tabelle 11.27. Metaanalyse von Finasterid-Phase-III-Studien (Basisdaten). (Nach Boyle et al. 1996 [9])

	n	PV [cm³]
Nordamerika (NA)	567	59,9
International (INT)	447	48,1
SCARP	384	41,3
PROSPECT	554	45,9
Frühe Intervention (EI)	188	41,6
Veterans Affairs (VA)	601	37,5

durch eine »echte« BPH (BPE mit urodynamischer Obstruktion = BPO) verursacht wird. Hier können auch andere vielfältige Gründe vorliegen. Bei hohem Prostatavolumen wird die symptomatische und urodynamische Besserung unter Finasteridbehandlung wahrscheinlicher, da ein Prostatavolumen über 40 cm³ am ehesten mit einer BPE assoziiert ist.

Der urodynamische Nachweis einer funktionellen Desobstruktion mit abgestuftem Effekt bei unterschiedlich großen Prostatae konnte in einer prospektiven multizentrischen Studie demonstriert werden. Nach einjähriger Finasteridbehandlung waren die urodynamischen Obstruktionsparameter gegenüber placebobehandelten Patienten positiv verbessert und zeigten darüber hinaus bei größeren Prostatavolumina einen intensiveren Effekt (Tabelle 11.28).

Der Finasterideffekt dürfte am ausgeprägtesten sein bei einer überwiegenden Proliferation des epithelialen Prostatakompartiments der expandierenden Transitionalzone (TZ). Da die Relation von Epithel zu Stroma aufgrund der heterogenen BPH-Pathologie von 1:3–4:1 variieren kann, wird die Relevanz der Prostatagröße als alleiniger prognostischer Faktor allerdings eingeschränkt.

Tabelle 11.28. Urodynamische Effekte von Finasterid (FIN) vs. Placebo (PL) nach 12monatiger Behandlung. *A* Mittelwerte aller Patienten, *B* Vergleich der Patienten mit Prostatavolumina <40 cm³ vs. >40 cm³. ($P_{det}\ Q_{MAX}$: Detrusordruck bei maximalem Harnfluß). (Nach Barrett and the Finasteride Urodynamics Study Group 1997 [ ])

	FIN		PL	
	Initial	12 Monate (Differenz)	Initial	12 Monate (Differenz)
A. Prostatavolumen	45,4 cm³	–18,7%	44,8 cm³	+4,1%
$P_{det}\ Q_{MAX}$ (cm H$_2$O)	76,4	–4.2	68,5	+3,9
Q_{MAX} (ml/s)	6,7	+1,0	7,0	–0,1
B. Prostatavolumen (cm³)	<40	>40	<40	>40
D $P_{det}\ Q_{MAX}$ (cm H$_2$O) (Initial vs. 12 Monate)	+0,3	–9,0	+3,1	+5,5

Nebenwirkungen und Effekt auf PSA

Die Verträglichkeit von Finasterid hat sich in allen Studien insgesamt als sehr gut erwiesen. Als häufigste und im Gegensatz zu den Placebogruppen statistisch signifikant auftretende Nebenwirkungen wurden Störungen der sexuellen Aktivität mit erektiler Dysfunktion, verminderter Libido und vermindertem Ejakulationsvolumen angegeben, die in den Phase-III-Studien mit einer unterschiedlich höheren Inzidenz von 2,6–9,5% in den Finasteridgruppen registriert wurde. Offensichtlich reagieren BPH-Patienten mit Harntraktsymptomatik anders als gesunde Männer. Denn in einer Studie mit dem Hauptziel der objektiven Messung der erektilen Dysfunktion während doppelblinder Verabreichung von Finasterid und Placebo fand sich bei sexuell aktiven gesunden Männern ohne Harntraktsymptome keine die schlafbedingte Erektion, Potenz und Libido beeinflussende Wirkung von Finasterid. Es wird angenommen, daß im zentralen Nervensystem die DHT-Bildung überwiegend durch die 5α-Reduktase Typ 1 erfolgt, die von Finasterid nicht gehemmt wird. Andere weitere unerwünschte klinische und arzneimittelbedingte Ereignisse wie Schwindel, Kopfschmerzen, Schwächegefühl und Übelkeit kamen mit statistisch gleicher Häufigkeit auch in den placebobehandelten Gruppen vor.

Da Finsterid zu einer epithelialen DHT-Deprivation führt, ist davon auszugehen, daß die *PSA-Synthese* als spezifische epitheliale Leistung gehemmt wird. Die aus den randomisierten Studien verfügbaren PSA-Daten führen zu der Faustregel, daß die Serum-PSA-Konzentration während der Finasteridbehandlung unabhängig vom Ausgangswert um 50% gesenkt wird, wobei der nach 6 Monaten auftretende PSA-senkende Effekt nur noch geringgradig gesteigert wird. Das freie PSA wird dabei ebenso gesenkt wie das totale PSA, so daß Finasterid zu keiner Änderung des PSA-Quotienten führt. Dieser 50%ige PSA-Reduzierungseffekt ist sowohl bei BPH- als auch bei Prostatakarzinompatienten bestätigt. Damit ergibt sich für finasteridbehandelte Patienten die Regel, den unter der Therapie gemessenen PSA-Wert mit dem Faktor 2 zu multiplizieren, um ihn mit dem altersentsprechender unbehandelter Männer vergleichen und interpretieren zu können.

11.3.2.6
Aromatasehemmer

Das therapeutische Konzept eines Östrogenentzuges zum Ausgleich der angenommenen Androgen-Östrogen-Imbalanz bei BPH ist theoretisch gut fundiert. Prinzipiell ist der Einsatz von Östrogenrezeptorblockern und Aromatasehemmern denkbar. Klinisch getestet wurden im Rahmen einer Östrogenentzugstherapie bisher ausschließlich Aromatasehemmer. Aromatasehemmer führen zu einer Reduktion der Serum-Östrogen-Konzentrationen, da die periphere Aromatisierung von Androgenen die Hauptquelle der Östrogene beim Mann ist.

Tunn u. Schweikert [40] berichteten erstmals 1989 über den Effekt des nichtsteroidalen Aromatasehemmers Testolacton auf die BPH in einer unkontrollierten offenen Studie mit einer kleinen Fallzahl von 13 Patienten, die nicht operabel und wegen einer chronischen Harnverhaltung drainagepflichtig (SPF) waren. Es fand sich bei diesen selektionierten Patienten nach 6monatiger Therapie eine ausgeprägte Reduktion des BPH-Volumens mit einer Wiederherstellung bzw. Verbesserung des spontanen Harnflusses. Prospektive klinische Studien wurden dann mit einem neu entwickelten steroidalen Aromatasehemmer vorgenommen, dem 1-Methyl-Androstendion (Atamestan). Bei einem tierexperimentellen Prostatahyperplasiemodell bei Affen hatte sich dieser steroidale Aromatasehemmer als wirksam erwiesen.

In der prospektiven randomisierten europäischen Doppelblindstudie wurde Atamestan bei 160 Patienten mit obstruktiver Blasenentleerungsstörung und Harntraktsymptomatik multizentrisch getestet. Dabei zeigte sich keine signifikante Verbesserung der objektiven und subjektiven Miktionsparameter. Ebenso fand sich keine Prostatavolumenreduktion (Tabelle 11.29). Die möglichen Ursachen dieser negativen Ergebnisse wurden zu analysieren versucht. Insbesondere wurde überprüft, ob Atamestan bei BPH-Patienten einen Östrogenentzugseffekt erzielen kann. Es ergab sich dabei, daß durch Atamestan insbesondere die Serumkonzentration von Östron und weniger die des biologisch wirksamen 17β-Estradiols reduziert wird. Weiterhin konnte Schweikert zeigen, daß bei atamestanbehandelten Patienten, die vor einer

Tabelle 11.29. Effekte des Aromatasehemmers Atamestan (ATM) in der Europäischen Phase-III-Studie (n=160). (Nach Tunn et al. 1996 [ ])

	Initial Placebo	ATM	48 Wochen Placebo	ATM 400 mg
Symptomenscore	9,6±1,7	9,7±1,7	6,5±1,7	7,8±2,1
Max. Harnfluß (ml/s)	7,9±2,7	8,7±2,8	8,32±3.5	8,6±3,3
Prostatavolumen (cm^3)	50,3±19,7	54,6±24,5	55,4±27,7	61,5±29,8
17β-Estradiol (E$_2$) (pg/ml)	20,2±5,7	20,3±7,2	18,1±5,6	11,9±7,1
Östron (E$_1$) (pg/ml)	27,8±8,2	27,5±10,8	25,6±6,8	9,9±8,3
Testosteron (ng/ml)	4,6±1,7	4,2±1,5	4,1±1,5	5,4±2,5

offenen BPH-Operation mit dem Aromatasehemmer behandelt wurden, im Vergleich zu einer unbehandelten Kontrollgruppe nur die Gewebekonzentration von Östron und nicht die des biologisch aktiven 17β-Estradiols beeinflußt wurden. Darüber hinaus resultierte unter der Behandlung mit dem steroidalen Aromatasehemmer ein Testosteronanstieg von 40%. Dieser Testosteronanstieg könnte weiterhin die Östrogenentzugswirkungen neutralisieren.

Somit scheint durch die negativen Ergebnisse der Atamestanstudie das hypothetische Konzept der Bedeutung der Östrogene für die BPH nicht erschüttert. Vielmehr dürften diese negativen Studienergebnisse aus der insuffizienten Wirkung von Atamestan bezüglich eines intraprostatischen 17β-Estradiolentzugs resultieren. Ein Aromatasehemmer mit potentem endogenen 17β-Estradiolentzug ohne gegenregulorische Wirkungen auf den Androgenstoffwechsel dürfte in Kombination mit 5α-Reduktasehemmern synergistische Effekte mit Regression der epithelialen und stromalen Prostatakompartimente erzielen.

11.3.3
Abschließende Bewertung und Indikation

Endokrine Therapiekonzepte versuchen, in die Pathogenese und Progression der BPH kausal einzugreifen. Ziele der Behandlung sind eine Verringerung des Prostatavolumens sowie eine Verhinderung der Progredienz der BPH. Über die Beeinflussung der statischen Komponente des Prostatavolumens wird eine für den Patienten zufriedenstellende Verbesserung der subjektiven und objektiven Miktionsparameter angestrebt.

Von allen theoretisch fundierten endokrinen Behandlungsmöglichkeiten ist bei Beurteilung von Wirksamkeit und Sicherheitsprofil gegenwärtig nur der 5α-Reduktasehemmer Finasterid für eine breite Anwendung zu empfehlen. Diese Empfehlung basiert auf den Daten großer prospektiver randomisierter placebokontrollierter Studien. Endokrinologisch führt Finasterid zu einer dramatischen Senkung der DHT-Konzentration im Serum und im Prostatagewebe ohne Beeinflussung der Serumtestosteronkonzentration. Die endokrinologischen prostatischen Effekte sind dabei auf das Drüsenepithel fokussiert. Histomorphologisch imponieren ausgeprägte regressive Veränderungen des Drüsenepithels mit Betonung in der Transitionalzone. Die klinische Wirksamkeit, die auf der Sequenz DHT-Suppression und Prostatavolumenreduktion beruht, führt urodynamisch zu nachweisbaren Desobstruktionseffekten. Die urodynamische und symptomatische Besserung ist dabei nicht vor einer etwa 6monatigen Behandlungsdauer zu erwarten. Die nach einjähriger Behandlung erzielten Wirkungen lassen sich auch bei Fortführung der Therapie nur noch unwesentlich steigern und sind nach Absetzen der Behandlung reversibel. Dabei finden sich als Folge der Finasteridtherapie statistisch signifikante Verbesserungen urodynamischer und symptomatischer Parameter, die zwar in ihren statistischen Mittelwerten gering, aber bei Respondern ausgeprägter sind und die Schwellenwerte der Wahrnehmungspegel überschreiten. Besonders profitieren Patienten mit größeren Prostatavolumina (über 40 cm^3). Bei der Subgruppe der symptomatischen BPH-Patienten mit Prostatavolumina unter 40 cm^3 sinkt die Chance eines positiven Therapieeffektes von Finasterid. Die Metaanalyse der Einzeldaten aus 6 prospektiven Phase-III-Studien unter Einschluß einer Schichtung der Prostataausgangsvolumina unterstreicht die Beziehung zwischen erhöhtem Prostataausgangsvolumen und symptomatischer und urodynamischer Besserung nach Finasteridbehandlung.

Da die Pathologie der BPH einerseits eine erhebliche Heterogenität aufweist mit einer individuell unterschiedlichen Relation von Epithel und glatter Muskulatur und Finasterid andererseits das DHT-abhängige Prostatawachstum bei einer größeren BPH mit Dominanz des epithelialen Anteils bevorzugt hemmt, werden BPH-Patienten mit epithelialer Volumenvermehrung (BPE-Epithel) und moderater Symptomatik am ehesten von der Finasteridbehandlung profitieren. Bei diesen Patienten fanden sich dann auch in den prospektiven Studien bei einer Behandlungsdauer bis zu 5 Jahren die günstigsten klinischen Resultate mit einer Senkung der Harnverhaltungsepisoden und Verminderung der Operationsnotwendigkeit im Vergleich zu den placebobehandelten Patienten. Erste Kosten-Nutzen-Analysen haben gezeigt, daß Finasterid für Responder eine kosteneffektive Behandlungsalternative sein könnte.

Östrogenentzugskonzepte mit potentieller Beeinflussung der intraprostatischen Östrogen/Androgen-Imbalanz sind gegenwärtig für die Praxis nicht verfügbar.

Die endokrine Therapie des BPO-Patienten zielt bei der benignen chronischen und häufig progressiven Erkrankung auf eine Verbesserung der Lebensqualität. Sie ist gerechtfertigt, wenn sie dies dauerhaft erreicht. Ein Hinauszögern eines sich abzeichnenden operativen Eingriffes in ein späteres Lebensalter führt eher zu negativen als positiven Folgen für den Betroffenen. Immens erhöhen werden sich die Kosten bei primär fehlerhaft konzipierten Therapiestrategien.

Literatur

1. Andersen JT, Ekman P, Wolf H et al. and the Scandinavian BPH Study Group (1995) Can finasterid reverse the progress of benign prostatic hyperplasia? A two year placebo-controlled study. Urology 46: 631–637
2. Aumüller G (1992) Funktionelle Anatomie der Prostata. In: Benigne Prostatopathien. Thieme, Stuttgart, S 4–17
3. Barry MJ (1990) Epidemiology and natural history of benign prostatic hyperplasia. Urol Clin North Am 17: 495–507
4. Bartsch G, Muller HR, Oberholzer M, Rohr HP (1979) Light microscopic stereological analysis of the normal human prostate and of benign prostatic hyperplasia. J Urol 122: 487–491
5. Beisland HO, Binkowitz B, Brekkan E et al. (1992) Scandinavian clinical study of finasteride in the treatment of benign prostatic hyperplasia. Eur Urol 22: 271–277
6. Berry SJ, Coffey DS, Walsh PC, Ewing LL (1984) Development of benign prostatic hyperplasia with age. J Urol 132: 474–479

7. Bosch RJ, Griffiths DJ, Blom JH, Schroeder FH (1989) Treatment of benign prostatic hyperplasia by androgen deprivation. Effects on prostatic size and urodynamic parameters. J Urol 141: 68-72
8. Boyle P, McGinn R, Maisonneuve P, La Vecchia C (1991) Epidemiology of benign prostatic hyperplasia: present knowledge and studies needed. Eur Urol 20: 3-10
9. Boyle P, Gould AL, Roehrborn CG (1996) Prostate volume predicts outcome of treatment of benign prostatic hyperplasia with finasteride: meta-analysis of randomized clinical trials. Urology 48(3): 398-405
10. Brooks JR, Liang T, Rasmusson GH (1982) A new class of D4-5a-reductase inhibitors. Arch Andrology 9: 56
11. Cabot AT (1896) The question of castration for enlarged prostate. Ann Surg 26: 265-285
12. Coffey DS, Walsh PC (1990) Clinical and experimental studies of benign prostatic hyperplasia. Urol Clin North Am 17: 461-475
13. Eri LM, Tveter KJ (1993) A prospective, placebo-controlled study of the luteinizing hormone-releasing hormone agonist leuprolide as treatment for patients with benign prostatic hyperplasia. J Urol 150: 359-364
14. Finasteride Study Group (1993) Finasteride (MK-906) in the treatment of benign prostatic hyperplasia. Prostate 22: 291-299
15. Gabrilove JL, Levine AC, Kirschenbaum A, Droller M (1989) Effect of long-acting gonadotropin-releasing hormone analog (leuprolide) therapy on the prostatic size and symptoms in 15 men with benign prostatic hypertrophy. J Clin Endocrinol 69: 629-632
16. Gingell JC, Knönagel H, Kurth KH, Tunn UW and the Schering 90.062 Study Group (1995) Placebo controlled double-blind study to test the efficacy of the aromatase inhibitor atamestane in patients with benign prostate hyperplasia not requiring operation. J Urol 154: 399-401
17. Gormley GJ, Stoner E, Bruskewitz RC et al. (1992) The effect of finasteride in men with benign prostatic hyperplasia. N Engl J Med 327: 1185-1191
18. Griffiths K, Coffey D, Cockett A et al. (1995) The regulation of prostatic growth. In: 3rd Internat Consultation on Benign Prostatic Hyperplasia (BPH), Monaco, June 26-28, pp 73-122
19. Guess HA, Gormley GJ, Stoner E, Oesterling JE (1996) The effect of finasteride on prostate specific antigen: review on available data. J Urol 155: 3-9
20. Habib FK, Ross M, Tate R, Chisholm FD (1997) Differential effect of finasteride on the tissue androgen concentrations in benign prostatic hyperplasia. Clin Endocrinol 46: 137-144
21. Huggins C, Stevens RA (1940) The effect of castration on benign hypertrophy of the prostate in man. J Urol 43: 705-714
22. Kirby RS (1996) Combination therapy in the treatment of benign prostatic hyperplasia: a commentary on the results of the Veterans Administration Co-Operative Study. Urol Int 7: 18-19
23. Lee C, Kozlowski JM, Grayhack JT (1995) Etiology of benign prostatic hyperplasia. Urol Clin North Am 22(2): 237-246
24. Lepor H, Williford WO, Barry MJ et al. (1996) A randomized, placebo-controlled clinical trial of the safety and efficacy of terazosin and finasteride monotherapy and terazosin/finasteride combination therapy in men with clinical benign prostate hyperplasia: a Departement of Veterans Affairs Cooperative Study. J Urol 135: 587A (Abstr 1105)
25. McConnell JD (1995) Benign prostate hyperplasia: hormonal treatment. Urol Clin North Am 22(2): 387-400
26. McConnell JD (1995) Prostatic growth: new insights into hormonal regulation. Br J Urol 76 (Suppl 1): 5-10
27. Moore E, Bracken B, Bremner W et al. (1995) Proscar: five-year experience. Eur Urol 28: 304-309
28. Moriyama M et al. (1991) Studies on therapeutic effects and adverse effects of chlormadinone acetate for patients with benign prostatic hypertrophy. Nishinihon J Urol 53: 563-571
29. Nickel CJ, Fradet Y, Boake R et al. and the PROSPECT Study Group (1997) Efficacy and safety of finasteride therapy for benign prostatic hyperplasia: results of a 2-year randomized controlled trial (the PROSPECT Study). Can Med Assoc J 155(9): 1251-1259
30. Peters CA, Walsh PC (1987) The effect of nafarelin acetate, a luteinizing-hormone-releasing hormone agonist, on benign prostatic hyperplasia. NEJM 317: 599-604
31. Schroeder FH, Westerhof M, Bosch RJ, Kurth KH (1986) Benign prostatic hyperpasia treated by castration or the LH-RH analogue buserelin: a report on 6 cases. Eur Urol 12: 318-321
32. Schweikert HU, Tunn UW (1987) Effects of the aromatase inhibitor testolactone on human benign prostatic hyperplasia. Steroids 50: 191-200
33. Schweikert HU, Tunn UW, Habenicht UF et al. (1993) Effects of estrogen deprivation on human benign prostatic hyperplasia. J Steroid Biochem Molec Biol 44: 573-576
34. Scott WW, Wade JC (1969) Medical treatment of benign nodular prostatic hyperplasia with cyproterone acetate. J Urol 101: 81-85
35. Stone NN, Krongrad A, Chodak GW et al. (1989) A double blind randomized controlled study of the effect of flutamide in benign prostatic hypertrophy: clinical efficacy. Urol Res 17: 338

36. Stoner E (1994) Maintenance of clinical efficacy with finasteride therapy for 24 months in patients with benign prostatic hyperplasia. The Finasteride Study Group. Arch Int Med 154: 83-88
37. Stoner E (1994) Three-year safety and efficacy data on the use of finasteride in the treatment of benign prostatic hyperplasia. Urology 43: 284-294
38. Tammela TLJ, Kontturi MJ (1993) Urodynamic effects of finasteride in the treatment of bladder outlet obstruction due to benign hyperplasia. J Urol 149: 342-344
39. Tunn S, Haumann R, Hey J, Flüchter SH, Krieg M (1990) Effect of aging on kinetic parameters of 3a(b)-hydrox-ysteroid exidoreductases in epithelium and stroma of human normal and hyperplastic prostate. J Clin Endocrinol Metab 71: 732
40. Tunn UW, Schweikert HU (1989) Aromatase inhibitors in the management of benign prostatic hyperplasia. New Developm Biosc 5: 139-149
41. Tunn UW, Schüring B, Senge T, Neumann F, Schweikert U, Rohr HP (1980) Morphometric analysis of prostates in castrated dogs after treatment with androstanediol, estradiol and cyproterone acetate. Invest Urol 18: 289-292
42. Tunn UW, Senge T, Neumann F, Schweikert HU (1981) Der Einfluß von Cyproteronacetat auf die mit Steroidhormonen induzierte experimentelle Prostatahyperplasie des Hundes und die menschliche BPH. In: Altwein JE, Bartsch G, Jacobi GH (Hrsg) Antihormone. Zuckschwerdt, München, S 41-50
43. Walsh PC, Hutchins GH, Ewing LL (1983)Tissue content of dihydrotestosterone in human prostatic hyperplasia is not supranormal. J Clin Invest 72: 1772-1777
44. Weisser H, Tunn S, Debus M, Krieg M (1994) 5a-reductase inhibition by finasteride (Proscar) in epithelium and stroma of human benign prostatic hyperplasia. Steroids 59: 616-620
45. Wendel EF, Brannen GE, Putong PB, Grayhack JT (1972) The effect of orchiectomy and estrogens in benign prostatic hyperplasia. J Urol 108: 116-119
46. White JW (1895) The results of double castration in hypertrophy of the prostate. Ann Surg 25: 1-59
47. Wilkin RP, Bruchovsky N, Rennie PS, Comeau T (1979) Stromal localization of testosterone 5a-reductase in normal, hyperplastic and carcinomatous prostates. Proc Am Assoc Cancer 20: 419
48. Wilton L, Pearce G, Edet E, Freemantle S, Stephens MDB, Mann RD (1996) The safety of finasteride used in benign prostatic hypertrophy: a non-interventional observational cohort study in 14.772 patients. Br J Urol 78: 379-384

KAPITEL 12

Wärmeanwendung

M. Braun, U. Engelmann, R. Harzmann, K. Höfner, U. Jonas, S. Madersbacher,
M. Marberger, D. Weckermann, F. Wawroschek, J. Zumbé

12.1 Hyperthermie 315
12.1.1 Wirkprinzip 315
12.1.2 Technik 316
12.1.3 Indikationen 318
12.1.4 Ergebnisse 318
12.1.5 Wertung 320
Literatur 321

12.2 Transurethrale Mikrowellenthermotherapie (TUMT) 323
12.2.1 Grundlagen 324
12.2.2 Indikation 329
12.2.2.1 Indikationen hinsichtlich der Symptomatik 331
12.2.2.2 Indikationen hinsichtlich objektiver Erkrankungsparameter 332
12.2.2.3 Indikationen hinsichtlich Morbidität 332
12.2.3 Technik 333
12.2.4 Ergebnisse 339
12.2.4.1 Sham-Studien 340
12.2.4.2 Klinische Ergebnisse 340
12.2.5 Wertung (Effizienz und Morbidität) 349
12.2.5.1 Effizienz 349
12.2.5.2 Morbidität 350
Literatur 350

12.3 Transurethrale Nadelablation (TUNA) 354
12.3.1 Einleitung 354
12.3.2 Wirkprinzip 354
12.3.3 Technik 355
12.3.4 Operatives Vorgehen 357
12.3.5 Indikation 357
12.3.6 Ergebnisse 338
12.3.7 Komplikationen 360
12.3.8 Wertung 361
12.3.9 Schlußfolgerung 363
Literatur 363

12.4 Fokussierter Ultraschall 365
12.4.1 Wirkprinzip 365
12.4.1.1 Tierexperimentelle Untersuchungen – Prostata 367
12.4.2 Technik 367
12.4.2.1 Histologischer Effekt auf die humane Prostata 369
12.4.3 Indikation 369
12.4.4 Ergebnisse 370
12.4.4.1 Symptome und Uroflowmetrie 371
12.4.4.2 Urodynamik 373
12.4.4.3 Nebenwirkungen 373
12.4.5 Wertung 374
Literatur 375

12.1
Hyperthermie

R. Harzmann, D. Weckermann, F. Wawroschek

12.1.1
Wirkprinzip

Im Mittelpunkt aller instrumenteller Alternativverfahren, die für die Therapie der BPH derzeit verfügbar sind, steht nach wie vor die Wärmeanwendung in ihren unterschiedlichen Varianten. Diese beanspruchen beim Patienten insofern besonderes Interesse, als die Mehrzahl von ihnen die Erwartung befriedigt, daß hiermit eine Behandlungsvariante ohne Blutungsrisiko zur Verfügung steht, die darüber hinaus nicht narkosepflichtig ist.

Von allen Wärmebehandlungsverfahren ist die lokale Hyperthermie die Technik, die als erste und am heftigsten propagiert wurde. Sie erfreute sich vor allem Anfang der 90er Jahre des ausgeprägten Interesses der Medien, der Patienten und auch der Ärzte. Da diese Therapie nicht nur von Außenseitern, sondern auch von Vertretern der »seriösen Medizin« als ebenso nebenwirkungsfreie wie effektive Alternativtherapie und somit als überlegene Konkurrenz zu den bekannten Operationsverfahren gefeiert wurde, war es nicht überraschend, daß mit der Frage der Notwendigkeit einer BPH-Therapie konfrontierte Patienten sich diesem Verfahren ähnlich hoffnungsvoll zugewandten wie zu der den Laien besonders faszinierenden Laserapplikation.

Die lokale Hyperthermie ist definiert durch die Induktion von Gewebetemperaturen um 43 °C und eine einmalige oder wiederholte Behandlung von 1–3 h Dauer.

Dieses Therapiekonzept ist seit mehr als 80 Jahren bekannt. Es stammt aus der onkologischen Therapie, in der es insbesondere in der Radioonkologie einen klinisch belegbaren Stellenwert hat. Angesprochen ist hier zunächst die Tatsache, daß eine Effektivitätsabhängigkeit von der Wärmedosis und der Zeit ihrer Einwirkung (Dosis-Zeit-Konstante) besteht. Dies haben experimentelle und klinische Studien an malignen Tumoren belegt. Basis ist dabei die Tatsache, daß malignes Gewebe entschieden wärmesensibler reagiert als dies bei Normalgewebe der Fall ist [3, 6–10, 20, 21] (Abb. 12.1a,b). Daraus resultiert, daß Temperaturen von 43 °C, die über eine Stunde angewandt werden, eine definitive, allerdings nur subtotale Schädigung von malignem Gewebe induzieren, Normalgewebe jedoch allenfalls passagere Veränderungen aufweist. Da im Gegensatz zur Strahlentherapie anoxische Tumorareale sehr empfindlich auf die Hyperthermie reagieren, wird seit Jahrzehnten von Radioonkologen die Kombination von Strahlentherapie und Hyperthermie dann gewählt, wenn es darum geht, die Strahlendosis ohne Wirkungsverlust zu reduzieren.

Voraussetzung für eine malignomwirksame Effektivität der lokalen Hyperthermie ist eine homogene Erwärmung des gesamten Tumorareals, da aus Wärmeinhomo-

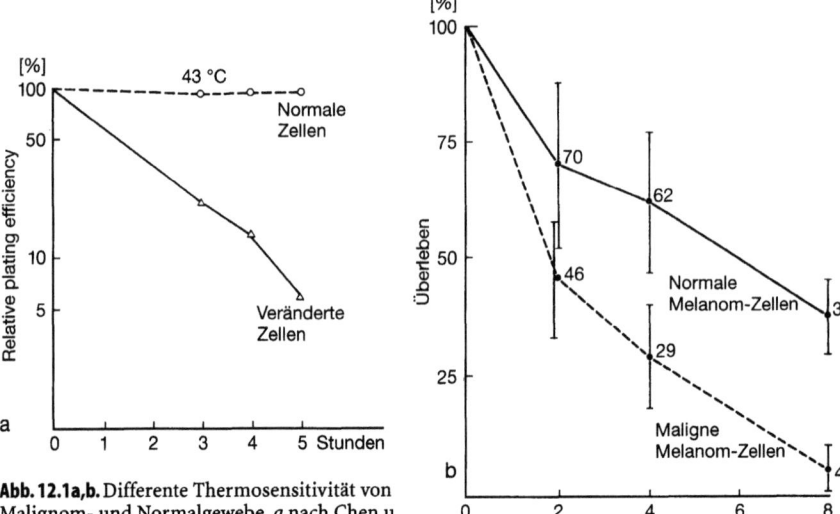

Abb. 12.1a,b. Differente Thermosensitivität von Malignom- und Normalgewebe. *a* nach Chen u. Heidelberger [3], *b* nach Stehlin et al. in [6]

genitäten – also ungenügender Erwärmung beispielsweise auf 41 °C – unerwünschte Effekte wie eine Steigerung des Zellmetabolismus, der in diesem Wärmebereich stattfindet, auftreten [6-10, 23].

Voraussetzung einer Malignomtherapie mittels lokaler Hyperthermie ist demnach, daß technisch für eine homogene Wärmepenetration (43 °C) gesorgt wird [6].

Aus diesen Basisdaten geht hervor, daß die lokale Hyperthermie als in der Tumortherapie wirksame, gegenüber Normalgewebe jedoch unwirksame Maßnahme schon vom Konzept her keine therapeutisch nutzbare Wirkung gegenüber dem benignen Gewebe der BPH haben kann [7].

12.1.2
Technik

Für die transrektale und/oder transurethrale Wärmeanwendung bei der BPH werden/wurden zahlreiche Geräteeinheiten angeboten. Ursprüngliche Konzepte bevorzugten den transrektalen Applikationsweg. Neuere Geräte eignen sich entweder nur für den transurethralen Zugang oder für beide Zugangswege. Tabelle 12.1 nennt Gerätebezeichnung/Hersteller, Wärmeapplikationsweg, technische Details und Behandlungsdauer. Dabei ist anzumerken, daß nahezu alle Geräte mit Mikrowellensendern arbeiten. Eine Ausnahme bildet das System Thermex II, das Mischfrequenzen liefert, deren niedrigste bei 0,5 Mhz (Langwellenbereich) liegt. Als Kuriosität sei das Curamed-System erwähnt, das als Kontaktwärmer nach dem Tauchsiederprinzip arbeitet, also keine Mikrowellen verwendet.

Mit der Ausnahme von Prostatron und Urowave (Thermotherapiegeräte) induzieren alle Geräte Gewebetemperaturen von 43 °C, die mit Hilfe von technisch aufwendigen Computerinstallationen und Thermoelementen bzw. anderen Meßverfahren transurethral oder transrektal exakt gemessen oder lediglich hochgerechnet werden.

Tabelle 12.1. Technisches Design von Hyperthermie- und Thermotherapiegeräten (Prostatron = Thermotherapiegerät)

Gerät/Firma	Zugang	Frequenz [Mhz]	Kühlung	Modalitäten
Prostathermer/Biodan	Rektal	915	+	5–10mal 1 h
Promeditech/Biodan	Rektal	915	+	5–10mal 1 h
Primus/Tecnomatix	Rektal	915	+	5–10mal 1 h
Curamed/Aquadent	Rektal	?	–	5–10mal 1 h
Prostek 3000/Clinitherm	Rektal	915	–	Einmal 1 h
BSD 50/BSD-Med.-Corp.	Urethral	434	–	5–10mal 1 h
Thermex II/Direx	Urethral	0,5	–	Einmal 3 h
Prostatron/Technomed	Urethral	1296	+	Einmal 1 h
Prostcare/Bruker	Urethral/rektal	915	+	Einmal 1 h
Microfocus 500/Medi-Therm	Urethral/rektal	915	–/+	5–10mal 1 h

Induktion und Konstanzkontrolle der Temperaturen im Zielgebiet werden durch Mikroprozessoren gesteuert bzw. gewährleistet. Interessant ist, daß abgesehen von Urowave und Prostatron alle Systeme primär als »Hyperthermiegeräte« verkauft wurden. Offensichtlich als Folge aufklärerischer Bemühungen um die Darstellung der Unterschiede zwischen Hyperthermie und Thermotherapie werden diese technisch unveränderten Systeme heute nicht mehr als Hyperthermie-, sondern als »Thermotherapiegeräte« prospektiert.

Die Anschaffungskosten für diese ursprünglich so bezeichneten Hyperthermiegeräte lagen anfangs der 90er Jahre bei 400.000 DM. Eine – allerdings nur ökonomische – Alternative war und ist das Curamedgerät, das in der Praxisversion etwa 6000 DM und in der Version des »Heimtrainers« etwa 600 DM kostet. Primär als Thermotherapiesystem konzipierte Geräte wie Prostatron und Urowave lagen zunächst bei 1 Mio. DM bzw. bei 400.000 DM, jetzt bei 290.000 DM (Urowave). Hyperthermiegeräte, die derzeit unter dem Begriff Thermotherapiesystem firmieren, sind inzwischen wesentlich preiswerter zu haben.

Die derzeit angebotenen Hyperthermiegeräte arbeiten mit Mikrowellenfrequenzen zwischen 434 und 915 Mhz. Diese Wellenbereiche besitzen eine bekannt schlechte Energiepenetration, weswegen eine homogene Erwärmung nicht erwartet werden kann und konsequenterweise auch nicht resultiert. Dieser Effekt wird nur mit Hilfe von Stromqualitäten des Langwellenbereichs, also mit Frequenzen zwischen 0,3 und 8 Mhz erreicht. Demgegenüber ist für die mikrowelleninduzierte Hyperthermie ebenso wie für die Thermotherapie eine homogene Wärmepenetration von lediglich 0,5 cm ebenso charakteristisch wie ein radiärer Wärmegradient von 4–7°/cm Gewebe. Daraus resultiert ein steiler Temperaturabfall zwischen sondennaher Temperatur und Peripherie.

Diese technische Gegebenheit wird therapeutisch dahingehend genutzt, daß sondennah in der Prostata hohe Temperaturen resultieren und infolge der thermischen Abklingquote zur Peripherie hin ein deutlicher Temperaturabfall resultiert. Dies hat zur Folge, daß periurethral hohe Temperaturen, im Niveau der Rektumvorderwand jedoch allenfalls Hyperthermiewerte, also Temperaturen um 43°C resultieren. Damit wird gewährleistet, daß die Rektumvorderwand intakt bleibt.

12.1.3
Indikationen

Bis 1994 wurden die Effekte der Prostatahyperthermie ganz überwiegend positiv beurteilt, woraus sich bis dahin als Indikation gerade die BPH ableitete [24]. Beurteilungen verschiedener Autoren deckten sich weitgehend mit dem Statement der Gerätehersteller, die einen »revolutionären Durchbruch in der Therapie der BPH« proklamierten. Da bekanntlich gerade in der BPH-Therapie Placeboeffekte eine große Rolle spielen, erschien – leider nur wenigen Autoren – äußerste Zurückhaltung gerade in dieser Indikation (BPH) angebracht. Die Berechtigung dieser Zurückhaltung wird anhand der BPH-Hyperthermie-Therapie-Ergebnisse (s. Kap. 12.1.4) näher belegt.

Wenn man die Frage nach der Indikation der lokalen Hyperthermie *generell* auf den Fachbereich Urologie bezieht, dann ist zunächst festzustellen, daß Hinweise auf eine palliative Wirkung beim Harnblasenkarzinom existieren [6]. Experimentell – vereinzelt auch klinisch – konnte gezeigt werden, daß eine technisch einwandfreie, d. h. homogene Erwärmung des Tumorgewebes auf 43 C in der Lage ist, insbesondere in anoxischen Tumorarealen Nekrosen zu induzieren. Die lokale Hochfrequenzhyperthermie (Langwellenbereich) ist als Monotherapie allerdings nicht in der Lage, komplette Tumorregressionen zu induzieren. Dieser Behandlungsansatz wurde auch beim Nierenzellkarzinom [9] und beim Prostatakarzinom [16] verfolgt, wobei allerdings die Notwendigkeit einer homogenen Erwärmung (gewährleistet durch hochfrequenten Strom des Langwellenbereichs, nicht aber durch Mikrowellen) nicht ausreichend berücksichtigt wurde.

Zumindest konzeptionell ist demnach die lokale Hyperthermie in Kombination mit anderen Verfahren wie Strahlen- oder Chemotherapie bei den genannten urologischen Malignomen anwendbar. Gleiches gilt für die chronische abakterielle Prostatitis bzw. die Prostatodynie [17, 18, 10]. Die subjektive Wirksamkeit dieses Behandlungsprinzips bei dieser Erkrankungskonstellation beruht zum einen darauf, daß die Wärmeanwendung gerade in dieser Indikation als angenehm und damit wirksam empfunden wird. Zum anderen ist dieser Personenkreis für Placeboeffekte besonders empfänglich. Darüber hinaus erscheint eine hyperthermieinduzierte dauerhafte oder passagere Blockade der Alpharezeptoren von Prostata und Harnblasenhals möglich [19].

Ausgehend vom Wirkprinzip und von technischen Daten ist die BPH demgegenüber *keine* geeignete Indikation (s. auch Kap. 12.1.4) für eine lokale Mikrowellenhyperthermie. Im Gegensatz dazu sind zukünftig diskussionswürdige Anwendungsbereiche das Harnblasen- und das Prostatakarzinom (beides in palliativer Zielsetzung) [2, 4–6, 14, 22].

Grenzwertig akzeptable Indikationen sind demgegenüber die chronische abakterielle Prostatitis, die Prostatopathie bzw. die Prostatodynie, wobei dies durchaus auch für die Mikrowelle und nicht nur für die durch hochfrequenten Strom des Langwellenbereichs induzierte Hyperthermie gilt [17, 18, 10].

12.1.4
Ergebnisse

Die Rate der subjektiv positiven Hyperthermieeffekte schwankt zwischen 58 und 90%, die der objektiv erfolgreichen Behandlungen zwischen 7,1 und 83%

Tabelle 12.2. »Objektive« und subjektive Effekte der BPH-Hyperthermie. (Literaturangaben bei Harzmann [9])

Autor	»Objektiv« [%]	Subjektiv [%]
Yerushalmi et al. [24]	73	85
Lindner et al. 1987	83	85
Lindner et al. 1989	40	70
Servadio et al. 1988	70	90
Zerbib et al. 1989	45	58
Braf et al. 1990	65	75
Eickenberg 1990	20	70
Strohmaier et al. 1990	7	54
Sapozink et al. 1990	81	86
Watson 1990	25	80

(Tabelle 12.2). Der Begriff »objektiv« wird dabei in den verschiedenen Publikationen höchst unterschiedlich interpretiert, was dadurch deutlich wird, daß einzelne Autoren die rektal-digitale Palpation vor und nach der Therapie für ausreichend objektiv halten, andere von objektiven Aussagen erst dann sprechen, wenn wiederholte Kontrollen von Uroflow und Restharn bzw. Druck-Fluß-Messungen, Volumetrie der Prostata und Prostatahistologie vorliegen. Ausreichend zuverlässige Kontrollparameter sind die Prostatavolumetrie (diese mit Einschränkungen) und die Histologie.

Gewebeanalysen zeigen, daß die lokale BPH-Hyperthermie abgesehen von mäßigen entzündlichen Veränderungen keinen meßbaren Effekt hat (Tabelle 12.3). Insgesamt finden sich nach transurethraler oder transrektaler Hyperthermie weder Veränderungen des Prostatavolumens noch Nekrosen. Diese werden konsequenterweise nur dann gefunden, wenn ein Prostatakarzinom behandelt wurde (s. Tabelle 12.3). Das überrascht in Kenntnis der seit Jahren bekannten Basisdaten zur Hyperthermie - differente Wärmesensitivität von Malignomgewebe und Normalgewebe - nicht im geringsten [7-9].

Ungewöhnlich ist die Diskrepanz zwischen subjektiv guten und objektiv schlechten Ergebnissen, was durchaus auch auf Placeboeffekte zurückzuführen ist: die Behandlungsbedingungen sind angenehm, das Gerätedesign ansprechend und Gerätekosten für Arzt und Patienten in gleicher Weise beeindruckend. Dennoch bleibt die Frage, ob die subjektiv günstigen Resultate allein Placebowirkungen sind oder andere Ursachen haben wie die passagere oder definitive Funktionsstörung der Alpharezeptoren von Harnblasenhals und Prostata. Theoretische Zusammenhänge dieser Art

Tabelle 12.3. Effekte der Mikrowellenhyperthermie bei BPH. (Aus Fabricius: Interstitielle Hyperthermie bei Nacktmaus-Modell). (Literaturangaben bei Harzmann [9])

Autor	Volumen	Histologie
Braf et al. 1990	Unverändert	0
Fabricius et al. 1990	Reduziert	Unverändert
Leib et al. 1986	Unverändert	Entzündung
Meshorer 1990	0	Gland. Atrophie
Rigatti et al. 1990	0	Entzündung, PC: Nekrosen
Sapozink et al. 1990	Unverändert	Entzündung
Strohmaier et al. 1990	Unverändert	Entzündung
van Erps et al. 1990	Unverändert	0

wurden bereits mehrfach diskutiert [7-9]. Neuere Untersuchungen zeigen, daß eine Wärmeanwendung in der Prostata durchaus eine Alpharezeptorblockade verursachen kann, was für die Hyperthermie ebenso wie für die Thermotherapie gilt [19].

Die lokale Hyperthermie kann zwar eine verbesserte Durchblutung der Prostata und subjektiv zumindest vorübergehend erfreuliche Effekte liefern [12, 13], ist aber nicht in der Lage, bei Patienten mit obstruktiv wirkender benigner Prostatahyperplasie (BOO) einen objektiv meßbaren Effekt zu erzielen [9, 15]. Dies steht *spätestens* nach der französischen BPH-Hyperthermiestudie aus dem Jahr 1995 fest und gilt sowohl für die transrektale als auch für die transurethrale Anwendung dieses Verfahrens [1].

Ungeachtet dessen wird von einzelnen Autoren unbeirrt immer wieder die subjektiv erfreuliche Wirkung ebenso in den Vordergrund gestellt wie die Tatsache, daß es sich um ein absolut nebenwirkungsfreies Behandlungskonzept handle.

Selbst daran bestehen Zweifel. Die Beschreibung einer Prostata-Rektum-Fistel nach 10 jeweils einstündigen transrektalen Hyperthermiebehandlungen [11] zeigt, daß selbst auf die Nebenwirkungsfreiheit kein Verlaß ist. Dies gilt auch deswegen, weil eine durch Mikrowellen induzierte Hyperthermie – ob sie nun transurethral oder transrektal appliziert wird – nicht in der Lage ist, eine homogene Erwärmung des Gewebes im jeweils gewünschten Temperaturbereich (43 °C) zu gewährleisten. Daraus resultiert, daß in Teilabschnitten der Prostata subtherapeutische Temperaturen von beispielsweise 41 °C auftreten können. Experimentaldaten haben belegt, daß mäßige Temperaturerhöhungen auf z. B. 41 °C Steigerungen von Stoffwechselaktivitäten in Zellkulturen induzieren [23]. Da bei der BPH mit einem Inzidentalkarzinom (Transitionalzone) in bis zu 20 % der Fälle zu rechnen ist, erscheint es denkbar, daß die lokale Mikrowellenhyperthermie infolge inhomogener Wärmeverteilung potentiell riskant ist, da sie eine Aktivierung von Inzidentalkarzinomen durch eben diese Temperaturbereiche bewirken könnte [7-10]. Somit erscheint eine Tumorpropagation durch die Mikrowellenhyperthermie zumindest diskutabel (6-10, 23).

Der von Kälble [11] beschriebene Fall einer Rektumperforation ist schwierig zu interpretieren. Denkbar erscheint immerhin, daß in diesem Fall ein peripher gelegenes Karzinom vorlag, das auf die Hyperthermiewerte von 43 °C karzinomspezifisch (Nekrotisierung) reagierte, was dann letzten Endes die Fistel verursachte [10].

12.1.5
Wertung

Anders als die transurethrale Hochdosisthermotherapie, die bei simultaner Kühlung der Harnröhre intraprostatisch deutlich höhere Temperaturen als 50 °C induzieren kann, bewirkt die transrektale/transurethrale Mikrowellenhyperthermie allenfalls subjektive Befindlichkeitsverbesserungen. Da selbst diese über die Zeit hin nicht konstant sind, das Verfahren im Einzelfall und auch theoretisch nicht nebenwirkungsfrei ist, ist die Hyperthermie der *benignen* Prostatahyperplasie ein völlig obsoletes Verfahren. Daß es dennoch immer wieder angewendet wird, ist zum einen auf die *Wundergläubigkeit* des Patienten, zum anderen auf *autistisch undiszipliniertes Denken* der Ärzte zurückzuführen. An mangelnder Aufklärung kann dies nicht liegen, da seit 1990 auf die Unsinnigkeit der Hyperthermie bei der BPH immer wieder hingewiesen wird [1, 7-10, 15].

Anders sieht es aus bei der nichtbakteriellen Prostatitis bzw. der Prostatodynie, die gut auf wie auch immer geartete Wärmebehandlungsverfahren anspricht [17, 18, 10]. Dies könnte mit einer wärmebedingten Schädigung der Alpharezeptoren durchaus in Zusammenhang stehen.

Nach wie vor ist die Hyperthermie, die in der radioonkologischen Therapie ihren Platz hat, ein interessantes Konzept auch für urologische Tumoren, wie dies für das Harnblasenkarzinom bereits 1980 [6] beschrieben und in neuerer und neuester Zeit wiederholt belegt wurde [2, 4, 5, 14, 22].

Auch das Prostatakarzinom ist eine diskutable Indikation für die Hyperthermie [16], da Tumorgewebe selektiv auf Wärmeanwendungen im 43 °C-Bereich reagiert. Harnblasen- und Prostatakarzinom-Hyperthermieindikationen existieren klinisch-experimentell. Die dabei angewendeten Verfahren sind technisch derzeit allerdings noch nicht ausgereift.

Dementsprechend hat die lokale Hyperthermie in der Malignomtherapie nicht nur ihre Vergangenheit, sondern auch ihre Zukunft. Anders ist es bei der lokalen Hyperthermie der BPH: sie hatte eine von Wunschdenken geprägte Vergangenheit und wird – hoffentlich – keine Zukunft haben.

Literatur

1. Abbou C-C, Payan C, Viens-Bitker C et al. and The French BPH Hyperthermia Group (1995) Transrectal and transurethral hyperthermia versus sham treatment in benign prostatic hyperplasia. A double-blind randomized multicentre clinical trial. Brit J Urol 76: 619–624
2. Amano T, Kumini K, Nakashima K, Uchibayashi T, Hisazumi H (1990) Combined therapy of hyperthermia and tumor necrosis factor for nude mice bearing KK-bladder cancer. J Urol 144: 370–374
3. Chen TT, Heidelberger C (1969) Quantitative studies on the malignant transformation of mouse prostate cells by carcinogenic hydrocarbons in vitro. Int J Cancer 4: 166–174
4. Colombo R, Lev A, Da Pozzo LF, Freschi M, Gallus G, Rigatti P (1995) A new approach using local combined microwave hyperthermia and chemotherapy in superficial transitional bladder carcinoma treatment. J Urol 153: 959–963
5. Colombo R, Da Pozzo LF, Lev A, Freschi M, Gallus G, Rigatti P (1996) Neoadjuvant combined microwave induced local hyperthermia and topical chemotherapy versus chemotherapy alone for superficial bladder cancer. J Urol 155: 1227–1232
6. Harzmann R (1980) Hochfrequenz-Hyperthermie beim Harnblasenkarzinom. Urban & Schwarzenberg, München
7. Harzmann R, Weckermann D (1991) Lokale Mikrowellen-Hyperthermie bei der benignen Prostatahyperplasie. Dtsch Ärztebl 88: 859–864
8. Harzmann R, Weckermann D (1992) Hyperthermia or thermotherapy of benign prostatic hyperplasia (what ist the difference?). In: Jakse G, Bouffioux C, De Leval J, Janknegt RA (eds) Benign prostatic hyperplasia. Springer, Berlin Heidelberg New York, pp 127–133
9. Harzmann R, Weckermann D (1994) Überlegungen zur Hyperthermie der Prostata. In: Muschter R, Kriegmair M, Liedl B, Hofstetter A (Hrsg) Immuntherapie und high-tech in der Urologie. Klinische und experimentelle Urologie 25. Zuckschwerdt, München, S 129–135
10. Harzmann R (1995) Kommentar zur Arbeit Kälble et al. Akt Urol 26: 279–280
11. Kälble T, Möhring K, Buhl K, Dörsam J, Staehler G (1995) Prostata-Rektum-Fistel nach transrektaler Hyperthermie wegen benigner Prostatahyperplasie bei einem Hochrisikopatienten. Akt Urol 26: 275–279
12. Kaplan STA (1993) Hyperthermia for BPH: acceptance uncertain despite apparent safety. Contemp Urol 5: 15–23
13. Larson TR, Collins JM (1995) Increased prostatic blood flow in response to microwave thermal treatment: preliminary findings in two patients with benign prostatic hyperplasia. Urology 46: 584–590

14. Matzkin H, Rangel MC, Soloway MS (1992) In vitro study of the effect of hyperthermia on normal bladder cell line and on five different transitional cell carcinoma cell lines. J Urol 147: 1671–1674
15. Montorsi F, Galli L, Guazzoni G et al. (1992) Transrectal microwave hyperthermia for benign prostatic hyperplasia: long-term clinical, pathological and ultrastructural patterns. J Urol 148: 321–325
16. Montorsi F, Guazzoni G, Colombo R, Galli L, Bergamaschi F, Rigatti P (1992) Transrectal microwave hyperthermia for advanced prostate cancer: long-term clinical results. J Urol 148: 342–345
17. Nickel JC, Sorenson R (1994) Transurethral microwave thermotherapy of nonbacterial prostatitis and prostatodynia: initial experience. Urology 44: 458–460
18. Nickel JC, Sorensen R (1996) Transurethral microwave thermotherapy for nonbacterial prostatitis: a randomized double-blind sham controlled study using new prostatitis specific assessment questionnaires. J Urol 155: 1950–1955
19. Perachino M, Bozzo W, Puppo P, Vitali A, Ardoino S, Ferro MA (1993) Does transurethral thermotherapy induce a long-term alpha blockade? Eur Urol 23: 299–301
20. Schulman N, Hall EJ (1974) Hyperthermia – its effect on proliferative and plateauphase cell cultures. Radiology 113: 209–212
21. Stehlin JS, Giovanella BC, De Ipolyi PD, Münz LR (1975) Results of hyperthermic perfusion for melanoma of the extremities. Surg Gynec Obstet 140: 339–348
22. Uchibayashi T, Nakajima K, Hisazumi H, Khara S, Yamamoto H, Koshida K (1992) Studies of temperature rise in bladder cancer and surrounding tissues during radiofrequency hyperthermia. Eur Urol 21: 299–303
23. Vaupel P, Kallinowski F (1987) Physiological effects of hyperthermia. In: Streffer C (ed) Hyperthermia and the therapy of malignant tumors. Springer, Berlin Heidelberg New York, pp 71–109
24. Yerushalmi A, Fishelovitz Y, Singer D et al. (1985) Localized deep microwave hyperthermia in the treatment of poor operative risk patients with benign prostatic hyperplasia. J Urol 133: 873–876

12.2
Transurethrale Mikrowellenthermotherapie (TUMT)

K. Höfner, U. Jonas

Bereits 1866 konnte Busch zeigen, daß malignes Prostatagewebe hitzesensibel ist [10]. Die Anwendung von Hitze wurde damit ein Therapieprinzip, das heute in Behandlungsmethoden wie Mikrowellen, transurethraler Nadelablation (TUNA), hochfokussiertem Ultraschall (HIFU) und in allen Formen der Laserbehandlung der BPH zur Anwendung kommt. Obwohl die Energiequellen zur Erzeugung der Hitze unterschiedlich sind (Mikrowellen, Radiowellen, Ultraschall, Laser), ist es das Ziel aller Verfahren, im benignen Prostatagewebe Temperaturen zu erreichen, die zum Zelluntergang führen, damit die Gewebsmasse zu reduzieren und die subjektiven und objektiven Erkrankungskriterien der BPH zu bessern.

Im benignen Prostatagewebe existieren verschiedene Temperaturschwellen [30]:
- Unter 40 °C werden die Zellen kaum beeinträchtigt.
- Zwischen 41 und 45 °C werden ausschließlich maligne Zellen geschädigt, ohne daß ein bleibender Effekt auf benignes Gewebe feststellbar ist (Hyperthermie).
- Zwischen 45-60 °C entsteht ein inhomogener Zelltod im benignen Gewebe (Thermotherapie).
- Bei Temperaturen >70 °C wird alles lebende Gewebe zerstört (Thermoablation).

Erfahrungen mit der Hyperthermie (s. Kap. 12.1) existieren seit 1982 in der Behandlung des Prostatakarzinoms [60]. In den Folgejahren wurden zahlreiche Studien zur Anwendung der Hyperthermie in der Behandlung der benignen Prostatahyperplasie publiziert. Obwohl immer wieder signifikante Verbesserungen der Symptomatik berichtet wurden, sind histologische Veränderungen im BPH-Gewebe nicht nachweisbar. Eine groß angelegte doppelblind randomisierte Multizenterstudie in Frankreich hat letztlich die Unwirksamweit der transrektalen Hyperthermie bestätigt [1]. In der 2nd WHO International Consultation on BPH 1993 in Paris wurde erstmals der Unterschied in der therapeutischen Wirksamkeit zwischen Hyperthermie und Thermotherapie an der Temperaturgrenze von intraprostatisch 45 °C definiert [54].

Die Therapieziele der modernen transurethralen Mikrowellenthermotherapie lassen sich wie folgt zusammenfassen:
- Verringerung des kompressiven Effektes von hyperplastischem Prostatagewebe auf die Urethra,
- Verringerung des Muskeltonus durch direkte thermische Schädigung der Muskulatur und der die Muskulatur versorgenden Nerven,
- Unterschreiten der Schmerzschwelle der urethralen Mukosa (<45 °C) durch urethrale Kühlung,
- Vermeidung thermaler Schäden im Rektum durch rektale Temperaturkontrolle.

Klinische Wirksamkeit und Morbidität der Thermotherapie ergeben sich somit aus der Relation von erreichter intraprostatischer zytotoxischer Temperatur, die sich aus einer komplexen Interaktion zwischen biologischer Reaktion auf die Mikrowellen, dem Wert der applizierten Energie und der Wirkung der urethralen Kühlung ergibt.

12.2.1
Grundlagen

Mikrowellen umfassen den Bereich von 300–3000 MHz des elektromagnetischen Spektrums. Im allgemeinen werden in der BPH-Behandlung 915 MHz (Urowave, T3, Prostalund, Prostcare) und 1296 MHz (Prostatron) verwendet. Nach neueren Untersuchungen sind die unterschiedlichen Behandlungsfrequenzen für die Energieemission weniger von Bedeutung als Art und Abmessung der Mikrowellenantenne [8]. Die durch Mikrowellen erzeugte Hitze entsteht, indem die Energie über eine Oszillation freier Ladungen (Elektronen und Ionen) und durch Polarisation kleiner Moleküle (hauptsächlich H_2O) infolge eines elektromagnetischen Feldes transportiert wird. Die resultierende molekulare kinetische Energie läßt die Temperatur im Gewebe ansteigen. Die Eindringtiefe ist umgekehrt proportional der Mikrowellenfrequenz und abhängig von den Parametern des Zielgewebes, hauptsächlich des Wassergehaltes. Die Eindringtiefe in Fett ist größer (niedriger Wassergehalt) als in Muskulatur (hoher Wassergehalt). Die erzeugte Gewebstemperatur hängt nicht ausschließlich von der applizierten Energie, sondern auch von der Temperaturleitfähigkeit (d. h. Gewebedurchblutung, Gewebeinhomogenität) ab [30].

Der Zelltod wird dann erreicht, wenn die Temperatur die zytotoxische Schwelle überschreitet, die in verschiedenen Zelltypen unterschiedlich ist. Im Prostataadenomgewebe liegt die Schwelle bei 45 °C für mindestens 30 min. Wegen der Heterogenität des BPH-Gewebes werden nicht alle Prostatazellen homogen zerstört. Histologisch konnte Devonec [32] folgende Effekte feststellen:
- Akut: Eine Woche nach TUMT konnte eine totale Zerstörung der Acini und der glatten Muskelzellen beobachtet werden (Abb. 12.2b, 12.4, 12.5). Kleine Blutgefäße waren thrombosiert, größere Blutgefäße unverändert. Die Gewebsveränderung ist scharf demarkiert (Abb. 12.2a, 12.3).
- Subakut: 2–3 Wochen nach TUMT entstehen ein Gewebsödem und eine milde Kollagenbildung. In der Peripherie der Läsion wird eine Gefäßneubildung mit einer geringen lymphohistiozytären Infiltration gesehen.
- Chronisch: Vermehrung von Kollagen und Fibroblasten in der Gewebsläsion. Eine Regeneration der Acini oder der glatten Muskulatur wurde nicht festgestellt.

Als Ausdruck der besonderen Hitzeempfindlichkeit glatter Muskelzellen fanden Tubaro et al. eine Vakuolisierung und Kondensation des Sarkoplasmas [57]. Darüber hinaus konnten sie ähnlich wie Perachino et al. [48] eine Schädigung und Verringerung von intraprostatischen Nerven feststellen (Abb. 12.6a,b), so daß eine alphablockierende Wirkung der Thermotherapie wahrscheinlich ist.

Die intraprostatischen Gewebsveränderungen sind nicht nur histologisch, sondern auch in der Bildgebung gut dokumentiert worden [4, 41] (Abb. 12.7a,b).

Transurethrale Mikrowellenthermotherapie (TUMT)

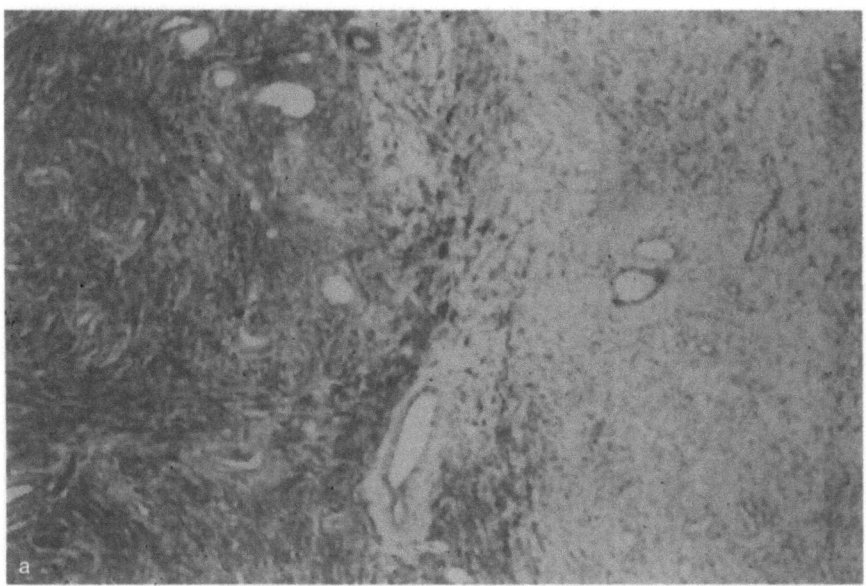

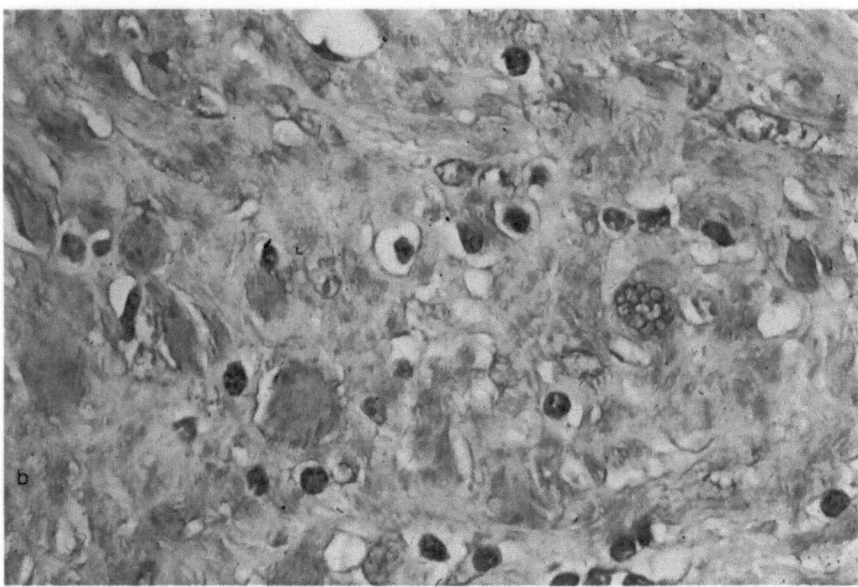

Abb. 12.2a–b. Gewebsveränderungen in der Prostata 5 Tage nach Prostatronbehandlung. *a* Scharfe Demarkierung des geschädigten Prostatagewebes in der Peripherie mit *b* zerstörten glatten Muskelfasern der behandelten Region und *c* normaler glatter Mukulatur in der Peripherie. (Mit freundlicher Genehmigung von M. Devonec, Antiquaille Hospital Lyon)

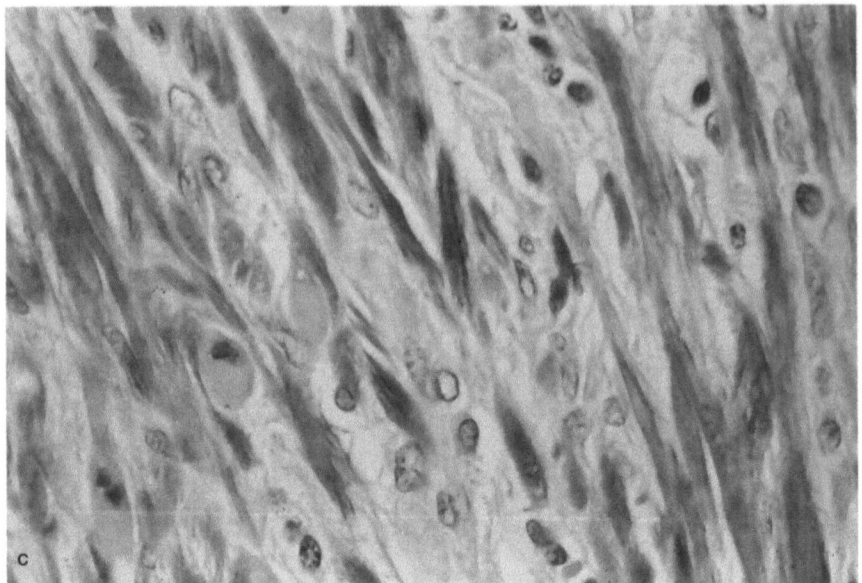

Abb. 12.2c. (Text siehe S. 325)

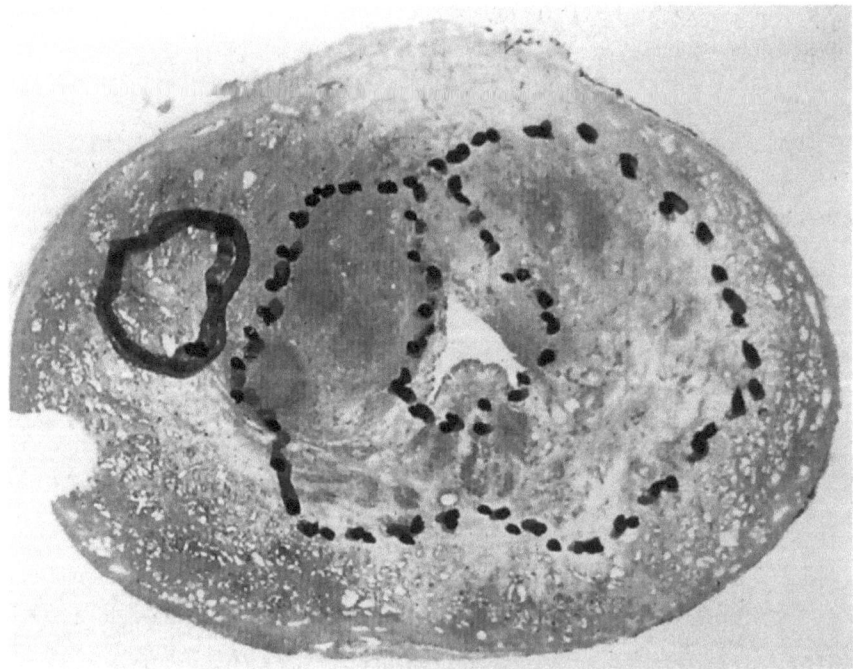

Abb. 12.3. Prostataquerschnitt mit Markierung der Nekrosezone 5 Tage nach T3-Behandlung. (Mit freundlicher Genehmigung von P. de Geeter, Klinik für Urologie, Städtische Kliniken Kassel)

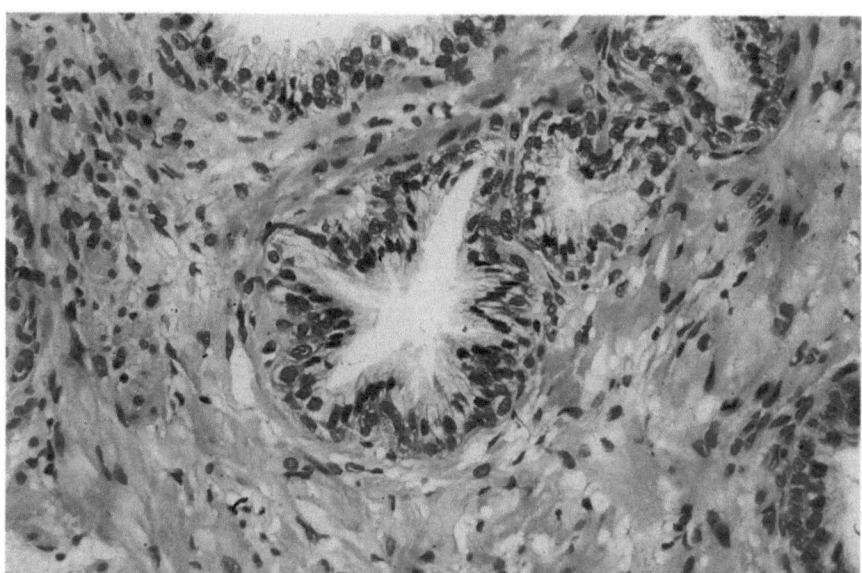

Abb. 12.4. Nukleäre Piknosis in der inneren Schicht der Drüse als Zeichen der irreversiblen Schädigung, Paraffineinbettung, 4 µm-Schnitt, HEx20. (Mit freundlicher Genehmigung von A. Tubaro, L'Aquila-Universität, Italien)

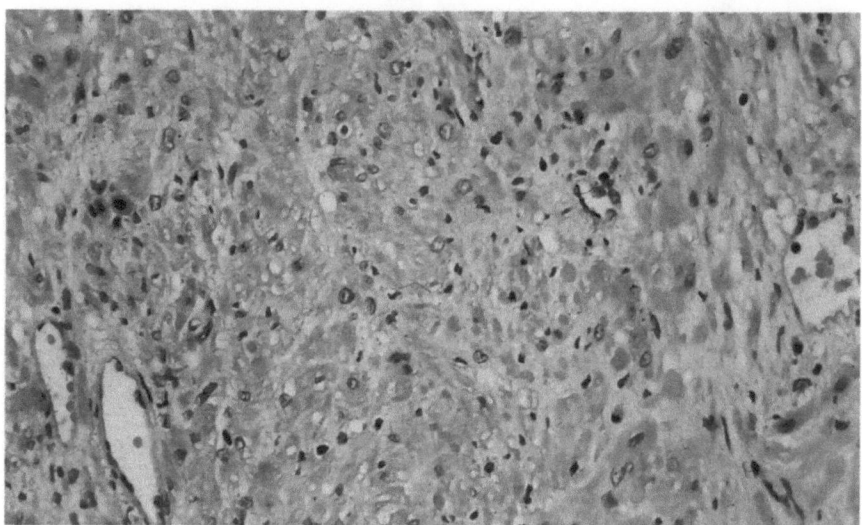

Abb. 12.5. Diffuse Zerstörung der glatten Mukellzellen mit Vakuolisierung und Kondensierung des Sarkoplasmas. (Mit freundlicher Genehmigung von A. Tubaro, L'Aquila-Universität, Italien)

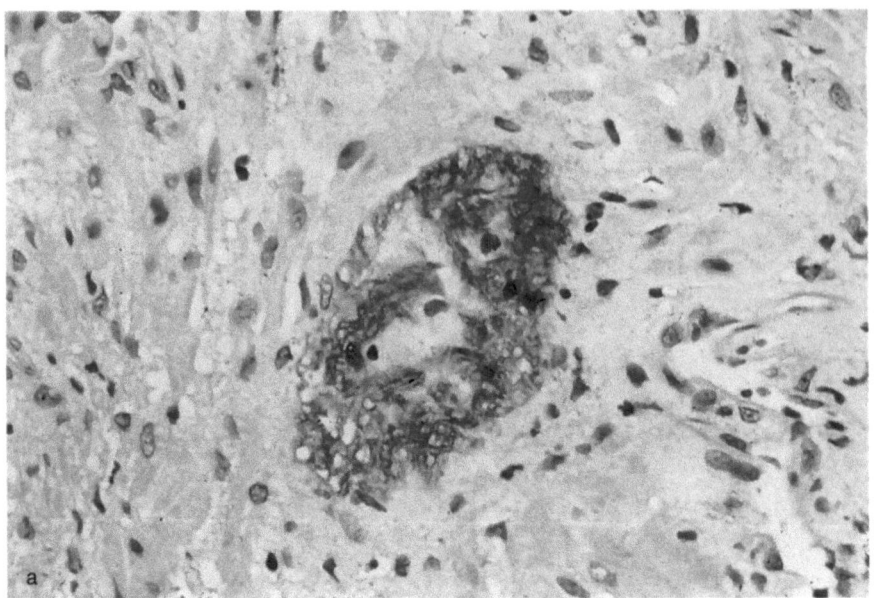

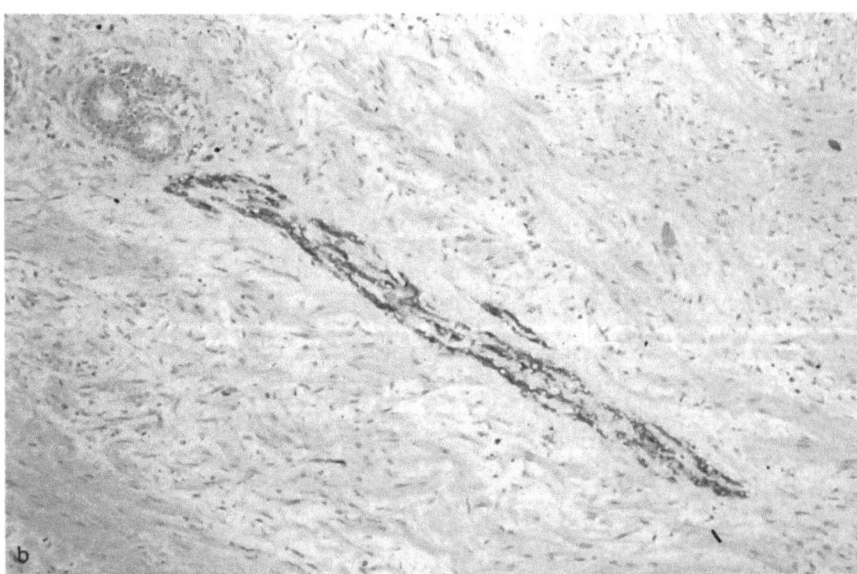

Abb. 12.6a, b. Ballonartige Degeneration eines Nervenaxons mit perineuraler Fibrose. *a* Querschnitt, *b* Sagittalschnitt eines intraprostatischen Nervs. Paraffineinbettung, 4 µm-Schnitt, PAP mit monoklonalem Antikörper S100x40. (Mit freundlicher Genehmigung von A. Tubaro, L'Aquila-Universität, Italien)

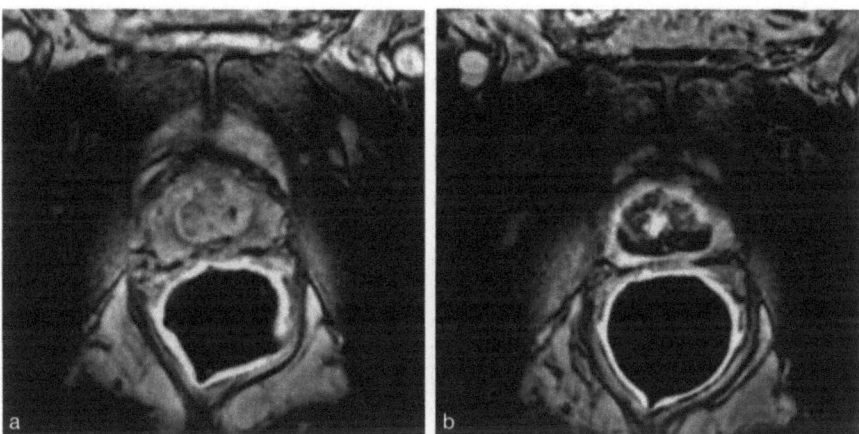

Abb. 12.7a,b. Kernspintomographie der Prostata (Rektalspule, Gadoliniuminjektion). **a** Vor, **b** 5 Tage nach der Thermotherapie mit T3. (Mit freundlicher Genehmigung von T. Larson, Mayo Clinic, Scottsdale, Arizona, USA)

12.2.2
Indikation

Seit Beginn des Einsatzes der transurethralen Mikrowellenthermotherapie wird bis heute eine heftige kontroverse Diskussion über den Einsatz geführt. Die Meinungen schwanken zwischen völliger Ablehnung bis hin zur kritiklosen Akzeptanz für alle BPH-Patienten. Unabhängig von der speziellen Art der BPH-Behandlung läßt sich die Frage einer präzisen Indikationsstellung für die jeweiligen Methoden nur dann beantworten, wenn folgende Daten aus klinischen Studien der jeweiligen Methode bekannt sind:
- Dokumentation der klinischen Effizienz im Unterschied zur Scheinbehandlung;
- Dokumentation der klinischen Wirksamkeit hinsichtlich
  - subjektiver Symptomatik,
  - Uroflow,
  - Restharn,
  - Urodynamik der Auslaßobstruktion;
- Dokumentation der klinischen Effizienz gegenüber dem »Goldstandard« TURP;
  - Analyse der Langzeitwirkung >2 Jahre;
  - Analyse der perioperativen und der Kurz- und Langzeitmorbidität.

Bedingt durch die besondere Technologie der Mikrowellenbehandlung sind zur Definition der Indikationsstellung weitere spezielle Untersuchungen erforderlich:
- interstitielle, intraprostatische Temperaturmessungen zur Dokumentation des Erreichens der zytotoxischen Temperaturschwelle;
- Untersuchungen zur Definition von Kriterien, die Responder und Nonresponder auf die Therapie unterscheiden;

- Untersuchungen zur Optimierung der Effizienz durch Veränderungen der Technologie (Erhöhung der Mikrowellenenergie, Veränderung des Kühlsystems) hinsichtlich der Relation von klinischer Wirksamkeit und Morbidität.

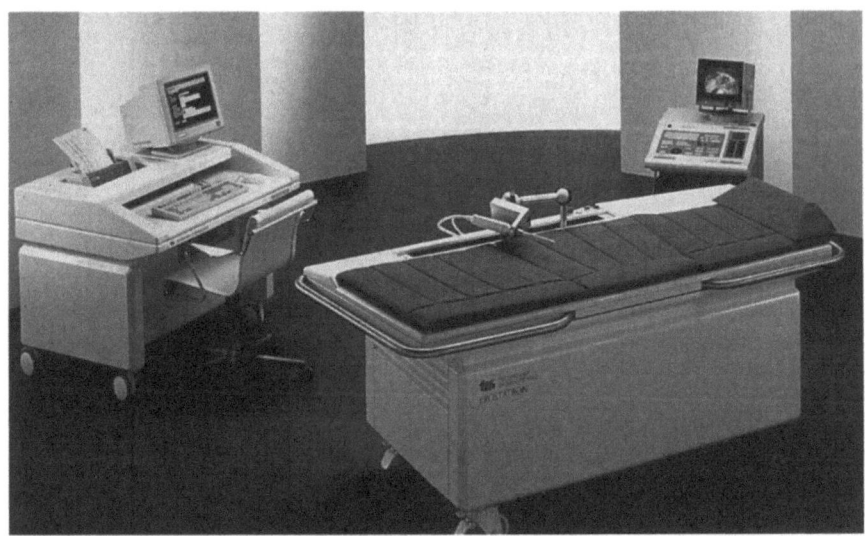

Abb. 12.8. Prostatron (EDAP Technomed, Vaulx-en-Velin, Frankreich)

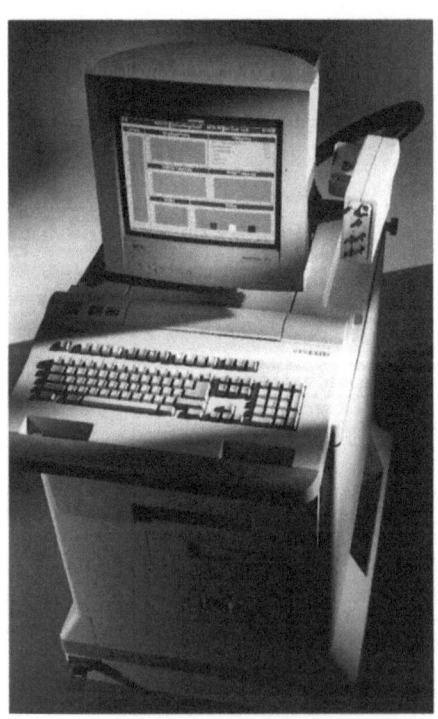

Abb. 12.9. Urowave (Dornier, Deutschland)

Transurethrale Mikrowellenthermotherapie (TUMT)

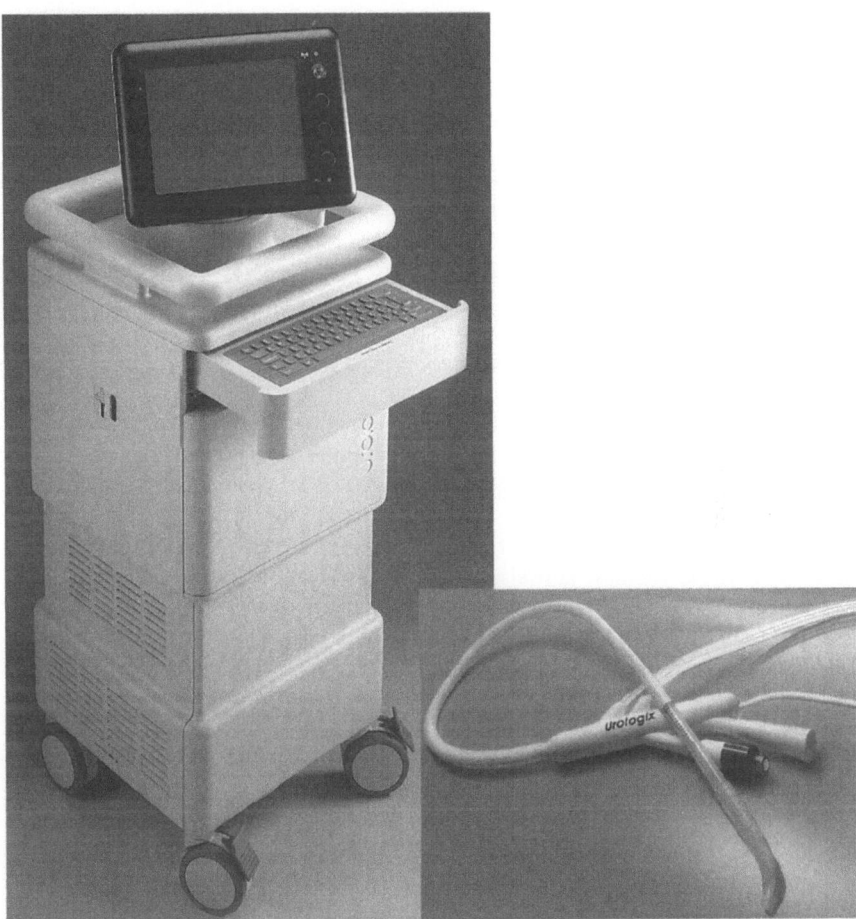

Abb. 12.10. T3 (Urologix, Minneapolis, USA)

Alle oben genannten Untersuchungen sind für die transurethrale Mikrowellenthermotherapie gut dokumentiert, wobei suffiziente Daten komplett nur in der Anwendung des Prostatron (EDAP Technomed, Vaulx-en-Velin, Frankreich) (Abb. 12.8) vorliegen (s. Kap. 12.2.4). Vorläufige klinische Ergebnisse mit den Mikrowellengeräten Urowave (Dornier, Deutschland) (Abb. 12.9) und T3 (Urologix, Minneapolis, USA) (Abb. 12.10) lassen in einer groben Übersicht eine Vergleichbarkeit des Urowave mit der Niedrigenergie-(nE-)TUMT und des T3 mit der Hochenergie-(hE-)TUMT erkennen, so daß eine dementsprechend vergleichbare Indikationsstellung anzunehmen ist.

12.2.2.1
Indikationen hinsichtlich der Symptomatik

Die TUMT verbessert die klinische Symptomatik signifikant besser als eine Scheinbehandlung [6, 18, 26]. Der Effekt auf die Symptomatik ist bei unselektierten Patienten nahezu vergleichbar einer TURP [14, 15, 25, 59]. In den Studien, wo zwischen obstruktivem und irritativem Teilscore unterschieden wurde, ist kein Unterschied des Behandlungseffektes feststellbar, so daß sich BPH-Patienten mit mehr irritativen oder obstruktiven Symptomen im Behandlungserfolg nicht unterscheiden. Subjektive Symptome werden unabhängig vom Effekt auf den Grad der mechanischen Obstruktion beeinflußt, was der retrospektive Vergleich zwischen Niedrig- (nE-) und Hochenergie- (hE-)TUMT nachgewiesen hat [36]. Responseanalysen konnten allerdings zeigen, daß der Typ der Obstruktion (konstriktiv) für die Höhe der symptomatischen Besserungen nach TUMT entscheidend ist [22, 37-39, 56].

12.2.2.2
Indikationen hinsichtlich objektiver Erkrankungsparameter

Die TUMT verbessert die maximale Harnflußrate und den Restharn signifikant besser als eine Scheinbehandlung [6, 18, 26]. Im randomisierten Vergleich der nE-TUMT mit der TURP ist der TUMT-Effekt gegenüber der TURP in allen objektiven Erkrankungsparametern deutlich geringer [14, 15]. Analysen der objektiven Response auf die TUMT zeigen auch hier, daß Patienten mit konstriktivem Obstruktionstyp bessere Behandlungsergebnisse aufweisen. Die hE-TUMT in Form der Prostasoft 2.5 ist in der Lage, einen höheren deobstruierenden Effekt zu erreichen. Vorläufige Ergebnisse im randomisierten Vergleich zur TURP zeigen bisher nur Einjahresdaten und sind insgesamt kontrovers [2, 16]. Retrospektive Vergleiche mit alternativen instrumentellen Therapien wie Laser lassen gewisse Ähnlichkeiten vermuten.

12.2.2.3
Indikationen hinsichtlich Morbidität

Bedingt durch die anästhesiefreie und ambulante Durchführbarkeit der TUMT bietet sie klare Vorteile gegenüber allen in Narkose durchzuführenden gewebeablativen Verfahren. Auch die hE-Form der transurethralen Mikrowellenthermotherapie läßt sich ohne Narkose mit oraler Medikation eines Analgetikums durchführen. Die Morbidität der TUMT ist sowohl perioperativ (Blutung, TUR-Syndrom) als auch in der Langzeitbeobachtung (retrograde Ejakulation, Strikturen, Inkontinenz und erektile Dysfunktion) deutlich geringer (s. Tabelle 12.11).

Zusammenfassend läßt sich zur Indikationsstellung folgendes feststellen: Hinsichtlich der Stärke der Symptomatik entspricht die Indikation für die TUMT der TURP, wobei die globale Symptomatik und nicht die Unterscheidung in obstruktive oder irritative Teilbereiche maßgebend ist. Hinsichtlich der objektiven Erkrankungskriterien ist zwischen Hoch- und Niedrigenergie-TUMT zu unterscheiden. Für die Niedrigenergie-TUMT besteht die Indikation ausschließlich bei fehlender oder geringgradiger Obstruktion. Eine urodynamische Messung zur Feststellung des Obstruktionsgrades ist empfehlenswert. Für die Niedrigenergie-TUMT sind die Schäfer-Klassen 0-2 bzw. die CHESS-Klassen A und B geeignet. Die Responserate auf die Niedrigenergie-TUMT läßt sich bei konstriktivem Obstruktionstyp steigern. Dies entspricht den CHESS-Klassen 3 und 4. Obwohl bisher keine Langzeitdaten zur hE-TUMT 2.5 vorliegen, läßt sich hier jedoch aufgrund der ablativen Wirkung dieser

Behandlung die Indikation auch auf mittelgradig obstruktive Patienten der Schäfer-Klassen 3-4 bzw. der C-Klassen in CHESS erweitern.

Die präzise Indikationsstellung für verschiedene Mikrowellenverfahren ergibt sich deshalb aus der potentiellen Wirkung auf subjektive und objektive Erkrankungskriterien. Obwohl auch obstruktive Patienten mit transurethraler Mikrowellenthermotherapie subjektiv vergleichbar einer TURP profitieren, wird bei diesen Patienten ohne Behandlung der Obstruktionen eine sog. »stumme« Obstruktion resultieren. Obwohl der natürliche Verlauf einer solchen Obstruktionsform bisher unzureichend bekannt ist, läßt sich unterstellen, daß Sekundärkomplikationen wie Blasensteine, ansteigende Restharnmengen bis hin zur Retention harnpflichtiger Substanzen folgen können. Die Indikation zur hE-TUMT sollten den genannten höheren Obstruktionsgraden vorbehalten bleiben, da die Wirkung auf die subjektive Symptomatik nicht besser als bei nE-TUMT ist und eine deutlich höhere Morbidität der hE-TUMT gegenüber der Niedrigenergieform besteht.

12.2.3
Technik

Um intraprostatische Temperaturen von mehr als 45 °C zu erzeugen, sind bestimmte technische Voraussetzungen erforderlich. Bevor sich die heute übliche transurethrale Applikation in Form der TUMT etablierte, arbeiteten verschiedene Maschinen vorwiegend über einen transrektalen Zugang. Die kritische Grenze der Schädigung von Rektum- bzw. Urethralschleimhaut liegt bei etwa 45 °C. Physikalisch ist klar, daß die entstehende Hitze im Gewebe proportional zum Abstand von der Mikrowellenantenne abnimmt, so daß die größte Gewebsschädigung bei urethralen Systemen urethranah und bei transrektalen Systemen an der Rektumschleimhaut entsteht (Abb. 12.11). Ohne Kühlung würden in Rektum oder Urethra Temperaturen um 70 °C erforderlich sein, um durch die Energieverluste intraprostatisch die kritische Temperaturgrenze von 45 °C zu erreichen. Im Vergleich zur TURP spielt diese Tatsache bei urethralen Systemen sicherlich eine untergeordnete Rolle, ist jedoch bei transrektal arbeitenden Maschinen wegen der Gefahr der Rektum-Blasen- oder Rektum-Urethra-Fistel nicht zu ignorieren. Letztere erreichen ohne Kühlung demnach intraprostatisch Temperatu-

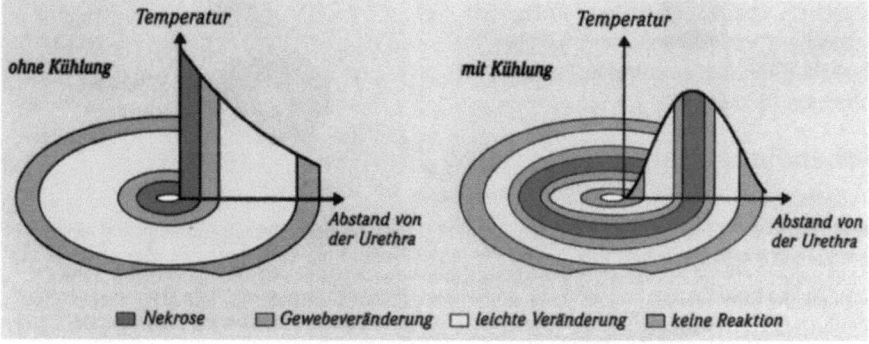

Abb. 12.11. Temperaturverlauf in Abhängigkeit vom Abstand zur Mikrowellenantenne mit und ohne Kühlung

ren von nur 40–42 °C, die nachweislich zu keiner Nekrose des intraprostatischen Gewebes führen und in den Bereich der Hyperthermie einzuordnen sind.

Die transurethrale Applikation einer gekühlten Mikrowellenantenne hat sich deshalb zum Standard der transurethralen Mikrowellenthermotherapie entwickelt.

Die transurethrale Anwendung gestattet wegen der radiären Hitzeabstrahlung eine Beeinflussung der Prostata in der vollen Zirkumferenz. Durch Versuche von Devonec [29, 32] ist bekannt, daß die Schmerzschwelle der Urethra ebenfalls bei 45 °C liegt. Entwicklungsziel der TUMT war von Anfang an eine anästhesiefreie Durchführung, so daß die Kühlung der Urethra erforderlich wurde. Die Kühlung erlaubt eine schmerzarme Behandlung und erklärt die fehlende Gewebsabstoßung, da die Harnröhrenschleimhaut erhalten bleibt. Durch die Kühlung entsteht ein spezifisches Hitzeprofil (Abb. 12.12). Erst in einer bestimmten Gewebstiefe in einem Abstand von

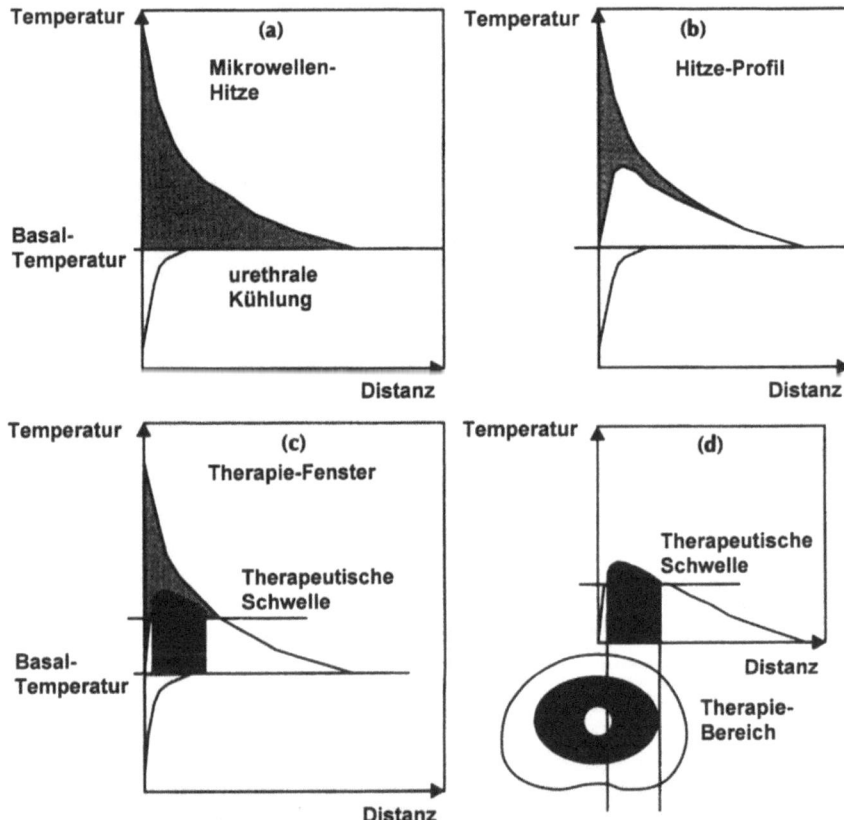

Abb. 12.12a–d. Prinzip der Mikrowellenbehandlung durch radiäre Hitzeabstrahlung und urethrale Kühlung. *a* Durch Energieverluste nimmt die in der Urethra erzeugte Hitze mit dem Anstand zur Mikrowellenantenne ab. Gleichzeitig steigt die Kühltemperatur mit dem Abstand von der Urethra. *b* Durch die Überlagerung von Kühlung und Mikrowellenhitze entsteht ein charakteristisches Hitzeprofil (*weiß*). *c* Die therapeutische Schwelle zur Schädigung von BPH-Gewebe liegt über 45 °C, die bedingt durch die Gestalt des Hitzeprofils in einem definierten Bereich mit etwa 3–5 mm Abstand zur Urethra erreicht wird (*schwarz*). *d* Durch die radiäre Hitzeabstrahlung und Kühlung resultiert ein radiärer Therapiebereich in der Prostata.

3–5 mm von der urethralen Schleimhaut wird eine intraprostatische Temperatur von mehr als 45 °C erreicht.

In der technischen Umsetzung von urethraler Kühlung und der Notwendigkeit des Erreichens von mindestens 45 °C intraprostatisch ist es notwendig, die Temperaturen im Rektum und in der Urethra mit Mikrosensoren zu messen. Der urethrale Sensor liegt in der Nähe der Mikrowellenantenne, die Temperaturmessung im Rektum erfolgt durch 3 Sensoren, die auf einem rektalen Stöpsel in unterschiedlicher Höhe montiert sind (Abb. 12.13 u. 12.14). Während der gesamten Behandlung wird die Temperatur kontinuierlich aufgezeichnet. Die Präzision der Temperaturmessungen ist ein wichtiges Kriterium für die Patientensicherheit zur Vermeidung von Hitzeschäden außerhalb der Prostata. Zur Temperaturmessung wird heute im allgemeinen ein fiberoptisches Prinzip verwendet, das garantiert, daß präzise Messungen auch in Gegenwart von starken Mikrowellenfeldern möglich sind, ohne diese in ihrer Homogenität zu stören oder zu reflektieren (Abb. 12.15). Die verwendeten Glasfasern sind hitzestabil, inert, elektrisch nicht leitend und biologisch gut verträglich.

Die gesamte Behandlungseinheit wird durch eine Software gesteuert, die sowohl die abgegebene Mikrowellenenergie als auch alle gemessenen Temperaturen auf einem Computermonitor entweder als Kurven (EDAP Technomed) oder als Zahlenwert (Dornier-Medizintechnik GmbH) zur Kontrolle durch den Untersucher darstellt. Hitzeschäden bzw. das Erreichen der urethralen Schmerzschwelle werden durch vorgebene Temperaturgrenzen im Rektum und in der Urethra verhindert. Während der Behandlung wird der Mikrowellengenerator bei Erreichen einer der vorgegebenen Temperaturschwellen (rektaler oder urethraler Alarm) abgeschaltet. Dieses autoregulative System ist für die Patientensicherheit erforderlich, hat jedoch den Nachteil, daß die Energieemmission ausschließlich von Kriterien wie Prostatagröße, -durchblutung

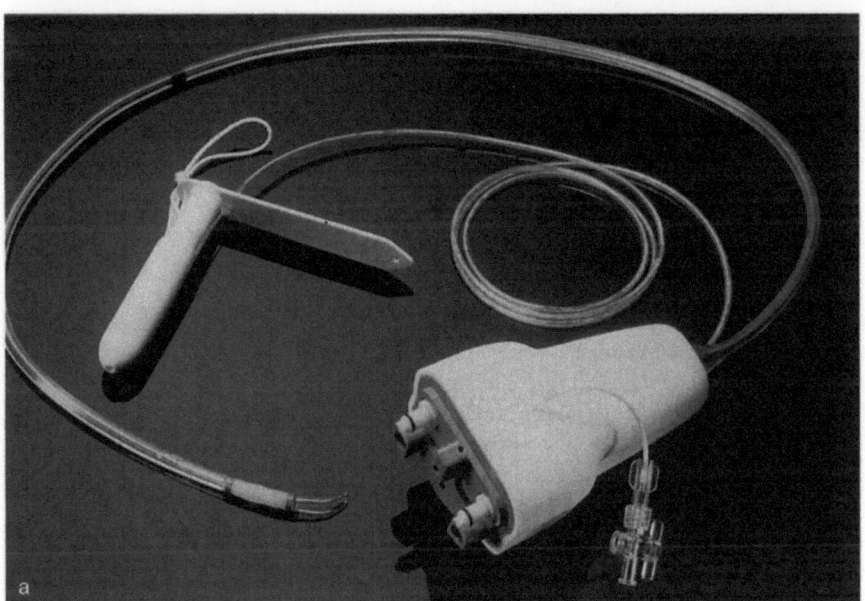

Abb. 12.13a Prostatronkatheter

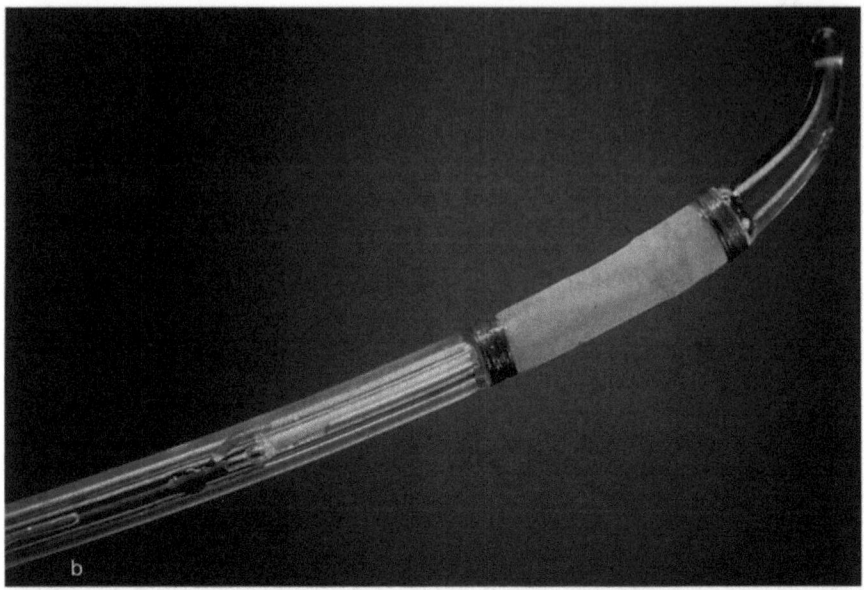
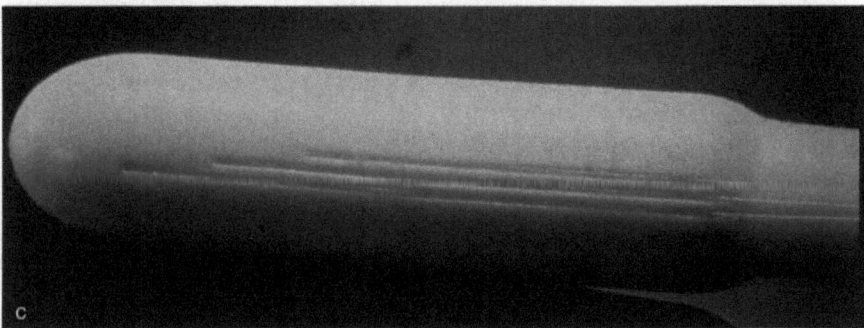

Abb. 12.13b–c. *b* Katheterspitze mit Mikrowellenantenne, *c* Rektalplug mit 3 Temperatursensoren in unterschiedlicher Höhe

und -gewebeeigenschaften, Sitz der Mikrowellenantenne und Höhe der Kühltemperatur abhängig ist und durch den Untersucher kaum beeinflußt werden kann (Abb. 12.16). Eine etwas differente Technologie wird durch die Firma Urologix mit dem Gerät T3 verwendet [17]. Die Energieemission wird zusätzlich mittels Messung der Gewebeimpedanz ermittelt (impedance matching). Nach Angaben der Firma erfolgt die Erhitzung der Prostata mehr nach ventral und lateral (preferential heating), um auf diese Weise eine Schädigung der Rektumschleimhaut zu verhindern (Abb. 12.17).

Durch Veränderung der Geräteparameter können erhebliche Unterschiede in der Höhe der Energieapplikation erreicht werden. In diesem Bereich sind in den nächsten Jahren weitere Entwicklungen zu erwarten.

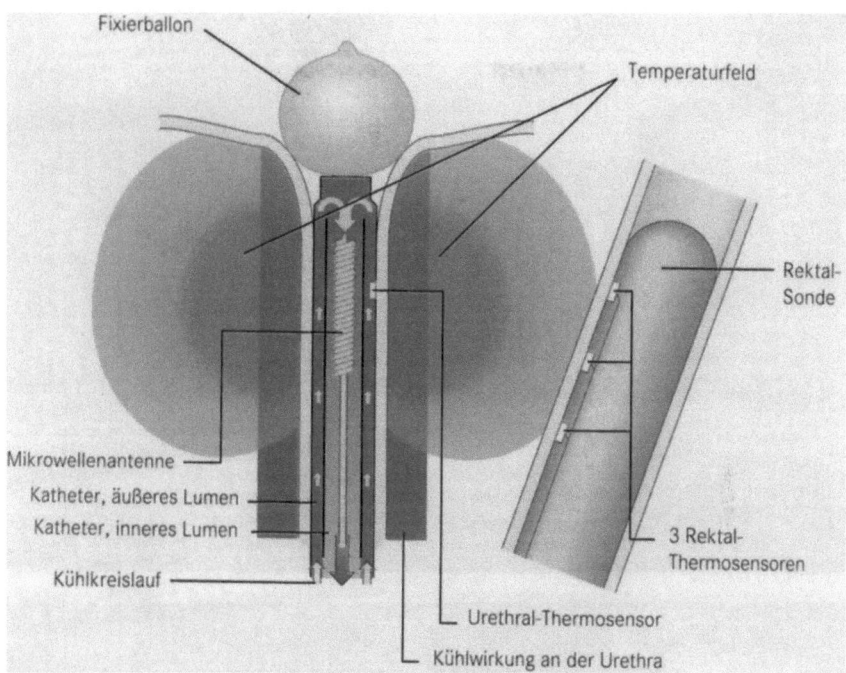

Abb. 12.14. Schematischer Aufbau des Urowavekatheters

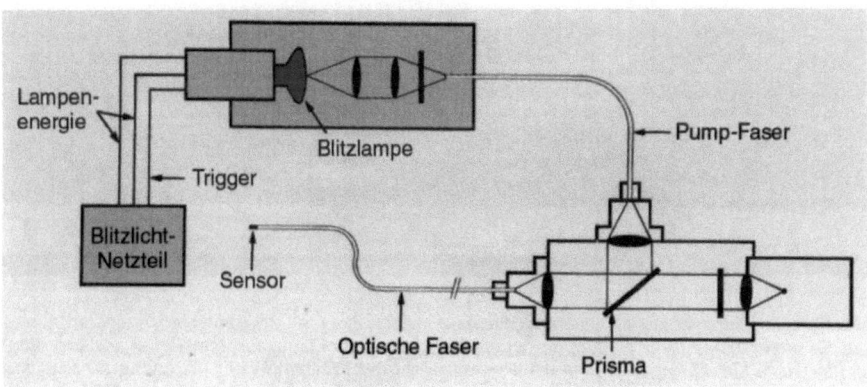

Abb. 12.15. Fiberoptisches Prinzip des Prostatron: Ein kurzes Signal blauen Lichtes wird durch eine Glasfaser an den Temperatursensor gesendet. Am Sensor befindet sich ein Phosphorkristall, der temperaturabhängig rotes Licht emittiert (Fluoreszenz). Durch die Messung der genauen Abklingzeit der Fluoreszenz in Mikrosekunden wird die Temperatur des Phosphorkristalls im Sensor ohne zeitliche Verzögerung bestimmt

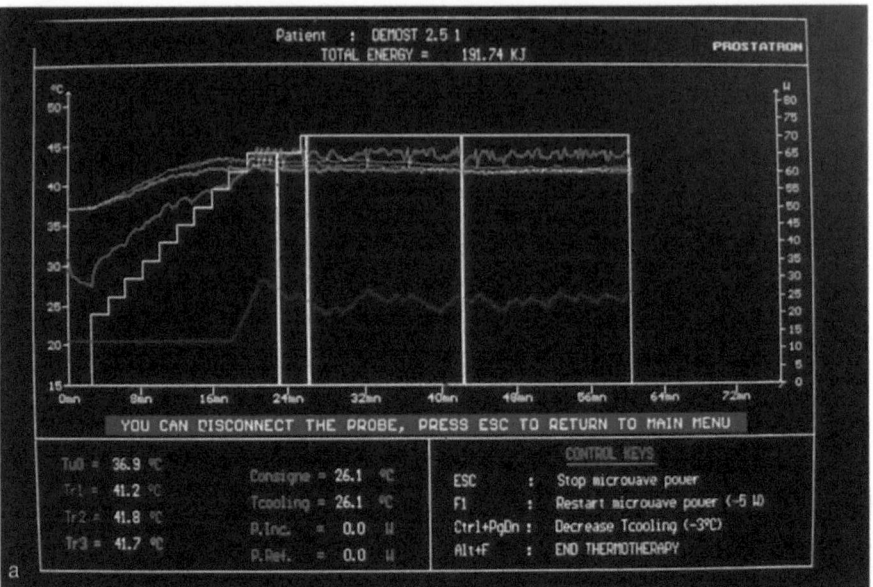

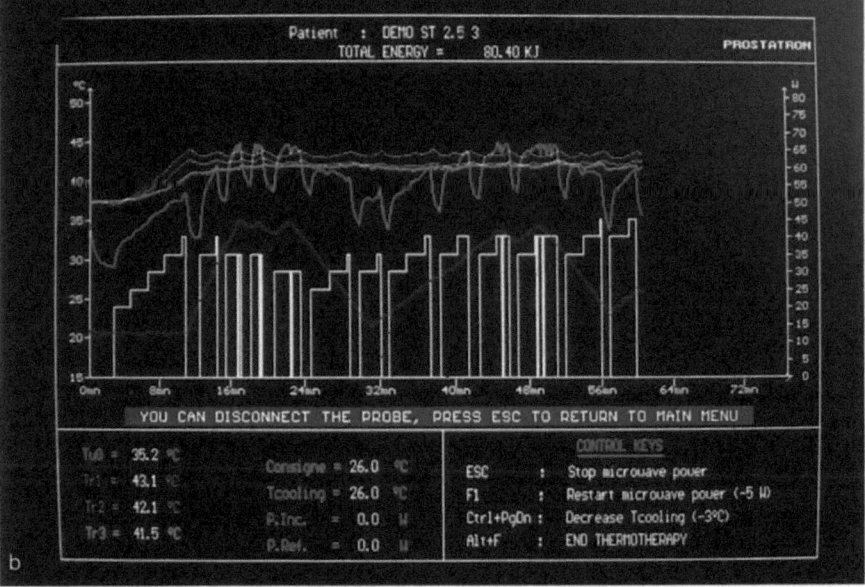

Abb. 12.16a,b. Bildschirmdarstellung einer Prostatronbehandlung. *a* Dargestellt sind Temperaturkurven des urethralen (Tu0, *grüne Kurve*) und dreier rektaler Temperatursensoren (Tr 1–3, *violette, rote und hellblaue Kurve*). Die *dunkelblaue Kurve* entspricht der Kühltemperatur (T cooling). Die *weiße Sägezahn-, bzw. Rechteckkurve* zeigt die Höhe der Mikrowellenenergie, die in der rechten Y-Skala von 0–80 Watt dargestellt ist. Die Gesamtenergiemenge, die in dieser Behandlung appliziert wurde, liegt bei 191,74 kJ. Nur insgesamt 3mal wurde der Mikrowellengenerator durch Erreichen einer kritischen Temperaturschwelle abgeschaltet. *b* Differentes Behandlungsprofil, bei dem nur 80,40 kJ appliziert werden konnten. Die Kurve zeigt multiple Abschaltungen des Mikrowellengenerators, bedingt durch das Erreichen der kritischen Temperaturschwelle in Urethra oder Rektum. Das Behandlungsgerät stellt sich auf eine Maximaltemperatur von nur 50 Watt Mikrowellenenergie ein.

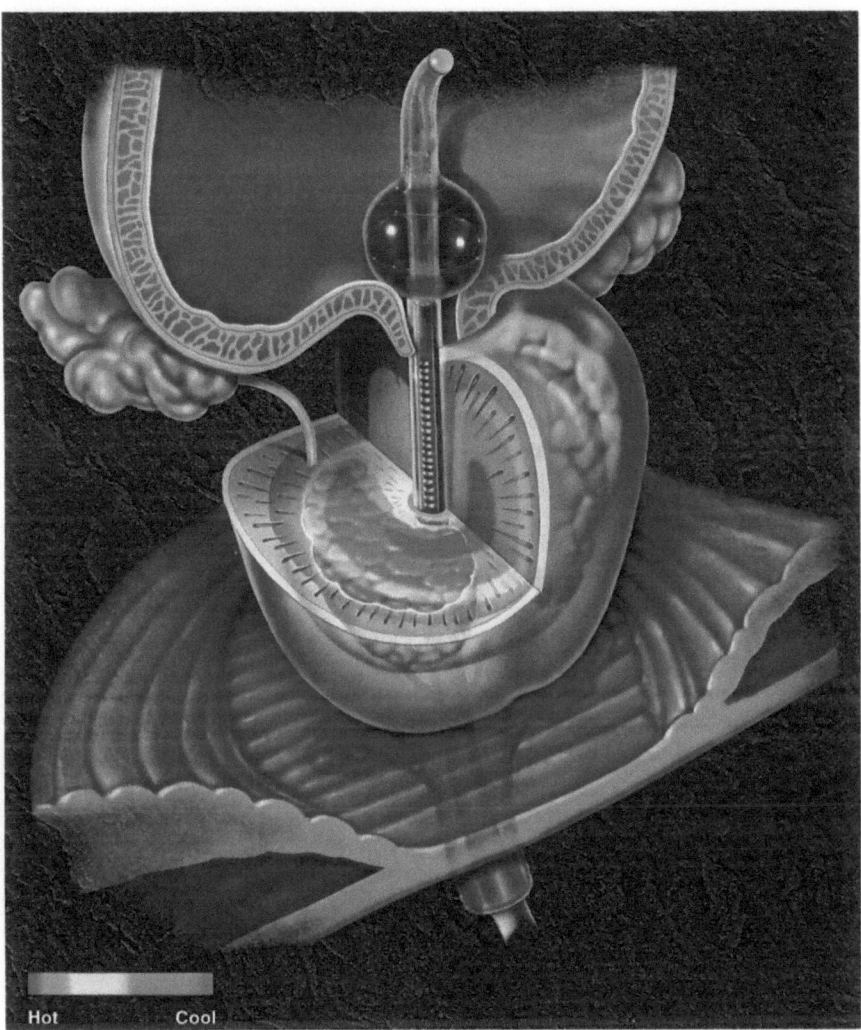

Abb. 12.2.17. Schema der resultierenden intraprostatischen Temperatur mit dem T3-System

12.2.4
Ergebnisse

Erfahrungen mit der transurethralen Mikrowellenthermotherapie (TUMT) sind derzeit am besten für die nE-TUMT mit der Version Prostasoft 2.0 des Prostatron in klinischen Phase-II- und III-Studien dokumentiert. Das maximale publizierte Follow-up liegt derzeit bei 5 Jahren. Weltweit sind mittlerweile 30.000 Patienten mit dieser Methode behandelt worden. Für die nE-TUMT liegt die Zulassung der FDA vor. Generell ist eine subjektive Response bei 75% unselektierter Patienten mit Reduktion der Symptome um 65% und einer Verbesserung des maximalen Harnflusses um 35 % zu erwarten. Tabelle 12.5 (s. dort) zeigt die Ergebnisse randomisierter Studien bei 2275 Patienten in einem berichteten Nachbeobachtungszeitraum von einem Jahr. Schwere Komplikationen durch die Mikrowellenanwendung wie Fisteln zum Rektum oder zur Harnröhre bzw. Harnblasenverletzungen sind dabei nicht aufgetreten, so daß diese Methode als sicher gelten kann. Zwischenzeitlich sind auch Ergebnisse randomisierter Studien für die Geräte T3 (Urologix) und Urowave (Dornier) publiziert worden [9, 52].

12.2.4.1
Sham-Studien

In Auswertung der Erfahrungen mit der Hyperthermie, die keinen Unterschied zur Scheinbehandlung aufwies [1], war es auch für die Thermotherapie von Wichtigkeit, die Wirksamkeit in einer blinden Randomisierung gegenüber einer Scheinbehandlung (Sham-Therapie) zu prüfen. Bei den Patienten, die eine Scheinbehandlung erhielten, wurde die gesamte Thermotherapiebehandlung simuliert, ohne Mikrowellenenergie zu applizieren.

Insgesamt wurden seit 1991 5 Studien publiziert, in denen insgesamt 206 Patienten mit einer nE-TUMT (Prostasoft 2.0) gegen 163 Scheinbehandlungen randomisiert wurden (Tabelle 12.4). Eine der 5 Studien war doppelblind [5]. Die Verbesserungen im Qmax in den Sham-Gruppen betrug -2-28 %, während in der nE-TUMT-Gruppe eine Verbesserung zwischen 35-57 % eintrat. Die Verbesserung des Symptomemscores zeigte ähnliche Resultate in der Sham-Gruppe von 17-46 % und der nE-TUMT-Gruppe von 50-70 %.

Die Mehrheit der Autoren berichtet über Ergebnisse bis zu 3 Monaten. De Wildt et al. zeigten kürzlich in einem Nachbeobachtungszeitraum bis zu einem Jahr 16 % Besserung im Qmax für die Sham-Patienten gegenüber 46 % für die mit nE-TUMT behandelten Patienten. Der Symptomenscore besserte sich in 25 % in der Sham-Gruppe und in 75 % der wirklich Behandelten [26].

Die Ergebnisse der verschiedenen kontrollierten Studien zeigten einen signifikanten Effekt der TUMT sowohl in den subjektiven als auch objektiven Parametern und keinen signifikanten Effekt im Placeboarm. Zusätzlich beweist der PSA-Anstieg ausschließlich nach einer TUMT in den Daten von de la Rosette et al. und Blute et al., daß der klinische Effekt der TUMT mit dem thermischen Schaden des Prostatagewebes in Verbindung steht und nicht durch den mechanischen Effekt einer Katheterisierung bedingt ist. Ähnliche Trends zeigen die Sham-randomisierten Studien mit dem Gerät T3 [9] und die vorläufigen Ergebnisse mit dem Urowave [52]. Gegenüber der bereits dokumentierten signifikanten Wirkung der TUMT gegenüber Placebo erscheint die einzige Studie, publiziert von Mulvin et al. 1994, die keinen signifikanten Effekt der TUMT gegenüber Placebo nachweisen konnte, unklar [45].

12.2.4.2 Klinische Ergebnisse

Seit die transurethrale Mikrowellenthermotherapie von Devonec 1990 in die klinische Anwendung eingeführt wurde, sind weltweit mehr als 30.000 BPH-Patienten mit Thermotherapie behandelt worden. Die am besten wissenschaftlich dokumentierten Ergebnisse liegen für das Prostatron vor. Zwischenzeitlich sind andere Thermothera-

Tabelle 12.4. Randomisierter Vergleich der transurethralen Mikrowellenthermotherapie (TUMT) mit einer Scheinbehandlung (Sham)

Autor	Ther.	n	Symptomenscore					Qmax					Restharn				
			prä	3 Mo	%	12 Mo	%	prä	3 Mo	%	12 Mo	%	prä	3 Mo	%	12 Mo	%
Ogden et al. [47]	Sham	19	14,2	12,8	16,9	–	–	8,6	9,2	7,0	–	–	118	171	44,9	–	–
	TUMT	21	14,5	4,3	70,3	–	–	8,5	13,0	52,9	–	–	147	12	91,8	–	–
de la Rosette et al. [18]	Sham	24	12,1	8,2	32,2	9,1	24,8	9,7	9,5	–2,0	11,3	16,5	–	–			
	TUMT	24	13,2	5,9	55,3	3,3	75	9,6	13,0	35,4	14,0	45,8	–	–			
Blute et al. [6]	Sham	36	14,9	10,7	28,2	–		7,4	9,5	28,4	–		–	–			
	TUMT	75	13,9	6,3	54,7	–		7,3	11,5	57,5	–		–	–			
de Wildt et al. [26]	Sham	44	12,9	10,4	19,4	8,2	36,4	9,6	9,7	1,0	10,5	9,4	85	104	+22,3	56	34
	TUMT	46	13,7	4,7	65,7	4,2	69,3	9,2	13,4	45,6	13,4	45,6	94	34	63,8	50	46,8
Navrocki et al. [46]	Sham	40	17,5[a]	9,5[a]	45,7	–		9,4	9,5	1,0	–		97	106	9,3	–	
	TUMT	40	19,0[a]	9,5[a]	50,0	–		8,8	9,9	12,5	–		86	86	0	–	
Summe	Sham	163			28,5		30,6			7,1		12,9			10,6		34
	TUMT	206			59,2		72,1			40,8		45,7			51,9		46,8

[a] AUA-Score.

piegeräte wie Urowave (Dornier Medizintechnik GmbH, Germering, Deutschland) [9, 52], T3 (Urologix, Minneapolis, USA) [9, 44], Prostalund (DanTech, Dänemark) [53], Prostcare (Bruker Spectospin, Wissembourg, France) [33, 43] und Primus (Technomatix, Monheim, Deutschland) [12] entwickelt worden, für die zunehmend erste Ergebnisse publiziert werden, deren Vergleichbarkeit mit dem Prostatron jedoch weiteren klinischen Daten vorbehalten bleibt.

Im Laufe der Entwicklung des Prostatron wurden mehrere Softwaresteuerungen entwickelt, die eine ansteigende Höhe der applizierten Mikrowellenenergie bei maximaler Sicherheit für den Patienten und anästhesiefreie Anwendung zum Ziel hatten:
- Prostasoft 1.0 (Temperaturen < 50 °C),
- Prostasoft 2.0 (Temperaturen zwischen 50–60 °C),
- Prostasoft 2.5 (Temperaturen ≥ 70 °C).

nE-TUMT (Prostasoft 2.0)

Die ersten klinischen Daten der Anwendung von Prostasoft 2.0 wurden von Devonec et al. und Carter et al. 1991 publiziert [11, 28]. Weltweit bestehen mit dieser Behandlungsmethode die weitaus größten Erfahrungen mit gut dokumentierten Langzeitergebnissen über 5 Jahre. Die Tabelle 12.5 subsummiert die Ergebnisse von 1835 mit Prostasoft 2.0 gegenüber 664 mit anderen Maschinen behandelten Patienten. Der

Tabelle 12.5. Klinische Ergebnisse der transurethralen Mikrowellenthermotherapie mit verschiedenen Geräten

Autor	Gerät	n	Prä Qmax	SyScore	3 Monate Qmax	SyScore	12 Monate Qmax	SyScore
Miller et al. [44]	T3	103	9,4	20,4	14,3	7,8	–	–
Ramsey et al. [50]	T3	150	9,2	20,0	13,8	9,1	13,4	8,8
Roos u. Pedersen [53]	Prostalund	177	8,4	15,1	9,5	9,9	9,9	10,5
Goldfarb et al. [34]	Urowave	62	8,3	22,6	11,3	10,8	11,6	11,2
Eliasson et al. [33]	Prostcare	172	9,8	12,7	10,3	7	10,9	6,6
van Cauwelaert et al. [58]	Prostatron 2.0	128	9,2	11,3	14,9	2,1	–	–
de la Rosette et al. [21]	Prostatron 2.0	130	9,9	12,7	–	–	11,6	6,8
Ogden et al. [47]	Prostatron 2.0	22	8,5	14,5	13,0	4,3	–	–
Tubaro et al. [57]	Prostatron 2.0	100	8,6	14,2	11,6	5,5	–	–
Devonec et al. [31]	Prostatron 2.0	818	8,8	13,3	13,0	5,7	12,6	3,5
Terai et al. [55]	Prostatron 2.0	63	6,6	22,0	–	–	11,4	13,1
Blute et al. [7]	Prostatron 2.0	150	8,5	13,7	–	–	11,3	5,4
Höfner et al. [37]	Prostatron 2.0	32	11,3	9,9	15,1	3,2	–	–
Kirby et al. [40]	Prostatron 2.0	140	10,1	23,7	12,3	10,6	12,4	11,6
Dahlstrand et al. [14]	Prostatron 2.0	37	8,6	12,1	11,6	2,9	12,6	2,2
Marteinsson u. Due [42]	Prostatron 2.0	115	9,8	15,7	13,3	3,8	13,7	2,6
Netto et al. [51]	Prostatron 2.0	100	–	–	–	–	–	–
Perrin et al. [49]	Prostatron 2.5	72	9,2	17,5	15,2	6,5	–	–
de la Rosette et al. [19]	Prostatron 2.5	116	9,6	13,6	15,2	6,0	14,5	4,9
de Wildt et al. [24]	Prostatron 2.5	85	9,4	13,9	15,8	6,7	14,9	5,8

überwiegend verwendete Madsen-Symptom-Score zeigt einen Anfangswert von ungefähr 13 und fällt dann auf einen Wert von etwa 4 bereits nach 3 Monaten ab. Das bedeutet eine Reduktion des Symptomenscores um ungefähr 70 %. Ein Madsen-Symptom-Score von 4 entspricht dem Wert bei asymptomatischen älteren Männern. Die Verbesserung der Werte für Qmax sind nachweisbar, jedoch im Vergleich zu TURP-Effekten nicht vergleichbar. Im Durchschnitt läßt sich eine Verbesserung von 3–4 ml/s nach 3 Monaten beobachten, was eine Verbesserung um ungefähr 40 % gegenüber dem Ausgangswert bedeutet. Soweit Vergleichsdaten nach einem Jahr vorliegen, ist sowohl die Verbesserung des Symptomscores als auch die des maximalen Harnflusses nach einem Jahr unverändert.

nE-TUMT vs. TURP

Eine klinische Studie, die nE-TUMT mit TURP verglich, wurde zuerst von Dahlstrand et al. in Göteborg/Schweden durchgeführt [14]. Randomisiert wurden 37 Patienten mit TUMT gegenüber 32 Patienten mit TURP. Nach 2 Jahren waren in der TUMT-Gruppe noch 31 Patienten auswertbar (Gründe für das Drop-out: 4mal TURP, einmal neurologische Erkrankung, einmal Verlust des Follow-ups). Von 32 TURP-Patienten waren 30 nachzuverfolgen (Gründe für das Drop-out: einmal Tod wegen Hirntumor, einmal lumbale Laminektomie). Die klinischen Resultate sind in der Tabelle 12.6 präsentiert. Die Studie zeigt eine signifikante Verbesserung des Madsen-Symptom-Scores, des maximalen Harnflusses und des Restharns sowohl für die nE-TUMT als auch für die TURP-Gruppe. Die symptomatische Verbesserung war für beide Gruppen vergleichbar. Wie zu erwarten, resultierte in der TURP-Gruppe ein größerer Anstieg des maximalen Harnflusses. Die Autoren berichteten kürzlich über ein Follow-up bis 5 Jahre in der gleichen Patientengruppe [13]. Die Ergebnisse nach 5 Jahren waren sowohl in der TURP- als auch in der nE-TUMT-Patientengruppe mit den Zweijahresdaten sowohl im Symptomscore als auch in der maximalen Flußrate vergleichbar (Tabelle 12.7).

Tabelle 12.6. nE-TUMT vs. TURP (Zweijahres-Follow-Up). (Nach Dahlstrand et al. [14])

	Prä	24 Monate
MSS		
TUMT	12,1±3,0	2,3±3,0
n	37	31
TURP	13,6±3,9	1,2±1,9
n	32	30
Qmax		
TUMT	8,6±2,5	12,3±4,4
n	37	30
TURP	8,6±3,0	17,6±5,9
n	32	29
Restharn		
TUMT	194±78	148±44
n	37	31
TURP	1104±95	127±2
n	32	30

Tabelle 12.7. nE-TUMT vs. TURP (Fünfjahres-Follow-Up). (Nach Dahlstrand u. Pettersson [13])

	TUMT Prä	TUMT 5 Jahre	TURP Prä	TURP 5 Jahre
MSS	12,1	3,0	13,6	2,3
Qmax	8,4	11,9	8,3	18,6
Restharn	97	42	104	45

hE-TUMT (Prostasoft 2.5)

Mit der Weiterentwicklung der TUMT und dem Wunsch nach Verbesserung der objektiven Ergebnisse entstand die Frage nach Erhöhung der Energiedosis, ohne die umgebenden Strukturen der Prostata zu schädigen. Aus interstitiellen intraprostatischen Temperaturmessungen, die während der nE-TUMT durchgeführt wurden, wurde klar, daß das klinische Ergebnis mit der in die Prostata applizierten Energie korreliert [30]. Die Programmversion Prostasoft 2.0 wurde mit einer Erhöhung der rektalen Temperaturschwelle um ein Grad auf 43,5 °C und einer Veränderung des Katheters (Mikrowellenantenne direkt am Blasenhals) modifiziert, um eine Maximalleistung von 70 Watt zu erreichen. Diese neue Softwareversion wurde als Prostasoft 2.5 (hE-TUMT) bekannt. De la Rosette et al. berichteten über die größte Serie an 116 Patienten, die mit einer hE-TUMT behandelt wurden. Die Ergebnisse werden in Tabelle 12.8 präsentiert. Die transrektale Ultraschalluntersuchung nach 3 Monaten zeigte einen Gewebsdefekt in der Pars prostatica urethrae in 37% der Patienten (Abb. 12.18a,b). Die Autoren fanden eine gute statistische Korrelation zwischen dem Vorhandensein dieser Logen und der Verbesserung des Uroflows. Das Vorhandensein von Kavitäten in der Pars prostatica konnte in anderen Zentren durch Endoskopie bestätigt werden (Abb. 12.19).

Die urodynamischen Daten nach einer hE-TUMT zeigten eine statistisch signifikante Verbesserung aller Daten der Druckflußmessung. Die Stratifizierung der Patienten entsprechend des Behandlungserfolges zeigte, daß Patienten mit größeren Prostatae und mindestens mittelgradiger Obstruktion die beste Response aufwiesen. Ähnlich der nE-TUMT war die Relation zwischen prätherapeutischer maximaler Harnflußrate und Behandlungserfolg gering, und es bestand keinerlei Relation zwischen prätherapeutischem Madsen-Symptomen-Score und Behandlungserfolg.

Tabelle 12.8. hE-TUMT – Klinische Ergebnisse. (Nach de la Rosette et al. [19])

	Prä	4 Wochen	12 Wochen	26 Wochen	52 Wochen
MSS	13,6	9,4	6,0	5,5	4,9
n	116	93	108	105	67
IPSS	17,5	13,9	8,2	7,9	7,1
n	116	93	106	104	64
Qmax	9,6	9,8	15,2	14,1	14,5
n	114	108	106	99	62
Restharn	73	40	27	33	25
n	114	108	106	100	62

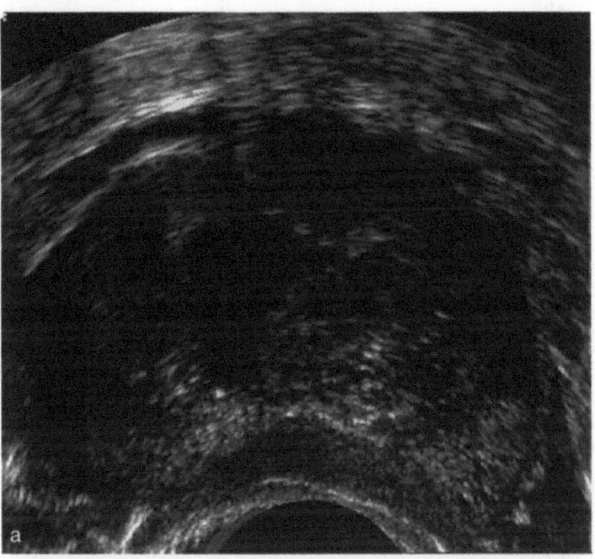
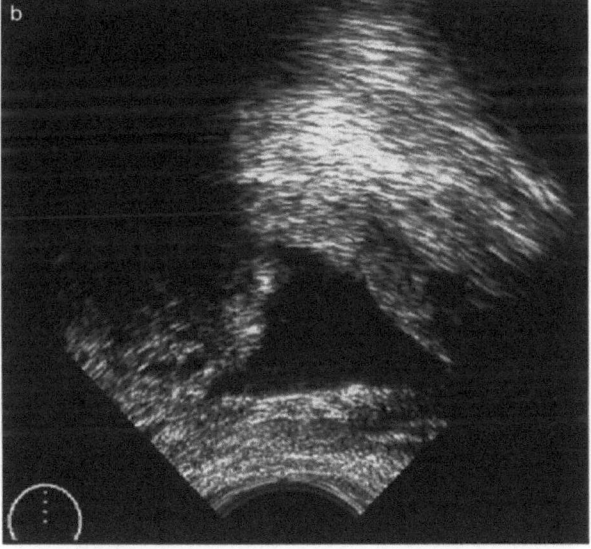

Abb. 12.18a,b. Gewebsdefekt in der Pars prostatica urethrae im transrektalen Ultraschall 3 Monate nach hE-TUMT. *a* Transversal, *b* longitudinal. (Mit freundlicher Genehmigung von J.J. de la Rosette, Katholieke Universiteit Nijmegen, The Netherlands)

HE-TUMT vs. TURP

In einer prospektiv randomisierten Studie untersuchten d'Ancona et al. die Behandlungsergebnisse von 21 mit TURP und 31 mit hE-TUMT behandelten Patienten [16] (Tabelle 12.9). Eine symptomatische Besserung war in 78 % der TURP gegenüber 68 % in der Thermotherapiegruppe zu beobachten. Die Verbesserung des Qmax lagen bei der TURP bei 100 und bei hE-TUMT bei 69 %. Beide Gruppen zeigten eine signifi-

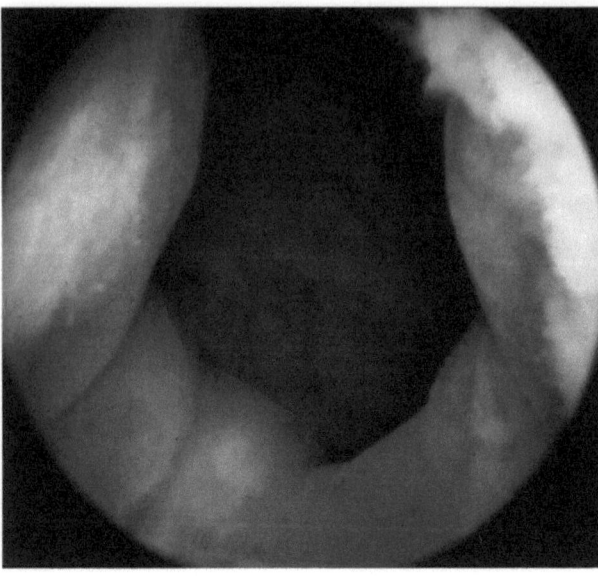

Abb. 12.19. Endoskopie 6 Wochen nach hE-TUMT (Urologische Klinik, Medizinische Hochschule Hannover)

Tabelle 12.9. TURP vs. hE-TUMT. (Nach d'Ancona et al. [16])

	TURP				hE-TUMT				TURP vs. hE-TUMT
	Prä	26 Wo.	52 Wo.	p	prä	26 Wo.	52 Wo.	p	p
Qmax (ml/s)	9,3	14,7	18,6	0,0024	10	17	16,9	0,0002	0,5456
MSS	13,8	2,5	2,8	0,0005	13,5	4,4	4,2	0,0001	0,2010
URA (cm H_2O)	45,7	21,1		0,003	44,1	25,1		0,02	0,01
Linear PURR	3,2	1,1	s	0,003	3,3	2		0,04	0,14

kante Senkung der Blasenauslaßobstruktion. In beiden Gruppen wurden keine ernsthaften Komplikationen beobachtet. In jeder Gruppe war eine Wiederholungsbehandlung erforderlich. Ahmed et al. randomisierten 30 Patienten für TUMT oder TURP [2]. In der TURP-Gruppe verbesserten sich alle Variablen signifikant. In der TUMT-Gruppe verbesserten sich signifikant ausschließlich die Symptome; eine Veränderung der Obstruktionsparameter konnte nicht festgestellt werden. Die TUMT hatte erwartungsgemäß eine geringere Morbidität als die TURP.

Veränderungen der Urodynamik

Verschiedene Autoren publizierten Daten zur Veränderung der Auslaßobstruktion nach einer TUMT [14, 22, 23, 37–39, 56]. Detaillierte Untersuchungen über den Effekt der nE-TUMT auf die Auslaßobstruktion zeigten, daß der Gesamteffekt minimal ist (Tabelle 12.10). Es konnte jedoch festgestellt werden, daß die signifikanten Verbesserungen des Uroflows und des Restharns durch einen Wechsel des Obstruktionstyps von konstriktiv nach kompressiv verursacht wurde [22, 37, 39, 56].

Tabelle 12.10. Veränderungen der Druck-Fluß-Daten nach nE-TUMT 2.0 (n=75) (Nach Höfner et al. [39] und hE-TUMT 2.5 (n=120) (Nach de la Rosette et al. [23])

	Version	prä	6 Monate	p
p det$_{qmax}$	LE-TUMT	74,2	72,7	0,713
p det$_{voidmin}$	LE-TUMT	43,6	40,3	0,230
p det$_{qmax}$	hE-TUMT	64,7	39,1	0,001
p det$_{voidmin}$	hE-TUMT	33,6	16,1	0,001
Schäfer-Klasse	hE-TUMT	3,0	1,4	0,001

Gegenwärtige Daten der hE-TUMT zeigen einen signifikant größeren Effekt auf den Auslaßwiderstand, was sich sowohl in einer Reduktion des Detrusordruckes bei maximalem Flow pdet$_{Qmax}$ als auch in einer Reduktion des Obstruktionsgrades (Abrams-Griffith-Nomogramm, Schäfer-Nomogramm) zeigt [19, 23]. Die mittlere Senkung des pdet$_{Qmax}$ liegt ungefähr bei 25 cm H$_2$O.

Morbidität und Langzeitergebnisse

Der Hauptvorteil der TUMT ist die Tatsache, daß die Behandlung unter ambulanten Bedingungen ohne Anästhesie durchgeführt werden kann. Darüber hinaus zeigen die für die nE-TUMT 2.0 publizierten Daten eine geringe Kurz- und Langzeitmorbidität (Tabelle 12.11). Die Retentionsrate liegt zwischen 6 und 27 %, die Infektionen am unteren Harntrakt sind unter 3 %. Die Rate von Inkontinenz und Strikturen ist ebenfalls niedrig. Es wurden keine Fälle von retrograder Ejakulation berichtet. Die chirurgische Revisionsrate wird zwischen 11–31 % nach 3 Jahren angegeben [3, 25]. Kürzlich berichteten de la Rosette et al. in einer groß angelegten Studie zur Erfassung der Revisionsrate nach einer nE-TUMT 2.0 über einen Zeitraum von 4 Jahren bei insgesamt 1262 Patienten eine Reoperationsrate von 17–30 % in unterschiedlichen Zentren [20]. Von diesen Nachbehandlungen wurden 36 % im ersten Jahr, 33 % im zweiten Jahr und 33 % nach dem zweiten Jahr notwendig. Eigene Daten von 140 Patienten, die zwischen 1991 und 1992 mit einer nE-TUMT behandelt wurden, zeigten nach einem mittleren Follow-up von 40 Monaten eine Reoperationsrate von 16,5 % [35]. Das längste Follow-up wurde mit einem Zeitraum von 5 Jahren von Dahlstrand et al. berichtet [13]. Eine Reoperation mußte bei 4 Patienten der TUMT-Gruppe wegen Therapieversagen und 5 Patienten in der TURP-Gruppe wegen Blutung (3 Patienten) und Blasenhalssklerose (2 Patienten) durchgeführt werden.

Die vorläufigen Berichte über die hE-TUMT nach einem Jahr zeigen, daß die höhere Potenz zur Deobstruktion auf Kosten einer höheren Morbiditätsrate geht (s. Tabelle 12.11). Über 2–4 Wochen gab eine große Zahl der Patienten irritative Miktionsbeschwerden an. Eine passagere Hämaturie war bei den meisten Patienten in den ersten Tagen nach Behandlung auffällig. 33 % der 116 Patienten wiesen eine retrograde Ejakulation auf [19].

Über die Nachbehandlungsrate läßt sich bei den vorliegenden Daten bis 12 Monate nach der Therapie noch nichts abschließendes aussagen. Bisherige Daten zeigen, daß im Vergleich zur TURP nach einem Jahr die Reoperationsrate identisch ist [16].

Tabelle 12.11. Morbidität der transurethralen Mikrowellenthermotherapie

Autor	n	Katheter-zeit (Tage)	% Retention[a]	% Hämaturie[b]	% HWI	% ED	% Ejak.-Stör.[c]	% Strikturen	% Inkont.[d]	% Re-Therap.[e]
Miller et al.[44]	103	-	-	-	-	-	-	-	-	-
Ramsey et al. [50]	150	17,5	11	-	13	0,0	0,0	<1	2[h]	
Roos u. Pedersen [53]	177	-	3,3	2,2	2,3	-	-	0,0	0,0	9,0
Goldfarb et al.[34]	62	-	4,8	12,9	0,0	0,0	3,2	0,0	0,0	-
Eliasson et al. [33]	172	-	6,0	62,0	2,3	-	0,0	-	0,0	1,1
van Cauwelaert et al. [58]	128	3,1	33,0	2,6	-	0,0	0,0	-	-	0,6
de la Rosette et al. [21]	130	-	26,0	4,5	-	-	0,8	0,0	0,0	10,7
Ogden et al. [47]	22	-	22,0	-	-	-	-	-	-	4,5
Tubaro et al. [57]	100	-	-	-	-	-	-	-	-	-
Devonec et al. [31]	818	-	10–40	-	-	0	0,0	-	-	7
Terai et al. [55]	63	3,9	36	1,5[f]	1,5	-	1,5	-	-	-
Blute et al. [7]	150	-	36	40,0	-	-	0,6	-	-	-
Höfner et al. [37]	32	-	-	-	-	-	-	-	-	-
Kirby et al. [40]	140	-	25	7	15,0[g]	5,0	-	-	-	3
Dahlstrand et al. [14]	37	1–7	13,5	0	13,5	-	-	-	-	10,8
Martelnsson u. Due [42]	113	14,8	28,6	-	6,9	0,0	1,7	-	-	-
Netto et al. [51]	100	-	-	-	-	0	11	-	-	-
Perrin et al. [49]	72	≥14	80	-	-	-	-	-	-	-
de la Rosette et al. [19]	116	16	100	76	7	0	44	0,0	0,0	5,9
de Wildt et al. [24]	85	14,3	100	-	-	-	33	-	-	2,6

[a,b,d] Unmittelbar nach TUMT, [c] Retrograde oder keine Ejakulation, [e] Chirurgisch oder medikamentös, [f] Koagelretention, [g] Hämaturie und Infektion, [h] nach 6 Wochen geheilt.

Patientenselektion

Die Ergebnisse der TUMT haben in der Relation zwischen klinischem Erfolg und Morbidität gezeigt, daß eine Patientenselektion unbedingt erforderlich ist. Für die nE-TUMT, die einen Katheter 10 mm unterhalb des Blasenhalses verwendete, galt eine prostatische Harnröhrenlänge im transrektalen Ultraschall von 35–50 mm als Grenze der Behandlung. Da die Behandlung gezielt auf die Seitenlappen erfolgte, war das Vorliegen eines Mittellappens Kontraindikation für eine TUMT-Behandlung. Obwohl die hE-TUMT mit der Modifikation des Katheters prinzipiell auch eine Behandlung des Blasenhalses erlaubt, sollten doch ausgeprägte Mittellappenadenome nicht behandelt werden.

Zur Identifikation potentieller klinischer Responder (mehr als 50 % Besserung von Symptomen, maximaler Harnfluß und Restharn) wurde eine Reihe von Studien durchgeführt. De Wildt et al. zeigten 1995, daß die Unterscheidung zwischen Respondern und Nonrespondern ausschließlich anhand klinischer Daten nicht möglich ist [27]. Eine retrospektive Analyse ergab, daß bei Respondern eine wesentlich höhere Mikrowellenenergie appliziert wurde. Da jedoch die Mikrowellenenergie von Prostatagröße, Durchblutung und Gewebeeigenschaften bestimmt wird, für die es gegenwärtig keine nichtinvasiven, klinisch relevanten Untersuchungsmethoden gibt, kann dies ebenfalls nicht als prädiktives Kriterium für eine Response gelten. Urodynamische Untersuchungen konnten eine signifikant höhere Responserate auf nE-TUMT zeigen, wenn die Patienten auf der Basis von prätherapeutischen urodynamischen Parametern selektiert wurden [39, 56]. Unter Beachtung der Tatsache, daß die nE-TUMT einen limitierten Einfluß auf die Obstruktion besitzt und die Verbesserung der Symptome exzellent ist, läßt sich schlußfolgern, daß der ideale Kandidat für eine nE-TUMT der symptomatische Patient ohne bzw. geringgradige Obstruktion ist. Wird eine urodynamische Untersuchung vor der Therapie durchgeführt, läßt sich die Responserate durch Differenzierung einer konstriktiven und kompressiven Obstruktion durch die CHESS-Klassifikation der Auslaßobstruktion steigern [39]. Die Selektion der Patienten für eine hE-TUMT unterscheidet sich von denen für eine nE-Form. Patienten mit mittlerer Obstruktion und größeren Prostatae sind besser geeignet [19, 23]. Inwieweit und bei welchen Patienten die hE-TUMT TURP-vergleichbare Effekte im Sinne der Gewebeablation erreichen kann, muß offen bleiben, wenn man die kontroversen Resultate der Arbeiten von d'Ancona et al. und Ahmed et al. betrachtet [2, 16].

12.2.5
Wertung (Effizienz und Morbidität)

Vor 8 Jahren wurde die transurethrale Mikrowellenthermotherapie in das Spektrum der therapeutischen Methoden bei benigner Prostatahyperplasie eingeführt. In der Zwischenzeit sind Tausende von Patienten weltweit behandelt worden. Am besten sind Daten der nE-TUMT mit dem Prostatron in der Version Prostasoft 2.0 dokumentiert. Langzeitdaten sind für die nE-TUMT bis 5 Jahre und für die hE-TUMT bis 2 Jahre publiziert. Daten über Behandlungen mit den Geräten T3 (Urologix), Urowave (Dornier) und anderer Hersteller werden zunehmend berichtet, müssen jedoch auf breiterer Basis untersucht werden. Es werden verschiedene Mikrowellentechniken und Kühlsysteme verwendet. Im Prinzip sind deshalb sowohl Unterschiede in den klinischen Resultaten als auch der Morbidität möglich. Es kann angenommen werden, daß sowohl Niedrigenergie- als auch Hochenergieversionen in Entwicklung sind.

12.2.5.1
Effizienz

nE-TUMT

Die Wirkung auf die subjektiven Symptome bei der nE-TUMT ist gut und TURP-vergleichbar. Der Effekt auf die Auslaßobstruktion ist limitiert. Ideal sind Patienten ohne oder mit geringer Obstruktion. Der Typ der konstriktiven Obstruktion ist besonders geeignet und besitzt eine höhere klinische Response. Bei unselektierten Patienten ist die chirurgische Interventionsrate bis 5 Jahre zwischen 11 und 30 %, so daß eine Patientenselektion zur Verbesserung der Langzeitdaten zu fordern ist.

hE-TUMT

Die Wirkung der Hochenergie-TUMT auf die subjektiven Symptome ist nicht besser als bei einer nE-TUMT. Die hE-TUMT besitzt eine Tendenz zur Gewebsablation und kann auf diesem Wege die Auslaßobstruktion verbessern. Bei einem Drittel der Patienten können Gewebsdefekte in der prostatischen Urethra sowohl endoskopisch als auch sonographisch festgestellt werden. Nach vorläufigen Daten sind besonders Patienten mit mittelgradiger Obstruktion und größeren Prostatae geeignet. Die Daten über 2 Jahre zeigen, daß die Reoperationsrate geringer als bei einer nE-TUMT ist.

12.2.5.2
Morbidität

nE-TUMT

Die nE-TUMT besitzt eine niedrige Morbidität. Die Retentionsrate liegt zwischen 3 und 40 % für durchschnittlich 3-4 Tage. Inkontinenz, retrograde Ejakulation, erektile Dysfunktion und Harnröhrenstrikturen sind zu vernachlässigen. Die nE-TUMT ist ohne Narkose ambulant durchführbar.

hE-TUMT

Durch die Thermoablation entsteht eine höhere Morbiditätsrate. Die Retentionsrate liegt bei 100 % für die Dauer von durchschnittlich 16 Tagen. Drei Viertel der Patienten bildeten für wenige Tage eine Hämaturie aus. Mit fehlender bzw. retrograder Ejakulation ist in 44 % der Patienten zu rechnen. Die Nachbehandlungsrate nach 12 Monaten liegt bei 5,9 %. Auch die hE-TUMT ist ambulant ohne Narkose durchführbar.

Literatur

1. Abbou CC, Payan C, Viens Bitker C et al. (1995) Transrectal and transurethral hyperthermia versus sham treatment in benign prostatic hyperplasia: a double-blind randomized multicentre clinical trial. The French BPH Hyperthermia. Br J Urol 76: 619-624
2. Ahmed M, Bell T, Lawrence WT, Ward JP, Watson GM (1997) Transurethral microwave thermotherapy (Prostatron version 2.5) compared with transurethral resection of the prostate for the treatment of benign prostatic hyperplasia: a randomized, controlled, parallel study. Br J Urol 79: 181-185
3. Baba S, Nakamura K, Tachibana M, Murai M (1996) Transurethral microwave thermotherapy for management of benign prostatic hyperplasia: durability of response. Urology 47: 664-671
4. Baba S, Ohigashi T, Tazaki H, Imai Y (1992) Transurethral microwave thermotherapy for benign prostatic hyperplasia. J Endourol 5: 371-376
5. Blute ML, Patterson DE, Segura JW (1994) Transurethral microwave thermotherapy versus sham: a prospective doubleblind randomized study. J Urol 151: 415 A

6. Blute ML, Patterson DE, Segura JW, Tomera KM, Hellerstein DK (1996) Transurethral microwave thermotherapy v sham treatment: double-blind randomized study. J Endourol 10: 565–573
7. Blute ML, Tomera KM, Hellerstein DK, McKiel CF Jr, Lynch JH, Regan JB, Sankey NE (1993) Transurethral microwave thermotherapy for management of benign prostatic hyperplasia: results of the United States Prostatron Cooperative Study. J Urol 150: 1591–1596
8. Bolmsjö M, Wagrell L, Hallin A, Eliasson T, Erlandsson B-E, Mattiasson A (1996) The heat is on-but how? A comparison of TUMT devices. Brit J Urol 78: 564–572
9. Bruskewitz R, Larson TR, Mayer R, Utz W (1996) U. S. IDE Multi-center study results of a new high temperature office based microwave system (T3) for the treatment of BPH. AUA Orlando. J Urol 155: 708 A
10. Busch W (1866) Über den Einfluß welchen heftiger Erysipel zuweilen auf organisierten Neubildungen ausüben. Naturh Preuss Rhein Westphal 23: 28
11. Carter SSC, Patel A, Reddy P, Royer P, Ramsey J (1991) Single-session transurethral microwave thermotherapy for the treatment of benign prostatic obstruction. J Endourol 5: 137–144
12. Daehlin L, Frugard J (1997) Transurethral microwave thermotherapy for management of benign prostatic hyperplasia: one-year results with the PRIMUS U + R device. Scand J Urol Nephrol 31: 57–61
13. Dahlstrand C, Pettersson S (1996) Five year follow-up of transurethral microwave thermotherapy versus transurethral resection for benign prostatic obstruction. J Urol 155: 587 A
14. Dahlstrand C, Walden M, Geirsson G, Pettersson S (1995) Transurethral microwave thermotherapy versus transurethral resection for symptomatic benign prostatic obstruction: a prospective randomized study with a 2-year follow-up. Br J Urol 76: 614–618
15. Dahlstrand C, Walden M, Geirsson G, Sommar S, Pettersson S (1994) Transurethral microwave thermotherapy versus transurethral resection for BPH. Prog Clin Biol Res 386: 455–461
16. d'Ancona FC, Francisca EA, Witjes WP, Welling L, Debruyne FM, de la Rosette JJ (1997) High energy thermotherapy versus transurethral resection in the treatment of benign prostatic hyperplasia: results of a prospective randomized study with 1 year of followup. J Urol 158: 120–125
17. de Geeter P (1997): pers. Mitteilung
18. de la Rosette JJ, de Wildt MJ, Alivizatos G, Froeling FM, Debruyne FM (1994) Transurethral microwave thermotherapy (TUMT) in benign prostatic hyperplasia: placebo versus TUMT. Urology 44: 58–63
19. de la Rosette JJ, de Wildt MJ, Höfner K, Carter SS, Debruyne FM, Tubaro A (1996) High energy thermotherapy in the treatment of benign prostatic hyperplasia: results of the European Benign Prostatic Hyperplasia Study Group. J Urol 156: 97–101
20. de la Rosette JJ, Francisca EA, Carter SSC et al. (1997) Longterm follow up TUMT 2.0: a multicentre study. SIU, 24th World Congress Montreal. Brit J Urol 80 [Suppl 2]: 188
21. de la Rosette JJ, Froeling FM, Debruyne FM (1993) Clinical results with microwave thermotherapy of benign prostatic hyperplasia. Eur Urol 23 [Suppl 1]: 68–71
22. de la Rosette JJ, Tubaro A, Trucchi A, Carter SS, Höfner K (1995) Changes in pressure-flow parameters in patients treated with transurethral microwave thermotherapy. J Urol 154: 1382–1385
23. de la Rosette JJMCH, de Wildt MJAM, Höfner K, Carter SSC, Debruyne FMJ, Tubaro A (1996) Pressure-flow-study analysis in patients treated with high energy thermotherapy. J Urol 156: 1428–1433
24. de Wildt MJ, Debruyne FM, de la Rosette JJ (1996) High-energy transurethral microwave thermotherapy: a thermoablative treatment for benign prostatic obstruction. Urology 48: 416–423
25. de Wildt MJ, FC DA, Hubregtse M, Carter SS, Debruyne FM, de la Rosette JJ (1996) Three-year followup of patients treated with lower energy microwave thermotherapy. J Urol 156: 1959–1963
26. de Wildt MJ, Hubregtse M, Ogden C, Carter SS, Debruyne FM, de la Rosette JJ (1996) A 12-month study of the placebo effect in transurethral microwave thermotherapy. Br J Urol 77: 221–227
27. de Wildt MJ, Tubaro A, Höfner K, Carter SS, de la Rosette JJ, Devonec M (1995) Responders and nonresponders to transurethral microwave thermotherapy: a multicenter retrospective analysis. J Urol 154: 1775–1778
28. Devonec M, Berger N, Perrin P (1991) Transurethral microwave heating of the prostate – or from hyperthermia to thermotherapy. J Endourol 5: 129–135
29. Devonec M, Ogden C, Carter SSC (1993) Microwave thermotherapy in benign prostatic hypertrophy. Curr Opin Urol 3: 202–208
30. Devonec M, Ogden C, Perrin P, St Clair Carter S (1993) Clinical response to transurethral microwave thermotherapy is thermal dose dependent. Eur Urol 23: 267–274
31. Devonec M, Tomera K, Perrin P (1993) Review: transurethral microwave thermotherapy in benign prostatic hyperplasia. J Endourol 7: 255–259
32. Devonec M, Tomera KM, Perrin P (1992) Transurethral microwave thermotherapy (TUMT). Monogr Urol 13: 77–95

33. Eliasson TU, Abramsson LB, Pettersson GT, Damber JE (1995) Responders and non-responders to treatment of benign prostatic hyperplasia with transurethral microwave thermotherapy. Scand J Urol Nephrol 29: 183-191
34. Goldfarb B, Bartkiw T, Trachtenberg J (1995) Microwave therapy of benign prostatic hyperplasia. Urol Clin North Am 22: 431-439
35. Höfner K, Gonnermann O, Grünewald V, Oelke M, Jonas U (1997) Long-term results of TUMT 2.0. SIU, 24th World Congress Montreal. Brit J Urol 80 [Suppl 2]: 1898
36. Höfner K, Jonas U, Miano L et al. (1996) Low and high energy TUMT: The relation between deobstruction and morbidity. J Urol 155: 709 A
37. Höfner K, Krah H, Kuczyk M, Tan HK, Jonas U (1995) Changes in outflow obstruction following transurethral microwave thermotherapy. In: Marberger M (ed) Application of newer forms of energy in urology. Isis Medical Media, Oxford, 41-49
38. Höfner K, Krah H, Tan HK, Kuczyk M, Jonas U (1995) Thermotherapie bei Benigner Prostatahyperplasie. Urologe A 34: 16-24
39. Höfner K, Tubaro A, de la Rosette JJMCH, Carter SSC (1998) An analysis of outcome after thermotherapy using different classifications of bladder outlet obstruction. Neurourol Urodyn 17: 109-120
40. Kirby RS, Williams G, Witherow R, Milroy EJ, Philp T (1993) The prostatron transurethral microwave device in the treatment of bladder outflow obstruction due to benign prostatic hyperplasia. Br J Urol 72: 190-194
41. Larson TR, Bostwick DG, Corica A (1996) Temperature-correlated histopathologic changes following microwave thermoablation of obstructive tissue in patients with benign prostatic hyperplasia. Urology 47: 463-469
42. Marteinsson VT, Due J (1994) Transurethral microwave thermotherapy for uncomplicated benign prostatic hyperplasia. A prospective study with emphasis on symptomatic improvement and complications. Scand J Urol Nephrol 28: 83-89
43. Mauroy B, Chive M, Stefaniak X et al. (1997) Study of the effects of thermotherapy in benign prostatic hypertrophy. Eur Urol 32: 198-208
44. Miller D, Parsons K, Ramsey EW (1995) Transurethral thermoablation (TUMT) for benign prostatic hyperplasia using a new device (T3). AUA Las Vegas. 153: 532 A
45. Mulvin D, Creagh T, Kelly D, Smith J, Quinlan D, Fitzpatrick J (1994) Transurethral microwave thermotherapy versus transurethral catheter therapy for benign prostatic hyperplasia. Eur Urol 26: 6-9
46. Nawrocki JD, Bell TJ, Lawrence WT, Ward JP (1997) A randomized controlled trial of transurethral microwave thermotherapy. Br J Urol 79: 389-393
47. Ogden CW, Reddy P, Johnson H, Ramsay JW, Carter SS (1993) Sham versus transurethral microwave thermotherapy in patients with symptoms of benign prostatic bladder outflow obstruction. Lancet 341: 14-17
48. Perachino M, Bozzo W, Puppo P, Vitali A, Ardoino S, Ferro MA (1993) Does transurethral thermotherapy induce a long-term alpha blockade? An immunohistochemical study. Eur Urol 23: 299-301
49. Perrin P, Devonec M, Houdelette P et al. (1995) Single-session transurethral microwave thermotherapy: comparison of two therapeutic modes in a multi-centre study. In: Marberger M (ed) Application of newer forms of therapeutic energy in urology. Isis Medical Media, Oxford, 35-39
50. Ramsey EW, Miller PD, Parsons K (1997) A novel transurethral microwave thermal ablation system to treat benign prostatic hyperplasia: results of a prospective multicenter clinical trial. J Urol 158: 112-118
51. Rodrigues Netto N Jr, Claro JDA, Cortado PL (1994) Ejaculatory dysfunction after transurethral microwave thermotherapy for treatment of benign prostatic hyperplasia. J Endourol 8: 217-219
52. Roehrborn CG, Sech SM, Preminger GM et al. (1997) A randomized blinded study comparing microwave thermotherapy (Dornier Urowave) with a sham procedure in patients with clinical benign prostatic hyperplasia. SIU, 24th World Congress Montreal. Brit J Urol 80 [Suppl 2]: 192
53. Roos DI, Pedersen J (1994) Transurethral microwave thermotherapy in patients with symptoms with benign prostatic hyperplasia using the Prostalund System. SIU, 23th World Congress Sydney, Abstractbook
54. Smith PH, Marberger M, Conort P et al. (1993) Other non-medical therapies (excluding lasers) in the treatment of BPH. In: Cockett ATK, Khoury S, Aso Y, Chatelain C, Denis L, Griffiths K, Murphy G (eds) The 2nd International Consultation on Benign Prostatic Hyperplasia (BPH). Scientific Communication International Ltd, Jersey, Channel Islands, 451-467
55. Terai A, Arai Y, Onishi H, Oishi K, Takeuchi H, Yoshida O (1995) Transurethral microwave thermotherapy for benign prostatic hyperplasia: clinical results after a 1-year follow-up. Int J Urol 2: 24-28

56. Tubaro A, Carter SS, de la Rosette J et al. (1995) The prediction of clinical outcome from transurethral microwave thermotherapy by pressure-flow analysis: a European multicenter study. J Urol 153: 1526–1530
57. Tubaro A, Paradiso Galatioto G, Trucchi A et al. (1993) Transurethral microwave thermotherapy in the treatment of symptomatic benign prostatic hyperplasia. Eur Urol 23: 285–291
58. Van Cauwelaert RR, Castillo OC, Aquirre CA, Azocar GH, Medina FI (1993) Transurethral microwave thermotherapy for the treatment of benign prostatic hyperplasia: preliminary experience. Eur Urol 23: 282–284
59. Witjes WP, Robertson A, Rosier PF, Neal DE, Debruyne FM, de la Rosette JJ (1997) Urodynamic and clinical effects of noninvasive and minimally invasive treatments in elderly men with lower urinary tract symptoms stratified according to the grade of obstruction. Urology 50: 55–61
60. Yerushalmi A, Servadio C, Leib Z (1982) Local hyperthermia for treatment of carcinoma of the prostate a preliminary report. Prostate 6: 623

12.3
Transurethrale Nadelablation (TUNA)

J. Zumbé, M. Braun, U. Engelmann

12.3.1
Einleitung

Die benigne Prostatahyperplasie (BPH) ist eine Erkrankung, die mit zunehmendem Alter symptomatisch wird [7, 8]. Die Steigerung der durchschnittlichen Lebenserwartung hat in den letzten Jahren zu einer Zunahme von symptomatischen BPH-Erkrankungen und damit zu einem gesteigerten Arbeitsaufwand im ambulanten und klinischen Bereich geführt [5]. Neben den medikamentösen Therapien der BPH stehen mittlerweile verschiedene operative Verfahren zur Verfügung, die individuell und nach Selektionskriterien eingesetzt werden können. Die etablierten operativen Behandlungskonzepte stützten sich bisher auf die suprapubische Adenomektomie (SPE) und die transurethrale Elektroresektion der Prostata (TURP) [17]. Die transurethrale und interstitielle Laserkoagulation der Prostata stellt eine weitere minimal-invasive Behandlungsform dar, durch die auch größere Volumenreduktionen erreicht werden können [4]. Die Bedeutung wenig invasiver und ambulant durchführbarer Verfahren wie die Anwendung fokussierter Ultraschallwellen, die interstitielle Laserkoagulation und die transurethrale Nadelablation der Prostata (TUNA) nehmen unter diesen Voraussetzungen als kausale therapeutische Alternativen zu.

12.3.2
Wirkprinzip

In der Medizin kamen Hochfrequenzströme klinisch erstmalig in der Kardiologie und Neurochirurgie zur Anwendung. Dadurch konnten an durch Hitzekoagulation induzierten, scharf abgrenzbaren Nekrosezonen präzise Abtragungen akzessorischer Reizleitungssysteme beim Wolff-Parkinson-White-Syndrom und erkrankten Nervengewebes gewebeschonend durchgeführt werden [1, 20].

In Anlehnung an die intrakardiale Hochfrequenzablationstechnik ist es nun möglich, eine kontrollierte Erwärmung biologischen Gewebes durch hochfrequenten Wechselstrom (460 kHz) zu erzeugen. Die Hochfrequenzenergie entwickelt im Gewebe spezifische Eigenschaften, die für eine Volumenreduktion genutzt werden können. Die Applikation der hochfrequenten Energie wird bei der TUNA mittels transurethral eingebrachter, intraprostatischer Nadeln durchgeführt. Intraprostatisch laufen die abgegebenen Wellen monopolar der Neutralelektrode zu. Die Energieabgabe kann ausschließlich durch direkten Gewebskontakt erfolgen und hat eine limitierte Penetrationstiefe. Die erreichbare Gewebstemperatur verhält sich direkt

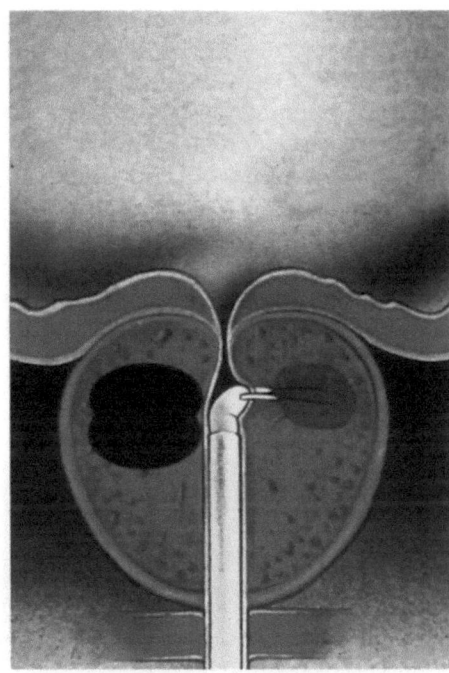

Abb. 12.20. Hitzekoaguliertes Areal mit konsekutiver Vakuolenblidung

proportional der Formel 1/radius[4]. Weitere Parameter der energetischen Wirkung stellen die Abgabefläche (Länge der Applikationsnadel) und die Leistung (Watt) des Hochfrequenzgenerators dar.

Damit wird bei der transurethralen Nadelablation der Prostata (TUNA) durch interstitielle Wärmeapplikation (70–90 °C) eine Gewebsnekrose erzeugt, die tierexperimentell konsekutiv zu einer Vakuolenbildung und damit zur Reduktion des Prostatavolumens führt [9] (Abb. 12.20). Neben einer Volumenreduktion konnte histologisch und immunhistochemisch eine irreversible Schädigung epithelialer und glattmuskulärer Areale sowie sämtlicher nervaler Axiome im Bereich bis zu 1 cm um die Applikationsnadeln nachgewiesen werden [21, 27].

Während andere thermische Behandlungsverfahren nur eine ungesteuerte Wärmeapplikation zulassen, hat die Hochfrequenzapplikation den Vorteil einer geregelten Temperatursteuerung. Es lassen sich über einen längeren Zeitraum nekrotisierende Gewebstemperaturen kontrolliert erreichen.

Im Gegensatz zu den meisten anderen urethralen Behandlungsverfahren bleibt bei der TUNA die Urethra weitgehend intakt, so daß das Verfahren in Sedoanalgesie und damit unter ambulanten Bedingungen angewendet werden kann.

12.3.3
Technik

Für die Durchführung einer TUNA-Behandlung werden ein Spezialkatheter mit integriertem optischem System, ein Niederfrequenzgenerator, eine Neutralelektrode und eine Rektalsonde benötigt (Abb. 12.21). Wenn gewünscht, kann über eine serielle Schnittstelle ein Computer zur optischen Kontrolle der Temperaturverläufe und zur Datensicherung angeschlossen werden. Der TUNA-Katheter besteht aus einem Handgriff und der um 180° drehbaren Katheterspitze. An dem Handgriff sind jeweils 2 Schiebevorrichtungen plaziert, die die Injektionstiefe der Nadeln und deren als Schutzvorrichtung dienende Ummantelungen steuern. Am Ende der drehbaren 22-Charr-Katheterspitze treten die beiden Thermoelektroden in einem Winkel von 90° zum Katheterschaft aus. Beide Nadeln sind mit einer individuell einstellbaren Plastikummantelung versehen, die die Urethralschleimhaut vor einem thermischen Schaden schützen soll. Zusätzlich verfügt das Instrument über einen integrierten Spülkanal und ein sterilisierbares fiberoptisches System mit einer 0°-Optik (Abb. 12.22).

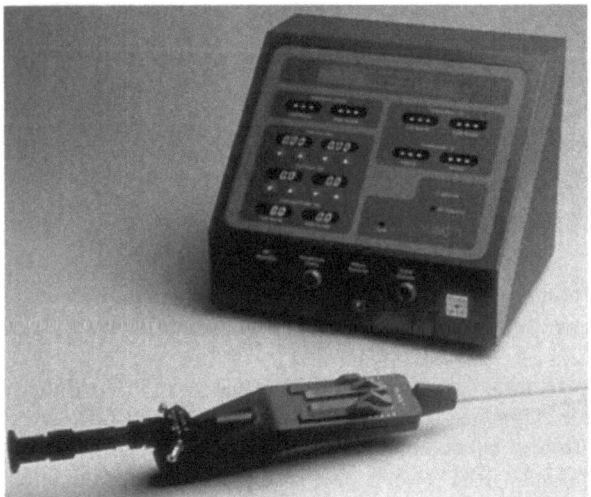

Abb. 12.21. TUNA-Generator und Spezialkatheter

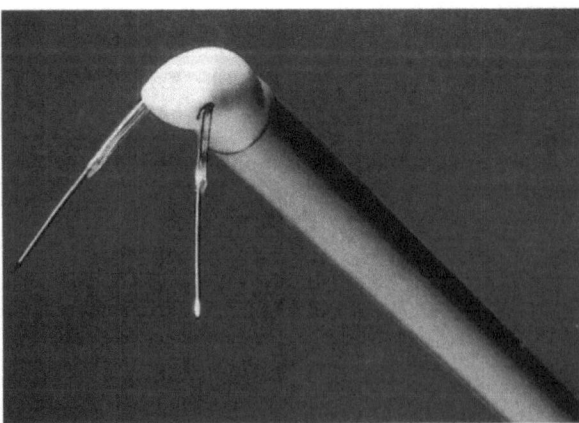

Abb. 12.22. Drehbare Spitze des Spezial-TUNA-Katheters mit Thermoelektroden

Der Generator erzeugt einen Niederfrequenzstrom (490 kHz), der eine Erhöhung der Gewebetemperatur bis 100 °C ermöglicht. Durch die niedrige Frequenz sind eine tiefe Penetration und eine gleichmäßige Wärmeverteilung in dem umliegenden Gewebe möglich.

Der Generator kontrolliert elektronisch Stromstärke, Dauer der Applikation und Gewebewiderstand. Zusätzlich wird die Gewebe- und Rektaltemperatur permanent gemessen. Über eine serielle Schnittstelle werden die Daten computergestützt erfaßt, graphisch dargestellt und gespeichert.

12.3.4
Operatives Vorgehen

Präoperativ sind eine Urethrozystoskopie zur Beurteilung der prostatischen Harnröhre und eine transrektale Prostatasonographie zur Messung der Prostatadiameter erforderlich. Ein Prostatakarzinom sollte einschließlich einer PSA-Bestimmung ausgeschlossen werden. Im Rahmen unserer Studie wurde obligat eine Zystomanometrie zum Ausschluß einer neurogenen Blasenentleerungsstörung durchgeführt.

In einer lokalen Harnröhrenanästhesie, ggf. in einer Sedoanalgesie, wird nach der Plazierung der Rektalsonde unter Sicht der Spezialkatheter in die Harnröhre eingeführt und der Sphinkter-Collikel-Abstand (SCA) vermessen. In Abhängigkeit vom SCA ist bei einer prostatische Harnröhrenlänge von 2–3 cm eine einmalige, bei 3–4 cm eine zweifache und bei einem SCA von über 4 cm eine dreifache Nadelinjektion in jeweils beide Seitenlappen erforderlich. Optisch kontrolliert sollte ein Sicherheitsabstand zum Blasenhals und Collikel von etwa 1 cm eingehalten werden.

Die Injektionstiefe der Nadeln richtet sich nach dem zuvor sonographisch gemessenen Prostatadurchmesser unter Einhaltung eines Sicherheitsabstandes zur Kapsel von 0,5 cm. Für jeweils 5 min erfolgt die Nadelablation in aufsteigender Stromstärke, die zu einer Gewebetemperatur von bis zu 100 °C und damit zur Erzeugung eines definierten Nekroseareals führt. Bei Impedanzschwankungen schaltet sich das Gerät automatisch ab. Während der Applikation sollte eine Spülung des Systems, die nur zur Kompensation unerwartet schneller urethraler Temperaturanstiege eingesetzt werden sollte, zur Vermeidung unnötiger Energieverluste nicht durchgeführt werden. Damit kommt es auch innerhalb eines dreißigminütigen Eingriffs nicht zu einer Maximalfüllung der Harnblase, und Mißempfindungen des Patienten werden intraoperativ auf ein Mindestmaß reduziert. Ein Einmalkatheterismus beendet in der Regel den Eingriff. In ausgewählten Fällen ist eine vorübergehende suprapubische Harnableitung bzw. die Einlage eines Spülkatheters bei deutlicher Makrohämaturie erforderlich.

12.3.5
Indikation

Eine Indikation für eine TUNA besteht bei ausgeprägter Seitenlappenvergrößerung einer symptomatischen, benignen BPH Stadium II nach Alken und bei multimorbiden Hochrisikopatienten auch in fortgeschritteneren Erkrankungsstadien, die aufgrund schwerwiegender Nebenerkrankungen nicht narkosefähig sind. Das Prostatavolumen sollte zwischen 15 und 75 ml liegen, um einerseits einen Sicherheitsabstandes von 0,5 cm zur Kapsel einhalten zu können und andererseits eine ausreichende interstitielle Wirkung erreichen zu können.

Patienten mit einer neurogenen, dekompensierten oder atonischen Blasentleerungsstörung, einem ausgeprägten Mittellappenadenom oder einer Harnröhrenstriktur sollten einer TUNA-Therapie nicht zugeführt werden. Ein Prostatakarzinom sollte präoperativ ausgeschlossen werden. Bei bestehender hämorrhagischer Diathese, florider Prostatitis und bei noch bestehendem Kinderwunsch sollte das TUNA-Verfahren ebenfalls nicht zur Anwendung kommen.

12.3.6
Ergebnisse

Im Rahmen einer eigenen Studie wurden 33 Patienten prä- und postoperativ einer urodynamischen Untersuchung einschließlich Harnfluß- und Restharnbestimmung unterzogen. Gleichzeitig wurde der jeweilige IPSS-Wert ermittelt. Postoperativ erfolgten Nachuntersuchungen der gleichen Parameter im Abstand von 1, 3 und 6 Monaten, in der abschließend auch eine endoskopische Beurteilung des unteren Harntraktes vorgenommen wurde. Tabelle 12.12 gibt einen Vergleich unserer eigenen Behandlungsergebnisse mit denen anderer Arbeitsgruppen. In unserem Patientengut betrug das Durchschnittsalter 67,1 Jahre, die Differenzierung der Altersgruppen zeigte eine für die symptomatische BPH typische Verteilung. Das durchschnittliche Prostatavolumen betrug 44 ml. Bei einem PSA-Quotienten von über 0,3 ng/ml wurde ein Prostatakarzinom bioptisch ausgeschlossen.

Der durchschnittliche präoperative Harnfluß zeigte einen Maximalflow von 7,2 ml/s, der sich bereits nach einem Monat um 30% (4 ml/s) verbesserte. Nach 3 Monaten war die therapiebedingte Volumenreduktion weitgehend abgeschlossen. Die maximalen Harnflußraten konnten durchschnittlich auf 15,8 ml/s gesteigert werden. Die Ergebnisse der letzten Nachuntersuchung zeigten eine weitgehende Stabilisierung des erreichten Maximalflows von 15,4 ml/s (+116%) (Abb. 12.23).

Während in der Gruppe der Patienten mit stabilem Detrusor eine Steigerung des maximalen Harnflusses auf durchschnittlich 16,0 ml/s erreicht werden konnte, profitierten Patienten mit einem instabilen Detrusor bei einem durchschnittlichen Maximalflow von 8,1 ml/s deutlich weniger von dem Eingriff.

Die präoperative sonographische Restharnbestimmung ergab durchschnittlich 67 ml (35-110 ml). Nach einem Monat betrug der Restharn nur noch 23 ml (10-95 ml). Bei der 2. Nachuntersuchung war das durchschnittliche Residualvolumen 15 ml

Tabelle 12.12. Ergebnisse der transurethralen Nadelablation (TUNA)

Autor	n	Follow-up (Monate)	IPSS [%]	Flow max. [%]	Detrusordruck max. [%]
Issa et al. [12]	12	6	−61,7	+73,0	−24,7
Heaton [11]	15	3	−34,5	+27,6	−
Schulman et al. [23]	20	6	−69,5	+57,8	−
Campo et al. [2]	40	6	−87,6	+244	−32
Woo et al. [25]	70	1	−41	+20,4	−17
Worldwide data [13]	342	6	−63,8	+53,6	−
		12	−65,9	+87,1	−
Eigene Untersuchung	33	6	−50	+116	−45,7

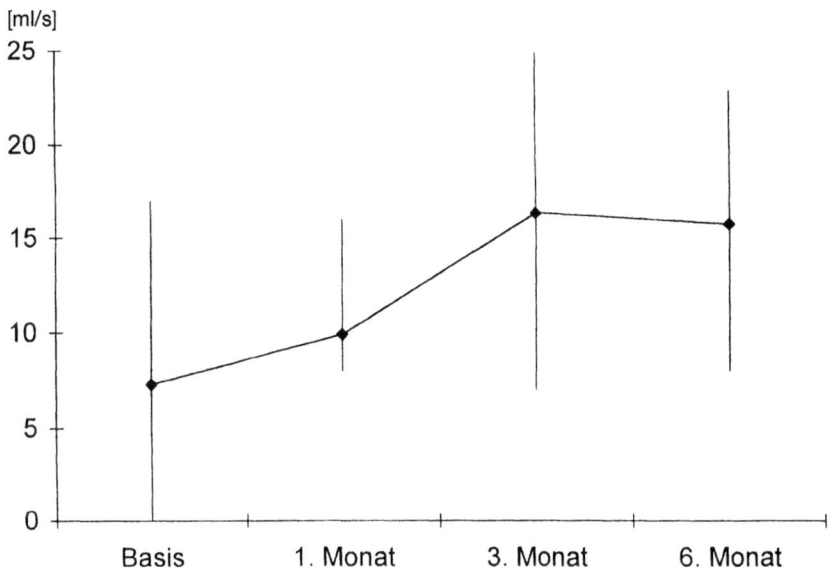

Abb. 12.23. Maximale Harnflußrate

(0–78 ml); nach 6 Monaten sank der Restharn auf 17 ml (0–63 ml) (Abb. 12.24). Eine Differenzierung nach urodynamischen Kriterien zeigte ein im Vergleich zum Gesamtkollektiv kongruentes Ergebnis der Patienten mit einem stabilen Detrusor. Die Gruppe mit instabilem Detrusor jedoch wies nur eine Verringerung der Restharnwerte von 83 auf 51 ml auf.

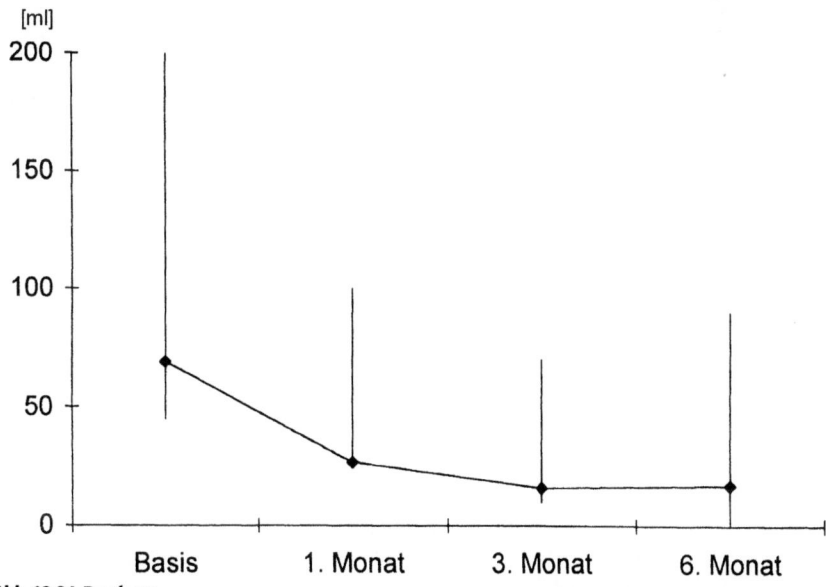

Abb. 12.24. Restharn

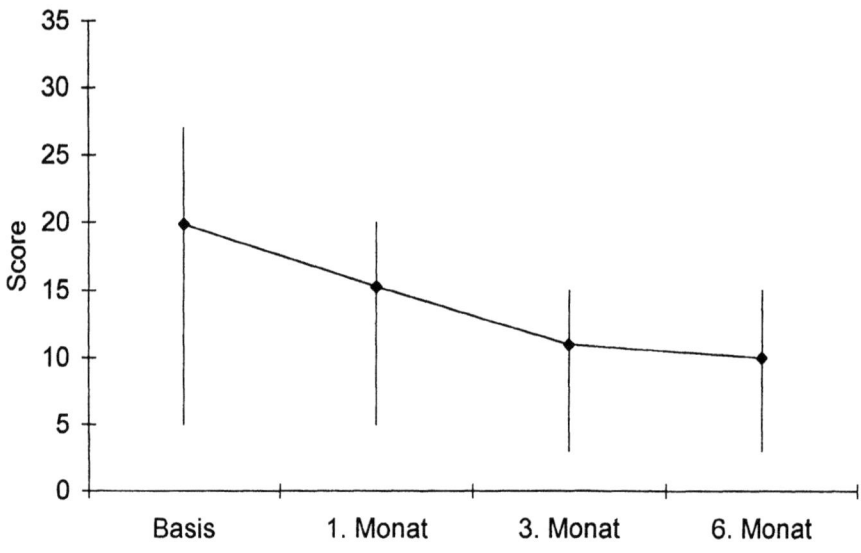

Abb. 12.25. IPSS-Werte

Der IPSS-Wert (Abb. 12.25) sank innerhalb des Beobachtungszeitraumes von 6 Monaten um insgesamt 50 %. Unterschiede in den Langzeitergebnissen hinsichtlich urodynamischer Voraussetzungen (stabiler/instabiler Detrusor) ließen sich nicht feststellen.

Der maximale Detrusordruck, der als objektiver Miktionsparameter einer subvesikalen Obstruktion gilt, ließ sich von durchschnittlich 81 cm H_2O auf 44 cm H_2O senken (Abb. 12.26). Bei Patienten mit instabilem Detrusor konnte eine Verringerung der Druckwerte nur in geringem Umfang erreicht werden. Eine präoperative, urodynamische Untersuchung kann hier entscheidende Hilfestellung bei der Indikationsstellung sein.

12.3.7
Komplikationen

Schwerwiegende Komplikationen sind im postoperativen Verlauf bisher nicht aufgetreten.

Irritative Symptome. Viele Patienten klagen über temporäre dysurische Beschwerden im unmittelbaren Anschluß an den Eingriff, die symptomatisch gut therapierbar sind.

Harnverhaltung. Bei 16/33 Patienten kam es aufgrund ödematöser Veränderungen der intraprostatischen Harnröhre zu einem Harnverhalt, der eine vorübergehende Harnableitung für 48 h notwendig machte. Vergleichbare Ergebnisse wurden von Issa et. al. und Heaton berichtet [11, 12]. In seltenen Fällen wurden Retentionsblasen bis 3 Wochen postoperativ beobachtet [26].

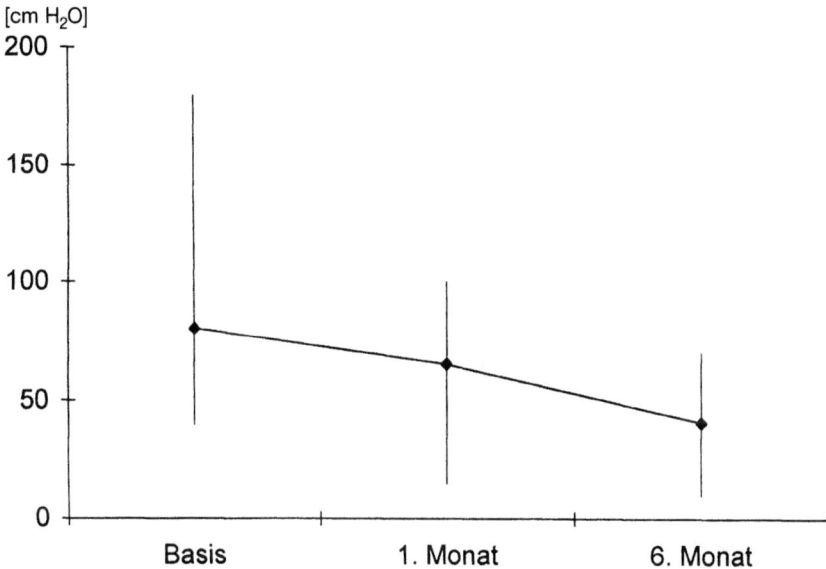

Abb. 12.26. Maximaler Detrusordruck

Hämaturie. Geringgradige Makrohämaturien unmittelbar nach dem Eingriff sind häufig und sistieren in der Regel nach wenigen Stunden. In unserem Krankengut war in 2 Fällen aufgrund einer ausgeprägten Makrohämaturie eine transurethrale Dauerspülung für 24 h erforderlich. Patienten mit bekannter hämorrhagischer Diathese sollten nicht mit der TUNA behandelt werden.

Infektionen. Infektionen des unteren Harntraktes traten in 7/33 Fällen auf. Das Risiko einer postoperativen Infektion des unteren Harntraktes kann durch eine perioperative Antibiose reduziert werden.

Retrograde Ejakulation. Aufgrund eines Sicherheitsabstandes zum Blasenhals von 0,5 cm ist eine Schädigung des Blasenhalses und damit des inneren Sphinkters unwahrscheinlich. Bisher wurde erst ein Fall von retrograder Ejakulation beobachtet [13].

Harnröhrenstriktur. In einem Fall kam es postoperativ zu einer Harnröhrenstriktur [4]. Aufgrund kurzer Beobachtungszeiträume ist eine allgemeingültige Aussage hinsichtlich der Strikturrate nicht möglich.

Erektile Dysfunktion und Harninkontinenz ließen sich bisher bei keinem Patienten nachweisen.

12.3.8
Wertung

Die transurethrale Nadelablation der Prostata (TUNA) gilt als ein interstitielles Thermokoagulationsverfahren mit konsekutiver Vakuolenbildung und Volumenreduktion des nekrotisierten Gewebes. Im Tiermodell konnten bereits bei einer Leistung von 8 Watt Gewebetemperaturen von 70–113 °C erreicht werden, die zu einer umschriebenen Nekrosezone von maximal 8x12 mm führten [22]. Dabei spielten die Ablationszeit und die Geschwindigkeit der Temperaturerhöhung für die Größe der Läsion eine entscheidende Rolle [9]. Es zeigte sich bei zu schnellem interstitiellem Temperaturanstieg das Phänomen der Kavitation mit sprunghafter Erhöhung der Impedanz. Eine weitere Ausbreitung der applizierten Radiofrequenzwellen konnte nicht mehr stattfinden.

Dennoch ist der Mechanismus der TUNA-Wirkung bzgl. der Verbesserung einer subvesikalen Obstruktion noch nicht völlig geklärt. Die tierexperimentell beobachteten Kavitationen der Prostatadrüse ließen sich in klinischen Nachuntersuchungen nur in begrenztem Umfang nachweisen. In Übereinstimmung mit Schulman et al. [23] fand sich auch in unserem Krankengut sonographisch eine geringe Reduktion des Prostatavolumens mit endoskopisch zurückgebildeten Seitenlappen. Diese Befunde korrelierten aber nicht mit den postoperativen Miktionsparametern.

Das Verfahren eignet sich besonders für einen ambulanten Einsatz, da bei einer ausreichenden intraurethralen Lokalanästhesie nur eine leichte Sedoanalgesie erforderlich ist. Aufgrund der sensiblen Versorgung der Prostata und der prostatischen Harnröhre verspürt der Patient lediglich den Einstich in den jeweiligen Seitenlappen. Bei einem zu schnellen interstitiellen Temperaturanstieg kann es allerdings zu deutlichen Schmerzsensationen kommen. Die intraoperative individuelle Temperaturregulation erfordert deshalb einen ausgewogenen Einsatz der applizierten Energien, um einerseits den Behandlungserfolg nicht zu gefährden und andererseits nicht den Abbruch der Behandlung durch den Patienten zu provozieren.

Die postoperativen Miktionsbeschwerden (Retention und dysurische Beschwerden) sind sicherlich Folgen einer reaktiven Hyperämie und Schwellung der Prostata. Vergleichbare Ergebnisse wurden von Schulman et al. berichtet, dessen Krankengut eine allerdings geringere Heterogenität als unsere Studienpatienten aufwies [23].

Vergleichende Untersuchungen unterschiedlicher alternativer Behandlungsverfahren bei der BPH sind nur mit Einschränkungen zu bewerten. Dahlstrand et al. konnten bei einem Vergleich zwischen TURP und TUMT signifikante Veränderungen des Symptomenscores, der maximalen Harnflußrate, des Restharns und des Prostatavolumens nach thermischer Mikrowellentherapie feststellen [3].

Weitere ambulant einsetzbare Therapieformen konnten vergleichbar gute Ergebnisse hinsichtlich Symptomenscore, maximaler Harnflußrate und Restharn erreichen (Tabelle 12.13). Die in unserem Krankengut gefundene Verbesserung des maximalen Harnflußes um 116 % ist allerdings auf die Tatsache zurückzuführen, daß ein Teil der

Tabelle 12.13. Ergebnisse alternativer Behandlungsverfahren bei der BPH

Autor	Methode	IPSS [%]	Flow max. [%]	Restharn [%]	Vol. [%]
Dahlstrand et al. [3]	TUMT	–50	+52	–30	–9,6
Foster et al. [6]	FUS	–56	+29	–31	0
Madersbacher et al. [16]	FUS	–50	+50	–55	0
Muschter et al. [19]	ILK	–76	+130	–87	–35
Gormley et al. [10]	Finasterid	–50	+30	0	–27
Jardin et al. [14]	Alfuzosin	–42	+12	–36	0
Eigene Untersuchung	TUNA	–50	+116	–75	0

Patienten präoperativ einen Harnverhalt aufwies. Selbst bei Ausschluß dieser Fälle aus der Studie bleibt eine Verbesserung der Harnflußrate um 63 %.

Interessanterweise konnten wir feststellen, daß Patienten mit einem instabilem Detrusor von der TUNA-Methode hinsichtlich einer Verbesserung des Symptomenscores profitierten, obwohl objektive Miktionsparameter sich im Vergleich zur Gruppe mit stabilem Detrusor kaum veränderten. Eine mögliche Erklärung könnte die thermische Zerstörung efferenter sensibler Nervenfasern in der Umgebung der Ablationsstelle und im Bereich des Blasenhalses sein [27].

Der geringe Anschaffungspreis des kompakten Generators sowie die kalkulierbaren Aufwendungen für den Spezial-TUNA-Katheter lassen dieses neue Verfahren auch als eine kostengünstige Methode in der ambulanten Behandlung der BPH erscheinen.

Ein prinzipieller Nachteil der TUNA-Methode liegt in der fehlenden Möglichkeit, trotz reproduzierbarer Gewebeablationen eine histopathologische Beurteilung des Prostatagewebes zu erhalten, was den präoperativen Ausschluß eines latenten Prostatakarzinoms erfordert.

12.3.9
Schlußfolgerung

Die transurethrale Nadelablation der Prostata (TUNA) ist eine wirksame, effiziente und wirtschaftliche Alternative in der Therapie der BPH. Das Verfahren ist ambulant durchführbar und kann auch als Therapieoption bei Hochrisikopatienten angesehen werden.

Literatur

1. Calkins H, Langberg J, Sousa J et al. (1992) Radiofrequency catheter ablation of accessory atrioventricular connections in 250 patients. Abbreviated therapeutic approach to Wolff-Parkinson-White syndrom. Circulation 85: 1337
2. Campo B, Muto G, Rigatti P, Bergamaschi F, Moroni A, Colombo R, Corrada P (1995) TUNA: clinical reliability of a new procedure of prostatic obstruction treatment (abstr). J Urol 153: 533
3. Dahlstrand C, Christensen G, Fall M, Pettersson S (1993) Transurethral microwave thermotherapy versus transurethral resection for benign prostatic hyperplysia: preliminary results of a randomized study. Eur Urol 23: 292-298
4. Dixon CM (1995) Transurethral needle ablation for the treatment of benign prostatic hyperplasia. Urol Clin North Am 22: 441-444
5. Drummond MF, McGuire AJ, Black NA, Petticrew M, McPherson CK (1993) Economic burden of treated BPH in the United Kingdom. Br J Urol 71: 290-296
6. Foster RS, Bihrle R, Saghvi TN, Donohue JP, Fry FJ (1994) High intensity focused ultrasound treatment of human BPH. Prog Clin Biol Res 386: 463-471
7. Garraway WM, Collins N, Lee RJ (1991) High prevalence of benign prostatic hypertrophy in the community. Lancet 338: 469-471
8. Glynn RJ, Campion W, Bouchard GR, Gilbert JE (1985) The development of benign prostatic hyperplasia among volunteers in the Normative Aging Study. Amer J Epidermol 121: 78-90
9. Goldwasser B, Ramon J, Engelberg S et al. (1993) Transurethral needle ablation of the prostate using low radiofrequency energy: an animal experimental study. Eur Urol 24: 400-405
10. Gormley GJ, Stoner E (1994) Clinical results with finasteride. Prog Clin Biol Res 386: 205-207
11. Heaton JPW (1995) Radiofrequency thermal ablation of the prostate: the TUNA technique. Techn Urol 1/1: 3-10
12. Issa MM, Kabalin JN (1995) Transurethral needle ablation of the prostate: report of initial United States clinical trial (abstr). J Urol 153: 535

13. Issa MM, Oesterling JE (1996) Transurethral needle ablation (TUNA). An overview of radiofrequency thermal therapy for the treatment of benign prostatic hyperplasia. Curr Opin Urol 6: 20-27
14. Jardin A, Bensadoun H, Delauche-Cavallier MC, Attali P (1991) BPH-ALF Group. Alfuzosin for treatment of benign prostatic hypertrophy. Lancet 337: 1457-1461
15. Laduc R, Weil EHJ, Zerbib M, Perrin P, Denis L (1994) Thermotherapy and hyperthermia workshop. Prog Clin Biol Res 386: 487-498
16. Madersbacher S, Kratzik C, Susani M, Marberger M (1995) Minimal invasive Therapie der benignen Prostatahyperplasie mit fokussiertem Ultraschall. Urologe A 34: 98-104
17. Malenka DJ, Roos N, Fischer ES et al. (1990) Further study of the increased mortality following transurethral prostatectomy; a chart-based analysis. J Urol 144: 224-228
18. Muschter R, Hessel S, Hofstetter A, Keidisch E, Rothenberger KH, Scheede P, Frank F (1993) Die interstitielle Laserkoagulation der benignen Prostatahyperplasie. Urologe A 32: 273-281
19. Muschter R, Zellner M, Hessel S, Hofstetter A (1995) Die interstitielle laserinduzierte Koagulation (ILK) der Prostata zur Therapie der benignen Hyperplasie (BPH). Urologe A 34: 90-97
20. Organ LW (1976) Electrophysiologic principles of radiofrequency lesion making. Appl Neurophysiol 39: 69
21. Perachino M, Bozzo W, Puppo P, Vitali A, Ardoino S, Ferro MA (1993) Does transurethral thermotherapy induce a long-term alpha blockade? An immunhistochemical study. Eur Urol 23: 299-301
22. Rasor JS, Zlotta AR, Edwards SD, Schulman CC (1993) Transurethral needle ablation (TUNA): thermal gradient mapping and comparison of lesion size in a tissue model and in patients with benign prostatic hyperplasia. Eur Urol 24: 411-414
23. Schulman CC, Zlotta AR (1995) Transurethral needle ablation of the prostate for treatment of benign prostatic hyperplasia: early clinical experience. Urology 45: 28-33
24. Van Swol CFP, Verdaasdonk M, Mooibroek J, Boon TA (1994) Optimization of laser prostatectomy. Prog Clin Biol Res 387: 511-519
25. Woo HH, Rosario DJ, Potts KL, Hastie KJ, Chapple CR (1995) The treatment of objectively documented prostatic obstruction by transurethral needle ablation of the prostate (abstr). J Urol 153: 534
26. Zlotta AR, Schulman CC (1995) Transurethral needle ablation of the prostate: a new treatment of benign prostatic hyperplasia using interstitial low-level radiofrequency energy. Curr Opin Urol 5: 35-38
27. Zlotta AR, Raviv G, Peny MO, Fourmarier M, Louis L, Haot J, Schulman CC (1996) What are the possible mechanism of action of transurethral needle ablation of the prostate (TUNA) on BPH symptoms and where is the ideal location of lesions? Eur Urol 30 [Suppl]: 608

12.4
Fokussierter Ultraschall

S. Madersbacher, M. Marberger

12.4.1
Wirkprinzip

Werden Ultraschallwellen mit hoher Energie und gebündelt ausgesendet, so wird die mechanische Energie der Ultraschallwellen in nicht ideal viskoelastischen Medien wie Gewebe im Fokuspunkt in Wärme umgewandelt [17]. Diese Techik wird als fokussierter Ultraschall (high intensity focused ultrasound, HIFU) bezeichnet [8, 17, 28]. Die Energie im Fokus beträgt bei der HIFU-Therapie zwischen 10^3–10^4 Watt/cm² und übertrifft damit die des konventionellen diagnostischen Ultraschalls um den Faktor 10^4. Die im Fokuspunkt generierten Temperaturen betragen zwischen 80–200 °C und induzieren eine sofortige Koagulationsnekrose aller im Brennpunkt liegenden Zellen und Gewebsbestandteile [8, 17, 28]. Die Energiequelle der HIFU-Therapie ist ein piezokeramischer Schallkopf, wobei Frequenzen zwischen 0,5 und 10 MHz eingesetzt werden. Die Fokussierung der Ultraschallwellen wird entweder durch das Nachschalten einer konfokalen Linse oder durch eine halbzylindrische Konfiguration des HIFU-Schallkopfes erreicht [8, 17, 28]. Diese Fokussierung verhindert eine Thermoläsion durchschallter bzw. in unmittelbarer Nachbarschaft des Fokuspunktes liegender Gewebsabschnitte. HIFU ist somit die einzige derzeit verfügbare Technik, die es ermöglicht, in der Tiefe von Geweben ohne radioaktive Strahlung eine Nekrose zu induzieren. Theoretisch sind alle Organe, die auch dem konventionellen diagnostischen Ultraschall zugänglich sind, für eine HIFU-Therapie geeignet. In experimentellen Studien wurde der histologische Effekt der HIFU-Therapie u. a. auf Gehirn, Auge, Leber, Muskel, Niere, Hoden, Blase und Prostata (s. unten) untersucht [8, 17, 27]. Klinische Daten sind u. a. für die Indikation Glaukom sowie Tumoren der Blase, Prostata (s. unten) und Niere publiziert [7, 11, 14, 15, 17, 24, 28].

Die Größe des Läsionsvolumens im Fokuspunkt aller derzeit in experimentellen und klinischen Studien eingesetzten HIFU-Systeme ist relativ klein und umfaßt in etwa einen Zylinder von 10–20 mm Länge und einem Durchmesser von 2 mm (Abb. 12.27). Um ein klinisch signifikantes Läsionsvolumen zu erzeugen, muß dieser Fokuspunkt schrittweise bewegt werden, was in den meisten Systemen computergesteuert erfolgt [16, 18].

Um humanes Prostatagewebe mittels HIFU zu behandeln, ist theoretisch ein transabdominaler oder transrektaler Zugang möglich. Aus anatomischen und technischen Gründen ist jedoch der transabdominale Zugang schlecht geeignet, da die Prostata vom knöchernen Becken umgeben und somit z. T. für Ultraschallwellen unerreichbar ist [17]. Im Gegensatz dazu ist der transrektale Zugang wegen der engen Nachbar-

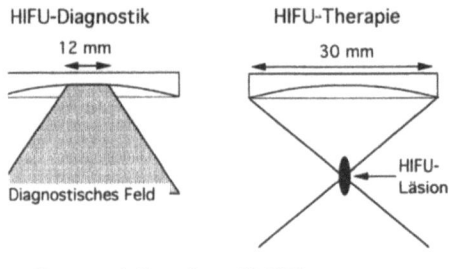

Abb. 12.27. Schematische Darstellung des HIFU-Schallkopfes zur BPH-Therapie. Durch eine elektronische Steuerung kann der gleiche 4,0 MHz-Ultraschallkopf sowohl für den diagnostischen Part (Aktivierung der zentralen Schallkopfelemente) zum Einstellen der HIFU-Therapiezone wie auch für die HIFU-Therapie (Aktivierung des gesamten Schallkopfes) eingesetzt werden. Die Fokussierung der Ultraschallwellen wird durch eine konfokale Konfiguration des Schallkopfes erreicht

schaft von Rektum und Prostata aus technischer und praktischer Sicht deutlich besser geeignet. Diese enge Nachbarschaft ermöglicht im Gegensatz zum transabdominalen Zugang den Einsatz relativ kurzer Fokuslängen und niederer Energieniveaus, wodurch thermische Schädigungen durchschallter Gewebeabschnitte minimiert werden. Tatsächlich sind lediglich für transrektale HIFU-Systeme ausführliche histologische und klinische Daten für die Indikation BPH sowie lokoregionäres Prostatakarzinom publiziert [17].

Gegenwärtig werden 2 transrektale HIFU-Systeme in experimentellen und klinischen Studien für die Thermoablation der Prostata eingesetzt. In einem System (Sonablate, Focus Surgery Inc., Milpitas, CA, USA) wird der gleiche piezokeramische Schallkopf sowohl für den diagnostischen Ultraschall als auch für den therapeutischen HIFU, die beide mit einer Frequenz von 4,0 MHz operieren, eingesetzt (s. Abb. 12.27) [17]. Höhere Frequenzen würden zwar die Auflösung des diagnostischen Ultraschalls erhöhen, eignen sich jedoch aus physikalischen Gründen nicht für die HIFU-Therapie. Deshalb wurde bei diesem System als Kompromiß 4,0 MHz gewählt. Die Länge des Fokus hängt vom jeweils eingesetzten Schallkopf ab; derzeit sind Fokuslängen von 2,5, 3,0, 3,5 und 4,0 cm erhältlich. Die Fokuslänge einer Sonde kann, zumindest derzeit, noch nicht verändert werden. Die Energie im Fokuspunkt kann zwischen 1300 und 2200 W/cm^2 variiert werden. Der Vorteil dieser Technik ist das kompakte Sondendesign, da nur ein Schallkopf eingesetzt wird, und die Tatsache, daß relativ rasch zwischen dem diagnostischen und therapeutischen Modus gewechselt werden kann.

Das zweite transrektale System (Ablatherm, EDAP-Technomed, Paris, Frankreich) setzt 2 separate Schallköpfe ein, einen für den bildgebenden Part mit 7,5 MHz und einen für die eigentliche HIFU-Therapie mit 2,25 MHz bei einer Fokuslänge von 3,5 cm [9–11]. Die Energie im Fokuspunkt beträgt zwischen 700 und 2200 W/cm^2. Der Vorteil dieses Systems ist die hohe Frequenz des diagnostischen Ultraschallkopfes, womit eine hohe Auflösung erreicht wird. Für dieses System sind bis dato keine klinischen Daten für die Indikation BPH publiziert.

Bei beiden Systemen wird über die transrektale Sonde ein Kondom gestreift, das nach dem Einführen der Sonde in das Rektum mit entgastem Wasser gefüllt wird. Dadurch wird ein luftfreies Ankoppeln des HIFU an das Gewebe ermöglicht. Diese luftfreie Ankoppelung ist deshalb wichtig, weil der HIFU, wie auch der konventionelle Ultraschall, an Luft oder Gasblasen reflektiert wird.

12.4.1.1
Tierexperimentelle Untersuchungen – Prostata

Der ersten klinischen Anwendung des tranrektalen HIFU am Menschen gingen ausgedehnte tierexperimentelle Untersuchungen an der caninen Prostata voraus. Foster et al. untersuchten diese Fragestellung anhand von 26 Hundeprostatae, die in einem Zeitraum von 12 h bis mehreren Wochen nach der HIFU-Therapie histologisch aufgearbeitet wurden [6]. Innerhalb von 72 h erscheinen die behandelten Areale makroskpoisch braun bis schwarz. Histologisch bietet sich das Bild einer typischen Koagulationsnekrose. Nach 14 Tagen formen sich diese Nekrosen in zystische Hohlräume um, die in weiterer Folge mit Urothel ausgekleidet werden. Bei allen Tieren waren die umgebenden anatomischen Stukturen wie Rektumwand und Prostatakapsel intakt. Über ähnliche Ergebnisse berichteten auch Gelet et al. [9]. Diese tierexperimentellen Arbeiten unterstreichen Effizienz und Sicherheit des transrektalen HIFU, kontaktfrei intraprostatische Koagulationsnekrosen in der Hundeprostata zu induzieren.

12.4.2
Technik

Bis dato sind klinische Daten für die Indikation BPH nur für den Sonablate veröffentlicht worden. Aus diesem Grund wird die eigentliche Operationstechnik nur für diese Methode detaillierter vorgestellt. Üblicherweise wird die transrektale HIFU-Therapie in Allgemeinnarkose (Intubation/Spinalanästhesie) durchgeführt, obwohl eine Subgruppe von Patienten erfolgreich mittels i.v.-Sedoanalgesie behandelt wurde [1]. Die Therapie wird an unserer Abteilung in der klassischen Steinschnittlage durchgeführt [16, 18]. Nach einer routinemäßig präoperativ durchgeführten Zystoskopie wird eine 10-Charr-suprapubische-Zystostomie gestochen. Als nächster Schritt wird ein 16-Charr-transurethraler-Dauerkatheter eingeführt. Mit Hilfe dieses Dauerkatheters ist es möglich, exakt Blasenhals (Katheter – Ballon) sowie die prostatische Harnröhre (Katheter) im diagnostischen Ultraschall zu identifizieren und damit die Therapiezone exakt zu plazieren. Die transrektale HIFU-Sonde, die mit einem Kondom überzogen ist, wird mit Ultraschallgel eingeschmiert und in das Rektum eingeführt (Abb. 12.28). Die Wahl der Fokuslänge (2,5, 3,0, 3,5 und 4,0 cm) richtet sich nach dem präoperativ mittels transrektalen Ultraschalls bestimmten Blasenhals-Rektum-Abstand [1, 16, 18]. Nach dem Einführen in das Rektum wird das Kondom mit etwa 20–50 ml entgastem Wasser gefüllt. Dies ermöglicht eine luftfreie Ankoppelung des HIFU an das Gewebe. Nun wird der HIFU-Schallkopf unter direkter Ultraschallkontrolle so bewegt, daß Blasenhals und prostatische Harnröhre in der Therapiezone liegen. Die longitudinale Ausdehnung der Therapiezone kann individuell mittels des HIFU-Computers definiert werden, wobei diese vom Blasenhals bis zum Colliculus reichen soll (Abb. 12.29). Ist die optimale Position erreicht, wird der HIFU-Schallkopf mittels eines Haltearms fixiert, der transurethrale Katheter entfernt und die Therapie gestartet. Die einzelne Läsion im Fokuspunkt ist, wie oben bereits erwähnt, äußerst klein und beträgt 2x2x10 mm (s. Abb. 12.27). Um ein klinisch signifikantes Läsionsvolumen erzeugen zu können, wird dieser Fokuspunkt computergesteuert in 2 Ebenen (longitudinal/tranversal) bewegt [1, 17, 18, 28].

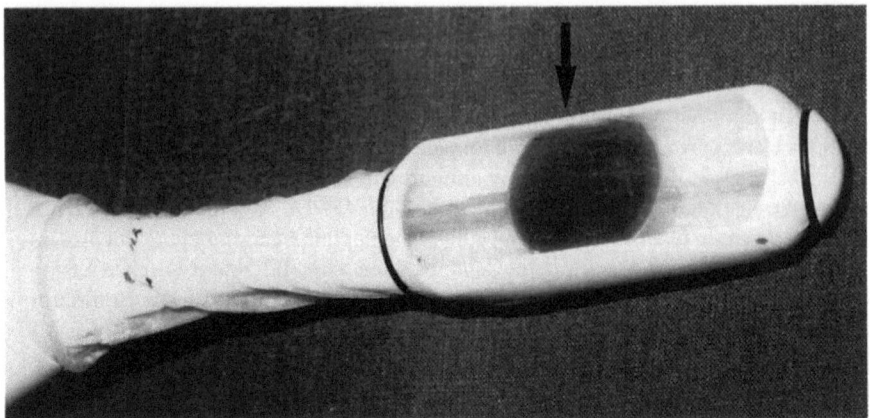

Abb. 12.28. Transrektale HIFU-Sonde. Das schwarze Element (Pfeil) an der Spitze des Sondenschaftes ist der eigentliche Ultraschallkopf für die HIFU-Therapie; die Sonde ist mit einem Kondom überzogen, das nach dem Einführen der HIFU-Sonde in das Rektum mit 20–50 ml entgastem Wasser zur luftfreien Ankoppelung von HIFU und Gewebe gefüllt wird

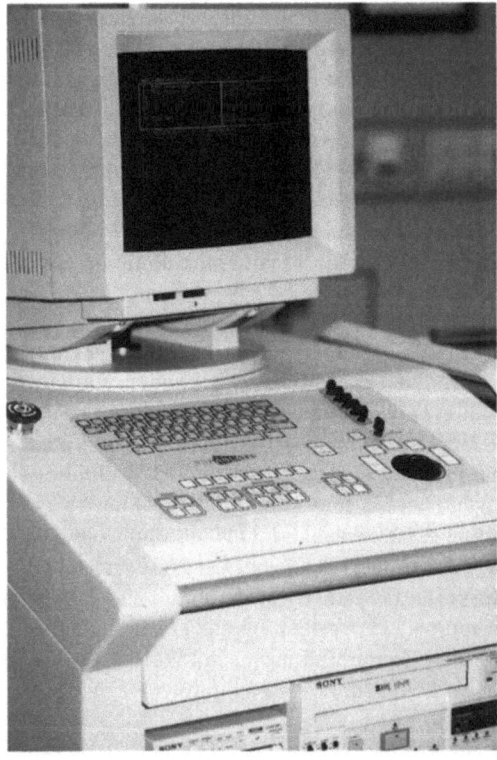

Abb. 12.29. HIFU-Steuerungseinheit. Mit Hilfe des Computers wird die HIFU-Therapie geplant und intraoperativ online überwacht

12.4.2.1
Histologischer Effekt auf die humane Prostata

Trotz der vielversprechenden tierexperimentellen Untersuchungen (s. oben) muß man sich bewußt sein, daß der Effekt von Hitze auf die humane und canine Prostata nicht vergleichbar ist [2]. Diese Unterschiede basieren auf einer unterschiedlichen Anatomie insbesondere was den Verlauf der Urethra betrifft sowie einer anderen histologischen Gewebszusammensetzung. So ist die canine Prostata im Gegensatz zur humanen fast ganz aus epithelialen Anteilen und nur sehr wenig Stroma aufgebaut. Aus diesem Grund ist es notwendig, den histologischen Effekt auch auf die humane Prostata zu untersuchen. Um dieser Frage nachzugehen, wurden an unserer Klinik insgesamt 54 Prostatae vor einer Prostatektomie (radikale Prostatektomie, suprapubische Prostatektomie, radikale Zystoprostatektomie) einer HIFU-Behandlung unterzogen und anschließend histologisch und elektronenmikroskopisch detailliert aufgearbeitet [16, 19, 26]. In allen Präparaten konnten ausgeprägte histologische Veränderungen im Sinne einer Gewebsnekrose nachgewiesen werden. Die Epithelzellen zeigten dunkle, pyknotische Zellkerne und ein unregelmäßig vakuolisiertes Zytoplasma [16, 19, 26]. Das Epithel war von der Basalmembran abgehoben und die Zell-Zell-Kontakte waren zerstört. Fünf bis 7 Tage nach der HIFU-Behandlung konnten die behandelten Areale makroskopisch leicht als dunkle Koagulationsnekrosen identifiziert werden. Die Grenze zwischen behandelten und unbehandelten Gewebsabschnitten war äußerst scharf und betrug nur wenige Zellagen. Elektronenoptische Untersuchungen zeigten massive Veränderungen auf zellulärer Ebene, wie ein vakuolisiertes Zytoplasma und zerstörte Zellorganellen. All dies sind Zeichen eines definitiven Zelltodes (point of no return).

Da alle Präparate mittels einer Großschnittechnik aufgearbeitet wurden, konnte eine volumetrische Analyse der Nekrosezone durchgeführt werden [16, 19, 26]. In der weiteren Folge wurde das Ausmaß der Nekrosezone mit dem im Computer definierten Gewebsabschnitt verglichen. Dabei zeigte sich in allen Präparaten eine zufriedenstellende Korrelation zwischen dem am Computer definierten Behandlungsareal und der tatsächlichen Lokalisation am Präparat. Das Ausmaß der Nekrosezone korreliert mit der Energie im Fokuspunkt und der eingesetzten Fokuslänge. Bei höheren Energieniveaus und längeren Fokuslängen ist die Ausdehnung der Nekrosezone nicht symmetrisch um den Mittelpunkt, sondern vorallem in Richtung des Schallkopfes hin.

12.4.3
Indikation

Derzeit sind lediglich klinische Daten einer Phase-II-Studie publiziert. Systematische Untersuchungen z. B. mittels Multivarianzanalyse, um die präoperativen Eigenschaften von Respondern bzw. Non-Respondern zu identifizieren, wurden nicht durchgeführt [1, 16, 18]. Dennoch erlauben die bis dato publizierten klinischen Daten sowie die technischen Eigenschaften der HIFU-Therapie einige Rückschlüsse.

Die Domäne der transrektalen HIFU-Therapie ist, vergleichbar anderen minimalinvasiven Therapieoptionen, der symptomatische BPH-Patient mit einer elektiven Operationsindikation. Einschränkungen sind bei dieser Patientengruppe lediglich bei der Prostatagröße/Struktur gegeben. Da die maximale Fokuslänge bei dem derzeitig für die BPH-Therapie eingesetzten System 4,0 cm beträgt, sollte der Blasenhals-Rektum-Abstand 4,0 cm nicht überschreiten. Dies ist in der Regel bei Prostatavolumina von >75 ml gegeben. Es existiert jedoch auch eine untere Grenze, da die kürzeste HIFU-Fokuslänge 2,5 cm beträgt. Aus diesem Grund sind Prostatae mit einem Blasenhals-Rektum-Abstand von <25 mm nicht geeignet, da es bei so kleinen Prostatae zu Thermoläsionen umgebender Gewebsabschnitte kommen kann. Desweiteren eignet sich die HIFU-Therapie nicht für Prostatae mit starken intraprostatischen Verkalkungen; wie der konventionelle Ultraschall, durchdringt auch der HIFU keine verkalkten Strukturen. Da der HIFU an diesen Strukturen reflektiert wird, kommt es in der Reflexionszone zu sehr hohen Energiekonzentrationen, wodurch unkontrollierbare und gefährliche Gewebszerreißungen (Gewebskavitationen) enstehen können. Liegen diese Verkalkungen in den rektumnahen Prostataabschnitten, ist eine thermische Läsion des Rektums möglich.

Da die HIFU-Therapie blutungsfrei ist bietet sie sich für Patienten mit Gerinnungsstörungen (Antikoagulationstherapie), oder falls Blutkonserven abgelehnt (Zeugen Jehovas) oder gefürchtet werden, an [1, 16, 18].

Obwohl Eberth et al. nachweisen konnten, daß sich diese Therapie auch für Patienten mit Harnretention eignet und dies sich mit unseren eigenen Erfahrungen deckt, so ist diese Therapieoption bei dieser Patientenpopulation nach der klassischen transurethralen Elektroresektion nur zweite Wahl und sollte eher dem Risikopatienten vorbehalten bleiben [5].

Nicht geeignet ist diese Therapie für Patienten mit rezidivierenden Makrohämaturien, einer Dilatation des oberen Harntraktes oder Blasensteinen, da diese Patienten eine möglichst rasche und effiziente Beseitigung der infravesikalen Obstruktion durch eine TURP benötigen.

12.4.4
Ergebnisse

Bis dato wurden weltweit etwa 250 BPH-Patienten im Rahmen einer internationalen Phase-II-Studie behandelt (Tabelle 12.14) [1, 5, 16, 18]. Die Ein- und Ausschlußkriterien waren einheitlich: eine maximale Harnflußrate von <15 ml/s, ein AUA-Syptomenscore von >18, ein Prostatavolumen von <75 ml und ein PSA von <10 ng/ml. Nach der HIFU-Therapie wurden die Patienten in regelmäßigen Abständen ambulant nachkontrolliert, wobei u. a. ein AUA-Symptomenscore, eine Uroflowmetrie mit sonographischer Restharnbestimmung und eine transrektale Sonographie durchgeführt wurden.

Tabelle 12.14. Klinische Ergebnisse nach HIFU-Therapie

Referenz	Patienten	Qmax vor HIFU	Qmax nach HIFU	AUA-Score vor HIFU	AUA-Score nach HIFU
Madersbacher [16]	50	9,1	12,7	24,5	13,3
Bihlre [1]	15	9,3	14,0	31,2	14
Ebert [5]	35	6,1	14,1	16[a]	8,5[a]

[a] IPSS

12.4.4.1
Symptome und Uroflowmetrie

Mehrere Arbeitsgruppen haben über ihre Erfahrung mit der Technik des transrektalen HIFU bei BPH berichtet (s. Tabelle 12.14). Bihrle et al. publizierten die klinischen Ergebnisse der ersten 15 in den USA behandelten Patienten [1]. Die maximale Harnflußrate verbesserte sich von 9,3 auf 10,3 ml/s nach einem Monat und 14,0 ml/s nach 3 Monaten (+50,5%). Parallel dazu sank der Restharn von präoperativ 154 auf 123 ml nach 3 Monaten. Der AUA-Symptomenscore sank von durchschnittlich 31,2 (22–38) vor der HIFU-Therapie auf 17,1 (8–32) nach einem Monat und 15,9 (–45,2%) nach 3 Monaten. Ebert et al. untersuchten die klinische Effizienz an 35 Patienten. Der Qmax stieg von präoperativ 7,6 auf 15,2 ml/s nach 3 Monaten an, der sonographisch bestimmte Restharn sank von 182 auf 50 ml und der Internationale Prostata-Symptomenscore (IPSS) von 17,9 ml/s auf 7,1 [5].

Madersbacher et al. berichteten über die Erfahrungen an der Wiener Universitätsklinik mit einer konsekutiven Serie von 50 Patienten, von denen 20 eine Zwölfmonatskontrolle absolviert hatten (s. Tabelle 12.14) [16]. Die maximale Harnflußrate stieg von 8,9±4,1 ml/s auf 12,4±5,6 ml/s (6 Monate; n=33) und 13,1±6,5 (12 Monate; n=20). Während des gleichen Zeitraums sank der Restharn von präoperativ 131±120 ml auf 48±41 ml, 59±42 ml und 35±30 ml; der AUA-Symptomenscore wiederum sank von 24,5±4,7 auf 13,3±4,4, 13,4±4,7 und 10,8±2,5. Durchschnittlich beobachteten wir eine 47%ige Verbesserung der maximalen Harnflußrate und eine 53%ige Reduktion des AUA-Symptomenscores 12 Monate nach der Therapie. Im großen und ganzen wurden diese Daten in einem kürzlich publizierten Update von über 100 Patienten bestätigt (Abb. 12.30 u. 12.31) [17]. Nakamura et al. untersuchten die Langzeiteffizienz des transrektalen HIFU an 22 Patienten 2 Jahre nach der Therapie [21]. Die maximale Harnflußrate stieg in diesem Kollektiv von präoperativ 7,6±0,6 auf 9,3±0,7 (p <0.001) nach 2 Jahren an. Der IPSS fiel von 23,7±0,4 auf 6,9±0,9 (p <0.001) und die Lebensqualitätsfrage des IPSS sank von 5,2±0,1 auf 2,3±0,3 (p <0.001). Die Ansprechrate ein Jahr nach der Therapie war, wenn man alle 3 Parameter (Qmax, IPSS und Lebensqualitätsfrage des IPSS) berücksichtigt, hervorragend in 23%, zufriedenstellend in 41%, durchschnittlich in 18% und nicht zufriedenstellend in 18%. Diese Daten zeigen, daß die transrektale HIFU-Therapie einen prolongierten therapeutischen Effekt von mindestens 2 Jahren bei über 60% der Patienten hat. Ähnliche

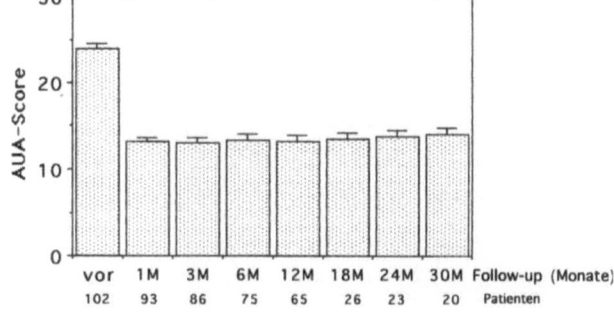

Abb. 12.30. Verbesserung der Symptome nach HIFU. Alle 102 Patienten, die an der Univ.-Klinik Wien behandelt wurden, sind in dieser Analyse inkludiert. Der AUA-Symptomenscore verbesserte sich um durchschnittlich 50%; die Langzeitergebnisse (Beobachtungszeitraum >1a)zeigen einen prolongierten Therapieeffekt an

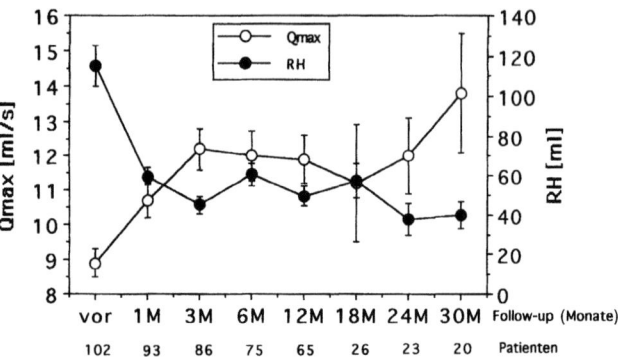

Abb. 12.31. Verbesserung von Qmax und Restharn nach HIFU-Therapie. Alle 102 Patienten, die an der Univ.-Klinik Wien behandelt wurden, sind in dieser Analyse inkludiert. Beide objektiven Parameter verbesserten sich hochsignifikant nach der Therapie; ähnlich wie für die BPH-Symptome zeigen die Langzeitergebnisse einen prolongierten Therapieeffekt an

Langzeitergebnisse wurden auch in unserem eigenen Krankengut beobachtet (s. Abb. 12.30 u. 12.31).

Intraprostatische zystische Läsionen, durchaus vergleichbar denen nach transurethraler Elektroresektion, sind bei etwa 25% der Patienten mittels des transrektalen Ultraschall nachweisbar [1, 16]. Diese Läsionen sind bereits etwa 6 Wochen nach der Therapie vorhanden und sind auch noch 3 Jahre nach der Therapie nachweisbar. Diese TUR-ähnlichen Läsionen lassen sich auch mit einer Miktionszystourethrographie demonstrieren (Abb. 12.32).

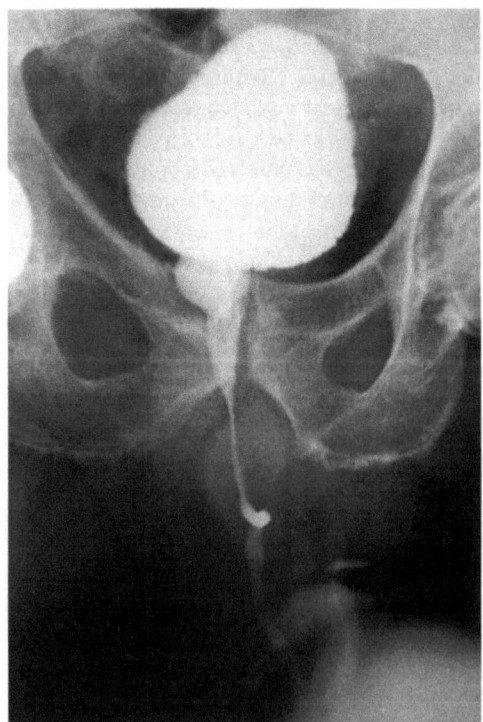

Abb. 12.32. Miktionszystourethrogramm 12 Monate nach der HIFU-Therapie. Zu beachten ist der TURP-ähnliche Effekt im Bereich der prostatischen Harnröhre; bei etwa 25% der behandelten Patienten sind die morphologischen Veränderungen nachweisbar

12.4.4.2
Urodynamik

Von der WHO-BPH-Konsensuskonferenz werden zur definitven Beurteilung der klinischen Effizienz neuer BPH-Behandlungmethoden zum einen randomisierte Phase-III-Studien, aber auch Druck-Fluß-Studien zum Nachweis, daß die infravesikale Obstruktion verringert oder beseitigt wird, gefordert.

Um den Effekt des transrektalen HIFU auf die infravesikale Obstruktion zu untersuchen, wurden an unserer Abteilung insgesamt 30 Patienten vor und 3-6 Monate nach der HIFU-Therapie mittels Druck-Fluß-Studien untersucht [20]. In diese Studie wurden nur Patienten mit einer urodynamisch nachgewiesenen infravesikalen Obstruktion (definiert anhand der linearen passiven urethralen Widerstandsrelation linPURR >2) aufgenommen. Diese urodynamischen Untersuchungen zeigten, daß der Miktionsöffnungsdruck von präoperativ 70±23 cm H_2O auf 51±22 cm H_2O postoperativ (p <0,005) sank sowie der Detrusordruck bei maximaler Harnflußrate von 74,2 ± 24 cm H_2O auf 57 ± 15 cm H_2O [20]. Das Ausmaß der infravesikalen Obstruktion, der anhand des linPURR bestimmt wurde, wurde durch die HIFU-Therapie von präoperativ 3,7 ± 1,1 auf 2,2 ± 1,2 (p <0,005) vermindert (Abb. 12.33) [20]. Analysiert man diese Daten mittels des Abrams-Griffith-Nomogramms, so waren präoperativ 24 Patienten (80 %) obstruktiv und die restlichen lagen in der intermediären Gruppe; kein Patient war urodynamisch nicht obstruiert. Postoperativ waren 13 % nicht-obstruktiv und 50 % lagen in der intermediären Zone, 37 % jedoch waren auch postoperativ urodynamisch obstruktiv. Diese urodynamischen Daten zeigen, daß der transrektale HIFU in der Lage ist, das Ausmaß der infravesikalen Obstruktion zu verringern [20]. Dennoch muß der urodynamische Effekt dieser Technik lediglich als moderat klassifiziert werden. Aus diesem Grunde eignet sich diese Technik nicht für Patienten mit einer massiven Obstruktion (linPURR 5-6).

12.4.4.3
Nebenwirkungen

Im Großen und Ganzen wird die HIFU-Therapie gut vertragen [1, 5, 16]. Wir führten bei allen Patienten unmittelbar postoperativ eine Rektoskopie durch. Diese zeigte außer gelegentlichen, oberflächlichen, mechanisch bedingten Schleimhautläsionen

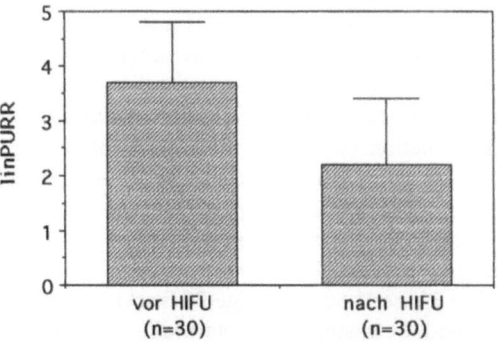

Abb. 12.33. Verringerung des Obstruktionsgrades nach transrektalem HIFU. Der Grad der Obstruktion wurde anhand des linPURR quantifiziert. Die Durchschnittswerte (±SD) von 30 Patienten vor und nach der HIFU-Therapie sind dargestellt. Die transrektale HIFU-Therapie führte zu einer durchschnittlichen Reduktion des linPURR von etwa 1,5; diese Reduktion war statistisch hochsignifikant

bis auf einen Fall (s. unten) immer eine unauffällige Rektumschleimhaut, insbesondere ohne Hinweis auf eine Thermoläsion. Dies unterstreicht die Sicherheit dieser Technik, da offensichtlich thermische Läsionen durchschallter Gewebeabschnitte vermieden werden können.

Die wesentlichste Nebenwirkung, die bei über 90% der behandelten Patienten auftrat, war die postoperative Retention [1, 5, 16]. Aus diesem Grund erhielten alle Patienten intraoperativ eine 10-Charr-Zystostomie. Nach durchschnittlich 6 Tagen konnte diese Zystostomie entfernt werden.

Ein Großteil der sexuell aktiven Patienten berichtete über eine transiente Hämatospermie, die in allen Fällen innerhalb von 4-6 Wochen spontan sistierte [1, 5, 16]. In unserer konsekutiven Serie von 102 BPH-Patienten beobachteten wir 2 schwere Nebenwirkungen. Bei einem Patienten wurde intraoperativ eine Perforation des Colon descendens etwa 50-60 cm proximal der Behandlungszone, die eine chirurgische Intervention notwendig machte, gesetzt. Diese Perforation wurde durch ein Überfüllen des Kondoms, das über die Therapiesonde gestreift wird, hervorgerufen. Das überfüllte Kondom rupturierte während der Therapie und induzierte die Perforation. Bei der chirurgischen Intervention wurden Reste des Kondoms an der Perforationsstelle gefunden. Diese Komplikation trat während der Initialphase der HIFU-Therapie (Patient No. 9) auf, woraufhin dieser Füllmechanismus umgestellt wurde, so daß diese Komplikation nun verläßlich vermieden werden kann. In der Tat trat eine solche Komplikation weltweit nur ein einzigesmal auf. Die zweite schwere Komplikation war eine Thermoläsion des Rektums, die ebenfalls eine chirurgische Intervention notwendig machte. Diese Läsion war höchstwahrscheinlich durch eine zu hohe Energie im Fokusareal von mehr als 2300 W/cm^2 bedingt. Dadurch wurde eine massive Gewebskavitation induziert, die diese Läsion zur Folge hatte. Daraufhin wurde die maximale Energie im Fokus auf 2000 W/cm^2 limitiert.

12.4.5
Wertung

Eine Reihe experimenteller und klinischer Studien haben wiederholt die Sicherheit, Machbarkeit und Effizienz der Thermoablation der Prostata mittels transrektalem HIFU nachgewiesen. Die caninen und humanen histologischen Daten belegen, daß mit dieser Technik selektiv Prostatagewebe unter Schonung der durchschallten Gewebsabschnitte sowie von Arealen in unmittelbarer Nachbarschaft des Fokusareals zerstört werden kann [6, 9, 16, 18, 19, 26].

Der wesentliche Vorteil des transrektalen HIFU gegenüber den anderen Thermoablationsmethoden wie Mikrowellenthermotherapie, transurethraler Nadelablation oder auch Laserprostatektomie ist die Tatsache, daß die Thermoablation kontaktfrei möglich ist [4, 13, 22, 23, 25]. Dadurch kann eine transurethrale oder intraprostatische Manipulation vermieden werden, wodurch die postoperative Morbidität, insbesondere das Ausmaß des Dysurie, deutlich vermindert ist.

Da die klinische Erfahrung mit dem transrektalen HIFU limitiert ist, ist es zum gegenwärtigen Zeitpunkt natürlich verfrüht, den definitiven Stellenwert dieser Technik zu ermitteln. Nichtsdestotrotz erlauben die bis dato publizierten Daten der klinischen Phase-II-Studie einige Rückschlüsse. Die HIFU-Therapie ist sehr gut verträglich und die postoperative Morbidität minimal, insbesondere im Vergleich zu der der anderen minimal-invasiven Therapieoptionen [4, 13, 22, 23, 25]. Die therapeutische Effizienz des transrektlaen HIFU ist durchaus vergleichbar den anderen Thermoablationstechniken, jedoch geringer als die der Laserprostatektomie. Die klinischen Daten zeigen einen prolongierten therapeutischen Effekt (>2a) an.

Da die Technik des transrektalen HIFU, wie oben angeführt, relativ jung ist, sind eine Reihe von Verbesserungen denkbar und auch möglich. Das optimale Anästhesieprotokoll ist noch nicht etabliert. Der Großteil der Patienten wurde in Allgemeinnarkose operiert (Intubationsnarkose/Spinalanästhesie). Eine Subgruppe von Patienten konnte erfolgreich in i.v.-Sedoanalgesie behandelt werden [1]. Derzeit wird untersucht, ob diese Therapie auch mit einer Lokalanästhesie (Prostatablock) möglich ist. Die Narkose ist notwendig, weil der Patient während der Therapie möglichst ruhig liegen soll, damit sich die Therapiezone nicht verändert. Der wohl wichtigste technische Fortschritt der HIFU-Therapie ist die Entwicklug sog. Phased-Array-Schallköpfe, die variable Fokuslängen bzw. Läsionsvolumina ermöglichen. Prototypen dieser Phased-Array-Schallköpfe sind bereits etabliert [12, 32]. Mittels solcher Schallköpfe wird es möglich sein, die Therapiezone am Computer in 2 Ebenen zu markieren, und das Areal wird vollautomatisch zerstört. Dadurch wird die Therapiedauer deutlich verkürzt und vereinfacht, was wiederum eine Operation in Lokalanästhesie möglich macht.

Dennoch hat die HIFU-Therapie auch signifikante Nachteile. Zu den wichtigsten zählen vor allem die hohen Kosten des HIFU-Gerätes und der HIFU-Sonden, das aufwendige OP-Set-up und die Notwendigkeit einer Narkose, zumindest in der jetzigen Form. Darüber hinaus sind bis dato lediglich Daten einer nichtrandomisierten Phase-II-Studie publiziert. Ob die HIFU-Therapie einen definitiven Platz bei der minimal-invasiven BPH-Therapie erlangen wird, hängt von einer Reihe von Faktoren ab:
- der Dauer des Therapieeffektes,
- den Kosten der HIFU-Therapie,
- der Machbarkeit unter Lokalanästhesie bzw. auf Tagesklinikbasis,
- und nicht zuletzt von der Ergebnissen und Kosten anderer Thermoablationstechniken, der Laserprostatektomie und der transurethralen Elektrovaporisation.

Zum Abschluß muß betont werden, daß das Haupteinsatzgebiet des HIFU in Zukunft nicht bei der Behandlung benigner Tumoren wie der BPH liegen wird, sondern in der Therapie maligner Tumoren [11, 14, 17, 29-31]. Theoretisch können Tumoren in allen Organen, die dem konventionellen Ultraschall zugänglich sind, mittels HIFU transkutan zerstört werden; erste ermutigende klinische Ergebnisse liegen bereits vor [14].

Literatur

1. Bihrle R, Foster RS, Sanghvi NT, Donohue JP, Hood PJ (1994) High intensity focused ultrasound for the treatment of benign prostatic hyperplasia: early United States clinical experience. J Urol 151: 1271-1275
2. Devonec M, Ogden C, Perrin P, Carter SSC (1993) Clinical response to transurethral microwave thermotherapy is thermal dose dependent. Eur Urol 23: 267-274
3. Devonec M, Carter SSC, Tubaro A, de la Rosette J, Höfner K, Dahlstrand C, Perrin P (1995) Microwave therapy. Curr Opin Urol 5: 3-9
4. Dixon CM (1995) A comparison of transurethral prostatectomy with visual laser ablation of the prostate using the urolase right - angle fiber for the treatment of BPH. World J Urol 13: 126-129

5. Ebert T, Saddeler D, Miller S, Schmitz-Dräger B, Ackermann R (1995) High-intensity focused ultrasound in the treatment of benign hypertrophy of the prostate. Urologe [A] 34: 404-408
6. Foster RS, Bihrle R, Sanghvi NT et al. (1993) Production of prostatic lesions in canines using transrectally administered high intensity focused ultrasound. Eur Urol 23: 330-336
7. Fry FJ, Johnson LK (1978) Tumor irradiation with intense ultrasound. Ultrasound Med Biol 4: 337-341
8. Fry FJ (1993) Intense focused ultrasound in medicine. Eur Urol 23 [suppl 1]: 2-7
9. Gelet A, Chapelon JY, Margonari J (1993) Prostatic tissue destruction by high intensity focused ultrasound: experimentation on canine prostate. J Endourol 7: 249-253
10. Gelet A, Chapelon JY, Margonari J, Theillere Y, Gorry F, Souchon R, Bouvier R (1993) High-intensity focused ultrasound experimentation on human benign prostatic hypertrophy. Eur Urol 23 [suppl 1]: 44-47
11. Gelet A, Chapelon JY (1995) Effects of high-intensity focused ultrasound on malignant cells and tissues. In: Marberger M (ed) Application of newer forms of therapeutic energy in urology. ISIS Medical Media, Oxford, pp 107-114
12. Ioritani N, Sirai S, Taguchi K, Orikasa S, Aida S, Fujimoto K, Kuwahara M (1994) Effects of high intensity ultrasound heating on the normal and cancer tissue. Jap J Endourol ESWL 7: 299
13. Kabalin JN, Gill HS, Bite G, Wolfe V (1995) Comparative study of laser versus electrocautery prostatic resection: 18 months follow-up with complex urodynamic assessment. J Urol 153: 94-98
14. Kratzik C, Madersbacher S, Susani M, Marberger M (1994) Percutaneous application of high intensity focused ultrasound in urology. SIU-Congress, p 76
15. Lizzi FL (1993) High-precision thermotherapy for small lesions. Eur Urol 23 [suppl 1]: 23-28
16. Madersbacher S, Kratzik C, Susani M, Marberger M (1994) Tissue ablation in benign prostatic hyperplasia with high intensity focused ultrasound. J Urol 152: 1956-1961
17. Madersbacher S, Marberger M (1995) Therapeutic applications of ultrasound in urology. In: Marberger M (ed) Application of newer forms of therapeutic energy in urology. ISIS Medical Media, Oxford, pp 115-136
18. Madersbacher S, Marberger M (1995) Urological applications of high-intensity focused ultrasound. Curr Opin Urol 5: 147-149
19. Madersbacher S, Pedevilla M, Vingers L, Susani M, Marberger M (1995) Effect of high-intensity focused ultrasound on human prostate cancer in vivo. Cancer Res 55: 3346-3351
20. Madersbacher S, Klingler CH, Schatzl G, Schmidbauer CP, Marberger M (1996) The impact of transrectal high intensity focused ultrasound on prostatic obstruction in BPH assessed by pressure flow studies. Eur Urol 30: 437-445
21. Nakamura K, Baba S, Saito S, Tachibana M, Tasaki H, Murai M (1996) A long term response following high intensity focused ultrasound for prostatic hyperplasia. J Urol 155 [suppl]: 405 A
22. Ogden CW, Reddy P, Johnson H, Ramsay JWA, Carter SSC (1993) Sham versus transurethral microwave thermotherapy in patients with symptoms of benign prostatic bladder outflow obstruction. The Lancet 341: 14-17
23. Schulman CC, Zlotta AR (1995) Transurethral needle ablation of the prostate: a new treatment of benign prostatic hyperplasia using interstitial low-level radiofrequency energy. Curr Opin Urol 5: 35-38
24. Silvermann RH, Vogelsang B, Rondeau MJ, Coleman DJ (1991) Therapeutic ultrasound for the treatment of glaucoma. Am J Ophthalmol 111: 327-337
25. Steele GS, Sleep DJ (1995) Transurethral needle ablation of the prostate: does the pressure flow curve change? J Urol 153[suppl]: 435 A
26. Susani M, Madersbacher S, Kratzik C, Vingers L, Marberger M (1993) Morphology of tissue destruction induced by focused ultrasound. Eur Urol 23 [suppl 1]: 34-38
27. Ter Haar G, Sinnett D, Rivens I (1989) High intensity focused ultrasound - a surgical technique for the treatment of discrete liver tumors. Phy Med Biol 34: 1743-1750
28. Ter Haar G (1994) Focused ultrasound therapy. Curr Opin Urol 4: 89-92
29. Yang R, Sanghvi NT, Rescorla FJ, Sanghvi NT, Fry FJ, Franklin TD, Grosfeld JL (1992) Effects of high-intensity focused ultrasound in the treatment of experimental neuroblastoma. J Pediatr Surg 27: 246-251
30. Yang R, Sanghvi NT, Rescorla FJ, Galliani CA, Fry FJ, Griffith SL, Grosfeld JL (1992) Extracorporeal liver ablation using sonography-guided high-intensity focused ultrasound. Invest Radiol 27: 796-803
31. Yang R, Sanghvi NT, Rescorla FJ, Kopecky KK, Grosfeld JL (1993) Liver cancer ablation with extracorporeal high-intensity focused ultrasound. Eur Urol 23 [suppl 1]: 17-22
32. Zanelli CI, Hennige CW, Sanghvi NT (1994) Design and characterisation of a 10 cm annular array transducer for high intensity focused ultrasound (HIFU) applications. IEEE-Symposium 1994

KAPITEL 13

Laser

G. Bartsch, S. Conrad, A. Hofstetter, W. Horninger, H. Huland, G. Janetschek, R. Muschter, C. Reek

13.1 Visuelle Laserablation 378
13.1.1 Wirkprinzip 378
13.1.1.1 Physikalische Prinzipien des Lasers 378
13.1.1.2 Wechselwirkungen zwischen Laser und Gewebe 379
13.1.1.3 Laserwirkungen auf die BPH 381
13.1.1.4 Dosimetrie: Koagulative Techniken 381
13.1.1.5 Dosimetrie: Vaporisierende Techniken 383
13.1.2 Technik 384
13.1.2.1 Entwicklung von Lasersonden für die visuelle Laserablation der Prostata 384
13.1.2.2 Anwendungstechniken 387
13.1.3 Indikation 388
13.1.3.1 Prognostische Parameter 389
13.1.4 Ergebnisse 390
13.1.4.1 Wirkung auf das Prostatavolumen 391
13.1.4.2 Wirkung auf die Obstruktion 393
13.1.4.3 Therapieversager 398
13.1.4.4 Langzeitergebnisse 399
13.1.4.5 Morbidität: Frühkomplikationen 400
13.1.4.6 Morbidität: Spätkomplikationen 401
13.1.4.7 Verringerung der Morbidität 401
13.1.4.8 Vergleich verschiedener VLAP-Techniken 402
13.1.4.9 Vergleich zwischen der VLAP und anderen invasiven Behandlungsverfahren der BPH 403
13.1.5 Wertung 404
Literatur 407

13.2 Interstitielle Lasertherapie 410
13.2.1 Wirkprinzip 410
13.2.2 Technik 412
13.2.3 Indikation 419
13.2.4 Ergebnisse 420
13.2.5 Wertung 423
Literatur 424

13.3 Kontaktlaser 427
13.3.1 Wirkprinzip 427
13.3.1.1 Absorption von Laserlicht 427
13.3.1.2 Vaporisation 427
13.3.1.3 Blutstillung 428
13.3.1.4 Lasertypen 428
13.3.1.5 Laserfasern 429
13.3.2 Technik 433
13.3.2.1 Instrumente 434
13.3.2.2 Operationstechnik 434
13.3.3 Indikation 437
13.3.4 Ergebnisse 438
13.3.4.1 Vaporisation mit Saphir-/Quarzspitzen und HoLRP 438
13.3.4.2 Vaporisation mit seitlich abstrahlenden Fasern 439
13.3.4.3 Hybridtechniken 441
13.3.5 Wertung 441
Literatur 442

13.1
Visuelle Laserablation

S. Conrad, C. Reek, H. Huland

13.1.1
Wirkprinzip

13.1.1.1
Physikalische Prinzipien des Lasers

Das Wort Laser ist ein Akronym für »light amplification by stimulated emission of radiation«. Diese besondere Form des Lichtes wurde erstmalig 1960 von Maiman [33] beobachtet. Licht entsteht normalerweise, wenn ein durch Energiezufuhr angeregtes Elektron, das sich für eine extrem kurze Zeit (ca. 10^{-8} s) auf einer höheren, vom Atomkern weiter entfernten Bahn befindet, in die stabile niedrigere Bahn zurückfällt. Die zuvor absorbierte Energie wird dabei in Form einer elektromagnetischen Strahlung freigesetzt. Man nennt diesen Vorgang *spontane Emission* [14].

Wird ein Elektron im angeregten Zustand, also auf einer höheren Bahn, von einer elektromagnetischen Welle (einem Photon) getroffen, die aus der spontanen Emission eines benachbarten Atoms stammt, so wird das Zurückfallen des angeregten Elektrons in den Grundzustand durch dieses Ereignis beschleunigt. Auch hierbei wird elektromagnetische Strahlung in Form eines Photons frei, man nennt den Prozeß *induzierte Emission*. Das Besondere an der induzierten Emission ist, daß die auftreffende elektromagnetische Welle sich in der Ausbreitungsrichtung, Phase und Wellenlänge nicht verändert, die induzierte Welle sich aber in die gleiche Richtung mit gleicher Phase und Wellenlänge wie die auftreffende Welle ausbreitet. Durch eine induzierte Emission (stimulated emission) kommt es also zu einer Verstärkung (amplification) einer bereits bestehenden elektromagnetischen Welle [14].

Normalerweise ist aufgrund der Kurzlebigkeit des angeregten Zustandes eine stimulierte Emission ein statistisch extrem seltener Prozeß. Um die induzierte Emission zur Lichtverstärkung anzuwenden, macht man sich die Tatsache zunutze, daß in manchen Molekülen und Kristallgittern neben dem Grundniveau und dem angeregten Zustand ein längerlebiger Zwischenzustand existiert, auf dem sich nach äußerer Energiezufuhr (Pumpen) eine Vielzahl von Elektronen für eine kurze Zeit befinden können. Kommt es dann zu einer ersten induzierten Emission, so treffen die entstehenden 2 Photonen mit hoher Wahrscheinlichkeit wiederum auf Elektronen im Zwischenniveau, wodurch bei jedem dieser induzierten Emissionen ein neues Photon gleicher Richtung, Phase und Wellenlänge freigesetzt wird. Durch diese Kettenreaktion kommt es zu einer schnellen Potenzierung der Amplitude der entstehenden elektromagnetischen Welle. Technisch wird der Prozeß dadurch weiter fortgesetzt,

Tabelle 13.1. Gebräuchliche Laser in der Medizin

Lasertyp	Kurzbezeichnung	Wellenlänge	Lasermedium	Anmerkung
Excimer	–	193, 248, 308, 351 nm	Gas (Edelgas-Halogenide)	Wellenlänge abhängig vom eingesetzten Gas
Farbstofflaser	–	320–985 nm	Farbstoff in flüssiger Lösung	Wellenlänge abhängig vom eingesetzten Farbstoff
Argon-Ionen-Laser	Ar+	488, 514 nm	Gas	–
Kalium-Titanyl-Phosphat	KTP	532 nm	Festkörper	Therapie der BPH beschrieben
Halbleiter-Diodenlaser	–	632, 805, 904, 980 nm	Festkörperkristalle mit Halbleitereigenschaften	Therapie der BPH beschrieben
Helium-Neonlaser	HeNe	633 nm	Gas	Anwendung als Pilotlaser
Alexandrit	–	755 nm	Festkörper-Kristall	–
Neodymium:Yttrium-Aluminiumgranat	Nd:YAG	1064 nm	Festkörper-Kristall	Standardlaser zur Therapie der BPH
Holmium:Yttrium-Aluminiumgranat	Ho:YAG	2100 nm	Festkörper-Kristall	Therapie der BPH beschrieben
Kohlendioxyd	CO_2	10.600 nm	Gas	–

daß an beiden Enden des Lasermediums (dies können Gase, Flüssigkeiten oder Festkörper sein) Spiegel angebracht sind, die die entstehende Welle in gegenläufiger Richtung erneut durch das Lasermedium hindurchwandern lassen, um den Prozeß der stimulierten Emission weiter zu potenzieren. Nur einer der beiden Spiegel ist am Ende mit einer zentralen Öffnung versehen. Durch diese Öffnung kommt es zum Austritt des Laserstrahles [14]. Die so entstehende Laserstrahlung ist also Licht, d. h. elektromagnetische Wellen im sichtbaren, ultravioletten und infraroten Bereich.

Im Gegensatz zum Licht herkömmlicher Lichtquellen hat die Laserstrahlung 3 typische Charakteristika. Sie ist kohärent (alle Wellenzüge der elektromagnetischen Welle schwingen zeitlich und räumlich in derselben Phase), kollimiert [alle Wellenzüge haben (fast) die gleiche Ausbreitungsrichtung, verlaufen also parallel] und monochromatisch (die Strahlung hat eine definierte Wellenlänge). Durch diese Charakteristika ist es möglich, auf einem kleinen Strahlenquerschnitt sehr hohe Leistungen zu bündeln und vorhersagbare, definierte Wirkungen des Lichtes im Gewebe zu erzielen [14]. Die gebräuchlichsten medizinischen Laser sind in Tabelle 13.1 dargestellt.

13.1.1.2
Wechselwirkungen zwischen Laser und Gewebe

Trifft Laserstrahlung auf Gewebe, so treten prinzipiell die gleichen physikalischen Phänomene wie in anderen optischen Systemen auf. Ein Teil der Strahlung wird an der Oberfläche und an anderen optischen Grenzschichten im Gewebe reflektiert. Ein Teil der Strahlung durchwandert das Gewebe, ohne mit ihm in Interaktion zu treten, und ein dritter Teil der Strahlung schließlich wird vom Gewebe absorbiert. Die Intensität dieser Absorption bestimmt die Laserwirkung [59]. Sie ist von einer Vielzahl von Faktoren abhängig: Jedes Gewebe weist für jede Wellenlänge einen spezifischen Absorptionskoeffizienten auf. Dabei wird der Absorptionskoeffizient von Weichgeweben überwiegend vom Absorptionsverhalten des darin befindlichen Wassers geprägt, während gut durchblutete Gewebe zusätzlich das Absorptionsspektrum des Hämoglobins aufweisen. Hartgewebe (Knochen) zeigen wiederum ein gänzlich anderes Absorptionsverhalten.

Neben dem Absorptionskoeffizienten des Gewebes und der Wellenlänge der eingestrahlten Strahlung wird die Laserwirkung insbesondere von der Leistungsdichte, also der eingestrahlten Laserleistung/mm² bestrahlten Gewebes, sowie durch die Einwirkzeit geprägt. Abbildung 13.1 zeigt schematisch die Lasereffekte im Gewebe in Abhängigkeit von Leistungsdichte und Einwirkzeit. Bei niedrigerer Leistungsdichte und/oder geringerer Absorption kommt es zunächst zur Erwärmung des Gewebes. Überschreitet die Gewebstemperatur etwa 60 °C, kommt es zur thermischen Denaturierung von Eiweißen, eine Koagulationsnekrose entsteht. Bei Temperaturen über 100 °C verdampft die Flüssigkeit aus dem Gewebe, dieses schrumpft durch Exsikkose. Steigt die Temperatur über 150 °C, kommt es zur Verkohlung (Karbonisierung). Ab etwa 300 °C verdampfen die organischen Gewebsbestandteile und es entsteht eine Vaporisation. Bei noch höheren Energiedichten und guter Absorption entsteht eine Photoablation, d. h. eine explosionsartige Abtragung der obersten Gewebsschichten bis hin zum sog. optischen Durchbruch, der kurzfristigen Erzeugung eines Plasmas.

Neben den Parametern des einfallenden Laserstrahls und den Gewebseigenschaften spielen für die letztlich im Gewebe erzielten Wirkungen noch weitere dynamische Mechanismen eine Rolle: So kommt es beispielsweise bei der Karbonisierung von Gewebe durch die entstehende schwarze Farbe zu einer sehr starken Oberflächenabsorption, die zwar die Temperatur an der Gewebsoberfläche deutlich weiter ansteigen läßt, andererseits jedoch eine Tiefenwirkung des einstrahlenden Lasers verhindert.

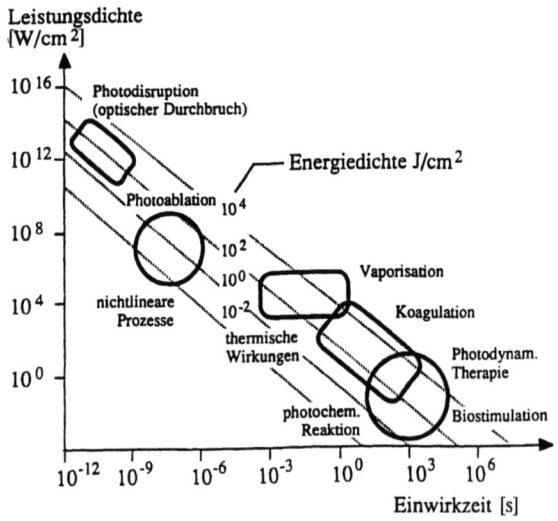

Abb. 13.1. Thermische Wirkung von Laserstrahlen im Gewebe in Abhängigkeit von Leistungsdichte und Einwirkzeit (schematisch)

Verdampfung und damit verbundene Gasbildung kann zur Streuung der Strahlung und damit zur Verminderung von Lasereffekten führen. Die entstehende Wärme breitet sich auch nach dem Ausschalten des Lasers weiter im Gewebe aus und kann die thermische Nekrose durch Wärmekonvektion vergrößern. Eine kräftige Durchblutung des Gewebes andererseits führt Wärme ab und sorgt so für eine effektive »Kühlung« und damit zur Verminderung der Laserwirkung im Gewebe.

Alle diese Faktoren müssen bei der Planung einer Laserbehandlung berücksichtigt werden. Da viele von ihnen nicht ausreichend beeinflußbar sind, wird erklärlich, warum die Ergebnisse von Lasertherapien auch heute noch nicht immer vollständig repoduzierbar und vorhersehbar sind. Grundsätzlich ergibt sich aus der dargestellten Physik des Lasers folgendes: Will man einen Lasereffekt in möglichst großen Gewebsvolumina erzielen, so wird man einen Laser wählen, der nur eine geringe Gewebsabsorption zeigt, damit die Laserstrahlung auch tiefe Gewebsschichten erreicht. Die geringe Absorption führt jedoch in der Regel auch nur zu geringer ausgeprägten thermischen Effekten. Ein Laser mit ausgeprägter Absorption wird andererseits zwar ausgeprägte thermische Veränderungen an der Oberfläche des Gewebes hervorrufen, also durch Vaporisation einen echten Gewebsabtrag ermöglichen, andererseits wird in solchen Fällen eine Tiefenwirkung fehlen, da die gesamte Strahlung im Oberflächenbereich absorbiert wird. Effektive Vaporisation und tiefe Koagulationen sind damit Wirkungen, die sich aus physikalischen Gründen prinzipiell widersprechen [19].

13.1.1.3
Laserwirkungen auf die BPH

Die Lasertherapie der BPH kann entsprechend der gezeigten physikalischen Grundlagen unter 2 verschiedenen Zielvorstellungen erfolgen, nämlich der Erzeugung einer Koagulationsnekrose mit nachfolgendem Abtrag durch Resorption und Abstoßung nekrotischen Gewebes einerseits und durch direkte Laservaporisation von BPH-Gewebe andererseits. Bei der rein koagulativen Zielsetzung wird versucht, ein möglichst großes BPH-Volumen auf über 60 °C zu erhitzen, um eine Denaturierung von Eiweiß und damit eine Koagulation herbeizuführen. Dieses erreicht man am besten mit einer Laserwellenlänge, die schlecht absorbiert wird und einer geringen Leistungsdichte. Letztere wird durch eine möglichst große Divergenz des ehemals parallelen Laserstrahles nach Ablenkung an der Spitze der Faser erreicht. Behandeltes Volumen und Leistungsdichte liegen dabei umgekehrt proportional. Die Laservaporisation dagegen versucht, an der urethralen Oberfläche der BPH Temperaturen von über 300 °C zu erzielen, um damit einen schichtweisen Gewebsabtrag zu ermöglichen. Hierfür eignen sich Fasern mit einer geringen Divergenz, die dann allerdings pro Zeiteinheit auch nur ein geringeres Volumen behandeln. Die Leistungsdichte kann weiter gesteigert werden, indem man die Laserfaser in direkten Gewebskontakt bringt.

13.1.1.4
Dosimetrie: Koagulative Techniken

Die initiale Motivation, Laser zur Behandlung der BPH einzusetzen, war der Wunsch nach Vermeidung der Komplikationen der transurethralen Elektroresektion der Prostata (TURP), die an anderer Stelle in diesem Buch ausführlich dargestellt sind.

Insofern ist es naheliegend, daß initial rein koagulative Techniken zur BPH-Therapie entwickelt wurden. Der zunächst ausschließlich hierfür eingesetzte Laser, der Neodymium:YAG-Laser, wurde aus einem Wellenlängenbereich gewählt (1064 nm), der eine sehr geringe Absorption im BPH-Gewebe aufweist und daher eine gute Eindringtiefe und ein großes Behandlungsvolumen ermöglicht. Dabei wurden initiale Erfahrungen von Sander et al. verwertet, die bereits 1982 eine Nachkoagulation der Resektionshöhle nach einer TURP bei Patienten mit Prostatakarzinom durchführten, um residuelle Tumorzellen zu vernichten [50].

Kandel et al. konnten 1986 zeigen, daß auch BPH-Gewebe beim Hund erfolgreich mit dem Neodymium:YAG-Laser koaguliert werden kann [30]. Erst die fast zeitgleiche Entwicklung zweier tauglicher Applikationssysteme, die eine transurethrale Laseranwendung durch seitliche Ablenkung des Laserstrahls ermöglichen, stimulierte die weitere Untersuchung der Laser-BPH-Interaktion und in der Folge auch erste klinische Anwendungen des Lasers. Roth u. Aretz [49] sowie Assimos et al. [3] untersuchten die Wirkung des TULIP-Systems auf die Hundeprostata. Dabei handelt es sich um ein transurethrales Instrument, bei dem unter sonographischer Kontrolle der Laserstrahl über ein Prisma um 90° in das BPH-Gewebe umgelenkt wird. Johnson et al. wendeten im Tierversuch die Lateralase-Faser (Trimedyne Inc., Irvine, CA, USA – jetzt: Urolase, C.R. Bard, Inc., Covington, GA., USA) transurethral durch ein Standardzystoskop an [21]. Hierbei handelt es sich um eine Quarzfaser, an deren Ende ein goldbedampfter Reflektor angebracht ist, der den Laserstrahl um 90° mit einer Divergenz von 25–30° in das Prostatagewebe umlenkt. Beide Systeme zielen aufgrund der Divergenz des Laserstrahls nach Reflektion an der Spitze der Laserfaser auf die Erzeugung niedriger Leistungsdichten und damit auf eine koagulative Behandlung der BPH. Entsprechend dieser Zielsetzung konnten die Arbeitsgruppen zeigen, daß mit beiden Instrumenten initial kein Abtrag von BPH-Gewebe, wohl aber eine ausgedehnte Koagulationsnekrose erzielt werden konnte [21]. Nach mehreren Wochen kam es dann zu einer fortschreitenden Resorption und Abstoßung des nekrotischen Gewebes, so daß schließlich eindrucksvolle, TURP-artige Resektionshöhlen in der Hundeprostata resultierten [21, 49].

Mehrere Arbeitsgruppen haben dann in der Folge im Tiermodell durch Variation verschiedener Parameter eine Optimierung des koagulativen Effektes des Neodymium:YAG-Lasers angestrebt. Kabalin u. Gill [24] zeigten, daß bei einer konstanten Gesamtenergie von 3600 J die ausgedehntesten Koagulationen bei der Anwendung von 40 W über 90 s zu erzielen waren. Höhere Leistungen über eine kürzere Zeit oder niedrigere Leistungen bei einer längeren Einwirkdauer ergaben schlechtere Ergebnisse. Im Gegensatz hierzu fand die Gruppe um Orihuela, ebenfalls unter Verwendung der Urolase-Faser, daß bei einer Gesamtleistung von 2700 J eine langsame Erhitzung bei 15 W effektiver war als eine entsprechend schnellere Koagulation bei 30 oder 50 W [36, 45]. Perlmutter u. Muschter dagegen hielten in ihrer tierexperimentellen Serie die Koagulationszeiten mit 30 bzw. 60 s konstant. Unter der Prämisse unterschiedlicher Gesamtenergien fanden sie eine Leistung von 40 W über 60 s allen niedrigeren Leistungen überlegen [47]. Die Autoren wiesen insbesondere auch auf die erhebliche Variation in den Koagulationscharakteristika der verschiedenen auf dem Markt befindlichen Lasersonden hin. Fasern mit einer großen Divergenz und damit geringen Leistungsdichte benötigten länger zum Erhitzen des Gewebes als solche mit einer hohen Leistungsdichte. In der letzteren Gruppe allerdings kam es gehäuft zu

Karbonisationen, die den thermischen Tiefeneffekt negativ beeinflußten [47]. Zusammenfassend zeigen diese Arbeiten, daß bei der Verwendung einer Faser mit geringer Leistungsdichte Leistungen zwischen 15 und 40 W bei Behandlungsdauern zwischen 90 und 300 s beste Koagulationsergebnisse erzielen.

Diese tierexperimentell gewonnenen Daten sind in der Folge nur allzuoft und schnell in die Therapie der humanen BPH übernommen worden. Dabei ist die BPH bei Mensch und Hund nur bedingt miteinander vergleichbar. Während beim Hund fast ausschließlich eine adenomatöse Hyperplasie vorliegt, besteht die BPH beim Menschen aus hyperplastischen epithelialen und stromalen Anteilen in wechselnder Zusammensetzung. Gottfried et al. [18] konnten zeigen, daß der Lasereffekt auf stromale Anteile der BPH wesentlich geringer ausgeprägt ist als auf die epitheliale Komponente und der klinische Erfolg der Laserbehandlung bei Patienten direkt mit dem Anteil der stromalen Komponente negativ korreliert war. Aus diesem Grund haben verschiedene Forscher immer wieder versucht, zur Optimierung der Lasertherapie Lasereffekte an der humanen anstelle der Hundeprostata zu untersuchen. Die diesbezüglich bekannten Untersuchungen gliedern sich in 3 Gruppen: Anekdotische Berichte über Patienten, die sich in unterschiedlichen Abständen nach einer Laserbehandlung der BPH einer radikalen Prostatektomie unterzogen haben, systematische transurethrale Vorbehandlungen mit dem Laser wenige Stunden vor der radikaler Prostatektomie und Ex-vivo-Behandlungen an radikalen Prostatektomiepräparaten. Die letzten beiden Untersuchungsformen können dabei nur annähernd die zu erzielende Koagulationsnekrose, jedoch nicht das weitere Schicksal der nekrotisierten Zone beschreiben. Insofern sind bis heute auch die Erkenntnisse aus humanen Dosimetriestudien nur sehr limitiert.

Costello et al. [10] konnten zeigen, daß bei 6 Patienten bis max. 37 Tage nach der Laserbehandlung der BPH noch eine ausgedehnte Koagulationsnekrose mit reaktiven entzündlichen Veränderungen zu sehen war, während tierexperimentell spätestens nach 21 Tagen eine komplette Abstoßung der Nekrose gefunden worden war [21, 49]. Selbst 300 Tage postoperativ fanden sich noch geringe Restnekrosen periurethral. Der Prozeß der Nekroseabstoßung nach einer Koagulation scheint also beim Menschen langsamer und evtl. unvollständig im Vergleich zum Hundemodell zu verlaufen. Dosimetriestudien direkt vor einer radikalen Prostatektomie von Kabalin et al. bestätigten für die Verwendung der Urolase-Sonde ein optimales Koagulationsvolumen bei 40 W über 90 s [Kabalin, pers. Mitteilung]. Orihuela et al. fanden bei derselben Faser dagegen beste Ergebnisse mit 15 W über 180 s, allerdings verglichen sie diese nur mit 50 W über 60 s [46]. Bei Verwendung der Prolase-Faser (Cytocare, Irvine, CA, USA), bei der es durch Streuung zu einem gewissen Leistungsverlust kommt, fanden Kabalin et al. [28] und Shanberg et al. [53] die größte Effektivität bei 60 W über 60 oder 90 s. Zusammenfassend zeigen auch die humanen In-vivo-Dosimetrien, daß ähnlich wie im Tierversuch optimale Koagulationen je nach Faser mit 40 W und einer Koagulationsdauer/Behandlungsvolumen von 60–90 s erzielt werden können.

13.1.1.5
Dosimetrie: Vaporisierende Techniken

Wie bereits dargestellt, versuchen vaporisierende Techniken einen direkten Gewebsabtrag durch stark erhöhte Leistungsdichten. Fournier u. Narayan [15] sowie Narayan et al. [42] konnten zeigen, daß bei der Verwendung einer Faser mit kleiner Austrittsöffnung und geringer Divergenz (Ultraline, Heraeus, Milpitas, CA, USA) bei 60 W über 60 s eine eindeutige Vaporisation am humanen Prostatektomiepräparat auftrat. Diese Evaporisation konnte erheblich verbessert werden, wenn die Faser in direkten Gewebskontakt gebracht wurde. Kabalin et al. zeigten allerdings sowohl im Hundemodell wie auch an der humanen Prostata vor einer radikalen Prostatektomie, daß auch mit der Ultraline-Faser und Leistungen bis 90 W nur recht geringe Vaporisationstiefen von max. 5 mm erreicht werden konnten, während sich der überwiegende Teil der Laserwirkung auch bei dieser Technik in einer Koagulationsnekrose manifestierte [27]. Hiervon unterschieden werden muß die Lasertherapie im Kontaktverfahren mit breitflächigem Kontakt über Saphirköpfe, die unter dem Stichwort *Kontaktlaser* an anderer Stelle in diesem Buch ausführlich behandelt werden (s. Kap. 13.3).

Zusammenfassend läßt sich auch bei Verwendung hoher Leistungsdichten im Kontaktverfahren sagen, daß das Ausmaß der Vaporisation trotz maximaler Leistung im Vergleich zur Koagulation mit dem Neodymium:YAG-Laser nur bescheiden ist. Aus diesem Grunde haben inzwischen verschiedene Arbeitsgruppen begonnen, mit Laserwellenlängen zu arbeiten, die wesentlich ausgeprägter in den oberflächlichen Gewebsschichten absorbiert werden. Hierfür bietet sich z. Z. insbesondere der Holmium:YAG-Laser mit einer Wellenlänge von 2140 nm an. Wir konnten zeigen, daß die Behandlung radikaler Prostatektomiepräparate mit dem Holmium:YAG-Laser eine ausgedehnte Vaporisationshöhle, vergleichbar mit der Resektionshöhle nach einer TURP schafft und eine zusätzliche Koagulation des Gewebes noch in etwa 3 mm Entfernung von der Begrenzung der Höhle nachweisbar ist [6]. Somit scheint durch die Verwendung des Holmiumlasers eine echte Vaporisation der BPH mit begleitender geringer Koagulation möglich zu sein.

13.1.2
Technik

13.1.2.1
Entwicklung von Lasersonden für die visuelle Laserablation der Prostata

Die ersten medizinischen Anwendungen des Neodymium:YAG-Lasers an der Prostata – bei Patienten mit Prostatakarzinom – erfolgten zunächst mit einer normalen Quarzglasfaser, einer sog. Bare fiber durch ein konventionelles Endoskop [50]. Der Laserstrahl verläßt die Bare fiber in Faserrichtung ohne Ablenkung und mit einer geringen Divergenz. Durch den Albaranhebel am Zystoskop konnte die Faser selbst max. um etwa 30° abgelenkt werden. Dieser limitierte Abstrahlwinkel stellte sich schon bald als hinderlich bei der transurethralen Behandlung von Prostatagewebe insbesondere im Bereich des Apex dar [50], so daß die Arbeitsgruppe um Sander in der Folge eine endoskopische Behandlung des Apexgebietes über eine suprapubische Zystostomie empfahl [51]. Diese Probleme machen deutlich, daß erst mit der Entwicklung einer seitlich abstrahlenden Lasertechnologie eine effektive koagulative Behandlung der BPH transurethral möglich wurde.

Das erste zu diesem Zweck vorgestellte System war das TULIP-System, über dessen Anwendung im Tierversuch erstmalig von Roth u. Aretz 1991 berichtet wurde [49].

Das TULIP-Instrument besteht aus einer transurethral einzuführenden Sonde, in der ein Laserstrahl geführt wird, der an der Spitze an einem Prisma um 90° abgelenkt wird. An der Spitze der Sonde befindet sich ein Dilatationsballon. Die Positionierung in der prostatischen Urethra wird dabei nicht visuell, sondern durch 2 auf der Sondenspitze befindliche Ultraschallköpfe über das sonographische Bild festgestellt. Obwohl initial ermutigende klinische Ergebnisse berichtet wurden [35], konnte sich letztlich das System in der täglichen Praxis nicht durchsetzen. Der Grund hierfür war neben den erheblichen Anschaffungskosten vor allem die ungewohnte Kontrolle des Therapieeffektes durch das sonographische anstelle des dem Urologen vertrauten endoskopischen Bildes.

Eine stürmische Entwicklung nahm die Laseranwendung zur Therapie der BPH daher erst zu einem Zeitpunkt, als mehr oder weniger rechtwinklig abstrahlende Lasersonden zur Verfügung standen, die über ein Standardzystoskop geführt und deren Wirkung daher visuell kontrolliert werden konnte. Alle aus der Anwendung solcher Sonden hervorgegangenen Techniken, ob rein koagulierend oder vaporisierend, im Kontakt- oder im Nonkontaktverfahren angewendet, werden unter dem Oberbegriff der visuellen Laserablation der Prostata (VLAP) zusammengefaßt. Der Begriff, hier auch als Kapitelüberschrift gewählt, hat zwar allgemeine Verbreitung gefunden, ist jedoch nicht unproblematisch, da die meisten Verfahren während der Behandlung keine sofortige Ablation von Prostatagewebe bewirken und sich der Ausdruck der Ablation eher auf die zu erwartende Ausbildung einer Nekrosehöhle bezieht, deren Entstehung jedoch auch ausbleiben kann. Darüber hinaus muß eher von einer visuell positionierten als von einer tatsächlich visuell gesteuerten Laserbehandlung ausgegangen werden, da die thermischen Effekte in der BPH tatsächlich nur an der urethralen Oberfläche und dort auch nur unvollständig beobachtet werden können. Über die Koagulationstiefe und die Vollständigkeit einer Koagulation läßt die visuelle Kontrolle leider keine Aussage zu.

Die erste Lasersonde, mit der eine echte VLAP im Tierversuch [21] und kurze Zeit später bereits am Menschen durch Costello [9] erfolgte, war die Lateralase-Sonde (Trimedyne Inc., Irvine, CA, USA), die später als Urolase (C.R. Bard, Inc., Covington, GA., USA) vermarktet wurde. Dabei handelt es sich um einen goldbedampften Reflektor am Ende einer Bare fiber, der den Laserstrahl um 90° bei einer Divergenz von etwa 25-30° ablenkt. Zwischenzeitlich sind knapp 20 verschiedene seitlich ablenkende Fasern (sog. Side-fire-Fasern) erhältlich. Die Ablenkung erfolgt entweder wie bei der Urolase-Sonde durch Reflexion, also Spiegelung, oder durch Refraktion, also Brechung an Grenzflächen zwischen Medien unterschiedlicher optischer Dichte [48]. Abbildung 13.2a,b zeigt je eine typische reflektive und refraktive Side-fire-Sonde.

Wichtiger als das physikalische Ablenkungsprinzip sind jedoch die optischen Charakteristika der Sonden. Grundsätzlich lassen sich Sonden mit geringer Leistungsdichte von solchen mit hoher Leistungsdichte unterscheiden. Sonden mit geringer Leistungsdichte sind durch eine deutliche Divergenz des abgelenkten Strahles gekennzeichnet, so daß der Brennfleck in 5 mm Abstand von der Sondenspitze deutlich größer ist als bei Sonden mit hoher Leistungsdichte [1, 48, 57, 58]. Wichtig ist darüber hinaus der Ablenkungswinkel, da dieser die Geometrie der erzielten Koagulationsnekrose in der BPH beeinflußt. Er variiert bei den verschiedenen Side-fire-Sonden immerhin zwischen 41 und 100° [57]. Diese optischen Charakteristika, aber auch herstellungstechnische Gesichtspunkte, führen dazu, daß die effektiv an der Spitze der

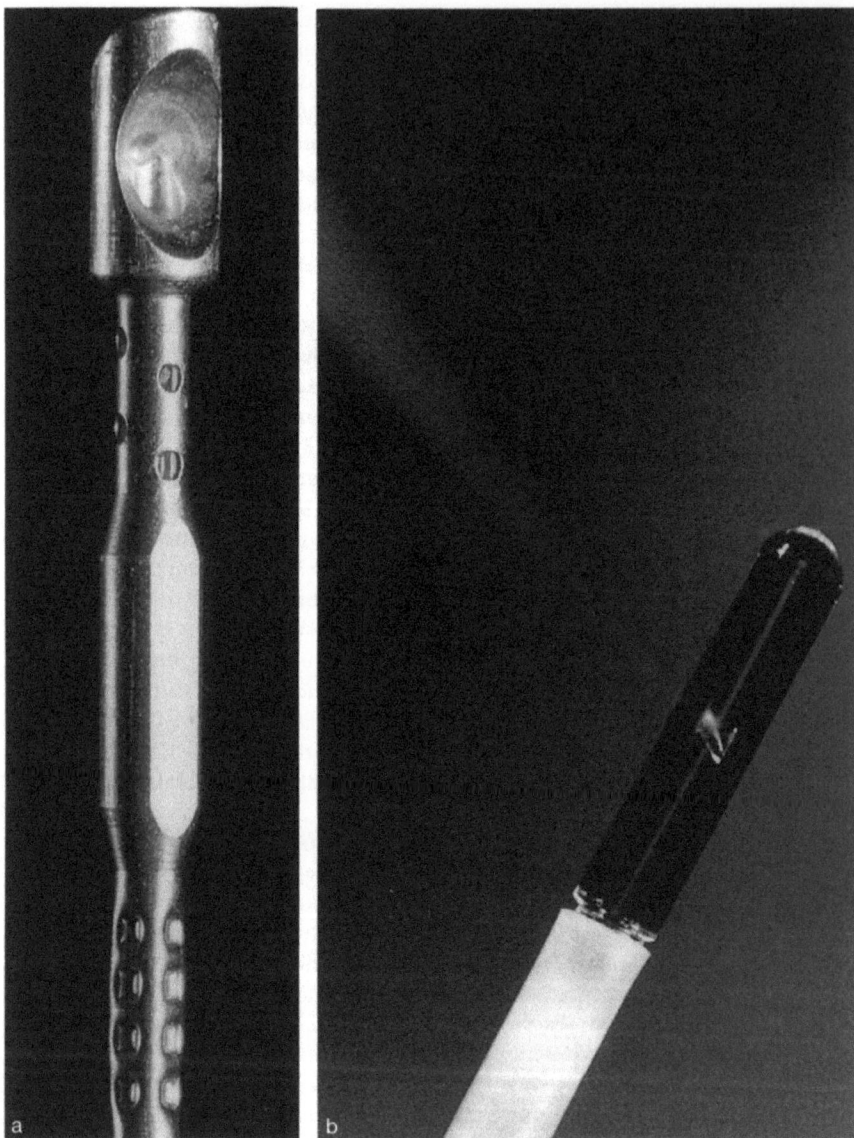

Abb. 13.2a, b. Side-fire-Sonden zur VLAP. *a* Strahlumkehrung durch Reflexion an einem goldbedampften Spiegel (Urolase, C.R. Bard), *b* Strahlbrechung (Refraktion) an optischen Grenzflächen (Ultraline, Heraeus)

Laserfaser abgegebene Leistung erheblich geringer sein kann als die Leistung, die am Laser eingestellt wurde. Je nach Fasertyp erreichen die Spitze der Faser und damit die Prostata bei einer ungenutzten Faser zwischen 49 und 83 % der eingestrahlten Leistung [58]. Während der Behandlung kommt es dann durch Erhitzung der Faser und durch festgebrannte Partikel auf der Faseroberfläche zu einer weiteren Reduktion der

Transmission, die bereits nach einer klinischen Anwendung auf unter 30% sinken kann [58]. Reflektive Systeme, deren Spiegel in Kontakt mit Spülflüssigkeit und Gewebe kommen können, sind dabei verschleißempfindlicher als refraktive Systeme, bei denen die brechenden Medien in einer Glasspitze eingeschlossen sind [58]. Zusammenfassend muß also darauf hingewiesen werden, daß sich die Charakteristika von Side-fire-Fasern soweit unterscheiden, daß tierexperimentell oder klinisch gewonnene Erkenntnisse über den optimalen Einsatz einer Faser sich nicht vorbehaltlos auf eine andere Faser übertragen lassen. Eine wiederholte Verwendung von Fasern kann die Effektivität der Lasertherapie erheblich beeinflussen.

13.1.2.2
Anwendungstechniken

Wie in den initialen tierexperimentellen Studien [21], so wurden auch bei den ersten humanen Behandlungen Laserkoagulationen stets bei unbewegter Sonde durchgeführt und die Position der Lasersonde erst nach Beendigung der Koagulation (meist über 60–90 s) gewechselt. Die Behandlung erfolgte zunächst in einer Vierquadrantentechnik bei 3, 6, 9 und 12 Uhr [9, 22]. Da diese Verteilung der Koagulationen anatomisch besser zur zirkulär aufgebauten Hundeprostata als zur menschlichen Prostata paßt, setzte sich relativ schnell die Vierquadrantentechnik bei 2, 4, 8 und 10 Uhr mit zusätzlicher Koagulation des Mittellappens bei 6 Uhr durch [25]. Die Verteilung der Quadranten ist in Abb. 13.3 dargestellt. Initial wurde nur eine Koagulationsserie in der Mitte der prostatischen Urethra eingesetzt, vorausgesetzt, daß die Länge dieses Harnröhrenabschnittes 3,5 cm nicht überstieg [22]. Da jedoch die Inspektion am Ende der Lasertherapie im Gegensatz zu den tierexperimentellen Studien zeigte, daß durch diese Anwendung der Koagulationserfolg insgesamt unzureichend war, gingen die meisten Autoren in der Folge dazu über, neben den standardisierten Quadrantenkoagulationen weitere Koagulationen dort durchzuführen, wo offensichtlich unalteriertes periurethrales Gewebe vorlag [13, 43].

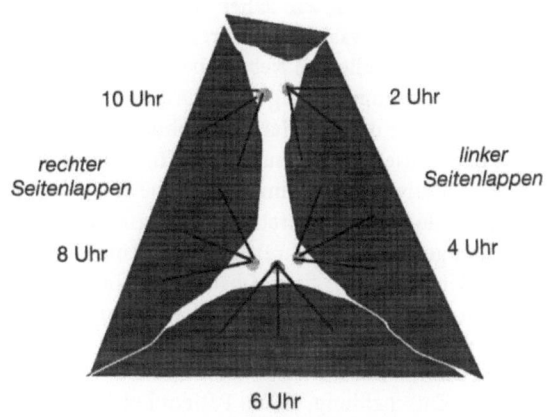

Abb. 13.3. Prinzip der Quadrantenkoagulation bei der VLAP

Neben diesen rein koagulativen Techniken, die zur Niedrighaltung der Leistungsdichte stets im Nonkontaktmodus durchgeführt wurden, etablierte sich seit 1994 auch eine konkurrierende Technik mit der Verwendung von Sonden mit hoher Leistungsdichte bei geringer Divergenz im Kontakt zum Gewebe [17, 39]. Die Anwendung erfolgte bei dieser »Dragging« oder »Painting« genannten Behandlungsmethode nicht bei unbewegter Faser, sondern mit langsamem Sondendurchzug durch die gesamte prostatische Harnröhre, ggf. mit zusätzlichen Drehbewegungen der Sonde. Präklinisch sind die von Narayan et al. [39] und anderen postulierten Vorteile dieser Technik jedoch deutlich in Frage gestellt wurden. So konnten Kabalin et al. [27] zeigen, daß die tatsächliche Evaporisation bei dieser Technik sehr gering war, die Hauptwirkung des Neodymium:YAG-Lasers dagegen auch bei hohen Leistungsdichten immer noch koagulativ ist. Muschter u. Perlmutter [38] zeigten bei gleichen Dosen eine geringere Koagulation beim Painting- oder Dragging-Kontaktmodus verglichen mit der Quadrantenkoagulation.

Zusammenfassend stellt die Laserkoagulation in Quadrantentechnik nach wie vor den Standard in der VLAP dar, wobei allerdings zusätzliche Koagulationen zwischen den Quadranten heute die Regel darstellen. Große individuelle Variationsbreiten in den Techniken machen es neben dem Gebrauch unterschiedlicher Fasern, verschiedener Ausgangsleistungen und unterschiedlicher Koagulationsdauer insgesamt für die VLAP schwieriger als für standardisierte Behandlungsverfahren wie die TURP, allgemeingültige Aussagen über die Effektivität des Verfahrens zu treffen und die Ergebnisse unterschiedlicher Autoren vorbehaltlos zu vergleichen.

13.1.3
Indikation

Bis heute ist eine genau umrissene Definition der idealen Zielgruppe für die VLAP schwierig. In der Praxis haben es erst die Ergebnisse der in Kap. 13.1.4 zitierten Phase-II- und Phase-III-Studien ermöglicht, einen Patientenkreis zu definieren, der möglicherweise besonders gut für eine VLAP geeignet ist und andere Patientengruppen festzulegen, die aufgrund einer zu hohen Versagerquote anderen Verfahren zugeführt werden sollten. Zum Verständnis der folgenden Überlegungen zur Indikationsstellung verweisen wir daher auf die Ausführungen des folgenden Abschnittes. Da die VLAP ein invasives Verfahren ist, die eine Behandlung in Narkose notwendig macht und eine Reihe von Nebenwirkungen aufweist, muß sich nach unserer Auffassung die Indikationsstellung zur VLAP an der zur TURP orientieren. Patienten mit Beschwerden der unteren Harnwege ohne urodynamisch nachgewiesene Obstruktion stellen nach unserer Auffassung keine Indikation zur VLAP dar. Eine Besserung dieser rein irritativen Symptome durch eine Koagulation afferenter Nervenendigungen ist zwar analog zur transurethralen Mikrowellentherapie denkbar, kann aber durch das zuletzt genannte Verfahren deutlich weniger invasiv erreicht werden. Idealerweise ist also der Nachweis einer Obstruktion in der Druck-Fluß-Messung zu fordern. Bezüglich der hierfür gängigen Untersuchungen und bzgl. des Wertes der Uroflowmetrie zur Definition der Obstruktion sei auf das Kap. 9 verwiesen, das diese Problematik ausführlich diskutiert.

Bei der Entscheidung, ob ein Patient bei nachgewiesener Obstruktion einer VLAP oder einer TURP zugeführt werden soll, ist die Gewichtung von Effektivität und Morbidität entscheidend. Ein ansonsten gesunder Patient mit obstruktiver BPH stellt im Regelfall einen Kandidaten zur TURP dar, sofern er bereit ist, mit einem Risiko von 3–5% eine Bluttransfusion zu akzeptieren. Für Patienten mit definitiv erhöhtem kardiopulmonalem Risiko (ASA-Klassen III und IV) dagegen, wie auch für Patienten, die aus persönlichen Gründen ein besonders starkes Interesse an der Vermeidung von Transfusionen haben, stellt die VLAP eine Alternative zur Behandlung der obstruktiven BPH dar.

13.1.3.1
Prognostische Parameter

Dieses recht grobe Raster der Indikationsstellung zu verfeinern ist Ziel mehrerer Arbeitsgruppen gewesen. Immer wieder ist der Einfluß des Prostatavolumens auf das operative Ergebnis diskutiert worden, da frühe Berichte aus Australien und den USA ihre guten Erfolge bei sehr kleinen Prostatavolumina erzielten. So betrug das mittlere Gesamtvolumen bei Costello nur 29 ml [11], bei Narayan 41 ml [39]. Kabalin schätzt in seiner Studie das resektable BPH-Gewicht auf 24 g [22], so daß in dieser Studie von einem Prostatagesamtvolumen von etwa 40 ml ausgegangen werden kann. Im Gegensatz dazu betrug das mittlere Prostatavolumen z. B. der in unserer Studie eingeschlossenen Patienten 64 ml. Narayan et al. haben den Einfluß des BPH-Volumens auf das Ergebnis untersucht und fanden trotz Einschluß von Drüsen von mehr als 80 ml Gesamtvolumen keine Unterschiede in den 3 Gruppen <40 ml, 40–80 ml und >80 ml [41]. Nur die Katheterverweildauer war in der Gruppe der großen Volumina signifikant länger als in den anderen Gruppen. Wenn wir die Patienten unserer Studie entsprechend dem medianen Prostatavolumen in eine Gruppe ≤60 ml und eine Gruppe >60 ml stratifizieren, so findet sich tendenziell postoperativ eine höhere maximale Harnflußrate bei den Patienten mit kleineren Prostatavolumina. Dieser Unterschied ist aber nur nach 6 Monaten signifikant. Die Bedeutung des Volumens als prognostischer Parameter bleibt auch deshalb unklar, da bereits präoperativ ein signifikanter Unterschied zwischen den beiden Gruppen bestand (Abb. 13.4). Entsprechend kommt es bei kleineren Prostatavolumina in unserem Kollektiv auch zu einer ausgeprägteren Besserung des Symptomenscores nach 3, 6 und 12 Monaten. Auch hier unterscheidet sich der AUA-Symptomscore jedoch bereits präoperativ signifikant zwischen beiden Gruppen, so daß die Bedeutung des Prostatavolumens für die Prognose unklar bleibt (Abb. 13.5). Unsere Daten und die Erkenntnis, daß aus physikalischen Gründen die maximale Größe des mit dem Nd:YAG-Laser zu koagulierenden Volumens begrenzt sein muß, lassen uns die VLAP bei großen Prostatavolumina insgesamt für weniger indiziert erscheinen.

Einen neuen und interessanten prognostischen Parameter definierten Gottfried et al. [18]. Sie postulierten, daß Drüsen mit einer ausgeprägten adenomatösen und einer geringen stromalen Komponente der BPH ausgedehntere Koagulationsnekrosen und damit bessere postoperative Ergebnisse entwickeln als solche, in denen die Epithel-Stroma-Ratio zugunsten des Stromas verschoben ist. In ihrer Untersuchung konnte sich die aus Stanzbiopsien ermittelte Epithel-Stroma-Relation als prognostischer Parameter qualifizieren.

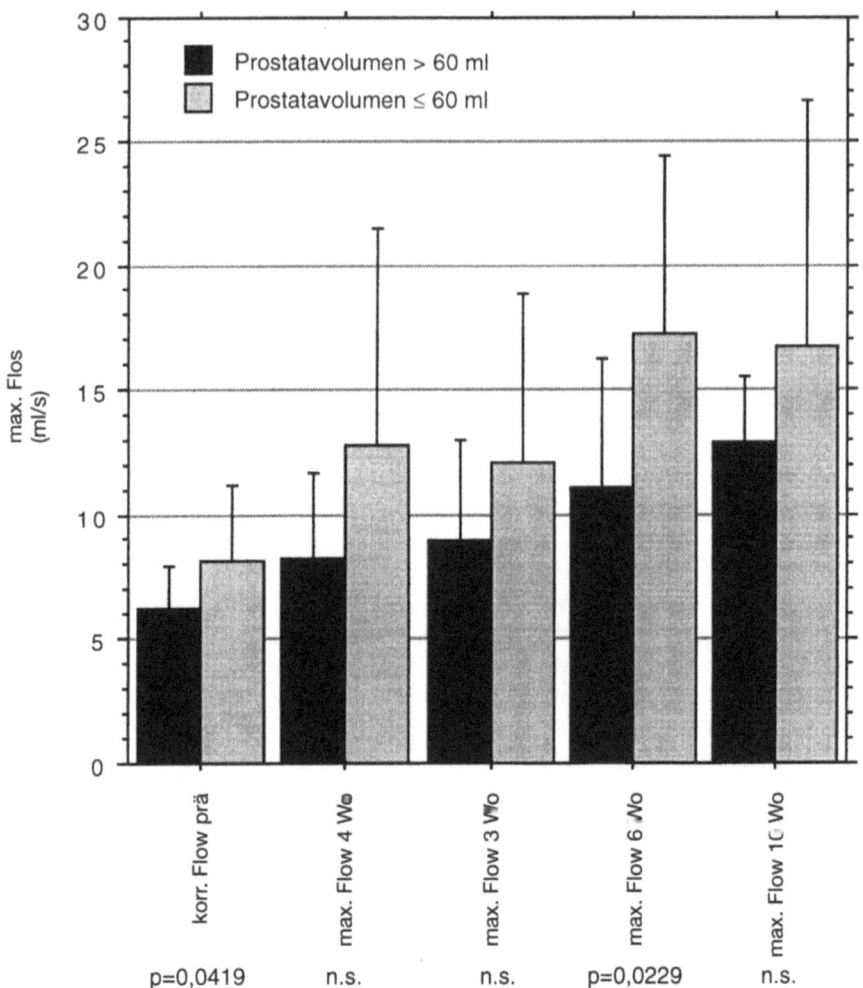

Abb. 13.4. Maximale Harnflußrate vor und nach VLAP in Abhängigkeit vom präoperativen Prostatavolumen. Eigenes Patientenkollektiv (s. Text, Mittelwert mit Standardabweichungen; Signifikanzniveaus im Vergleich großer und kleiner Volumina, Mann-Whitney-U-Test)

13.1.4
Ergebnisse

Für die Darstellung und Beurteilung der Ergebnisse der VLAP haben wir lediglich internationale Publikationen mit ausreichender Patientenzahl und genügendem Follow-up, jedoch keine Kongreßbeiträge oder Veröffentlichungen mit sehr kleinen Fallzahlen herangezogen. Gleichzeitig berichten wir auch über unsere eigenen aktualisierten Ergebnisse an 59 Patienten, die wir zwischen 1993 und 1995 in der Quadrantentechnik mit dem ND:YAG-Laser und der Urolase-Sonde bei 40 Watt und

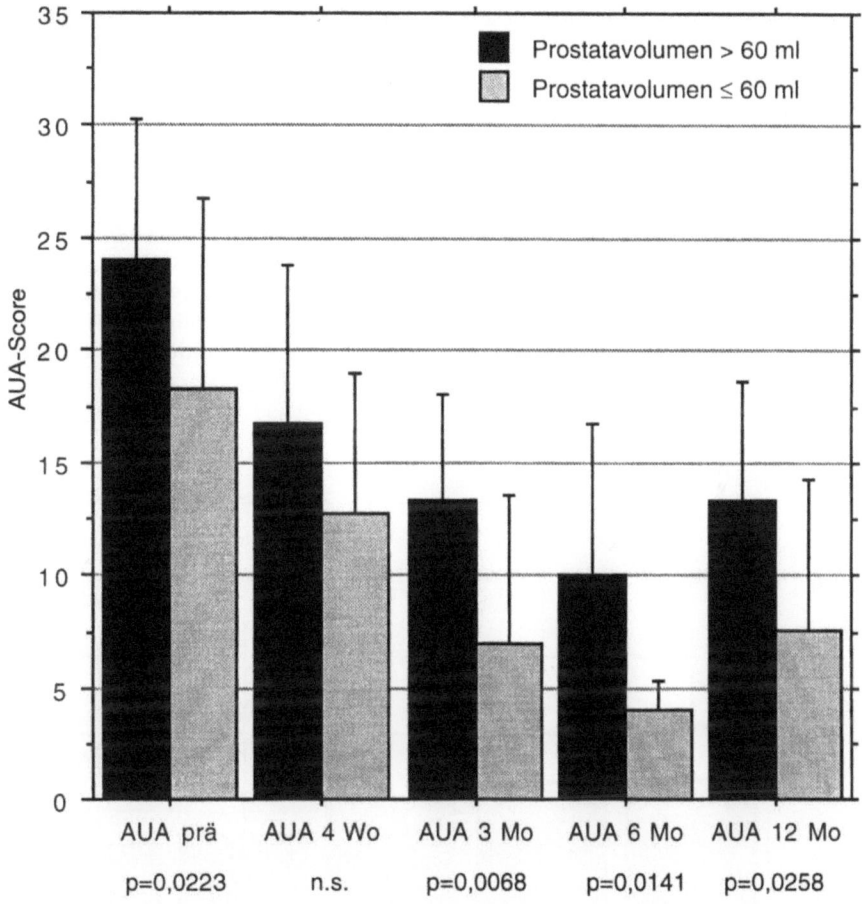

Abb. 13.5. AUA-Symptomenscore vor und nach VLAP in Abhängigkeit vom präoperativen Prostatavolumen. Eigenes Patientenkollektiv (s. Text, Mittelwert mit Standardabweichungen; Signifikanzniveaus im Vergleich großer und kleiner Volumina, Mann-Whitney-U-Test)

90 s behandelten. Die mittlere Verlaufsbeobachtung dieses Patientenkollektives beträgt z. Z. 13 Monate.

13.1.4.1
Wirkung auf das Prostatavolumen

Schon bald nach den ersten BPH-Behandlungen am Menschen zeigte sich, daß die in der Hundeprostata vielversprechend aufgetretenen TURP-artigen Defekte offensichtlich nicht zu erreichen waren. Marks [34] zystoskopierte 7 Patienten in regelmäßigen Abständen nach einer VLAP und fand residuelles BPH-Gewebe in »einigen« Fällen. Kabalin [22, 25] bestätigte kurze Zeit später diese Befunde und berichtete, daß er in keinem einzigen der von ihm behandelten Patienten eine komplett ausresezierte

Prostataloge vorfand. Wie schon im Kap. 13.1.1 beschrieben, verläuft die Resorption der Koagulationsnekrose beim Menschen offensichtlich anders als im Tiermodell. Entsprechend findet man nach einer VLAP im transrektalen Ultraschall (TRUS) keine oder nur gering ausgedehnte periurethrale Nekrosehöhlen. Da der periurethrale Gewebsverlust nur gering ist, ergibt die postoperative Volumetrie in der Regel auch nur eine geringe Volumenreduktion des Organs. Narayan et al. [39] beschrieben bei kleinen Drüsen eine Volumenreduktion von 34%, bei Prostatavolumina über 40 ml jedoch nur von 17,4%. In unserer Studie nahm das sonographisch bestimmte Prostatavolumen innerhalb des ersten postoperativen Jahres lediglich um 13,5% ab (Abb. 13.6). Daß jedoch deutlichere Effekte auf die BPH ausgeübt werden, zeigt sich durch einen signifikanten Rückgang des prostataspezifischen Antigens (PSA) um immerhin 36% in 12 Monaten (Abb. 13.7). Kabalin fand einen mittleren PSA-Abfall von 25% in 12 Monaten [25]. Den signifikanten Abfall des PSA um 25–35% kann man

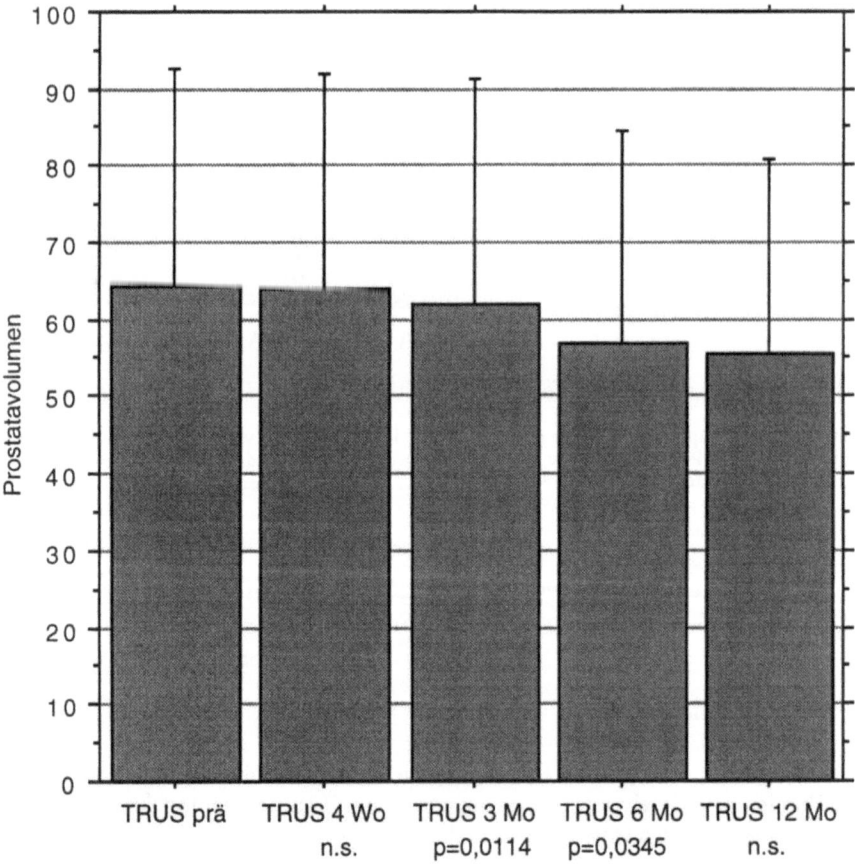

Abb. 13.6. Prostatavolumen im transrektalen Ultraschall vor und nach VLAP. Eigenes Patientenkollektiv (s. Text, Mittelwert mit Standardabweichungen; Signifikanzniveaus im Vergleich zum präoperativen Wert, Wilcoxon signed rank test)

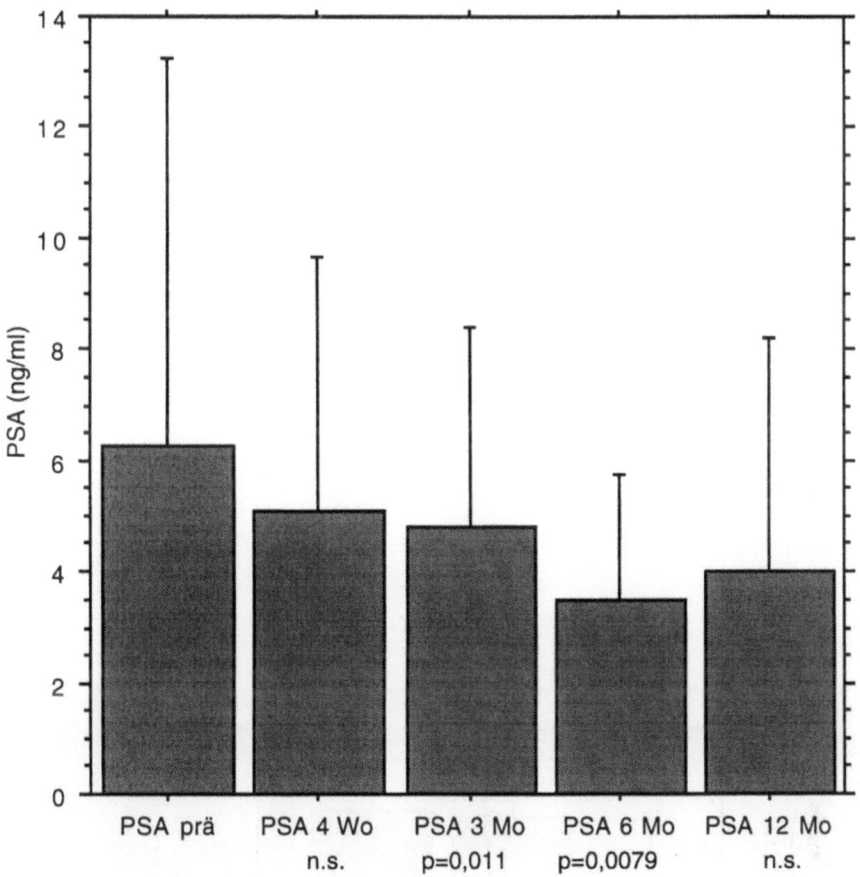

Abb. 13.7. PSA-Wert im Serum vor und nach VLAP. Eigenes Patientenkollektiv (s. Text, Mittelwert mit Standardabweichungen; Signifikanzniveaus im Vergleich zum präoperativen Wert, Wilcoxon signed rank test)

als Zeichen dafür deuten, daß ein entsprechender Anteil des Prostatavolumens erfolgreich koaguliert worden ist. Die Tatsache, daß jedoch das Prostatavolumen nicht um die gleiche Größe abnimmt, spricht dafür, daß ein Teil der Nekrosen nicht resorbiert oder transurethral abgestoßen, sondern stattdessen bindegewebig ersetzt wird.

13.1.4.2
Wirkung auf die Obstruktion

In den meisten Studien werden Änderungen der maximalen Harnflußrate und des Restharnes nach der Miktion als Erfolgsparameter für die effektive Behandlung der BPH herangezogen. Wie im Kapitel 9 ausführlich behandelt, kann - streng definiert - eine Änderung der Obstruktion nur durch eine gleichzeitige urodynamische Messung von Detrusordruck und Harnflußrate erfolgen. Diese Parameter sind jedoch nur bei einigen wenigen Studien konsequent untersucht worden.

Bereits die Untersuchung der ersten 4 überhaupt mit VLAP behandelten Patienten durch Costello et al. [9] zeigte eine effektive Steigerung des Harnflusses in allen Fällen. Inzwischen wird die Effektivität der VLAP zur Verbesserung der maximalen Harnflußrate in einer Vielzahl von Publikationen [11, 17, 22, 25, 29, 32, 39, 43, 56, eigene Ergebnisse] statistisch unzweideutig bestätigt (Tabelle 13.2; Abb. 13.8). Aus den gezeigten Daten wird ersichtlich, daß in den meisten Untersuchungen auch noch zwischen dem dritten und sechsten Monat postoperativ eine Verbesserung der Harnflußrate stattfindet. Damit unterscheidet sich die VLAP wesentlich von der TURP, bei der spätestens nach 4 Wochen die definitive maximale Harnflußrate erreicht ist. Erklärlich wird dieses Phänomen leicht durch weitere Resorption und Abstoßung

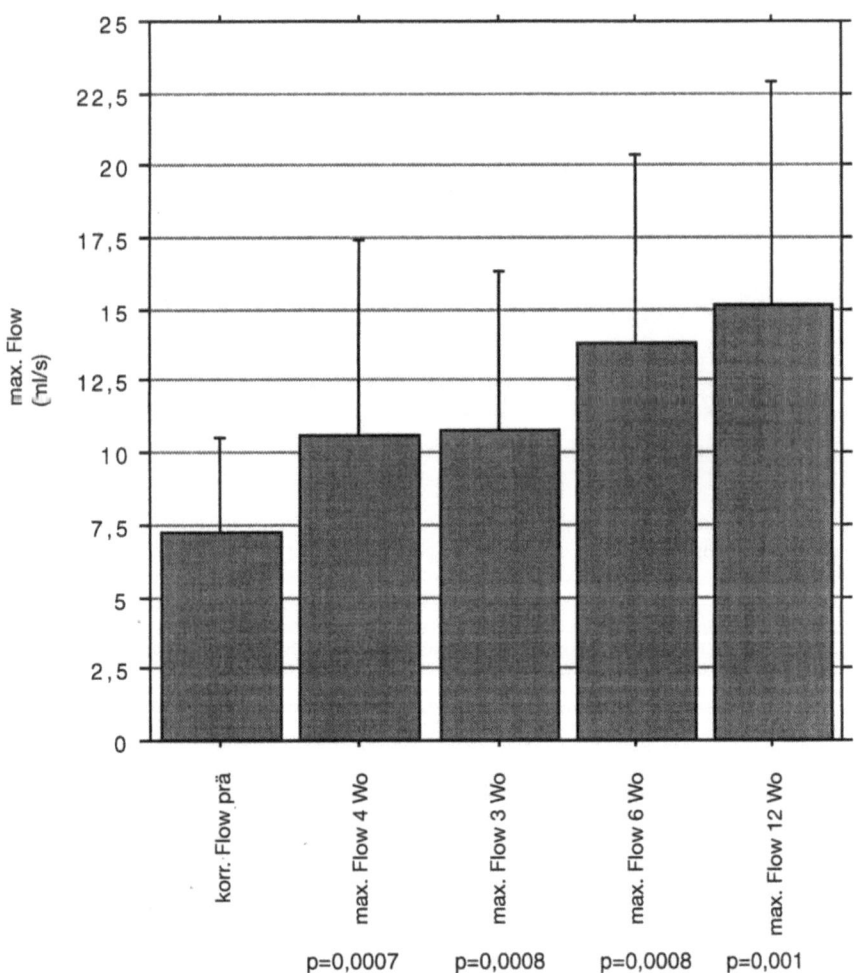

Abb. 13.8. Maximale Harnflußrate vor und nach VLAP. Eigenes Patientenkollektiv (s. Text, Mittelwert mit Standardabweichungen; Signifikanzniveaus im Vergleich zum präoperativen Wert, Wilcoxon signed rank test)

Visuelle Laserablation

Tabelle 13.2. Ergebnisse der VLAP in klinischen Studien (präoperativ, postoperativ nach 3, 6 und 12 Monaten)

Autor	n[a]	Technik	Maximale Harnflußrate [ml/s] präop.	3 Mo	6 Mo	12 Mo	AUA-Symptomenscore präop.	3 Mo	6 Mo	12 Mo	Restharnvolumen [ml] präop.	3 Mo	6 Mo	12 Mo
Kabalin [22]	13	Quadranten-Nonkontakt 40 W, 60 s	8,5	18,7	20,5	–	20,9	7,2	4,6	–	236	185	112	–
Norris et al. [43]	108	Quadranten-Nonkontakt 60 W, 60 s	7,6	12,0[b]	–	–	22,3	9,2[b]	–	–	–	–	–	–
Leach et al. [32]	46	Quadranten-Nonkontakt 60 W, 60 s	8,1	12,8	13,0	–	21,0	10,3	9,4	–	79	39	53	–
Costello et al. [11]	33	Quadranten-Nonkontakt 60 W, 60 s	8,5	15,2[c]	–	–	21,5	9,5[c]	–	–	110	48[c]	–	–
Narayan et al. [39][d]	61	Dragging-Kontakt 60–80 W	9,3	15,5	13,2	–	27,5	8,0	6,6	–	292	133	125	–
Kabalin et al. [25]	50	Quadranten-Nonkontakt 60 W, 60 s	7,6	14,3	17,4	18,7	20,8	10,3	9,2	8,4	353	164	166	175
Gottfried et al. [17]	188	Dragging-Kontakt + Nonkontakt 60 W	7,2	19,1	19,3	20,1	29,0	8,0	6,0	6,0	205	46	27	25
te Slaa et al. [56]	233	Quadranten-Nonkontakt 40 W, 90 s	7,5	16,4	16,7	16,3	21,1	7,1	4,8	3,6	110	32	31	21
Kabalin et al. [29]	227	Quadranten-Nonkontakt 60 W, 60 s	7,3	15,2	16,3	17,0	20,3	10,0	8,7	8,0	411	158	160	156
Eigene Ergebnisse [7]	59	Quadranten-Nonkontakt 40 W, 90 s	7,2	10,7	13,8	15,2	20,8	10,3	7,0	10,4	188	96	31	54

[a] Zahl der eingeschlossenen Patienten; Patientenzahl bei den einzelnen Nachuntersuchungen in der Regel niedriger,
[b] Nachuntersuchung zwischen 3 und 6 Monaten,
[c] Nachuntersuchung mindestens 3 Monate nach VLAP,
[d] Einschließlich 6 Patienten mit limitierter TURP nach VLAP.

von nekrotischem BPH-Gewebe. Die Ausprägung der Flowsteigerung allerdings ist in den verschiedenen Studien recht unterschiedlich. Während der präoperative maximale Flow sehr homogen zwischen 7 und 9 ml/s angegeben wird, finden sich nach 6 Monaten durchschnittliche maximale Harnflußraten immerhin zwischen 13,0 und 19,3 ml/s. Bei der Analyse der Publikationen läßt sich kein gemeinsamer Faktor wie z. B. Behandlungstechnik, Prostatagröße, Anteil der Patienten in Retention o. ä. finden, der diese Variationsbreite sicher erklärt.

Parallel zur Verbesserung des Uroflows kommt es ebenfalls zu einer signifikanten Abnahme des Restharnvolumens [11, 17, 22, 25, 29, 32, 39, 43, 56, eigene Ergebnisse] (Abb. 13.9, s. Tabelle 13.2). Erstaunlich ist, daß in manchen Studien trotz erheblicher Besserung der maximalen Harnflußrate die mittleren Restharnmengen auch nach 6 Monaten noch über 100 ml betragen [22, 25, 29, 39].

Ausführliche Daten über die urodynamischen Effekte legten te Slaa et al. aus den Niederlanden vor [55, 56]. Bei 92 von 98 Patienten kam es nach der VLAP zum Rück-

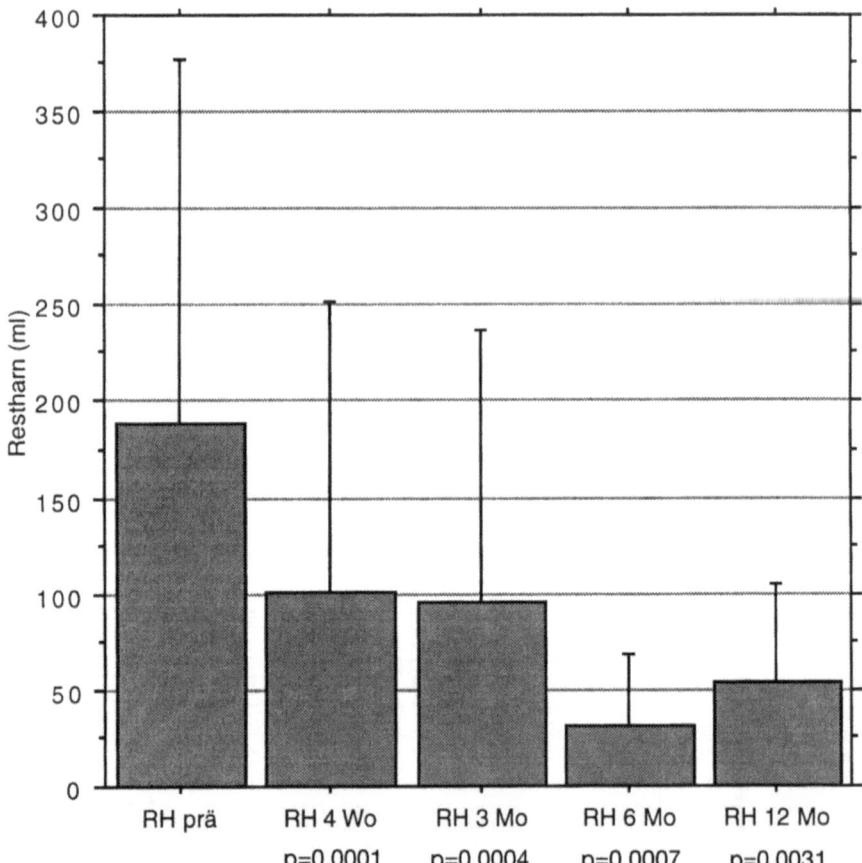

Abb. 13.9. Restharnvolumen vor und nach VLAP. Eigenes Patientenkollektiv (s. Text, Mittelwert mit Standardabweichungen; Signifikanzniveaus im Vergleich zum präoperativen Wert, Wilcoxon signed rank test)

gang des Detrusordruckes bei maximalem Harnfluß [56]. Analysiert man diesen Meßwert nach dem Abrams-Griffith-Nomogramm, so waren vor der VLAP 84% der Patienten eindeutig obstruiert und 16% grenzwertig obstruiert. Nach der VLAP fand sich nur noch bei 6% eine eindeutige Obstruktion, während jeweils 47% grenzwertig obstruiert bzw. nicht obstruiert waren [55]. Diese von anderen [13, 20] bestätigten Ergebnisse beweisen sicherer als alle Verbesserungen von maximaler Harnflußrate und Restharnvolumen, daß die VLAP, wie auch immer durchgeführt, trotz der mäßigen Volumenreduktion der BPH einen eindeutigen urodynamischen Effekt auf die obstruktive Miktionsbehinderung der BPH hat.

Neben den objektiven Effekten auf die Obstruktion hat die VLAP einen – vielleicht noch ausgeprägteren – Effekt auf die Miktionssymptomatik der Patienten. Alle publizierten Studien zeigen einen dramatischen Abfall des AUA- (bzw. IPSS-)Symptomenscores nach einer VLAP [11, 17, 22, 25, 29, 32, 39, 43, 56, eigene Ergebnisse] (Abb. 13.10;

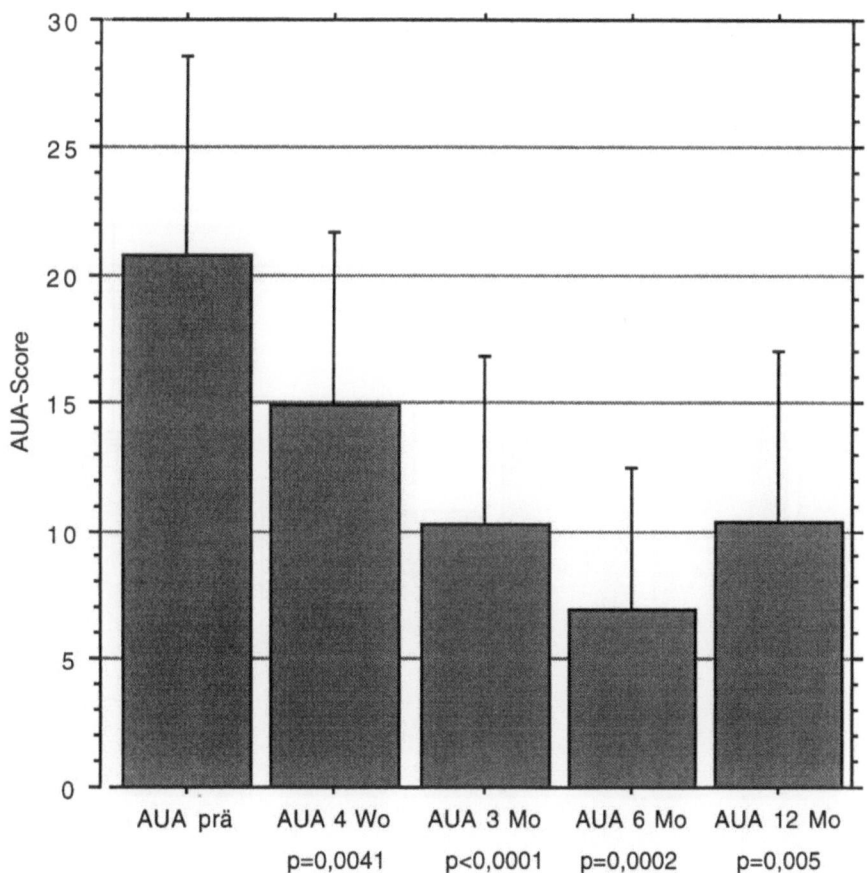

Abb. 13.10. AUA-Symptomenscore vor und nach VLAP. Eigenes Patientenkollektiv (s. Text, Mittelwert mit Standardabweichungen; Signifikanzniveaus im Vergleich zum präoperativen Wert, Wilcoxon signed rank test)

s. Tabelle 13.2). Auch hier setzt sich die Besserungstendenz, die nach 3 Monaten erkennbar ist, zwischen dem dritten und sechsten Monat in der Regel weiter fort. Die Verringerung der Miktionsbeschwerden führt auch zu einer signifikanten Verbesserung der gesamten Lebensqualität, ausgedrückt durch den QOL-Index. Dieser fiel in unserer Studie von 4,1 präoperativ auf 1,2 nach 6 Monaten. Eine rückläufige Zufriedenheit mußten wir allerdings nach 12 Monaten bei einem Anstieg des QOL-Index auf 2,7 beobachten (Abb. 13.11).

13.1.4.3
Therapieversager

Bislang existieren noch keine allgemeingültigen Normen, nach denen Erfolg und Mißerfolg einer invasiven Therapie der BPH unterschieden werden könnten. Ver-

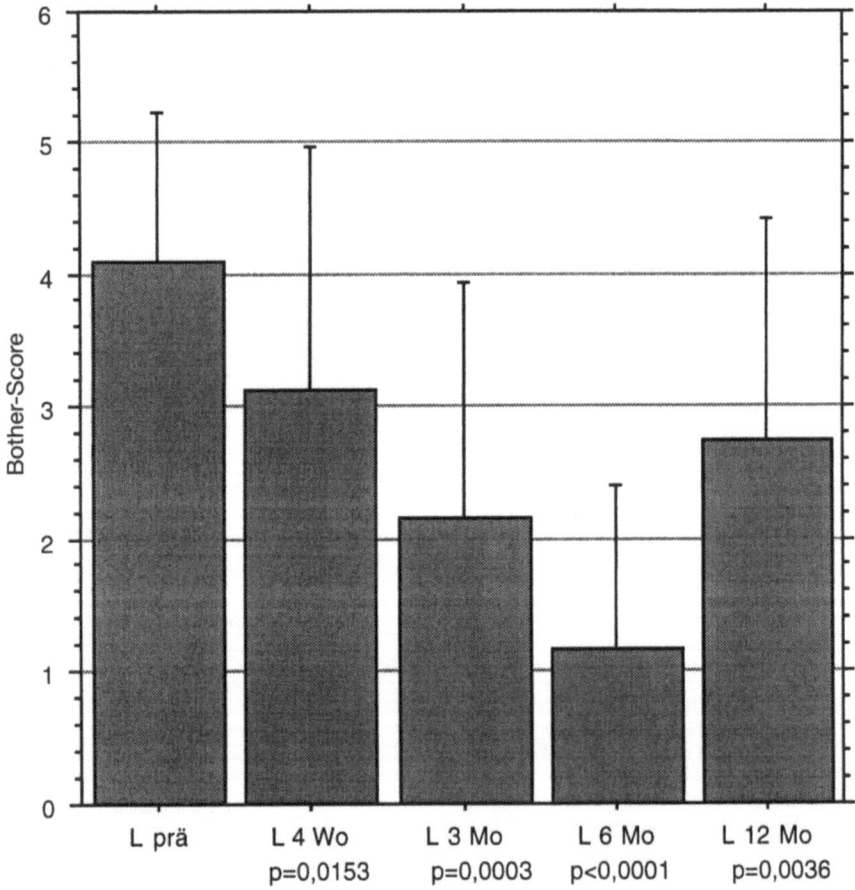

Abb. 13.11. Lebensqualitätsindex (QOL score) vor und nach VLAP. Eigenes Patientenkollektiv (s. Text, Mittelwert mit Standardabweichungen; Signifikanzniveaus im Vergleich zum präoperativen Wert, Wilcoxon signed rank test)

schiedene Autoren legen sehr unterschiedliche Maßstäbe an, wie groß die minimal zu fordernde Steigerung der Harnflußrate oder der Abfall des Symptomenscores sein muß, um von einem Therapieerfolg zu sprechen. Allgemein akzeptiert ist lediglich, daß Patienten, die sich einer Reoperation an der Prostata unterziehen müssen, als Versager anzusehen sind. Dabei muß jedoch beachtet werden, daß nach unseren eigenen Erfahrungen die Bereitschaft der Patienten, sich einer Reoperation zu unterziehen, zumindest im ersten postoperativen Jahr auch im Falle fehlender Besserung äußerst gering ist, so daß die Reoperationsrate die echte Versagerquote eher unterschätzt. Ursächlich für ein Therapieversagen kann ebenso ein obstruktives Restadenom sein wie eine Blasenhalssklerose. Letztere beobachteten Leach et al. [32] in 2%, Kabalin et al. [25] dagegen in bis zu 10% und te Slaa et al. [56] in 1,3%. Die Abgrenzung zwischen Blasenhalssklerose und residueller BPH ist nach einer VLAP erfahrungsgemäß schwierig, da auch Rest-BPH-Gewebe deutliche Vernarbungen aufweist, so daß möglicherweise ein als Blasenhalssklerose imponierender Befund nur vernarbte Rest-BPH im Bereich des Blasenauslasses ist. Betrachtet man also beide Entitäten zusammen, so werden Reoperationsraten zwischen 2 und 17% berichtet [8, 22, 25, 29, 32, 34, 43, 56]. Reoperationsraten sind stark abhängig von der Dauer der Verlaufsbeobachtung der Patienten. In unserem Kollektiv erfolgten von 9 Reoperationen nur 5 während des ersten postoperativen Jahres. Unsere relativ lange Nachbeobachtung erklärt daher die recht hohe Reoperationsquote von 15,3%.

13.1.4.4
Langzeitergebnisse

Die meisten der vorgestellten Studien haben nur einen Bruchteil ihrer Patienten über einen maximalen Zeitraum von 6 Monaten nachbeobachtet. Dieser Zeitraum ist sicherlich zu kurz, um eine endgültige und abschließende Beurteilung der Effektivität der VLAP zu machen. Kabalin et al. [25, 29], Gottfried et al. [17] und te Slaa et al. [56] konnten eine suffiziente Anzahl von Patienten über 12 Monate beobachten und fanden stabile Ergebnisse. In unserem Kollektiv zeigte sich nach 12 Monaten eine weitere, wenn auch geringe Steigerung der maximalen Harnflußrate (s. Abb. 13.8) bei einer mäßigen Verschlechterung des Symptomenscores (s. Abb. 13.10) und der Lebensqualität (s. Abb. 13.11) trotz gleichbleibender Prostatavolumina (s. Abb. 13.6). Nur Kabalin et al. haben inzwischen Zwei- und Dreijahresverlaufsbeobachtungen publiziert [29]. Sie konnten eine vollkommene Stabilität der nach einem Jahr erreichten Verbesserungen zeigen. In unserer Studie waren nach einer mittleren Verlaufsbeobachtung von 34 Monaten 8 von 59 Patienten (14%) verstorben. Keiner dieser Todesfälle stand in Beziehung zur Therapie, so daß die hohe Mortalität des Kollektives Anzeichen für die überwiegende Auswahl von Hochrisikopatienten mit kardialen Vorerkrankungen ist. Von den verbleibenden 51 Patienten hatten sich 9 einer erneuten operative Behandlung ihrer BPH unterzogen und standen für eine Verlaufsbeobachtung deshalb nicht mehr zur Verfügung. Von den verbleibenden 42 Patienten fanden sich 17 (41%) nach einem Mittel von 34 Monaten zu einer erneuten Nachuntersuchung ein. Die maximale Harnflußrate mit 14,3 ml/s in diesem Kollektiv war weiterhin stabil. Der AUA-Symptomenscore war allerdings von 10,4 nach 12 Monaten auf 12,7 nach 34 Monaten gestiegen und der Lebensqualitätsindex (QOL) hatte sich von 1,2 nach 6 Monaten über 2,8 nach 12 Monaten auf 3,6 signifikant verschlechtert.

Nach unseren Ergebnissen scheint, im Gegensatz zu Kabalin, eine dauerhafte Stabilisierung der Ergebnisse nicht in jedem Fall einzutreten.

13.1.4.5
Morbidität: Frühkomplikationen

Die Motivation zur Erforschung und Einführung der VLAP bestand von Anfang an aus der Hoffnung, eine effektive Therapie der BPH mit einer verringerten Morbidität im Vergleich zur TURP zu entwickeln. In bezug auf die wichtigste perioperative Komplikation der TURP, nämlich die Blutung, sind diese Hoffnungen vollständig erfüllt worden. Uns ist keine Literaturangabe bekannt, in der über eine transfusionsbedürftige Blutung nach einer VLAP – unabhängig von der angewendeten Technik – berichtet wird. Inzwischen ist sogar wiederholt die Behandlung von Patienten bei voller Anitkoagulation mit Cumarin-Derivaten veröffentlicht worden, ohne daß hierunter Blutungen aufgetreten wären [4, 23]. Der durchschnittliche Abfall des Hämatokrits beträgt 1,4–2,7 Prozentpunkte [22, 25, 39]. Wir fanden einen mittleren Hb-Abfall um 0,9 g/dl am ersten postoperativen Tag. Diese Minimalveränderung des roten Blutbildes führen wir, wie auch andere Autoren, mehr auf die intensivierte perioperative Gabe kristalliner Lösungen als auf einen möglichen Effekt durch einen Blutverlust zurück. Ebenfalls ist bislang kein TUR-Syndrom bei der VLAP aufgetreten. Perioperativ kam es zu einem Abfall der Natriumkonzentration im Serum um 0,5–1,6 mval/l [22, 25, 39, eigene Untersuchung]. Muschter u. Prager berichteten über eine Blasenperforation nach Laserprostatektomie mit konservativer Therapie [37]. Verletzungen anderer benachbarter Organe sind nicht beschrieben worden; insbesondere Rektumverletzungen, die anfänglich gefürchtet wurden, sind sehr unwahrscheinlich, da Kabalin zeigen konnte, daß die Rektaltemperatur während der VLAP nur geringgradig ansteigt [22]. Eine Schädigung des Gefäßnervenbündels scheint, wenn überhaupt, ebenfalls eher eine Seltenheit zu sein. In unserer Untersuchung berichtete ein Patient über eine postoperative erektile Dysfunktion, der präoperativ zwar reduzierte, aber noch zum Verkehr taugliche Erektionen hatte. Von einer thermischen Schädigung des Sphinkters bei der VLAP ist bislang nur einmal von Gottfried et al. [17] berichtet worden. Hieraus resultierte eine Streßinkontinenz zweiten Grades. Insgesamt ist die Gefahr direkt peripoeativer, insbesondere bedrohlicher Komplikationen bei der VLAP extrem gering.

Anders dagegen sieht es mit postoperativen Frühkomplikationen aus, deren wichtigste der prolongierte Harnverhalt ist. In frühen Studien, z.B. von Leach et al. [32] wurde der transurethrale Dauerkatheter bereits am ersten postoperativen Tag entfernt. 30 % der Patienten konnten, bedingt durch ein erhebliches Ödem der Prostata, zu diesem Zeitpunkt nicht miktionieren und mußten über ein Mittel von immerhin 38 Tagen intermittierenden Einmalkatherismus durchführen. Die mittlere Verweildauer des Dauerkatheters betrug bei Costello et al. [11] noch 2,8 und bei Kabalin [25] noch 6,4 Tage, während neuere Studien von Cummings et al. [13], Gottfried et al. [17] und selbst Kabalin et al. [29] sowie unsere eigenen Ergebnisse über mittlere Katheterliegezeiten von 10–15 Tagen berichten. Stark von diesem Parameter abhängig sowie von der Art der antibiotischen Prophylaxe perioperativ ist die Inzidenz von Harnwegsinfekten, die bei te Slaa 21 % betrug [56], bei uns jedoch 42 %. Die Mehrzahl dieser Infekte ist jedoch asymptomatisch und katheterassoziiert. Bei Gottfried et al.

verliefen trotz einer Katheterliegezeit von 15 Tagen nur bei 8% der Patienten die Infekte symptomatisch [17]. Eine bakterielle Prostatitis beobachtete Kabalin [29] in 2%. In 1,6-4,0% sind postoperativ bakterielle Epididymitiden zu erwarten [32, 39]. Eine große Zahl von Patienten entwickelt postoperativ über mehrere Wochen ein abakterielles, prostatitisartiges Syndrom mit Pollakisurie, Algurie, imperativem Harndrang und gelegentlich sogar Urge-Inkontinenz. Die Zahl der betroffenen Patienten ist schwer zu quantifizieren, so daß in vielen Publikationen dieses Problem überhaupt keine Erwähnung findet. In unserem Kollektiv zeigten über 90% der Patienten wenigstens einzelne Symptome einer abakteriellen Prostatitis. Leach beschreibt die Inzidenz von Pollakisurie und imperativem Harndrang mit 22% [32], Costello mit 21% [11]. Wenn auch harmlos und sich langsam zurückbildend, so ist das abakterielle Prostatitissyndrom nach unserer Erfahrung doch für Patienten, die hierauf nicht ausreichend vorbereitet wurden, von deutlicher Beeinträchtigung der Lebensqualität.

13.1.4.6
Morbidität: Spätkomplikationen

Die bedeutendste Spätkomplikation, nämlich die persistierende Obstruktion durch Rest-BPH oder Blasenhalssklerose mit der Notwendigkeit der invasiven Behandlung haben wir bereits weiter oben behandelt. Seltene Spätkomplikationen, ebenfalls mit der Notwendigkeit zur Reoperation, sind die Meatusstenose mit einer Inzidenz von 1,1% [17] sowie Harnröhrenstrikturen mit Inzidenzen zwischen 1,1 und 1,8% [17, 11]. Bedeutsamer ist die retrograde Ejakulation als Operationsfolge. Wurde ihre Inzidenz initial unter 10% angegeben [22, 32], so stieg ihre Wahrscheinlichkeit parallel zur Tendenz, zunehmend ausgedehntere Koagulationen mit immer höheren Gesamtenergiedosen zum Erzielen eines Maximaleffektes auf die BPH anzuwenden. Heute muß mit einer Wahrscheinlichkeit der retrograden Ejakulation zwischen 19% (eigene Untersuchungen) über 27% [29] bis zu 47% [56] gerechnet werden.

13.1.4.7
Verringerung der Morbidität

Wie oben gezeigt, ist die VLAP durch eine geringe Wahrscheinlichkeit intraoperativer Komplikationen und damit durch eine geringe vitale Gefährdung charakterisiert. Für Hochrisikopatienten erscheint daher die notwendige Allgemein- oder Regionalanästhesie riskanter als der Eingriff der VLAP selbst. Leach et al. [32] entwickelten daher eine Technik der Lokalanästhesie, mit der sie problemlos bei 46 Patienten eine VLAP durchführen konnten. Wie diese Patienten jedoch aus dem Gesamtkollektiv selektioniert waren und ob einzelne Eingriffe zunächst in Lokalanästhesie begonnen wurden, dann jedoch unter Allgemeinnarkose fortgeführt wurden, geht aus diesem Bericht nicht hervor. Die Möglichkeit der Lokalanästhesie eröffnet aber die Möglichkeit zur VLAP auch für solche Hochrisikopatienten, bei den eine Allgemein- oder Regionalanästhesie mit erheblichen Risiken verbunden ist.
    Einen interessanten Ansatz zur Überbrückung der prolongierten postoperativen Retention lieferten kürzlich Taljar et al. [54]. Sie positionierten einen selbstauflösenden Stent in die prostatische Harnröhre direkt nach der VLAP und erreichten dabei

eine problemlose Miktion aller Patienten direkt nach dem Eingriff. In 18 % der Fälle kam es im weiteren Verlauf trotzdem zu einem Harnverhalt. Die Verwendung selbstauflösender Harnröhrenstents scheint, sofern jetzt schon beurteilbar, ein interessanter Weg zur Prophylaxe prolongierter Retentionen nach einer VLAP zu sein. Welchen Einfluß der Stent allerdings auf die Pollakisurie und Urge-Symptomatik nach einer VLAP hat, wird nicht beschrieben. Von Stentimplatationen ohne Laser wissen wir, daß sie eine deutliche Urge-Symptomatik ebenso wie die VLAP verursachen können. Ob die Kombination aus VLAP und Stentversorgung demnach Pollakisurie und imperativen Harndrang potenziert, bleibt abzuwarten.

13.1.4.8
Vergleich verschiedener VLAP-Techniken

In den vorangegangenen Kapiteln (13.1.1 u. 13.1.2) haben wir bereits die unterschiedlichen VLAP-Techniken mit fixierter oder beweglicher Faser, mit Quadrantenkoagulation, dragging und painting sowie im Kontakt- und Nonkontakt-Verfahren beschrieben und die präklinischen Ergebnisse analysiert. Vier Studien liegen z. Z. vor, die die Ergebnisse unterschiedlicher VLAP-Techniken auch klinisch miteinander vergleichen. Bereits frühzeitig wurde von Pionieren der VLAP bezweifelt, ob ein einzelnes Set von Quadrantenkoagulationen bis zu einer Länge der prostatischen Harnröhre von 3,5 cm, wie von Costello [8, 9] und Kabalin [22] beschrieben, ausreichend sei. Shanberg et al. verglichen diese konventionelle Quadrantentechnik mit einer extensiven Koagulation der gesamten periurethralen BPH, bis makroskopisch kein Gewebe verblieb, was keine Koagulationseffekte aufwies [52]. In dieser nichtrandomisierten Studie, in der jeweils 25 konsekutive Patienten mit der Quadrantentechnik und der extensiven Koagulation behandelt wurden, ergaben sich statistisch signifikante Unterschiede lediglich für den AUA-Symptomenscore nach 3 Monaten, der in der Gruppe der extensiv koagulierten Patienten etwas niedriger als bei den mit der klassischen Quadrantentechnik behandelten Patienten lag. Auffällig war eine Erfolgsrate bei extensiver Koagulation von 96 % im Vergleich zu 76 % nach der klassischen Quadrantenkoagulation. Dieser Unterschied ist in der Arbeit jedoch nicht statistisch evaluiert worden und beruht auf einer arbiträren Erfolgsdefinition der Autoren [52]. Einen statistischen Vorteil der überlappenden Koagulation im Vergleich zur konventionellen Koagulation mit festen Abständen konnten Orihuela et al. nachweisen [44]. Bei überlappender Koagulation lag die maximale Harnflußrate nach 6 und 12 Monaten etwa 3 ml/s höher als bei fixierten Abständen. Alle anderen Parameter allerdings unterschieden sich zwischen beiden Techniken nicht. Eigentliches Ziel dieser zitierten, randomisierten Studie war allerdings der Vergleich zwischen 2 verschiedenen Leistungen und Koagulationszeiten. Im Tierversuch und an der humanen Prostata hatte die Gruppe nämlich bei 15 W und 180 s deutlich bessere Koagulationsergebnisse erzielen können als bei 50 W über 60 s [45, 46]. Klinisch allerdings waren die Ergebnisse mit niedrigen und hohen Leistungen in dieser randomisierten Studie völlig identisch [44]. Boon et al. schließlich konnten – allerdings an sehr kleinen Patientenzahlen – keine Unterschiede in den klinischen Ergebnissen zwischen einer konventionellen Quadrantenkoagulation und einer »Painting-Technik« zeigen [5]. Interessant ist die Studie von Narayan et al., die die von ihnen entwickelte Laservaporisation durch eine »Dragging-Technik« im Kontaktmodus mit einer konventionellen Quadrantenkoagulation verglichen [40]. Während der AUA-Score und die Restharnvolumina sich zwischen beiden Gruppen nicht signifikant unterschieden, stieg die maximale Harnflußrate in der Evaporisationsgruppe um 3,5 ml/s stärker an als nach der Quadrantenkoagulation; dieser Unterschied war statistisch signifikant. Die Reoperationsrate nach einer Quadrantenkoagulation betrug 16, nach einer Evaporisation 0% (p <0,02). 25% in der Koagulationsgruppe vs. 6% in der Evaporisationsgruppe zeigten eine prolongierte Retention (p <0,04). Trotz der wenig überzeugenden Ergebnisse der Evaporisation im Kontaktverfahren im Tiermodell [27] (s. Kap. 13.1.2) ergibt sich hier möglicherweise ein klinischer Vorteil durch die frühere Spontanmiktion und etwas höhere maximale Harnflußraten. Die Ergebnisse in Narayans Bericht über seine ersten 61 Patienten in einer nichtrandomnisierten Studie [39] übertreffen allerdings keineswegs diejenigen von Studien mit einer rein koagulativen Quadrantentechnik. Die mittlere Katheterverweildauer bei Gottfried et al. [17], die eine analoge Technik benutzten, ist mit 15,2 Tagen sogar deutlich länger als in den meisten anderen Veröffentlichungen.

13.1.4.9
Vergleich zwischen der VLAP und anderen invasiven Behandlungsverfahren der BPH

Die vorgestellten klinischen Studien haben eindeutig eine niedrige perioperative Morbidität für die VLAP und gleichzeitig eine eindeutige Effektivität in der Behandlung von Miktionssymptomen beweisen können. Den Nachweis der Überlegenheit der VLAP über die TURP bezüglich der Morbidität sowie den Nachweis der Äquivalenz bezüglich der Effektivität gegenüber dem Goldstandard TURP erlauben jedoch erst randomisierte Studien. Insgesamt liegen nur 3 solcher Studien bisher in der Literatur vor [2, 12, 22, 26]. Pilotcharakter hat die randomisierte Studie von Kabalin aus dem Jahre 1993 [22]. Insgesamt 25 Patienten wurden entweder in den TURP-Arm (n=12) oder in den VLAP-Arm (n=13) randomisiert. Nach 3 und 6 Monaten [31] sowie in einer späteren Publikation auch nach 12 und nach 18 Monaten [26] fanden sich keine signifikanten Unterschiede zwischen beiden Gruppen bzgl. maximaler Harnflußrate, Restharnvolumen und AUA-Symptomenscore. Dagegen fand sich ein deutlich stärkerer Abfall des Hämokrits in der TURP-Gruppe postoperativ und die Notwendigkeit zur Bluttransfusion bei einem TURP-Patienten sowie ein deutlich ausgeprägterer Abfall des Serumnatriums mit einem beginnenden TUR-Syndrom ebenfalls nach einer TURP. Die Autoren folgerten hieraus, daß die VLAP und TURP bzgl. der Ergebnisse gleich effektiv sind, die Morbidität der TURP jedoch signifikant höher ist als die der VLAP. Abgesehen davon, daß die zweite Aussage in der Publikation von 1993 statistisch nicht bewiesen wurde [22], stellt der fehlende Nachweis signifikanter Unterschiede (im statistischen Sinne: die Nullhypothese konnte nicht ausreichend sicher verworfen werden) noch keinen Beweis für die Gleichheit der Ergebnisse in beiden Gruppen (im statistischen Sinne: sichere Annahme der Nullhypothese) dar. Für den statistisch sicheren Beweis, daß beide Gruppen gleiche Ergebnisse erzielen, sind nämlich wesentlich größere Fallzahlen notwendig.

Diese liefern die Studien von Cowles et al. [12] und Anson et al. [2]. Cowles et al. publizierten die Ergebnisse der amerikanischen Multizenterstudie, in der 115 Männer in den VLAP-Arm (56) oder in den TURP-Arm (59) randomisiert wurden. Operationszeit, Dauer des Krankenhausaufenthaltes und Blutverlust waren in der VLAP-

Gruppe signifikant niedriger als bei der TURP. Auch die Gesamtinzidenz ernsthafter Komplikationen, zu denen neben Bluttransfusion, TUR-Syndrom, Blasentamponade, Extravasation, Inkontinenz, Impotenz, Blasenhalssklerose, Harnröhrenstriktur und Meatusstenose auch Harnwegsinfekte und Prostatitis gezählt wurden, war in der VLAP-Gruppe signifikant niedriger als nach der TURP. Von den Autoren als geringfügig definierte Komplikationen (prolongierte Retention, Hämaturie, Dysurie, imperativer Harndrang, Schmerzen u. a.) traten dagegen in der VLAP-Gruppe signifikant häufiger als nach der TURP auf. Während die maximale Harnflußrate sich in beiden Gruppen nach 12 Monaten nicht signifikant unterschied, war das Restharnvolumen nach der TURP deutlich niedriger als nach der VLAP. Der AUA-Symptomenscore zeigte einen signifikant stärkeren Abfall nach der TURP als nach der VLAP. Der Anteil der Patienten, die ihre Lebensqualität als gebessert angaben, betrug in der TURP-Gruppe 93%, während in der VLAP-Gruppe 78% einer Verbesserung ihrer Lebensqualität angaben. Auch dieser Unterschied war signifikant.

Diese Ergebnisse werden weitgehend von der englischen Multizenterstudie von Anson et al. [2] bestätigt. In dieser Untersuchung wurden 76 Patienten in den VLAP-Arm und 75 Patienten in den TURP-Arm randomisiert. Auch hier führte die VLAP-Behandlung zu einem signifikant geringeren Blutverlust, weniger Hyponatriämie und kürzerer Liegedauer. Nachblutungen und Blasentamponaden waren häufiger in der TURP-Gruppe, die postoperative Dysurie dagegen ausgeprägter nach der VLAP. Auch unterschieden sich die Katheterliegezeiten signifikant zu Ungunsten der VLAP. Der Anstieg der maximalen Harnflußrate war nach 6 und 12 Monaten nach der TURP signifikant ausgeprägter als nach der VLAP; das gleiche galt für den Abfall des Restharnvolumens. Nach 12 Monaten war der AUA-Score in der TURP-Gruppe signifikant niedriger als nach der VLAP, der Unterschied betrug allerdings nur 1,6 Punkte.

Mit Hilfe dieser beiden gut geplanten und kontrolliert durchgeführten Studien läßt sich heute die VLAP im Vergleich zur TURP ausreichend definieren. Auch im Vergleich zu einer anderen neuen, potentiell wenig invasiven Therapiemodalität der BPH, nämlich der transurethralen Elektrovaporisation der Prostata (EVAP) liegt erst eine randomisierte Studie von Kaplan u. Te vor [31]: Darin wurden jeweils 29 Patienten mit obstruktiver BPH in den VLAP- und den EVAP-Arm randomisiert. Bezüglich maximaler Harnflußrate, Restharn und AUA-Symptomenscore unterschieden sich beide Gruppen im postoperativen Verlauf nicht. Allerdings war die Rate prolongierter Retention in der VLAP-Gruppe ebenso wie der Anteil an Patienten mit irritativen postoperativen Symptomen in der VLAP-Gruppe signifikant höher als nach der EVAP [31].

Zusammenfassend zeigen diese Studien, daß die VLAP im Vergleich zur TURP ein geringeres Risiko schwerwiegender Komplikationen, allerdings bei einer erhöhten Inzidenz leichter Komplikationen aufweist. Die Effektivität der TURP ist höher als die der VLAP anzusetzen. Bezüglich Effektivität und Risikoprofil scheinen VLAP und EVAP vergleichbar.

13.1.5
Wertung

Die seit Einführung der VLAP 1992 publizierten Daten lassen zusammenfassend einige sichere Schlüsse über diese Form der Lasertherapie der BPH zu:

- Die VLAP ist effektiv in der Therapie der obstruktiven BPH. Nach einer VLAP kommt es zu einer signifikanten Steigerung der maximalen Harnflußrate. Das Restharnvolumen fällt signifikant. Urodynamische Parameter wie der Detrusoröffnungsdruck, Detrusordruck bei maximalem Harnfluß und der PURR sinken nach der VLAP signifikant. Parallel dazu kommt es zu einer signifikanten Besserung der prostatabezogenen Symptome und der allgemeinen Lebensqualität, sowohl ausgedrückt durch den AUA-Symptomenscore als auch durch den QOL-Score.
- Die VLAP hat bezogen auf ernste und lebensbedrohliche Komplikationen eine sehr geringe Morbidität. Andererseits ergibt sich eine nicht unerhebliche Morbidität bzgl. postoperativer obstruktiver und irritativer Symptome, prolongierter Retention und langer Katheterverweildauer.
- Die VLAP ist der TURP bzgl. der Verbesserung der objektiven Miktionsparameter ebenso wie der prostatabezogenen Symptome unterlegen. Die VLAP hat eine signifikant geringere Morbidität schwerer und lebensbedrohlicher Komplikationen als die TURP, führt jedoch zu einer signifikant höhereren Zahl leichter postoperativer Komplikationen. Die Rate der Therapieversager ist bei der VLAP signifikant höher als bei der TURP.
- Die VLAP ist daher das Verfahren der Wahl für Patienten mit deutlich erhöhten perioperativen Risiken, ist jedoch als Routinebehandlungsverfahren der TURP unterlegen.
- Die Behandlung sollte heute in einer erweiterten Quadrantentechnik mit überlappenden Koagulationen erfolgen. Es ist möglich, daß eine transurethrale Evaporisation in der »Dragging-Technik« die Effektivität des Verfahrens etwas erhöht. Die Wahl der Laserfaser ist für das Ergebnis von eher untergeordneter Bedeutung. Der Einfluß des Prostatavolumens und der Epithel-Stroma-Relation auf das Ergebnis ist noch unklar; tendenziell scheinen aber kleinere Adenome mit einem größeren epithelialen Anteil bessere Ergebnisse zu erzielen.

Trotz Modifikationen in Anwendungstechnik und Fasern haben sich die über 4 Jahre berichteten Ergebnisse der VLAP nicht wesentlich verbessern lassen. Wir glauben, daß auch künftige technische Modifikationen keine wesentliche Änderung der Ergebnisse der VLAP ermöglichen werden. Der Grund hierfür ist die physikalische Limitierung der zu erzielenden Koagulationsnekrose bei Verwendung eines Neodymium:YAG-Lasers. Eine Steigerung der Leistungsdichte bei der Behandlung führt in der Regel nur zu einer mäßigen oberflächlichen Vaporisation, gleichzeitig aber zu einer Verringerung der Koagulationstiefe. Reduzierungen der Leistungsdichte mit Verlängerung der Koagulationszeit über die klinisch angewendeten 15 W bei 180 s hinaus erscheinen aufgrund der dann zu langen Operationsdauer für die VLAP nicht probat.

Die große Sicherheit der VLAP bzgl. lebensbedrohlicher Komplikationen beruht auf der rein koagulativen Wirkung dieses Verfahrens. Dieses jedoch erklärt auch die limitierte Effektivität und die hohe Inzidenz leichterer Komplikationen. Die große Menge an nekrotischem, jedoch nicht abgetragenem Gewebe nach einer VLAP führt mit dem konsekutiven postoperativen Ödem zu einer Obstruktion der Urethra und damit zu langen Katheterverweildauern. Die inflammatorische Reaktion auf die Nekrose erklärt irritative Symptomatiken wie Pollakisurie, imperativen Harndrang und Dysurie. Die im Vergleich zur TURP geringere Effektivität und die Therapieversager lassen sich durch zwar ausreichend koaguliertes, aber nicht vollständig resorbiertes oder abgestoßenes Gewebe gut erklären. Hieraus wird deutlich, daß eine Lasertechnik vorteilhaft wäre, die zwar ausreichend koagulierend wirkt, um Blutungen zu vermeiden, andererseits aber ein möglichst großes Gewebsvolumen tatsächlich effektiv intraoperativ abträgt. Wir haben zeigen können, daß dies selbst bei der sog. Evaporisationstechnik der VLAP mit dem Neodymium:YAG-Laser kaum zu erreichen ist. Die Wellenlänge des Neodymium:YAG-Lasers, die sehr schlecht vom Gewebe absorbiert wird, limitiert nämlich die thermischen Oberflächeneffekte erheblich.

Es liegt daher nahe, nach Lasern zu suchen, die wesentlich effektiver an der Oberfläche absorbiert werden. Ein solcher Laser ist der Holmium:YAG-Laser mit einer Wellenlänge von 2140 nm. Er wird so stark an der Oberfläche von Geweben absorbiert, daß eine massive Erhitzung auf über 500 °C in bis zu 3 mm Tiefe erfolgt und daraus eine tiefe Vaporisation resultiert. Wir haben an humanen Prostatektomiepräparaten zeigen können, daß man mit einem gepulsten Holmium:YAG-Laser und einer Side-Fire-Sonde tiefe, TURP-artige Resektionshöhlen im BPH-Gewebe erzielen kann [6]. LeDuc et al. konnten in derselben Technik die VLAP erfolgreich mit dem Holmium-Laser am Patienten durchführen und erzielten TURP-artige Resektionshöhlen [LeDuc, persönliche Mitteilung]. Allerdings ist die vollständige Evaporisation des BPH-Gewebes mit dem Holmium-Laser zu zeitaufwendig, da pro Puls nur etwa 2–3 mm Gewebe abgetragen werden können.

Gilling et al. entwickelten daher eine Methode der kompletten Holmium-Laser-Resektion der Prostata (HoLRP), bei der nicht die gesamte BPH zeitaufwendig vapo-

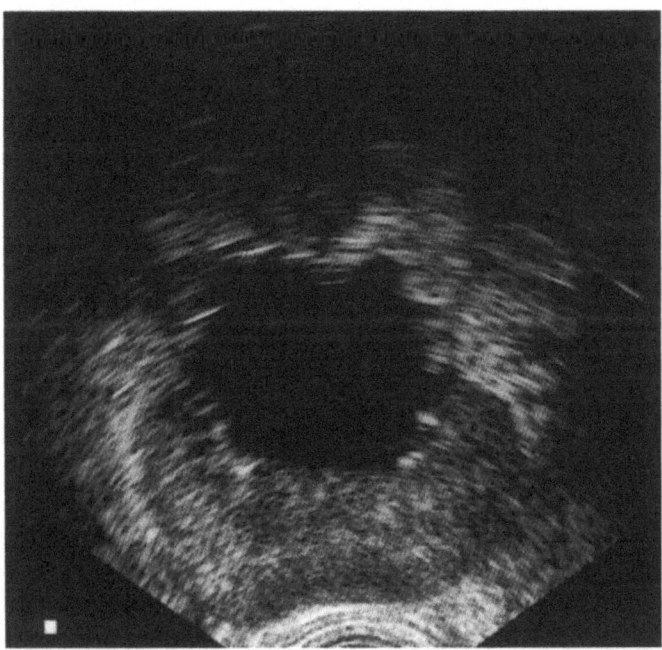

Abb. 13.12. Transrektal-sonographische Darstellung der Resektionshöhle in der Prostata bei Zustand nach Holmium:YAG-Laserresektion der Prostata mit der Technik nach Gilling et al. [16]

risiert wird, sondern der Holmium:YAG-Laser als hämostatisches Schneidewerkzeug eingesetzt und das BPH-Gewebe in wenigen großen Fragmenten exzidiert wird [16]. Bei dieser Methode werden zunächst bei 5 und 7 Uhr tiefe Blasenhalsinzisionen gelegt, die dann vor dem Colliculus verbunden werden. Der Mittellappen wird dann retrograd vom Colliculus bis zum Blasenhals unterschnitten und komplett in die Blase mobilisiert. Entsprechend werden auch die Seitenlappen in toto oder in wenigen großen Fragmenten nach antegrader Inzision bei 11 und 1 Uhr mobilisiert [16]. Die Schnitte werden dabei mit einer Bare fiber mit dem gepulsten Holmium:YAG-Laser mit 2 J und 40 Hz ausgeführt. Diese Technik erlaubt eine vollkommen blutungsfreie Ausresektion der BPH unter visueller Kontrolle, wie es der Urologe bei einer TURP mit allerdings deutlich stärkerer Blutung gewohnt ist. Die Ergebnisse mit den ersten 84 Patienten dieser Gruppe sind sehr vielversprechend und erinnern an klinische Ergebnisse nach einer TURP [16]. Ergebnisse einer randomisierten Studie zwischen TURP und HoLRP werden in Kürze von der Arbeitsgruppe veröffentlicht werden.

Auch wir wenden zwischenzeitlich die HoLRP nach Gilling et al. an und konnten präliminär ähnlich vielversprechende Ergebnisse erzielen [7]. Abbildung 13.12 zeigt das typische TRUS-Bild einer Resektionshöhle nach einer HoLRP. Zusammenfassend scheint die Wellenlänge des Holmium:YAG-Lasers eine neue Dimension in der VLAP zu eröffnen und vermag möglicherweise die Vorteile der TURP bezüglich der Effektivität und der VLAP bezüglich der Morbidität in idealer Weise zu kombinieren.

Literatur

1. Anson K, Buonaccorsi G, Eddowes M, MacRobert A, Mills T, Watson G (1994) A comparative optical analysis of laser side-firing devices: a guide to treatment. Br J Urol 75: 328-334
2. Anson K, Nawrocki J, Buckley J et al. (1995) A multicenter, randomized, prospective study of endoscopic laser ablation versus transurethral resection of the prostate. Urology 46: 305-310
3. Assimos DG, McCullough DL, Woodruff RD, Harrison LH, Hart LJ, Li WJ (1991) Canine transurethral laser-induced prostatectomy. J Endourol 5: 145-149
4. Bolton DM, Costello AJ (1994) Management of benign prostatic hyperplasia by transurethral laser ablation in patients treated with warfarin anticoagulation. J Urol 151: 79-81
5. Boon TA, van Swol CFP, van Venrooij GEPM, Beerlage HP, Verdaasdonk RM (1995) Laser prostatectomy for patients with benign prostatic hyperplasia: a prospective randomized study comparing two different techniques using the Prolase-II fiber. World J Urol 13: 123-125
6. Conrad S, Henke RP, Reek C, Huland H (1996) Effects of Holmium:YAG laser energy on human benign prostatic hyperplasia tissue: a histologic ex-vivo study. J Urol 155: 704 A
7. Conrad S, Reek C, Fernandez S, Huland H (1996) Komplette hämostatische Resektion der benignen Prostatahyperplasie (BPH) mit dem Holmium:YAG-(Ho:YAG-)Laser: präklinische und erste klinische Erfahrungen. Urologe [A] 35: S152
8. Costello AJ, Bowsher WG, Bolton DM, Braslis KG, Burt J (1992) Laser ablation of the prostate in patients with benign prostatic hypertrophy. Br J Urol 69: 603-608
9. Costello AJ, Johnson DE, Bolton DM (1992) Nd:YAG laser ablation of the prostate as a treatment for benign prostatic hypertrophy. Lasers Surg Med 12: 121-124
10. Costello AJ, Bolton DM, Ellis D, Crowe H (1994) Histopathological changes in human prostatic adenoma following Neodymium:YAG laser ablation therapy. J Urol 152: 1526-1529
11. Costello AJ, Shaffer B, Crowe H (1994) Second-generation delivery systems for laser prostatic ablation. Urology 43: 262-266
12. Cowles RS, Kabalin JN, Childs S, Lepor H, Dixon C, Stein B, Zabbo A (1995) A prospective randomized comparison of transurethral resection to visual laser ablation of the prostate for the treatment of benign prostatic hyperplasia. Urology 46: 155-160
13. Cummings JM, Parra RO, Boullier JA (1995) Laser prostatectomy: initial experience and urodynamic follow-up. Urology 45: 414-420

14. Dörschel K, Müller G (1989) Physikalische Grundlagen des Lasers: Verstärker mit Rückkopplung. In: Berlien HP, Müller G (Hrsg) Angewandte Lasermedizin: Lehr- und Handbuch für Praxis und Klinik. ecomed, Landsberg, München, Zürich
15. Fournier GR, Narayan P (1994) Factors affecting size and configuration of Neodymium:YAG (Nd:YAG) laser lesions in the prostate. Lasers Surg Med 14: 314–322
16. Gilling PJ, Cass CB, Cresswell MD, Fraundorfer MR (1996) Holmium laser resection of the prostate: preliminary results of a new method for the treatment of benign prostatic hyperplasia. Urology 47: 48–51
17. Gottfried HW, Krautschick A, Hefty R, Weber HM, Frohneberg D, Hautmann RE (1995) Transurethrale Laserablation der Prostata (TULAP). Urologe (A) 34: 132–137
18. Gottfried HW, Brändle E, Hefty R, Vogel U, Mattfeld T, Hautmann RE (1996) Tissue related laser energy dosimetry for treatment of BPH. J Urol 155: 705 A
19. Helfmann J, Brodzinski T (1989) Wirkungsmechanismen von Laserstrahlung im biologischen Gewebe: Thermische Wirkungen. In: Berlien HP, Müller G (Hrsg) Angewandte Lasermedizin: Lehr- und Handbuch für Praxis und Klinik. ecomed, Landsberg, München, Zürich
20. James MJ, Harriss DR, Ceccherini A, Manhire AR, Bates CP (1995) A urodynamic study of laser ablation of the prostate and a comparison of techniques. Br J Urol 76: 179–183
21. Johnson DE, Price RE, Croomens DM (1992) Pathologic changes occuring in the prostate following transurethral laser prostatectomy. Lasers Surg Med 12: 254–263
22. Kabalin JN (1993) Laser prostatectomy performed with a right angle firing Neodymium:YAG laser fiber at 40 watts power setting. J Urol 150: 95–99
23. Kabalin JN, Gill HS (1993) Urolase laser prostatectomy in patients on warfarin anticoagulation: a safe treatment alternative for bladder outled obstruction. Urology 42: 738–740
24. Kabalin JN, Gill HS (1994) Dosimetry studies utilizing the urolase right angel firing neodymium: YAG laser fiber. Lasers Surg Med 14: 145–154
25. Kabalin JN, Gill HS, Bite G (1995) Laser prostatectomy performed with a right-angle firing Neodymium:YAG laser fiber at 60 watts power setting. J Urol 153: 1502–1505
26. Kabalin JN, Gill HS, Bite G, Wolfe V (1995) Comparative study of laser versus electrocautery prostatic resection: 18-month follow-up with complex urodynamic assessment. J Urol 153: 94–98
27. Kabalin JN, Gong M, Issa MM, Sellers R (1995) Insight into mechanism of Neodymium: Yttrium-Aluminum-Garnet laser prostatectomy utilizing the high-power contact-free beam technique. Urology 45: 421–426
28. Kabalin JN, Sellers R, Bite G (1995) Neodymium: Yttrium-Aluminium-Garnet laser dosimetry for the prolase II side-firing delivery system in the human prostate. Urology 45: 248–252
29. Kabalin JN, Bite G, Doll S (1996) Neodymium: YAG laser coagulation prostatectomy: 3 years of experience with 227 patients. J Urol 155: 181–185
30. Kandel LB, Harrison LH, McCullough DL, Boyce WH, Woodruff RD (1986) Transurethral laser prostactomy: creation of a techique for using the Neodymium: Yttrium Aluminium Garnet (YAG) laser in the canine model. J Urol 135: 110 A
31. Kaplan SA, Te AE (1995) A comparative study of transurethral resection of the prostate using a modified electro-vaporizing loop and transurethral laser vaporization of the prostate. J Urol 154: 1785–1790
32. Leach GE, Sirls L, Ganabathi K, Roskamp D, Dmochowski R (1994) Outpatient visual laser-assisted prostatectomy under local anesthesia. Urology 43: 149–153
33. Maiman TH (1960) Stimulated optical radiation in ruby. Nature 187: 493–494
34. Marks S (1993) Serial endoscopy following visual laser ablation of prostate (VLAP). Urology 42: 66–71
35. McCullough DL, Roth RA, Babayan RK et al. (1993) Transurethral ultrasound-guided laser-induced prostatectomy: National human cooperative study results. J Urol 150: 1607–1611
36. Motamedi M, Torres JH, Orihuela E, Pow-Sang M, Cowan DF, Warren MM (1995) Laser photocoagulation of prostate: influence of dosimetry. Lasers Surg Med 17: 49–58
37. Muschter R, Prager W (1993) Klinische Erfahrungen mit der transurethralen Laserkoagulation der Prostata. Urologe A 32: 16
38. Muschter R, Perlmutter AP (1994) The optimization of laser prostatectomy. Part II: Other lasing techniques. Urology 44: 856–861
39. Narayan P, Leidich R, Fournier G, Shinohara K, Indudhara R, Ingerman A (1994) Transurethral evaporation of prostate (TUEP) with Nd:YAG laser using a contact free beam technique: results in 61 patients with benign prostatic hyperplasia. Urology 43: 813–820
40. Narayan P, Tewari A, Aboseif S, Evans C (1995) A randomized study comparing visual laser ablation and transurethral evaporation of prostate in the management of benign prostatic hyperplasia. J Urol 154: 2083–2088
41. Narayan P, Tewari A, Fournier G, Toke A (1995) Impact of prostate size on the outcome of transurethral laser evaporisation of the prostate for benign prostatic hyperplasia. Urology 45: 776–782

42. Narayan P, Tewari A, Croker B, Garzotto M, Mustafa S, Jones T, Perinchery G (1996) Factors affecting size and configuration of electrovaporization lesions in the prostate. Urology 47: 679–688
43. Norris JP, Norris DM, Lee RD, Rubenstein MA (1993) Visual laser ablation of the prostate: clinical experience in 108 patients. J Urol 150: 1612–1614
44. Orihuela E, Cammack T, Motamedi M et al. (1995) Randomized clinical trial comparing low power-slow heating versus high power rapid-heating noncontact Neodymium:Yttrium-Aluminium-garnet laser regimens for the treatment of benign prostatic hyperplasia. Urology 45: 783–789
45. Orihuela E, Motamedi M, Cammack T et al. (1995) Comparison of thermocoagulation effects of low power slow heating versus high power, rapid heating Nd:YAG laser regimens in a canine prostate model. J Urol 153: 196–200
46. Orihuela E, Motamedi M, Pow-Sang M, LaHaye M, Cowan DF, Warren MM (1995) Histopathological evaluation of laser thermocoagulation in the human prostate: optimization of laser irradiation for benign prostatic hyperplasia. J Urol 153: 1531–1536
47. Perlmutter AP, Muschter R (1994) The optimization of laser prostatectomy. Part I: Free beam side fire coagulation. Urology 44: 847–855
48. Protsenko D, Torres JH, Chakrabarti P, Bell B, Orihuela E, Motamedi M (1996) Optical characterization and coagulation performance of side-emitting fiber delivery systems for laser therapy of benign prostatic hyperplasia: a comparative study. Urology 47: 845–851
49. Roth RA, Aretz TH (1991) Transurethral ultrasound-guided laser-induced prostatectomy (TULIP procedure): a canine feasability study. J Urol 146: 1128–1135
50. Sander S, Beisland HO, Fossberg E (1982) Neodymion YAG laser in the treatment of prostatic cancer. Urol Res 10: 85–86
51. Sander S, Beisland HO (1984) Laser in the treatment of localized prostatic carcinoma. J Urol 132: 280–281
52. Shanberg AM, Lee IS, Tansey LA, Sawyer DE (1994) Extensive neodymium-YAG photoirradiation of the prostate in men with obstructive prostatism. Urology 43: 467–471
53. Shanberg AM, Sawyer DE, Lee IS, Lowell WR, Tansey LA, Ahlering T (1994) Depth of penetration of the Neodymium: Yttrium-Aluminium-Garnet laser in the human prostate at various dosimetry. Urology 43: 809–812
54. Talja M, Tammela T, Petas A, Välimaa T, Taari K, Viherkoski E, Törmälä P (1995) Biodegradable self-reinforced polyglycolic acid spiral stent in prevention of postoperative urinary retention after visual laser ablation of the prostate-laser prostatectomy. J Urol 154: 2089–2092
55. te Slaa ET, de Wildt MJAM, Rosier PFWM, Wijkstra H, Debruyne FMJ, de la Rosette JJMCH (1995) Urodynamic assessment in the laser treatment of benign prostatic enlargement. Br J Urol 76: 604–610
56. te Slaa ET, Mooibroek JJ, de Reijke TM, Karthaus HFM, van Capelle JW, Gi NTP, de la Rosette JJMCH (1996) Laser treatment of the prostate using the urolase fiber: The Dutch experience. J Urol 156: 420–425
57. van Swol CFP, Verdaasdonk RM, van Vliet RJ, Molenaar DG, Boon TA (1995) Side-firing devices for laser prostatectomy. World J Urol 13: 88–93
58. van Swol CFP, te Slaa ET, Verdaasdonk RM, de la Rosette JJMCH, Boon TA (1996) Variation in output power of laser prostatectomy fibers: a need for power measurements. Urology 47: 672–678
59. Walter JH (1989) Wirkungsmechanismen von Laserstrahlung im biologischen Gewebe: Eigenschaften von biologischen Geweben. In: Berlien HP, Müller G (Hrsg) Angewandte Lasermedizin: Lehr- und Handbuch für Praxis und Klinik. ecomed, Landsberg, München, Zürich

13.2
Interstitielle Lasertherapie

R. Muschter, A. Hofstetter

13.2.1
Wirkprinzip

Das Prinzip der »interstitiellen Laserkoagulation« (ILK oder ILC), in der Literatur auch als »laserinduzierte interstitielle Thermotherapie« (LITT oder ITT) bezeichnet, beruht auf der Erzeugung großvolumiger Koagulationsnekrosen innerhalb der hyperplastischen Prostata. Dies erfolgt vorzugsweise unter Erhalt der Urethra, so daß es nicht wie bei der transurethralen Laserkoagulation (z. B. VLAP = visuelle Laserablation der Prostata) zur Ablösung des nekrotischen Gewebes und dessen Ausschwemmung mit dem Harn, sondern zur Resorption und resultierenden Regression bzw. Schrumpfung der Prostata mit konsekutiver Desobstruktion und Symptomverbesserung kommt (Abb. 13.13) [15, 33, 39, 40].

Hierzu werden diffus [50] (Abb. 13.14) oder in spezifischer Weise gerichtet [12] (Abb. 13.15 u. 13.16) abstrahlende Lichtleiterspitzen in die Prostata eingestochen, so daß die Applikation der Strahlung nicht von der (urethralen) Oberfläche, sondern von innen erfolgt. Die Plazierung erfolgt entweder transurethral sichtkontrolliert oder perkutan (perineal) ultraschallkontrolliert. Durch wiederholte Laserapplikationen in verschiedenen Positionen lassen sich praktisch nahezu beliebig große Volumina koagulieren.

Als Energiequelle werden Laser verwendet, deren emittiertes Licht aufgrund ihrer geringen Wasserabsorption eine große Eindringtiefe ins Gewebe besitzen (Nd:YAG-

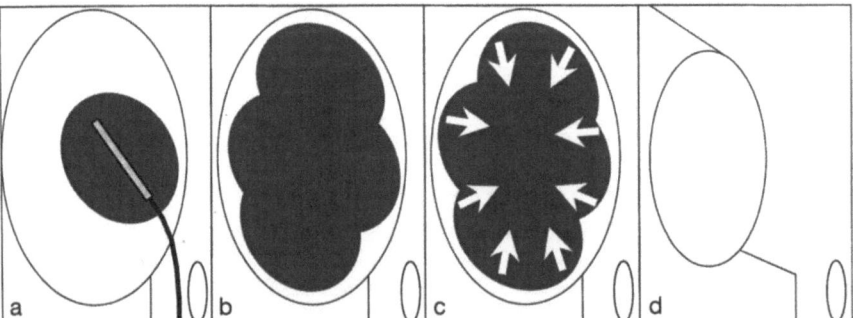

Abb. 13.13a–d. Prinzip der interstitiellen Laserkoagulation (ILK) der Prostata. *a* Applikator in situ mit Koagulationszone; *b* Koagulationszone bei Behandlungsende; *c* Regression der Koagulationszone; *d* Endzustand

Interstitielle Lasertherapie

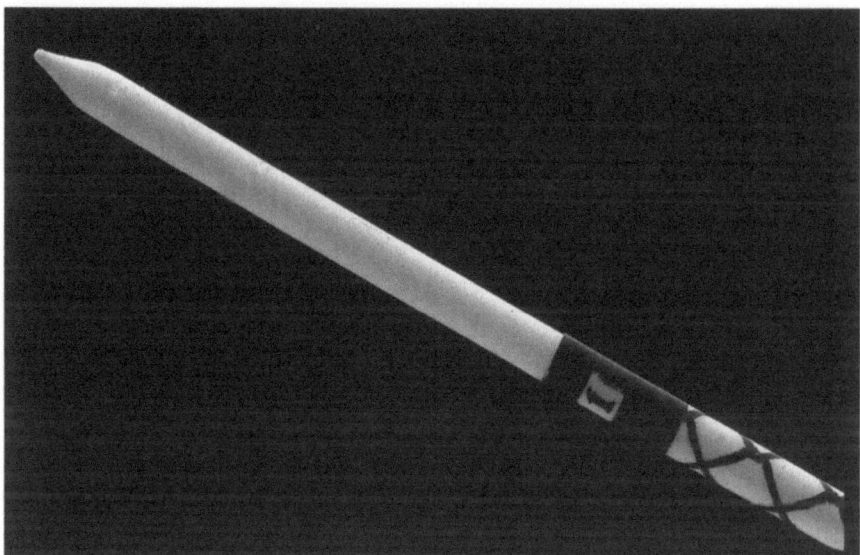

Abb. 13.14. Lichtleiter für die interstitielle Laserkoagulation, Quarzglasfaser 600 μm, Applikator: Länge 2 cm, Durchmesser 1,8 mm, Teflonüberzug, diffuse Abstrahlung

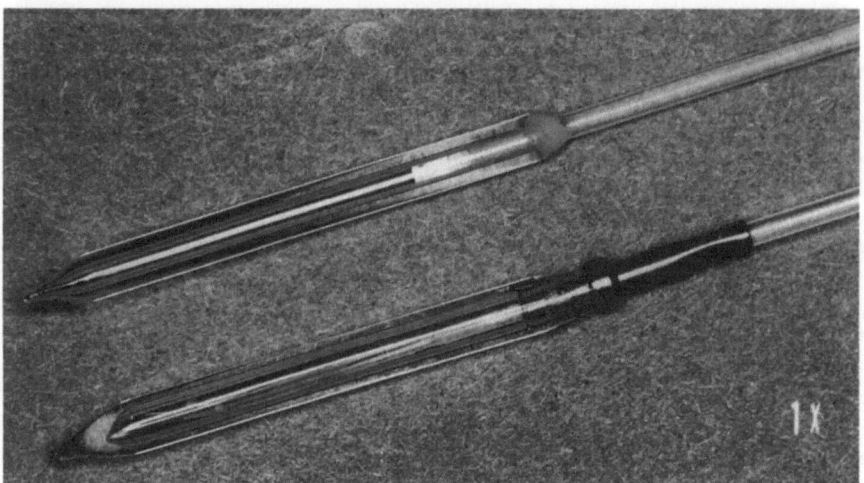

Abb. 13.15. Lichtleiter für die interstitielle Laserkoagulation, jeweils Quarzglasfaser 600 μm, Applikator: Länge 2 cm, Durchmesser 1,9 mm, Quarzglas oben: gerichtete Abstrahlung, unten: diffuse Abstrahlung

oder Diodenlaser) [32, 38, 39, 40, 43, 44]. Die Karbonisation des Gewebes an seiner Kontaktfläche mit dem Applikator soll vermieden werden, da in diesem Fall die Laserstrahlung an der Kohleschicht vollständig absorbiert wird. Hierdurch steigt die Temperatur im Zentrum der Läsion zwar stark an, eine Größenzunahme der Peripherie erfolgt jedoch nur noch durch Wärmeleitung, die Läsion bleibt klein [31, 32,

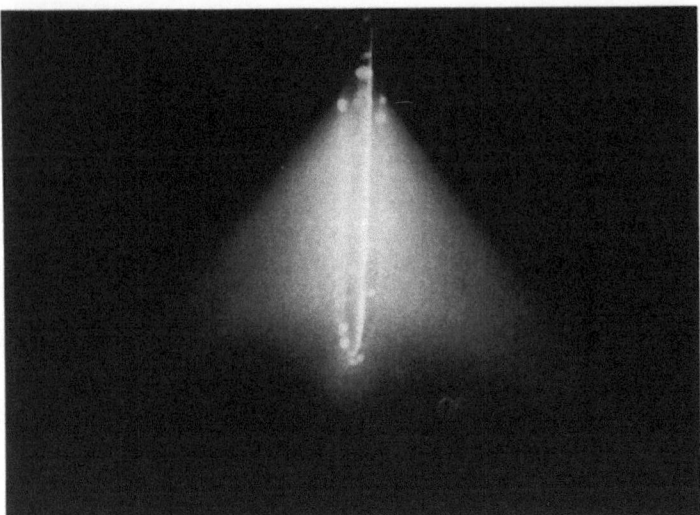

Abb. 13.16. Strahlprofil (kegelmantelförmig) eines Lichtleiters für die interstitielle Laserkoagulation mit gerichteter Abstrahlung

33, 39]. Bei langsamer Erwärmung wird wegen der anfangs im Zentrum der Läsion noch intakten Durchblutung ein großer Teil der eingestrahlten Energie abgeleitet, die Koagulation setzt spät ein und bleibt in ihrer Ausdehnung ebenfalls begrenzt. Im Idealfall wird zu Beginn der Bestrahlung eine große Energiemenge appliziert, um eine möglichst schnelle, bereits initial großvolumige zentrale Koagulation mit gleichzeitiger Koagulation der Blutgefäße zur Unterbrechung der Kühlung zu erreichen. Die weitere Bestrahlung führt dann zu einer Vergrößerung der Läsion in der Peripherie aufgrund von Wärmeleitungsvorgängen. Die Laserapplikation wird so lange fortgesetzt, bis sich in einem Grenzbereich ein thermisches Gleichgewicht ausbildet [32, 35, 41–44]. Dies ist in der Regel nach etwa 3-4 min der Fall. Bei ausreichend großem zentralem »Wärmedepot« (z.B. initialer Bestrahlung mit 50 W) kann die Bestrahlung eher beendet werden; die Koagulationszone vergrößert sich in diesem Fall peripher auch noch nach Terminierung der Laserapplikation [45]. Die Bestrahlung erfolgt somit anfangs mit hoher Laserleistung, die in der Folge auf ein niedriges Niveau reduziert wird (Turbo-Modus, Abb. 13.17) [34,–46]. Dies geschieht im Idealfall über ein Rückkopplungssystem (Abb. 13.18), bei dem die aktuelle Laserleistung automatisch jeder individuellen Situation derart angepaßt wird, daß eine vorgegebene Temperatur schnellstmöglich erreicht und anschließend konstant gehalten wird (Abb. 13.19) [5, 26].

13.2.2
Technik

Beim transurethralen Zugang (Abb. 13.20) wird der Lichtleiter sichtkontrolliert in das Prostatagewebe eingestochen. Dies erfolgt mit einem herkömmlichen Urethrozystoskop, vorzugsweise jedoch mit einem Urethrozystoskop mit speziellem Arbeits-

Interstitielle Lasertherapie

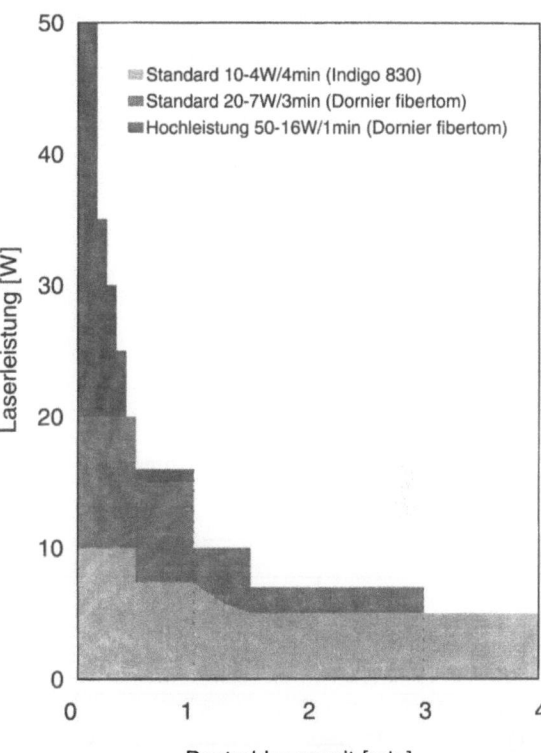

Abb. 13.17. Bestrahlungsprogramme für die interstitielle Laserkoagulation der Prostata mit anfangs hoher und anschließend abgestuft verminderter Leistung

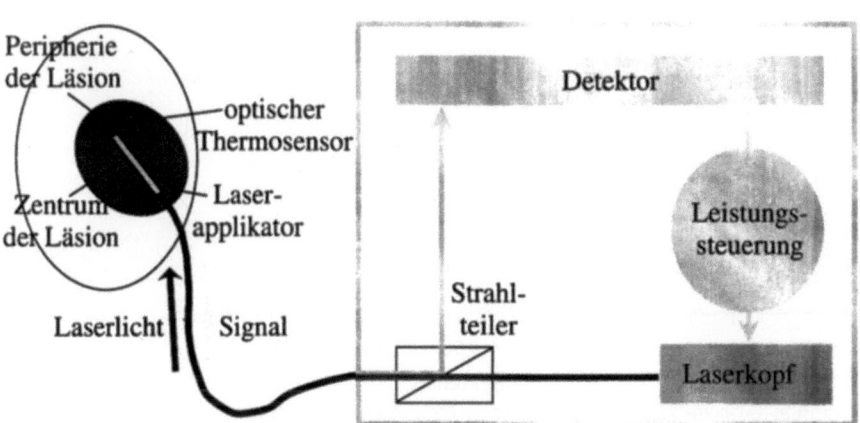

Abb. 13.18. Schema der automatischen Leistungsanpassung zur Konstanthaltung der Temperatur während der interstitiellen Laserkoagulation

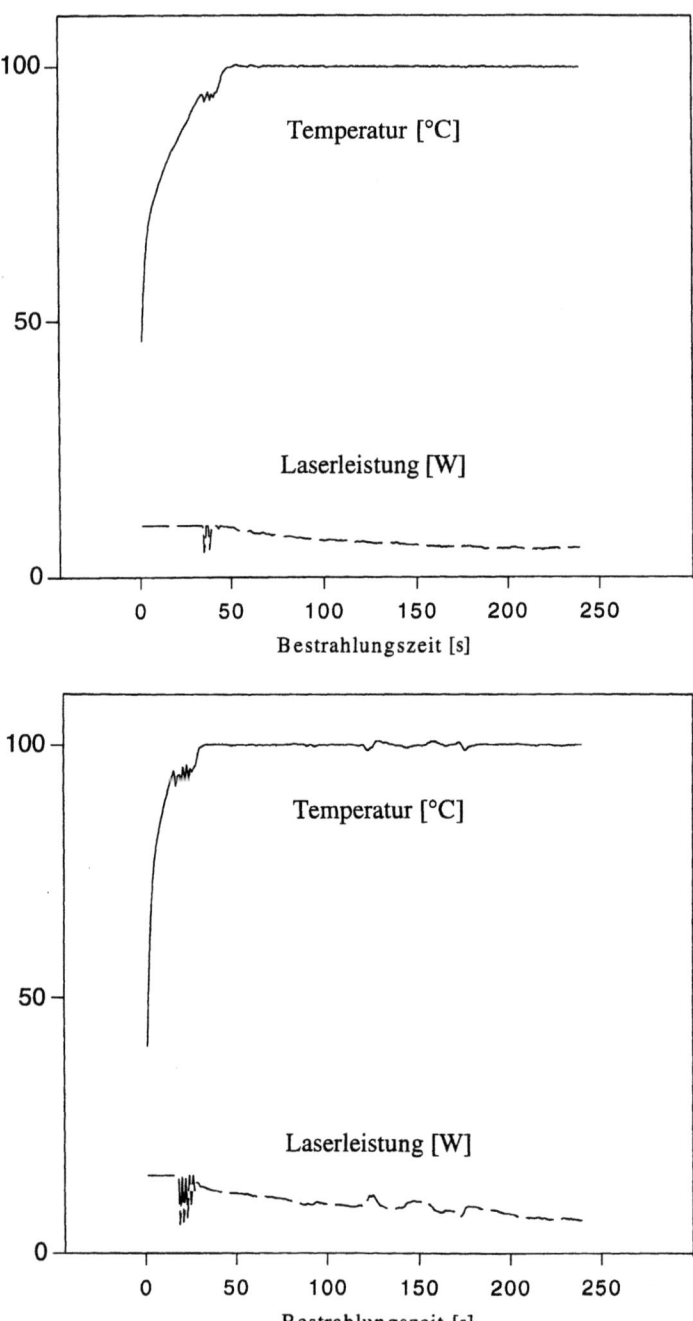

Abb. 13.19. Beispiele für Zeit-/Leistungs- und Zeit-/Temperatur-Aufzeichnungen bei der interstitiellen Laserkoagulation der Prostata. Oben: Ausgangsleistung 10 W, Erreichen der Zieltemperatur nach etwa 40 s, stetig geringerer Leistungsbedarf zur Konstanthaltung der Zieltemperatur; unten: Ausgangsleistung 15 W, schnelleres Erreichen der Zieltemperatur, insgesamt höherer, langsamer abfallender und ungleichmäßiger Leistungsbedarf zur Konstanthaltung der Zieltemperatur

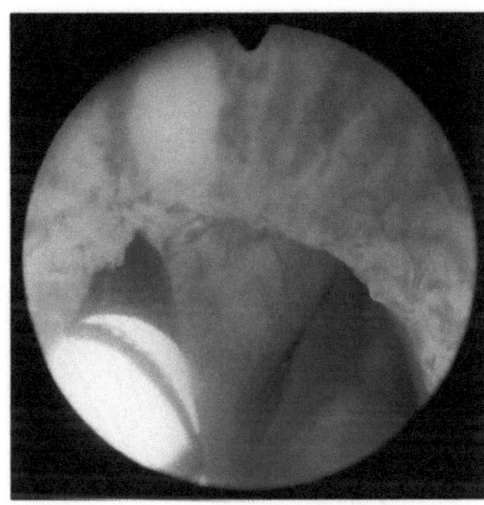

Abb. 13.20. Interstitielle Laserkoagulation der Prostata, Lichtleiter in situ im apikalen Anteil des rechten Seitenlappens

einsatz oder kleinem Arbeitskanal und geschlossenem Schaft für eine gute Kraftübertragung und Führung des Lichtleiters.

Der Applikator (je nach Fabrikat an der Lichtleiterspitze befestigte Glaskappe bzw. Lichtleiterspitze bis zur Markierung), der vollständig im Gewebe versenkt wird, ist etwas länger als sein abstrahlender Teil. Der Übergang zwischen Glasfaser und Applikatorende bezeichnet gleichzeitig die Grenzzone der Streuung der Laserstrahlung im Gewebe, so daß eine Koagulation in retrograder Richtung über das Applikatorende hinaus ausgeschlossen ist. Die Applikatoren können ohne Hilfsmittel direkt eingestochen werden.

Nach Beendigung der jeweiligen Bestrahlung wird der Lichtleiter herausgezogen und in die nächste Position gebracht. Die Zahl der Applikationen pro Lappen hängt von seiner Größe ab und obliegt der Einschätzung des Operateurs. Apikal unmittelbar proximal des Sphinkter externus beginnend, sollten die Punktionen in dem maximal erzielbaren Winkel (in der Frontalebene gegen die Längsachse der Urethra; meist etwa 15-45°) erfolgen. In der Sagittalebene sollten die Lichtleiter möglichst parallel zur Urethra liegen (also in kaudokranialer bzw. leicht ventraler, nicht in dorsaler Richtung), bei voluminösen Lappen auch fächerförmig. Im Abstand von etwa 1-1,5 cm oder kürzer mit Änderung des Einstechwinkels oder der -tiefe folgen zum Blasenhals hin weitere Applikationen, so daß sich die einzelnen Koagulationsareale aneinanderreihen oder überlappen (Abb. 13.21). Der Mittellappen wird ein- oder mehrfach in Richtung des Blasenlumens punktiert (Abb. 13.22). Die eventuelle Perforation des Applikators in das Blasenlumen ist für den Operateur fühlbar, in diesem Fall wird durch Zurückziehen die korrekte Position erreicht. In dorsaler Richtung sollte nicht punktiert werden, da hier die potentielle Gefahr einer subtrigonalen- oder Rektumläsion besteht. Eine Koagulation der Kapsel ist wegen der guten Durchblutung kaum zu befürchten, selbst wenn der Applikator bei relativ kleinen Adenomen in ihrer Nähe zu liegen kommt [23, 25, 35].

Beim transperinealen Zugang wird der Lichtleiter mit Hilfe der transrektalen Ultrasonographie mit Zieleinrichtung in die Prostata eingestochen (Abb. 13.23), wobei

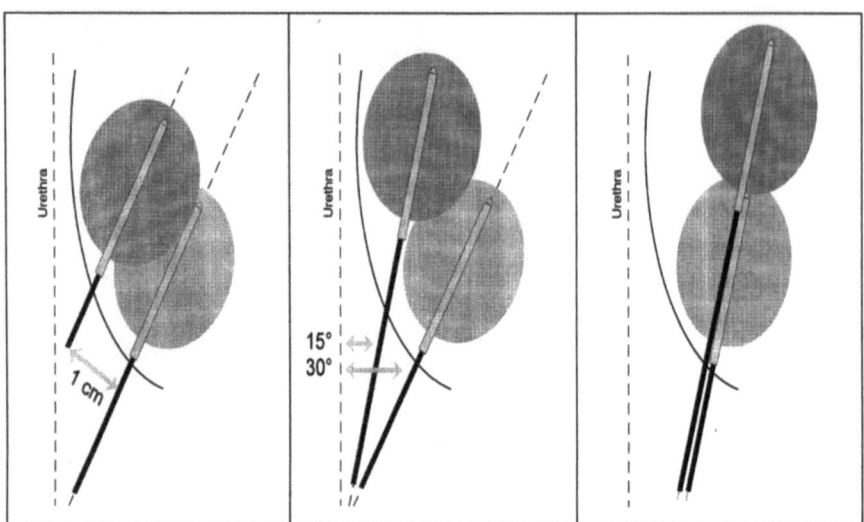

Abb. 13.21. Schema (Frontalschnitt) der transurethralen Lichtleiterapplikation für die interstitielle Laserkoagulation der Prostata, mögliche Variationen des Punktionsabstandes, des Punktionswinkels und der Punktionstiefe

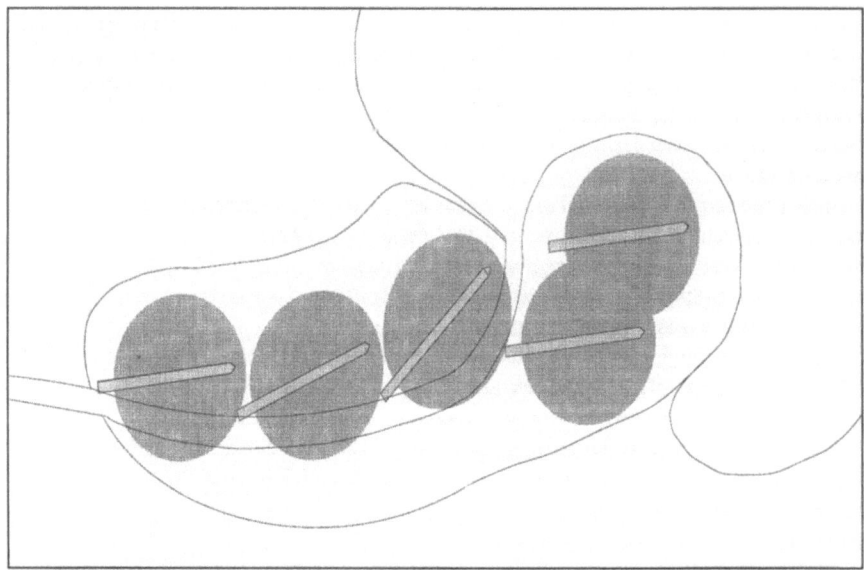

Abb. 13.22. Schema (Sagittalschnitt) der transurethralen Lichtleiterapplikation für die interstitielle Laserkoagulation der Prostata, Punktion des Seitenlappens parallel zur Urethra, Punktion des Mittellappens in Richtung der Blase

sich jeder beliebige Bereich exakt punktieren läßt. Die Zahl und Lokalisation der einzelnen Punktionen werden ebenfalls von der Größe und Konfiguration der Prostata bestimmt. Die Punktion erfolgt mit einer speziellen Trokarkanüle; nach Entfernen

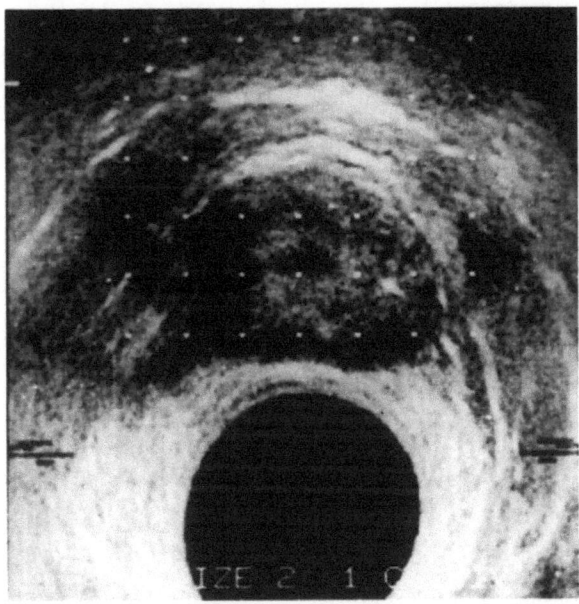

Abb. 13.23. Transrektale Sonographie der Prostata mit Zielraster, Lichtleiter für die interstitielle Laserkoagulation in situ im linken Seitenlappen

des Trokars wird der Lichtleiter in die Hülse in dieselbe Position vorgeschoben, die vorher der Trokar innehatte. Anschließend wird die Hülse zurückgezogen, wodurch der Lichtleiter frei wird [17, 31, 33, 36].

Die Bestrahlung erfolgt mit einem Nd:YAG- oder Diodenlaser mit niedriger Leistung (5–7 W) für 5–10 min [32, 33, 39] oder – wie oben beschrieben – vorzugsweise mit initial hoher, dann abgestufter oder angepaßter Leistung für 1–3 min [5, 25, 26, 30, 34, 35, 36, 41, 45, 46]. Um eine potentielle Zerstörung des Applikators aufgrund lokaler Überhitzung im seltenen Fall einer Karbonisation des Gewebes zu verhindern, empfiehlt sich der Einsatz von Lasersystemen mit integrierter Detektion und Schutzabschaltung (Abb. 13.24). Mechanische Zerstörungen des Lichtlei-

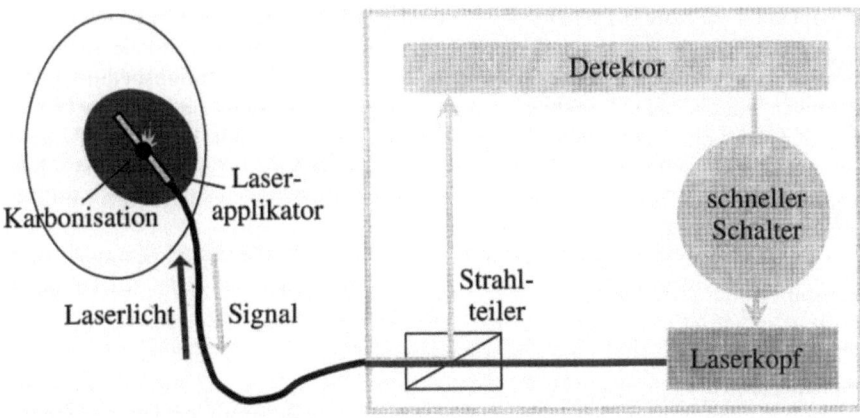

Abb. 13.24. Schema der automatischen Laserabschaltung bei einsetzender Karbonisation

Tabelle 13.3. Klinische Ergebnisse der interstitiellen Laserkoagulation zur Therapie der BPH

Autor	n	Follow-up (Mon)	IPS-Score präop.	IPS-Score postop.	Max. Harnfluß präop. [ml/s]	Max. Harnfluß postop. [ml/s]	Prostatavolumen präop. [ml]	Prostatavolumen postop. [ml]
Arai et al. [1]	61	6	18,9	7,7	6,7	10,0	37,1	31,6
de la Rosette et al. [5]	25	3	20,6	6,9	9,1	20,3	k. A.[a]	k. A.[a]
Henkel et al. [8]	35	12	21	8	5,3	10,0	67	43
Horninger et al. [16]	12	12	29	6	8,3	16,9	57,0	52,3
Martov u. Kilchukov [19]	25	6	19,9	13,5	8,7	13,5	53,8	42,1
McNicholas u. Alsudani [20]	36	12	22	7	9,4	14,6	k. A.[a]	k. A.[a]
Muschter et al. [34]	239	12	25,4	6,1	7,7	17,8	47,4	29,1
Muschter et al. [30]	48	12	31,0	2,3	9,4	19,7	47,1	27,5
Muschter et al. [28]	112	6	20,9	7,9	8,0	14,2	k. A.[a]	k. A.[a]
Muschter et al. [45]	42	3	22,1	4,2	8,2	24,9	k. A.[a]	k. A.[a]
Orovan u. Whelan [47]	16	3	16,3	5,8	8,8	11,9	k. A.[a]	k. A.[a]
Roggan et al. [48]	27	6	14	5	8,0	13,0	49	36
Schettini et al. [49]	20	3	22,6	9,2	7,9	15,0	66,6	49,0
Whitfield et al. [52]	40	6	19,0	8,1	8,4	14,3	k. A.[a]	k. A.[a]
Zhenghua u. Ciling[b] [54]	78	3	22,5	8,5	9,8	16,5	40	28

[a] k. A.: keine Angabe, [b] ILK + Blasenhalsinzision.

ters kommen bei korrekter Applikationstechnik praktisch nicht vor. Falls z. B. durch eine unerwartete, heftige Bewegung des Patienten eine Abscherung eines Lichtleiters auftritt, ist die Entfernung etwaiger Fragmente mit einer Zange unproblematisch möglich.

Bei transurethralem Vorgehen ist eine Dauerspülung während der Bestrahlung prinzipiell nicht erforderlich, da keine Kühlung benötigt wird. In vielen Fällen ist die Irrigation mit Kochsalzlösung oder Wasser dennoch hilfreich, um optimale Sichtverhältnisse zu gewährleisten, da es zu (normalerweise nicht interventionsbedürftigen) Blutungen, die z. B. bei vulnerabler Schleimhaut durch das Zystoskop verursacht werden, kommen kann. Blutungen aus den Punktionskanälen treten in der Regel nicht oder nur geringgradig auf und sistieren ebenfalls nach kurzer Zeit von selbst. Eine postoperative Dauerspülung ist in der Regel nicht erforderlich, kann jedoch im Einzelfall für einige Stunden indiziert sein [25, 34, 35, 36, 46].

Der Einsatz bildgebender Verfahren (transrektaler Ultraschall, Doppler oder Kernspinresonanztomographie) zur Lagekontrolle der Lichtleiter oder zur Therapiekontrolle ist in der klinischen Routine nicht notwendig. Die früher aus Sicherheitsgründen obligate rektale Temperaturmessung ist in der individuellen Lernphase empfehlenswert.

Die ILK kann je nach den individuellen Erfordernissen in Allgemein-, Regional- oder Lokalanästhesie durchgeführt werden. Als wirksames Verfahren zur lokalen

Schmerzausschaltung hat sich eine periprostatische Blockade (z. B. unter digital-rektaler Kontrolle von suprapubisch aus appliziert) bewährt [25, 28].

Da aufgrund des hitzebedingten Ödems und der Gewebeverhärtung nach der ILK eine vorübergehende Zunahme der Obstruktion auftritt, ist in aller Regel eine postinterventionelle Harnableitung erforderlich. Diese kann mit einem transurethralen oder einem suprapubischen Katheter gewährleistet werden. Letzterer bietet den Vorteil der möglichen Spontanmiktion und der Restharnkontrolle, so daß er zum optimalen Zeitpunkt entfernt werden kann und eine Rekatheterisierung vermieden wird. Wie in kernspintomographischen Verlaufskontrollen gezeigt werden konnte [13, 23], wird das Ausgangsvolumen der Prostata nach etwa 5 Tagen wieder erreicht. In der Folge kommt es zur graduellen Abnahme des Nekrose- und damit des Prostatavolumens bis zum Endpunkt nach etwa 6-12 Wochen. Die Spontanmiktion ist bei der Mehrzahl der Patienten bereits nach wenigen Tagen wieder möglich [19, 47]; innerhalb von 2 Wochen kann der Katheter in über 70 % der Fälle bei zufriedenstellender Miktion entfernt werden [22, 31, 34, 46].

Falls erforderlich, kann die ILK zur Verkürzung der postoperativen Harnableitung sowohl mit einer Blasenhals-/Prostataincision [29, 54], als auch einer minimalen Resektion kombiniert werden. Zum Einsatz temporärer Stents liegen derzeit noch keine größeren Erfahrungen vor.

13.2.3
Indikation

Der Indikationsbereich der interstitiellen Laserkoagulation betrifft im wesentlichen denjenigen der TURP, also alle Patienten mit mäßiger oder ausgeprägter BPH-bedingter Symptomatik und Obstruktion. Darüber hinaus können auch große Prostatae behandelt werden und Patienten, bei denen ein operatives Verfahren wegen eines zu großen allgemeinen Risikos kontraindiziert ist, letzteres ggf. in Lokalanästhesie. Zusätzliche Erkrankungen wie Harnröhrenstrikturen oder Blasensteine können in derselben Sitzung therapiert werden. Auch Mittellappen sowie Residuen oder Rezidive nach vorangegangenen instrumentellen oder operativen Behandlungen stellen keine Kontraindikation dar. Die ILK eignet sich auch für Patienten mit infravesikaler Obstruktion bei inkurablem Prostatakarzinom [24, 37].

Bei Patienten mit chronischer Harnverhaltung oder dekompensiertem Detrusor ist eine langdauernde postinterventionelle Harnableitung zu erwarten bzw. erforderlich. Kleine Prostatae mit ausgeprägter irritativer Symptomatik und vornehmlich Blasenhalsobstruktionen können zwar prinzipiell mit der ILK therapiert werden, in der Regel sollte jedoch ein besser geeignetes Verfahren (z. B. Inzision) gewählt werden. Da auch bei der ILK der Erhalt der Ejakulation nicht garantiert werden kann, sollten Patienten, die eine retrograde Ejakulation vollständig ausschließen wollen, besser nicht instrumentell therapiert werden.

Kontraindikationen für die ILK sind aktive Infektionen des Urogenitaltraktes, die vor der Laserapplikation adäquat therapiert werden müssen, Harnblasenkarzinome sowie kurativ behandelbare lokalisierte Prostatakarzinome.

13.2.4
Ergebnisse

Zahlreiche In-vitro- und In-vivo-Studien konnten die Effekte der ILK in Abhängigkeit von verschiedenen Parametern (Laserwellenlänge, Applikator, Bestrahlungsparameter) belegen und quantifizieren [4, 10, 11, 14, 18, 20, 32, 38-44, 48]. Mit Hilfe kernspintomographischer Untersuchungen konnten diese Ergebnisse in der Klinik verifiziert werden [1, 3, 13, 23, 25]. Es entstehen großvolumige homogene Koagulationsnekrosen, deren Form kugelig bzw. ellipsoid ist. Die Länge hängt von der Applikatorlänge ab und beträgt zwischen 1 und 2,5 cm, der Durchmesser einer einzelnen Läsion kann in vivo ebenfalls bis zu 2,5 cm betragen (Volumen etwa 2-8 ml). Im Zentrum der Läsionen wurden dabei Temperaturen um 100 °C, bei hohen Laserleistungen auch deutlich über 100 °C gemessen, die zur Peripherie hin abnahmen und mit der Ausdehnung der Koagulation korrelierten (etwa 60 °C in der Übergangszone zum nichtkoagulierten Gewebe) [32, 39, 41, 42]. Mit In-vivo-Temperaturmessungen wurde auch die Sicherheit des Verfahrens gezeigt, da es weder im Rektum noch in der Kapsel zu relevanten Temperaturanstiegen kam [34, 35, 36].

Die klinische Wirksamkeit der interstitiellen Laserkoagulation konnte für alle Charakteristika der BPH (Symptome, Obstruktion und Vergrößerung) nachgewiesen werden [1-3, 5-8, 9, 16, 19-22, 24, 26-31, 34-36, 38, 45-49, 51, 52, 54].

Die erste publizierte Serie von 239 Patienten [34, 35, 36, 46], die von 1991-1993 im Klinikum Großhadern in München therapiert wurde, umfaßt die Entwicklungszeit des Verfahrens mit vielen technischen und prozeduralen Verbesserungen sowie die chirurgische Lernkurve. Dennoch zeigten sich vielversprechende Ergebnisse. Nach 12 Monaten ging der durchschnittliche IPS-Score von 25,4 auf 6,1 zurück, der maximale Harnfluß besserte sich von 7,7 auf 17,8 ml/s, das Restharnvolumen nahm von durchschnittlich 151 auf 20 ml ab und das Prostatavolumen verringerte sich von 47,4 auf 29,1 ml. Die multivariate Analyse zeigte keine den Erfolg oder Mißerfolg bestimmenden Faktoren (Ausgangssymptome, Harnflußrate, Restharn, Prostatavolumen, Art des Zugangs usw.), außer die relative (bezogen auf das Prostatavolumen) Anzahl der Punktionen und die Anzahl der vorhergehenden Behandlungen (Lernkurve). Bei ähnlichen Analysen fanden Arai et al. [2] und Henkel et al. [8] ebenfalls, daß das Ergebnis sehr stark von der Zahl der Punktionen beeinflußt wurde; bei weniger als einer Punktion pro etwa 5-7 ml-Prostata waren bei beiden Autoren die Ergebnisse weniger gut. Bis heute wurden die guten Ergebnisse der ILK in zahlreichen uni- und multizentrischen Serien bei mehr als 800 dokumentierten Patienten bestätigt (Tabelle 13.3) [1-3, 5-9, 16, 19-22, 26-28, 30, 38, 45, 47-49, 54]. Auch im unmittelbaren Vergleich mit der transurethralen Resektion der Prostata (TURP) zeigte sich sowohl in einer unizentrischen [25, 29], als auch in einer internationalen, multizentrischen, prospektiv randomisierten Studie [6, 51, 52] ein sehr guter Erfolg der ILK. In der multizentrischen Studie, bei der ein 10 W-Diodenlasersystem eingesetzt wurde, schnitt bei 166 Patienten nach 6 Monaten die TURP allerdings sowohl bezüglich der Symptomverbesserung (TURP von 22,4 auf 6,5 vs. ILK von 21,5 auf 9,7), als auch der Harnflußverbesserung (TURP von 8,3 auf 20,3 ml/s vs. ILK von 8,3 auf 14,0 ml/s) signifikant besser ab [6]. Hierbei erfolgten jedoch bei einem durchschnittlichen Prostatavolumen von über 50 ml im Mittel nur 6,7 (und damit zu wenige) Punktionen. Die nicht mehr lernkurvenbeeinflußte, standardisierte ILK mit dem

20 W-Nd:YAG-Laser war der TURP bei der Symptomverbesserung ebenbürtig und konnte auch bei der Verbesserung des maximalen Harnflusses (ILK von 9,4 auf 19,7 ml/s vs. TURP von 8,9 auf 25,6 ml/s), des Restharns (ILK von 128 auf 17 ml vs. TURP von 167 auf 7 ml), und des Prostatavolumens (ILK von 47,1 auf 27,5 ml vs. TURP von 40,2 auf 21,2 ml) fast die Ergebnisse der TURP erreichen (97 Patienten, 12 Monate Beobachtungszeit) [25, 29].

Die Abnahme der Obstruktion wurde auch mittels urodynamischer Messungen belegt [8, 16, 53]. Nach einer ILK kam es zu einer signifikanten Abnahme sowohl des urethralen Öffnungsdrucks als auch des intravesikalen- bzw. Detrusordrucks sowie des urethralen Widerstandes.

Ein Vergleich der verschiedenen Studien fällt schwer, da nicht nur verschiedene Laser- und Applikationssysteme sowie Applikationstechniken eingesetzt wurden, sondern in manchen Kollektiven nur (negativ) selektionierte Patienten therapiert wurden [7-9, 48]. So behandelten Henkel et al. [8, 9] ausschließlich Hochrisikopatienten, bei denen eine TURP nicht durchgeführt werden konnte. Horninger et al. [16] stellten die Indikation zur ILK fast nur bei Prostatae über 50 ml. Die überzeugendsten Ergebnisse werden von den Autoren erreicht, die bereits die neueren technischen Entwicklungen (50 W/1 min-Bestrahlung, Temperatursteuerung) nutzen konnten [5, 26, 45].

Die Mehrzahl der Autoren gibt eine Retherapierate wegen persistierender Symptomatik (primäre Therapieversager), meist mit der TURP, bei etwa 5-10 % der Patienten an (Tabelle 13.4) [1, 5, 7, 8, 16, 19, 20, 22, 28, 30, 34, 45, 47, 48, 49, 52, 54]. Langzeitergebnisse wurden bislang nicht publiziert, in den eigenen Serien zeichnet sich jedoch eine Dauerhaftigkeit des Erfolges ab.

Tabelle 13.4. Mißerfolgsraten der interstitiellen Laserkoagulation zur Therapie der BPH

Autor	n	Retherapie (n)	Retherapie [%]	Follow-up (Mon)
Arai et al. [1]	70	5	7,1	6
de la Rosette et al. [5]	25	0	0	3
Handke et al. [7]	13	2	15,4	2
Henkel et al. [8]	35	3	8,6	12
Horninger et al. [16]	12	0	0	12
Martov u. Kilchukov [19]	25	0	0	6
McNicholas u. Alsudani [20]	36	0	0	12
Meagher [22]	36	3	8,3	k. A.
Muschter et al. [34]	239	23	9,6	12
Muschter et al. [30]	48	4	8,3	12
Muschter et al. [28]	112	3	2,7	6
Muschter et al. [45]	42	5	11,9	3
Orovan u. Whelan [47]	16	0	0	3
Roggan et al. [48]	27	1	4	6
Schettini et al. [49]	20	1	5	3
Whitfield et al. [52]	40	k. A.[a]	k. A.[a]	6
Zhenghua und Ciling[b] [54]	78	0	0	3

[a] k. A.: keine Angabe, [b] ILK + Blasenhalsinzision.

ILK-spezifische Komplikationen sind nicht bekannt. Eine thermische Zerstörung des Lichtleiters durch Karbonisation wird durch Rückkopplungssysteme (s. Abb. 13.24), die sowohl für den Nd:YAG- als auch für den Diodenlaser zur Verfügung stehen, durch rechtzeitige automatische Abschaltung verhindert. Bei einem möglichen mechanischen Faserbruch können die Bruchstücke problemlos mit einer Faßzange entfernt werden. McNicholas et al. [21] beschrieben als einzige ernste Komplikation bei einem ihrer Patienten eine Koagulationsnekrose im Dünndarm, die ILK wurde allerdings transrektal mit einer nackten Faser (ohne Diffusor) durchgeführt. Eine Verletzung des Rektums oder der Prostatakapsel ist zwar theoretisch auch bei Verwendung von Diffusorspitzen bei transurethraler oder perinealer Applikation denkbar, dies wurde jedoch niemals beobachtet. Zudem ist auch bei kapselnaher Position des Lichtleiters wegen der guten Durchblutung der Prostatakapsel, die eine effektive Kühlung gewährleistet, eine Schädigung dieses Bereiches nicht zu erwarten. Wie bereits oben ausgeführt, wurden kritische Temperaturen oder Läsionen in der Kapsel oder im Rektum weder mit interstitiellen Messungen noch mit der Kernspinresonanztomographie gefunden [1, 3, 13, 14, 23, 31, 34-36, 40, 46].

Falls intraoperative Blutungen auftreten, sind sie in der Regel geringfügig und meist durch eine mechanische Verletzung z. B. variköser Venen im Bereich der prostatischen Harnröhre bedingt. Diese sistieren innerhalb kurzer Zeit von selbst, eine Koagulation war in keinem Fall notwendig.

Nach der ILK tritt in der Regel eine vorübergehende Zunahme der Obstruktion auf, die mit einer Harnverhaltung und einer irritativen Symptomatik einhergehen kann. Letzteres wurde in etwa 5-15% [5, 6, 29, 34-36, 46, 51, 52] beobachtet. Die Ablösung von Gewebsteilen kann ebenfalls vorkommen, falls es zu einer unbeabsichtigten Koagulation der Urethra gekommen ist. Dies entspricht zwar nicht dem Konzept der ILK (sondern eher einer tiefen visuellen Laserablation der Prostata), führt jedoch nicht zu Komplikationen. Sekundäre, meist unkomplizierte Bakteriurien oder Harnwegsinfektionen treten meist aufgrund der postprozeduralen Harnableitung auf. Andere Komplikationen (Harnröhren- und Blasenhalsstriktur, fieberhafte Harnwegsinfektion, Epididymitis, Prostatitis) wurden in der ersten Studie nach der ILK mit ähnlicher Häufigkeit wie nach anderen transurethralen Verfahren beobachtet, traten jedoch in den neuen Serien nicht mehr auf. Eine permanente Inkontinenz gab es bislang nicht, die vorübergehende Urge-Inkontinenz ist selten (weniger als 1%) [1-3, 5-9, 16, 19-22, 25-30, 34-36, 38, 45-49, 51, 52, 54].

Eine erektile Dysfunktion trat niemals auf [1-3, 5-9, 16, 19-22, 25-30, 34-36, 38, 45-49, 51, 52, 54]. Der Verlust der prograden Ejakulation ist auch bei der ILK nicht auszuschließen, besonders bei aggressiver Therapie im Bereich des Blasenhalses. In der ersten Serie behielten 93,3% der sexuell aktiven Patienten eine normale Ejakulation [34-36]. Arai et al. [2] konnten bei 95% ihrer Patienten eine retrograde Ejakulation vermeiden, bei Meagher [22] kam es bei einem von 36 Patienten, bei anderen Autoren [16, 20, 47, 49] niemals zu dieser Komplikation.

Die PSA-Serumkonzentration steigt nach einer ILK in der Regel deutlich an, erreicht aber in kurzer Zeit die Werte vor Behandlung [34]. In Verbindung mit der digitalen rektalen Untersuchung ist das PSA auch nach der ILK für die Screeninguntersuchung des Prostatakarzinoms einsetzbar.

13.2.5
Wertung

Obwohl mit zunehmendem medizinischen Standard auch die Morbidität und Mortalität der TURP während der letzten Jahrzehnte rückläufig waren, blieb ein Restrisiko bestehen. Hochrisikopatienten mußte eine adäquate Behandlung daher häufig vorenthalten werden, eine permanente Harnableitung per Katheter war ihr Schicksal. Speziell auf diese Patientengruppe zielte die Konzeption der ILK als minimal-invasives Verfahren zunächst ab, fiel jedoch in eine Zeit, in der zahlreiche alternative Techniken für die Therapie der BPH entwickelt und erprobt wurden. Aufgrund der vielversprechenden initialen klinischen Ergebnisse der ILK, die sich nach der Realisierung und experimentellen Bestätigung des Konzeptes zeigten, wurde ihr Indikationsbereich bereits frühzeitig erweitert. Mit zunehmender Erfahrung ergaben sich in der Folge während der mehrjährigen klinischen Anwendung der ILK noch zahlreiche Verbesserungen der Laser und der Applikationssysteme, der Bestrahlungsparameter und der Operationstechnik.

Zahlreiche Studien konnten zeigen, daß sich mit der ILK sowohl die angestrebte Volumenreduktion der hyperplastischen Prostata (s. Tabelle 13.3) [1–3, 5–9, 16, 19–22, 25–30, 34–36, 38, 45–49, 51, 52, 54] als auch die urodynamisch wirksame Verringerung bzw. Beseitigung der Obstruktion erzielen läßt (Abb. 13.25) [8, 16, 53]. Die Urethra bleibt dabei (in der Regel) intakt [23], so daß es nicht wie bei den anderen Laserverfahren zur Abstoßung nekrotischen Gewebes kommt. Die ILK erwies sich nicht nur als sicher und nebenwirkungsarm, sondern auch als wirksam. Die Ergebnisse sind, wie oben gezeigt wurde, nach Überwindung der Lernkurve nahezu äquivalent zur TURP und auch thermisch-ablativen Verfahren ebenbürtig [36]. Im Gegensatz zu diesen Methoden ist die ILK jedoch methodisch weniger invasiv und kann prinzipiell unproblematisch in Lokalanästhesie und ambulant durchgeführt werden [28].

Die Vorzüge der ILK gegenüber der TURP liegen in der erheblich geringeren intra- und perioperativen Morbidität. Das Blutungs- und Einschwemmungsrisiko ist nahe-

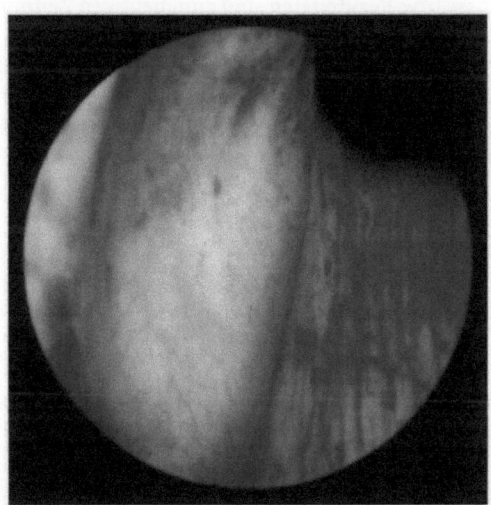

Abb. 13.25. Ansicht des rechten Seitenlappens 3 Monate nach interstitieller Laserkoagulation

zu ausgeschlossen. Die Ejakulation bleibt in der Regel erhalten. Die Vorteile der ILK gegenüber anderen thermisch-ablativen und -koagulativen Verfahren liegen in der Möglichkeit, unter Erhalt der Urethra mit der Vermeidung der Nekroseablösung und irritativer Symptomatik wesentlich größere Volumina zu koagulieren. Das Verfahren ist sehr genau steuerbar, so daß auch die apikalen Anteile sicher therapierbar sind. Im Gegensatz zu vielen anderen thermisch-koagulativen Verfahren ist die ILK ohne Einschränkung bei praktisch jeder Prostatagröße und -konfiguration durchführbar. Die Behandlung des Mittellappens stellt kein Problem dar. Die Durchführung der ILK ist einfach und komfortabel sowie für den erfahrenen Urologen leicht erlernbar. Die Operationszeiten sind kurz, vor allem beim Einsatz der modernen Bestrahlungsprogramme [45].

Die realen Kosten der BPH-Behandlung mit verschiedenen Verfahren sind derzeit wegen fehlender Daten (z. B. Rezidivrate) schwierig zu ermitteln. Ein Vergleich bleibt daher spekulativ. Unter der berechtigten Annahme kürzerer Hospitalisierungszeiten bzw. bei ambulanter Durchführung kürzerer Rekonvaleszenz (im Sinne der Wiederaufnahme normaler Aktivität) und geringerer behandlungsbedingter Morbidität dürfte trotz der hohen Geräte- und Applikatorkosten ein wirtschaftlicher Vorteil der ILK zu erwarten sein.

Der Nachteil der ILK liegt – wie bei anderen thermischen Verfahren – in der verzögert einsetzenden Wirkung. Anders als bei Verfahren, bei denen es zum Abgang von Nekrosen kommt, verläuft diese Zeit bei der ILK allerdings meist symptomfrei. Die relativ häufigen Bakteriurien bzw. unkomplizierten Harnwegsinfektionen sind wohl eher der Harnableitung mittels (suprapubischem) Katheter zuzuschreiben und auch bei anderen Verfahren ähnlich häufig nachweisbar. Die primären Therapieversager der ILK sind wahrscheinlich auf initiale technische Unzulänglichkeiten und die begrenzten Erfahrungen mit der Methode zurückzuführen. Mehr als ein Drittel der Patienten wurde innerhalb von 3 Monaten nachbehandelt, bevor das Ergebnis (nach heutigem Erkenntnisstand) beurteilbar war. Eine konventionelle TURP war ohne Einschränkung zu jedem Zeitpunkt möglich. Dabei fiel die geringe Blutung und das im Verhältnis zum ursprünglich gemessenen geringe Resektionsgewicht auf [34, 35, 36, 46]. Langzeitergebnisse bzw. Rezidivraten sind zum heutigen Zeitpunkt noch nicht beurteilbar.

Da wie bei allen alternativen Verfahren ohne Gewebsgewinnung bei der ILK kein Material für eine histologische Untersuchung anfällt, muß ein Prostatakarzinom klinisch, ggf. durch Biopsie, ausgeschlossen werden. Da sich die Serumkonzentration des PSA kurze Zeit nach der ILK wieder normalisiert [34], bleiben die Screeningverfahren durch die ILK unbeeinträchtigt.

Literatur

1. Arai Y, Ishitoya S, Okubo K, Suzuki Y (1996) Transurethral interstitial laser coagulation for benign prostatic hyperplasia: treatment outcome and quality of life. Br J Urol 77: 93–98
2. Arai Y, Ishitoya S, Okubo K, Suzuki Y (1996) Interstitial laser coagulation for benign prostatic hyperplasia: 1-year follow-up and analysis of patient profile linked to clinical response. J Urol 155: 319 A
3. Arai Y, Kanba T, Ishitoya S, Okubo K, Shichiri Y, Suzuki Y (1995) Interstitial laser coagulation for benign prostatic hyperplasia: preliminary clinical results. Int J Urol 2: 104–109
4. Bhatta KM, Perlmutter A, Cho G, Morrison PR, Silverman SG, Jolesz FA, Loughlin KR (1996) A new technique of subsurface and interstitial laser therapy using a diode laser (wavelength = 1000 nm) and a catheter delivery device. J Urol 155: 310 A

5. de la Rosette JJMCH, Muschter R, Lopez MA (1996) Interstitial laser coagulation in the treatment of BPH using a tissue adaptive laser system. J Endourol 10 [suppl 1]: S93
6. de la Rosette, JJMCH, Muschter R, Whitfield HN et al. (1996) Report of a prospective multicenter randomized study evaluating interstitial laser coagulation for BPH. J Endourol 10 [suppl 1]: S125
7. Handke A, Roggan A, Andreesen R, Miller K (1994) Laserinduzierte interstitielle Thermotherapie (LITT) bei BPH. Urologe [A] 33 [suppl]: S81
8. Henkel TO, Greschner M, Luppold T, Alken P (1995) Transurethral and transperineal interstitial laser therapy of BPH. In: Müller G, Roggan A (eds) Laser-induced interstitial thermotherapy. Spie Press, Bellingham WA, pp 416-425
9. Henkel TO, Greschner M, Luppold T, Rassweiler J, Alken P (1994) Perineal interstitial laser of the prostate (PILP). In: Bown SG, Escourrou J, Frank F, Geschwind HJ, Godlewski G, Laffitté F, Scherer HH (eds) Medical applications of lasers II. Spie Proc 2327: 293-295
10. Henkel TO, Niedergethmann M, Alken P (1995) Laserinduced interstitial thermotherapy (LITT): in vitro and in vivo studies. J Endourol 9 [suppl 1]: S56
11. Henkel TO, Niedergethmann M, Alken P (1995) Perfusion rate and perfusion medium: how important is their influence during interstitial laser coagulation (ILC)? J Endourol 9 [suppl 1]: S151
12. Hessel S, Frank F (1990) Technical prerequisites for the interstitial thermotherapy using the Nd:YAG laser. In: Katzir A (ed) Optical fibers in medicine V. Spie Proc 1201: 233-238
13. Heuck A, Müller-Lisse U, Muschter R, Schneede P, Scheidler J, Hofstetter A, Reiser M (1995) Einsatz der Magnetresonanz-Tomographie für die Darstellung der interstitiellen Laserkoagulation bei der benignen Prostatahyperplasie: Erste Erfahrungen. Lasermedizin 11: 27-33
14. Heuck A, Müller-Lisse U, Schneede P, Muschter R, Scheidler J, Hofstetter A, Reiser M (1995) Dynamic assessment of laser-induced temperature effects in bovine prostatic tissue with MRI: an experimental approach. Eur Radiol 5 [suppl]: S362
15. Hofstetter A (1991) Interstitielle Thermokoagulation (ITK) von Prostatatumoren. Lasermedizin 7: 179
16. Horninger W, Janetschek G, Pointner J, Watson G, Bartsch G (1995) Are TULIP, interstitial laser and contact laser superior to TURP? J Urol 153: 413 A
17. Janetschek G, Strasser H, Horninger W, Bartsch G (1994) 3-D ultraschallgesteuerte Plazierung der Sonden für die interstitielle Lasertherapie der Prostatahyperplasie. Urologe [A] 33 [suppl]: S81
18. Johnson DE, Cromeens DM, Price RE (1994) Interstitial laser prostatectomy. Lasers Surg Med 14: 299-305
19. Martov AG, Kilchukov ZI (1996) Interstitial laserinduced coagulation of BPH: 6 months follow-up. J Endourol 10 [suppl 1]: S191
20. McNicholas T, Alsudani M (1993) Interstitial laser coagulation therapy for benign prostatic hyperplasia. Spie Proc 2671: 300-308
21. McNicholas TA, Aslam M, Lynch MJ, O'Donoghue N (1993) Interstitial laser coagulation for the treatment of urinary outflow obstruction. J Urol 149: 465A
22. Meagher M (1996) Interstitial laser prostatectomy. J Endourol 10 [suppl 1]: S192
23. Müller-Lisse UG, Heuck AF, Schneede P, Muschter R, Scheidler J, Hofstetter AG, Reiser MF (1996) Postoperative MRI in patients undergoing interstitial laser coagulation thermotherapy of benign prostatic hyperplasia. J Comput Assist Tomogr 20: 273-278
24. Muschter R (1994) Laser induced interstitial thermotherapy of benign prostatic hyperplasia and prostate cancer. In: Bown SG, Escourrou J, Frank F, Geschwind HJ, Godlewski G, Laffitté F, Scherer HH (eds) Medical applications of lasers II. Spie Proc 2327: 287-292
25. Muschter R (1996) Interstitial laser therapy. Curr Opinion Urol 6: 33-38
26. Muschter R, de la Rosette JJMCH, Gillatt DA, Lopez MA (1996) Interstitial laser coagulation using a temperature sensing laser unit. J Endourol 10 [suppl 1]: S197
27. Muschter R, de la Rosette JJMCH, Whitfield H, Henkel T, Madersbacher S, Pellerin J-P, Mangin P (1996) International multi-center study results of interstitial laser coagulation (ILC) using an 830 nm diode laser. J Urol 155: 318 A
28. Muschter R, de la Rosette JJMCH, Whitfield H, Pellerin J-P, Madersbacher S, Gillatt D (1996) Initial human clinical experience with diode laser interstitial treatment of benign prostatic hyperplasia. Urology 48: 223-228
29. Muschter R, Ehsan A, Baumhackl D, Stepp HG (1995) Interstitielle Laserkoagulation versus transurethrale Resektion – Ergebnisse eines prospektiven Vergleichs. Urologe [A] 34 [suppl 1]: S74
30. Muschter R, Ehsan A, Stepp HG, Hofstetter A (1995) Clinical results of LITT in the treatment of benign prostatic hyperplasia. In: Müller G, Roggan A (eds) Laser-induced interstitial thermotherapy. Spie Press, Bellingham WA, pp 434-442
31. Muschter R, Hessel S, Hofstetter A, Keiditsch E, Rothenberger K-H, Schneede P, Frank F (1993) Die interstitielle Laserkoagulation der benignen Prostatahyperplasie. Urologe [A] 32: 273-281

32. Muschter R, Hessel S, Jahnen P, Yalavac H, Hofstetter A (1995) Evaluation of different laser wavelengths and application systems for LITT. In: Müller G, Roggan A (eds) Laser-induced interstitial thermotherapy. Spie Press, Bellingham WA, pp 212–223
33. Muschter R, Hofstetter A (1992) Thermische Therapie der benignen Prostatahyperplasie. Münch Med Wschr 134: 630–634
34. Muschter R, Hofstetter A (1994) Erfahrungen mit der interstitiellen Laserkoagulation in der Therapie der benignen Prostatahyperplasie. Lasermedizin 10: 133–139
35. Muschter R, Hofstetter A (1995) Technique and results of interstitial laser coagulation. World J Urol 13: 109–114
36. Muschter R, Hofstetter A (1995) Interstitial laser therapy outcomes in benign prostatic hyperplasia. J Endourol 9: 129–135
37. Muschter R, Hofstetter A (1995) Interstitial laser coagulation for local palliation of prostate cancer. J Urol 153: 240 A
38. Muschter R, Hofstetter A, Anson K, Perlmutter AP, Vaughan jr ED (1995) Nd:YAG and diode lasers for interstitial laser coagulation of benign prostatic hyperplasia: experimental and clinical evaluation. J Urol 153: 229 A
39. Muschter R, Hofstetter A, Hessel S, Keiditsch E, Rothenberger K-H, Schneede P, Frank F (1992) Hi-tech of the prostate: interstitial laser coagulation of benign prostatic hypertrophy. In: Anderson RR (ed) Laser surgery: advanced characterization, therapeutics, and systems III. Spie Proc 1643: 25–34
40. Muschter R, Hofstetter A, Hessel S, Keiditsch E, Schneede P (1992) Interstitial laser prostatectomy – experimental and first clinical results. J Urol 147: 346 A
41. Muschter R, Perlmutter AP (1994) The optimization of laser prostatectomy, part II: other lasing techniques. Urology 44: 856–861
42. Muschter R, Perlmutter AP (1995) Vergleichende Untersuchungen zur Laserkoagulation und -vaporisation der Prostata. Akt Urol 26, Sonderheft: 113–116
43. Muschter R, Perlmutter AP, Anson K et al. (1995) Diode lasers for interstitial laser coagulation of the prostate. In: Anderson RR (ed) Lasers in surgery: advanced characterization, therapeutics, and systems V. Spie Proc 2395: 77–82
44. Muschter R, Perlmutter AP, Anson K et al. (1995) Experimentelle Untersuchungen zur Eignung von Halbleiterlasern für die interstitielle Laserkoagulation der Prostata – Erste Ergebnisse. Lasermedizin 11: 150–156
45. Muschter R, Sroka R, Perlmutter AP, Schneede P, Hofstetter A (1996) High power interstitial laser coagulation of benign prostatic hyperplasia. J Endourol 10 [suppl 1]: S197
46. Muschter R, Zellner M, Hessel S, Hofstetter A (1995) Die interstitielle laserinduzierte Koagulation (ILK) der Prostata zur Therapie der benignen Hyperplasie (BPH). Urologe [A] 34: 90–97
47. Orovan WL, Whelan JP (1994) Neodynium YAG laser treatment of BPH using interstitial thermotherapy: a transurethral approach. J Urol 151: 230 A
48. Roggan A, Handke A, Miller K, Müller G (1994) Laser induced interstitial thermotherapy of benign prostatic hyperplasia – basic investigations and first clinical results. Min Invasive Med 5: 55–63
49. Schettini M, Diana M, Fortunato P, Mauro M, Vincenzoni A, Tavani M, Gallucci M (1996) Results of interstitial laser coagulation of the prostate. J Endourol 10 [suppl 1]: S191
50. Slatkine M, Mead D, Konwitz E, Johnson ED (1994) A Neodymium:YAG fiber delivery system for interstitial photothermal therapy. In: Watson GM, Steiner RW, Johson DE (eds) Lasers in urology. Spie Proc 2129: 56–66
51. Whitfield HN (1995) The use of an interstitial diode laser (indigo) in laser prostatectomy: a randomized, controlled, prospective study. J Endourol 9 [suppl 1]: S149
52. Whitfield HN (1996) A randomized prospective multicenter study evaluating the efficacy of interstitial laser coagulation. J Urol 155: 318 A
53. Zellner M, Muschter R (1994) Initiale urodynamische Ergebnisse nach interstitieller Laserkoagulation der Prostata bei benigner Hyperplasie. Lasermedizin 10: 141–144
54. Zhenghua G, Ciling C (1996) ITT combined with vaporized incision for treatment of BPH. J Endourol 10 [suppl 1]: S192

13.3
Kontaktlaser

G. Janetschek, W. Horninger, G. Bartsch

13.3.1
Wirkprinzip

13.3.1.1
Absorption von Laserlicht

Die Wirkung eines Laserstrahles auf Gewebe beruht auf der Summe von Absorption, Reflexion, Streuung und Transmission. Der wesentliche Effekt dabei ist im allgemeinen die Absorption. Dadurch, daß der Laserstrahl vom Gewebe absorbiert wird, entsteht Wärme. Darauf beruhen die klinischen Effekte wie Koagulation, Karbonisation und Vaporisation. Meistens tritt keiner dieser Effekte für sich alleine auf; entsprechend der Wellenlänge des verwendeten Lasers, der Zusammensetzung des Gewebes und der Energiedichte ist eine Hauptwirkung determiniert.

Wasser ist ein wesentlicher Bestandteil unsers Körpers. Blaugrünes Licht wird von Wasser nur wenig absorbiert. Das gleiche gilt für Laser in diesem Wellenbereich (z. B. KTP-Laser: 532 nm). Die Absorptionslänge (jene Distanz im Gewebe, die zur Absorption von 63 % des Laserlichtes führt) des Neodymium:YAG-Lasers (1064 nm) ist im Vergleich dazu bereits deutlich kürzer. Die Wechselwirkung zwischen Laser und Gewebe wird aber nicht nur vom Wasser, sondern auch von weiteren Stoffen, vor allem von Melanin und Hämoglobin determiniert. In der Summe resultiert daraus eine große Absorptionslänge für den Neodymium:YAG-Laser (etwa 1 cm), während die Gewebspenetration des Holmium-Lasers deutlich geringer ist. Die Eindringtiefe des CO_2-Lasers in das Gewebe beträgt weniger als 1/10 mm. Die gesamte Energie wird deshalb in einer dünnen Schicht an der Oberfläche absorbiert, weshalb in diesem Bereich mit relativ wenig Energie eine hohe Energiedichte erreicht wird. Für den endoskopischen Einsatz ist der CO_2-Laser aber nicht geeignet, da er nicht über flexible Fasern eingesetzt werden kann [20, 17].

13.3.1.2
Vaporisation

Die im Gewebe erzielte Wirkung ist ein Resultat der Temperaturen, die der Laser verursacht. Ab einer Temperatur von 60 °C kommt es zur Koagulation von Gewebe, bei Temperaturen über 100 °C erfolgt Karbonisation und bei Temperaturen über 300 °C verdampft das Gewebe. Die Vaporisation – die Verdampfung von Gewebe – ist der Effekt, den man bei der Kontaktlaserprostatektomie erzielen will. Die Vaporisation erfordert eine hohe Energiedichte. Wenn der Laserstrahl wegen der geringen Absorption tief in das Gewebe eindringt, wird dieses relativ wenig erhitzt, so daß es primär zur Koaguation kommt. Das trifft vor allem für den Neodymium:YAG-Laser zu, der deshalb primär für die Vaporisation nicht geeignet erscheint. Im Gegensatz dazu führt ein Laserstrahl auch bei relativ geringer Energie dann sehr rasch zur Vaporisation, wenn er nicht in das Gewebe eindringt, sondern bereits an der Oberfläche weitgehend absorbiert wird. Der Prototyp dafür ist der CO_2-Laser, aber auch der Holmium-Laser vaporisiert gut. Wenn die Gewebspenetration gering ist, genügt eine geringe Energie, um im Gewebe eine hohe Energiedichte zu erzeugen.

Bei einer Energiedichte, die zur Vaporisation nicht ausreicht, kommt es zur Karbonisation. Dabei wird das Gewebe nicht verdampft, sondern ausgetrocknet und überhitzt. Die organischen Bestandteile werden in Kohle umgewandelt, die den Laserstrahl vollständig absorbiert, so daß es zu einer weiteren Erhitzung und u. U. auch zur Vaporisation kommt.

Um die für die Vaporisation benötigte hohe Energiedichte zuführen zu können, ohne auch das umliegende Gewebe zu stark zu erwärmen, werden gepulste Laser eingesetzt. Durch die Wärmeleitung wird die Wärmeenergie abtransportiert, bevor der nächste Impuls erfolgt. Dadurch wird es möglich, hohe Energiedichten zu erreichen.

Das technische Problem der Kontaktlaserprostatektomie besteht darin, dem Gewebe genügend Energie zuzuführen, so daß die für die Vaporisation notwendige Energiedichte erreicht werden kann. Limitierend ist dabei weniger die Leistung der am Markt erhältlichen Laser als viel mehr die Fasertechnologie, da die Sonden hohe Temperaturen aushalten müssen.

13.3.1.3
Blutstillung

Die Hauptwirkung des CO_2-Lasers ist die Vaporisation. Da das Gewebe aber nur sehr wenig koaguliert wird, ist eine effiziente Blutstillung mit diesem Laser nicht möglich. Im Gegensatz dazu können mit dem Neodymium:YAG-Laser wegen seiner großen Eindringtiefe in das Gewebe Gefäße bis zu 5 mm Durchmesser durch Koagulation verschlossen werden. Für die Kontaktlaserprostatektomie benötigen wir also einerseits einen Laser, der das Gewebe sehr effektiv vaporisiert, der aber andererseits auch einen ausreichend breiten Gewebssaum koaguliert, damit es zu keinen Blutungen kommt. Beim Neodymium:YAG-Laser ist zwar die Blutstillung gut, die für die Vaporisation nötige Energiedichte wird aber nur schwer erreicht. Offensichtlich ist aber die Balance zwischen Vaporisation und Blutstillung beim Holmium:YAG-Laser besser.

13.3.1.4
Lasertypen

Neodymium:YAG-Laser

Der Neodymium:YAG-Laser hat eine Wellenlänge von 1064 nm. Er ist unsichtbar und nahe dem infraroten Bereich des Spektrums. Er kann bis zu 100 W leisten und kontinuierlich oder gepulst eingesetzt werden. Wegen der guten Penetration im Gewebe kann ein großes Gewebsvolumen koaguliert werden. Aus dem gleichen Grund ist auch die Blutstillung gut. Die Vaporisation der Prostata erfordert eine spezielle Sondentechnologie.

Holmium:YAG-Laser

Die Wellenlänge beträgt 2140 nm. Der Laser ist gepulst und kann bis zu 80 W leisten. Er hat einen hohen Absorptionskoeffizienten für Wasser, kann aber wegen der hohen Leistung trotzdem in einem flüssigen Medium eingesetzt werden. Die Gewebspenetration ist gering; er wird gepulst eingesetzt, weshalb er für die Vaporisation sehr gut geeignet ist. Die blutstillenden Eigenschaften sind ausreichend. Der Holmium-Laser ist speziell für die urologische Applikation sehr interessant, da er auch für die Lithotripsie und für das Schneiden von Gewebe verwendet werden kann.

Diodenlaser

Dieser Laser vereint mehrere Vorzüge: Er ist klein, leicht, und kann von jeder Steckdose und ohne externe Kühlung betrieben werden. Mit seiner Wellenlänge von 810 nm liegt er zwischen dem KTP- und Neodymium:YAG-Laser. Das Problem der ersten Diodenlaser bestand darin, daß sie nur wenig Leistung erzeugen konnten, weshalb sie primär nur zur interstitiellen Lasertherapie der Prostata geeignet waren. Die neueste Generation leistet jetzt 60 W, weshalb Vaporisation und Koagulation möglich sind.

KTP-Laser

Der Strahl eines Neodymium:YAG-Lasers wird durch einen Kalium-Titanyl-Phosphat-(KTP-)Kristall geleitet. Dadurch kommt es zu einer Verdoppelung der Frequenz und einer Halbierung der Wellenlänge (532 nm). Die physikalischen Eigenschaften des KTP-Lasers sind ähnlich derer des Argon-Lasers. Er wird von Wasser nur wenig, aber von Melanin stark absorbiert, weshalb er für die photodynamische Therapie sehr gut geeignet ist. Für die Vaporisation der Prostata wird er nur ausnahmsweise eingesetzt [14].

13.3.1.5
Laserfasern

Die primäre Voraussetzung für einen Laser, der bei endoskopischen Operationen der Prostata eingesetzt werden soll, besteht darin, daß der Strahl über flexible Fasern transportiert werden kann. Mit Ausnahme des CO_2-Lasers trifft diese Voraussetzung für alle der vorher erwähnten Laser zu. Prinzipiell kann zwar eine ganz normale sogenenannte »Bare-Fiber« zur Vaporisation eingesetzt werden, dabei stößt man aber sehr rasch an Grenzen. Der Durchmesser des aus der Faser austretenden Strahles ist sehr klein, weshalb nur ein kleines Gewebslumen vaporisiert werden kann. Das ist ideal, wenn man mit der Faser schneiden will, aber sehr ineffizient für die Behandlung der Prostata. Um effizient arbeiten zu können, muß der Strahldurchmesser unbedingt vergrößert werden. Damit die Energiedichte konstant gehalten werden kann, muß dann aber entsprechend mehr Energie zugeführt werden. Durch direkten Kontakt der Faser mit dem Gewebe kann eine weitgehend verlustfreie Transmission der Laserenergie in das Gewebe erfolgen. Wegen der dabei auftretenden Hitze ist aber die Spitze der Faser einer hohen thermischen Belastung ausgesetzt. Auch hier werden sehr rasch die Grenzen des technisch Machbaren erreicht. Die thermische Belastung ist geringer, wenn die Sonde nicht in direktem Kontakt mit dem Gewebe steht. Beim Arbeiten mit einem freien Laserstrahl kommt es aber wegen der dabei auftretenden Reflexion und Streuung zu einem deutlichen Energieverlust, weshalb die zur Vaporisation nötige Energiedichte u. U. nicht mehr erzielt werden kann.

Saphir- und Quarzspitzen

Die Technologie wurde von der Firma SLT entwickelt (Tabelle 13.5). Spitzen aus künstlichen Saphiren werden auf die Laserfaser aufgeschraubt und sind sehr hitzeresistent. Zusätzlich werden sie durch Wasser gekühlt. Entsprechend dem Einsatzzweck sind sie verschieden geformt (Abb. 13.26). Das Wirkungsprinzip besteht darin, daß die Energie des Neodymium:YAG-Lasers in der Saphirspitze in Hitze umgewandelt und diese Hitze durch direkten Kontakt auf das Gewebe übertragen wird. Der entscheidende Nachteil des Neodymium:YAG-Lasers für die Vaporisation – die tiefe Gewebspenetration – wird dadurch umgangen. Die vaporisierende Wirkung der Saphir- bzw. Quarzspitzen beruht nicht auf der spezifischen Wechselwirkung des Laserstrahles mit dem Gewebe, sondern darauf, daß die Hitze von der Spitze auf das Gewebe übertritt. Deshalb sind diese Spitzen wirkungslos, wenn sie nicht in direktem Kontakt mit dem Gewebe stehen. Je nach Ausbildung der Oberfläche der Saphirspitze gelangt auch ein mehr oder weniger großer Prozentsatz des Laserstrahles direkt in das Gewebe. Zusätzlich zur Vaporisation wird deshalb ein Gewebssaum koaguliert, was eine gute Blutstillung gewährleistet. Der entscheidende Nachteil der Vaporisation besteht darin, daß sie langsam vor sich geht und viel Zeit braucht. Man hat deshalb versucht, die Sonden möglichst groß zu machen. Die größte Sonde von SLT hat einen Durchmesser von 5,5 mm. Wegen der thermischen Belastung der Sonde ist es nicht möglich, diese beliebig groß zu bauen [18].

In der Zwischenzeit werden auch von anderen Firmen ähnliche Spitzen angeboten, die hauptsächlich aus Quarz bestehen, der ebenfalls sehr hitzeresistent ist. Auch der Diodenlaser ist mit solchen Spitzen für die Kontaktvaporisation geeignet. Die Quarzspitzen der Diodenlaser absorbieren den Laserstrahl nur zu einem geringen Anteil, da sie nicht beschichtet sind. Deshalb werden sie primär für die Vaporisation nicht genügend heiß. Erst wenn es an der Grenzfläche zwischen Sonde und

Tabelle 13.5. Saphir- und Quarzspitzen

	Durchmesser	Wirkung	Energie [W]	Material	Laser
SLT-MTRL	5,5 mm	Prograd	40	Saphir (Al_2O_3)	Nd:YAG
SLT-Vapor Max	3 mm	Seitlich 90°	30	Saphir (Al_2O_3)	Nd:YAG
Endostat Laserscope	600 µm, 1200 µm	Prograd	40	Quarz	Nd:YAG/KTP
Diomed »Orb tip«	3 mm	Prograd	30–40	Quarz	Diode
Cynosure	4,5 mm	Prograd	40	Quarz	Diode

Kontaktlaser

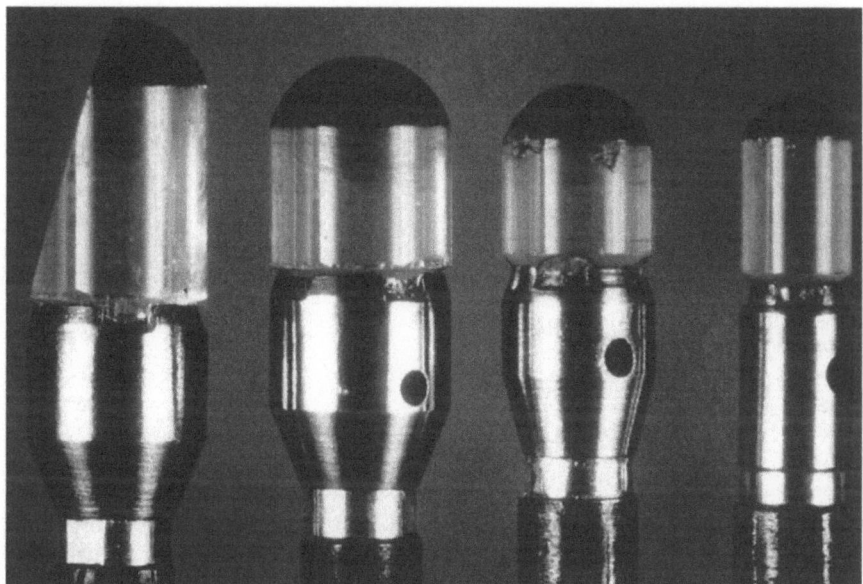

Abb. 13.26. Saphirspitzen von SLT für die Kontaktlaservaporisation

Gewebe zur Karbonisation kommt, wird der Laserstrahl in diesem Bereich absorbiert. Dadurch steigt die Energiedichte steil an und die Vaporisation beginnt [21]. Im Firmenprospekt von Diomed wird deshalb empfohlen, die Oberfläche der Quarzspitze vor Beginn der Operation dadurch zu karbonisieren, daß man sie in Kontakt mit einem Holzspatel aktiviert. Dieser Hinweis zeigt, daß die Sondentechnologie von Diomed offensichtlich nicht sehr ausgereift ist.

Seitlich abstrahlende Fasern

Seitlich abstrahlende Laserfasern wurden ursprünglich für die Laserkoagulation der Prostata entwickelt (Tabelle 13.6). Die Spitze dieser Sonden besteht entweder aus Metall oder Quarz. Bei den Metallspitzen wird der Laserstrahl mit Hilfe eines Glas- oder Goldspiegels abgelenkt, während die Ablenkung bei den Quarzspitzen über ein eingebautes Quarzprisma erfolgt. Da die Metallspitzen heiß werden, kommt es bei Kontakt mit Gewebe zur Karbonisation. Dadurch wird der Laserstrahl weitgehend absorbiert und es kommt zu einer starken Aufheizung und zur Zerstörung der Sonde. Zur Vaporisation sind deshalb nur die Quarzspitzen geeignet, die einen Schmelzpunkt von 1610 °C haben (Abb. 13.27). Wenn diese Sonden in direktem Kontakt mit dem Gewebe stehen, ist der Durchmesser des Laserstrahles klein, weshalb die Energiedichte groß genug für die Vaporisation ist. Da der Laserstrahl nach dem Austritt aus der Sonde eine Divergenz von 13–30° hat, nimmt der Strahldurchmesser bei zunehmender Entfernung vom Gewebe deutlich zu, so daß die Energiedichte rasch unter den für die Vaporisation nötigen Schwellenwert absinkt. In diesem Bereich

Tabelle 13.6. Seitlich abstrahlende Laserfasern für die Vaporisation

	Durch-messer Spitze [mm]	Energie max. [W]	Durch-messer Faser [μm]	Ab-lenkung [Grad]	Diver-genz [Grad]	Strahl-durch-messer bei 2 mm	Energie-dichte bei 60 W [W/cm²]	Laser
Laserscope ADD	1,0	85	400	70	13–17	0,93	8837	Nd:YAG + KTP
Endocare Prolase I	2,0	80	1000	80	~25	1,89	2/40	Nd:YAG
Circon ACMI Ultraline	2,0	80	600	80	20	1,02	7317	Nd:YAG
Ultraline Heraeus Lasersonic	2.0	–	600	80	17	0,7	15.600	Nd:YAG
Uro Max Trimedyne	1,8	80	600	90	40	–	–	Nd:YAG
Duo Tome	2,4	60	550	70	30	0,6	–	Nd:YAG
Coherent	–	60	–	–	–	–	–	+ Ho:YAG
Side Trak	–	80	600	105	–	–	–	Nd:YAG
Sharplan	–	40	–	–	–	–	–	Holmium

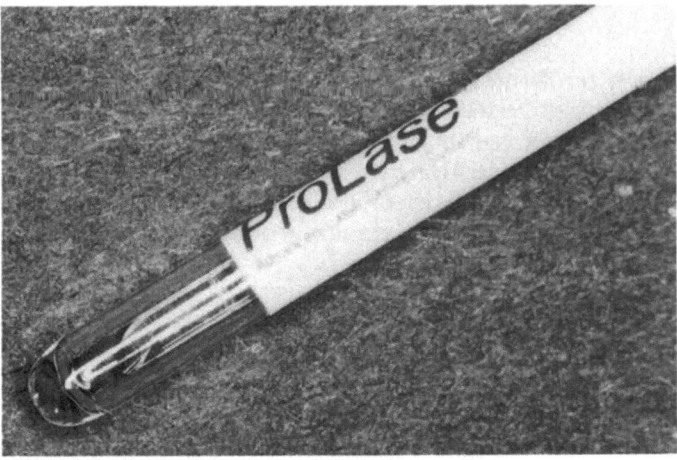

Abb. 13.27. Seitlich abstrahlende Laserfaser mit Quarzspitze und Prisma (Prolase 1) für die Vaporisation und Koagulation

können aber die ausgezeichneten blutstillenden Eigenschaften des Neodymium:YAG-Lasers ausgenützt werden [4].

Die Duo-Tome-Side-Lite-Laserfaser von Coherent und die Side-Trak-Faser von Sharplan ermöglichen es, alternierend sowohl den Holmium-Laser zur Vaporisation und den Neodymium:YAG-Laser zur Koagulation und Blutstillung einzusetzen.

13.3.2
Technik

13.3.2.1
Instrumente

Saphir- und Quarzspitzen

Die größte SLT-Spitze hat einen Durchmesser von 5,5 mm. Diese Spitze wird auf eine semirigide, relativ steife Laserfaser aufgeschraubt, was eine gute Kontrolle der Spitze ermöglicht. Der Einsatz über ein 23-Charr-Zystoskop mit Dauerspülung ist möglich. Dabei wird primär die Lasersonde ohne Saphirspitze eingeführt und dann erst die Spitze aufgeschraubt, die für den Schaft zu dick ist. Der Schaft muß dann allerdings ohne Obturator eingeführt werden. Um die Anwendung von Saphirspitzen von SLT zu erleichtern und zu optimieren, haben wir in Zusammenarbeit mit der Firma Storz ein spezielles Laserresektoskop entwickelt (Abb. 13.28). Dieses hatte primär einen Durchmesser von 25 Charr, der später auf 22 Charr reduziert werden konnte. Um den Durchmesser des Instrumentes klein zu halten, haben wir bewußt auf eine Dauerspüleinrichtung verzichtet und verwenden routinemäßig eine suprapubische Blasenfistel. Ähnlich wie bei einem konventionellen Resektoskop wird statt der Schlinge die semirigide Laserfaser fest in einem Schlitten fixiert, der um 3 cm nach vorne bewegt werden kann. Damit ist es problemlos möglich, die Laserspitze immer in guten Kontakt mit dem Gewebe zu bringen, was für die Vaporisation unbedingt notwendig ist [1].

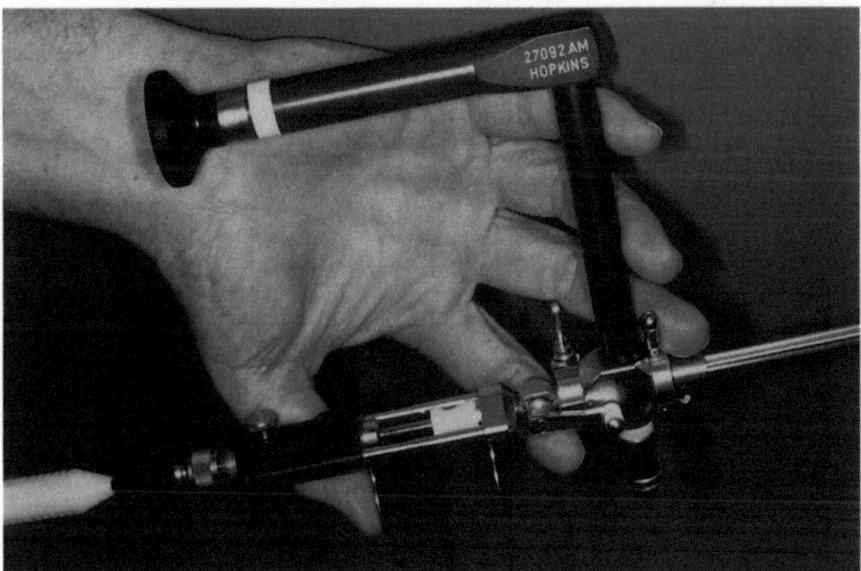

Abb. 13.28. Laserresektoskop von Storz (Modell »Innsbruck«)

Seitlich abstrahlende Fasern

Der größte Durchmesser der seitlich abstrahlenden Fasern beträgt 2 mm, weshalb sie über jedes handelsübliche Laserzystoskop eingeführt werden können. Wegen der Hitzeentwicklung benötigt man entweder eine Dauerspüleinrichtung oder eine suprapubische Blasenfistel.

Laserzystoskop

Gilling verwendet für den kombinierten Einsatz des Holmium- und Neodymium: YAG-Lasers ein umgebautes 26-Charr-Resektoskop von Storz mit Dauerspülung [7].

13.3.2.2
Operationstechnik

Vaporisation

Saphir- und Quarzspitzen

Da der Effekt der Saphir- und Quarzspitzen darauf beruht, daß die in den Spitzen durch den Laser erzeugte Hitze auf das Gewebe einwirkt, muß die Spitze unter leichtem Druck immer in guten Kontakt mit dem Gewebe gebracht werden. Mit einer Ausnahme wirken alle Sonden prograd. Die Abtragung eines Mittellappens ist daher relativ einfach. Bei der Abtragung der Seitenlappen ist es u. U. schwierig, die Sonden optimal einzusetzen. Das trifft vor allem auf die apexnahen Bereiche zu. Als neueste Entwicklung wurde von SLT eine seitlich abstrahlende Saphirspitze entwickelt, die die Abtragung der Seitenlappen im Bereich des Apex erleichtern soll. Bei der Abtragung eines Mittellappens wird die Spitze direkt proximal vom Colliculus eingesetzt und langsam in Richtung Blasenhals bewegt. Bei dem von uns entwickelten Laserresektoskop genügt dafür eine Bewegung des Schlittens in ungekehrter Richtung wie bei der Resektion. Es muß darauf geachtet werden, daß die Spitze nicht zu tief in das Gewebe gedrückt wird, da dann statt einer Rinne ein Loch entsteht. Dann wird schrittweise eine Rinne nach der anderem aus dem Gewebe ausgefräst (Abb. 13.29a-c). Dieser Vorgang ist nicht völlig blutleer. Wir mußten aber in keinem Fall eine Kontaktlaserresektion wegen einer Blutung abbrechen oder eine Blutkonserve geben. Die Vaporisation der Seitenlappen geht in ähnlicher Weise vor sich, wobei wir mit dem rechten Seitenlappen bei 7 Uhr beginnen, um im Uhrzeigersinn bis zur vorderen Kommisur fortzuschreiten. Dieser Vorgang wird mehrmals wiederholt, bis der rechte Seitenlappen ausreichend abgetragen ist. Abschließend wird dann der linke Seitenlappen behandelt. Die Vaporisation dauert deutlich länger als die Elektroresektion einer gleich großen Prostata. Abschließend wird ein 18- oder 20-Charr-Silikondauerkatheter gelegt [11].

Seitlich abstrahlende Laserfasern

Die distale Grenze 5 mm proximal von der Mitte des Colliculus wird in 4 Quadranten bei 8, 4, 11 und 1 Uhr markiert. Wenn die Erhaltung der antegraden Ejakulation erwünscht ist, wird der Blasenhals erhalten. Sonst erfolgt bei 8 und 4 Uhr eine Inzision des Blasenhalses. Anschließend werden entsprechend der vorher beim Colliculus

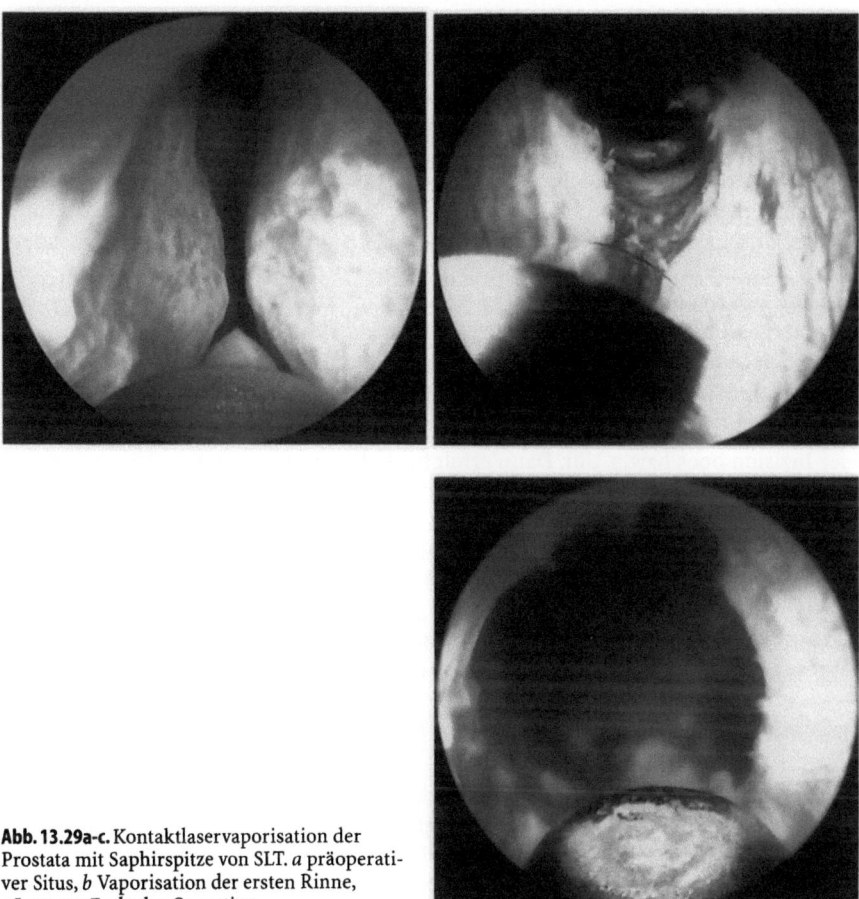

Abb. 13.29a–c. Kontaktlaservaporisation der Prostata mit Saphirspitze von SLT. *a* präoperativer Situs, *b* Vaporisation der ersten Rinne, *c* Loge am Ende der Operation

gesetzten Markierungen 4 Rinnen vaporisiert, wobei man beim Blasenhals beginnt und die Sonde langsam in direktem Kontakt zum Gewebe Richtung Colliculus bewegt. Dabei beginnt man mit den Rinnen bei 8 und 4 Uhr. Man sieht zwar sofort die Wirkung der Vaporisation, dabei darf aber nicht übersehen werden, daß es zusätzlich in einem Bereich von 3–4 mm zu einer Koagulationsnekrose kommt. Deshalb soll die Sonde mit einer Geschwindigkeit von etwa 1 cm/20 s bewegt werden. Anschließend werden die Stege zwischen den 4 Rinnen vaporisiert. Wenn das Gewebe bereits karbonisiert ist, kommt es wegen der oberflächlichen Absorption des Laserstrahls rascher zur Vaporisation als bei Gewebe, das durch Koagulation weißlich verfärbt ist. Die Geschwindigkeit, mit der die Lasersonde bewegt wird, muß dementsprechend adaptiert werden. Blutungen werden durch Laserkoagulation gestoppt, die man dadurch erzielt, daß die blutende Stelle aus einer Entfernung von 1–2 mm bestrahlt wird, oder indem man in Kontakt mit dem Gewebe die Laserenergie reduziert [15]. Auch mit dieser Technik ist die Vaporisation deutlich langsamer als eine entsprechende transurethrale Elektroresektion.

Holmium-Laser

Der Holmium-Laser kann mit einer seitlich abstrahlenden Faser ähnlich wie der Nd:YAG-Laser eingesetzt werden. Am effizientesten ist er aber offensichtlich in der von Gilling et al. beschriebenen Technik [7], wobei eine prograd wirkende bloße Laserfaser mit einem Durchmesser von 550 μm eingesetzt wird. Dabei wird der vaporisierende Effekt des Lasers dazu benützt, um mit der Lasersonde wie mit einem Messer zu schneiden. Die Prostatalappen werden nicht vaporisiert, sondern in einem Stück herausgeschnitten und dann in der Blase soweit zerkleinert, um eine Entfernung zu ermöglichen. Diese Technik nennt sich Holmium-Laser Resektion of the Prostata (HoLRP). Die Entfernung des Mittellappens beginnt mit einer tiefen Inzision an beiden Seiten. Dann erfolgt ein querer Schnitt, mit dem die beiden Längsinzisionen verbunden werden. Der quere Schnitt wird direkt proximal vom Colliculus begonnen und Richtung Blasenhals gezogen. Die Exzision der Seitenlappen beginnt mit einer Inzision bei 5 bzw. 7 Uhr. Dann erfolgt eine Inzision bei 1 bzw. 11 Uhr. Mit einer Inzision, die jeweils die beiden Längsinzisionen verbindet, wird dann der Lappen am Colliculus beginnend Richtung Blasenhals schrittweise herausgeschält. Die Operationszeit ist länger als eine vergleichbare Elektroresektion.

Eine ähnliche Technik haben wir früher mit einer meißelförmigen Saphirspitze von SLT versucht, und zwar sowohl prograd als auch retrograd über eine Zystostomie. Wir waren damit aber nicht erfolgreich, da der Schnitt mit der meißelförmigen Spitze nicht scharf genug war und es zu stark blutete.

Hybridtechnik

Der Vorteil der Vaporisation besteht darin, daß die Obstruktion sofort beseitigt wird. Nachteilig sind die Insuffizienz der Vaporisation und die lange Operationszeit. Durch die Kombination mit anderen Methoden wie der Koagulation der Prostata mit dem Neodymium:YAG-Laser versucht man, die Nachteile beider Verfahren zu eliminieren und die Vorteile zu nützen. Dieses Ziel kann durch die Kombination verschiedener Laserquellen erreicht werden. Genau genommen ist auch die Vaporisation mit einer seitlich abstrahlenden Laserfaser eine Hybridtechnik, da es immer zusätzlich zu einer tiefen Koagulation kommt.

Kombination von Koagulation mit seitlich abstrahlender Laserfaser und Vaporisation durch Saphir- und Quarzspitze (Nd:YAG-Laser)

In der Literatur wird diese Kombination mit CHRP (Coagulation and hemostatic resection of the prostate) bezeichnet [9, 21]. Primär erfolgt dabei mit einer seitlich abstrahlenden Laserfaser und einem Nd:YAG-Laser eine Koagulation der Prostata. Anschließend erfolgt mit einer Saphir-/Quarzspitze bei 6 Uhr eine tiefe Inzision vom Colliculus bis zum Blasenhals.

Kombination von Vaporisation mit KTP-Laser und Koagulation mit Nd:YAG-Laser

Bei der Anwendung dieses Lasers läßt sich in der Literatur kein klares Konzept erkennen. Teilweise wird mit der Vaporisation begonnen, um einen Mittellappen abzutragen oder obstruierende Seitenlappen zu inzidieren, damit mehr Platz für die nachfolgende Laserkoagulation geschaffen wird. Teilweise erfolgt die Vaporisation im

Anschluß an die Koagulation [14]. Für die Vaporisation wird eine 600 oder 1200 µm dicke Quarzspitze für den KTP-Laser verwendet. Die Koagulation erfolgt über eine seitlich abstrahlende Laserfaser mit dem Nd:YAG-Laser. Watson verwendet für die Koagulation eine prograd abstrahlende 600 µm dicke bloße Faser, wobei er betont, daß dieses Verfahren für den Ungeübten relativ gefährlich ist [21].

Kombination von Vaporisation mit Holmium-Laser und Koagulation mit Nd:YAG-Laser

Dieses Verfahren wird CLAP (Combination endoscopic laser ablation of the prostate) genannt. Primär erfolgt eine Koagulation mit dem Nd:YAG-Laser, der eine Vaporisation mit dem Holmium-Laser folgt. Dabei werden entsprechend der Größe und Konfiguration der Prostata eine Blasenhalsinzision, eine Abtragung des Mittellappens oder eine teilweise Abtragung der Seitenlappen durchgeführt.

Mit der seitlich abstrahlenden Duo-Tome-Side-Lite-Faser erfolgen sowohl die Koagulation als auch die Vaporisation, ohne daß ein Wechsel der Faser notwendig ist [6]. Das Argument, die Koagulation vor der Vaporisation durchzuführen, besteht darin, daß die Gewebsoberfläche durch die Vaporisation so verändert wird, daß eine tiefe Koagulation dann nicht mehr möglich ist. Diese Reihenfolge ist aber offensichtlich nicht zwingend, denn andere Autoren beschreiben eine primäre Vaporisation, der eine Koagulation folgt [2].

Kombination von Vaporisation und Koagulation mit dem Diodenlaser

Primär erfolgt eine sternförmige Inzision, beginnend bei 6 Uhr, dann bei 10 und 2 Uhr. Die Inzision erfolgt mit einer Quarzspitze bei 30 W bis zur Prostatakapsel, wobei der Diodenlaser gepulst eingesetzt wird. Im Anschluß daran erfolgt mit einer seitlich abstrahlenden Faser die Koagulation der Seitenlappen mit 30 W und kontinuierlichem Laserstrahl [21].

13.3.3
Indikation

Übereinstimmend ist in allen Studien eine präoperative Evaluierung der Patienten mit einem der akzeptierten Symptomenscores (meistens AUA-Symptomenscore), Uroflowmetrie, Bestimmung von Restharn und PSA. Bei erhöhten PSA-Werten muß vor der Behandlung ein Karzinom mit Sicherheit ausgeschlossen werden. Die Größe der Prostata wird meistens durch rektale Untersuchung bestimmt. Es gibt nur sehr wenige Studien, in denen das Prostatavolumen präoperativ und in der Verlaufskontrolle exakt durch eine transrektale Ultraschalluntersuchung bestimmt wurde (s. Tabelle 13.9). Druck-Fluß-Messungen – präoperativ und im Verlauf – sind ebenfalls eine große Ausnahme (s. Tabelle 13.8). Da diese objektiven Daten häufig fehlen, sind die Ergebnisse der meisten Studien kaum interpretierbar, und die verschiedenen Studien lassen sich nicht vergleichen.

Es herrscht allgemein Übereinkunft, daß nur eine kleine Prostata bis max. 40 g mit der reinen Laservaporisation behandelt werden kann. Die Anwendung einer Hybridtechnik ermöglicht es allerdings auch, eine größere Prostata erfolgreich zu operieren. Die Vaporisation ist ohne Narkose nicht durchführbar; die meisten Autoren bevorzugen eine Regionalanästhesie. Die perioperative Belastung des Patienten ist gering.

Die Einschlußkriterien in unserer Studie waren ein AUA-Symptomenscore >14, ein maximaler Uroflow weniger als 12 ml/s, eine max. Prostatagröße von 40 g im Ultraschall und eine obstruktive Druck-Fluß-Kurve. Eine Verlaufskontrolle mit Bestimmung von AUA-Symptomenscore, transrektalem Ultraschall, Uroflowmetrie und Restharn erfolgte 3, 6 und 12 Monate postoperativ. Ein Jahr postoperativ wurde die Zystometrie wiederholt [11].

13.3.4
Ergebnisse

13.3.4.1
Vaporisation mit Saphir-/Quarzspitzen und HoLRP

In der Literatur liegen Daten über 193 Patienten vor [9, 11, 12, 21] (Tabelle 13.7). Die überwiegende Mehrheit dieser Eingriffe erfolgte mit Saphirspitzen von SLT und einem Nd:YAG-Laser. Nach 6 Monaten kommt es durchschnittlich zu einem Anstieg des max. Flow um 119 %, wobei nach einem Jahr bereits wieder ein leichter Abfall zu beobachten ist. Der Symptomenscore sinkt nach 6 Monaten um 67 % und beträgt nach 12 Monaten nur mehr 29 % des Ausgangswertes.

Horninger berichtet über Druck-Fluß-Kurven nach Vaporisation, TURP, interstitieller Laserkoagulation und TULIP (Tabelle 13.8). Die Obstruktion wird durch die TURP am besten beseitigt, aber von allen Lasermethoden schneidet der SLT-Laser deutlich am besten ab. Nach der Laservaporisation kommt es zu einer Volumenreduktion der Prostata um 13 %. Im Vergleich dazu nimmt das Volumen der Prostata nach einer TURP um 42 % ab (Tabelle 13.9) [11].

Zwei Tage nach der Vaporisation kann der Dauerkatheter entfernt werden. Eine Dysurie wird bis 3 Wochen postoperativ beobachtet. Die postoperative Dysurie ist aber deutlicher geringer als nach TULIP oder interstitieller Laserkoagulation. Die postoperative Komplikationsrate ist mit 6,2 % überraschend gering. Das liegt vermut-

Tabelle 13.7. Ergebnisse Vaporisation: Saphir/Quarz-Spitzen und Holmium (HoLRP)

Autor	Patienten	Technik	Flow max.	Anstieg Flow max. [%]		Symptomenscore	Abfall Symptomenscore[%]	
				6 Monate	12 Monate		6 Monate	12 Monate
Keoghane [12]	58	SLT, Nd:YAG	10	90[a]	–	24	54[a]	–
Gomella [9]	14	SLT, Nd:YAG	6,7	86[a]	53	17,4	67[a]	58
Watson [21]	24	SLT: Nd:YAG	6,4	203	103	22,6	73	64
Watson [21]	10	Cynosure, Dioden	7,6	151	–	23,2	74	–
Watson [21]	8	Diomede, Dioden	8,3	119	–	18,5	54	–
Horninger [11]	79	SLT, Nd:YAG	8,6	116	104	25	76	76
Gesamt	193	–	8,5	119	98	23,5	67	71
Gilling [8]	381	HoLRP	8,6	170[a]	–	20,7	75[a]	–

[a] 3 Monate.

Tabelle 13.8. Druck-Fluß-Kurven

Autor	Pat.	Technik	Detrusor präop.	Detrusor postop.	Flow max. präop.	Flow max. postop.	Detrusor/Flow präop.	Detrusor/Flow postop.
Sonn [19]	22	Ultraline	89	56	5	16,6	17,8	3,4
Horninger [11]	79	SLT-Saphir	55	38	8,6	17,6	6,4	2,2
Horninger [11]	66	TURP	64	43	9,3	21,9	6,7	2,0
Horninger [11]	12	Interstitiell	59	48	8,3	16,9	7,1	2,8
Horninger [11]	25	TULIP	79	69	5,9	14,3	13,4	4,8

Tabelle 13.9. Prostatavolumen

Autor	Patienten	Technik	Volumenabnahme [%]
Narayan [15]	61	Ultraline	26
Watson [21]	24	SLT-Saphir	2
Horninger [11]	79	SLT-Saphir	13
Horninger [11]	66	TURP	42
Horninger [11]	12	Interstitial	8
Horninger [11]	25	TULIP	15

lich hauptsächlich daran, daß kein koaguliertes, nekrotisches Gewebe abgestoßen werden muß [11].

Mit der reinen Vaporisation mit dem Diodenlaser gibt es bisher kaum Erfahrung. Offensichtlich ist die Effizienz aber ähnlich wie beim SLT-Laser [21].

Die Laserresektion mit einer bloßen Laserfaser und dem Holmium-Laser (HoLRP) beseitigt die Obstruktion effizienter als jede andere Lasermethode. Leider liegen keine Druck-Fluß-Kurven und keine Daten über die prä- und postoperativen Prostatagrößen vor. Der Dauerkatheter kann bereits nach einem Tag entfernt werden. Die Dauer der Dysurie ist sehr kurz und die Komplikationsrate ist gering. Diese Ergebnisse kommen denen einer konventionellen TURP am nächsten, wobei die Operationstechnik aber offensichtlich schwieriger und zeitaufwendiger ist [7].

13.3.4.2
Vaporisation mit seitlich abstrahlenden Fasern

Beim Neodymium:YAG-Laser wird in der Literatur praktisch ausschließlich über Ergebnisse mit der Ultraline-Laserfaser berichtet [3, 10, 13, 16, 19] (Tabelle 13.10). Dabei kommt es nach 6 Monaten zu einem durchschnittlichen Anstieg des max. Uroflow um 123%. Dieser Wert ist sehr ähnlich wie bei der Vaporisation mit Kontaktspitzen. Auffallend ist aber, daß der max. Flow nach 12 Monaten weiter ansteigt, und zwar insgesamt um 164%, während er nach der Vaporisation mit einer Kontaktspitze nach einem Jahr bereits wieder etwas absinkt. In einer einzigen Studie wird über Druck-Fluß-Kurven berichtet, wobei die Obstruktion effizient beseitigt wurde (s. Tabelle 13.8) [19]. Beim Symptomenscore kommt es zu einem kontinuierlichen Abfall über 12 Monate um insgesamt 77%. Die Katheterverweildauer beträgt 2,2–4,7 Tage. Die irritativen Symptome halten bis zu 4 Wochen an. Die Komplikationsrate beträgt 6–20% und ist höher als nach Vaporisation mit einer Kontaktspitze. Auffallend ist eine Inkontinenzrate von 0,4% und eine Impotenzrate von 0,4–1%

Tabelle 13.10. Ergebnisse Vaporisation: Seitlich abstrahlende Fasern

Autor	Patienten	Technik	Flow max.	Anstieg Flow max. [%] 6 Monate	12 Monate	Symptomenscore	Abfall Symptomenscore [%] 6 Monate	12 Monate
Corica [3]	143	Ultraline/ Nd:YAG	12,6	48	–	17,6	51,1	–
Gottfried [10]	232	Ultraline/ Nd:YAG	7,5	156	164	26	77	77
Leidich [13]	90	Ultraline/ Nd:YAG	–	152	–	–	72	–
Narayan [16]	100	Ultraline/ Nd:YAG	8,7	101	–	24	68	–
Sonn [19]	22	Ultraline/ Nd:YAG	5,0	232[b]	–	25	60[b]	–
Gesamt	587	Ultraline/ Nd:YAG	9,1	123	164	23	68	77
Fraundorfer [5]	97	Duo Tome Side Lite/ Holmium	7,2	107[a]	–	17,8	55[a]	–

[a] 3 Monate, [b] 9 Monate.

(Tabelle 13.11). Das sonographisch gemessene Prostatavolumen nimmt postoperativ um 26% ab. Dieser Wert kommt einer TURP schon sehr nahe (s. Tabelle 13.9). Dabei ist zu bedenken, daß seitlich abstrahlende Fasern sowohl vaporisieren als auch koagulieren.

Tabelle 13.11. Postoperativer Verlauf

Autor	Pat.	Technik	DK/Blasenfistel Tage postop.	Dysurie Tage postop.	Komplikationen [%] gering	schwer	Inkontinenz [%]	Erektile Impotenz [%]	Striktur
Gottfried [10]	232	Ultraline/ ND:YAG	–	14–28	6	0	0,4	0,4	0
Narayan [16]	100	Ultraline/ ND:YAG	2,2–4,7	22–30	20	0	0	1	1
Keoghane [12]	58	SLT-Saphir	2	–	–	–	–	–	–
Horninger [11]	79	SLT-Saphir	2	21	7,4	–	0	0	0
Gilling [6]	110	Holmium/ ND:YAG/ CELAP	1,6–3,6	–	9	0	0	0	0
Chun [2]	16	Holmium/ ND:YAG/ CELAP	7,1	–	12,5	0	0	0	0
Manyak [14]	35	KTP/Nd:YAG	≥5	~42	–	–	–	–	–
Gilling [8]	84	HoLRP	1	~7	4	0	0	0	0

Tabelle 13.12. Ergebnisse Hybridtechnik

Autor	Patienten	Technik	Flow max.	Anstieg Flow max. [%]		Symptomenscore	Abfall Symptomenscore [%]	
				6 Monate	12 Monate		6 Monate	12 Monate
Chun [2]	16	Holmium/ Nd:YAG, CELAP	13,9	20	–	19	53	–
Fraundorfer [5]	120	Holmium/ Nd:YAG, CELAP	7,9	77	–	19	58	–
Manyak [14]	35	KTP/ Nd:YAG	5,4	109	–	21,4	62	–
Watson [21]	24	KTP/ Nd:YAG	7,9	–	122	21,1	–	61

Die Ergebnisse nach einer Vaporisation mit dem Holmiumlaser sind nicht ganz so gut wie mit der Ultraline-Faser. Allerdings werden in der Literatur bisher nur Ergebnisse nach 3 Monaten angegeben, die durchaus noch besser werden können [5].

13.3.4.3
Hybridtechniken

Die Kombination von Holmium- und Neodymium:YAG-Laser ist nicht so effizient wie der Holmium-Laser alleine (Tabelle 13.12). Auch die Kombination von KTP- und Nd:YAG-Laser ist nicht so gut wie der Nd:YAG-Laser mit der Ultraline-Faser alleine. Insgesamt sind in der Literatur nur relativ wenig Daten zu finden, die aber die Anwendung einer Hybridtechnik nicht rechtfertigen. Auch die postoperative Katheterverweildauer ist mit 2–7 Tagen relativ lange, während die Komplikationsrate in dem Bereich liegt, der für die Ultraline-Faser angegeben wird.

13.3.5
Wertung

Der große Vorteil der Kontaktspitzen, die mit Hitzeinduktion arbeiten, besteht darin, daß der Effekt fast ausschließlich durch eine Vaporisation verursacht wird. Deshalb kann der Katheter früh entfernt werden, es kommt nur zu wenig dysurischen Beschwerden, und die Obstruktion wird effizient beseitigt. Der entscheidende Nachteil dieser Technik besteht darin, daß die Vaporisation nur sehr langsam vor sich geht und daher für den Operateur zeitaufwendig und mühsam ist. Da die Energie prograd abgestrahlt wird, ist die Abtragung der Seitenlappen und vor allem der apexnahen Bezirke schwierig. Insgesamt überwiegen derzeit die Nachteile über die durchaus wesentlichen Vorteile.

Die seitlich abstrahlenden Laserfasern führen nicht nur zu einer Vaporisation, sondern zu einem wesentlichen Teil auch zu einer Koagulation des Gewebes. Dieser Wirkungsmechanismus erklärt die guten klinischen Effekte. Postoperativ kann der Katheter erst nach einigen Tagen entfernt werden; irritative Symptome sind stärker und halten länger an. Die Komplikationsrate, vor allem die Inzidenz von Harnwegsinfekten und die Rate an Epididymitiden ist deutlich höher als bei den anderen Verfahren. Dementsprechend ist aber auch die Effizienz deutlich größer. Das zeigt sich sowohl bei den Flowraten nach einem Jahr als auch bei der deutlichen Reduktion der Prostatagröße (s. Tabelle 13.9). Derzeit ist die Vaporisation mit der Ultraline-Faser eine der effizientesten Lasertechniken, die technisch einfach, rasch und komplikationsarm durchgeführt werden kann.

Das Konzept der Hybridtechniken besteht darin, die Vorteile der Vaporisation und der Koagulation zu vereinigen. Die Technik ist aber aufwendig, da verschiedene Fasern und auch verschiedene Laser eingesetzt werden müssen. Im Vergleich dazu ist der klinische Effekt enttäuschend.

Der Diodenlaser ist ein sehr neuer Laser. Der Vorteil besteht darin, daß er sehr klein und handlich ist. Es liegen aber derzeit sehr wenig klinische Ergebnisse vor, so daß ein aussagekräftiger Vergleich mit den anderen Lasern derzeit nicht möglich ist.

Ein ganz neues Konzept besteht darin, einen Holmium-Laser mit einer bloßen Faser wie ein Messer einzusetzen und damit eine Resektion durchzuführen, wobei Teile der Prostatalappen komplett herausgeschnitten werden. Die Ergebnisse dieser Methode sind ausgezeichnet, wobei allerdings Druck-Fluß-Messungen und genaue Angaben über das postoperative Prostatavolumen fehlen. Ein weiterer Nachteil dieser HoLRP genannten Methode liegt möglicherweise darin, daß sie technisch schwierig durchzuführen ist. Bisher liegen nur Erfahrungen aus einem Zentrum vor.

Trotz aller Anstregungen können die Lasermethoden noch nicht die Ergebnisse der konventionellen TURP erreichen. Das trifft auch für die Laservaporisation zu. Dieses Konzept bietet aber wesentliche Vorteile, weshalb weitere Anstrengungen gerechtfertigt erscheinen, die Technik zu verbessern.

Literatur

1. Bartsch G, Janetschek G (1994) The development of an endoscope and of contact probes for transurethral laser surgery of the prostate. J Urol 151: 424 A
2. Chun SS, Razvi HA, Denstedt JD (1995) Laser prostatectomy with the holmium:YAG laser. Tech Urol 1: 217–221
3. Corica A, Marianetti A, Anchelerguez R, Prats J, Marchiotti M, Grau D, Nigro E (1995) Laser adenomectomy: a vaporization and active technique under local anesthesia. J Urol 153: 413 A
4. Fournier GR, Narayan P (1994) Factors affecting size and configuration of neodymium: YAG (Nd:YAG) laser lesions in the prostate. Lasers Surg Med 14: 314–322
5. Fraundorfer MR, Gilling PJ, Kabalin JN (1996) The holmium laser in the treatment of benign prostatic hyperplasia. J Urol 155: 318 A, abstr 29
6. Gilling PJ, Cass CB, Malcolm AR, Fraundorfer MR (1995) Combination holmium and Nd:YAG laser ablation of the prostate: initial clinical experience. J Endourol 9: 151–153
7. Gilling PJ, Cass CB, Cresswell MD, Fraundorfer MR (1996) Holmium laser resection of the prostate: preliminary results of a new method for the treatment of benign prostatic hyperplasia. Urology 47: 48–51
8. Gilling PJ, Cass CB, Cresswell MD, Malcolm AR, Fraundorfer MR (1996) The use of the holmium laser in the treatment of benign prostatic hyperplasia. J Endourol 10: 459–461
9. Gomella LG, Lotfi A, Rivas DA, Chancellor MB (1995) Contact laser vaporization technique for benign prostatic hyperplasia. J Endourol 9: 117–123
10. Gottfried HW, Frohneberg D, de la Rosette JJ, Lawrence L, Hautmann RE (1995) Transurethral laser ablation of the prostate (TULAP) - experience pf European multicenter study using ultraline fiber. J Urol 153: 230 A, abstr 6
11. Horninger W, Janetschek G, Watson G, Reissigl A, Strasser H, Bartsch G (1997) Are contact laser - interstitial laser - and transurethral ultrasound guided laser-induced prostatectomy superior to transurethral prostatectomy? Prostate 31: 255–263

12. Keoghane S, Cranston D, Lawrence K, Doll H, Fellows G, Smith J (1995) The oxford laser prostate trial: a prospective randomised controlled trial of contact vaporisation of the prostate versus TURP. Proc Am Urol Ass 153: 230 A
13. Leidich RB, Frink RO, Mahaffey KG et al. (1995) Transurethral evaporation of the prostate (TUEP) with Nd:YAG laser using a contact free beam technique: long term results in 90 patients with benign prostatic hyperplasia. J Urol 153: 413 A
14. Manyak MJ, Aulisi GP (1995) Free-beam and contact laser ablation of benign prostatic hyperplasia with the KTP/Nd:YAG laser: efficacy and versatility. World J Urol 13: 104–108
15. Narayan P, Fournier G, Indudhara R, Leidich R, Shinohara K, Ingerman A (1994) Transurethral evaporation of prostate (TUEP) with Nd:YAG laser using a contact free beam technique: results in 61 patients with benign prostatic hyperplasia. Urology 43: 813–820
16. Narayan P, Tewari A, Fournier G, Toke A (1995) Impact of prostate size on the outcome of transurethral laser evaporation of the prostate for benign prostatic hyperplasia. Urology 45: 776–782
17. Narayan P, Tewari A (1996) Laser evaporation. Smith's Textbook of Endourology, Vol. II, pp 1054–1077
18. Shumaker BP (1994) Contact laser ablation of the prostate for the treatment of benign prostatic hypertrophy. Semin Urol 3: 170–173
19. Sonn DJ, Badlani GH (1995) Contact laser vaporization of the prostate: sidefire technique. J Endourol 9: 113–116
20. Trost D, Zacherl A, Smith M (1992) Surgical laser properties and their tissue interaction. Mosby-Year Book 12: 132–162
21. Watson G (1995) Contact laser prostatectomy. Word J Urol 13: 115–118

KAPITEL 14

Transurethrale Vaporisierung der Prostata

G. Haupt, T. Senge

14.1 Wirkprinzip 445
14.2 Technik 446
14.3 Indikation 446
14.4 Ergebnisse 446
14.4.1 Experimentell 446
14.4.2 Klinisch 449
14.5 Wertung 450

Literatur 450

Die transurethrale Resektion der Prostata (TURP) ist die führende Therapie der benignen Prostatahyperplasie (BPH) und gilt als »Goldstandard«. Bottini nutzte bereits 1876 galvanischen Strom zur Blutungskontrolle [3], doch die Methode konnte sich damals noch nicht durchsetzen. Der kalte Punch wurde - zunächst ohne optische Kontrolle - das Instrument zur TURP. Strom konnte zur Koagulation verwendet werden. Durch die Nutzung von Strom (zunächst galvanisch, später hochfrequent) wurden Schlingen zu Schneideinstrumenten. 1931 wurden von Stern und McCarthy Resektoskope entwickelt, die den hochfrequenten Strom zum Schneiden und Koagulieren verwendeten [22, 37]. Dieses Prinzip liegt der TURP bis heute zugrunde.

Die TURP beseitigt die Blasenauslaßstörung bei BPH sehr effektiv, ist jedoch durch nicht unerhebliche Komplikationen belastet. Mebust berichtete über eine intraoperative Komplikationsrate von 6,9 % und eine unmittelbar postoperative Komplikationsrate von 18 % bei 3885 Patienten. Die Komplikationsrate blieb trotz reduzierter Mortalität über 3 Jahrzehnte konstant [6, 10, 11, 24, 25, 32].

Zur Reduzierung der Morbidität der TURP wurden in den letzten Jahren zahlreiche alternative Therapieverfahren untersucht. Hierzu gehören die medikamentöse Behandlung mit Alphablockern, LHRH-Antagonisten, antiandrogene 5-Alpha-Reduktasehemmer und Aromatasehemmer. Die instrumentelle Therapie umfaßt die transurethrale Elektroresektion, die Ballondilatation, Ultraschallaspiration, Kryotherapie, Hyperthermie, Thermotherapie, Prostatastents, fokussierten Ultraschall und nicht zuletzt eine Vielzahl von Lasertechniken [2, 5, 8, 9, 12, 13, 18, 19, 21, 26, 28, 31, 33, 35, 36, 40].

Neben diesen alternativen Verfahren wurde auch die Technik der transurethralen Resektion weiterentwickelt: neben Veränderungen der elektrochirurgischen Geräte wurde dies vor allem durch Modifikationen der Resektionswerkzeuge erreicht, es entstand die transurethrale Elektrovaporisation der Prostata (TUVP).

14.1
Wirkprinzip

Die Elektrochirurgie nutzt einen radiofrequenten elektrischen Strom zum Schneiden bei gleichzeitiger Erzielung einer Hämostase. Ihre Prinzipien beschrieb McLean bereits 1929 [23]. Die gewünschten Effekte der Elektrochirurgie hängen ab von der Wellenform, der maximalen Spannung sowie der Energie des elektrischen Stromes. Zum Schneiden oder zur Vaporisation wird eine charakteristische Wellenform genutzt. Es handelt sich hierbei um eine Sinuswelle mit einer Frequenz von 400.000–1.000.000 Hz in Abhängigkeit vom jeweiligen Generator. Hierbei wird hohe Hitze erzeugt. Der Schneidestrom erlaubt jedoch nur eine eingeschränkte Hämostase.

Im Gegensatz hierzu ist die Sinuswelle bei der Koagulation salvenartig mit zwischengeschalteten Pausen angeordnet. Jedoch ist die eingekoppelte Energie niedriger als bei der Koagulation.

Bei Kontakt der Elektrode mit Gewebe kommt es zu einem Erhitzen des Gewebes. Darauf wird Wasser aus dem Gewebe ausgetrieben, das Gewebe erfährt eine Desikkation. Dies führt zu einer bräunlichen Verfärbung des Gewebes sowie zu einer sichtbaren Bläschenbildung des verdampften Wassers [17, 41, 42].

Bei der Koagulation führt die Stromunterbrechung nicht zu einer entsprechenden Erhitzung, da die erzeugte Hitze dispergieren kann. Die Zellen werden langsam ausgetrocknet, jedoch nicht zerrissen. Bei hoher Spannung dringt der Koagulationsstrom auch bei hohem Gewebswiderstand ein und führt durch Fulguration des Gewebes zur Verkohlung [17, 41, 42].

Bei der Vaporisation wird wie beim Schneiden der Effekt genutzt, daß bei kontinuierlicher Stromzufuhr die Zellen rasch erhitzt und verdampft werden. Hierdurch ergeben sich freie Räume im Bereich der verdampften Zellen. Da die Hitze großteils zur Verdampfung führt, ist eine Konduktion in angrenzendes Gewebe gering, ebenso eine Austrockung desselben.

Die TUVP nutzt zwei dieser elektrochirurgischen Effekte, die Vaporisation und die Austrocknung, und erlaubt damit eine Gewebsentfernung ohne Blutung.

Eine spezielle Rollerelektrode wird mit Schneidestrom genutzt, bei einer 25–75 % höheren Einstellung im Vergleich zur Standard-TURP. Die hohe Stromdichte führt bei Gewebskontakt zur Vaporisation. Da die Elektrode langsam bewegt wird, sinkt die Elektrode bei weiterer Vaporisation etwas in das Gewebe ein. Tiefere Schichten erfahren aufgrund der längeren Kontaktzeit eine Austrocknung. Aufgrund des dadurch erhöhten Gewebswiderstandes wird hier eine Blutstillung erreicht. Da bei gleichzeitiger Spülung eine Rehydrierung der desikkierten Zellen möglich ist, können diese in einem weiteren Arbeitsgang der Vaporisierung zugeführt werden [43].

Bei der Vaporisierung mit der Vaportrode wird eine Vaporisationstiefe von 3–4 mm erreicht, die darunterliegende Koagulationszone beträgt 1–3 mm. Hierzu ist im Vergleich die Koagulationszone bei der Schneideschlinge 0,1–0,5 mm dick. Nutzt man den Rollerball mit gleichen Energien, ist lediglich eine Vaporisationszone von 1–2 mm Tiefe zu erreichen mit einer ebenfalls geringeren Koagulationszone von 0,5–1 mm. Das unterschiedliche Ausmaß an Vaporisations- und Koagulationszone erklärt sich durch die spezielle Gestaltung der Vaportrode. Hierdurch werden 8 Kontaktpunkte mit hoher Stromdichte erreicht, beim Rollerball sind dies im Vergleich nur zwei. Bei einer Untersuchung mit 8 verschiedenen Elektroden konnten am Hund keine wesentlichen Unterschiede festgestellt werden [15]. Dagegen zeigte ein Vergleich von glatter Kugel, glatter Rolle, vertikal und horizontal geriffelter Rolle bessere Effekte der geriffelten Rollen, wobei die vertikal geriffelte Rolle den gleichmäßigsten Gewebseffekt erzielte [44].

Daneben wird eine kombinierte Resektion-Vaporisation durch ein spezifisches Schlingendesign untersucht. Hierbei ist die Schlinge im seitlichen Durchmesser keilförmig aufgebaut, so daß ihr dünnes Ende zunächst Gewebe vaporisierend schneidet und anschließend ihr dickes Ende koaguliert.

14.2
Technik

Vor der Elektrovaporisation der Prostata wird die Uretrozystoskopie durchgeführt. Gegebenenfalls wird zusätzlich ein suprapubischer Fistelkatheter eingelegt. Anschließend wird mit dem Resektionsgerät transurethral eingegangen. Die Elektrovaporisation wird nunmehr wie eine klassische transurethrale Resektion der Prostata durchgeführt, bis die chirurgische Kapsel der Prostata sichtbar wird. Hierbei entstehen nur geringe Blutungen, die koaguliert werden können. Die Vaporisation kann mit ante- oder retrograder Führung der Vaportrode erfolgen. Gerade im apikalen Bereich hat sich eine Bewegungsrichtung zur Blase hin als vorteilhaft erwiesen. Für die Vaporisation wird der Schneidestrom etwa 25–75 % höher gestellt als für die TURP. Postoperativ wird ein transurethraler Katheter eingelegt, der nach 24 h entfernt werden kann. Eine postoperative Blasenspülung ist in der Regel nicht erforderlich.

14.3
Indikation

Die transurethrale Vaporisation ist erst am Anfang ihrer Entwicklung. Der Indikationsbereich kann daher noch nicht definiert werden. Es zeichnet sich jedoch ab, daß die operationspflichtige obstruktive Prostatavergrößerung, die durch die transurethrale Resektion behandelt werden kann, auch dem Indikationsspektrum der Vaporisation entsprechen könnte. Bei größeren Drüsen wird die Vaporisation zunehmend schwieriger, da der Gewebsabtrag in tieferen Schichten geringer ist.

14.4
Ergebnisse

14.4.1
Experimentell

Die Koagulationstiefe nimmt, wie in Abb. 14.1 dargestellt, mit der verwendeten Energie zu [30]. Weniger ausgeprägt gilt dies auch für die Koagulationsbreite (Abb. 14.2).

Der Gewebsabtrag ist im Ex-vivo-Modell mit der Vaporisationsrolle deutlich niedriger als mit der konventionellen Schlinge (Abb. 14.3) [16]. Das Koagulationsvolumen bei der Vaporisation ist dagegen um 74 % höher [27].

Die Ablationstiefe ist bei der ersten Passage am höchsten. Bei den folgenden Passagen wird nur eine geringere Tiefe erzielt, da das bei der ersten Passage desikkierte

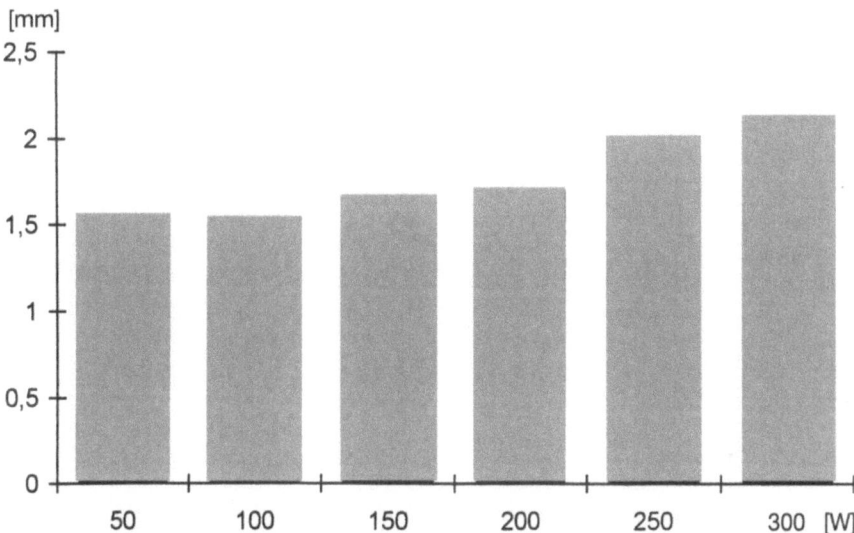

Abb. 14.1. Koagulationstiefe in mm in Abhängigkeit der Energie in Watt. (Nach Perlmutter et al. [30])

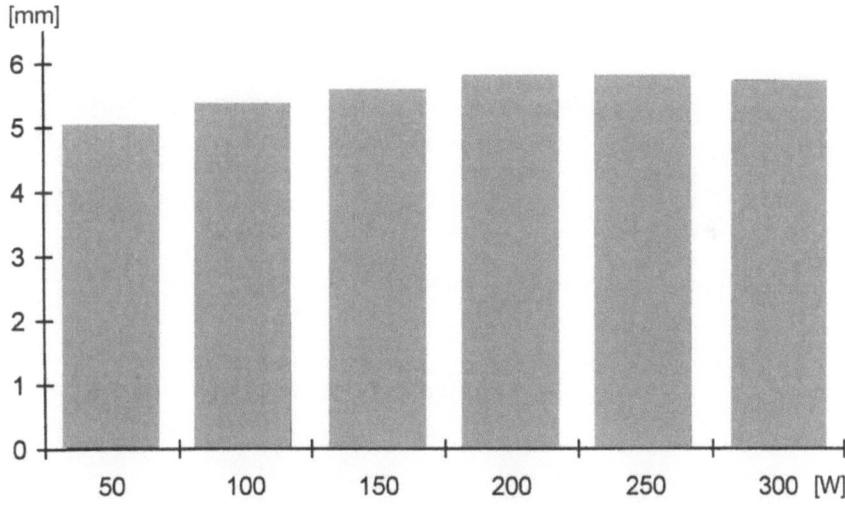

Abb. 14.2. Koagulationsbreite in mm in Abhängigkeit der Energie in Watt. (Nach Perlmutter et al. [30])

Gewebe schlechter vaporisiert werden kann. Köhrmann zeigte dies ebenfalls an einem Ex-vivo-Modell (Abb. 14.4) [16].

Senge untersuchte 10 Patienten vergleichend mit konventioneller TURP und Elektrovaporisation hinsichtlich der verwendeten Energie. Dabei lag die mittlere Energie einer Aktivierung bei der TURP bei 81 W, bei der Elektrovaporisation dagegen bei 218 W. Außerdem war die durchschnittliche Aktivierungsdauer bei der Vaporisation

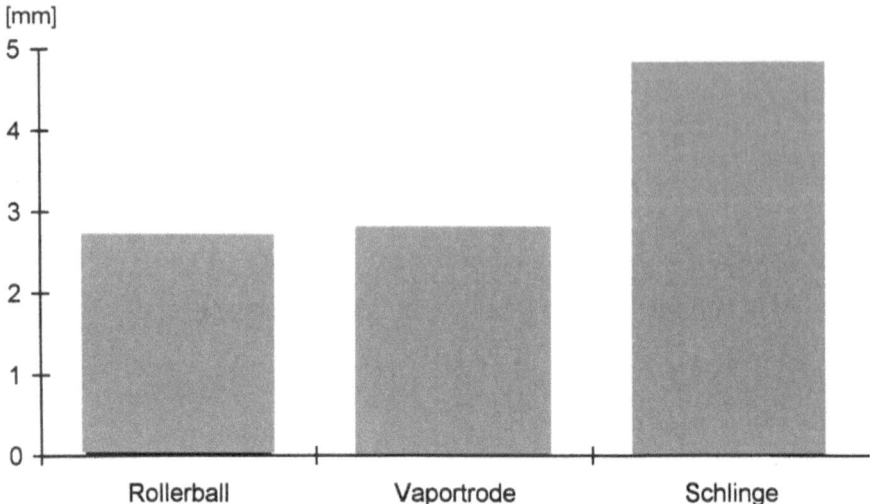

Abb. 14.3. Gewebsabtrag mit Rollerball, Vaportrode und Schlinge. (Nach Köhrmann [16])

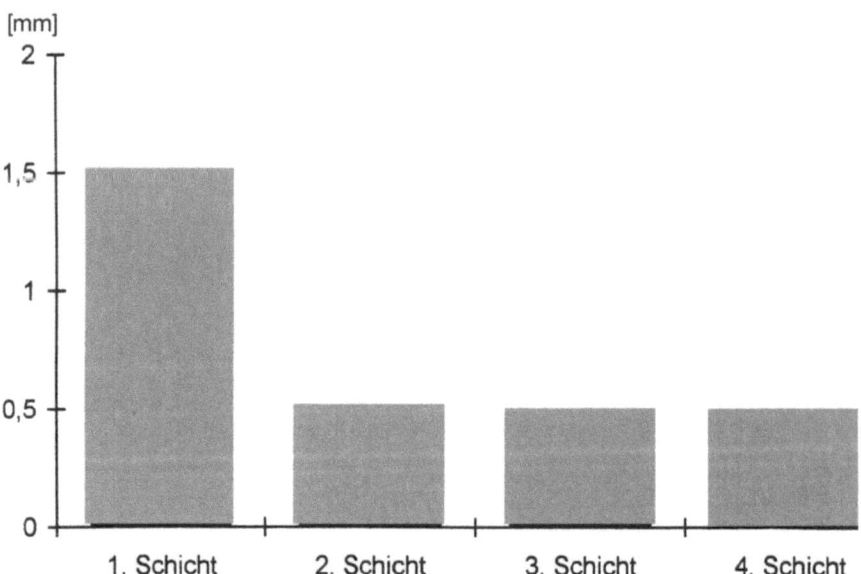

Abb. 14.4. Abhängigkeit des Gewebsabtrages von vorangegangenen Vaporisationspassagen. (Nach Köhrmann [16])

länger. Bei vergleichbaren Prostatagrößen wurden bei der TURP im Mittel insgesamt 39 KW zum Schneiden und 54 KW zur Koagulation gebraucht. Bei der Vaporisation wurden 124 KW zur Vaporisation und 28 KW zur Koagulation genutzt. Daher lag die Gesamtenergiemenge bei der Vaporisation mit 152 KW deutlich höher als bei der TURP mit 54 KW. Hieraus ergibt sich theoretisch bei der Vaporisation ein höheres

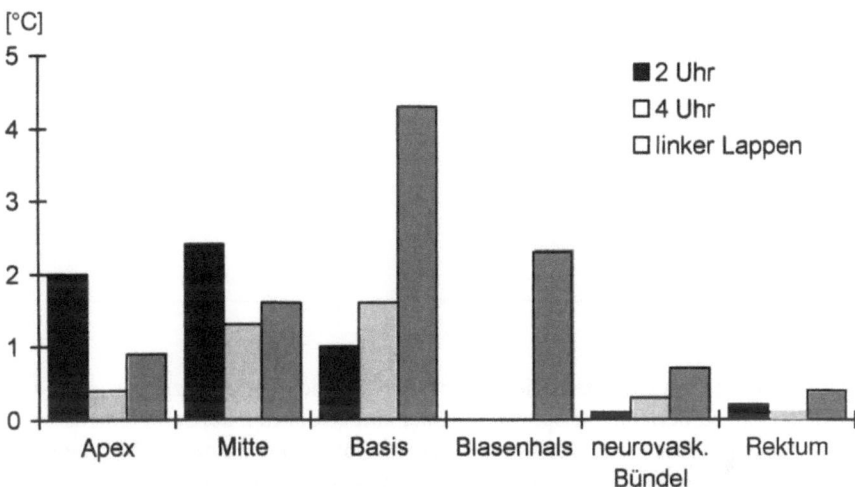

Abb. 14.5. Anstieg der Temperatur in °C an verschiedenen Lokalisationen bei Behandlung bei 2 Uhr, 4 Uhr und des linken Lappens. (Nach Perlmutter et al. [30])

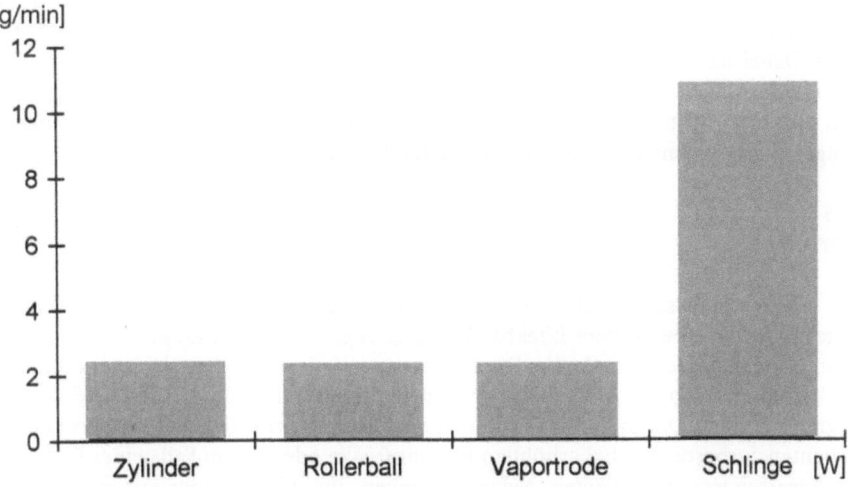

Abb. 14.6. Blutung in g/min mit verschiedenen elektrochirurgischen Geräten. (Nach Köhrmann [16])

Risiko für die Bildung von Harnröhrenstrikturen durch Kriechströme [34]. Höhere Energie durch die Vaporisation wurden auch von Leyh und Patel beschrieben [20, 29]. Tatsächlich wurden auch bereits einige Harnröhrenstrikturen berichtet [34, 43] (Abb. 14.5 u. 14.6).

14.4.2
Klinisch

Bislang stehen lediglich limitierte Ergebnisse zur Verfügung. Publizierte Ergebnisse umfassen selten mehr als 50 Patienten in den jeweiligen Gruppen, in Ausnahmen aber

Tabelle 14.1. Komplikationen nach Elektrovaporisation bei BPH

Autor	n	Harnverhalt	Meatusstenose	Revision	Harnröhrenstriktur
Patel [34]	8				
Badlani [29]	20	1	1	1	
Stein [20]	16				
Zerbib [14]	25				
Babayan [7]	42				
Evans [38]	65				
Colombel [39]	15				
Herne	32	3		3	1
Te [43]	76	4			

auch schon über 100 Patienten. Hierbei zeichnet sich die gleiche Effizienz wie bei der TURP ab. Kaplan berichtet beispielsweise über eine Reduktion des Symptomenscores (IPSS) von 17,8 präoperativ auf 5,9 nach einem Monat und 4,2 nach 3 Monaten bei gleichzeitiger Steigerung des Peak flows von 7,4 auf 15,3 bzw. 17,3 ml/s [14].

Die mittlere Operationszeit liegt im Rahmen der TURP bzw. ist sogar meist etwas kürzer. Intraoperative Komplikationen treten seltener auf als bei der TURP [7]. An postoperativen Komplikationen wurde neben den erwähnten Harnröhrenstrikturen 2mal eine Inkontinenz berichtet. Einige Komplikationen sind in Tabelle 14.1 aufgelistet. Dabei handelt es sich aber aufgrund der kurzen Nachbeobachtungszeit noch um eine unvollständige Aussage. Ein TUR-Syndrom oder eine Bluttransfusion wurden bislang nicht beschrieben. Blutuntersuchungen zeigten nur minimale Veränderungen beim Serumnatrium, Hämoglobin und Hämatokrit [1, 4, 38, 39, 43].

14.5
Wertung

Die Elektrovaporisation ist eine Modifikation der konventionellen TURP. Erste Ergebnisse zeigen eine gute Effektivität bei geringen Nebenwirkungen. Langzeitergebnisse fehlen noch vollständig. Die Elektrovaporisation ist daher als experimentelles Verfahren zu betrachten. Ihre Anwendung sollte derzeit auf klinische Studien begrenzt bleiben. Darüber hinaus kann im Einzelfall bei erheblichem Risikoprofil des Patienten, insbesondere bei erhöhtem Blutungsrisiko oder bei im Falle einer Blutung zu erwartenden signifikanten Nebenwirkungen, die Elektrovaporisation sinnvoll sein.

Literatur

1. Babayan RK, Siroky MB, Kranke RJ (1994) Transurethral vaporization of the prostate (TUVP): an electrosurgical alternative to laser prostatectomy. 12th World Congress on Endourology and SWL, 2.–6. Dezember 1994, St. Louis
2. Blute ML, Tomera KM, Hellerstein DK, McKiel EF, Lynch JH, Regan JB, Sankey NE (1993) Transurethral microwave thermotherapy for management of benign prostatic hyperplasia: results from the United States Prostatron Cooperativ Study. J Urol 150: 1591–1596
3. Bottini E (1877) Radicale Behandlung der auf Hypertrophie beruhenden Ischurie. Arch Klin Chir 21: 1–24

4. Bush IM, Malters E, Bush J (1993) Transurethral vaporization of the prostate (TVP): new horizons. Soc Minimally Invasive Ther 2 [suppl]: 98
5. Costello AJ, Bowsher WG, Bolton DM, Braslis KG, Burt J (1992) Laser ablation of the prostate in patients with benign prostatic hyperthrophy. Br J Urol 69: 603-608
6. Doll HA, Black NA, McPhreson K, Flood AB, Williams GB, Schmith JC (1992) Mortality, morbidity and complications following transurethral resection of the prostate for benign prostatic hypertrophy. J Urol 147: 1566-1573
7. Ekengren J, Hahn RG (1996) Complications during transurethral vaporization of the prostate. Urology 48/3: 424-427
8. Gibbons RP, McNicholas TA, Koshiba K, Flam T, Jewett MAS, Stein BS, Steg A (1993) Surgical and laser treatment. In: Cockett ATK, Khoury S, Aso Y, Chatelain C, Denis L, Griffiths K, Murphy G (eds) The 2nd International Consultation on Benign Prostatic Hyperplasia (BPH), Proceedings. SCI, Jersey, pp 363-374
9. Gormley GJ, Stoner E, Bruskewitz RC et al. for the Finasteride Study Group (1992) The effect of finasteride in men with benign prostatic hyperplasia. N Engl J Med 327: 1185-1191
10. Holtgrewe HL, Valk WL (1962) Factors influencing the mortality and morbidity of transurethral prostatectomy: a study of 2,015 cases. J Urol 87: 450-459
11. Holtgrewe HL, Mebust WK, DowdJB, Cockett ATK, Peters PC, Proctor C (1989) Transurethral prostatectomy: practice aspects of the dominant operation in American urology. J Urol 141: 248-253
12. Kabalin JN (1993) Laser prostatectomy performed with a right angle firing neodymium: YAG laser fiber at 40 watts power setting. J Urol 150: 95-99
13. Kaplan SA, Shabsigh R, Soldo KA, Olsson CA (1993) Transrectal thermal therapy in the management of men with prostatism: an algorithm for therapy. Br J Urol 72: 195
14. Kaplan SA, Te AE (1995) Transurethral electrovaprization of the prostate: a novel method for treating men with benign prostatic hyperplasia. Urology 45: 566-572
15. Kim CA, Nissar N, de las Morenas A, Babayan RK (1996) Evaluation of electrovaporization techniques in the canine prostate. J Endourol 10: S59
16. Köhrmann KU, Michel MS, Alken P (1995) Loop, rollerball or vaportrode: an experimental comparison. J Endourol 9: 54
17. Kramolowsky EV, Tucker RD (1991) The urological application of electrosurgery. J Urol 146: 669-674
18. Leach GE, Sirls L, Ganabathi K, Roskamp D, Dmochowski R (1994) Outpatient visual laser-assisted prostatectomy under local anesthesia. Urology 43: 149-153
19. Lepor H, Auerbach S, Puras-Baez AG et al. (1992) A randomized placebo-controlled multicenter study of the efficacy and safety of terazosin in the treatment of benign prostatic hyperplasia. J Urol 148: 1467-1474
20. Leyh H, Fastenmeier K, Barba M, Hartung R (1996) Stromfluß und in den Patienten eingespeiste Leistung bei der transurethralen Vaporisation der Prostata. Urologe A (Suppl.): 93
21. Malloy TR, Carpiniello VL, Wein AJ, Payne C, Wuchinich D (1991) Bladder outlet obstruction treated with ultrasonic aspiration: one year follow-up on 59 patients. Urology 37: 512-515
22. McCarthy JF (1931) A new apparatus for endoscopic plastic surgery of the prostate, diathermia and excision of vesical growth. J Urol 26: 695-696
23. McLean AJ (1929) The Bovie electrosurgical current generator: some underlying priciples and results. Arch Surg 18: 1863-1867
24. Mebust WK, Holtgrewe HL, Cockett ATK, Peters PC (1989) Transurethral prostatectomy: immediate and postoperative complications. A cooperative study of 13 participating instutitions evaluating 3,885 patients. J Urol 141: 243-247
25. Melchior J, Valk WL, Foret JD, Mebust WK (1974) Transurethral prostatectomy: computerized analysis of 2,223 consecutive cases. J Urol 112: 634-642
26. Narayan P, Fournier G, Indudhara R, Leidich R, Shinohara K, Ingerman A (1994) Transurethral evaporation of prostate (TUEP) with Nd:YAG laser using a contact free beam technique: results in 61 patients with benign prostatic hyperplasia. Urology 43: 813-820
27. Narayan P, Tewari A, Croker B, Garzotto M, Mustafa S, Jones T, Perinchery G (1996) Factors affecting size and configuration of electrovaporization lesions in the prostate. Urology 47/5: 679-688
28. Oesterling JE, Kaplan SA, Epstein HB, Defalco AJ, Reddy PK, Chancellor M (1994) The North American experience with the urolume endoprosthesis as a treatment for benign prostatic hyperplasia: long-term results. The North American Urolume Study Group. Urology 44: 353-362
29. Patel A, Fuchs G, Gutierrez-Aceves J, Ryan T (1996) A prospectively randomized study of energy utiliziation during transurethral electrosurgical resection (TURP) and electro-vaporization (TUEVAP). J Endourol 10: S82
30. Perlmutter AP, Muschter R (1995) Electrosurgical vaporization of the prostate in the canine model. Urology 46: 518-523

31. Peters CA, Walsh PC (1987) The effect of nafarelin accetate, a luteinizing hormone-releasing hormone agonist, on benign prostatic hyperplasia. N Engl J Med 317: 599–604
32. Roos NP, Wenneberg JE, Malenka DJ et al. (1989) Mortality and reoperation after open and transurethral resection of the prostate for benign prostatic hyperplasia. N Engl J Med 320: 1120–1124
33. Schweikert HU, Tunn UW (1987) Effects of the aromatase inhibitor testalactone on human benign prostatic hyperplasia. Steroids 50: 191–200
34. Senge T, Thorwest C, Haupt G (1996) Energy consumption: vaporization versus TURP. J Endourol 10: S82
35. Sirls LT, Ganabathi K, Zimmern PE, Roskamp DA, Wolde-Tsadik G, Leach GE (1993) Transurethral incision of the prostate: an objective and subjective evaluation of longterm efficacy. J Urol 150: 1615–1621
36. Smith PH, Marberger M, Conort P et al. (1993) Other non-medical therapies (excluding lasers) in the treatment of BPH. In: Cockett ATK, Khoury S, Aso Y, Chatelain C, Denis L, Griffiths K, Murphy G (eds) The 2nd International Consultation on Benign Prostatic Hyperplasia (BPH), Proceedings. SCI, Jersey, pp 453–491
37. Stern M (1933) The Stern-method of prostatic resection: the improved resectoscope. Urol Cutan Rev 37: 7–14
38. Stewart SC, Benjamin D, Weil D, Ruckle HC, Hadley R, Lui PD (1995) Electrovaporization of the prostate: a pilot study. J Urol 153: 437
39. Stewart S, Benjamin D, Ruckle H, Lui P, Hadley R (1995) Transurethral electrovaporization of the prostate: a new technique for the treatment of symptomatic BPH. J Endourol 9: 413–6
40. Stone NN (1989) Flutamide in treatment of benign prostatic hypertrophy. Urology 34 [suppl 4]: 64–68
41. Te AE, Kaplan SA (1995) Transurethral electrovaporization of the prostate (TVP): an electrosurgical advancement of the standard TURP. Curr Surg Tech Urol 8: 1–8
42. Te AE, Reis R, Kaplan SA (1995) TVP: a new modification of TURP. Contemp Urol 7: 74–83
43. Te AE, Kaplan SA (1996) Electrovaporization of the prostate. Curr Opin Urol 6: 2–9
44. Wolf JS, Rayala HJ, Humphrey PA, Clayman RV (1996) In vivo comparison of electrosurgical »vaporization« electrodes. J Endourol 10: S60

KAPITEL 15

Prostatische Stents in der Behandlung der BPH

H.W. Gottfried, R.E. Hautmann

15.1 Wirkprinzip 453
15.2 Technik/Stentapplikation 453
15.2.1 Stenttypen 453
15.2.1.1 Passagere Stentsysteme 454
15.2.1.2 Permanente Stentsysteme 457
15.2.2 Stentapplikation 458
15.2.2.1 Längenauswahl 458
15.2.2.2 Exakte Stentpositionierung 459
15.2.2.3 Tips und Tricks bei prostatischer Stentapplikation 459
15.3 Indikation 461
15.3.1 Passagere, katheterfreie Harnableitung 461
15.3.2 Indikationen zur Einlage eines permanenten Prostatastents 462
15.4 Ergebnisse 463
15.4.1 Effektivität der Stentbehandlung bei obstruktiver BPH 463
15.4.2 Stentkomplikationen 464
15.5 Wertung 467

Literatur 467

15.1
Wirkprinzip

Seit Einführung des partiellen intraprostatischen Katheters nach Fabian [1], Anfang der 8oer Jahre, fanden unterschiedliche intraprostatische Implantate zur Behandlung der BPH ihre Anwendung. Das gemeinsame Prinzip dieser Implantate besteht darin, daß sie eine Platzhalterfunktion erfüllen. Die intraprostatischen Stents drängen das Prostatagewebe auseinander und ermöglichen damit den Durchfluß des Urins durch das Lumen des Implantates. In den letzten Jahren ist eine Vielzahl unterschiedlicher intraprostatischer Implantate entwickelt worden, die sich aufgrund ihrer Konfiguration und Materialbeschaffenheiten deutlich voneinander unterscheiden. An dem Grundprinzip der Platzhalterfunktion haben diese unterschiedlichen Stentkonfigurationen jedoch nichts geändert.

15.2
Technik/Stentapplikation

15.2.1
Stenttypen

Bevor auf die praktischen Einzelheiten der Stentapplikation eingegangen werden kann, sollen zunächst einmal die technischen Voraussetzungen dargestellt werden. Dazu ist die Vorstellung der unterschiedlichen derzeit verfügbaren Stentsysteme notwendig. Generell lassen sich 2 große Gruppen von intraprostatischen Stentsystemen unterscheiden. Zum einen sog. passagere Stentsysteme, die prinzipiell für einen zeitlich begrenzten Zeitraum vorgesehen sind, zum anderen permanente Stentsysteme, die für einen Langzeiteinsatz konzipiert sind.

15.2.1.1
Passagere Stentsysteme

Dabei handelt es sich um intraprostatische Implantate, die prinzipiell für eine zeitlich befristete Applikationsdauer ausgelegt sind. Diese Implantate, zu denen auch der Vorläufer aller prostatischen Stents, nämlich die Fabian-Spirale (Abb. 15.1), gehört, haben je nach Materialbeschaffenheit eine begrenzte Liegedauer. Kennzeichnend für nahezu alle diese passageren Implantate sind ein relativ geringer Innendurchmesser und das Verankerungssystem. Bei diesen Implantaten wird grundsätzlich der Blasenhals mit einem Implantatteil überbrückt, und damit liegt ein Anteil des intraprostatischen Implantates in der Blase. Dies ist in typischer Weise bei der Fabian-Spirale zu sehen (s. Abb. 15.1), bei der ein »Schwänzchen« der Spirale etwa 1–2 cm in die Blase hineinragt. Die distale Verankerung der meisten passageren prostatischen Stents erfolgt mit einem distal des Sphincter externus liegenden Köpfchens, das mit einer dünnen Verbindung zum Spiralenkörper ausgestattet ist.

Ein etwas anderes Konzept wird beim Memokath-Katheter verwendet, wobei in diesem Fall eine Spirale aus einem selbstexpandierbaren Material (Nitinol) vorliegt und die Verankerung durch größere Spiralenwindungen im Apexbereich der Prostata erfolgt (Abb. 15.2).

Die Materialien, die für passagere Stents verwendet werden, sind sehr unterschiedlich und erlauben damit auch eine Anpassung an individuelle Bedürfnisse. Wir können aufgrund der Materialgegebenheiten 4 Gruppen von passageren Stentsystemen unterscheiden.

Passagere Kunststoffstents

Dabei handelt es sich in den meisten Fällen um relativ einfach konfigurierte Polyurethanimplantate. Der am weitesten verbreitete Stent nach diesem Konzept ist der

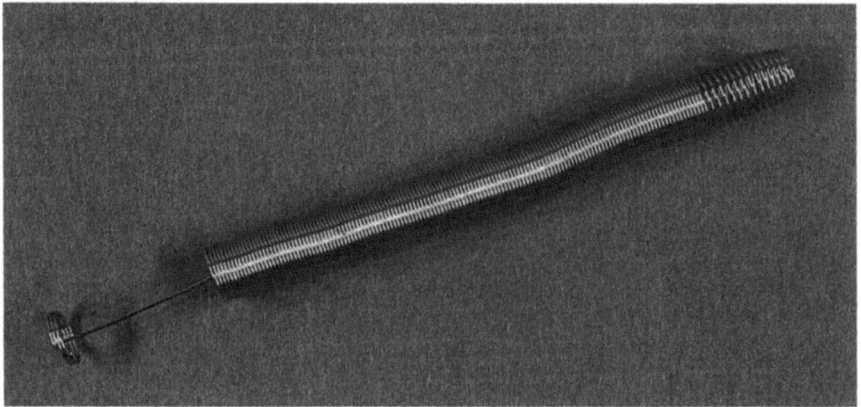

Abb. 15.1. Fabianspirale

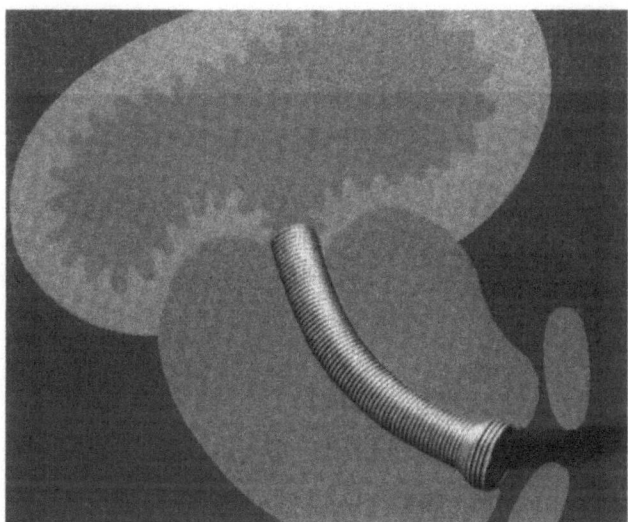

Abb. 15.2. Memokath-Katheter

Nissenkorn-Stent [13]. Implantate dieses Typs (Abb. 15.3) zeichnen sich vor allem durch ihre geringen Kosten und die relativ einfache Applikationsart aus. Durch die Oberflächen- und Materialstruktur dieser Stents ist jedoch die Liegedauer dieser Systeme zeitlich deutlich begrenzt. Diese Kunststoffstents sollten im Regelfall nicht

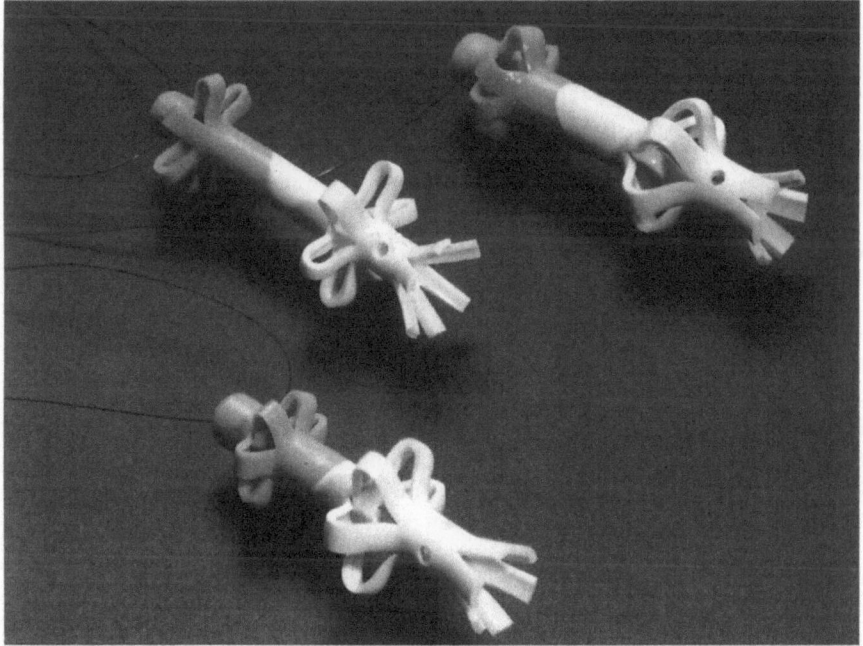

Abb. 15.3. Nissenkorn-Stent

länger als 3 Monate vor Ort bleiben, da sonst mit einer Inkrustation und gehäuften Infekten zu rechnen ist. Auch ist bei diesen Stentsystemen eine endourologische Instrumentation nicht möglich.

Passagere Metallstents

Der bekannteste Vertreter dieser Stentgruppe ist der Vorläufer aller urologischen intraprostatischen Implantate, nämlich die Fabian-Spirale. Diese Metallstents, die alle einen spiralförmigen Aufbau zeigen, werden aus unterschiedlichen Materialien gefertigt. Zum Einsatz kommen hauptsächlich Implantate aus chirurgischem Stahl, aus dem auch die Fabian-Spirale besteht. Teilweise wurde versucht, durch Beschichtung der Stentoberfläche mit Silber die Infektions- und Inkrustationsneigung zu verringern. Diese Implantate werden im Regelfall zystoskopisch appliziert, wobei das »Schwänzchen« der Spirale den Blasenhals überragt und in die Blase selber hineinschaut. Das Spiralenköpfchen liegt distal des externen Sphinkters und ist mit einem dünnen Metalldrahtzwischenstück mit dem Spiralenkörper verbunden. Dies erlaubt die ungestörte Funktion des externen Sphinkters und hält die Spirale vor Ort. Auch diese Stentsysteme haben eine begrenzte Liegedauer. Dadurch, daß zumindest ein Teil der Spirale, nämlich der blasenseitige, im ständigen Urinkontakt ist, besteht ein deutliches Inkrustationsproblem. Es wird allgemein geraten, diese Spiralsysteme nicht länger als ein Jahr zu belassen und dann, falls erforderlich, zu wechseln. Der Innendurchmesser dieser Spiralen ist so bemessen, daß eine Instrumentation urologischer Art im Regelfall nicht durchführbar ist. Im Einzelfall besteht die Möglichkeit, unter Verwendung von Ureteroskopen diese Stents zu passieren.

Passagere selbsexpandierbare Metallstents

Seit einigen Jahren stehen spiralförmige Metallstents mit besonderen Materialeigenschaften zur Verfügung. Dies ergibt sich aus dem verwendeten Metall. Es handelt sich dabei um Nickel-Titan-Aluminium-Legierungen (Nitinol), die sich durch besondere Eigenschaften auszeichnen. Diese Metallegierungen sind thermoreaktiv, d. h. sie erreichen eine maximale Ausdehnung bei einem vorgegebenen Temperaturbereich. Passagere Metallstents, die aus diesem Material gefertigt werden, sind der Memokath-Stent und der Urocoil-Stent [19, 20]. Diese Stents weisen alle eine spiralförmige Struktur auf (Abb. 15.4) und sind so konzipiert, daß sie ihre maximale Aufstellkraft bei Körpertemperatur erreichen. Diese Metallstents erlauben aufgrund ihres etwas größeren Innendurchmessers auch eine vorsichtige endourologische Instrumentation mit flexiblen Urethrozystoskopen. Die Liegedauer dieser Stentsysteme ist ebenfalls abhängig von der Inkrustation. Bei Stents, die den Blasenhals überbrücken, besteht auch hier eine höhere Inkrustationsneigung als bei Stents, die mit dem Blasenhals abschließen. Prinzipiell ist aber auch bei diesen Stentsystemen trotz ihrer hohen Biokompatibilität die Liegedauer begrenzt und sollte ein Jahr nicht deutlich überschreiten.

Bioresorbierbare intraprostatische Stents

Bei dieser Neuentwicklung handelt es sich um spiralförmige Stents aus einem Polyglykolsäure- oder Polylactidderivat [17]. Diese Stentsysteme stellen insofern eine

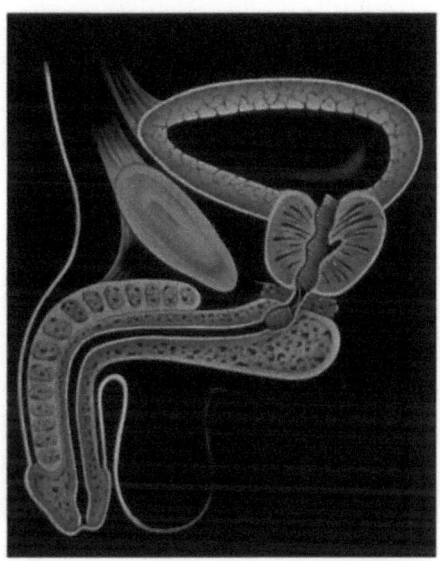

Abb. 15.4. Urocoil/Prostacoil

Neuerung dar, als bei ihnen eine begrenzte Lebensdauer vorgegeben ist. Je nach verwendeten Materialien verlieren sie nach einigen Wochen geplant ihre Expansionskraft und werden fragmentiert, wobei dann die kleinen Fragmente per via naturalis ausgeschieden werden können. Sie dienen dazu, z. B. nach Thermotherapie die zeitlich begrenzt auftretende Schwellung der Prostata mit konsekutiver Obstruktion zu überbrücken.

15.2.1.2
Permanente Stentsysteme

Im Gegensatz zu den passageren Stents sind permanente intraprostatische Stents [2, 3, 5, 6, 9, 10, 11, 14, 15] dafür gedacht, die prostatische Obstruktion langfristig zu beseitigen und im Prinzip lebenslang die Platzhalterfunktion wahrzunehmen. Das erste derartige Stentsystem, das zum urologischen Einsatz kam, ist der Urolume-Wall-Stent, der in den 80er Jahren als radiologischer Stent entwickelt wurde. Bei diesem Stentsystem und auch bei den anderen permanenten Metallstents (z. B. Memotherm-Stent) handelt es sich um Metallmaschenstents. Diese Stentsysteme sollen nach der Applikation von der urethralen Schleimhaut überwachsen werden und somit keine Ansatzstellen zur Inkrustation bieten. Aufgrund ihrer Fähigkeit zur Epithelialisierung (Abb. 15.5) sind diese prostatischen Implantate als Dauerlösung gedacht. Im Gegensatz zu den meisten passageren Stentsystemen werden permanente intraprostatische Stents so angepaßt, daß sie die prostatische Obstruktion beseitigen, ohne in das Blasenlumen hineinzuragen und damit Inkrustationsanreize zu bieten. Dies erfordert eine exakte Plazierung und Auswahl des jeweiligen Stents.

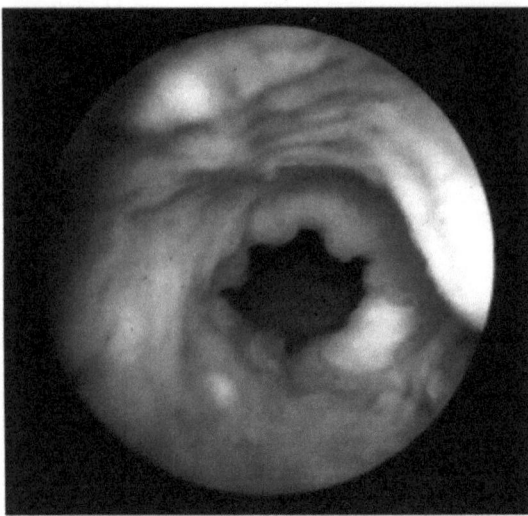

Abb. 15.5. Epithelialisierter Memotherm-Stent

15.2.2
Stentapplikation

So unterschiedlich wie die verschiedenen Stentsysteme sind auch die Applikationstechniken. Es kann generell unterschieden werden zwischen endoskopisch und radiologisch applizierten Stentsystemen. Auf die Einzelheiten der Stentapplikation soll an dieser Stelle nicht eingegangen werden, da sie von Stentsystem zu Stentsystem Unterschiede aufweisen. Einige wichtige Punkte sind jedoch bei jeder Applikation eines prostatischen Stents zu beachten.

15.2.2.1
Längenauswahl

Bei jeder prostatischen Obstruktion, die mit einem Stent versorgt werden soll, ist ein entscheidender Punkt, die Länge der Obstruktion richtig zu beurteilen und damit einen der Obstruktion angepaßten Stent auszuwählen. Häufig treten Probleme dadurch auf, daß zu lange oder zu kurze Stents appliziert werden. Bei der Auswahl eines zu kurzen Stents ist in vielen Fällen keine ausreichende Desobstruktion möglich und es wird keine Miktionsfähigkeit erreicht. Bei der Auswahl zu langer Stents wird das Risiko einer Irritation und Inkrustation unnötig erhöht. Alle Stentsysteme liegen in unterschiedlichen Größen vor. Es sollte bei der Auswahl des jeweiligen Stents unbedingt darauf geachtet werden, daß die Länge der Obstruktion gemessen und dann ein entsprechend langer Stent ausgewählt wird. Beim Messen der intraprostatischen Obstruktion wird meist vom Blasenhals bis zum Colliculus seminalis gemessen. Dabei ist zu beachten, daß bei deutlich apikalem Prostatawachstum diese Länge oft nicht ausreicht, sondern der Colliculus überstentet werden muß, um auch im apikalen Anteil eine ausreichende Desobsstruktion zu erreichen. Ein weiterer wichtiger Punkt ist der Verlauf der prostatischen Harnröhre. Diese verläuft nicht gerade, sondern mit einer, abhängig von der Ausprägung des Adenoms, unterschiedlichen Krümmung. Dies ist bei der Ausmessung zu berücksichtigen.

15.2.2.2
Exakte Stentpositionierung

Ein entscheidender Punkt für die erfolgreiche Stentapplikation ist die exakte Positionierung des Stentsystems. Dabei sind der Blasenhals und der Sphincter externus die entscheidenden Lokalisationen. Abhängig vom Stentsystem ist bei allen passageren Stents eine Überstentung des Blasenhalses gewünscht und vorgesehen. Dies gilt nicht für permanente Stentsysteme, da eine Überstentung des Blasenhalses mit in die Blase hineinragendem Stent die Gefahr der Inkrustation und Irritation birgt. Dies sollte bei permanenten Stents, die über einen langen Zeitraum verbleiben, unbedingt vermieden werden. Das heißt auch, daß obstruktive Mittellappen mit einem permanenten Metallstent nicht sinnvoll zu versorgen sind, da dies zwangsläufig zu einer deutlichen Überstentung des Blasenhalses führt. Bei den passageren Stentsystemen stellt ein Mittellappen keine Kontraindikation dar, da in den meisten Fällen ohnehin der Blasenhals mit dem Stent überbrückt wird. Der Bereich des Sphincter externus stellt bei der Stentung der prostatischen Harnröhre eine weitere Problemzone dar. Wird der externe Sphinkter vom Stent überragt, resultiert daraus zwangsläufig eine Harninkontinenz. Die sphinkternahe Stentapplikation sollte besonders sorgfältig erfolgen, da eine Fehlplazierung in diesem Bereich zwangsläufig zum Mißerfolg der Behandlung führt.

15.2.2.3
Tips und Tricks bei prostatischer Stentapplikation

Eine wesentliche Erleichterung bei der Applikation eines prostatischen Stents stellt die Anlage einer suprapubischen Zystostomie dar. Dies kann, falls der Patient nicht ohnehin aufgrund seiner vorbestehenden Obstruktion bereits im Vorfeld mit einer suprapubischen Zystostomie versorgt ist, auch bei Stentapplikation in Lokalanästhesie unmittelbar vor der Stenteinlage erfolgen. Durch die suprapubische Zystostomie ist während der Stentapplikation die Endoskopie mit permanentem Spülstrom möglich. Dies ist von herausragender Wichtigkeit, da das Entleeren der Blase während der Stentapplikation über den Endoskopieschaft nahezu immer zu einer Dislokation des bereits teilweise applizierten Stents führt. Insbesondere bei den permanenten Metallstents, die über Einmalzystoskope, die mit dem Stent armiert sind, ist die Blasenentleerung bei Stentapplikation meist fatal. Entfernt man die Optik aus dem Einmalzystoskop, um den Urin ablaufen zu lassen, wird die mechanische Stabilität der Einmalzystoskope meist so geschwächt, daß es zu Abknickungen mit Beschädigung der Mechanik kommt. Dies hat in den meisten Fällen zur Folge, daß der Auswurfmechanismus des Stents beschädigt wird und im wahrsten Sinne des Wortes ein »teures Lehrgeld« bezahlt wurde.

Bei den meisten endoskopisch applizierten Stentsystemen empfiehlt sich nach einer erfolgreichen Stentplazierung die endoskopische Kontrolle des externen Sphinkters. Bei im Umgang mit Stentsystemen ungeübten Operateuren findet sich häufig ein Verziehen des Stents beim Abwerfen, so daß dieser den externen Sphinkter

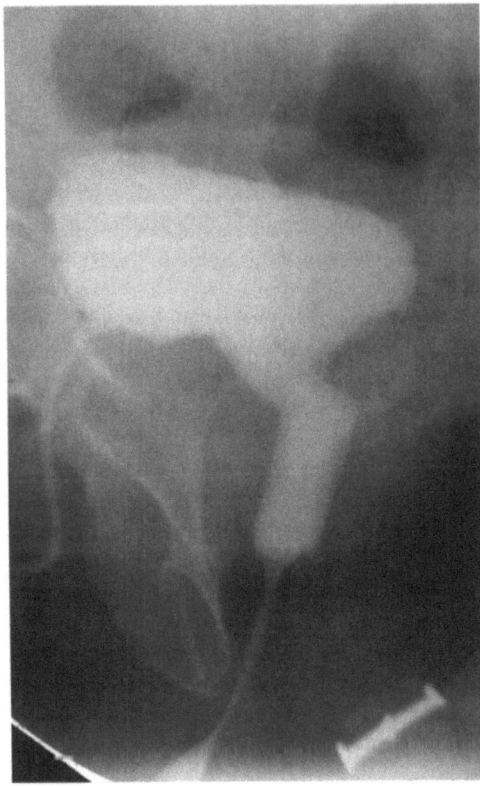

Abb. 15.6. Miktionszysturethrogramm bei korrekt liegendem prostatischen Stent

überragt. In dieser Situation ist meist ein vorsichtiges Zurückstoßen des Stents mit dem Zystoskop möglich. Dieses Zurückstoßen sollte jedoch vorsichtig erfolgen, da bei zu heftigem Agieren der Stent leicht in die Blase vorgeschoben werden kann.

Eine Stentlagekontrolle nach der Applikation sollte in jedem Fall erfolgen. Abhängig vom Stentsystem kann dies in den meisten Fällen radiologisch durchgeführt werden. Es empfiehlt sich vor allem für Operateure, die mit der Stentplazierung wenig vertraut sind, die ersten Behandlungen auf einem Durchleuchtungstisch durchzuführen, um den exakten Sitz des intraprostatischen Implantates zu kontrollieren. Die beste Kontrolle erfolgt im Regelfall durch Kontrastmitteldarstellung über die Harnröhre oder über den suprapubischen Katheter als Miktionszysturethrogramm (Abb. 15.6). Eine weitere gute Methode zur Überprüfung der Stentlokalisation stellt die transrektale Sonographie dar. Durch sie läßt sich nahezu immer die Stentlage oder auch -fehllage nachweisen.

Merke: Die Applikation eines intraprostatischen Implantates ist nur in den entsprechenden Videofilmen der Stentanbieter ein kinderleichtes Verfahren. Die Stentapplikation in der prostatischen Harnröhre erfordert im Regelfall einen endourologisch erfahrenen Operateur mit der Fähigkeit, sich in der prostatischen Harnröhre jederzeit gut orientieren zu können. Die Stentapplikation in der Prostata ist keine endourologische Anfängeroperation!

15.3
Indikation

Prinzipiell besteht die Indikation zur Versorgung eines Patienten mit einem intraprostatischen Stent bei einer BPH in den Stadien II oder III. Neben diesen prinzipiellen Punkten der Indikationsstellung ist bei der Vielzahl der heute zur Verfügung stehenden Therapieverfahren der BPH vor allem zu entscheiden, wann für ein bestimmtes Verfahren eine sinnvolle Indikation besteht. Dies ist insbesondere auch bei den intraprostatischen Stentsystemen zu überlegen, da einige dieser Systeme auch erhebliche Kosten verursachen.

Generell bieten sich intraprostatische Stents für 2 Indikationen in der BPH-Behandlung an.

15.3.1
Passagere, katheterfreie Harnableitung

Bei Patienten, die aus medizinischen oder sozialen Gründen zeitweilig nicht für eine definitive Therapie der BPH zur Verfügung stehen, kann durch den Einsatz eines passageren Stentsystems der Zeitraum von der Diagnosestellung bis zur definitiven Therapie überbrückt werden. Dies erlaubt dem Patienten eine natürliche Miktion ohne Katheterableitung. Diese Indikation besteht in manchen Ländern, vor allem wegen der langen Wartezeit auf eine definitive Versorgung durch eine transurethrale Resektion. In Deutschland mit seiner hohen Dichte von urologischen Abteilungen stellt sich dieses Problem im Regelfall nicht. Es können jedoch auch andere Gründe wie z. B. ein kurz zurückliegender Herzinfarkt oder längere Rekonvaleszenz nach anderen Eingriffen eine passagere, katheterfreie Harnableitung wünschenswert machen, so daß in diesen Fällen ein passagerer Stent zum Einsatz kommen sollte. Da es sich bei dieser Indikation, zu der auch die soziale Indikation des derzeit Nichtoperiertwerdenwollens zu zählen ist, meist um eine begrenzte Zeitspanne handelt, sollte die Auswahl des Stentsystems dem erwarteten Zeitbedarf bis zu einer definitiven Therapie angepaßt sein. In dieser Situation bieten sich einfache, relativ billige Stentsysteme wie z. B. der Nissenkorn-Stent an.

Bei Patienten, bei denen zu erwarten ist, daß sie länger als 3 Monate mit einem passageren Stentsystem versorgt werden müssen, ohne daß zu erwarten ist, daß die Stentversorgung länger als 6–9 Monate notwendig wird, erscheint die Applikation einer urologischen Spirale nach dem Fabian-Prinzip die sinnvollste Lösung. Ist eine Stentversorgung für einen längeren Zeitraum geplant, wobei es sich in diesen Fällen meist um Patienten mit deutlich eingeschränkter Lebenserwartung aufgrund anderer Erkrankungen handelt, die aus medizinischen Gründen keiner definitiven Therapie zuzuführen sind, und ist die erwartete Stentapplikationsdauer nicht wesentlich länger als ein Jahr, sind die selbstexpandierenden passageren Spiralstents oder auch ein permanenter Metallmaschenstent vorzuziehen. Eine weitere Indikation für die zeitlich befristete Stenteinlage besteht heute in der Kombination mit anderen BPH-Therapien. Bei der Thermotherapie, wie auch bei einigen Formen der Lasertherapie (z. B. interstitielle Lasertherapie), ergibt sich als unmittelbarer Behandlungsfolg eine zeitlich befristete Prostataschwellung mit entsprechender Obstruktion. In dieser Situation ist die Applikation eines passageren Stentsystemes für einen Zeitraum von etwa

6-12 Wochen sinnvoll. Zum Einsatz kommen bei dieser Indikation unterschiedliche Stentsysteme, wobei in letzter Zeit vor allem auch biofragmentierbare, d. h. sich selbst auflösende Stents verwendet werden. So konnten von verschiedenen Arbeitsgruppen nach einer Thermotherapie die therapiebedingt auftretenden zeitlich begrenzten Miktionsstörungen durch Einlage eines biofragmentierbaren Stents behandelt werden [17]. In dieser Situation erfolgt die Stenteinlage direkt im Anschluß an die Thermotherapie. Der Vorteil der Applikation eines biofragmentierbaren Stentsystemes besteht im wesentlichen darin, daß eine spätere instrumentelle Entfernung des Stents nicht mehr erforderlich ist.

Eine weitere Indikation zur zeitlich befristeten Stenteinlage besteht bei einem kleinen Patientenkollektiv. Dabei handelt es sich um Patienten, die meist neurologische Erkrankungen aufweisen und trotz subtiler Diagnostik, einschließlich der urodynamischen Messung, nicht sicher klassifiziert werden können. Bei diesen Patienten und auch bei Patienten mit erheblichen zerebrovaskulären Problemen kann die Stenteinlage eine andere Therapie (z. B. TURP, permanente Stentung) simulieren. Dabei wird durch Einlage eines billigen passageren Stents die Desobstruktion simuliert und anschließend kontrolliert, inwieweit der Patient zu einer bewußten Steuerung des Miktionsprozesses fähig ist. Diese Indikation kann manchem Patienten, bei dem der Ausgang einer konventionellen Therapie in bezug auf Kontinenz und Blasenentleerung unklar ist, eine aggressivere Therapie ersparen.

15.3.2
Indikationen zur Einlage eines permanenten Prostatastents

Der permanente Prostatastent (z. B. Urolume Wall-Stent oder Memotherm-Stent) ist als definitive Behandlung der Obstruktion bei BPH anzusehen. Diese Behandlungsform wird jedoch nicht als eine Alternative zur konventionellen Therapie wie der TURP oder Adenomektomie gesehen. Die Applikation eines permanenten Stents ist als Alternative zur Katheterableitung bei Risikopatienten gedacht. Bei Patienten die durch konventionelle operative Verfahren unter vertretbarem Risiko nicht behandelbar sind, bieten die permanenten Stentsysteme eine gute und vor allem auch rasche Behandlungsmöglichkeit. Der Vorteil dieser Behandlungsform liegt darin, daß mit Blutungen oder einer Flüssigkeitseinschwemmung nicht zu rechnen ist und daß nach Einlage des Stentsystems die Obstruktion kurzfristig beseitigt wird. Permanente Stentsysteme werden nach der Applikation nach einer gewissen Zeit (6-12 Monate) epithelialisiert [3, 5, 14] und stellen damit ein im Vergleich zu passageren Stentsystemen erheblich geringeres Risiko für Infektionen und Inkrustationen dar. Ein weiterer Vorteil dieser permanenten Stentsysteme besteht darin, daß sie aufgrund ihrer Innendurchmesser weitere urologische Instrumentationen erlauben. So kann, wenn ein permanenter Stent erst einmal einige Zeit an Ort und Stelle liegt, eine Zystoskopie durch den Stent durchgeführt werden. Es ist bei diesen Stentsystemen sogar möglich, durch den Stent ein Resektoskop zu applizieren und transurethral zu resezieren. Als Nachteil der permanenten Stentsysteme sind vor allem ihre hohen Kosten zu erwähnen. Diese betragen bis zu etwa 3000 DM.

15.4
Ergebnisse

15.4.1
Effektivität der Stentbehandlung bei obstruktiver BPH

Entscheidend bei jedem Therapieverfahren ist, inwieweit die Behandlung das bestehende Problem suffizient lösen kann. Dies gilt natürlich auch für die Stentbehandlung der BPH. Betrachtet man die aus der Literatur zur Verfügung stehenden Daten, kristallisiert sich heraus, daß die Stentbehandlung der BPH insgesamt effektiv ist [2, 3, 5-15, 18, 20]. Mehr als 90% aller Patienten sind nach einer Stenteinlage primär miktionsfähig [3]. Dies ist unabhängig davon, ob die Patienten vor der Stenteinlage noch spontan miktioniert haben oder eine chronische Retention vorlag. Inwieweit die Stentapplikation zu einer Besserung der Miktionsparameter führt, soll exemplarisch an eigenen Daten unter Verwendung des Memotherm-Stentsystemes dargestellt werden (Abb. 15.7-15.9). Die gezeigten Funktionsparameter sind vergleichbar mit den Ergebnissen anderer permanenter Metallstents. Für passagere Stentsysteme ergeben sich hinsichtlich der Miktionsparameter etwas schlechtere Ergebnisse [4], was u. E. auf die meist geringeren Innendurchmesser dieser Systeme zurückzuführen ist. Dies zeigt sich auch in einem Vergleich zwischen permanenten Metallstents und Prostataspiralen nach dem Fabian-Prinzip, der von Guazzoni [4] publiziert wurde. Ein weiterer wichtiger Punkt für jede Stentbehandlung der BPH ist die Anzahl der Stents, die wieder entfernt werden muß. Für die permanenten Metallstents beträgt die Entfernungsrate aufgrund von Fehlfunktion oder persistierender Irritation nach Oesterling 13% [15]. Bei den passageren Stents liegt diese Rate höher, man muß jedoch bedenken, daß die Stententfernung bei den passageren Stentsystemen integrativer Bestandteil des Stentkonzeptes ist. Insgesamt kann festgestellt werden, daß Stents in der Behandlung der subvesikalen Obstruktion bei BPH zufriedenstellend das tun, was sie tun sollen, nämlich die Obstruktion beseitigen.

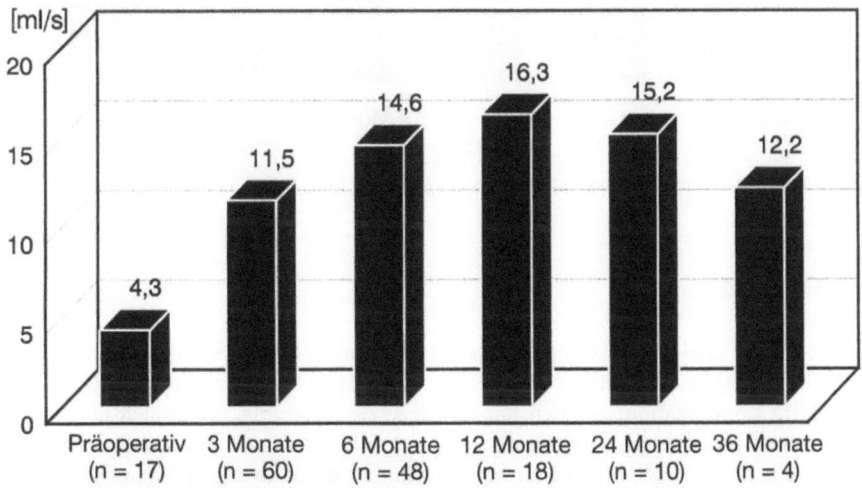

Abb. 15.7. Uroflowmetrie bei Memotherm-Stent

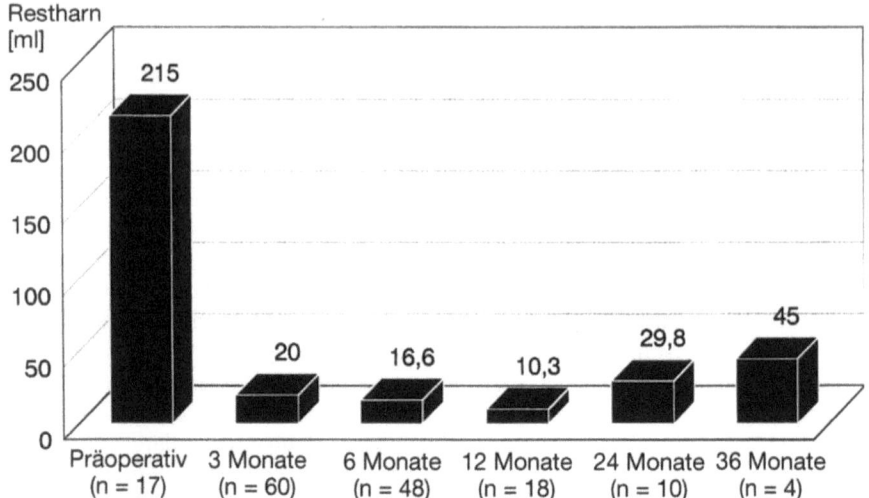

Abb. 15.8. Restharn bei Memotherm-Stent

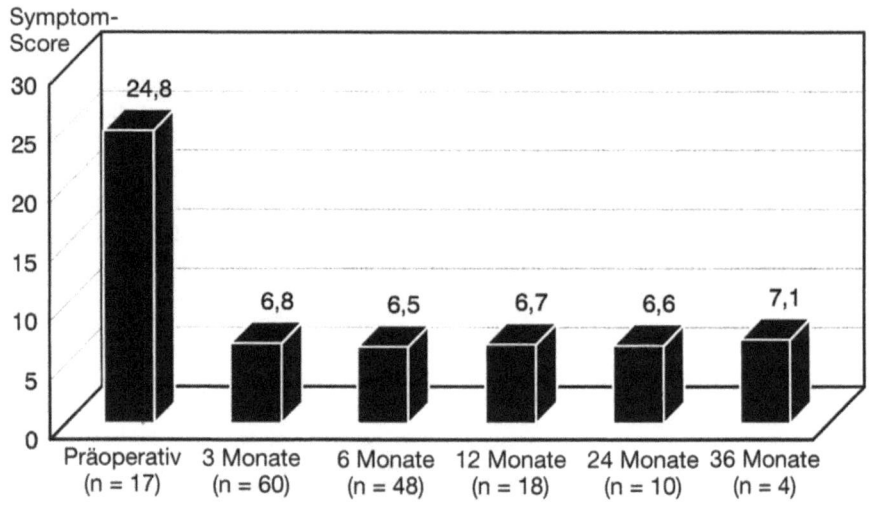

Abb. 15.9. AUA-6-Symptomenscore bei Memotherm-Stent

15.4.2
Stentkomplikationen

Wie bei jedem effektiven Behandlungsverfahren ist auch bei der Stentbehandlung der BPH eine Anzahl von typischen stentbedingten Komplikationen zu beachten [16]. Die wichtigste Komplikation, nämlich das Versagen der Therapie, findet sich meist bei fehlplazierten oder falsch ausgemessenen Stents (Abb. 15.10). Andere Komplikationen bestehen in einer möglichen Harninkontinenz meist durch in den Sphincter externus hineinragende Stentanteile. Ein häufiges Ereignis nach einer Stentapplikation ist eine

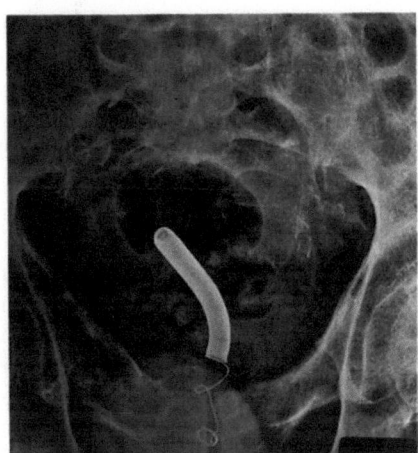

Abb. 15.10. Fehlplazierte Fabian-Spirale

direkt nach der Stentapplikation auftretende irritative Symptomatik, die im eigenen Krankengut bei fast der Hälfte der Patienten in den ersten Tagen nach der Stentapplikation beobachtet wurde [3]. Diese läßt sich meist durch Gabe eines Anticholinergikums beherrschen. Persistierende Irritationen und Fremdkörpergefühl führen in Einzelfällen zur Stententfernung. Dies sollte jedoch nicht zu rasch geschehen, da häufig diese irritativen Symptome nach einigen Tagen nachlassen (verschwinden). Das Auftreten von Infektionen ist abhängig vom Stenttyp. Passagere Stents mit meist bestehendem Kontakt zur uringefüllten Blase zeigen höhere Infektionsraten als epithelialisierte, permanente Stents. Das gleiche gilt auch für das Auftreten von Inkrustationen, die im Einzelfall zu einer einen Stent nahezu komplett umhüllenden Steinmatrix führen können (Abb. 15.11). Das Auftreten von Stentdislokationen nach erfolgreicher Stentapplikation wird unterschiedlich oft beobachtet. Am anfälligsten

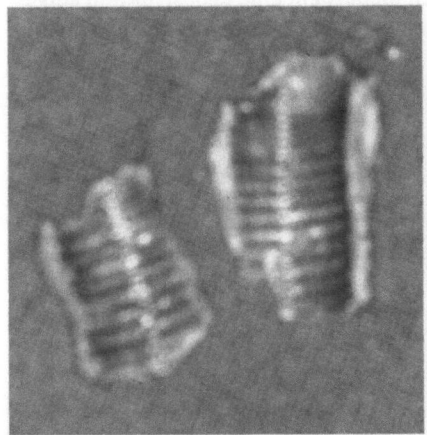 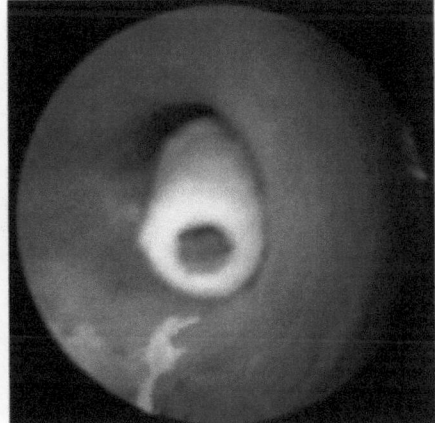

Abb. 15.11. Steinmatrix einer Fabian-Spirale

dafür sind die passageren Stentsysteme, die aufgrund ihres meist geringeren Widerlagers in der prostatischen Harnröhre häufiger dislozieren. Bei permanenten Metallstents ist eine Spätdislokation ein ungewöhnliches Ereignis. Nicht verschwiegen werden sollte in diesem Zusammenhang die iatrogene Stentdislokation bei Katheterisierung oder Endoskopie. Dies geschieht meist in Unkenntnis des einliegenden Stents.

Während permanente Metallstents im Regelfall die transurethrale Katheterisierung einige Zeit nach der Stentapplikation problemlos erlauben, führt bei den meisten passageren Stentsystemen die blinde Katheterisierung zur Stentdislokaion. Stentbedingte Blutungen der Prostata sind ein insgesamt seltenes Ereignis und wurden bisher nur in Ausnahmefällen beobachtet. Bei permanenten Metallstents findet sich gelegentlich eine überschießende urethrale Schleimhautwucherung, die in seltenen Fällen zum Verlegen des Stentlumens führen kann. Diese überschießende Schleimhautreaktion läßt sich häufig durch Gabe eines Antiphlogistikums verbessern. In Ausnahmefällen kann bei ausgeprägter Schleimhauthyperplasie im Stentlumen eine vorsichtige Koagulation mit einem Nd:YAG-Laser durchgeführt werden. Ein besonderes Kapitel im Bereich der stentbedingten Komplikationen ist die Entfernung eines Stents. Bei den meisten passageren Stentsystemen ist dies ohnehin vorgesehen und wird durch die Stentkonfiguration unterstützt. Bei den permanenten Metallstents kann die Entfernung des Stents zu einem schwerwiegenderen Problem führen [16]. Hierbei stellt der Memotherm-Stent eine gewisse Ausnahme dar, da er aufgrund seiner gestrickten Struktur aufräufelbar (Abb. 15.12) und mit eher geringem endoskopischem Aufwand wieder entfernbar ist. Bei anderen permanenten Stentsystemen ist häufig nur eine stückweise Stententfernung mit entsprechender Malträtierung der prostatischen Harnröhre möglich. Ist der Stent insgesamt noch in der prostatischen Harnröhre beweglich, so kann er zur besseren Entfernung auch in die Blase vorgeschoben und dort gefaßt und entfernt werden. Keine Komplikation im eigentlichen Sinne ist die Reobstruktion der Prostata durch das natürliche Wachstum der BPH. Dies wird nur in Einzelfällen beobachtet, da Patienten, die mit einem Stent als Dauerlösung versorgt worden sind, meist aufgrund anderer Erkrankungen den Zeitpunkt einer Reobstruktion nicht mehr erleben. Ist im Einzelfall nach der Versorgung mit einem permanenten Metallstent eine Reobstruktion aufgetreten, so läßt sich diese durch die Einlage eines überlappend eingebrachten Stents im Regelfall gut lösen.

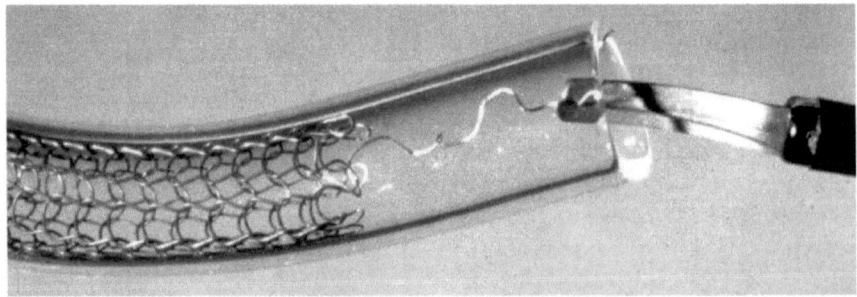

Abb. 15.12. Aufräufeln eines Memotherm-Stents

15.5
Wertung

Die Behandlung der BPH durch intraprostatische Implantate ist eine von vielen möglichen Therapieoptionen. Prostatastents sind niemals als Alternative zur konventionellen operativen Behandlung der BPH vorgesehen gewesen. Sie ermöglichen in einem selektierten Krankengut eine sichere und effektive Behandlung bei strenger Indikationsstellung. Die intraprostatischen Implantate sind dafür geeignet, als passagere Stents eine zeitlich befristete Spontanmiktion zu ermöglichen, bis eine definitive Behandlung durchgeführt werden kann (z. B. bei Zustand nach Herzinfarkt) oder bis eine durchgeführte Therapie ihre definitive Wirkung erreicht hat (z. B. nach Thermotherapie). Permanente Metallstents sind eine Behandlungsalternative für Patienten, die unter vertretbarem Risiko keiner anderen konventionellen Therapie zugeführt werden können und bei denen auf ein rasches Einsetzen der Spontanmiktion Wert gelegt wird.

Literatur

1. Fabian KM (1980) Der intraprostatische partielle Katheter. Urologe A 19/4: 236-238
2. Gottfried HW, Schimers HP, Gschwend J, Brändle E, Hautmann RE (1994) Thermosensitive stent (Memotherm) for the treatment of benign prostatic hyperplasia. Arch Esp Urol 47/9: 933-943, discussion 943-946
3. Gottfried HW, Schimers HP, Gschwend J, Brändel E, Hautmann RE (1995) Erste Erfahrungen mit dem Memotherm-Stent in der Behandlung der BPH. Urologe A 34/2: 110-118
4. Guazzoni G, Montorsi F, Bergamaschi F, Consonni P, Bellinzoni P, Rigatti P (1993) Prostatic spiral versus prostatic urolume wallstent for urinary retention due to benign prostatic hyperplasia. A long-term comparative study. Eur Urol 24/3: 332-336
5. Guazzoni G, Bergamaschi F, Montorsi F, Consonni P, Galli L, Matozzo V, Rigatti P (1993) Prostatic UroLume wallstent for benign prostatic hyperplasia patients at poor operative risk: clinical, uroflometric and ultrasonographic patterns. J Urol 150: 1641-1646, discussion 1646-1647
6. Guazzoni G, Montorsi F, Rigatti P ((1994) The use of wallstents in patients with benign prostatic hyperplasia. Arch Esp Urol 47/9: 927-931
7. Harrison NW, De-Souza JV (1990) Prostatic stenting for outflow obstruction. Br J Urol 65/2: 192-196
8. Harzmann R, Weckermann D (1992) Bewertung neuer technischer Alternativverfahren zur Therapie der symptomatischen BPH. Urologe A 31/3: 150-158
9. Kletscher BA, Oesterling JE (1995) Prostatic stents. Current perspectives for the management of benign prostatic hyperplasia. Urol Clin North Am 22/2: 423-430
10. Kirby RS, Heard SR, Miller P et al. (1992) Use of the ASI titanium stent in the management of bladder outflow obstruction due to benign prostatic hyperplasia. J Urol 148/4: 1195-1197
11. Montorsi F, Guazzoni G, Bergamaschi F, Consonni P, Galli L, Rigatti P (1994) A comparison of transrectal hyperthermia, transurethral thermotherapy, urolume wallstent, and prostatic spiral for benign prostatic hyperplasia patients aat poor operative risk. Prostate 24/3: 156-161
12. Nissenkorn J, Slutzker D (1991) The intraurethral catheter: long-therm follow-up in patients with urinary retention due to intravesical obstruction. Br J Urol 68/3: 277-279
13. Oesterling JE (1991) A permanent, epithelializing stent for the treatment of benign prostatic hyperplasia. Preliminary results. J Androl 12/6: 423-428
14. Oesterling JE, Kaplan SA, Epstein HB, Defalco AJ, Reddy PK, Chancellor MB (1994) The North American experience with the UroLume endoprosthesis as a treatment for benign prostatic hyperplasia: long-therm results. The North American UroLume Study Group. Urology 44/3: 353-362
15. Parikh AM, Milroy EJ (1995) Precautions and complications in the use of the urolume wallstent. Eur Urol 27/1: 1-7
16. Talija M, Tammela T, Petas A, Valimaa T, Taari K, Viherkoski E, Tormala P (1995) Biodegradable self-reinforced polyglycolic acid spiral stent in prevention of postoperative urinary retention after visual laser ablation of the prostate-laser prostatectomy. J Urol 154/6: 20089-20092
17. Thomas PJ, Britton JP, Harrison NW (1993) The Prostakath stent: four years' experience. Br J Urol 71/4: 430-432
18. Yachia D (1993) Prothese temporaire a long terme dans l'obstrucion prostatique. ProstaCoil, un implant expansif auto-fixant de grand calibre. J Urol Paris 99/6: 328-331
19. Yachia D, Beyar M, Aridogan IA (1994) A new, large calibre, self-expanding and self-retaining temporyry intraprostatic stent (ProstaCoil) in the treatment of prostatic obstruction. Br J Urol 74/1: 47-49

KAPITEL 16

Klassische operative Verfahren

N. Benken, R. Hartung, H. Leyh, R.-H. Ringert, J.W. Thüroff, D. Wienhold

16.1 TUIP 469
16.1.1 Technik 469
16.1.2 Indikation 470
16.1.3 Ergebnisse 471
16.1.4 Wertung 473

Literatur 474

16.2 Transurethrale Elektroresektion der Prostata (TURP) 476
16.2.1 OP-Technik 476
16.2.1.1 Instrumentarium 477
16.2.1.2 Irrigation 477
16.2.1.3 Operatives Vorgehen 478
16.2.1.4 Postoperative Behandlung 483
16.2.1.5 Modifizierte Techniken der TURP 483
16.2.2 Indikation 486
16.2.3 Ergebnisse 486
16.2.3.1 Morbidität 487
16.2.3.2 Sekundäreingriffe 490
16.2.3.3 Mortalität 490
16.2.3.4 Therapieerfolg 490
16.2.4 Wertung 492

Literatur 492

16.3 Offene Enukleation 494
16.3.1 Technik 494
16.3.1.1 Transvesikale Enukleation nach Freyer, Harris, Hryntschak 494
16.3.1.2 Retropubische Enukleation nach Millin 498
16.3.2 Indikation 499
16.3.3 Ergebnisse 499
16.3.4 Wertung 500

Literatur 500

16.1
TUIP

N. Benken, D. Wienhold, J.W. Thüroff

16.1.1
Technik

Erste transurethrale Inzisionen von Blasenhals und Prostata wurden bereits Mitte des 19. Jahrhunderts durchgeführt (Guthrie 1834). Wiederentdeckt wurde dieses Verfahren in den 30er Jahren dieses Jahrhunderts durch Bear, begünstigt durch die Weiterentwicklung eines leistungsfähigen endoskopischen Instrumentariums. Keitzer beschrieb 1961 die Blasenhalsinzision bei Frauen und voroperierten Männern bei 3, 6, 9 und 12 Uhr sowie bei nicht voroperierten Männern bei 6 Uhr [18].

Die Technik der transurethralen Inzision der Prostata wurde Ende der 60er Jahre von Orandi und Turner-Warwick gleichermaßen praktiziert und veröffentlicht [25, 35]. Nach Orandi wurde über eine perineale Urethrotomie ein Resektoskop mit elektrischem Messer eingeführt und unter ständigem Spülstrom bei 5 und 7 Uhr jeweils vom Ostium bis zur ipsilateralen Seite des Colliculus seminalis eine tiefe Inzision bis auf die Prostatakapsel vorgenommen (Abb. 16.1). Beide Seitenlappenanteile sowie der Blasenhals wichen danach gewöhnlich auseinander.

Orandis Vorstellung war, daß durch die bilaterale Inzision die Blutzufuhr des Prostatamittellappens gestört werde und in der Folge eine Mittellappenatrophie ein-

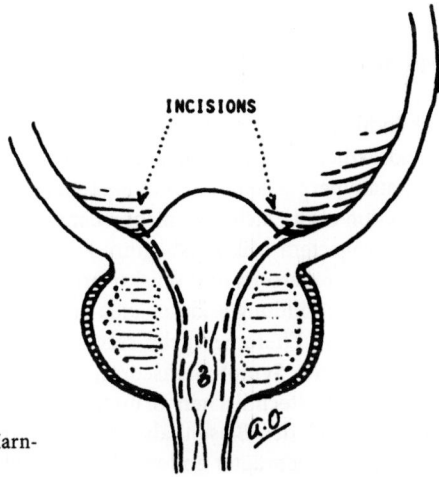

Abb. 16.1. Tiefe Inzisionen in der prostatischen Harnröhre und am Blasenhals. (Nach Orandi [25])

setze. Gleichzeitig wurde eine Öffnung der Prostataausführungsgänge mit Beseitigung von Sekretverhalt und dem Ausspülen von Prostatasteinen postuliert.

Turner-Warwick favorisierte Blasenhals- und Prostatainzisionen bei 4 und 8 Uhr oder bei 5 und 7 Uhr [35, 36].

In den nachfolgenden Jahren wurden diese Techniken auf verschiedene Weise modifiziert; außer der Durchführung von bilateralen Inzisionen bei 4 und 8 Uhr [2, 5, 24, 32] verfechten einige Autoren auch die einzelne Inzision bei 5, 6, 7 oder zusätzlich bei 12 Uhr [1, 6, 8, 9, 13, 17, 34]. Überwiegend werden die Inzisionen bis in das perivesikale und periprostatische Fett durchgeführt, wobei bei 6 Uhr das Risiko einer Rektumläsion besteht, bei 4–5 Uhr und 7–8 Uhr das Risiko einer Verletzung des neurovaskulären Bündels. Lin kombinierte die bilaterale Inzision mit einer hinteren Resektion, um erneute Adhäsionen zwischen den inzidierten Teilen der Prostata zu vermeiden [20]. Für die Inzisionen kommen ein Standardresektoskop, das Orandi-Messer, das Colling-Messer und in jüngster Zeit auch der Laser zur Anwendung. Mehrere Autoren kombinieren die Prostatainzision mit einer Nadelbiopsie (transrektal, perineal) oder Schlingenbiopsie entlang der Inzisionslinien, um zu einer Histologie zu gelangen [28, 31, 33]. In diesem Zusammenhang wurde 1995 ein alternatives Verfahren von Fichtner et al. beschrieben: MINT (minimal invasive non-expensive TURP) [10]. Hierbei wird bei 12 Uhr auf Höhe des Blasenhalses bis zum Colliculus seminalis ein Kanal reseziert, der durch zusätzliche Resektionslinien bei 11 und 1 Uhr erweitert werden kann. Der Eingriff stellt insbesondere für Patienten mit hohem internistischem und anästhesiologischem Risiko oder dem Wunsch nach Erhalt der antegraden Ejakulation ein kostengünstiges Operationsverfahren mit erfolgversprechenden Ergebnissen dar [10].

Die TUIP kann in Vollnarkose, Spinal-, Epidural- oder Lokalanästhesie durchgeführt werden. Dabei wird Xylocaingel intraurethral appliziert und/oder eine periprostatische, perineale Infiltration mit 1% Xylocain vorgenommen in Kombination mit der submukösen Infiltration des Gewebes entlang der geplanten Inzisionslinien [7, 13, 21, 33]. Der Eingriff wird mit der Einlage eines 20–24-Charr-Spülkatheters für durchschnittlich 48 h (8 h–5 Tage) beendet [7].

Überwiegend wird die TUIP unter stationären Bedingungen vorgenommen, sie kann aber auch als ambulantes Verfahren praktiziert werden.

16.1.2
Indikation

Die Indikation zur transurethralen Inzision von Blasenhals und Prostata besteht grundsätzlich bei mechanischer subvesikaler Obstruktion infolge einer benignen Prostatahyperplasie oder einer anatomischen bzw. funktionellen Blasenhalsenge. Die Indikation ergibt sich bei entsprechenden Symptomen der subvesikalen Obstruktion wie verzögertem Miktionsbeginn, Pollakisurie, Nykturie, Dysurie und imperativem Harndrang einerseits und objektivierbaren Parametern wie Harnstrahlabschwächung und Restharnbildung andererseits. Zur besseren Vergleichbarkeit von Ausgangssymptomatik und Therapieergebnissen sollte die subjektive Symptomatik in Form eines standadisierten Symptomenscores, z. B. IPSS oder Madsen-Iversen, erfaßt werden. Aus operationstechnischen Gründen sollte das Prostatagewicht 20–30 g nicht überschreiten und der Blasenhals-Colliculus-Abstand maximal 3 cm betragen. Ferner sollte kein ausgeprägter endovesikal vorwachsender Mittellappen vorliegen.

Bei neurogenen Blasenentleerungsstörungen mit Detrusorhyperreflexie ist eine sorgfältige Risiko-Nutzen-Abwägung bezüglich der Operationsindikation geboten, da bei diesen Patienten die Besserung der Symptomatik unsicher ist und eine bestehende Urge-Inkontinenz sich sogar verschlechtern kann [32].

Insbesondere eignet sich die transurethrale Prostatainzision für jüngere Patienten mit dem Wunsch nach Erhalt einer antegraden Ejakulation; hier kann eine ejakulationserhaltende einseitige Inzision durchgeführt werden, die lediglich ein etwa 6%iges Risiko einer retrograden Ejakulation hat [36]. Zum anderen ist die TUIP für alte oder multimorbide Patienten mit hohem internistischem Operationsrisiko ein adäquates Therapieverfahren.

Zur Standarddiagnostik gehören die Erfassung der subjektiven Miktionssymptomatik mittels Symptomenscore, die klinisch-urologische Untersuchung einschließlich DRE sowie die üblichen Urin- und Laboruntersuchungen mit Bestimmung des Serum-PSA. Die Sonographie des Harntraktes mit transvesikaler und/oder transrektaler Größenbestimmung der Prostata und Restharnmessung sind ebenso Bestandteil der präoperativen Diagnostik. Die Uroflowmetrie verifiziert die subjektiv beschriebene Harnstrahlabschwächung. Bei neurologischen Vorerkrankungen und fraglicher Obstruktion muß zur Sicherung der Diagnose eine urodynamische Abklärung mit einer Druck-Fluß-Messung erfolgen.

16.1.3
Ergebnisse

In der Literatur finden sich zahlreiche Studien, die die Wirksamkeit der TUIP untersuchen. Allerdings gibt es nur wenige prospektive randomisierte Studien, die ihre Effizienz gegenüber dem »Goldstandard«, der TURP, aufzeigen (Tabellen 16.1 u. 16.2)

In 6 ausgewählten Studien finden sich bei Patienten mit geringen Prostatavolumina zwischen 20 und 30 g keine signifikanten Unterschiede zwischen TUIP und TURP im Kurzzeitverlauf bzgl. maximalem Flow, Symptomenscore und subjektiver Patientenzufriedenheit. Im Langzeitverlauf nimmt in beiden Gruppen nach einem Jahr postoperativ der maximale Flow nur geringfügig ab. Parallel dazu steigt der Symptomenscore wieder an. Nach 2-5 Jahren sinkt die subjektive Patientenzufriedenheit bis zu 30%; in der Gruppe der resezierten Patienten sogar etwas stärker als in der TUIP-Gruppe.

Signifikante Unterschiede hingegen fanden sich bei der Befragung der noch sexuell aktiven Männer. Danach lag die Häufigkeit der retrograden Ejakulation in der TURP-Gruppe mit 36-68% deutlich über der in der TUIP-Gruppe mit bis zu 33%. Alle Inzisionen wurden hier einseitig durchgeführt. Bei bilateralen Inzisionen berichteten 15-36% aller noch sexuell aktiven Männer über eine retrograde Ejakulation [8, 9]. Auch in zahlreichen prospektiven, nichtrandomisierten sowie retrospektiven Untersuchungen finden sich vergleichbare Ergebnisse [2, 7, 8, 24, 28].

In der Literatur liegt die Reoperationsrate zwischen 14 und 18% für die TURP [6, 26] und zwischen 6 und 15% für die TUIP [5, 7, 17, 28]. Indikation ist eine persistierende subvesikale Obstruktion nach dem Primäreingriff. Dabei schließt sich an eine vorangegangene TUIP mitunter eine erneute TUIP wegen Rezidiv-Blasenhalsenge oder auch eine transurethrale Prostataresektion an. Einen Teil der Reoperationsrate nach einer TURP, vor allem bei kleineren Drüsen, machen sekundäre Blasenhalsen-

Tabelle 16.1. Prospektive randomisierte Studien TUIP vs. TURP: Ergebnisse nach TUIP. (K. A.: keine Angabe)

Autor	Pat. (n)	Follow-up [Mon.]	Max. Flow [ml/s] präop.	Max. Flow [ml/s] postop.	Symptomenscore präop.	Symptomenscore Postop.	Patienten-zufriedenheit [%]	Inzision (Uhrzeit in SSL)	Retrograde Ejakulation [%]
Bruskewitz u. Christensen [1]	87	3, n=29	7,1	12,7	17	3	83	6	K. A.
Christensen et al. [4]	49/93	3, n=35 3–4 J, n 9	7,8	12,7 10,9	16	4 10	81	6 78	13
Dorflinger et al. [6]	29/60	3, n=22 12, n 21	10,0	15,2 14,5	14,5	2,5 2	95 95	7	5,2
Hellström et al. [12]	11/24	6, n=11	8,6	12,9	K. A.	K. A.	K. A.	7	0
Soonawalla u. Pardanani [33]	110/120	3, n=110 24, n=26	7,9	19,4 18,9	K. A.	K. A.	95 95	7 oder 5	33
Sparwasser et al. [34]	61/120	3, n=45 60, n=5 80, n=9	9,1	15 12,5 K. A.	16	5 10 11	79 60 K. A.	6	35

Tabelle 16.2. Prospektive randomisierte Studien TUIP vs. TURP: Ergebnisse nach TURP. (K. A.: keine Angabe)

Autor	Pat. (n)	Follow-up [Mon.]	Max. Flow [ml/s] präop.	Max. Flow [ml/s] postop.	Symptomenscore präop.	Symptomenscore Postop.	Patienten-zufriedenheit [%]	Retrograde Ejakulation [%]
Bruskewitz u. Christensen [1]	87	3, n=32	9	17,2	17	3	97	K. A.
Christensen et al. [4]	44/93	3, n=38 3–4 J, n=11	9,7	16,6 14,6	16	4 13	95 64	37
Dorflinger et al. [6]	31/60	3, n=29 12, n=26	8,0	18,8 20,2	16,0	1 2	92 92	50
Hellström et al. [12]	13/24	6, n=13	7,5	16,5	K. A.	K. A.	K. A.	62
Soonawalla u. Pardanani [33]	110/120	3, n=110 24, n=26	8,0	20,7 19,9	K. A.	K. A.	90 90	36
Sparwasser et al. [34]	59/120	3, n=44 60, n=11 80, K. A.	11,2	19,8 17,5 K. A.	15	5 8 12	89 60 K. A.	68

gen aus, die in einer Literaturübersicht mit 2,7% angegeben werden [19]. Diese Patienten profitieren von einer transurethralen Blasenhals-/Prostatainzision.

Das Auftreten eines TUR-Syndroms ist bei der TUIP selten, während die Inzidenz bei der TURP 2% beträgt [19]. Ebenfalls ist das Risiko niedrig, nach einer Inzision dauerhaft inkontinent zu werden (0,32%), verglichen mit 1,5% Inkontinenz nach der TURP [19]. Die Impotenzrate nach einer Prostataresektion liegt in der Literatur bei 5-25%, verglichen mit 0-4% nach transurethraler Inzision [19]. Eine Blasentamponade entwickeln 1,3% aller inzidierten Patienten, verglichen mit 2,3% der Patienten mit einer TURP. Die Transfusionsrate liegt in der Literatur mit 6-19% für die TURP deutlich über der für die TUIP angegebenen Häufigkeit von 0-1,6%. Die perioperative Mortalität beträgt für die TURP 0,8%; von den Patienten, die sich einer Prostatainzision unterzogen, starb keiner infolge des Eingriffs [19]. Die Angaben bzgl. typischer Komplikationen nach endoskopischen transurethralen Eingriffen wie Harnwegsinfekt, Epididymitis und Harnröhrenstriktur differieren nicht wesentlich zwischen TURP und TUIP [22]. Postoperative Harnverhalte fanden sich nach einer TUIP etwas häufiger als nach einer TURP [24]. Die Operationszeit ist bei der TUIP mit 3-20 min erheblich kürzer als bei der TURP [13]. Der Blutverlust beträgt durchschnittlich 13-25 ml [19].

Die Operation wird von manchen Autoren ambulant durchgeführt, erfordert jedoch in der Regel einen 1- bis 3tägigen stationären Aufenthalt [7,15].

Nur in wenigen Studien werden die Ergebnisse von TUIP und TURP anhand urodynamischer Studien belegt. Typischerweise fanden sich in mehreren Publikationen sowohl der TUIP-Gruppe als auch der TURP-Gruppe Patienten mit Detrusorhyperaktivität [8, 12, 32]. Hellström berichtet über 4 Patienten (31%) mit TURP, von denen 2 postoperativ eine Detrusorinstabilität beibehielten [12]. In der Gruppe der TUIP-Patienten entwickelten 2 Patienten postoperativ eine Detrusorinstabilität de novo.

Sirls konnte zeigen, daß Patienten mit präoperativ bestehender Detrusorinstabilität nach transurethraler Inzision der Prostata nur eine subjektive Verbesserung ihrer Miktionsbeschwerden in 58% der Fälle erfuhren, verglichen mit 72% derjenigen Patienten, die präoperativ einen stabilen Detrusor hatten [32]. Zum anderen entwickelten 11/41 Patienten nach der TUIP eine Detrusorinstabilität de novo und profitierten dadurch ebenfalls deutlich weniger von dem Eingriff. Darüber hinaus bestätigt Sirls jedoch anhand subjektiver (Madsen-Iversen-Score) und urodynamischer Parameter den guten Langzeiterfolg der transurethralen Prostatainzision [32].

Problematisch erscheint der Anteil der im Follow-up nach einer TUIP entdeckten Prostatakarzinome (17%) [13], weswegen mehrere Autoren zeitgleich mit der TUIP eine Nadel- oder Schlingenbiopsie vornehmen [28, 31, 32].

16.1.4
Wertung

Für kleine Prostatae, Hochrisikopatienten sowie Patienten mit dem Wunsch nach Erhalt einer antegraden Ejakulation stellt die transurethrale Inzision der Prostata ein der transurethralen Prostataresektion im Kurzzeitverlauf nahezu gleichwertiges Operationsverfahren dar. Die TUIP zeichnet sich durch eine geringere Morbidität aus und wirkt sich aufgrund kürzerer Operations- und Hospitalisationszeiten sowie eines geringeren Materialaufwandes kostengünstig aus. Langzeitergebnisse über 5-8 Jahre hinaus existieren derzeit jedoch nicht. Unter dem Aspekt eines steigenden Kostendruckes im Gesundheitswesen empfiehlt sich die TUIP bei nachgewiesener Effektivität konkurrierenden Therapieverfahren, die teilweise mit hohen Kosten und technischem Aufwand verbunden sind (TULIP, TULAP, TUMT, HIFU, MINT) zumindest als ebenbürtig. Vergleichende prospektiv randomisierte Studien mit den anderen minimal-invasiven Therapieverfahren existieren jedoch noch nicht. Entscheidend ist eine exakte Indikationsstellung für den Eingriff. Bei Verdacht auf eine neurogene Komponente der Blasenentleerungsstörung oder nicht offensichtliche Obstruktion sollte eine urodynamische Abklärung erfolgen; zu berücksichtigen sind auch spontane Remissionsraten der unbehandelten BPH bezüglich der objektivierbaren Miktionsparameter von bis zu 40% und bezüglich der subjektiven Symptome von bis zu 20% [32]. Für den »normalen BPH-Patienten« mit einem Prostatagewicht über 30 g bleibt die TURP in der Regel das Operationsverfahren der Wahl.

Literatur

1. Bruskewitz RC, Christensen MM (1990) Critical evaluation of transurethral resection and incision of the prostate. Prostate [suppl] 3: 27–38
2. Cerruti G, Tani F (1994) TUIP for infravesically obstructed BPH patients: a review of 300 cases. Arch Esp Urol 47/9: 911–914
3. Chiou Rei K et al. (1994) Randomized comparison of balloon dilatation and transurethral incision for treatment of symptomatic benign prostatic hyperplasia. J Endourol 8/3: 221–224
4. Christensen MM et al. (1990) Transurethral resection versus transurethral incision of the prostate. Urol Clin North Am 17/3: 621–30
5. Christensen MG et al. (1985) Functional bladder neck obstruction. Results of endoscopic bladder neck incision in 131 consecutive patients. Brit J Urol 57: 60–62
6. Dorflinger T et al. (1992) Transurethral prostatectomy compared with incision of the prostate in the treatment of prostatism caused by small benign prostate glands. Scand J Urol Nephrol 26: 333–338
7. Drago JR (1991) Transurethral incision of the prostate. Urology 38/4: 305
8. Edwards L, Powell C (1982) An objective comparison of transurethral resection and bladder neck incision in the treatment of prostatic hypertrophy. J Urol 128: 325–327
9. Edwards LE et al. (1985) Transurethral resection of the prostate and bladder neck incision: a review of 700 cases. Brit J Urol 57: 168–171
10. Fichtner J et al. (1995) MINT – minimal invasive non-expensive TURP. Akt Urol 26: I–IV
11. Hart RD (1982) Transurethral incision of the prostate. J AOA 82/4: 267–271
12. Hellström P et al. (1986) Bladder neck incision or transurethral electroresection for the treatment of urinary obstruction caused by a small prostate. Scand J Urol Nephrol 20: 187–192
13. Hugosson J et al. (1993) Outpatient transurethral incision of the prostate under local anesthesia: operative results, patients security and cost effectiveness. Scand J Urol Nephrol 27: 381–385
14. Irani J et al. (1995) Systematic removal of catheter 48 hours following transurethral resection and 24 hours following transurethral incision of prostate: a prospective randomized analysis of 213 patients. J Urol 153: 1537–1539
15. Jonler M, Bruskewitz RC (1994) Transurethral incision of the prostate. Curr Opin Urol 4: 29–31
16. Jonler M, Bruskewitz RC (1994) Transurethral incision of the prostate for the treatment of benign prostatic hyperplasia. Sem Urol 12/3: 156–160
17. Katz PG et al. (1990) Transurethral incision of the bladder neck and prostate. J Urol 44: 694–696
18. Keitzer W et al. (1961) Transurethral incision of bladder neck for contracture. J Urol 86/2: 242–246
19. Kletscher B, Oesterling JE (1992) Transurethral incision of the prostate: a viable alternative to transurethral resection. Sem Urol 10/4: 265–272
20. Lin C (1992) Transurethral incision and posterior resection of prostate (TUI-PRP) for selected patients with benign obstructive prostatic desease. Urology 39/6: 508–511
21. Loughlin KR et al. (1987) Transurethral incision and resections under local anesthesia. Brit J Urol 56: 185
22. Madsen FA, Bruskewitz RC (1995) Transurethral incision of the prostate. Urol Clin North Am 22/2: 369–373

23. Mebust WK et al. (1989) Transurethral prostatectomy: immediate and postoperative complications. A cooperative study of 13 participating institutions evaluating 3885 patients. J Urol 141: 243-247
24. Miller J et al. (1992) A comparison of bladder neck incision and transurethral prostatic resection. Aust N Z J Surg 62: 116-122
25. Orandi A (1973) Transurethral incision of the prostate. J Urol 110: 229-231
26. Orandi A (1978) Transurethral incision of the prostate. Urology 12/2: 187-189
27. Orandi A (1984) Urologycal endoscopic surgery under local anesthesia: a cost-reducing idea. J Urol 132: 1146-1147
28. Orandi A (1985) Transurethral incision of prostate (TUIP): 646 cases in 15 years - a chronological appraisal. Brit J Urol 57: 703-707
29. Orandi A (1990) Transurethral resection versus incision of the prostate. Urol Clin North Am 12/3: 601-612
30. Riehmann M et al. (1995) Transurethral resection versus incision of the prostate: a randomized, prospective study. Urology 45/5: 768-775
31. Riehmann M, Bruskewitz R (1991) Transurethral incision of the prostate and bladder neck. J Androl 12/6: 415-421
32. Sirls LT et al. (1993) Transurethral incision of the prostate. an objective and subjective evaluation of long-term efficacy. J Urol 150: 1615-1621
33. Soonawalla PF, Pardanani DS (1992) Transurethral incision versus transurethral resection of the prostate. A subjective and objective analysis. Brit J Urol 70: 174-177
34. Sparwasser C et al. (1995) Langzeitergebnisse der transurethralen Prostatainzision (TUIP) und transurethralen Prostataresektion (TURP). Urologe A 34: 153-157
35. Turner-Warwick R (1973) From clinical problems associated with urodynamic abnormalities with special reference to the value of synchronous cine/pressure/flow cystographie and the clinical importance of detrusor function studies. In: Urodynamics. Springer, Berlin Heidelberg New York, pp 237-263
36. Turner-Warwick R (1979) A urodynamic review of bladder outlet obstruction in the male and its clinical implications. Urol Clin North Am 6/1: 171-192

16.2
Transurethrale Elektroresektion der Prostata (TURP)

H. Leyh, R. Hartung

Die Wahrscheinlichkeit, wegen einer symptomatischen benignen Prostatahyperplasie (BPH) einmal operiert zu werden, beträgt für einen 40- bis 50jährigen Mann 20–30% [9, 26]. Mit steigender Überalterung der Bevölkerung ist ein weiterer Anstieg behandlungsbedürftiger Patienten mit BPH zu erwarten.

Trotz zunehmender Etablierung alternativer Behandlungsmethoden ist die transurethrale Elektroresektion der Prostata (TURP) mit etwa 90% immer noch die am häufigsten angewendete chirurgische Behandlungsmethode bei der BPH. Sie macht derzeit noch etwa ein Drittel des urologischen Operationsgutes aus.

Die Verfeinerung der Mechanik (Mauermayer), die Entwicklung leistungsfähigerer Optiken (Hopkins) und die Verbesserung der Hochfrequenztechnik (Flachenecker, Fastenmeier) haben die Elektroresektion der Prostata zum sog. Goldstandard bei der Behandlung der BPH werden lassen [36].

16.2.1
OP-Technik

Nach diagnostischer Abklärung und sorgfältiger Indikationsstellung beinhaltet die Vorbereitung zur TURP die Erfassung der OP-Fähigkeit mit Erhebung des kardialen, pulmonalen und renalen Status.

Auf ein präoperatives Urethrogramm sollte außer bei Verdacht auf eine Harnröhrenstriktur verzichtet werden, da es nur unnötige Harnröhrenläsionen verursacht und keinen zusätzlichen Informationsgewinn liefert [16].

Bei rezidivierenden Harnverhalten oder bei Vorliegen einer Rückstauung in die oberen Harnwege ist vor der operativen Therapie zunächst eine Entlastung der Blase zur Retonisierung angezeigt. Dies wird durch die Einlage einer suprapubischen Blasenpunktionsfistel oder eines Dauerkatheters ermöglicht.

Zur Vermeidung infektionsbedingter Komplikationen hat sich der Einsatz einer perioperativen Antibiotikaprophylaxe bewährt. Bei nachgewiesenem Harnwegsinfekt wird die Antibiotikagabe nach entsprechender Austestung bis zur vollständigen Infektsanierung fortgesetzt.

Die TURP kann sowohl in Allgemeinnarkose als auch in regionaler Anästhesie durchgeführt werden. Letztere sollte bevorzugt werden, da mit dieser Anästhesieform der Blutverlust, die postoperativen Schmerzen sowie die zerebrale Beeinträchtigung älterer Patienten reduziert werden können. Die Operation wird in Steinschnittlage durchgeführt.

16.2.1.1
Instrumentarium

Die Elektroresektion wird mit einem modernen Hochfrequenzchirurgiegerät mit einer an die Gewebsfestigkeit angepaßten Stromleistung durchgeführt [30]. Durch die automatische Anpassung der erforderlichen Stromstärke erfolgt eine Minimierung der in den Körper eingeleiteten Hochfrequenzenergie.

Für den Eingriff werden ein Resektionsinstrument 24 Charrière mit einer 0°-Optik sowie steriles, gut leitendes Gleitmittel und ein dreiläufiger 20-Charrière-Ballonkatheter benötigt. Desweiteren sollte für den eventuellen Gebrauch ein Otis-Urethrotom zur Verfügung stehen.

Das Resektoskop besteht aus Schaft, beweglichem Resektionsschlitten, Optik, Anschlüssen für Kaltlicht bzw. Spülflüssigkeitszu- und -ablauf (Abb. 16.2). Mittels einer in den Resektionsschlitten eingesetzten Diathermieschlinge wird unter Sicht das Prostatagewebe in einzelne Resektionschips zerkleinert und über den Instrumentenschaft entfernt.

Für die Reinigung, Desinfektion und sterile Aufbewahrung des endoskopischen Operationsinstrumentariums gelten ähnliche Vorschriften wie bei den Instrumenten zur endoskopischen Diagnostik.

16.2.1.2
Irrigation

Für gute Sichtverhältnisse und um Blut- und Resektionsstücke fortzuspülen, wird während des Eingriffes eine sterile, pyrogenfreie, nichthämolysierende Irrigationsflüssigkeit verwendet. Die Aufhängung erfolgt hierbei 60 cm über der Symphysenhöhe entsprechend einer Irrigation mit 60 cm Wasserdruck. Vom technischen Prinzip unterscheidet man zwischen einer intermittierenden und einer kontinuierlichen Spülung.

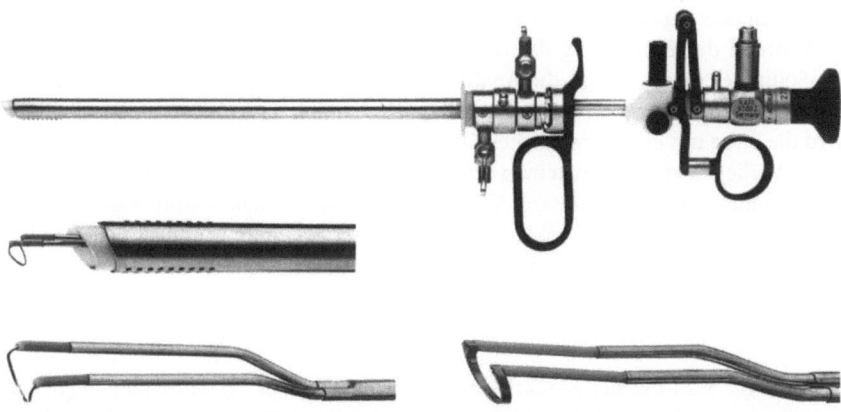

Abb. 16.2. Resektionsinstrument (Foto: Karl Storz GmbH, Tuttlingen)

Während bei der intermittierenden Spülmethode (Hochdruckirrigation) die nach einigen Schnittsequenzen gefüllte Harnblase jeweils über den Instrumentenschaft entleert wird, wird bei der kontinuierlichen Spülung (Niederdruckirrigation) mit Hilfe eines Dauerspül- oder Rückflußresektoskopes bzw. eines suprapubischen Trokars die Irrigationsflüssigkeit permanent durch einen Spülkanal in die Blase geleitet und durch einen zweiten abgesaugt [20, 43].

Der Vorteil dieser Technik besteht in längeren Zeiträumen zur Gewebsabtragung. Außerdem ist die Gefahr einer Einschwemmung der Irrigationsflüssigkeit in den Körper über eröffnete Prostatavenen oder über die ausgedünnte Prostatakapsel durch niedere, gleichbleibende Drucke in der Blase minimiert. Nachteilig ist jedoch, daß aufgrund eines durch den reduzierten Spülkanalquerschnitt geringeren Spülflusses häufiger eine Verstopfung durch resezierte Chips auftritt, was dann doch wieder zu einer Druckerhöhung in der Blase führen kann.

Eine von uns durchgeführte Umfrage unter deutschen Urologen ergab, daß ausschließlich eine intermittierende Irrigation von 22%, ausschließlich eine sog. Niederdruckirrigation von 34%, und beide Techniken von 44% der Operateure angewendet werden.

16.2.1.3
Operatives Vorgehen

Einführen des Instrumentes

Der Resektionsschaft wird mit einem gut leitenden Gleitmittel beschichtet und mit Hilfe eines Spreizobturators, der das scharfkantige Schaftende abdeckt, eingeführt. Das Instrument sollte dabei leicht und ohne Widerstand durch sein Eigengewicht in die Harnröhre gleiten. Tritt ein Hindernis auf, so darf dieses nie mit Kraft überwunden werden. Zur Vermeidung von Schleimhautläsionen der Harnröhre ist die instrumentelle Traumatisierung bei der Einführung des Instrumentes sowie im Rahmen des weiteren Eingriffes so gering wie möglich zu halten. Bei behinderter Passage am Meatus urethrae externus oder am Übergang zwischen Fossa navicularis und Pars pendulans der Harnröhre empfielt es sich, eine sog. blinde Urethrotomia interna mit dem Instrument nach Otis bei 12 Uhr bis zu einer Weite von maximal 28 Charr. durchzuführen.

Während der Einführung des Resektoskopes werden die Harnröhre, der Bereich des Sphincter externus und die Anatomie der Prostata beurteilt. Engstellen im bulbären Harnröhrenbereich sollten stets unter Sicht inzidiert werden. Anschließend wird die Blase mit einer gewinkelten Optik ausführlich inspiziert.

Bei Vorliegen von Blasensteinen erfolgt die Lithotripsie in der gleichen Sitzung vor der Adenomresektion. Größere Steine werden mit einem Ultraschallithotripter, einem Laser oder einem Lithoklasten zerkleinert, die kleinen Steinfragmente werden mit dem Steinpunch zu absaugbaren Teilchen desintegriert.

Resektionstechnik

In der Regel wird mit der Resektion bei 6 Uhr im Bereich des Mittellappens begonnen. Die Ausresektion erfolgt unter Kontrolle des Endpunktes der Schneideschlinge, wobei der Colliculus seminalis durch den Schaft abgedeckt wird (Abb. 16.3a,b).

Transurethrale Elektroresektion der Prostata (TURP)

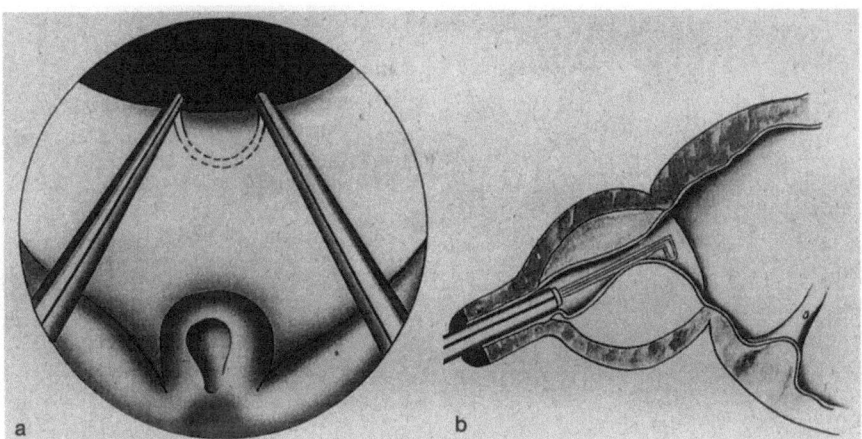

Abb. 16.3. Legende s. Seite 481

Die Resektion sollte zügig mit langen Schnitten zum Colliculus erfolgen. Bei einem großen überhängenden Mittellappen wird die Strecke durch unterbrochene Schnitte reseziert, um ein unkontrolliertes Einsetzen der Schlinge und damit die Gefahr eines Schnittes in den Blasenboden oder in den Ostiumbereich zu vermeiden (Abb. 16.3c,d).

Nach der Entfernung des Mittellappens im Bereich zwischen 5 und 7 Uhr wird besonders sorgfältig die parakollikuläre Resektion durchgeführt. Durch Hineinsenken des Schaftes in das parakollikuläre Adenomgewebe erfolgt die Feinresektion neben dem Colliculus, so daß nach Beendigung dieser Resektionsphase der Colliculus frei am Boden der Resektionsloge zu stehen kommt (Abb. 16.3e).

Bei einem kleinen Adenom wird die Resektion durch direkten Übergang vom Mittellappen auf die Seitenlappen fortgesetzt. Hierbei ist besonders darauf zu achten, daß durch nebeneinander liegende Schnitte und kontinuierliches Drehen des Resektoskopschaftes eine glatte Resektionsfläche entsteht (Abb. 16.3f). Erst wenn auch die

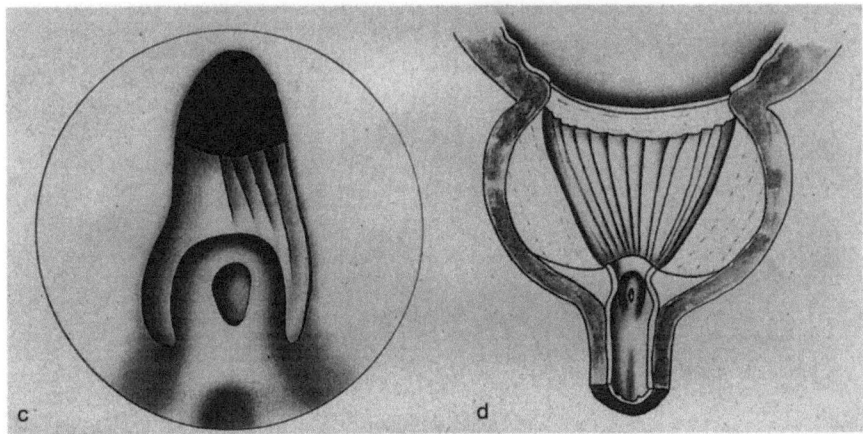

Abb. 16.3. Legende s. Seite 481

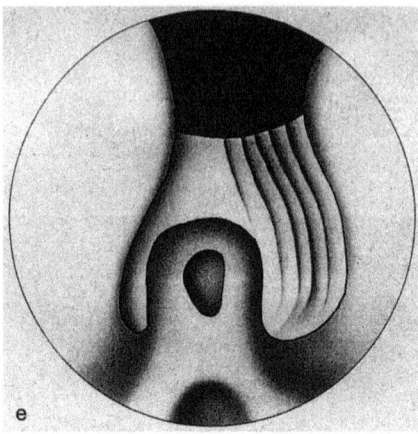
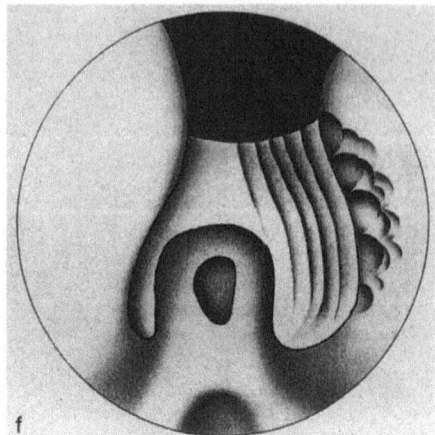

Abb. 16.3. Legende s. Seite 481

kranialen Anteile der Prostata allseits vollständig abgetragen sind, erfolgt besonders sorgfältig die Resektion des Apex prostatae.

Bei der transurethralen Elektroresektion eines sehr voluminösen Adenoms kann man anders verfahren. Nach Resektion des Mittellappens und des parakollikulären Bereiches wird eine Teilung der Seitenlappen bei 9 und 3 Uhr durchgeführt. Die hierdurch entstehenden Quadranten werden mit Resektionsschnitten in rascher Folge entfernt (Abb. 16.3g).

Entscheidend für eine gute Orientierung in der Prostataloge ist eine kontinuierliche gute Blutstillung während der gesamten Resektion und insbesondere nach dem Verlassen eines Resektionsgebietes.

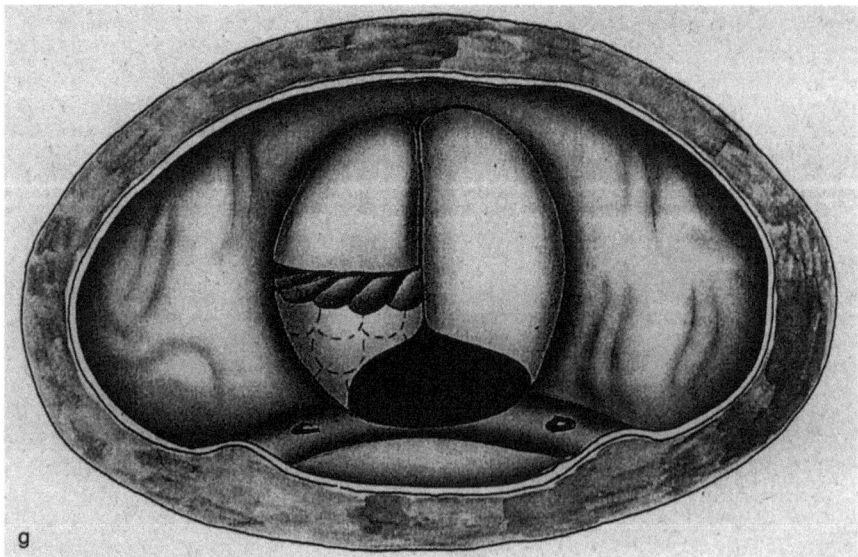

Abb. 16.3. Legende s. Seite 481

Die Resektion des Apex erfolgt mit kurzen Schnitten. Beginnend parakollikulär verfolgt man den Apex im Uhrzeigersinn. Ein Klemmschnitt wird neben den anderen gesetzt. Ist die Loge gründlich ausreseziert, so sind die im Apexbereich verbliebenen Gewebsreste wie Flügeltüren beweglich geworden. Bei vermindertem Spülfluß lassen sich diese Gewebsformationen besonders gut darstellen (Abb. 16.3h). Bei weitgehend leerer Blase und vollem Spülstrom erkennt man bei langsamem Hin- und Herschieben des Endoskopes am Apex prostatae ein »Wackeln« beweglich gewordener Adenomreste. Durch gezielte Klemmschnitte können diese entfernt werden, so daß eine runde oder ovale Apexöffnung entsteht (Abb. 16.3i, j). Die Resektion des Apex

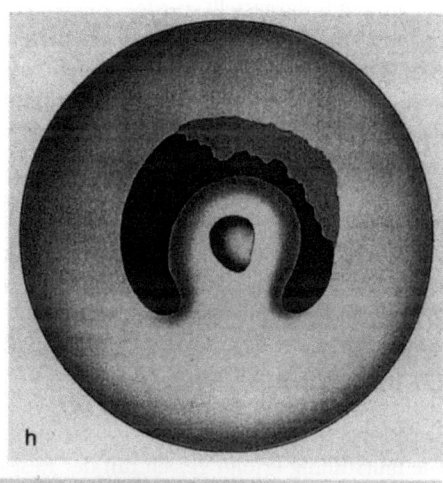

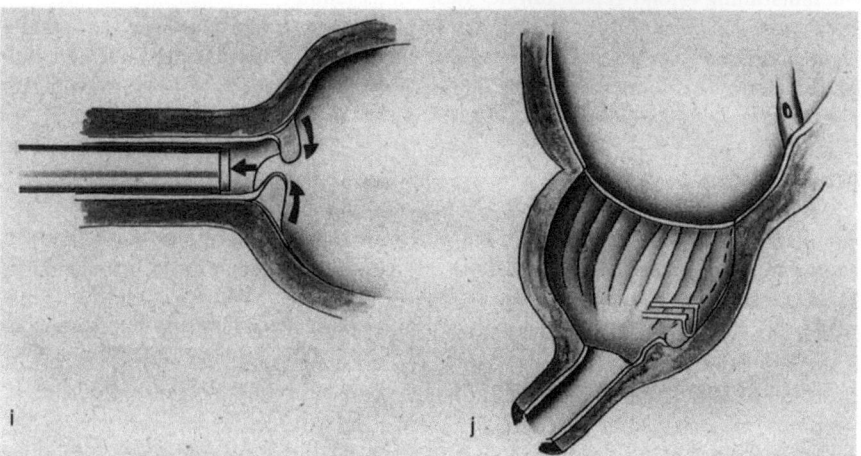

Abb. 16.3a–j. Resektionsphasen (Aus: Hartung 1994 [13]). *a* Sicht des Operateurs auf die Resektoskopschlinge bei 6 Uhr (Colliculus seminalis als Orientierungshilfe); *b* seitliche Ansicht. *c* Erste Resektionsphase mit Abtragen des Mittellappens; *d* Aufsicht nach Teilsektion des Mittellappens; *e* Pavakollikuläre Resektion; *f* Beginn der Resektion des Seitenlappens; *g* Teilung der Seitenlappen bei voluminösen Adenomen; *h* Gewebereste im Apexbereich; *i* Wackeltest, *j* Resektion von Abdomenresten durch gezielte Klemmschnitte

erfordert eine besondere Sorgfalt, wobei der Colliculus seminalis immer als Orientierungshilfe dient. Die Resektionsgrenze muß hier nicht unbedingt immer in Höhe des Colliculus liegen, bei ausgeprägten Adenomen ist sie deutlich distal davon.

Grundsätzlich wird die komplette Entfernung des hyperplastischen Gewebes entsprechend der von McNeal beschriebenen zonalen Anatomie der Prostata angestrebt [37]. Man muß sich jedoch bewußt sein, daß auch bei einer guten Ausresektion der Prostataloge insbesondere apikal noch genügend Gewebereste verbleiben, was sich sonographisch postoperativ leicht nachvollziehen läßt.

Sphinktertest

Der Bereich des Sphincter externus kann durch die sog. hydraulische Sphinkterstimulation gut dargestellt werden. Bei leerer Blase und bei voll geöffnetem Spülstrom entsteht durch rasches Zusammenkneifen und erneutes Öffnen des Zulaufschlauches eine Reduktion und Erhöhung des hydrostatischen Druckes, der den Sphinkter kontrahieren läßt. Die Darstellung des Sphinkterbereiches sollte wiederholt während der Resektion, insbesondere aber bei der gründlichen Apexresektion durchgeführt werden, um diesen Bereich zu schonen.

Inzision des Sphincter internus

Besonders bei kleinen Adenomen wird nach beendeter Resektion zusätzlich eine Kerbung des Sphincter-internus-Bereiches bei 5 und 7 Uhr durchgeführt. Bei dieser Inzision erkennt man deutlich das Auseinanderweichen der Internusfasern und damit eine Erweiterung des Blasenhalses. Diese Maßnahme soll das Entstehen einer narbigen Blasenhalsenge verhindern.

Blutstillung

Die Blutstillung erfolgt gezielt mit der Resektionsschlinge, z. T. auch mit reduziertem Spülwasserzufluß, um kleine Arterien zu erkennen. Die Resektionsstücke werden mit einer Kolbenspritze abgesaugt. Anschließend erfolgt eine erneute Kontrolle des Resektionsbereiches, um eine solche Hämostase zu erreichen, daß das Spülwasser nur noch maximal rosa verfärbt ist.

Katheterdrainage

Zur Katheterdrainage verwenden wir einen dreiläufigen 20-Charr-Katheter, der immer unter rektaler Kontrolle zur Blase vorgeschoben wird, um nicht den Übergang Resektionsbereich/Blasenboden zu verletzen. Mit einer Füllmenge von 15–20 ml erfolgt das Einziehen des Katheters in die Prostataloge. Die endgültige Füllmenge des Ballons ist dabei abhängig von der Größe der ausresezierten Loge und entspricht in etwa dem Grammgewicht des Resektates plus 20 ml (Abb. 16.4). Ein zu starkes Auffüllen birgt die Gefahr einer Sprengung des verbliebenen Prostatagewebes. Der in der Resektionsloge geblockte Katheter ist in seiner Lage durch Anlegen einer Mullbinde an der Penisspitze fixiert. Ist die Blutstillung nach der Kathetereinlage nicht zufriedenstellend, sollte immer eine erneute Inspektion der Operationsloge erfolgen, solange der Patient noch auf dem Operationstisch verbleibt.

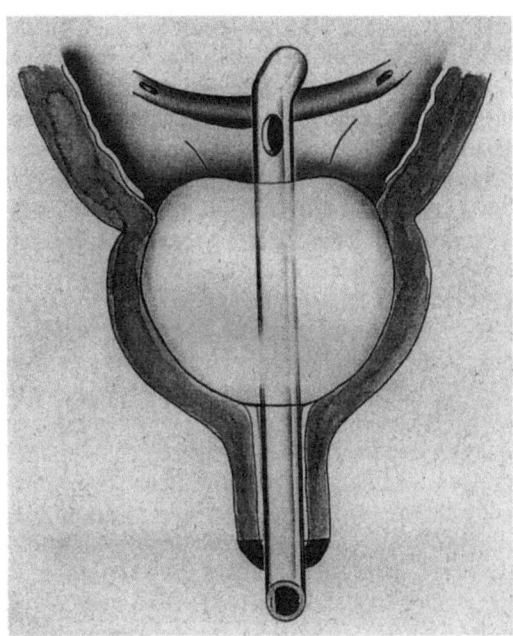

Abb. 16.4. Katheterdrainage.
(Aus: Hartung 1994 [13])

16.2.1.4
Postoperative Behandlung

Die Katheterfixation in der Loge wird durch Entfernen der Mullbinde nach etwa 2 h gelöst. Bei postoperativen Blutungen ist ein stärkerer Zug an einem in die Blase vorgeschobenen und mit 100 ml geblockten Katheter kurzfristig für wenige Stunden erlaubt. Bei fehlendem Erfolg ist frühzeitig eine erneute chirurgische Blutstillung durchzuführen.

Der Verweilkatheter verbleibt unter permanenter Irrigation 1-2 Tage, die Entfernung erfolgt nach erneuter gründlicher Spülung der Blase mittels Blasenspritze.

16.2.1.5
Modifizierte Techniken der TURP

Die transurethrale Elektroresektion der Prostata hat den Nachteil, daß sie eine invasive Operationsmethode mit erhöhter Morbidität durch Blutverlust und Spülflüssigkeitseinschwemmung darstellt. Darüber hinaus verursacht sie eine Minderung der Lebensqualität durch die Länge von Katheterbehandlung und stationärem Aufenthalt. Eine Konsequenz hieraus war die Entwicklung einer Reihe alternativer Behandlungsmethoden.

Auf der anderen Seite gibt es jedoch auch Bestrebungen, die TURP als den »Goldstandard«, der über die letzten Jahrzehnte keine Änderung erfahren hat, zu einer minimal-invasiven Technik fortzuentwickeln. Prinzipiell sind hierfür 2 Ansätze denkbar, einmal eine Änderung der Hochfrequenzdiathermie durch Modifikation der Generatoren und zum anderen Modifikationen der Elektrodenformen.

Die klassische TURP wird mit dünnen Drahtelektroden (0,3 mm) vorgenommen. Bei der transurethralen Elektrovaporisation der Prostata, die mit 3-5 mm dicken Vaportroden durchgeführt wird, konnte dank des vorherrschenden Vaporisationseffektes eine deutlich verbesserte Blutstillung dokumentiert werden. Nachteile dieser Methodik sind jedoch eine zu langsame Gewebeabtragung durch den reduzierten Schneideeffekt und vergleichsweise hohe in den Patienten eingespeiste Energien [28].

Auf der Suche nach neuen Elektrodenformen bietet sich nun ein Kompromiß zwischen einer dünnen Drahtelektrode (Abb. 16.5) und einer Vaportrode in Form eines flachen Metallbandes, der sog. Bandelektrode an (0,3 mm dick, 1-1,2 mm breit) (Abb. 16.6) [7, 15]. Diese neue Elektrode, mit der weiterhin in gewohnter Weise reseziert werden kann, erlaubt gleichzeitig eine effektive Gewebeabtragung und suffiziente Blutstillung. Durch die Vorderkante des Metallbandes bleibt eine präzis definierte Schneidewirkung erhalten, andererseits gleitet das geschnittene Gewebe über die Oberfläche des Bandes und bleibt somit längere Zeit in Kontakt mit der spannungsführenden Elektrode. Während eines Schnittes läßt sich der Stromkontakt zu durchtrennten Gefäßen um das 4fache länger als bei der klassischen Drahtelektrode aufrechterhalten. Dies führt zu einer breiteren Koagulationszone und damit zu einem erhöhten Blutstillungseffekt. Trotz dieser Vorteile darf der Durchmesser der Bandelektrode jedoch nicht zu breit gewählt werden, da sonst Probleme beim tiefen Aushöhlen der Prostataseitenlappen entstehen und die Resektion im Apexbereich nicht präzise genug durchgeführt werden kann. Verglichen mit der konventionellen TURP besteht auch bei der Bandelektrode eine höhere Stromeinspeisung in den Patienten, doch liegen die Meßwerte weit unter den für die Vaporisation erhaltenen Daten [28].

Neben einer Konstruktion neuer Elektrodenformen besteht eine weitere Möglichkeit zur Verbesserung der klassischen TURP in einer Modifikation der Hochfrequenz-Geräte.

Auf der Suche nach einer neuen Hochfrequenz-Chirurgie, die ohne wesentliche Erhöhung der in den Patienten eingebrachten Stromleistungen einen blutsparenden

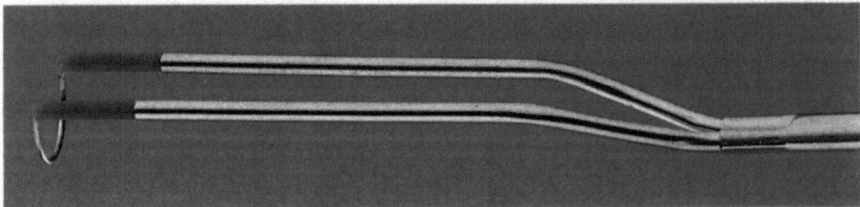

Abb. 16.5. Drahtelektrode (Foto: Karl Storz GmbH, Tuttlingen)

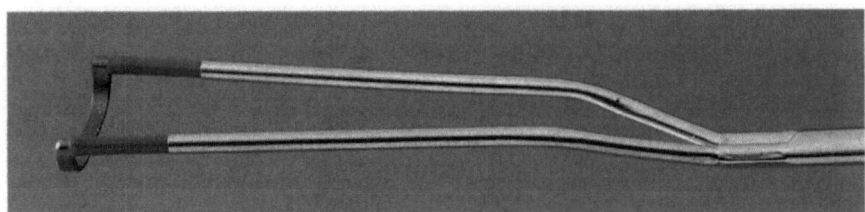

Abb. 16.6. Bandelektrode (Foto: Karl Storz GmbH, Tuttlingen)

Schnitt ermöglichen sollte, wurde das »Koagulierende Intermittierende Schneiden« entwickelt. Hierbei wurden durch geeignete Modifizierung der Elektronik handelsüblicher Hochfrequenz-Generatoren die ausgehenden Spannungs- und Stromsignale derartig moduliert, daß während jedes einzelnen Schnittes bei weiter bestehender guter Schneidequalität eine in das Gewebe hineinreichende effiziente Koagulationszone entsteht. Sowohl Laborexperimente und in-vitro-Versuche an Schweinenieren wie auch die durchgeführten klinischen Studien ergaben bei guten Schneideeigenschaften eine deutliche Reduktion der Blutungsbereitschaft und damit des Blutverlustes. So konnten Fremdblutgaben reduziert und die Gesamtmorbidität mit kürzerer Katheterverweildauer bei ebenso gekürztem sationärem Aufenthalt deutlich gesenkt werden. So wird unter diesen verbesserten Bedingungen die TURP auch für den Hochrisiko-Patienten ein zumutbarer und gut tolerabler Eingriff. Ein weiterer Vorteil des »Koagulierenden Intermittierenden Schneidens« ist die Durchführbarkeit des Eingriffes mit Standard-Resektionsgeräten. Ohne zusätzlichen Aufwand ist auch eine Kombination verschiedener HF-Techniken mit dem gleichen Instrument und dem gleichen Generator möglich. Die technische Durchführung der Resektion erfordert für den Operateur keine Umstellung und auch das Lehren der klassischen TURP kann in unveränderter Weise erfolgen [14, 29].

Das vorgestellte Konzept einer modernisierten Hochfrequenztechnik ermöglicht bei der TURP unter Beibehalten aller klassischen Vorgehensweisen einen deutlich blutärmeren Gewebeschnitt mit einer konsekutiven Verringerung der Morbidität.

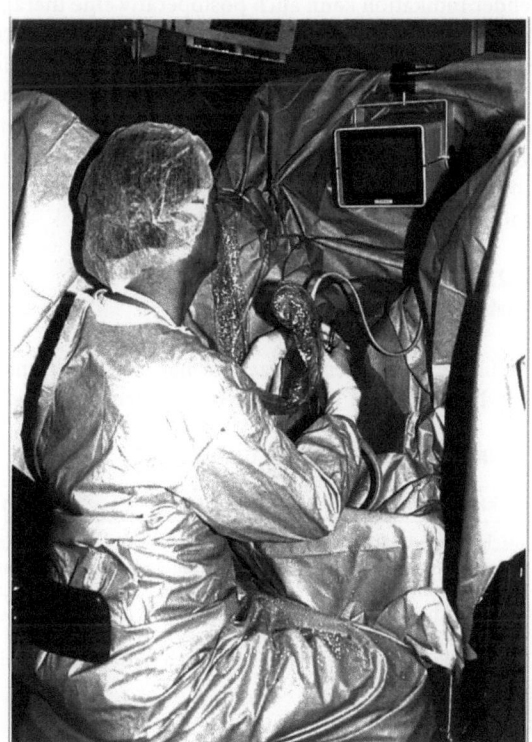

Abb. 16.7. Videoresektion

Einen weiteren Fortschritt in der technischen Durchführung sowie in der Lehre des Eingriffes erbrachte die Einführung der Video-TURP (Abb. 16.7). Hierbei steuert der ausbildende Arzt bzw. verfolgt der Operateur die Resektion über einen Monitor. Dadurch können oft anstrengende Körperbewegungen während der Operation vermieden werden. Da sich der Operateur nicht mehr so nahe am Patienten befindet, wird außerdem die Infektionsgefahr (HIV, Hepatitis) vermindert (s. Übersicht).

Vorteile der Video-TURP

– Bequeme Körperhaltung
– Beidäugiges Sehen
– Verbesserte Detailerkennbarkeit
– Verbesserte Lehrmöglichkeit
– Ermöglichung der Resektion trotz ausgeprägter Coxarthose
– Verminderung der Kontaminationsgefahr

16.2.2
Indikation

Von entscheidender Bedeutung für den Therapieerfolg ist die korrekte Indikation zur Durchführung einer TURP, die aus klinischer Symptomatik einerseits und verläßlicher Befundung der subvesikalen Obstruktion andererseits resultiert. Nur bei zutreffender Indikation kann auch postoperativ eine therapiebedingte Verbesserung erwartet werden (Tabelle 16.3) Die Prostatavergrößerung an sich, ohne auffällige Symptomatik oder objektive Zusatzbefunde, stellt keine Indikation zur Therapie dar.

Bei sehr großen Prostatavolumina kommt die suprapubische Adenomenukleation als Alternative zur transurethralen Elektroresektion der Prostata zum Einsatz. Bei welchem Volumen die Grenze zwischen beiden Operationsmethoden verläuft, hängt im wesentlichen von der Erfahrung des Operateurs mit den einzelnen Varianten ab und wird somit individuell festgelegt.

16.2.3
Ergebnisse

Im Laufe der letzten Jahrzehnte hat sich die transurethrale Elektroresektion zum Standardverfahren in der instrumentellen Therapie der obstruktiven Prostatopathie

Tabelle 16.3. Indikationen zur TURP

Objektive Befunde	Subjektive Beschwerden
Einschätzung der Prostatahyperplasie durch Palpation kombiniert mit transrektaler Sonographie	Pollakisurie, Nykturie
Restharnbildung	Imperativer Harndrang, verzögerter Miktionsbeginn, abgeschwächter Harnstrahl, Dysurie, Nachträufeln
Radiologische Zeichen für Balkenblase und Pseudodivertikel	Akuter oder rezidivierender Harnverhalt
Obstruktionsbedingte Dilatation des oberen Harntraktes, Niereninsuffizienz	Intermittierende Blutungen aus der Prostata
Blasensteinbildung	
Rezidivierender Harnwegsinfekt	

entwickelt. Sie stellt insbesondere bei voluminöser BPH die effektivste Maßnahme zur Verbesserung von Symptomatik und pathologischen Befunden dar. Doch trotz ihrer guten Ergebnisse erscheint die TURP nicht so harmlos, wenn wir die Früh- und Spätkomplikationen einschließlich der Rate der sekundären Eingriffe an Prostata und Harnröhre berücksichtigen und insbesondere das in letzter Zeit heftig diskutierte angeblich erhöhte Mortalitätsrisiko bei resezierten Patienten in Erwägung ziehen. Dies führte dazu, daß man in den vergangenen Jahren vermehrt nach alternativen Behandlungsformen Ausschau hielt.

Wir müssen uns demzufolge mit 3 Punkten auseinandersetzen, die der TURP negativ angelastet werden: der Komplikationsrate, der Quote der Sekundäreingriffe sowie der Mortalitätsrate.

16.2.3.1
Morbidität

Die Morbidität im Rahmen einer TURP wird seit Jahren konstant mit etwa 18% angegeben. Sie ist erhöht bei einer Resektionszeit von mehr als 1,5 h, bei einem Resektionsgewicht von mehr als 50 g sowie bei Patienten über 80 Jahren [5, 38]. Neuere und z. T. eigene Daten weisen jedoch darauf hin, daß weder fortgeschrittenes Lebensalter noch schwerwiegende Begleiterkrankungen sich negativ auf den perioperativen Verlauf bei der TURP auswirken [24, 31, 35].

Spülflüssigkeitseinschwemmung und TUR-Syndrom

An erster Position unter den möglichen intraoperativen Komplikationen wird allgemein das TUR-Syndrom aufgeführt (Tabelle 16.4). Hierbei kommt es durch Übertritt von Spülflüssigkeit in den Blutkreislauf zu einer Verschiebung der Flüssigkeits- und Elektrolytbilanz, die sich klinisch in ihrer ausgeprägten Form als sog. TUR-Syndrom darstellt. Die Spülflüssigkeit kann entweder direkt über einen eröffneten prostatischen Venenplexus in das Kreislaufsystem oder indirekt über eine resektionsbedingte Kapselperforation in den retroperitonealen Raum mit nachfolgender Resorption übertreten. Das Ausmaß der Spülflüssigkeitseinschwemmung korreliert hierbei mit dem Resektatgewicht, der Operationszeit und dem Blutverlust [11, 38].

Tabelle 16.4. Komplikationen bei/nach TURP (Literaturangaben)

Komplikation	Häufigkeit [%]
Signifikante Hyponatriämie	10–40
TUR-Syndrom	1–2
Therapiebedürftige Blutung	3–11
Bluttransfusion	3–32
Harnwegsinfekt	2–40
Epididymitis	1–5
Inkontinenz	0,4–3,3
Blasenhalssklerose	2–15
Harnröhrenstriktur	1–11
Retrograde Ejakulation	55–89
Impotenz	0–40

In größerer Menge in das venöse System eingeschwemmte isotonische Spülflüssigkeit kann zu einer klinisch wirksamen Blutverdünnung mit Hyponatriämie führen sowie konsekutiv zu Blutdruck- und Herzrhythmusveränderungen, Erhöhung des zentralen Venendruckes, Lungenödem mit Dyspnoe und Zyanose, vorübergehender Erblindung, Unruhe und Verwirrtheit, Kreislaufschock und Koma. Die Entwicklung derartiger Symptome stellt eine u. U. lebensgefährliche Komplikation dar. In der Literatur wird eine signifikante Verdünnungshyponatriämie bei 10–40% der Prostataresektionen beschrieben, die jedoch nur bei 1–2% zum Vollbild eines TUR-Syndroms führt [38, 42, 48].

Da die Spülflüssigkeitseinschwemmung abhängig ist vom intravesikalen Druck, sollte der Irrigator mit der Spülflüssigkeit nicht höher als 60 cm über dem Patienten aufgehängt werden. Um eine zusätzliche postoperative Spülflüssigkeitseinschwemmung zu verhindern, sollte nach Beendigung der Resektion nicht mehr mit den intraoperativ verwendeten isotonischen Spüllösungen gespült werden, sondern mit physiologischer Kochsalzlösung.

Üblicherweise wird das Ausmaß der Spülflüssigkeitseinschwemmung nur retrospektiv über die am Ende des Eingriffes gemessene erniedrigte Serum-Natrium-Konzentration bestimmt. Diese Meßmethode bietet jedoch nur eine grobe Abschätzung des intravasalen Flüssigkeitübertritts und ist erst bei größeren Einschwemmvolumina wirksam. Alternativ zum Serum-Natriumgehalt sind in den letzten Jahren eine Reihe von biochemischen und gravimetrischen Bestimmungsmethoden einschließlich der Evaluierung der Einschwemmung mit Hilfe von Radioisotopen vorgeschlagen worden.

Als sehr praktikabel, um ein entstehendes TUR-Syndrom frühzeitig zu erkennen, erweist sich die Alkohol-Verdünnungs-Methode: Hierbei wird die Spülflüssigkeit mit Äthylalkohol versetzt, so daß eine insgesamt einprozentige Lösung entsteht. Die in der Ausatmungsluft des Patienten gemessene Alkoholkonzentration ist proportional dem Äthylalkoholgehalt, aus dem sich dann die Menge des eingeschwemmten Flüssigkeitsvolumens errechnen läßt [11, 19]. Es ist dadurch möglich geworden, den Operateur bereits während des Eingriffes rechtzeitig über eine Spülflüssigkeitseinschwemmung zu informieren, so daß er eine Reduzierung der Spülwasserhöhe veranlassen und eine rasche Beendigung des Eingriffes anstreben kann. Darüber hinaus empfiehlt sich die sofortige Verabreichung von 20–40 mg Furosemid. Sollte es trotz dieser Vorsichtsmaßnahmen zu einer stärkeren Einschwemmung bis hin zur Ausprägung eines TUR-Syndroms kommen, so besteht die Therapie in einer Korrektur des Serum-Natriums durch Infusion von 200–500 ml einer 2- bis 5%igen hyperosmolaren Kochsalzlösung. Hierdurch kommt es üblicherweise zu einer Normalisierung der Flüssigkeits- und Elektrolytveränderungen innerhalb von 24 h.

Subtrigonale Blasenunterfahrung und Verletzung der Ureterostien

Als weitere intraoperative Komplikationen kann durch eine zu tiefe und zu weitreichende Resektion im Bereich des Übergangs der Prostata zum Blasenboden eine Abhebung des Trigonums bzw. eine Verletzung der Harnleiterostien mit Ausbildung eines vesikoureteralen Refluxes bzw. einer Ostiumstenose auftreten.

Blutung

Die häufigsten Komplikationen sind jedoch arterielle bzw. venöse Blutungen, sei es intra- oder postoperativ, mit der Notwendigkeit von Bluttransfusionen. Hämoglobinabfall und Transfusionsbedarf korrelieren hierbei mit dem Resektatgewicht und der Operationsdauer. Eine therapiebedürftige Blutung ist den Literaturangaben zufolge bei 3–11% der Patienten nachzuweisen. Die intra- bzw. postoperative Gabe von Bluttransfusionen, heute der Hauptangriffspunkt in den Diskussionen um die klassische TURP, ist bei 3–32% der Patienten erforderlich [5, 12, 17, 22, 23].

Harnwegsinfekt und Epidiymitis

Ein präoperativ nicht nachzuweisender Harnwegsinfekt tritt postoperativ in 2–40% der Fälle auf, eine Epididymitis entwickelt sich bei 1–5% der resezierten Patienten [1, 5, 17].

Inkontinenz

Eine der schwerwiegendsten Komplikationen ist die allerdings seltene Verletzung des Sphincter externus mit konsekutiver Harninkontinenz. Die Inkontinenzrate nach einer TURP wird von den einzelnen Untersuchern mit 0,4–3,3% angegeben, wobei die Zahlenangaben aufgrund verschiedener Definitionen und somit eines unterschiedlichen Ausprägungszustandes der Inkontinenz stark variieren [12, 17, 21, 38, 48].

Blasenhalssklerose

Eine Blasenhalssklerose ist bei 2–15% der operierten Patienten nachzuweisen, wobei jedoch dieser Befund nicht in jedem Falle korrekturbedürftig ist [38]. Bei häufiger Anwendung einer Blasenhalsinzision ist mit dem Auftreten einer narbigen Blasenhalsenge im Internusbereich nur noch selten zu rechnen.

Harnröhrenstriktur

Eine postoperative Harnröhrenenge wird in 1–11% der Fälle beobachtet, wobei tendentiell das Strikturrisiko in den letzten Jahren dank verbesserter Operationstechniken immer geringer wurde [2, 22, 38].

Als Hauptursachen für das Auftreten einer Harnröhrenstriktur nach der TURP werden traumatische Harnröhrenveränderungen durch das Resektoskop, daneben aber auch postoperative Infektionen sowie eine verlängerte postoperative Kathetertherapie angesehen [2]. Im Sinne einer qualitativ guten Resektion und um dem Vergleich mit alternativen Behandlungsmethoden standhalten zu können, ist heute eine operationsbedingte und behandlungsbedürftige Strikturrate von unter 5% zu fordern.

Retrograde Ejakulation und Impotenz

Eine retrograde Ejakulation findet sich entsprechend den Literaturzitaten in einer Spannbreite von 55–89% [32]. Eine Impotenz gaben zuvor potente Patienten in

0-40% der Fälle an [5, 6, 10, 17, 21, 38]. Die Impotenzrate korreliert hierbei deutlich mit dem Resektatgewicht und dem Patientenalter [32, 47].

16.2.3.2
Sekundäreingriffe

Die Rate der Sekundäreingriffe nach einer TURP (Harnröhren-OP oder Prostatanachresektion) wird innerhalb eines Zeitraumes von 10 Jahren mit 2-25% angegeben [3, 10, 17, 21, 22, 23, 33, 34, 41, 45, 46]. Eine der Ursachen für die erhöhte Nachresektionsrate dürfte in dem insbesondere im apikalen Bereich deutlich verbleibenden Restgewebe nach der TURP liegen, das, wie sich sonographisch leicht nachweisen läßt, in seiner Größe häufig unterschätzt wird [25].

16.2.3.3
Mortalität

Die intra- und frühe postoperative Mortalitätsrate nach einer TURP hat sich in den letzten Jahren konstant verringert, von 2,5% für 1962 über 1,3% 1974 auf derzeit 0,2% [18, 38, 39]. Nach Roos ist das Langzeitmortalitätsrisiko innerhalb von 5 Jahren 1,45mal höher als bei einer suprapubischen Adenomektomie [44]. Diese Ergebnisse werden jedoch bei entsprechender Berücksichtigung von Alter und Begleiterkrankungen in Frage gestellt [4]. So beruht die nach der TURP erhöhte Mortalitätsrate sehr wahrscheinlich auf einer Patientenselektion, da ja üblicherweise Patienten in einem schlechteren Allgemeinzustand eher einer Resektion zugeführt werden.

16.2.3.4
Therapieerfolg

Zur Wertung der neuen Therapieformen bei der Behandlung der obstruktiven Prostatopathie ist es notwendig, vergleichend den aktuellen Stellenwert der TURP zu bestimmen und die Resektionsergebnisse dem derzeitigen Erkenntnisstand über die neuen Therapieansätze gegenüberzustellen. Im Rahmen verschiedener Nachuntersuchungen einschließlich eigener Ergebnisse liegt die Erfolgsrate durch die TURP bei über 80% hinsichtlich aller ausgewerteten subjektiven und objektiven Parameter. So berichten 85-90% der operierten Patienten von einer deutlichen Verbesserung der Miktionssymptomatik nach einer TURP [3, 26, 27, 40, 41].

Der Anteil der Patienten mit einer Nykturie von mehr als 2mal kann durch den Eingriff von 65% auf etwa 10% gesenkt werden [27, 41]. Ähnlich läßt sich der Prozentsatz der Patienten mit einer Restharnmenge von mehr als 100 ml von 50-75% auf einen postoperativen Wert von 4-14% mindern [12, 27]. Insgesamt berichten im eigenen Krankengut 87% der Patienten über eine deutliche Verbesserung ihrer Symptome und ihrer Lebensqualität durch die TURP (s. Übersicht).

Wer profitiert am meisten von der TURP? Allgemein gilt, je höher der Grad der Beschwerden und der pathologischen klinischen Befunde ist, desto besser sind die postoperativen Behandlungsergebnisse [8]. Ebenso wird der Operationserfolg bei Patienten mit größeren Adenomen wesentlich höher eingeschätzt als bei Patienten mit geringeren Resektatgewichten (Abb. 16.8) [27].

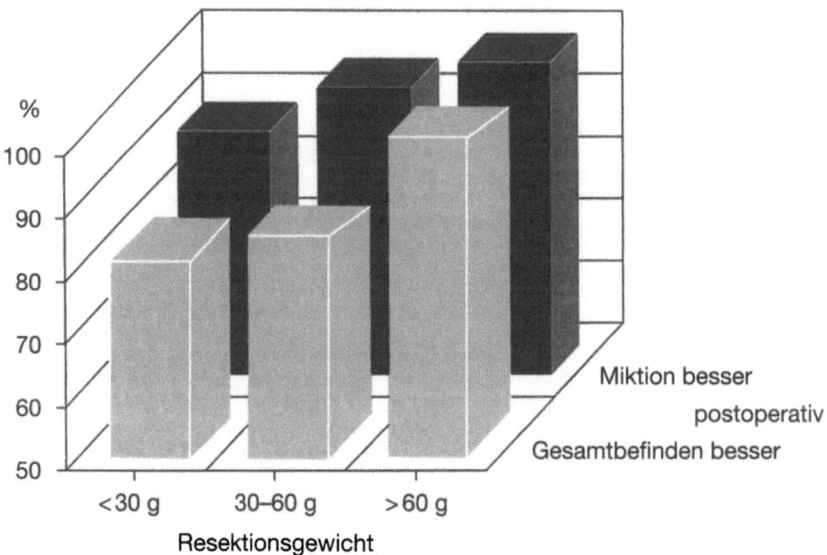

Abb. 16.8. Eigene Ergebnisse nach TURP in Abhängigkeit vom Resektatgewicht

---

Vorteile der TURP bei kompressiver Obstruktion
– Signifikante Verbesserung subjektiver und objektiver Befunde
– Möglichkeit der Entfernung großer Gewebevolumina
– Klärung der Histologie
– Frühzeitig erkennbares Operationsresultat
– Beste Langzeitergebnisse bei korrekter Indikationsstellung und Therapiedurchführung

---

16.2.4
Wertung

Zusammenfassend kann man sagen: Das Ausmaß der Verbesserung im Miktionsverhalten durch die TURP übertrifft alle anderen Therapiemöglichkeiten, die derzeit für die Behandlung der BPH zur Verfügung stehen. Bei korrekter Indikationsstellung ist deshalb, auch unter Berücksichtigung des dargestellten Komplikationsrisikos, vorerst eine qualitativ hochwertig ausgeführte TURP die Therapie der Wahl zum Erreichen der besten Langzeitergebnisse. Alternative Therapiemaßnahmen sollten nicht nur mit der Komplikationsrate, sondern auch mit der hohen Erfolgsrate der TURP verglichen werden, bevor man sie generell empfehlen kann. Eine weitere Reduzierung der resektionsbedingten Morbidität ist durch die Fortentwicklung der Hochfrequenzgeneratoren zu erwarten.

Literatur

1. Andersen JR, Ostri P, Bruun J (1991) Evaluation of outpatient assessment after transurethral prostatectomy. Scan J Urol Nephrol 25:191–195
2. Balbay MD, Ergen A, Sahin A, Lekili M, Ulucay S, Karaagaoglu E (1992) Development of urethral stricture after transurethral prostatectomy: a retrospective study. Int Urol Nephrol 24/1: 49–53
3. Bruskewitz RC, Larsen EH, Madsen PO, Dorflinger T (1986) 3-year follow-up of urinary symptoms after transurethral resection of the prostate. J Urol 136: 613–615
4. Concato J, Horwitz RI, Feinstein AR, Elmore JG, Schiff SF (1992) Problems of comorbidity in mortality after prostatectomy. JAMA 267/8: 1077–1082
5. Doll HA, Black NA, McPherson K, Flood AB, Williams GB, Smith JC (1992) Mortality, morbidity and complications following transurethral resection of the prostate for benign prostatic hypertrophy. J Urol 147: 1566–1573
6. Engelmann UH, Olschewski R, Herberhold D, Senge T (1992) Der Einfluß von TUR und transvesikaler Prostatektomie auf Symptomatologie und Lebensqualität. Urologe A 31: 43–47
7. Faul P, Farin G, Reich O, Steude U (1996) The »Band Electrode«: first experiences with a novel TURP procedure to improve hemostasis. Eur Urol 30: 403–408
8. Fowler FJ, Wennberg JE, Timothy RP (1988) Symptom status and quality of life following prostatectomy. JAMA 259: 3018–3022
9. Glynn RJ, Campion EW, Bouchard GR, Silbert JE (1985) The development of benign prostatic hyperplasia among volunteers in the Normative Aging Study. Amer J Epidemiol 121: 78
10. Graversen PH, Gasser TC, Wasson JH, Hinman F, Bruskewitz RC (1989) Controversies about indications for transurethral resection of the prostate. J Urol 141: 475–481
11. Hahn RG, Ekengren JC (1993) Patterns of irrigation fluid absorption during transurethral resection of the prostate as indicated by ethanol. J Urol 149: 502–506
12. Hannappel J, Krieger S (1991) Subjective and clinical results after transurethral resection and suprapubic prostatectomy in benign prostatic hypertrophy. Eur Urol 20: 272–276
13. Hartung R (1994) Die transurethrale Elektroresektion der Prostata. In: Hohenfellner R (Hrsg) Ausgewählte urologische OP-Techniken. Thieme, Stuttgart, S 3.1–3.9
14. Hartung R, Barba M, Leyh H, Fastenmeier K (1995) Verbesserung der Hochfrequenz-Chirurgie bei der TURP: Koagulierendes Schneiden. Urologe A 34 [suppl 1]: 74
15. Hartung R, Fastenmeier K, Leyh H (1996) Verbesserung der Hochfrequenz-Chirurgie bei der TURP – Einsatz der Band-Elektrode. Urologe A 35 [suppl 1]: 94
16. Hartung R, Pfab R, Leyh H (1982) Die Urethrocystographie bei der Prostatahypertrophie – Eine notwendige Orientierung? In: Schmiedt E, Altwein JE, Bauer H-W (Hrsg) Klinische und experimentelle Urologie. Bd 4, Bandhauer K, Toggenburg H, Bauer H-W (Hrsg) Die Prostatahyperplasie. Zuckschwerdt, München, S 76–80
17. Holtgrewe HL, Mebust WK, Dowd JB, Cockett ATK, Peters PC, Proctor C (1989) Transurethral prostatectomy: practice aspects of the dominant operation in american urology. J Urol 141: 248–253
18. Holtgrewe HL, Valk WL (1962) Factors influencing the mortality and morbidity of transurethral prostatectomy: a study of 2015 cases. J Urol 87: 450
19. von Hundelshausen B, Malek A, Hargasser S, Mielke L, Entholzner E, Breinbauer B, Hipp R, Leyh H (1993) Äthylalkohol als Marker zur Frühdiagnostik des TUR-Syndromes. Fortschr Anästhesiol, Notf Intensivmed 7 [suppl 1]: A49
20. Iglesias JJ, Perez-Castro Ellendt E, Maddur SD, Sporer A, Seebode JJ (1977) Hydraulic hemostasis in transurethral resection of the prostate using the Iglesias continuous suction resectoscope. J Urol 117: 306
21. Janknegt RA (1989) Surgical management for benign prostatic hyperplasia: indications, techniques, and results. Prostate [suppl 2]: 79–93
22. Kolmert T, Norlen H (1989) Transurethral resection of the prostate: a review of 1111 cases. Int Urol Nephrol 18: 27
23. Koshiba K, Egawa S, Ohori M, Uchida T, Yokoyama E, Shoji K (1995) Does transurethral resection of the prostate pose a risk to life? 22-year outcome. J Urol 153: 1506–1509
24. Krogh J, Jensen JS, Iversen HG, Andersen JT (1993) Age as a prognostic variable in patients undergoing transurethral prostatectomy. Scand J Urol Nephrol 27/2: 225–229
25. Kyriakidis A, Georgiadis M, Stiakakis I, Kyriakidis Al, Koutselinis A (1996) Prostatic tissue distal to the veromontanum and its significance for adenomatous recurrences after transurethral resection of the prostate. Eur Urol 29: 21–25
26. Lepor H, Rigaud G (1990) The efficacy of transurethral resection of the prostate in men with moderate symptoms of prostatism. J Urol 143: 533–537

27. Leyh H (1994) Benigne Prostatahyperplasie – Konventionelle endoskopische Therapieverfahren. In: Hofstetter A, Altwein JE, Staehler G (Hrsg) Klinische und experimentelle Urologie 25. Immuntherapie und High-Tech in der Urologie: Innovationen und Standortbestimmung. Zuckschwerdt, München, S 118–123
28. Leyh H, Fastenmeier K, Barba M, Hartung R (1996) Electrical current and power applied to the patient during transurethral vaporisation of the prostate. J Urol 155 [suppl]: 572 A
29. Leyh H, Fastenmeier K, Barba M, Hartung R (1999) »Koagulierendes Intermittierendes Schneiden« – Weiterentwicklung der Hochfrequenzchirurgie bei der TURP. Urologe A 38: 592–598
30. Leyh H, Hartung R, Flachenecker G, Fastenmeier K (1988) Klinische Anwendung eines Hochfrequenzgenerators mit automatischer Leistungsregelung bei der transurethralen Elektroresektion. In: Eisenberger F, Ackermann R (Hrsg) Verh Dtsch Ges Urol 39. Springer, Berlin Heidelberg New York, S 475–476
31. Leyh H, Schneck HJ, Janus-Bartelt E, Hartung R (1996) Influence of ASA score, patient's age and prostatic size on risk of surgery in TURP. Eur Urol 30 [suppl 2]: 222
32. Lindner A, Keller T, Golomb J, Siegel Y, Korzcak D (1991) Effects of prostatectomy on sexual function. Urology 38: 26–28
33. Lu-Yao GL, Barry MJ, Chang CH, Wasson JH, Wenberg JE (1994) Transurethral resection of the prostate among Medicare beneficiaries in the United States: time trends and outcomes. Urology 44: 692–699
34. Malenka DJ, Roos N, Fisher ES et al. (1990) Further study of the increased mortality following transurethral prostatectomy: a chart-based analysis. J Urol 144: 224–228
35. Matani Y, Mottrie AM, Stöckle M, Voges GE, Fichtner J, Hohenfellner R (1996) Transurethral Prostatectomy: a long-term follow-up study of 166 patients over 80 years of age. Eur Urol 30: 414–417
36. Mauermayer W (1981) Allgemeine und spezielle Operationslehre, Bd VIII: Transurethrale Operationen. Springer, Berlin Heidelberg New York
37. McNeal JE (1981) The zonal anatomy of the prostate. Prostate 2: 35
38. Mebust WK, Holtgrewe HL, Cockett ATK, Peters PC (1989) Transurethral prostatectomy: immediate and postoperative complications. A cooperative study of 13 participating institutions evaluating 3885 patients. J Urol 141: 243–247
39. Melchior J, Valk WL, Foret JD, Mebust WK (1974) Transurethral prostatectomy: computerized analysis of 2223 consecutive cases. J Urol 112: 634–642
40. Meyhoff HH (1987) Transurethral versus transvesical prostatectomy. Clinical, urodynamic, renographic and economic aspects. A randomized study. Scand J Urol Nephrol 102 [suppl]: 1
41. Nielsen KT, Christensen MM, Madsen PO, Bruskewitz RC (1989) Symptom analysis and uroflowmetry 7 years after transurethral resection of the prostate. J Urol 142: 1251–1253
42. Rao PN (1987) Fluid absorption during urological endoscopy. Br J Urol 60: 93–99
43. Reuter HJ (1974) Die permanente TUR unter physiologischem Blasendruck. Urologe A 13: 114
44. Roos NP, Wennberg J, Malenka DJ (1989) Mortality and reoperations after open and transurethral resection of the prostate for benign prostatic hyperplasia. N Engl J Med 320: 1120–1127
45. Stephenson WP, Chute CG, Guess HA, Schwartz S, Lieber M (1991) Incidence and outcome of surgery for benign prostatic hyperplasia among residents of Rochester, Minnesota: 1980–1987. A population based study. Urology 38 [suppl 1] :32–42
46. Taylor Z, Krakauer H (1991) Mortality and reoperation following prostatectomy: outcomes in a Medicare population. Urology 38 [suppl 1]: 27–31
47. Tscholl R, Largo M, Poppinghaus E, Recker, F, Subotic B (1995) Incidence of erectile impotence secondary to transurethral resection of benign prostatic hyperplasia, assessed by preoperative and postoperative snap gauge tests. J Urol 153: 1491–1493
48. Zwergel U, Zwergel T, Kopper B (1985) Development of prostatectomy since 1966. Urol Int 40: 227

16.3
Offene Enukleation

R.-H. Ringert

16.3.1
Technik

Die offene Prostatachirurgie begann im vorigen Jahrhundert mit partiellen Entfernungen des Mittellappens. Die erste Enukleation der vergrößerten »Prostata« aus der sog. Prostatakapsel nahm Belfield 1890 vor. Fuller beschrieb 1894 den *transvesikalen Zugangsweg*, der seit 1901 insbesondere von Freyer [4] bekannt gemacht wurde, so daß die transvesikale Prostatektomie vor allem mit seinem Namen verbunden wird.

Van Stockum beschrieb in einer Veröffentlichung 1909 den *retropubischen Zugangsweg*, der 1941 von Millin [9] wieder aufgegriffen wurde, so daß die retropubische Enukleation seit dieser Zeit seinen Namen trägt. Der perineale Zugangsweg ist möglich, wird aber für die Enukleation der gutartigen Vergrößerung der Prostata nicht beschritten.

16.3.1.1
Transvesikale Enukleation nach Freyer, Harris, Hryntschak

Die transvesikale Enukleation ist die einfachste und häufigste offene Operation der benignen Prostatahyperplasie [4, 6].

Nach der Lagerung des Patienten auf dem Rücken mit den Beinen in Beinschalen, die die Beine in den Hüftgelenken abgespreizt, aber nicht eleviert und in den Kniegelenken gebeugt aufnehmen (sog. Millin-Lagerung), werden der Unterbauch bis über die Nabelgrenze hinaus, das Skrotum, der Penis und die Oberschenkel bis zur Hälfte mit desinfizierender Lösung vorbereitet.

Zur Vermeidung postoperativer Nebenhodenentzündungen wird als erster operativer Schritt die beidseitige skrotale Vasektomie durchgeführt. Anschließend wird ein 20-Charr-Tiemann-Dreiwegekatheter transurethral in die Blase eingeführt, die Blase mit 250 ml steriler Kochsalzlösung aufgefüllt, der Katheter entweder entfernt oder mit Katheterstöpseln verschlossen.

Als Hautschnitt kann der untere Mittelbauchschnitt oder die Pfannenstiel-Inzision gewählt werden. Nach Eröffnung der Faszie längs beim Mittelbauch- und quer beim Pfannenstiel-Schnitt werden die beiden Rektus-abdominis-Bäuche dargestellt, in der Mittellinie voneinander getrennt bis hin zur Symphyse. Das Peritoneum wird stumpf abgelöst. Anschließend wird ein selbsthaltender Haken eingesetzt, der die Rektusbäuche nach lateral hält.

Offene Enukleation

Das prävesikale Fett wird durchtrennt, Blutungen aus kleinen Venen werden durch Diathermie koaguliert. Die Blasenvorderwand wird dargestellt. Die Blasenwand ist zumeist relativ dick. Sie wird zwischen zwei Haltefäden eröffnet. Die Kochsalzlösung wird abgesaugt. Zwei Blasenhaken werden nach links und rechts neben den Blasenausgang eingesetzt, ein biegbares Halteblech hält die Blase nach kranial offen. Es folgt eine sorgfältige Inspektion der Blase, vorhandene Steine werden entfernt. Die beiden Ureterostien werden gesucht und zeigen sich zumeist durch den Urinausstoß. Sie liegen näher am Blasenhals als vom endoskopischen Bild her immer vermutet wird (Abb. 16.9). Die Schleimhaut über dem sich vorwölbenden »Adenom« wird mit dem elektrischen Messer umschnitten (Abb. 16.10). Diese Umschneidung sollte nicht zu weit vom sichtbaren Meatus internus urethrae entfernt sein, um bei der anschließenden manuellen Enukleation das Trigonum nicht einzureißen. Wählt man die Umschneidung zu eng, gestaltet sich die Entfernung der enukleierten BPH schwierig.

Anschließend geht der Finger des Operateurs in den Blasenhals ein. Man fühlt in die prostatische Harnröhre (Abb. 16.11). In der 12-Uhr-Position wird die sog. vordere Kommissur stumpf durchtrennt. Der immer etwas gebeugt gehaltene Zeigefinger, der den Beckenbodenbereich nicht nach distal durchdringen soll, findet jetzt eine Schicht stumpf zwischen der sog. chirurgischen Kapsel (eigentliche Prostata) und den Lappen der benignen Hyperplasie, so daß diese stumpf ausgeschält werden können wie eine Mandarine aus ihrer Schale. Zuletzt sind die Lappen der Prostatahyperplasie noch adhärent am Blasenhals. Auch dies kann man zumeist mit gebeugtem Zeigefinger und schiebenden Bewegungen mit dem Daumen trennen. Gelingt dies nicht, sollte man am Blasenhals das Adenom scharf abtrennen. Ist die stumpfe Enukleation erschwert, muß man mit der Schere weiter präparieren und abtrennen. Dies ist selten der Fall. Man muß in diesen Fällen die Pathologie darauf aufmerksam machen, da die Sorge besteht, daß an diesen Stellen ein maligner Herd vorhanden ist.

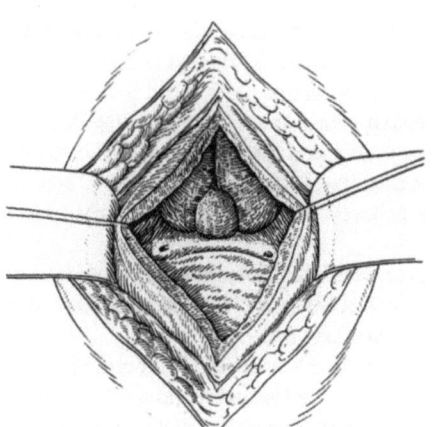 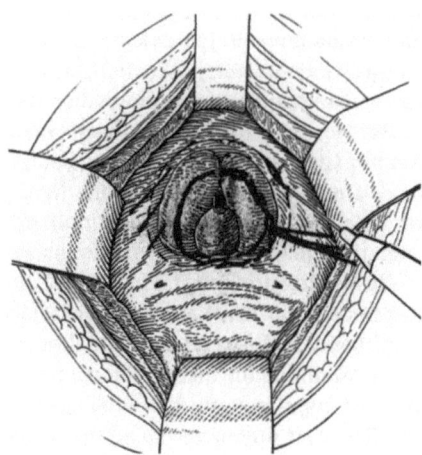

Abb. 16.9. Situs nach Zystostomie (zwischen 2 Haltefäden). Ein kleinerer Mittellappen und die Seitenlappen der Prostata wölben sich in die Blase vor

Abb. 16.10. Erster Schritt der Enukleation: Umschneiden des Blasenausgangs mit dem Elektrokauter

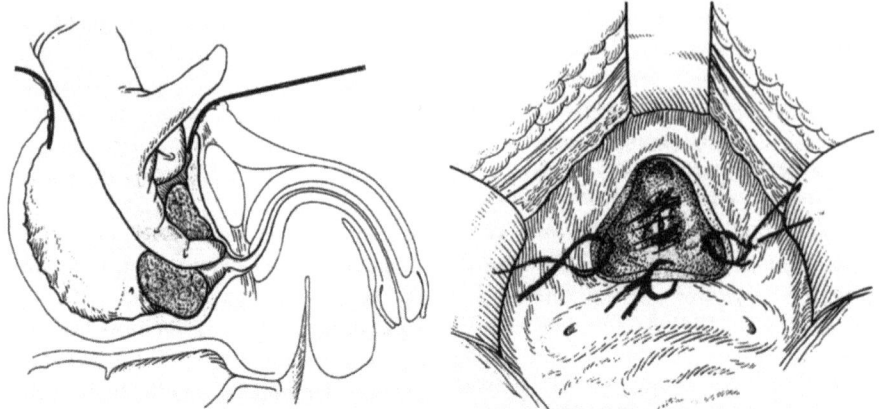

Abb. 16.11. Zweiter Schritt der Enukleation: Eingehen in den Blasenhals, stumpfes Durchtrennen der vorderen Kommissur vom Blasenhals mit dem Zeigefinger

Abb. 16.12. Nach der Enukleation Blutstillung durch Logennähte in 5- und 7-Uhr-Position, zusätzliche Naht in 6-Uhr-Position

Nachdem die Prostatalappen entfernt sind, wird der Blasenausgang erneut mit Haken eingestellt. Ein Stieltupfer wird in die Prostataloge eingebracht und die bestehenden Blutungen werden eingestellt. Sie entspringen zumeist aus dem Blasenhals. Es werden deshalb in der 5-Uhr- und in der 7-Uhr-Position tiefgreifende Logennähte aus 0-Chromcatgut gelegt, die passager als Haltefäden vom Assistenten mitgehalten werden. Eine zusätzliche Naht in der 6-Uhr-Position, mit kleinerer Nadel gelegt, ist häufig notwendig, um eine ausreichende Blutstillung zu erreichen (Abb. 16.12).

Die Prostataloge wird auf weitere Blutungen überprüft, gleichzeitig überprüft man, ob Reste der BPH vorhanden sind, die sich zumeist in hellerer, gelblicher Farbe von der Kapsel unterscheiden. Bestehen Blutungen, werden diese koaguliert. Auch das entnommene Präparat kann dazu diesen, die Vollständigkeit der Enukleation zu überprüfen (Abb. 16.13). Das Naßgewicht der entnommenen BPH wird bestimmt und das Präparat zur pathohistologischen Aufarbeitung gegeben.

Der 20-Charr-Dreiwegekatheter wird erneut gelegt. Man kann den Ballon als Kompression in die Loge hineinziehen (Füllungsvolumen entsprechend dem Gewicht des Adenoms plus 10–20 ml). Dies kann postoperative Blutungen vermeiden helfen, hat jedoch den Nachteil, in einem unvorhersehbaren Anteil von Patienten mit postoperativen Blasentenesmen einherzugehen.

Die Modifikation nach Hryntschak [6] vermeidet diese postoperativen Komplikationen und läßt den Katheter in der Harnblase. Drei bis vier Nähte verschließen die Loge über dem Katheter, dessen Ballon in der Blase liegt (Abb. 16.14).

Als Modifikation nach Malament [11, 12] kann auch eine Tabaksbeutelnaht mit einer 0-Catgutnaht am Blasenhals gelegt und über dem Katheter geknüpft werden. Die Herausleitung dieser Tabaksbeutelnaht nach außen, wie in der Originalmethode beschrieben, wird jedoch kaum noch angewendet. Diese beiden Modifikationen der transvesikalen Enukleation bieten die größte Sicherheit in Hinsicht auf die Vermeidung unmittelbar postoperativ auftretender Nachblutungen. Sie haben den Nachteil, daß sich in manchen Fällen die Catgutfäden nicht zeitgerecht (nach ca. 8–10 Tagen)

Offene Enukleation

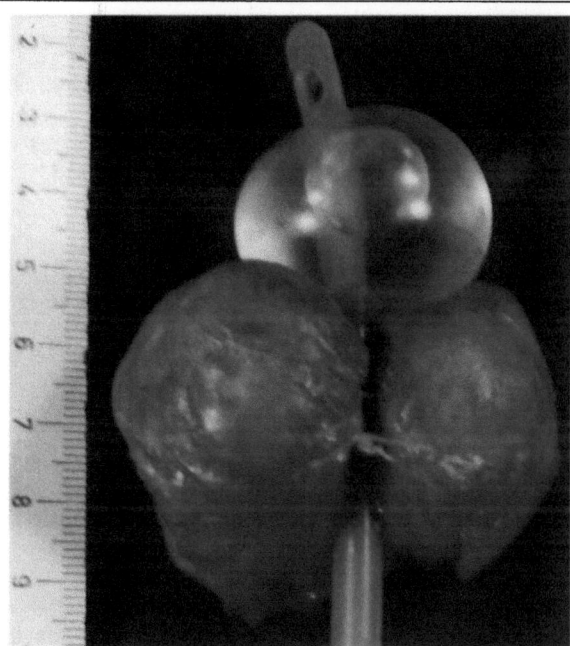

Abb. 16.13. Enukleierte Prostata, vordere Kommissur ex situ mit einem Faden über einem Katheter zur Demonstration wieder verschlossen

lösen, so daß die Miktion nach der Entfernung des transurethralen Katheters nicht adäquat ist. In diesen Fällen muß man entweder den eingelegten suprapubischen Katheter belassen oder in den Fällen, in denen man keinen suprapubischen Katheter eingelegt hat, den inneren Faden nach dem 10. Tag transurethral durchschneiden. Letzteres gelingt in aller Regel ohne Narkose mit einem Sichturethrotom.

Gelingt die Blutstillung mit Logennähten, dem Einbringen des aufgeblockten Ballons und mit der Hryntschak-Naht nicht, so kann als letzte Möglichkeit die vollstän-

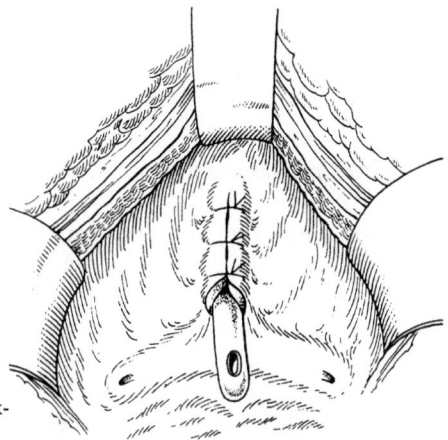

Abb. 16.14. Verschluß der Loge durch Hryntschak-Nähte zur Blutstillung

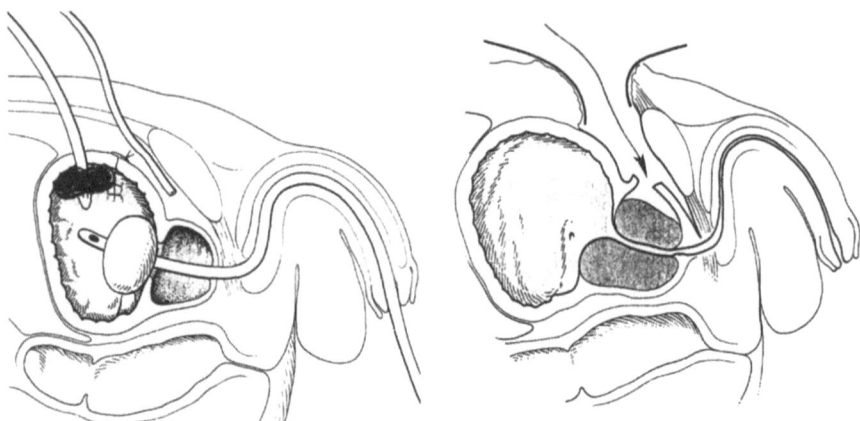

Abb. 16.15. Abschluß der Operation: Lage der transurethralen und suprapubischen Ballonkatheter und Wunddrainage

Abb. 16.16. Zugangsweg zur retropubischen Enukleation nach Millin

dige Austamponade der Prostataloge mit Gazestreifen, die suprapubisch herausgeleitet werden, durchgeführt werden. Dieses Vorgehen ist als absolute Notmaßnahme anzusehen, läßt sie doch den Eingriff mit einer quasi offenen Wundbehandlung eines inneren Organs enden, mit den möglichen Folgen sekundärer Wundheilung.

Die Operation wird durch die Einlage eines Wunddrains abgeschlossen, der vor der Blase unterhalb der Rektusbäuche liegt und neben der Wunde herausgeleitet wird. Die Harnblase wird zweischichtig und die Wunde schichtweise verschlossen. Postoperativ liegen eine Heberdrainage und eine Dauerspülung im geschlossenen System, die bei leichten Blutungen Gerinnselbildungen verhindert und zu einer Keimminderung im durchspülten Bereich führt. Ein suprapubischer Entlastungskatheter wird von vielen Operateuren zusätzlich eingelegt; dies ist jedoch nicht zwingend notwendig (Abb. 16.15).

Die Wunddrainage wird am 2.-3. Tag postoperativ entfernt, der transurethrale Katheter nach 6-10 Tagen. Die Schrumpfung und Epithelialisierung der Prostataloge benötigen mehrere Wochen, so daß erst nach dieser Zeit von normalen Urinbefunden auszugehen ist.

16.3.1.2
Retropubische Enukleation nach Millin

Bei diesem Eingriff [9] unterscheiden sich der Zugangsweg und das Vorgehen wenig von den vorher eingehend beschriebenen [1]. Die Harnblase wird nicht eröffnet (Abb. 16.16). Es werden 2 Haltefäden an die Prostatakapsel gelegt, diese wird eröffnet und die Enukleation direkt aus der eröffneten Prostata vorgenommen. Nachteil für den in dieser Methode wenig Geübten ist die tiefere Lage der prostatischen Zugangswunde im kleinen Becken und die Gefahr, fälschlich in periprostatische Venen oder gar in die des Plexus Santorini zu geraten. Mit der gestiegenen Erfahrung der Operateure in Technik und Methode der radikalen Prostatektomie beim Prostatakarzinom dürfte dies heute kein so großes Problem mehr sein. Es ist jedoch letztlich gleichgültig, welchen Weg der offenen Enukleation der BPH man wählt. Man sollte eine Methode beherrschen und sich auf diese stützen, sie durchführen und lehren.

16.3.2
Indikation

Die operativen Behandlungsmaßnahmen bieten die größte Wahrscheinlichkeit, daß sich sowohl urodynamisch nachgewiesene subvesikale Obstruktionen als auch prostatische Beschwerden (LUTS) beseitigen lassen.

Die Indikation zur offenen Operation wird heute gestellt, wenn das Volumen der benignen Hyperplasie höher als 60–80 cm^3 geschätzt wird (durch digitorektale Untersuchung) oder besser durch die transrektale Ultrasonografie (TRUS) bestimmt wird. Es ist sicherlich für den geübten Resekteur möglich, mehr als 50–60 g BPH-Gewebe innerhalb einer Stunde transurethral zu resezieren, so daß die Angabe des Volumens der BPH, bei der man die Indikation zur TURP begrenzen sollte, individuell unterschiedlich sein muß. Auch ein Überschreiten der Stundengrenze bei der TURP ist sicherlich möglich, zu lange Resektionszeiten sind jedoch zu vermeiden.

Die Indikation zur Schnittoperation ist darüber hinaus in den Fällen zu stellen, in denen in Verbindung mit einer BPH größere Blasensteine diagnostiziert werden. Die endoskopische Behandlung der Blasensteine würde ansonsten die Endoskopiezeit verlängern, bzw. man müßte sogar in 2 Sitzungen endoskopisch operieren.

16.3.3
Ergebnisse

Nicht zu vernachlässigen bei der Indikationsstellung ist der Vergleich der frühen und späten Komplikationen nach den beiden konkurrierenden Operationsverfahren [3, 5, 8, 11, 12] (Tabelle 16.5).

Aus dieser Zusammenstellung ist zu erkennen, daß die Mortalität der offenen Operation nicht hoch ist, aber höher als die der transurethralen. Der Blutverlust ist bei offenen Operationen häufig höher, wie wir im eigenen Krankengut bei einem Vergleich von 140 transurethralen Resektionen und 40 offenen Enukleationen der Jahre 1982–1984 sehen konnten. Frühe Nachblutungen traten allerdings eher nach transurethralen Operationen auf (offen zu TURP = 1:4), 0,8 Bluteinheiten wurden bei offenen Operationen und 1,3 bei transurethralen Operationen verordnet. Die Anzahl der Bluttransfusionen hat sich in den folgenden Jahren verringert.

Tabelle 16.5. Komplikationsrate im Vergleich zwischen offener OP und TURP. (Mod. nach Sökeland [11])

	Offene OP	TURP
Inkontinenz [%]	0,4	0,8
Impotenz [%]	19	15,7
Harnröhrenstriktur [%]	4,2	3,3
Retrograde Ejakulation [%]	72	68
Mortalität [%]	2,0	1,5

16.3.4
Wertung

Für Diskussion sorgte die Arbeit von Roos et al. [10], die zu dem Ergebnis kam, daß das Risiko, nach einer TURP zu versterben, in 3 Regionen Dänemarks, Kanadas und Englands höher war als nach offenen Enukleationen. Der Vergleich der Risikofaktoren in den unterschiedlich behandelten Gruppen hat dieses Postulat in Frage gestellt. Bedeutsamer erscheint die Aussage einer 3- bis 6fach höheren Reoperationsrate im Vergleich der Operationenverfahren zuungunsten der transurethralen Operationen.

Die offene Operation führt nach den Ergebnissen von Lewis et al. [7] zu nahezu gleichen Ergebnissen in Hinsicht auf die postoperative Zufriedenheit und gehört weiterhin zum notwendigen Spektrum der Behandlungsmaßnahmen der BPH. Sie steht wegen ihrer Invasivität und ihrer Komplikationsrate am Ende des Spektrums der Behandlungsmöglichkeiten der benignen Prostatahyperplasie und ist die Methode der Wahl insbesondere für Männer mit einer sehr großen Prostata oder solchen, die zu korrigierende Begleitpathologien (Steine, große Blasendivertikel) aufweisen.

Da die Indikation zur offenen Operation seit den 70er Jahren mit der in der Folge vermehrt durchgeführten transurethralen Resektion deutlich eingeschränkt wurde, besteht die Gefahr, daß die Zahl der durchgeführten offenen Operationen nicht mehr ausreicht, um einen guten technischen Stand aller Operateure zu erreichen. Durch Qualitätssicherungsmaßnahmen wird dieser Gefahr begegnet. Auf welchem Weg enukleiert wird, ob transvesikal oder retropubisch, ist gleichgültig und abhängig von der Erfahrung des Operateurs. Dies trifft auch zu für die Art der Blutstillung durch Logennähte, das Hryntschak- oder Malament-Verfahren, und auch die Frage der Harnableitung ist entsprechend zu entscheiden. Die Dauer des stationären Aufenthaltes ist in der Regel länger als nach transurethralen Operationen (10 vs. 7 Tage), aber auch diese Zeit resultiert aus individuellen Ursachen und krankenhausspezifischen Besonderheiten.

Literatur

1. Baur H, Schneider W (1990) Retropubische Adenomektomie der Prostata. Akt Urol 21: I–VIII
2. Crowley AR, Horowitz MCV, Hand E, Macchia RJ (1995) Transurethral resection of the prostate versus open prostatectomy: long term mortality comparison. J Urol 153: 695–697
3. Engelmann UH, Olschewski R, Herberhold D, Senge T (1992) Der Einfluß von TUR und tranvesikaler Prostatektomie auf Symptomatologie und Lebensqualität. UrologeA 31: 43–47
4. Freyer P (1901) A clinical lecture on total exstirpation of the prostate for radical cure of enlargement of that organ. Brit Med J 2: 125–129
5. Heyns CF, Hargreave TB, Redpath AD, McKendrick SW, Whythe B, Clarke JA (1995) Changing patterns of prostatectomy in Scotland: 1971–1989. Eur Urol 27: 99–103
6. Hryntschak T (1951) Die suprapubische Prostatektomie mit primärem Blasenverschluß nach eigener Methode. Maudrich, Wien
7. Lewis DC, Burgess NA, Hudd C, Matthews PN (1992) Open or transurethral surgery for the large prostate gland. Br J Urol 69: 598–602
8. Lindner A, Golomb J, Korzcak D, Keller T, Siegel,Y (1991) Effects of prostatectomy on sexual function. Urology 38: 26–28
9. Millin T (1945) Retropubic prostatectomy: a new extravesical technique. Lancet II, 693–696
10. Roos NP, Wennberg JE, Malenka et al. (1989) Mortality and reoperation after open and transurethral resection of the prostate for benign prostatic hyperplasia. N Engl J Med 320: 1120–1124
11. Sökeland J (1995) Benigne Prostata-Hyperplasie. Thieme, Stuttgart
12. Zwergel T (1994) Blasenentleerungsstörungen im Erwachsenenalter. In: Jocham D, Miller K (Hrsg) Praxis der Urologie. Thieme, Stuttgart, S 216–222

KAPITEL 17

Ökonomische Aspekte

L. Pientka, T. Senge

In den letzten Jahren nimmt die Diskussion um durch Krankheit verursachte Kosten zu. Dabei wird aus gesundheitspolitischer Sicht, wie in anderen Politikbereichen auch, weniger das Preis/Leistungsverhältnis als vielmehr die Höhe der absoluten Kosten betrachtet. Ziel dieser Diskussion ist im wesentlichen, den Anteil der vom Gesundheitssystem verursachten Kosten am Bruttosozialprodukt stabil zu halten oder sogar zu senken. Leider haben die Leistungserbringer im Gesundheitssystem es seit Jahren versäumt, die verursachten Ausgaben mit Daten statt mit Meinungen zu begründen. Erst durch die von der Gesundheitspolitik angestoßene Diskussion wird nun nach sog. Rationalisierungsreserven gefahndet, die z. T. (ebenfalls ohne Datengrundlage) innerhalb kurzer Zeit vermeintlich identifiziert und in den politischen Verhandlungsprozeß eingebracht werden. Diese kurzsichtige Strategie, die eher Partikularinteressen als dem Wohlergehen von Patienten dient, hat dazu geführt, daß das Thema »Rationierung« auch in Deutschland aktuell ist. Die wesentliche Frage lautet also, nach welchen rationalen Kriterien sollen die von der Gesellschaft dem medizinischen Versorgungssystem zur Verfügung gestellten Ressourcen verteilt werden? Es geht also konkret um die Frage, ob die Ausgaben für Gesundheit nach administrativen Kriterien wie Budgets, Lebensalter oder individueller Zahlungsfähigkeit gesteuert werden oder vielmehr anhand inhaltlicher, rationaler Kriterien. Voraussetzung für eine solche Diskussion ist natürlich die Anwendung wissenschaftlicher Kriterien bei der Auswahl diagnostischer und therapeutischer Leistungen. Neben der klinischen Medizin hat sich ein ganzes Forschungsspektrum versammelt, das durch seine Arbeit die Voraussetzungen hierfür schaffen will [76].

Die Urologie gehört zu den ärztlichen Disziplinen, die sich erst seit kurzer Zeit mit den ökonomischen Konsequenzen ihres Handelns beschäftigt [31, 40, 42, 86]. Die vorherrschenden Themen der gesundheitsökonomischen Diskussion zur Behandlung der BPH wird im wesentlichen von den folgenden Themen geprägt [41, 43, 81]:
- gesamtgesellschaftliche Kosten der BPH-Behandlung,
- Kosteneffektivitätsbetrachtungen einzelner therapeutischer Optionen,
- Umgang mit Innovationen,
- veränderte Formen des Praxismanagements,
- prognostische Relevanz des demographischen Trends und der hohen Dunkelziffer von BPH-Patienten,
- Entwicklung rationaler Leitlinien als Kompromiß zwischen Nützlichem und Bezahlbarem.

Gesundheitsökonomische Untersuchungen können innerhalb eines gedeckelten Budgets zur Verbesserung der Entscheidungsgrundlagen beim Arzt, zur Schaffung von Spielräumen durch Vermeidung unnötiger oder unwirksamer Behandlungen und zur Identifikation von »preiswerten« Behandlungen beitragen. Darüber hinaus dienen sie zur Verbesserung der Entscheidungsgrundlage für politische Diskussionen und zum Aufzeigen der Kosten und Leistungen moderner Medizin und deren Entwicklung. Gesundheitsökonomische Untersuchungen sind vor allem dann sinnvoll, wenn es sich um häufige und/oder schwere Erkrankungen, teure Behandlungen, suboptimale Qualität, neue diagnostische Verfahren oder Interventionen handelt. Solche Untersuchungen beziffern im ersten Schritt die allgemeine Krankheitslast (Epidemiologie), um auf deren Grundlage die gesamtwirtschaftlichen Krankheitskosten für den gegenwärtigen Standard der medizinischen Behandlung aufzuzeigen und so wiederum die Auswirkungen neuer Verfahren auf Qualität und Kosten quantitativ fassen zu können. Für die BPH ist also die Prävalenz symptomatischer Patienten mit und ohne medizinische Behandlung und die Häufigkeit der Inanspruchnahme medizinischer Leistungen wie Arztbesuche, Verschreibungen und Krankenhausaufenthalte notwendig. Allgemein werden direkte Kosten, d. h. die direkt vom Gesundheitssystem zu tragenden Kosten wie Krankenhauskosten, Arzthonorare etc. von indirekten Kosten wie Arbeitsunfähigkeitszeiten und sog. intangiblen Kosten wie Lebensqualitätseinbußen unterschieden.

Für eine Reihe von Ländern wie Neuseeland [83], Italien [22], England [24], Schweden [1] und Deutschland [77] ist zumindest der Versuch gemacht worden, diese Kosten zu berechnen. Der Anteil der direkten und indirekten Kosten beträgt 70–80%. Mit der Ausnahme von Deutschland werden durch den Krankenhaussektor 60–80% der Kosten verursacht.

Die englischen Daten zeigen, daß auf dem Stand von 1990 0,4% des Gesundheitsbudgets für die BPH verwendet wurden, daß aber die nachgewiesenermaßen hohe Rate an unbehandelten symptomatischen BPH-Patienten und eine zunehmende Sensibilität von Ärzten und Patienten zu einer dramatischen Kostensteigerung führen können.

Einige Studien haben für einzelne Therapieverfahren ökonomische Analysen durchgeführt, so z. B. für die Prostatektomie [32, 44, 61, 69, 92], die Laserbehandlung [23] oder medikamentöse Behandlungsverfahren [38, 74]. Dabei zeigen sich sowohl für operative als auch für medikamentöse Interventionen international große Preisdifferenzen. Einen Schritt weiter gehen Studien, die unterschiedliche Verfahren ökonomisch miteinander vergleichen, wie z. B. die visuelle Laserablation (VLAP) vs. TURP [48], medikamentöse Therapien vs. TURP [63], TURP vs. Ballondilatation [10] oder die gesamte Bandbreite der derzeitigen Interventionsmöglichkeiten [36, 88]. Vor allem bei langfristiger Betrachtung und unter Berücksichtigung der Kosten, die durch Therapiewechsler und -versager auftreten, wird die gesamte ökonomische Brisanz der BPH-Behandlung sichtbar [14]. Tabelle 17.1 [14] zeigt in einer Modellrechnung mit realen Daten, welche ökonomischen Konsequenzen eine undifferenzierte Therapie haben kann. Der Vergleich von kontrolliertem Zuwarten, Operation, medikamentöser Behandlung und kombinierten Therapien zeigt recht deutlich, daß eine unpräzise Indikationsstellung und eine ungezielte Behandlung enorme Kosten verursachen können.

Die Kosten für Deutschland können nur grob geschätzt werden. Die verfügbaren Daten zeigen, daß sich die Operationshäufigkeit von 1989–1993 von etwa 70.000 auf

Tabelle 17.1. Geschätzte Kosten unterschiedlicher BPH-Therapien für verschiedene Altersgruppen. (Modifiziert nach Chirikos u. Sanford [14])

Altersgruppe (Jahre)	Gesamtkosten ($)				
	Nur kontrolliertes Zuwarten	Nur Operation	Nur medikamentöse Therapie	Kombinierte medikamentöse und operative Therapie[a]	Kombination aller Therapien[b]
45–49	375	546	911	1,027	619
50–59	3,364	5,675	8,581	10,178	6,181
60–69	14,355	31,110	38,475	51,760	31,776
70–79	13,634	44,652	38,055	64,536	40,980
80–85	1,664	13,431	4,859	16,082	10,287
Alle Altersgruppen	33,392	95,160	90,870	143,574	89,843

[a] Unter der Annahme einer unvermeidbaren Operationsrate von 27%.
[b] Unter der Annahme einer unvermeidbaren Operationsrate von 27% und eines anhaltenden Therapieerfolges beim kontrollierten Zuwarten von 30%.

53.000 vermindert hat. Dadurch entstehen jährlich etwa 300 Mio. DM an Kosten. Trotz eines ähnlichen Trends in den USA dürfte in Deutschland nur halb so häufig operiert werden. Die Kosten im ambulanten Sektor lassen sich nur sehr ungenau angeben und betrugen 1991 etwa 500 Mio. DM (alte Bundesländer). Die Kosten für Arbeitsunfähigkeit lassen sich mit 33 Mio. DM beziffern (1991, alte Bundesländer), die Kosten für Verschreibungen dürften bei etwa 200–250 Mio. DM liegen [77]. Bei Betrachtung der Gesamtsumme (1,0–1,1 Mrd. DM) fällt im internationalen Vergleich auf, daß in Deutschland deutlich mehr Kosten im ambulanten als im stationären Sektor anfallen, was sich nur durch die relativ strenge Trennung beider Versorgungsstrukturen erklären läßt. In einer detaillierten Untersuchung konnte gezeigt werden, daß sich etwa zwei Drittel der Patienten, unabhängig von der Schwere der Symptomatik, in der Behandlung von Allgemeinärzten und Internisten befinden [78]. Die Daten zeigen, daß nur die Urologen eine differenzierte Diagnostik durchführen, während die anderen Ärztegruppen sich mehr oder weniger auf Verschreibungen beschränken. Insgesamt unterscheiden sich die Patienten der verschiedenen Arbeitsgruppen hinsichtlich des Schweregrades ihrer Symptomatik nicht. Eine weitere Auswertung dieser Daten zeigt den starken Leidensdruck auch in Behandlung befindlicher Patienten [34]. Ebenso sind die Verschreibungen relativ unabhängig vom Ausmaß der Beschwerden, obwohl die verordneten Medikamente nur für Patienten mit geringer bis mittlerer Symptomatik indiziert sind. Seit dem Erhebungszeitraum (1992) sind eine Reihe weiterer medikamentöser und invasiver Therapieoptionen in die BPH-Behandlung eingeführt worden, so daß vor dem Hintergrund der zwischenzeitlichen Gesundheitsstrukturgesetze nur begründete Annahmen über die derzeitigen ambulanten Kosten möglich sind.

Eine Reihe von Studien beschäftigen sich mit dem Problem, unter welchen Bedingungen Männer den Arzt wegen einer BPH aufsuchen [66]. Solche Untersuchungen zeigen, wie groß die Dunkelziffer potentieller Patienten ist, die sowohl symptomatisch sind als sich auch durch diese Symptome deutlich in ihrer Lebensqualität beeinträchtigt fühlen. Anhand epidemiologischer Daten kann davon ausgegangen werden, daß nur ein geringer Prozentsatz behandlungsbedürftiger und behandlungsfähiger

Männer den Arzt aufsucht [29, 45, 96]. Die Gründe für dieses Inanspruchnahmeverhalten dürften in der Tatsache liegen, daß BPH-Symptome als zum Alterungsprozeß gehörig betrachtet werden [20] oder daß Tabuisierungsprozesse eine Rolle spielen [28, 64].

Mit der Einführung neuer therapeutischer Optionen hat sich der Arbeitsalltag ambulanter wie klinisch tätiger Urologen deutlich geändert [13]. Vor allem ein Trend zum ambulanten Operieren ist international zu beobachten [8, 52, 54, 58, 68, 87], wobei die Frage nach einer dadurch erzielten langfristigen Kosteneinsparung noch nicht beantwortet ist. Aber auch Einzelaspekte der Behandlung sind auf ihre ökonomische Relevanz untersucht worden, wie z. B. die Katheterisierung beim akuten Harnverhalt [90], die Nachsorge nach TURP [2, 75, 85] oder die präoperative Diagnostik [7, 80, 95].

In 2 wesentlichen Problembereichen der BPH-Behandlung sind Neuorientierungen notwendig. Ein Bereich betrifft die Arbeitsverteilung zwischen den Primärärzten (Allgemeinärzten, hausärztlich tätigen Internisten und Praktikern) und Urologen, ein weiterer die Kriterien für die Etablierung neuer Therapieverfahren in der Routinebehandlung.

Um die große Zahl von BPH-Patienten einschließlich derjenigen, die bisher von Urologen noch nicht betreut worden sind, quantitativ und qualitativ adäquat behandeln zu können und um die Anwendung nichtoperativer Verfahren besser steuern zu können, ist vor allem in England unter dem Titel Shared Care ein Versuch unternommen worden, die Arbeitsteilung zwischen Primärärzten und Urologen neu zu definieren. Das Ziel dabei ist, die Primärärzte bezüglich der BPH so kompetent zu machen, daß sie Patienten mit geringerer Symptomatik und ohne Verdacht auf ein Prostatakarzinom ausreichend diagnostizieren und behandeln können. Voraussetzung dafür sind aber klare Leitlinien und eine breite Akzeptanz zwischen allen betroffenen Arztgruppen [12, 55, 57, 70]. Weitere Modelle bestehen in einem vermehrten Einsatz von Pflegepersonal [33] oder anderen Kooperationsformen [59]. Nur so läßt sich effektiv und effizient der prognostizierte Anstieg der Patientenzahlen bewältigen [25].

Ein weiteres Diskussionsfeld stellen die Kriterien dar, anhand derer neue diagnostische und therapeutische Optionen ausgewählt werden. Die zunehmende Anzahl neuer Behandlungsverfahren und die gleichzeitig zu beobachtenden methodischen Mängel vieler Studien sowie das in der Vergangenheit praktizierte Verfahren, neue Verfahren auch ohne ausreichende wissenschaftliche Evaluationen einzusetzen, hat zu der Forderung geführt, strenger als bisher nur wissenschaftlich fundierte Therapien einzusetzen [3, 39, 51, 53, 60, 72, 91]. Entsprechende Leitlinien sind ebenfalls publiziert. So lassen sich sehr viel präziser die Vor- und Nachteile neuer Behandlungstechnologien überprüfen (Beispiel: Ballondilatation [18]). Damit würde die Urologie einem allgemein zu beobachtenden Trend folgen [6, 21, 47, 84].

Eine praktische Umsetzung stellt die unter dem Stichpunkt Outcomes Research geleistete Arbeit zum BPH-Management in den USA dar, die auf diese Weise wesentliche Vorarbeiten für die Erstellung der amerikanischen Guidelines geleistet hat [4, 93, 94].

Aus gesundheitsökonomischer Sicht dürfte die Qualitätssicherung ein weiteres wichtiges Feld darstellen, da langfristig nur wissenschaftlich nachgewiesenen effektiven Therapieformen unter Einhaltung von Qualitätsrichtlinien Vergütungsmöglichkeiten eröffnet werden dürften [17, 19, 26, 67]. Voraussetzung dafür sind auch hier nach wissenschaftlichen Kriterien [35] erstellte Leitlinien [15, 16, 65, 71, 73, 82], anhand derer sehr viel präziser die ökonomische Relevanz von Innovationen zu beurteilen ist [49]. Durch solche Leitlinien kann dann auch sehr viel rationaler das Behandlungsgeschehen strukturiert werden, das derzeit häufig nicht gut begründeten Standards folgt [9, 30, 37, 50, 56, 78, 79].

Um auch langfristig eine qualitativ hochwertige und bezahlbare Behandlung der BPH sicherzustellen, bedarf es mehr als bisher einer Beteiligung der Patienten an den Therapieentscheidungen [5]. Denn wie Studien zeigen, suchen derzeit selbst viele Männer mit ausgeprägter Symptomatik den Arzt nicht auf [45]. Des weiteren lehnen viele Patienten einen operativen Eingriff ab [46]. Beide Gruppen können potentiell als Kandidaten für eine medikamentöse oder minimal-invasive Therapie gelten. Um auch unter ökonomischen Zwängen eine vernünftige Therapie möglich zu machen, müssen Patienten mit geringer ausgeprägter Symptomatik auf preiswerte Therapieoptionen wie z. B. das kontrollierte Zuwarten ein- bzw. umgestellt werden. Voraussetzung ist allerdings ein intensives Patientenmanagement [11, 27, 62, 89, 97]. Nur durch rationales Entscheidungsverhalten der Ärzte (und Patienten), unterstützt durch empirisch begründete Leitlinien und ein verändertes Patientenmanagement sowie den Verzicht auf ungeprüfte Therapien wird sich langfristig eine qualitative hochwertige BPH-Behandlung möglichst vieler Männer sicherstellen lassen.

Literatur

1. Ahlstrand C, Carlsson P, Jönsson B (1995) Estimated total costs of treating benign prostatic hyperplasia in Sweden. Scand J Urol Nephrol 29: 57–63
2. Andersen JR, Ostri P, Bruun J (1991) Evaluation of outpatient assessment after transurethral prostatectomy. Scand J Urol Nephrol 25: 191–195
3. Aso Y, Abbou C, Abrahams P et al. (1996) Clinical research criteria. In: Cockett ATK, Khoury S, Aso Y, Chatelain C, Denis L, Griffiths K, Murphy G (eds) Proceedings of the 3rd International Consultation on Benign Prostatic Hyperplasia (BPH), Monaco. pp 451–468
4. Barry MJ (1990) Medical outcomes research and benign prostatic hyperplasia. Prostate 3 [Suppl]: 61–74
5. Barry MJ, Mulley AG, Fowler FJ, Wennberg JW (1988) Watchful waiting vs immediate transurethral resection for symptomatic prostatism. J Am Med Assoc 259: 3010–3017
6. Battista RN, Hodge MJ (1996) Quality of life research and health technology assessment - a time for synergy. Qual Life Res 5: 413–418
7. Bauer DL, Garrison RW, McRoberts JW (1980) The health and cost implications of routine excretory urography before transurethral prostatectomy. J Urol 123: 386–389
8. Birch BRP (1994) Day case surgery and urology: present practice and future trends. Br J Urol 74: 2–10
9. Bishop MC (1994) Alternatives are still unproved. Br Med J 309: 717
10. Bisonni RS, Lawler FH, Holtgrave DR (1993) Transurethral prostatectomy versus transurethral dilatation of the prostatic urethra for benign prostatic hyperplasia: a cost-utility analysis. Fam Pract Res J 13: 25–36
11. Black N, Petticrew M, Ginzler M et al. (1991) Do doctors and patients agree? Views of the outcome of transurethral resection of the prostate. Int J Technol Assess Health Care 7: 533–544
12. Booth CM, Chaudry AA, Smith K, Griffiths K (1996) The benefits of a shared-care prostate clinic. Br J Urol 77: 830–835
13. Breslin DS, Muecke EC, Reckler JM, Fracchia JA (1993) Changing trends in the management of prostatic disease in a single private practice: a 5-year follow up. J Urol 150: 347–350
14. Chirikos TN, Sanford E (1996) Cost consequences of surveillance, medical management or surgery for benign prostatic hyperplasia. J Urol 155: 1311–1316
15. Chisholm GD, Carne SJ, Fitzpatrick JM et al. (1995) Prostate disease: management options for the primary healthcare team. Report of a working party of the British Prostate Group. Postgrad Med J 71: 136–142

16. Cockett ATK, Khoury S, Aso Y, Chatelain C, Denis L, Griffiths K, Murphy G (1996) Proceedings of the 3rd International Consultation on Benign Prostatic Hyperplasia (BPH), Monaco
17. Cohen YC, Olmer L, Mozes B (1996) Two-dimensional outcome analysis as a guide for quality assurance of prostatectomy. Int J Qual Health Care 8: 67–73
18. Cole HM (1992) Diagnostic and therapeutic technology assessment (DATTA). J Am Med Assoc 267: 1123–1128
19. Cuckow PM (1992) Cost of urology: financial audit in a clinical department. Br Med J 305: 743–746
20. Cunningham-Burley S, Allbutt H, Garraway WM, Lee AJ, Russel EBAW (1996) Perceptions of urinary symptoms and health-care-seeking behaviour amongst men aged 40–79 years. Br J Gen Pract 46: 349–352
21. Davidoff AJ, Powe NR (1996) The role of perspective in defining economic measures for the evaluation of medical technology. Int J Technol Assess Health Care 12: 9–21
22. Di Silverio F, d'Eramo G, Flammia GP, Sciarra A, Buscarini M, Mauro M, Sciarra F (1994) Cost effectiveness in the management of benign prostatic hyperplasia: Italian data. Minerva Urol Nefrol 46: 93–99
23. Dixon CM, Theune C (1995) Evaluating the cost of lasers for the treatment of benign prostatic hyperplasia. J Endourol 9: 189–193
24. Drummond MF, McGuire AJ, Black NA, Petticrew M, McPherson CK (1993) Economic burden of treated benign prostatic hyperplasia in the United Kingdom. Br J Urol 71: 290–296
25. Duncan BM, Garraway WM (1993) Prostatic surgery for benign prostatic hyperplasia: meeting the expanding demand. Br J Urol 72: 761–765
26. Emberton M, Neal DE, Black N et al. (1995) The national prostatectomy audit: the clinical management of patients during hospital admission. Br J Urol 75: 301–316
27. Fowler FJ (1995) Prostate conditions, treatment decisions and patient preferences. J Am Geriatr Soc 43: 1058–1060
28. Garraway WM, Kirby RS (1994) Benign prostatic hyperplasia: effects on quality of life and impact on treatment decisions. Urology 44: 629–636
29. Garraway WM, Russell EBAW, Lee RJ et al. (1993) Impact of previously unrecognized benign prostatic hyperplasia on the daily activities of middle-aged and elderly men. Br J Gen Pract 43: 318–321
30. Gee WF, Holtgrewe HL, Albertsen PC, Litwin MS, Manyak MJ, O'Leary MP, Painter MR (1995) Practice trends in the diagnosis and management of benign prostatic hyperplasia in the United States. J Urol 154: 205–206
31. Goluboff ET, Olsson CA (1994) Urologists on a tightrope: coping with a changing economy. J Urol 151: 1–4
32. Gordon NSI (1994) Costing transurethral resection of the prostate and diagnosis related group in Australia compared with United States costs. Aust N Z J Surg 64: 95–98
33. Grose K, Brooman PJC, O'Reilly PH (1995) Urological community nursing: a new concept in the delivery of urological care. Br J Urol 76: 440–442
34. Grüger J, Pientka L (1996) Symptomatik und Lebensqualität bei Patienten mit benigner Prostatahyperplasie im ambulanten Bereich in Deutschland. Akt Urol 27: 260–266
35. Hadorn DC, Baker D, Hodges JS, Hicks N (1996) Rating the quality of evidence for clinical practice guidelines. J Clin Epidemiol 7: 749–754
36. Hailey D, Dankiew W, Coochey J (1994) The treatment of benign prostatic hyperplasia in Australia – some economic considerations. Australian Institute of Health and Welfare, Canberra
37. Hansen MV (1994) A survey concerning the attitudes of urologists toward prostatism patients. Scand J Urol Nephrol 28: 257–264
38. Hillman AL, Schwartz SJ, Willian MK et al. (1996) The cost-effectiveness of terazosin and placebo in the treatment of moderate to severe benign prostatic hyperplasia. Urology 47: 169–77
39. Holtgrewe HL (1993) American Urological Association New Technology Assessment Committee Guidance for clinical investigation of devices used for tretament of BPH. J Urol 150: 1588–1590
40. Holtgrewe HL (1993) Our nation's health care dilemma: who pays, how do we pay, what can we afford? J Urol 150: 303–309
41. Holtgrewe HL (1996) Economics of benign prostatic hyperplasia. In: Kirby R, McConnell J, Fitzpatrick J, Roehrborn C, Boyle P (eds) Textbook of benign prostatic hyperplasia. ISIS, Oxford, pp 527–536
42. Holtgrewe HL, Mebust WK, Dowd JB, Cockett AT, Peters PC, Proctor C (1989) Transurethral prostatectomy: practice aspects of the dominant operation in American urology. J Urol 141: 248–253
43. Holtgrewe HL, Ackermann R, BayNielsen H et al. (1996). Economics of BP H. In: Cockett ATK, Khoury S, Aso Y, Chatelain C, Denis L, Griffiths K, Murphy G (eds) Proceedings of the 3rd International Consultation on Benign Prostatic Hyperplasia (BPH), Monaco, pp 51–70

44. Hugosson J, Bergdahl S, Norlén L, Örtengren T (1993) Outpatient transurethral incision of the prostate under local anesthesia: operative results, patient security and cost effectiveness. Scand J Urol Nephrol 27: 381-385
45. Hunter DJW, McKee CM, Black NA, Sanderson CFB (1995) Health care sought and received by men with urinary symptoms and their views on prostatectomy. Br J Gen Pract 45: 27-30
46. Hunter DJW, McKee CM, Black NA, Sanderson CFB (1995) The impact of lower urinary tract symptoms on general health status and on the use of prostatectomy. Qual Life Res 4: 335-341
47. Institute of Medicine, Committee for Evaluating Medical Technologies in Clinical Use (1995) National Academy Press, Washington, D. C.
48. Jackson T, Street A, Costello A, Crowe H (1995) Cost-effectiveness of laser ablation of the prostate. Int J Technol Assess Health Care 11: 595-610
49. Jacobsen SJ, Girman CJ, Guess HA, Oesterling JE, Lieber MM (1995) New diagnostic and treatment guidelines for benign prostatic hyperplasia. Arch Intern Med 155: 477-481
50. Janknegt RA, Roehrborn CG (1994) The role of the general practitioner in the diagnosis and treatment of benign prostatic hyperplasia (BPH). Prog Clin Biol Res 386: 313-329
51. Kaplan SA (1996) Benign prostatic hyperplasia - are we too »hot« on new therapies? J Urol 156: 426-427
52. Kaye KW (1995) Changing trends in urology practice: increasing outpatient surgery. Aust N Z J Surg 65: 31-34
53. Keoghane SR, Lawrence KC, Gray AM, Cranston DW (1996) New technology in urology: why assessment needs to be more scientific. Br J Urol 77: 771-775
54. Keoghane SR, Millar JM, Canston DW (1995) Is day-case prostatectomy feasible? Br J Urol 76: 600-603
55. Kirby R, Fitzpatrick J, Kirby M, Fitzpatrick A (1994) Shared care for prostatic diseases. ISIS, Oxford
56. Kirby RS (1994) Are the days of transurethral resection of prostate for benign prostatic hyperplasia numbered? Alternatives are still unproved. Br Med J 309: 717-718
57. Kirby RS, Chisholm G, Chapple C, Hudd C, Swallow M, Shore D (1995) Shared care between general practitioners and urologists in the managment of benign prostaic hyperplasia: a survey of attitudes among clinicians. J R Soc Med 88: 284P-288P
58. Klimberg IW, Locke DR, Leonard E, Madore R, Klimberg SR (1994) Outpatient transurethral resection of the prostate at a urological ambulatory surgery center. J Urol 151: 1547-1549
59. Koch MO, Smith JA (1995) Cost containment in urology. Urology 46: 14-26
60. Levin RM (1995) Commentary on the scientific method revisited. J Urol 154: 1628
61. Litwin MS, Kahn KL, Reccius N (1993) Why do sicker patients cost more? A charge-based analysis of patients undergoing prostatectomy. J Urol 149: 84-88
62. LLewellyn-Thomas HA, Williams JI, Levy L, Naylor CD (1996) Using a trade-off technique to assess patients´ treatment preferences for benign prostatic hyperplasia. Med Decis Making 16: 262-272
63. Lowe FC, McDaniel RL, Chmiel JJ, Hillman AL (1995) Economic modeling to assess the costs of treatment with finasteride, terazosin and transurethral resection of the prostate for men with moderate to severe symptoms of benign prostatic. Urology 46: 477-483
64. Macfarlane GJ, Sagnier PP, Richard F, Teillac P, Botto H, Boyle P (1995) Determinants of treatment-seeking behaviour for urinary symptoms in older men. Br J Urol 16: 714-718
65. McConnell JD, Barry MJ, Bruskewitz RC et al. (1994) Benign Prostatic Hyperplasia: Diagnosis and Treatment. Clin Pract Guidel, Number 8. AHCPR Publikation No. 94-0582. Agency for Health Care Policy and Research, Public Health Service, U. S. Department of Health and Human Services. February 1994, Rockville, MD
66. McKelvie GB, Collins GN, Hehir M, Rogers ACN (1993) A study of benign prostatic hyperplasia - a challenge to British urology. Br J Urol 71: 38-42
67. McKelvie GB, Morison M, Hehir M, Rogers ACN (1992) A prostatectomy audit: phase I - insights and questions. Br J Urol 69: 163-168
68. McLoughlin MG, Kinahan TJ (1990) Transurethral resection of the prostate in the outpatient setting. J Urol 143: 951-952
69. Meyhoff HH, Nordling J, Hald T (1985) Economy in transurethral prostatectomy. Scand J Urol Nephrol 19: 17-20
70. Morris SB, Pogson C, Shearer RJ (1995) Shared care for benign prostatic hyperplasia: a feasibility study. Br J Urol 76: 77-80
71. National Health and Medical Research Council (1994) Treatment options for benign prostatic hyperplasia (BPH). A report by the Australian Health Technology Advisory Committee, NHMRC, Canberra
72. Neal DE (1994) Evaluation and results of treatment for prostatism. Urol Res 22: 61-66

73. NHG-Standaard (1994) Bemoeilijkte Mictie bij Oudere Mannen. Overdruk uit Huisarts en Wetenschap
74. Canadian Coordinating Office for Health Technology Assessment (CCOHTA) (1996) Finasteride: clinical and economic impacts. CCOHTA, Ottawa
75. Perkins JMT, O´Brien TS, Hanbury DC, Cranston DW (1995) Is follow-up necessary after transurethral resection of prostate? Br J Urol 75: 618–621
76. Pientka L (1996) Die Bedeutung evidenzbasierter Entscheidungen für die Gesundheitspolitik. Med Klin 11: 541–546
77. Pientka L, Grüger J (1993) Benigne Prostatahyperplasie. Munch Med Wochenschr 135: 346–349
78. Pientka L, Grüger J (1997) Symptome, Behandlung und Kosten von Patienten mit benigner Prostatahyperplasie im ambulanten Bereich. Urologe B, (im Druck)
79. Plawker MW, Fleisher JM, Nitti VW, Macchia zrj (1996) Primary care practitioners: an analysis of their perception of voiding dysfunction and prostate cancer. J Urol 155: 601–604
80. Robertson GSM, Everitt NJ, Burton P, Flynn JT (1993) Evaluation of current practices in routine preoperative crossmatching for transurethral resection of the prostate. J Urol 149: 311–314
81. Roehrborn CG (1994) Some socio-economic issues surrounding prostatectomy: the US experience. Prog Clin Biol Res 386: 419–425
82. Roehrborn CG (1995) The Agency for Health Care Policy and Research. Clinical guidelines for the diagnosis and treatment of benign prostaic hyperplasia. Urol Clin North Am 22: 445–453
83. Scott WG, Scott HM (1993) Annual costs of benign prostatic hyperplasia in New Zealand. Pharmacoeconomics 4: 455–468
84. Shemer J, Schersén T (eds) (1995) Technology assessment in health care: from theory to practice. Grefen, Jerusalem
85. Spear KA, Bollard GA, Summers JL (1994) Early discharge of transurethral prostatectomy patients with an indwelling foley catheter. Urology 43: 333–336
86. Standaert BO (1995) Total healthcare budget: assigning priority and level of asset allocation to the diagnosis and managmenet of urologic diseases. Urology 46 [Suppl 3 A]: 4–11
87. Suvakovic N, Hindsmarsh JR (1996) A step towards day case prostatectomy. Br J Urol 77: 212–214
88. Vale JA, Bdesha AS, Witherow RO (1995) An analysis of the cost of alternative treatments for benign prostatic hypertrophy. J R Soc Med 88: 644P–648P
89. Wagner EH, Barrett P, Barry MJ, Barlow W, Fowler FJ (1995) The effect of a shared decisionsmaking program on rates of surgery for benign prostatic hyperplasia – pilot results. Med Care 33: 765–80
90. Webb VJ, Booth CM (1995) Cutting the cost of catheterization for acute retention – a hospital or domicillary procedure? Br J Urol 76: 443–445
91. Wein AJ (1995) Assessing treatment results in benign prostatic hyperplasia. Urol Clin North Am 22: 345–355
92. Weis KA, Epstein RS, Huse DM, Deverka PA, Oster G (1993) The costs of prostatectomy for benign prostatic hyperplasia. Prostate 22: 325–334
93. Wennberg JE (1990) On the status of the prostate disease assessment team. Health Serv Res 25: 709–716
94. Wennberg JE (1994) Prostate Disease Patient Outcome Research Team (Port) Final Report. AHCPR Publikation Grant Number HS 06336. Rockville, MD: Agency for Health Care Policy and Research, Public Health Service, U. S. Department of Health and Human Service
95. Wilkinson AG, Wild SR (1992) Survey of urological centres and review of current practice in the pre-operative assessment of prostatism. Br J Urol 70: 43–45
96. Wolfs GGMC, Knottnerus JA, Janknegt RA (1994) Prevalence and detection of micturition problems among 2,734 elderly men. J Urol 152: 1467–1470
97. Zdanowski A, Hansen MV (1995) Pre treatment decision making in prostatism – a stochastic analysis based on the most used diagnostic tests. Scand J Urol Nephrol 29: 173–181

KAPITEL 18

Patientenselektion

K. Höfner

18.1	Faktoren mit Einfluß auf die Indikation	511
18.1.1	Absolute Operationsindikation	511
18.1.2	Prognostischer Wert von Symptomen	512
18.1.3	Prognostischer Wert der Urodynamik	514
18.1.3.1	Uroflow	514
18.1.3.2	Restharn	515
18.1.3.3	Zystometrie	515
18.1.3.4	Druck-Fluß-Messung	516
18.1.4	Prognostischer Wert der Prostatagröße	517
18.1.5	Prognostischer Wert der Endoskopie	518
18.1.6	Prognostischer Wert bildgebender Verfahren	519
18.1.7	Prognostischer Wert des Alters	519
18.2	Morbidität und Nachbehandlungsrate	520
18.2.1	Morbidität der Therapie	521
18.2.2	Nachbehandlungsrate	521
18.3	Individuelle Therapie zwischen Anspruch und Realität	522
Literatur 524		

In den 90er Jahren ist es zu einer immensen Zunahme verschiedener Behandlungsoptionen für Patienten mit benigner Prostatahyperplasie gekommen. Diese Veränderung betrifft sowohl konservative als auch instrumentell operative Therapieverfahren. Im Bereich der Medikamente wird vor allem der deutsche Markt nicht mehr allein von Phytotherapeutika beherrscht, sondern die Therapie mit selektiven und subselektiven Alphablockern und dem 5-Alpha-Reduktasehemmer Finasterid hat an Bedeutung zugenommen. Die operative Therapie der benignen Prostatahyperplasie, die noch bis in die 80er Jahre fast ausschließlich durch die transurethrale Resektion (TURP) bzw. die offene Enukleation beherrscht wurde, wird durch eine zunehmende Anzahl alternativer, instrumenteller Behandlungsverfahren wie transurethrale Mikrowellenthermotherapie (TUMT), transurethrale Nadelablation (TUNA), verschiedene Laserverfahren, hochfokussierten Ultraschall (HIFU) und Techniken der Elektrovaporisation verdrängt.

Die Rate der TURP ist in den USA im Zeitraum 1987–1995 um 52% abgefallen [14] (Abb. 18.1). In Kanada reduzierte sich die TURP-Rate von 1986–1995 um 41% [60]. Auch in Deutschland zeigt sich eine Reduktion der TURP-Zahlen von 1989–1995 von 9 auf 6,8/1000 Männer über 55 Jahren [60] (Abb. 18.2), wobei diese Verringerung der TURP-Anzahl im Vergleich zu anderen europäischen Ländern und den USA relativ gering ist. Die weltweite Zunahme des Umsatzes von Alphablockern und Finasterid bei relativ konstanten Verkaufszahlen der Phytotherapie seit 1991 zeigt, daß zunehmend mehr Patienten mit Symptomen des unteren Harntraktes (LUTS) mit Medika-

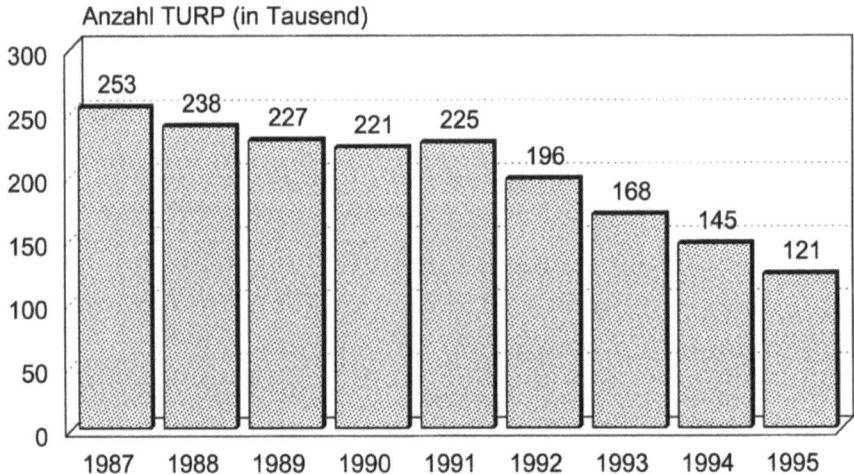

Abb. 18.1. Entwicklung der TURP-Zahlen in den USA zwischen 1987 und 1995 [14]

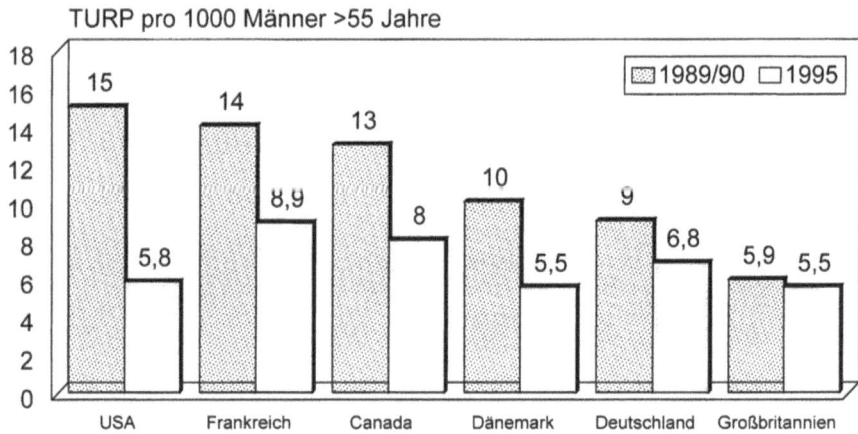

Abb. 18.2. Veränderung der TURP-Zahlen in verschiedenen Ländern im Vergleich 1989/90 und 1995 [60]

menten behandelt werden; dies ist sehr wahrscheinlich die Ursache für die Reduktion der TURP-Zahlen (Abb. 18.3).

Die Behandlungsstatistik läßt Interpretationen in jeder Richtung zu: Sind in der Vergangenheit wegen des Fehlens von Medikamenten zu viele Patienten mit einer TURP behandelt worden? Welche Stellung werden definitiv Medikamente und alternative instrumentelle Behandlungen in Zukunft haben, und auf welchem Level werden sich die TURP-Zahlen einpendeln? Werden Patienten in der Zukunft nur noch dann operiert werden, wenn eine absolute Operationsindikation besteht? Soll die Therapie in allen Fällen minimal-invasiv begonnen und bei Therapieversagen die nächst höhere Stufe der Invasivität in einer Therapiekaskade variabler Länge durchlaufen werden?

Patientenselektion

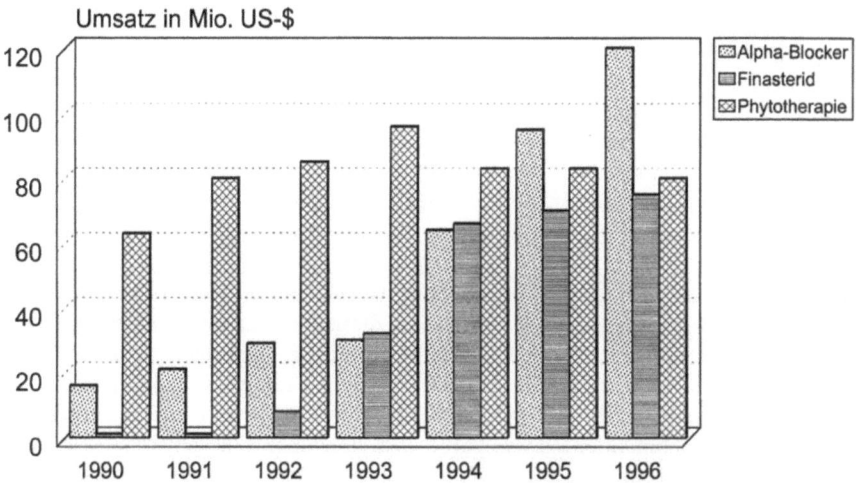

Abb. 18.3. Veränderung des weltweiten Umsatzes von Medikamenten zur Behandlung der BPH von 1990–1996 [60]

Neben den hohen Kosten dieser Behandlung, die bei wachsender Inzidenz therapiepflichtiger LUTS-Patienten mit zunehmender Überalterung der Bevölkerung auf Dauer nicht überschaubar sind, stellt sich die Frage nach einer geeigneten Patientenselektion vorwiegend auch aus medizinischer Sicht. Da in fast allen wissenschaftlich dokumentierten Therapiestudien die Patienten nur hinsichtlich der Stärke der LUTS oder einer bestimmten Harnstrahleinschränkung selektiert wurden, sind die Informationen über gezielte Selektionskriterien insgesamt spärlich.

18.1
Faktoren mit Einfluß auf die Indikation

18.1.1
Absolute Operationsindikation

Die absolute Indikation zur chirurgischen Therapie bei Patienten mit LUTS gilt auch nach der letzten Empfehlung der 4th International Consultation on BPH [39] bei den folgenden Komplikationen:
- Harnverhalt (keine Spontanmiktion nach mindestens einmaligem Versuch der Katheterentfernung),
- rezidivierende Makrohämaturie infolge BPE (Benign Prostatic Enlargement),
- Nierenversagen infolge BPO (Benign Prostatic Obstruction),
- rezidivierende Harnwegsinfektion infolge BPO oder
- große Blasendivertikel.

Als operative Interventionen werden in den internationalen Empfehlungen die TURP, die TUIP und die Enukleation empfohlen. Alternative instrumentelle Therapieformen erscheinen ebenfalls indiziert, wenn eine Ablation von Prostatagewebe in kurzer Zeit erreichbar ist (Laserprostatektomie, Elektrovaporisation etc.).

18.1.2
Prognostischer Wert von Symptomen

Die Schwere der Symptomatik ist ohne großen Aufwand durch geeignete Fragebögen, die der Patient bei entsprechender Compliance selbst ausfüllen kann, zu quantifizieren. Zwischenzeitlich sind auch gut validierte Scores für Leidensdruck (Bother-Score) oder Lebensqualität verfügbar. Es wäre ideal, wenn über Scores unter bestimmten Voraussetzungen eine Vorhersage für den Erfolg verschiedener Therapieoptionen möglich wäre.

In der Literatur sind in der Aufarbeitung verschiedener Therapien nur wenige ernsthafte Versuche unternommen worden, um diese Frage zu untersuchen. Eine Evaluierung der Patientenpräferenz für Watchful Waiting, Alphablocker oder TURP durch die AHCPR (Agency for Health Care Policy and Research, Public Health Service, U. S. Department of Health and Human Services) [93] zeigt deutlich, daß LUTS-Patienten mit zunehmender Symptomatik auch zunehmend invasive Therapien wie die TURP wünschen (Abb. 18.4).

Gilt der Wunsch des Patienten als einziges Kriterium zur Therapieentscheidung, würde man durch die Anpassung von Stärke der Symptomatik und Invasivität der geplanten Therapie immer optimal liegen. Gegen ein pauschales Vorgehen in der genannten Weise sprechen folgende Fakten:
- Symptomatik und Obstruktion korrelieren nicht miteinander, so daß eine zunehmend invasive Therapie zwar zur Beseitigung einer zunehmenden Obstruktion, aber nicht zur Behandlung einer zunehmenden Symptomatik gerechtfertigt erscheint.
- Obwohl die Wahrscheinlichkeit einer symptomatischen Besserung für Watchful Waiting und medikamentöse Therapieformen bei unselektierten Patienten unter denen einer instrumentell/operativen Behandlung liegt, ist die Therapieresponse unabhängig von der Stärke der Symptomatik.

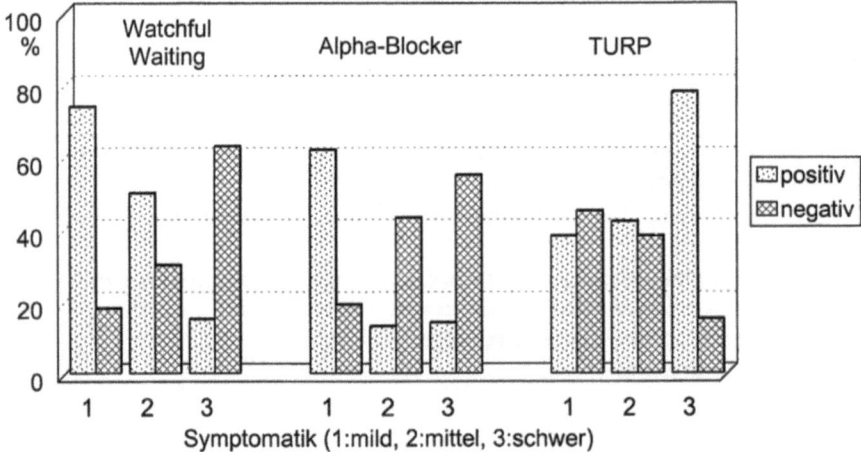

Abb. 18.4. Einstellung des Patienten gegenüber einer potentiellen Therapie in Abhängigkeit von der Stärke der Symptomatik [95]

Patientenselektion

Ob in der Patientenselektion die Anpassung der Invasivität an die Stärke der Symptomatik Sinn macht, können nur Studien über den prädiktiven Wert der Symptomatik bei den verschiedenen Therapieverfahren beantworten.

Für die TURP sind derartige Daten verfügbar. Generell liegt sowohl die Wahrscheinlichkeit einer Symptomenverbesserung als auch die Rate der Verbesserung der Symptomatik bei der TURP und der offenen Enukleation höher als bei alternativen Therapieverfahren [93] (Abb. 18.5). Es gibt Hinweise dafür, daß Patienten mit schwerer Symptomatik ein besseres Ergebnis nach einer TURP zeigen. Eine Studie zeigte, daß 90% der Patienten mit schwerer Symptomatik gegenüber 75% mit geringer Symptomatik ein gutes Ergebnis nach einer TURP aufwiesen [49]. In einer prospektiven Kohortenstudie der TURP-Ergebnisse bei 198 Patienten waren es sogar 96 vs. 18% [17]. Ergebnisse, die Symptome in obstruktiv (Entleerungs-) und irritativ (Speichersymptome) unterschieden, zeigten, daß Patienten mit mehr obstruktiven Symptomen bessere Ergebnisse nach einer TURP aufwiesen [40]. Andere Studien zeigten umgekehrte Resultate, da Patienten mit stärkeren Symptomen schlechtere Ergebnisse aufwiesen [50] oder keine Unterschiede in den TURP-Ergebnissen mehr irritativer oder mehr obstruktiver Patienten nachweisbar waren [73]. Insgesamt hat sich jedoch die Meinung durchgesetzt, daß Patienten mit hauptsächlich irritativen Symptomen ein höheres Risiko für ein schlechteres Operationsergebnis aufweisen [20, 29].

Die Ursachen für schlechte TURP-Ergebnisse können theoretisch neben einer insuffizienten Patientenselektion auch in einer schlechten Operationstechnik begründet sein. Einige Patienten können persistierende Symptome durch einen insuffizienten und verzögerten Harnstrahl aufweisen, der entweder durch insuffiziente Gewebeablation, eine postoperativ aufgetretene Harnröhrenstriktur oder eine Detrusorinsuffizienz verursacht sein kann. Auch irritative postoperative Symptome durch persistierende Detrusorsinstabilität, die präoperativ nicht diagnostiziert wurde, können Ursache eines schlechten Ergebnisses sein. Die Art der postoperativen Sympto-

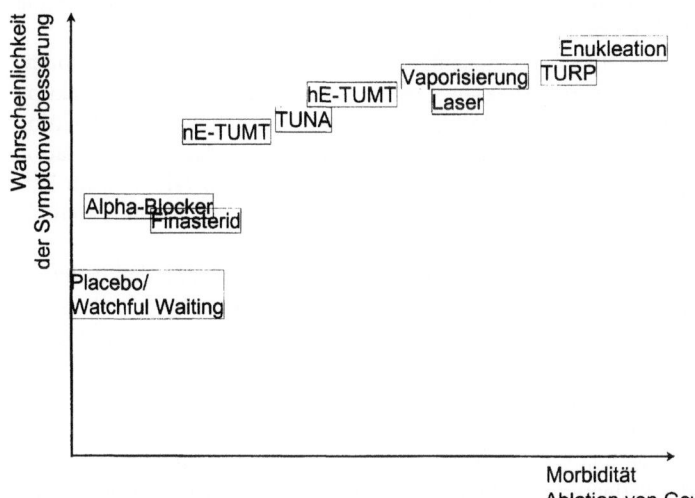

Abb. 18.5. Wahrscheinlichkeit der Symptomverbesserung durch verschiedene Therapieverfahren in Abhängigkeit von der Invasivität

matik ist kein Hinweis auf die zugrundeliegende Ursache: Von 50 Patienten mit schlechten TURP-Ergebnissen, die urodynamisch nachuntersucht wurden, zeigten 54 % eine Detrusorinstabilität, 8 % eine Streßinkontinenz und 4 % eine Detrusorhypokontraktilität. Nur 16 % wiesen eine Restobstruktion infolge insuffizienter Resektionstechnik auf [108]. Die Studie zeigt, daß nur in wenigen Fällen eine Re-TURP als Nachbehandlung erforderlich ist und eine urodynamische Untersuchung zur Klärung der zugrundeliegenden Ursachen sinnvoll erscheint.

Bei neueren alternativen Therapieverfahren ist die Datenlage zum prädiktiven Wert der Symptomatik für den Therapieerfolg wesentlich schlechter. Es bleibt letztlich bis jetzt unklar, inwieweit Stärke oder Art der Symptomatik prätherapeutisch objektive Prädiktoren für bestimmte alternative Verfahren sind. Im Vergleich verschiedener instrumenteller alternativer Therapieformen wie TUMT [7, 32–34, 103], visuelle Laserablation [15, 30, 128], Vaporisation [51, 58, 77, 84, 110, 121] und TUNA [23] zur TURP wurden trotz unterschiedlicher Invasivität kaum Unterschiede in der Wirkung auf die Verbesserung der Symptomatik gefunden. Damit ist auch die Wahrscheinlichkeit der zu erwartenden Symptomverbesserung derzeit kaum ein Entscheidungskriterium (s. Abb. 18.5).

18.1.3
Prognostischer Wert der Urodynamik

18.1.3.1
Uroflow

In der Verbesserung der Uroflowmetrie unterscheiden sich die verschiedenen Therapiemaßnahmen z. T. erheblich. Klar ist, daß mit zunehmender Ablation von Gewebe deutlicher der Harnfluß verbessert und die Obstruktion vermindert werden [19] (Abb. 18.6).

Es ist seit langem bekannt, daß die Uroflowmetrie nicht zwischen Obstruktion und Detrusorinsuffizienz zu unterscheiden vermag [26, 56].

Zum Screening der Obstruktion allein aus der Uroflowmetrie wurden unterschiedliche Schwellenwerte für Qmax angegeben: Qmax <10: 88–90 % Obstruktion [1, 111], Qmax <12 ml/s: 95 % Obstruktion [97], Qmax <15 ml/s: 70 % Obstruktion [109]. Die unterschiedlichen Werte sind durch unterschiedliche Patientenpopulation und differente Methoden bei der Definition der Obstruktion zu erklären. Im Vergleich der Obstruktionsgrade der Gruppen <10 ml/s, 10–15 ml/s und >15 ml/s konnten andere Autoren keine Unterschiede finden [82].

Hinsichtlich des prädiktiven Wertes der Uroflowmetrie ist bekannt, daß Patienten mit schlechtem subjektiven Ergebnis nach einer TURP präoperativ höhere Flußraten aufwiesen. Abrams et al. [5] konnten die Rate eines subjektiven Mißerfolgs nach einer TURP von 28 auf 12 % senken, wenn LUTS-Patienten mit normalen Uroflowwerten einer weiteren Diagnostik zugeführt wurden.

Die Unterteilung von 139 Patienten nach Gruppen mit unterschiedlich hohen Werten des maximalen Harnflusses zeigte in einer Studie 6 Monate postoperativ eine subjektive Response der Patienten mit Qmax <15 ml/s von 91,5 % gegenüber 70,6 % mit Qmax >15 ml/s. Wurde der Schwellenwert auf 10 ml/s gelegt, fand sich kein statistisch signifikanter Unterschied zwischen den Gruppen [68]. Bei einem Schwellenwert von

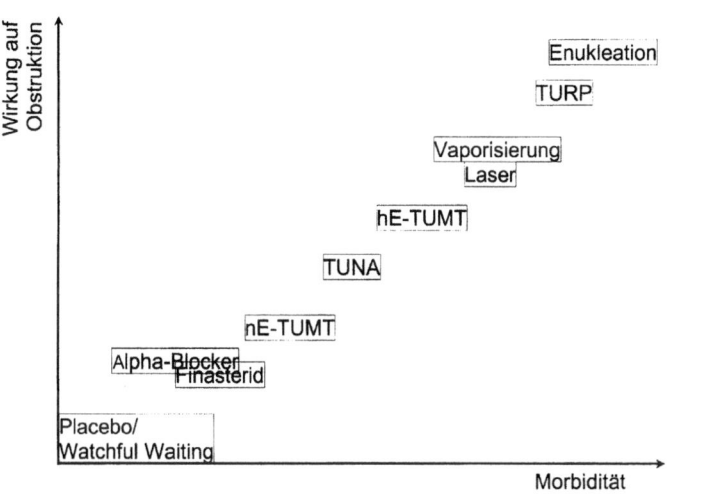

Abb. 18.6. Veränderung der Obstruktion durch verschiedene Therapieverfahren in Abhängigkeit von der Invasivität

Qmax <7 ml/s wurde eine subjektive Besserung von 100% gegenüber 84% der Patienten mit höherem Qmax beschrieben [41].

18.1.3.2
Restharn

Große Restharnmengen sind eher das Resultat einer primären Detrusorinsuffizienz als einer Obstruktion [6, 131]. Der prädiktive Wert des Restharns gilt deshalb als gering. Es besteht keine Korrelation zwischen präoperativer Restharnmenge und subjektivem Operationsresultat [25, 129], obwohl bei Patienten mit postoperativem Harnverhalt oft eine Hypokontraktilität des Detrusors nachgewiesen werden kann [13].

Jensen et al. fanden bei gezielten Untersuchungen zum prädiktiven Wert des Restharns gegenüber 14 weiteren präoperativen Parametern, daß dieser der zweitbeste Parameter nach der Druck-Fluß-Messung zur Vorhersage eines guten Operationserfolgs war. Allerdings war der prädiktive Wert insgesamt gering [70].

Patienten mit großen Restharnmengen in Verbindung mit einer verminderten Blasendehnbarkeit (Compliance, Druckanstieg >25 cm H_2O/100 ml Blasenfüllung) besitzen ein höheres Risiko zur Ausbildung von Harnstauungsnieren [4, 52, 125].

18.1.3.3
Zystometrie

In der Zystometrie nachgewiesene unwillkürliche Detrusorkontraktionen (Detrusorinstabilität) besitzen eine hohe Korrelation zu Speichersymptomen (irritative Symptomatik). In größeren Serien konnte gezeigt werden, daß etwa 60% der LUTS-Patienten eine Detrusorinstabilität vor TURP aufweisen [5, 8, 12, 31, 41, 63, 67, 75, 81, 97, 105, 112]. Die Rate der Detrusorinstabilität korreliert mit dem Obstruktionsgrad. Die

TURP reduziert diese Rate auf 27% [5, 67, 75]. Die Patienten, bei denen eine persistierende Detrusorinstabilität auftritt, sind präoperativ nicht zu identifizieren. Der prognostische Wert der präoperativen Detrusorinstabilität ist demzufolge gering. Andererseits weisen Patienten mit schlechtem subjektivem Operationserfolg in einem hohen Prozentsatz persistierende Detrusorinstabilitäten auf [104, 123].

18.1.3.4 Druck-Fluß-Messung

Es ist heute unstrittig, daß nur die Druck-Fluß-Messung in der Lage ist, die Obstruktion zu messen. Die früher fehlende Standardisierung zur Definition der Grenzen zwischen normal und Obstruktion ist vorgenommen worden [57]. Die genannten Fakten haben jedoch nicht zu einer Zunahme der Messungen bei LUTS-Patienten geführt. In der Auseinandersetzung über den Einsatz wird immer wieder die Frage gestellt, inwieweit die Verbesserung der Diagnostik der Obstruktion zu einer suffizient besseren Patientenselektion bzw. zu einer Verbesserung der Behandlungserfolge verschiedener Therapieverfahren führt [90].

Hinsichtlich des prädiktiven Wertes der Druck-Fluß-Messung stellt sich die Frage, inwieweit die subjektive Symptomatik des Patienten mit der objektiv vorhandenen Obstruktion korreliert. Diese Frage betrifft die Situation vor einer Behandlung und natürlich auch die Verhältnisse nach einer Therapie, d. h. ist die Stärke der Symptomatik mit dem Obstruktionsgrad verbunden bzw. hat der Obstruktionsgrad einen prädiktiven Wert für die subjektive Erfolgsquote verschiedener Therapieverfahren?

Es kann als definitiv geklärt angesehen werden, daß Obstruktion und LUTS unbehandelter Patienten keinerlei Zusammenhang zeigen [80, 107, 132, 135]. Ungefähr ein Drittel aller LUTS-Patienten ist nicht obstruktiv [53, 117, 120].

Jensen et al. demonstrierten eine subjektive Erfolgsquote der TURP von 93%, wenn die Diagnose auf der Basis einer Druck-Fluß-Messung erfolgte. Ohne Messung lag die Erfolgsquote bei 78% [69]. Die Autoren fanden, daß die Druck-Fluß-Messung der beste prognostische Faktor unter 15 untersuchten Variablen war [71]. In der Serie von Abrams konnte die Rate des Mißerfolgs nach einer TURP bei präoperativer urodynamischer Messung von 28 auf 12% gesenkt werden [3]. Das bestätigen auch andere Untersuchungen, bei denen die Rate der Besserung von Beschwerden nach einer TURP bei Patienten mit Obstruktion besser als bei nicht obstruktiven Patienten war [117, 118, 120].

Demgegenüber konnten in einer prospektiven Studien von Jensen et al. keine Unterschiede in den subjektiven Behandlungsergebnissen obstruktiver und nicht obstruktiver Patienten gezeigt werden [65]. Auch bei anderen Autoren war eine subjektive Erfolgsquote von etwa 85% nach einer TURP unabhängig vom Nachweis einer mechanischen Obstruktion [50]. Letztere Studien zeigen, daß offensichtlich auch nicht obstruktive Patienten von einer TURP möglicherweise durch thermische Schädigung der LUTS-verursachenden Innervation, einen Placeboeffekt der Operation, indirekte Einflüsse auf die Kontraktilität oder andere noch nicht definierte Faktoren profitieren. Diese Daten erklären zusammen mit dem Aufwand und den Kosten einer urodynamischen Messung im Wesentlichen die Argumente gegen einen Routineeinsatz vor einer TURP [90].

Auch beim Einsatz von Medikamenten ist die Frage zu stellen, inwieweit die Druck-Fluß-Messung einen prädiktiven Wert für den Erfolg verschiedener Präparate liefert.

Witjes et al. führten urodynamische Untersuchungen bei 45 Patienten vor und nach einer Therapie mit Terazosin durch und fanden eine identische klinische Response bei obstruktiven und nicht obstruktiven Patienten, wobei der Effekt des Präparates auf die Senkung des Obstruktionsgrades generell gering war [134]. Ähnliche Ergebnisse wurden für Doxazosin berichtet [53]. Auch in anderen Studien konnte der insgesamt geringe Effekt von Medikamenten auf die Senkung der Obstruktion festgestellt werden, obwohl die Patienten symptomatisch profitierten [2, 19, 27, 55, 126, 134]. Es muß angenommen werden, daß wie bei der TURP der symptomatische Benefit von Medikamenten nicht von der Therapie der Obstruktion abhängig ist. Wird die Indikation zur urodynamischen Untersuchung ausschließlich von der Besserung der subjektiven Parameter abhängig gemacht, ist diese dementsprechend auch hier nicht angezeigt.

Ein prädiktiver Wert der Druck-Fluß-Messung für den Erfolg der Niedrigenergiethermotherapie ist gut dokumentiert, nachdem andere klinische Daten wie Prostatagröße, Stärke der Symptome, Uroflow oder Restharn Responder von Non-Respondern nicht unterscheiden konnten [37, 47, 114]. Unterschiedliche BPH-Obstruktionstypen (kompressiv und konstriktiv, s. Kap. 12.2) reagieren unterschiedlich auf Niedrigenergiethermotherapie. Tubaro et al. konnten nachweisen, daß die klinische Response von 15 % bei kompressiver Obstruktion auf 68 % bei konstriktiver Obstruktion gesteigert werden kann [127]. Weiterführende Untersuchungen zeigten, daß Patienten urodynamisch mit der CHESS-Klassifikation hinsichtlich des Obstruktionstyps stratifiziert werden können und Patienten mit Obstruktionen des CHESS-Quadranten A-B/3-4 signifikant bessere subjektive und objektive Ergebnisse nach einer Niedrigenergie-TUMT aufweisen [59].

18.1.4
Prognostischer Wert der Prostatagröße

Das Prostatavolumen kann digitorektal, endoskopisch, mit transrektalem Ultraschall (TRUS), CT oder MRT bestimmt werden. Es ist bekannt, daß Drüsenvolumina über 30–40 g nur exakt mit dem TRUS ermittelt werden können [115, 116]. Der TRUS hat sich zum »Gold-Standard« der Prostatavolumenbestimmung durchgesetzt.

Das Prostatavolumen, gemessen mit transrektalem Ultraschall, besitzt keine oder nur eine geringe Korrelation mit der BPH-bedingten mechanischen Obstruktion [21, 48, 119]. Im Vergleich von Zystourethroskopie oder digitorektaler Untersuchung mit TRUS ist die Korrelation mit der BOO nicht besser [18, 66].

Kaplan et al. zeigten in einer Untersuchung bei 61 Patienten, daß das Volumen der Transitionalzone der Prostata eine Korrelation mit Symptomatik, Uroflow und Detrusordruck bei maximalem Flow aufweist, obwohl auch bei diesen Autoren keine Korrelation mit dem Gesamtvolumen der Prostata nachweisbar war [78]. Lepor et al. konnten diese Ergebnisse in einer Untersuchung an 93 Männern nicht bestätigen: Die Korrelation der Symptomatik und des Uroflows war sowohl mit dem Gesamtvolumen als auch mit dem Volumen der Transitionalzone nicht signifikant [86]. Es gab weitere Versuche, mit planimetrischen Berechnungen aus dem transrektalen Ultraschall eine Korrelation der Prostataform mit der Auslaßobstruktion nachzuweisen. Watanabe beschrieb die Presumed Circle Area Ratio (PCAR), einen Parameter, der die Veränderung der Gestalt der Prostata von der Nieren- in eine Kreisform in der Transversalebene des transrektalen Ultraschalls quantifiziert. Eine Korrelation dieses Parameters mit dem Restharn und dem Uroflow wurde 1993 veröffentlicht [133]. Andere Autoren konnten diese Ergebnisse nicht nachvollziehen [83].

Werden alle Männer in einer bestimmten Altersgruppe unabhängig vom Vorliegen einer entsprechenden Symptomatik untersucht, so zeigt sich, daß mittlere bis schwere Symptome bei Männern mit einem Prostatavolumen >50 g 3,5mal häufiger sind als bei Männern mit kleineren Prostatae [54]. Die Wahrscheinlichkeit zur Ausbildung eines Harnverhaltes scheint in dieser Population neben der Stärke der Symptomatik, dem Alter und der Einschränkung des Uroflows von der Größe der Prostata abhängig zu sein [64]. Bei einem Vergleich von Patienten mit kleineren und großen Prostatae konnte gefunden werden, daß 90 % der Patienten mit einer Prostatagröße >80 g obstruktiv waren, während nur 32 % derer mit einem Prostatavolumen <40 g eine Obstruktion aufwiesen [119].

Es existieren in der Literatur nur wenige Hinweise, die eine Korrelation des Prostatavolumens mit der Obstruktion oder eine Bedeutung für Erfolg oder Mißerfolg therapeutischer Interventionen zeigen. Es ist eine klinische Erfahrung, daß das Prostatavolumen für die Entscheidung TURP vs. offene Enukleation bedeutsam ist, wobei das Grenzvolumen abhängig von der Erfahrung des Operateurs beträchtlich schwankt. Auch für die Indikationsstellung zur transurethralen Inzision der Prostata (TUIP) ist das Drüsenvolumen entscheidend und sollte 30 g nicht überschreiten (s. Kap. 16.1 u. 16.3). Ein Zusammenhang zwischen kleiner Prostata, niedrigen Miktionsdrucken und einem schlechten Operationsresultat nach einer TURP ist beschrieben worden [42, 104]. Männer mit schlechtem TURP-Ergebnis haben kleinere Prostatae und kleinere Resektionsgewichte gegenüber denen mit gutem Erfolg [104].

Für neue alternative instrumentelle Verfahren hat sich z. T. das Prostatagewicht als nicht relevant für den Operationserfolg erwiesen. Entsprechende Berichte wurden für die transurethrale Laservaporisation [102] und die Niedrigenergie-TUMT [106] publiziert. Für die Hochenergiethermotherapie ist eine bessere Response von Patienten mit größeren Prostatae nachgewiesen worden [35]. Für alternative instrumentelle Verfahren, die durch die Art der Applikation in ihrer Zielwirkung an die Prostatagröße angepaßt werden können (Laser, TUNA), ist die Prostatagröße für die Operationszeit und nicht für das Behandlungsergebnis relevant.

Die Hauptwirkung von Finasterid liegt in der Reduktion des Prostatavolumens um 19–27 % [10, 124]. Es verwundert nicht, daß eine Metaanalyse der Daten zum Behandlungserfolg von Finasterid zeigte, daß die Verbesserung der Symptomatik und des maximalen Harnflusses mit zunehmender Prostatagröße größer wird [22]. Die Prostatagröße ist somit ein klarer Prädiktor für die klinische Response auf Finasterid.

Für die volumenabhängige Wirkung von Alphablockern liegen gezielte Ergebnisse zu diesem Thema bisher nicht vor. Es kann jedoch aus den publizierten randomisierten Vergleichsstudien mit Finasterid geschlossen werden, daß die Response sehr viel weniger volumenabhängig ist als bei Finasterid [38, 87].

18.1.5
Prognostischer Wert der Endoskopie

Daten über einen Zusammenhang zwischen dem endoskopischen Status und dem Bahandlungserfolg verschiedener Therapiemaßnahmen sind kaum dokumentiert.

Die wenigen Daten lassen nur einen geringen prädiktiven Wert der Endoskopie erkennen. Es sind einige wenige Untersuchungen zum Wert der Endoskopie hinsichtlich des Nachweises einer mechanischen Obstruktion durchgeführt worden (s. Kap. 7). Falls ein derartiger Zusammenhang besteht, könnte der prädiktive Wert mit gewissen Einschränkungen dem einer Druck-Fluß-Messung entsprechen.

Obwohl ein eigener prädiktiver Wert der Endoskopie demnach nicht dokumentiert ist, gibt sie Informationen über die technische Duchführbarkeit instrumentell-operativer Techniken. Vor allem der Nachweis eines Mittellappens ist derzeit eine Kontraindikation für die Durchführung einer transurethralen Inzision, einer TUMT, TUNA oder einzelner Lasertechniken. Im Nachweis eines Mittellappens konkurriert die Endoskopie allerdings mit dem transabdominellen oder transrektalen Ultraschall.

18.1.6
Prognostischer Wert bildgebender Verfahren

Der prognostische Wert der Sonographie hinsichtlich der Bestimmung der Prostatagröße wurde im Abschnitt 18.1.4 dargestellt.

Eine spezielle Wertigkeit bildgebender Verfahren besteht potentiell in der Diagnostik des oberen Harntraktes auch hinsichtlich des prädiktiven Wertes therapeutischer Interventionen. Es ist gut dokumentiert, daß BPH-Patienten mit renaler Insuffizienz ein erhöhtes Risiko für postoperative Komplikationen aufweisen. Das Risiko beträgt 25 % bei renaler Insuffizienz im Vergleich zu 17 % bei Patienten mit normaler Nierenfunktion [98]. Die Mortalität steigt bei Niereninsuffizienz auf das 6fache an [61, 99].

In einer Datenanalyse der Agency for Health Care Policy and Research (AHCPR) an 25 Studien bei 6131 Patienten mit AUG zeigten 5,8 % der Patienten eine uni- oder bilaterale Hydronephrose, wobei ein Drittel dieser Patienten eine begleitende renale Insuffizienz aufwies. Bei 778 sonographisch untersuchten Patienten wiesen 6,9 % eine Hydronephrose auf, ein Viertel dieser Patienten war niereninsuffizient [94]. Der prädiktive Wert einer nachgewiesenen Hydronephrose infolge BPH ist nicht getrennt ausgewiesen, so daß eine prognostische Bedeutung bildgebender Verfahren für ein erhöhtes Risiko peri- und postoperativer Komplikationen über die Bestimmung des Serum-Kreatinins hinaus nicht erkennbar ist.

Obwohl die Miktionszystourethrographie die bedeutsamste röntgenologische Untersuchung mit funktionsdiagnostischer Relevanz ist, fand sich in gezielten radiologischen Untersuchungen das Lumen mit der größten diagnostischen Wertigkeit für eine mechanische Obstruktion ausschließlich im Bereich des inneren Sphinkters. Alle übrigen Kalibermessungen distal davon waren ohne Bedeutung [89]. Eine prädiktive Bedeutung für das Ergebnis therapeutischer Verfahren über die Detektion einer mechanischen Obstruktion hinaus ist nicht dokumentiert.

18.1.7
Prognostischer Wert des Alters

Es ist eines der größten Probleme im Verständnis der Pathophysiologie des unteren Harntraktes, welche spezielle Rolle dem Altersprozeß zuzuordnen ist (s. Kap. 3.3). Die bedeutsamsten Ursachen für die Veränderung der Funktion des unteren Harntraktes sind zweifelsfrei Obstruktion und Altersveränderungen des Detrusors. Die Tatsache, daß mit zunehmendem Alter bei Männern eine Zunahme der Inzidenz einer therapiepflichtigen BPH zu verzeichnen ist, gleichzeitig altersbedingte Veränderungen der Detrusorfunktion entstehen, läßt die Komplexität des resultierenden Problems und die schwierige Abtrennung rein BPH-verursachter Krankheitserscheinungen von Altersveränderungen vermuten. Davon abhängig ist natürlich auch die Frage, inwieweit ein prädiktiver Wert des Alters für den Erfolg therapeutischer Maßnahmen existiert.

Sowohl Männer als auch Frauen entwickeln LUTS mit zunehmendem Alter [9, 62, 85]. Charakteristische Altersveränderungen des Detrusors sind unabhängig von der Ausbildung einer Obstruktion beschrieben worden [43–46]. Etwa ein Drittel der LUTS-Patienten weist keine mechanische Obstruktion auf, die Hälfte davon zeigt eine Einschränkung der Detrusorkontraktilität. Es ist nachgewiesen, daß die Detrusorkontraktilität mit zunehmendem Alter abnimmt [130].

Die Blasenkapazität sinkt mit zunehmendem Alter [62], die Nierenfunktion nimmt mit zunehmendem Alter ab. Mit 70 Jahren kann eine Reduktion der Glomerula um 50 % angenommen werden [88]. Es bestehen Veränderungen des zirkadianen Rhythmus der Urinausscheidung mit zunehmendem Alter auch ohne renale oder kardiale Genese oder BPH [79]. Bruskewitz et al. konnten zeigen, daß ein Jahr nach einer TURP 38 % der Patienten noch immer eine Nykturie >2 aufwiesen [24].

Degenerative, metabolische und neurogene Erkrankungen mit potentiellen Folgen für den unteren Harntrakt wie zerebrovaskuläre Störungen, Parkinson und Demenz nehmen mit dem Alter zu, chronische Erkrankungen wie Diabetes mellitus oder kompensierte Niereninsuffizienz können sich durch den Altersprozeß verschlimmern.

Die Inzidenz einer Detrusorinstabilität steigt mit zunehmendem Alter, wobei die Ausbildung einer BPH zusätzlich die Inzidenz der Detrusorinstabilität erhöht. Dies wird durch die Tatsache gestützt, daß zwei Drittel der mit einer TURP behandelten Patienten präoperativ eine Detrusorinstabilität zeigen, die bei etwa einem Drittel der Patienten postoperativ persistiert [5, 11]. Instabile Detrusorkontraktionen sind bei 38 % der Frauen über 65 nachweisbar [72].

In einer Untersuchung von 222 männlichen LUTS-Patienten (IPSS >7 mit entsprechendem Leidensdruck) im Alter zwischen 45 und 90 Jahren nahmen Harnflußrate, Miktionsvolumen und maximale Blasenkapazität altersabhängig ab, die Inzidenz der Detrusorinstabiltät nahm zu. Die Obstruktionsparameter änderten sich mit zunehmendem Alter nicht. Bei Patienten über 80 Jahre konnte festgestellt werden, daß 60 % keine mechanische Obstruktion zeigten, obwohl ein reduzierter Uroflow auf 10–15 ml/s nachweisbar war und die Patienten die typischen prostatischen Beschwerden zeigten.

Obwohl gezielte Studien zur altersabhängigen Response auf verschiedene Therapiemaßnahmen fehlen, muß angenommen werden, daß zunehmendes Alter ein Prädiktor für ein schlechteres Ergebnis einer BPH-Therapie ist.

18.2
Morbidität und Nachbehandlungsrate

In der Zunahme medikamentöser und instrumenteller therapeutischer Alternativen hat vor allem die signifikante Morbidität der TURP zur Diskussion neuer therapeutischer Konzepte bei LUTS geführt. Dies gilt zweifelsfrei zunächst für Patienten, die wegen eines erhöhten Narkose- bzw. Operationsrisikos minimal-invasiv behandelt werden müssen. So wurde z. B. der Einsatz von Stents in den internationalen Guidelines speziell für Patienten der ASA-Stadien III und IV empfohlen [39]. Die Zunahme des Einsatzes alternativer Behandlungen zeigt jedoch, daß die Indikationsstellung für derartige Verfahren heute wesentlich weiter gefaßt wird.

Eine ganze Anzahl randomisierter Studien klassischer operativer und alternativer instrumenteller Therapieformen sind im Vergleich zum Gold-Standard TURP veröffentlicht worden: Enukleation [100], TUIP [113, 122], TUMT [7, 32–34, 103], visuelle Laserablation [15, 30, 128], Vaporisation [51, 58, 77, 84, 110, 121], TUNA [23] und Ballondilatation [28]. In der groben Übersicht zeigen einige Studien zumindest im Kurzzeit-Follow-up keine wesentlichen Unterschiede in objektiven und subjektiven Ergebnissen bei Vaporisierung und Laser und in den subjektiven Ergebnissen von TUMT und TUNA im Vergleich zur TURP.

Damit werden die Morbidität eines Behandlungsverfahrens und die Wahrscheinlichkeit einer Nachbehandlung zu wesentlichen Kriterien für die Entscheidung von Patient und behandelndem Arzt für oder gegen eine bestimmte Therapie.

18.2.1
Morbidität der Therapie

Die Morbidität der Phytotherapie ist gering (s. Kap. 11.1). α_1-Blocker zeigen neben einer geringen Rate an retrograder Ejakulation im wesentlichen Nebenwirkungen wie Schwindel, Kopfschmerz, Orthostase und kardiovaskuläre Wirkungen, die sich mit zunehmender Selektivität kaum noch von Placebo unterscheiden (s. Kap. 11.2). Finasterid weist entsprechend seiner Wirkung im Hormonstoffwechsel eine höhere Inzidenz von Impotenz und Libidoverlust auf (s. Kap. 11.3), die jedoch in der Langzeitanwendung über 3–5 Jahre geringer wird [96].

Mit der Ablation von Gewebe steigt die Morbidität bei den alternativen instrumentellen oder klassischen operativen Verfahren an. Bekannte Komplikationen sind perioperativ die transfusionspflichtigen Blutungen und das TUR-Syndrom (klassische operative Verfahren), im Kurzzeit-Follow-up (Wochen) die prolongierte Katheterisierungszeit, die erhöhte Rate von Harnwegsinfektionen und irritative Miktionsbeschwerden vor allem bei Verfahren mit verzögerter Ablation (TUMT, TUNA, Side-fire- und interstitieller Laser) und die Langzeitmorbidität mit der Möglichkeit von erektiler Dysfunktion, Harnröhrenstriktur, Blasenhalssklerose, retrograder Ejakulation und Inkontinenz. Die Daten sind für die etablierten operativen Verfahren wie offene Enukleation, TURP und TUIP gut dokumentiert und schwanken z.T. erheblich [91]. Die Komplikationsraten der neuen alternativen instrumentellen Verfahren sind im Vergleich zur TURP perioperativ und in den Spätkomplikationen allgemein geringer (s. Abb. 18.6), wobei die Verfahren mit verzögerter Gewebsablation eine höhere Kurzzeitmorbidität als klassische operative Verfahren aufweisen.

18.2.2
Nachbehandlungsrate

Die Nachbehandlungsrate ist ein entscheidendes Kriterium zur Einschätzung einer Behandlungsmethode. Bedingt durch die Tatsache, daß die meisten alternativen

Therapieverfahren erst mit Beginn der 90er Jahre eingeführt wurden, sind Langzeitdaten zur Nachbehandlungsrate am besten für die operativen Verfahren dokumentiert. Das BPH-Guideline-Panel der USA ermittelte aus großen internationalen klinischen Studien eine Reoperationsrate für die TURP von 10 % und für die offene Enukleation von 2 % innerhalb von 5 Jahren [92].

Das längste Follow-up für den Side-fire-Laser liegt bei 3 Jahren mit einer Reoperationsrate von 5,3 % [74]. Für den interstitiellen Laser wird eine Nachbehandlungsrate von 7,5 % innerhalb eines Jahres angegeben [101]. Für die Niedrigenergie-TUMT liegen diese innerhalb von 3 Jahren zwischen 14 % [16] und 31 % [37]. Kürzlich berichtete Daten über einen Zeitraum von 4 Jahren bei 1262 Patienten liegen zwischen 17 und 30 % [36].

Für die medikamentöse Therapie sind die Daten noch weniger transparent. Um eine Nachbehandlungsrate zu ermitteln, berechnete das BPH-Guideline-Panel der USA die Wahrscheinlichkeit, indem die initialen Versagerquoten linear ansteigend bis 5 Jahre nach Therapiebeginn angenommen wurden. Es ergab sich mit dieser Kalkulation eine Nachbehandlungsrate innerhalb von 5 Jahren für Alphablocker von 39 und für Finasterid von 27 % [92].

18.3
Individuelle Therapie zwischen Anspruch und Realität

Wie viele Patienten heute weltweit oder in Deutschland mit medikamentösen, alternativ instrumentellen oder klassischen operativen Verfahren behandelt werden und welche Kriterien zur Auswahl für diese Behandlungsverfahren existieren, ist unklar und sicherlich mehr beeinflußt durch die Präferenz von Patienten und Therapeuten als durch eine gezielte Patientenselektion. Die gegenwärtige Erfahrung in Deutschland zeigt, daß die Therapie zunächst konservativ begonnen und so lange fortgeführt wird, bis diese nicht mehr wirksam ist und die Einweisung in eine urologische Klinik zur instrumentellen oder operativen Therapie erforderlich wird. Teilweise ist bereits im ambulanten Bereich ein Wechsel von Phytotherapie auf Alphablocker und Finasterid in einer variablen Reihenfolge üblich. Auch in Kliniken, bei denen alternative instrumentelle Therapieverfahren mit begrenzten Langzeitdaten angewendet werden, ist eine nachfolgend notwendige operative Behandlung bei Therapieversagen anzunehmen, die allerdings gegen die Reoperationsrate des Gold-Standards TURP von 5–15 % innerhalb von 8 Jahren aufzurechnen ist. Wieviele Patienten bei der initial gewählten Therapie bleiben und wieviele eine Therapiekaskade welcher Art und Dauer durchlaufen, ist in Deutschland derzeit unbekannt. Kleine Zahlen aus den USA von 176 Patienten zeigen, daß eine allein durch den Patienten aus dem Spektrum Watchful Waiting, Alphablocker, Finasterid, TUMT, Ballondilatation, Stent und TURP gewählte Therapie von 85 % der Männer auch nach einem Jahr noch als richtig befunden wurde. Für die Patientenentscheidung waren die Stärke der Symptome und die Einschränkung des Harnflusses Kriterien für die Wahl der Therapie; hohe Scores und ein geringer Harnfluß führten zur Wahl einer mehr aggressiven Behandlung [76].

Wie Abbildung 18.5 zeigt, wirken potentiell alle instrumentellen Verfahren nahezu gleich auf die Besserung der Symptomatik, unabhängig von ihrer Invasivität. Obwohl Alphablocker und Finasterid in dieser Rangordnung etwas zurückstehen, wird dieser

Nachteil durch eine noch weiter reduzierte Morbidität ausgeglichen. Die in der Praxis oft postulierte Tatsache, daß mit der Invasivität auch die Effizienz der Methode steigt, kann nach Datenlage nur hinsichtlich der Wirkung auf die Obstruktion und nicht auf die Symptomatik nachvollzogen werden.

Aus Abbildung 18.6 wird deutlich, daß eine Präferenz für verschiedene instrumentelle oder klassische operative Verfahren klar dann besteht, wenn die Reduktion der Obstruktion eine Zielstellung der Therapie ist. Wird allein die potentielle Wirkung auf die Symptomatik zum Entscheidungskriterium, wird die Wahl des Patienten und des Primärarztes vorwiegend in Richtung Medikamente oder minimal-invasive instrumentelle Verfahren ausfallen, da diese bei ähnlichem subjektivem Effekt eine sehr viel geringere Morbidität aufweisen. Einzige Ausnahme bilden die Patienten mit absoluter Operationsindikation.

Da die Stärke der Symptome nicht mit der Obstruktion korreliert, bestimmt die Stärke der Symptomatik nur die Dringlichkeit und nicht die Art der Therapie, so daß sich eine Situation ergibt, die schematisch in Abbildung 18.7 präsentiert wird.

Durch die fehlende Korrelation von Symptomatik und Obstruktion lassen sich Patienten vom Typ A–D unterscheiden. Beim Arzt werden sich C- und D-Patienten mit signifikanter Symptomatik vorstellen, wovon die C-Patienten keine und die D-Patienten eine signifikante Obstruktion aufweisen. Es kann angenommen werden, daß das Verhältnis von C- zu D-Patienten in der Gesamtpopulation von LUTS-Patienten etwa 1:1 beträgt. Zielstellung der Therapie sollte das Feld A sein, in dem keine signifikante Symptomatik oder Obstruktion mehr besteht. D-Patienten sollten sowohl symptomatisch als auch hinsichtlich ihrer Obstruktion behandelt werden (ablative Therapie). C-Patienten benötigen ausschließlich eine Therapie von Symptomen ohne Notwendigkeit der Gewebsablation. Wird prinzipiell eine nichtablative Therapie eingesetzt (Medikamente, Niedrigenergie-TUMT), werden C-Patienten richtig therapiert. D-Patienten werden in das B-Feld verschoben, da eine subjektive Response trotz Obstruktion anzunehmen ist. Das B-Feld entspricht einer stummen Obstruktion. Eine ablative Therapie wird sowohl C- als auch D-Patienten in das Feld A bringen, allerdings erhalten C-Patienten ein Overtreatment mit unangemessener Morbidität.

Die Abbildung 18.7 zeigt, daß eine vernünftige Patientenselektion hinsichtlich des Einsatzes ablativer oder nichtablativer Therapieverfahren nur durch Einbeziehung der zugrundeliegenden BPH-Obstruktion möglich ist. Die Einschätzung der Ob-

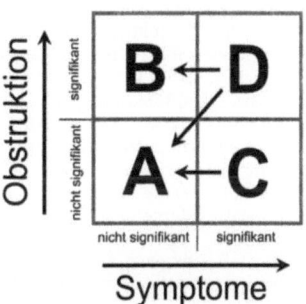

Abb. 18.7. Patientenselektion und mögliche Therapieoptionen

struktion vor der Therapieplanung ist eine Aufgabe, die zweifelsfrei dem Urologen mit der entsprechenden fachlichen Kompetenz für diese Erkrankung zukommt. Die Datenlage zeigt, daß andere prädiktive Faktoren bisher kaum definiert sind, und dies eine wichtige Aufgabe künftiger klinischer Forschung auf dem Gebiet der BPH-Therapie ist.

Literatur

1. Abrams P (1995) Objective evaluation of bladder outlet obstruction. Br J Urol 76 [Suppl 1]:11-15
2. Abrams P (1997) Urodynamic effects of doxazosin in men with lower urinary tract symptoms and benign prostatic obstruction. Results from three double-blind placebo-controlled studies. Eur Urol 32: 39-46
3. Abrams PH (1977) Prostatism and prostatectomy: the value of urine flow measurement in the preoperative assessment for operation. J Urol 117: 70-71
4. Abrams PH, Dunn M, George NJR (1979) Urodynamic findings in chronic retention of urine and their relevance to results of surgery. BMJ 2: 1258-1260
5. Abrams PH, Farrar DJ, Turner WR, Whiteside CG, Feneley RC (1979) The results of prostatectomy: a symptomatic and urodynamic analysis of 152 patients. J Urol 121: 640-642
6. Abrams PH, Griffiths DJ (1979) The assessment of prostatic obstruction from urodynamic measurement and from residual urine. Brit J Urol 51: 129-134
7. Ahmed M, Bell T, Lawrence WT, Ward JP, Watson GM (1997) Transurethral microwave thermotherapy (Prostatron version 2.5) compared with transurethral resection of the prostate for the treatment of benign prostatic hyperplasia: a randomized, controlled, parallel study. Br J Urol 79: 181-185
8. Ameda K, Koyanagi T, Nantani M, Taniguchi K, Matsuno T (1994) The relevance of preoperative cystometrography in patients with benign prostatic hyperplasia: correlating the findings with clinical features and outcome after prostatectomy. J Urol 152: 443-447
9. Andersen JT (1982) Prostatism: clinical, radiological and urodynamic aspects. Neurourol Urodyn 1: 241-293
10. Andersen JT, Ekman P, Wolf H et al. (1995) Can finasteride reverse the progress of benign prostatic hyperplasia? A two-year placebo-controlled study. The Scandinavian BPH Study Group. Urology 46: 631-637
11. Andersen JT, Nordling J (1980) Prostatism. II. The correlation between cysto-urethroscopic, cystometric and urodynamic findings. Scand J Urol Nephrol 14: 23-27
12. Andersen JT, Nordling J, Walter S (1979) Prostatism. I. The correlation between symptoms, cystometric and urodynamic findings. Scand J Urol Nephrol 13: 229-236
13. Anderson JB, Grant JB (1991) Postoperative retention of urine: a prospective urodynamic study. BMJ 302: 894-896
14. Anonym (1995) B. E. S. S. Data. Washington, DC: Health Care Financing Administration
15. Anson K, Nawrocki J, Buckley J et al. (1995) A multicenter, randomized, prospective study of endoscopic laser ablation versus transurethral resection of the prostate. Urology 46: 305-310
16. Baba S, Nakamura K, Tachibana M, Murai M (1996) Transurethral microwave thermotherapy for management of benign prostatic hyperplasia: durability of response. Urology 47: 664-671
17. Barry MJ, Cockett AT, Holtgrewe HL, McConnell JD, Sihelnik SA, Winfield HN (1993) Relationship of symptoms of prostatism to commonly used physiological and anatomical measures of the severity of benign prostatic hyperplasia. J Urol 150: 351-358
18. Bissada NK, Finkbeiner AE, Redman JF (1976) Accuracy of preoperative estimation of resection weight in transurethral prostatectomy. J Urol 116: 201-202
19. Bosch JL (1997) Urodynamic effects of various treatment modalities for benign prostatic hyperplasia. J Urol 158: 2034-2044
20. Bosch JL, Hop WC, Kirkels WJ, Schroder FH (1995) The International Prostate Symptom Score in a community-based sample of men between 55 and 74 years of age: prevalence and correlation of symptoms with age, prostate volume, flow rate and residual urine volume. Br J Urol 75: 622-630
21. Bosch JL, Kranse R, van Mastrigt R, Schroder FH (1995) Reasons for the weak correlation between prostate volume and urethral resistance parameters in patients with prostatism. J Urol 153: 689-693
22. Boyle P, Lawrence A, Roehrborn G (1996) Prostate volume predicts outcome of treatment of benign prostatic hyperplasia with finasteride: metaanalysis of randomized clinical trials. Urology 48: 398-405

23. Bruskewitz R, Issa MM, Roehrborn CG, Naslund MJ, Perez-Marrero R, Shumaker BP, Oesterling JE (1998) A prospective, randomized 1-year clinical trial comparing transurethral needle ablation to transurethral resection of the prostate for the treatment of symptomatic benign prostatic hyperplasia. J Urol 159: 1588-1593
24. Bruskewitz RC, Larsen EH, Madsen PO, Doerflinger T (1986) 3 year followup of urinary symptoms after transurethral resection of the prostate. J Urol 136: 613
25. Bruskewitz RC, Reda DJ, Wasson JH, Barrett L, Phelan M (1997) Testing to predict outcome after transurethral resection of the prostate. J Urol 157: 1304-1308
26. Chancellor MB, Blaivas JG, Kaplan SA, Axelrod S (1991) Bladder outlet obstruction versus impaired detrusor contractility: the role of outflow. J Urol 145: 810-812
27. Chapple CR, Carter P, Christmas TJ, Kirby RS, Bryan J, Milroy EJ, Abrams P (1994) A three month double-blind study of doxazosin as treatment for benign prostatic bladder outlet obstruction. Br J Urol 74: 50-56
28. Chiou RK, Binard JE, Ebersole ME, Horan JJ, Chiou YK, Lynch B (1994) Randomized comparison of balloon dilation and transurethral incision for treatment of symptomatic benign prostatic hyperplasia. J Endourol 8: 221-224
29. Cote RJ, Burke H, Schoenberg HW (1981) Prediction of unusual postoperative results by urodynamic testing in benign prostatic hyperplasia. J Urol 125: 690-692
30. Cowles RS, Kabalin JN, Childs S, Lepor H, Dixon C, Stein B, Zabbo A (1995) A prospective randomized comparison of transurethral resection to visual laser ablation of the prostate for the treatment of benign prostatic hyperplasia. Urology 46: 155-160
31. Cucchi A (1990) Acceleration of flow rate in obstructive detrusor instability. Br J Urol 66: 26-29
32. Dahlstrand C, Geirsson G, Fall M, Pettersson S (1993) Transurethral microwave thermotherapy versus transurethral resection for benign prostatic hyperplasia: preliminary results of a randomized study. Eur Urol 23: 292-298
33. Dahlstrand C, Walden M, Geirsson G, Pettersson S (1995) Transurethral microwave thermotherapy versus transurethral resection for symptomatic benign prostatic obstruction: a prospective randomized study with a 2-year follow-up. Br J Urol 76: 614-618
34. d'Ancona FC, Francisca EA, Witjes WP, Welling L, Debruyne FM, de la Rosette JJ (1997) High energy thermotherapy versus transurethral resection in the treatment of benign prostatic hyperplasia: results of a prospective randomized study with 1 year of followup. J Urol 158: 120-125
35. de la Rosette JJ, de Wildt MJ, Höfner K, Carter SS, Debruyne FM, Tubaro A (1996) High energy thermotherapy in the treatment of benign prostatic hyperplasia: results of the European Benign Prostatic Hyperplasia Study Group. J Urol 156: 97-101
36. de la Rosette JJ, Francisca EA, Carter SSC et al. (1997) Longterm follow up TUMT 2.0: a multicentre study. SIU, 24th World Congress Montreal. Brit J Urol 80 [Suppl 2]: 188
37. de Wildt MJ, Tubaro A, Höfner K, Carter SS, de la Rosette JJ, Devonec M (1995) Responders and nonresponders to transurethral microwave thermotherapy: a multicenter retrospective analysis. J Urol 154: 1775-1778
38. Debruyne FMJ, Jardin A, Colloi D et al. (1998) Sustained-realease alfuzosin, finasteride and the combination of both in the treatment of benign prostatic hyperplasia. Eur Urol 34: 169-175
39. Denis L, McConnell J, Yoshida O et al.(1998) 4th International Consultation on BPH. Recommendations of the International Scientific Committee: the evaluation and treatment of lower urinary tract symptoms (LUTS) suggestive of benign prostatic obstruction. In: Denis L, Griffiths K, McConnell J, Chatelain C, Murphy G, Yoshida O (eds) 4th International Consultation on BPH, Paris 1997. Health Publication Ltd, Plymouth, 669-684
40. Doll HA, Black NA, McPherson K, Flood AB, Williams GB, Smith JC (1992) Mortality, morbidity and complications following transurethral resection of the prostate for benign prostatic hypertrophy. J Urol 147: 1566-1573
41. Dorflinger T, Bruskewitz R, Jensen KM, Iversen P, Madsen PO (1986) Predictive value of low maximum flow rate in benign prostatic hyperplasia. Urology 27: 569-573
42. Dorflinger T, England DM, Madsen PO, Bruskewitz RC (1988) Urodynamic and histological correlates of benign prostatic hyperplasia. J Urol 140: 1487-1490
43. Elbadawi A, Yalla SV, Resnick NM (1993) Structural basis of geriatric voiding dysfunction. I. Methods of a prospective ultrastructural/urodynamic study and an overview of the findings. J Urol 150: 1650-1656
44. Elbadawi A, Yalla SV, Resnick NM (1993) Structural basis of geriatric voiding dysfunction. II. Aging detrusor: normal versus impaired contractility. J Urol 150: 1657-1667
45. Elbadawi A, Yalla SV, Resnick NM (1993) Structural basis of geriatric voiding dysfunction. III. Detrusor overactivity. J Urol 150: 1668-1680
46. Elbadawi A, Yalla SV, Resnick NM (1993) Structural basis of geriatric voiding dysfunction. IV. Bladder outlet obstruction. J Urol 150: 1681-1695

47. Eliasson TU, Abramsson LB, Pettersson GT, Damber JE (1995) Responders and non-responders to treatment of benign prostatic hyperplasia with transurethral microwave thermotherapy. Scand J Urol Nephrol 29: 183-191
48. Ezz el Din K, Kiemeney LA, de Wildt MJ, Debruyne FM, de la Rosette JJ (1996) Correlation between uroflowmetry, prostate volume, postvoid residue, and lower urinary tract symptoms as measured by the International Prostate Symptom Score. Urology 48: 393-397
49. Fowler FJ, Wennberg JE, Timothy RP (1988) Symptom status and quality of life following prostatectomy. JAMA 259: 3018-3022
50. Frimodt MP, Jensen KM, Iversen P, Madsen PO, Bruskewitz RC (1984) Analysis of presenting symptoms in prostatism. J Urol 132: 272-276
51. Gallucci M, Puppo P, Perachino M et al. (1998) Transurethral electrovaporization of the prostate vs. transurethral resection. Results of a multicentric, randomized clinical study on 150 patients. Eur Urol 33: 359-364
52. George NJ, O'Reilly PH, Barnard RJ, Blacklock NJ (1983) High pressure chronic retention. Br Med J Clin Res Ed 286: 1780-1783
53. Gerber GS, Kim JH, Contreras BA, Steinberg GD, Rukstalis DB (1996) An observational urodynamic evaluation of men with lower urinary tract symptoms treated with doxazosin. Urology 47: 840-844
54. Girman CJ, Jacobsen SJ, Guess HA, Oesterling JE, Chute CG, Panser LA, Lieber MM (1995) Natural history of prostatism: relationship among symptoms, prostate volume and peak urinary flow rate [see comments]. J Urol 153: 1510-1515
55. Gleason DM, Bottaccini MR (1994) Effect of terazosin on urine storage and voiding in the aging male with prostatism. Neurourol Urodyn 13: 1-12
56. Gleason DM, Bottaccini MR, Drach GW, Layton TN (1982) Urinary flow velocity as an index of male voiding function. J Urol 128: 1363-1367
57. Griffiths D, Höfner K, van Mastrigt R, Rollema HJ, Spangberg A, Gleason D (1997) Standardization of terminology of lower urinary tract function: pressure-flow studies of voiding, urethral resistance, and urethral obstruction. International Continence Society Subcommittee on Standardization of Terminology of Pressure-Flow Studies. Neurourol Urodyn 16: 1-18
58. Hammadeh MY, Fowlis GA, Singh M, Philp T (1998) Transurethral electrovaporization of the prostate-a possible alternative to transurethral resection: a one-year follow-up of a prospective randomized trial. Br J Urol 81: 721-725
59. Höfner K, Tubaro A, de la Rosette JJ, Carter SS (1998) Analysis of outcome after thermotherapy using different classifications of bladder outlet obstruction. Neurourol Urodyn 17: 109-120
60. Holtgrewe HL, Bay-Nielsen H, Carlsson P et al. (1998) The economics of the management of lower urinary tract symptoms and benign prostatic hyperplasia. In: Denis L, Griffiths K, McConnell J, Chatelain C, Murphy G, Yoshida O (eds) 4th International Consultation on BPH, Paris 1997. Health Publication Ltd, Plymouth, 63-81
61. Holtgrewe HL, Valk WJ (1962) Factors influencing the mortality and morbidity of transurethral prostatectomy. J Urol 87: 450-459
62. Homma Y, Imajo C, Takahashi S, Kawabe K, Aso Y (1994) Urinary symptoms and urodynamics in a normal elderly population. Scand J Urol Nephrol [Suppl] 157: 27-30
63. Iversen P, Bruskewitz RC, Jensen KM, Madsen PO (1983) Transurethral prostatic resection in the treatment of prostatism with high urinary flow. J Urol 129: 995-997
64. Jacobsen SJ, Jacobson DJ, Girman CJ, Roberts RO, Rhodes T, Guess HA, Lieber MM (1997) Natural history of prostatism: risk factors for acute urinary retention. J Urol 158: 481-487
65. Jensen KM, Bruskewitz RC, Iversen P, Madsen PO (1983) Predictive value of voiding pressures in benign prostatic hyperplasia. Neurourol Urodyn 2: 117-125
66. Jensen KM, Bruskewitz RC, Iversen P, Madsen PO (1983) Significance of prostatic weight in prostatism. Urol Int 38: 173-178
67. Jensen KM, Bruskewitz RC, Iversen P, Madsen PO (1984) Spontaneous uroflowmetry in prostatism. Urology 24: 403-409
68. Jensen KM, Jorgensen JB, Mogensen P (1988) Urodynamics in prostatism. I. Prognostic value of uroflowmetry. Scand J Urol Nephrol 22: 109-117
69. Jensen KM, Jorgensen JB, Mogensen P (1988) Urodynamics in prostatism. II. Prognostic value of pressure-flow study combined with stop-flow test. Scand J Urol Nephrol [Suppl] 114: 72-77
70. Jensen KM, Jorgensen JB, Mogensen P (1988) Urodynamics in prostatism. III. Prognostic value of medium-fill water cystometry. Scand J Urol Nephrol [Suppl] 114:78-83
71. Jensen KM, Jorgensen JB, Mogensen P (1988) Urodynamics in prostatism. IV. Search for prognostic patterns as evaluated by linear discriminant analysis. Scand J Urol Nephrol [Suppl] 114: 84-86

72. Jones KW, Schoenberg HW (1985) Comparison of the incidence of bladder hyperreflexia in patients with benign prostatic hypertrophy and age-matched female controls. J Urol 133: 425–426
73. Jorgensen JB, Jensen KM, Mogensen P (1990) Significance of predominantly irritative symptomatology before a prostatic operation. J Urol 143: 739–741
74. Kabalin JN, Bite G, Doll S (1996) Neodymium:Yag laser coagulation prostatectomy: 3 years of experience with 227 patients. J Urol 155: 181–185
75. Kadow C, Feneley RC, Abrams PH (1988) Prostatectomy or conservative management in the treatment of benign prostatic hypertrophy? Br J Urol 61: 432–434
76. Kaplan SA, Goluboff ET, Olsson CA, Deverka PA, Chmiel JJ (1995) Effect of demographic factors, urinary peak flow rates, and Boyarsky symptom scores on patient treatment choice in benign prostatic hyperplasia. Urology 45: 398–405
77. Kaplan SA, Laor E, Fatal M, Te AE (1998) Transurethral resection of the prostate versus transurethral electrovaporization of the prostate: a blinded, prospective comparative study with 1-year followup. J Urol 159: 454–458
78. Kaplan SA, Te AE, Pressler LB, Olsson CA (1995) Transition zone index as a method of assessing benign prostatic hyperplasia: correlation with symptoms, urine flow and detrusor pressure. J Urol 154: 1764–1769
79. Kirkland JL, Levy DW, Banerjee AK (1983) Patterns of urine flow and electrolyte excretion in healthy elderly people. Br Med J 287: 1665–1667
80. Ko DS, Fenster HN, Chambers K, Sullivan LD, Jens M, Goldenberg SL (1995) The correlation of multichannel urodynamic pressure-flow studies and American Urological Association symptom index in the evaluation of benign prostatic hyperplasia. J Urol 154: 396–398
81. Koyanagi T, Ameda K, Nantani M, Taniguchi K, Matsuno T, Shinno Y (1995) Preoperative cystometrography in patients with clinical benign prostatic hypertrophy. World J Urol 13: 24–29
82. Krah H, Höfner K, Tan HK, Jonas U (1995) The limitation of uroflow in BPH-patients with high and low Qmax-values. J Urol 153 [Suppl]: 275 A
83. Krah H, Höfner K, Tan HK, Schäfer J, Hoffmann J, Jonas U (1995) The shape of the prostate in transrectal ultrasound is no parameter to quantify mechanical obstruction. Akt Urol 26 [Suppl]: 119–120
84. Kupeli S, Baltaci S, Soygur T, Aytac S, Yilmaz E, Budak M (1998) A prospective randomized study of transurethral resection of the prostate and transurethral vaporization of the prostate as a therapeutic alternative in the management of men with BPH. Eur Urol 34: 15–18
85. Lepor H, Machi G (1993) Comparison of AUA symptom index in unselected males and females between fifty-five and seventy-nine years of age. Urology 42 :36–40
86. Lepor H, Nieder A, Feser J, O'Connell C, Dixon C (1997) Total prostate and transition zone volumes, and transition zone index are poorly correlated with objective measures of clinical benign prostatic hyperplasia. J Urol 158: 85–88
87. Lepor H, Williford WO, Barry MJ et al. (1996) The efficacy of terazosin, finasteride, or both in benign prostatic hyperplasia. Veterans Affairs Cooperative Studies Benign Prostatic Hyperplasia Study Group. N Engl J Med 335: 533–539
88. Lewis WH, Alving AS (1938) Changes with age in the renal function of adult men. Am J Physiol 153: 500–515
89. Manoliu RA (1987) Voiding cystourethrography with synchronous measurements of pressures and flow in the diagnosis of subvesical obstruction in men: a radiological view. J Urol 137: 1196–1201
90. McConnell JD (1994) Why pressure-flow studies should be optional and not mandatory studies for evaluating men with benign prostatic hyperplasia [editorial]. Urology 44: 156–158
91. McConnell JD, Barry MJ, Bruskewitz RC et al. (1994) Direct treatment outcomes: complications, sexual dysfunction, urinary incontinence, late complications benign prostatic hyperplasia: diagnosis and treatment. Agency for Health Care Policy and Research, Public Health Service, U. S. Department of Health and Human Services, Rockville, MD, 91–110
92. McConnell JD, Barry MJ, Bruskewitz RC et al. (1994) Direct treatment outcomes: need for retreatment benign prostatic hyperplasia: diagnosis and treatment. Agency for Health Care Policy and Research, Public Health Service, U. S. Department of Health and Human Services, Rockville, MD, 111–120
93. McConnell JD, Barry MJ, Bruskewitz RC et al. (1994) Direct treatment outcomes-symptom improvement benign prostatic hyperplasia: diagnosis and treatment. Agency for Health Care Policy and Research, Public Health Service, U. S. Department of Health and Human Services, Rockville, MD, 83–89
94. McConnell JD, Barry MJ, Bruskewitz RC et al. (1994) Tests not recommended benign prostatic hyperplasia: diagnosis and treatment. Agency for Health Care Policy and Research, Public Health Service, U. S. Department of Health and Human Services, Rockville, MD, 53–66

95. McConnell JD, Barry MJ, Bruskewitz RC et al. (1994) Treatment preference analysis benign prostatic hyperplasia: diagnosis and treatment. Agency for Health Care Policy and Research, Public Health Service, U. S. Department of Health and Human Services, Rockville, MD, 135-140
96. McConnell JD, Bruskewitz R, Walsh P et al. (1998) The effect of finasteride on the risk of acute urinary retention and the need for surgical treatment among men with benign prostatic hyperplasia. Finasteride Long-Term Efficacy and Safety Study Group. N Engl J Med 338: 557-563
97. McLoughlin J, Gill KP, Abel PD, Williams G (1990) Symptoms versus flow rates versus urodynamics in the selection of patients for prostatectomy. Br J Urol 66: 303-305
98. Mebust WK, Holtgrewe HL, Cockett ATK, Peters PC (1989) Transurethral prostatectomy: immediate and postoperative complications. A cooperative study of 13 participating institutions evaluating 3885 patients. J Urol 141: 243-247
99. Melchior J, Valk WL, Foret JD, Mebust WK (1974) Transurethral prostatectomy in the azotemic patient. J Urol 112: 643-646
100. Meyhoff HH, Nordling J, Hald T (1984) Urodynamic evaluation of transurethral versus transvesical prostatectomy. A randomized study. Scand J Urol Nephrol 18: 27-35
101. Muschter R, de la Rosette JJ, Whitfield H, Pellerin JP, Madersbacher S, Gillatt D (1996) Initial human clinical experience with diode laser interstitial treatment of benign prostatic hyperplasia. Urology 48: 223-228
102. Narayan P, Tewari A, Fournier G, Toke A (1995) Impact of prostate size on the outcome of transurethral laser evaporation of the prostate for benign prostatic hyperplasia. Urology 45: 776-782
103. Nawrocki JD, Bell TJ, Lawrence WT, Ward JP (1997) A randomized controlled trial of transurethral microwave thermotherapy. Br J Urol 79: 389-393
104. Neal DE, Ramsden PD, Sharples L, Smith A, Powell PH, Styles RA, Webb RJ (1989) Outcome of elective prostatectomy. BMJ 299: 762-767
105. Neal DE, Styles RA, Powell PH, Thong J, Ramsden PD (1987) Relationship between voiding pressures, symptoms and urodynamic findings in 253 men undergoing prostatectomy. Br J Urol 60: 554-559
106. Netto Junior NR, de Lima ML, Claro JdA, de Andrade EF (1995) The importance of the prostate weight in transurethral microwave thermotherapy. Arch Esp Urol 48: 413-417
107. Nitti VW, Kim Y, Combs AJ (1994) Correlation of the AUA symptom index with urodynamics in patients with suspected benign prostatic hyperplasia. Neurourol Urodyn 13: 521-527
108. Nitti VW, Kim Y, Combs AJ (1997) Voiding dysfunction following transurethral resection of the prostate: symptoms and urodynamic findings. J Urol 157: 600-603
109. Oelke M, Höfner K, Mebert J, Jonas U (1998) Sensitivity and specifity of uroflowmetry in patients with infravesical obstruction. 28th Annual Meeting International Continence Society Jerusalem. ICS 142
110. Patel A, Fuchs GJ, Gutierrez-Aceves J, Ryan TP (1997) Prostate heating patterns comparing electrosurgical transurethral resection and vaporization: a prospective randomized study. J Urol 157: 169-172
111. Poulsen AL, Schou J, Puggaard L, Torp Pedersen S, Nordling J (1994) Prostatic enlargement, symptomatology and pressure/flow evaluation: interrelations in patients with symptomatic BPH. Scand J Urol Nephrol 157 [Suppl]: 67-73
112. Price DA, Ramsden PD, Stobbart D (1980) The unstable bladder and prostatectomy. Br J Urol 52: 529-531
113. Riehmann M, Knes JM, Heisey D, Madsen PO, Bruskewitz RC (1995) Transurethral resection versus incision of the prostate: a randomized, prospective study. Urology 45: 768-775
114. Roberts BJ, Lynch JH, Lau I, Wang JY, Lo S-CB, Mun SK, Hayes WS (1997) Transurethral microwave thermotherapy: prediction of treatment outcome using various analytical methods. J Urol 157 [Suppl]: 437
115. Roehrborn CG (1998) Accurate determination of prostate size via digital rectal examination and transrectal ultrasound. Urology 51: 19-22
116. Roehrborn CG, Girman CJ, Rhodes T et al. (1997) Correlation between prostate size estimated by digital rectal examination and measured by transrectal ultrasound. Urology 49: 548-557
117. Rollema HJ, van Mastrigt R (1992) Improved indication and followup in transurethral resection of the prostate using the computer program CLIM: a prospective study. J Urol 148: 111-115
118. Rollema HJ, van Mastrigt R, Janknegt RA (1991) Urodynamic assessment and quantification of prostatic obstruction before and after transurethral resection of the prostate: standardization with the aid of the computer program CLIM. Urol Int 1: 52-54
119. Rosier PF, de la Rosette JJ (1995) Is there a correlation between prostate size and bladder-outlet obstruction? World J Urol 13: 9-13

120. Schäfer W, Rübben H, Noppeney R, Deutz F-J (1989) Obstructed and unobstructed prostatic obstruction. A plea for urodynamic objectivation for bladder outflow obstruction in benign prostatic hyperplasia. World J Urol 6: 198-203
121. Shokeir AA, al-Sisi H, Farage YM, el-Maaboud MA, Saeed M, Mutabagani H (1997) Transurethral prostatectomy: a prospective randomized study of conventional resection and electrovaporization in benign prostatic hyperplasia. Br J Urol 80: 570-574
122. Sparwasser C, Riehmann M, Knes J, Madsen PO (1995) Long-term results of transurethral prostate incision (TUIP) and transurethral prostate resection (TURP). A prospective randomized study. Urologe A 34: 153-157
123. Speakman MJ, Sethia KK, Fellows GJ, Smith JC (1987) A study of the pathogenesis, urodynamic assessment and outcome of detrusor instability associated with bladder outflow obstruction. Brit J Urol 59: 40-44
124. Stoner E (1994) Three-year safety and efficacy data on the use of finasteride in the treatment of benign prostatic hyperplasia. Urology 43: 284-292
125. Styles RA, Ramsden PD, Neal DE (1991) The outcome of prostatectomy on chronic retention of urine. J Urol 146: 1029-1033
126. Tammela TL, Kontturi MJ (1993) Urodynamic effects of finasteride in the treatment of bladder outlet obstruction due to benign prostatic hyperplasia. J Urol 149: 342-344
127. Tubaro A, Carter SS, de la Rosette J et al. (1995) The prediction of clinical outcome from transurethral microwave thermotherapy by pressure-flow analysis: a European multicenter study. J Urol 153: 1526-1530
128. Uchida T, Egawa S, Iwamura M, Ohori M, Yokoyama E, Endo T, Koshiba K (1996) A non-randomized comparative study of visual laser ablation and transurethral resection of the prostate in benign prostatic hyperplasia. Int J Urol 3: 108-112
129. van de Beek C, Rollema HJ, van Mastrigt R, Janknegt RA (1992) Objective analysis of infravesical obstruction and detrusor contractility; appraisal of the computer program Dx/CLIM and Schäfer nomogram. Neurourol Urodyn 1: 394-395
130. van Mastrigt R (1992) Age dependence of urinary bladder contractility. Neurourol Urodyn 1: 315-317
131. van Mastrigt R, Rollema HJ (1992) The prognostic value of bladder contractility in transurethral resection of the prostate. J Urol 148: 1856-1860
132. van Venrooij GE, Boon TA, de Gier RP (1995) International prostate symptom score and quality of life assessment versus urodynamic parameters in men with benign prostatic hyperplasia symptoms. J Urol 153: 1516-1519
133. Watanabe H (1993) Diagnosis of benign prostatic hypertrophy by ultrasound and outcome from surgery. Akt Urol 24 [Suppl]: 127-130
134. Witjes WP, Rosier FW, de Wildt MJ, van Iersel MP, Debruyne FM, de la Rosette JJ (1996) Urodynamic and clinical effects of terazosin therapy in patients with symptomatic benign prostatic hyperplasia. J Urol 155: 1117-1123
135. Yalla SV, Sullivan MP, Lecamwasam HS, DuBeau CE, Vickers MA, Cravalho EG (1995) Correlation of American Urological Association symptom index with obstructive and nonobstructive prostatism. J Urol 153: 674-679

Leitlinien

KAPITEL 19

Internationale- und USA-Leitlinien

C.G. Roehrborn, J.D. McConnell

19.1 Zielgruppe der Leitlinien 534
19.2 Diagnostische Abklärung 535
19.2.1 Standarduntersuchungen 535
19.3 Indikation zur Operation 535
19.4 Quantitative Symptomenerfassung 537
19.5 Zusätzliche diagnostische Tests 539
19.5.1 Restharn 539
19.5.2 Harnflußmessung 540
19.5.3 Invasive urodynamische Studien (Fluß-Druck-Messungen) 542
19.5.4 Endoskopie 543
19.5.5 Bildgebende Verfahren 544
19.6 Leitlinien zur Therapie der BPH 545
19.7 Bilanz der Vor- und Nachteile 546
19.8 Therapiewahl: Entscheidung zwischen Arzt und Patient 550
19.9 Konsequenzen der BPH-Leitlinien 551
19.10 Zusammenfassung 552
Literatur 553

Die Agency for Health Care Policy and Research (AHCPR, Agentur für Leitlinien und Forschung im Gesundheitswesen) des Amerikanischen Gesundheitsministeriums wurde 1989 mit dem Ziel ins Leben gerufen, die Qualität und Effektivität des Gesundheitswesens zu verbessern und Patienten einen leichteren Zugang zu den gebotenen Dienstleistungen dieses Systems zu ermöglichen. Die Agentur versuchte mit der Entwicklung und Verbreitung von sog. Praxisleitlinien für Ärzte den Anforderungen von Politikern und Patienten gerecht zu werden. Grundsätzlich wurden *die* Erkrankungen für die ersten Praxisleitlinien gewählt, die entweder sehr häufig oder sehr kostenintensiv sind oder deren Behandlung zwischen verschiedenen Versorgern stark variierte.

Die benigne Prostatahyperplasie (BPH) wurde wegen ihres häufigen Auftretens bei alternden Männern und den damit verbundenen relativ hohen Gesundheitskosten, ihrer unklaren Ätiologie, Pathogenese und ihres natürlichen Verlaufes sowie der Frage des optimalen Behandlungszeitpunktes und der Art der Behandlung für eine der ersten Praxisleitlinien geplant [67, 102]. Der Stellenwert der transurethralen Resektion der Prostata (TURP) als operatives Standardverfahren für die BPH wurde aus mehreren Gründen in Zweifel gezogen. Etwa 20 % der Patienten waren mit dem Ergebnis der Behandlung unzufrieden, viele Patienten mit leichten oder mittelschweren Symptomen empfanden keine Erleichterung nach einer TURP [46], und in mehreren Veröffentlichungen wurde eine höhere Sterblichkeitsrate nach einer TURP im Vergleich mit einer offenen Enukleation des Adenoms diskutiert [88, 63].

Am Ende der 80er und Beginn der 90er Jahre wurde darüber hinaus für die BPH eine Vielzahl alternativer, teils medikamentöser und teils nicht oder wenig invasiver Behandlungsverfahren entwickelt, um die Symptome und die Lebensqualität der Patienten zu verbessern. Gleichzeitig sollten diese Methoden jedoch frei von den Nebenwirkungen der TURP sein, die von Patienten teils als unangenehm und teils als gefährlich angesehen werden. Während die AHCPR-Leitlinien nur einige dieser Verfahren analysieren und diskutieren konnten, da zum Zeitpunkt der Veröffentlichung noch nicht genügend Daten vorlagen, haben die 3 in den Jahren 1991-1995 stattgefundenen Konsultationen der World Health Organization (WHO) [24] sich stets bemüht, diese neuen Verfahren kritisch zu analysieren und in das Behandlungsschema zu integrieren.

Die AHCPR-Leitlinien wurden von einem multidisziplinären Komitee nach einem Verfahren entwickelt, das zuerst von D. Eddy in einer Serie von mehreren Artikeln im Journal of the American Medical Association als sog. »explicit method« beschrieben wurde [30-44]. Dieses methodologische Verfahren sieht vor, daß alle verfügbare Literatur zu einem gegebenen Thema kritisch gesichtet und analysiert wird, alle Ergebnisse frei von jeglichen Vorurteilen statistisch zusammengefaßt und dann die Behandlungsergebnisse mit verschiedenen Verfahren hinsichtlich ihrer Erfolgsraten und Nebenwirkungen verglichen werden. Eddy schlägt darüber hinaus vor, die Kosten der verschiedenen Verfahren möglichst in einen umfassenden Entscheidungsprozeß miteinzubeziehen und auf der Basis dieser Analyse Behandlungsempfehlungen zu geben. Da es durchaus möglich ist, daß verschiedene Patienten die Erfolgs- und Mißerfolgs- oder Nebenwirkungsraten unterschiedlich werten, sollten nach Möglichkeit auch die Prioritäten von Patienten durch Befragungen erfaßt und in die Entscheidungsfindung miteinbezogen werden.

Die AHCPR-Leitlinien wurden 1994 vom Amerikanischen Gesundheitsministerium in Form von 3 verschiedenen Publikationen für 3 Zielgruppen veröffentlicht [64-66]:
- Leitlinien für die Praxis (AHCPR-Publikation Nr. 94-0582),
- die Kurzform für den klinischen Alltag (AHCPR-Publikation Nr. 94-0583),
- eine Informationsbroschüre für Patienten (AHCPR-Publikation Nr. 94-0584).

Alle Publikationen können von der AHCPR bezogen werden (AHCPR Publications Clearinghouse, PO BOX 8547, Silver Spring, Maryland, 20907, USA, oder telefonisch USA-1-800-358-9295).

19.1
Zielgruppe der Leitlinien

Die AHCPR-Leitlinien sind ausschließlich für Männer im Alter von über 50 Jahren mit Symptomen des unteren Harntraktes (LUTS = lower urinary tract symptoms) gedacht, die frei von anderen Erkrankungen sind, die ähnliche Symptome verursachen können. Ausgeschlossen von dem Diagnostik- und Behandlungsschema sind Patienten mit Prostatakarzinom, Patienten, die bereits anbehandelt sind, aber unveränderte Symptome haben, Patienten unter 50 Jahren, Patienten mit Diabetes oder neurologischen Erkrankungen (z. B. Parkinson-Erkrankung, Multiple Sklerose usw.), Patienten, die einen Unfall oder eine Operation im Beckenbereich hatten und Patienten, die Medikamente einnehmen, die entweder den Detrusor- oder den Schließmuskel beeinflussen können. Derartige Patienten bedürfen normalerweise weiterführender invasiver Diagnostik.

19.2
Diagnostische Abklärung

19.2.1
Standarduntersuchungen

In der Abbildung 19.1 ist schematisch der Verlauf der diagnostischen Abklärung dargestellt. Eine umfassende Anamnese, die sich schwerpunktmäßig mit dem Urogenitalbereich befaßt, sowie eine gezielte körperliche Untersuchung einschließlich digitaler rektaler Untersuchung der Prostata und orientierender neurologischer Untersuchung, stehen am Anfang der Diagnostik. Eine Harnanalyse mittels Teststreifen oder Sedimentuntersuchung und eine orientierende Bestimmung der Nierenfunktion (z. B. Bestimmung des Kreatinins) sind ebenfalls Teile der ersten Untersuchung. Die AHCPR-Leitlinien überlassen die Entscheidung zur Bestimmung des prostataspezifischen Antigens (PSA) dem behandelnden Arzt. Zum Zeitpunkt ihrer Veröffentlichung gab es keine Daten (und auch heute ist der wissenschaftlich korrekte Beweis schwierig), die belegen können, daß die routinemäßige Bestimmung des PSA zu einer Reduzierung der Zahl der okkulten Prostatakarzinome führt oder die prostatakarzinombedingte Sterblichkeit senkt [95, 68]. Seit 1994 haben mehrere wichtige Entwicklungen hinsichtlich des PSA stattgefunden, die in einer Neuauflage der Richtlinien mit Sicherheit ihren Niederschlag finden werden. Die veröffentlichten Konzepte der PSA-Dichte, der altersspezifischen Normalwerte [71, 26, 25] und der verschiedenen molekularen Erscheinungsformen des PSA im Serum [82, 59, 21, 17, 76, 73] haben sowohl zu einem besseren Verständnis des PSA als auch zu einer verbesserten Differenzierung von BPH und Prostatakarzinom beigetragen.

Während die Empfehlungen hinsichtlich Anamnese und Untersuchung wohl kaum geändert werden müssen, ist es durchaus möglich, daß die generelle Empfehlung einer Nierenfunktionsprüfung in einer Neuauflage fallengelassen wird. Zunehmend weniger Patienten haben bereits eine durch die BPH verursachte eingeschränkte Nierenfunktion zum Zeitpunkt der ersten Konsultation, und die Furcht vor einer höheren TURP-Komplikationsrate bei Patienten mit Niereninsuffizienz ist somit weniger gerechtfertigt.

19.3
Indikation zur Operation

Eine sofortige Indikation zur Operation besteht bei akutem und komplettem Harnverhalt nach zumindest einmaligem Versuch einer Spontanmiktion, bei rezidivierenden Harnwegsinfektionen, rezidivierender Hämaturie, Blasensteinen oder Niereninsuffizienz, falls diese mit großer Wahrscheinlichkeit direkte Folgen der BPH sind. Die Wahl des Operationsverfahrens wird weitgehend von Faktoren wie Größe und Konfiguration (z. B. Mittellappen) des Adenoms bestimmt. Von allen neuen minimal-

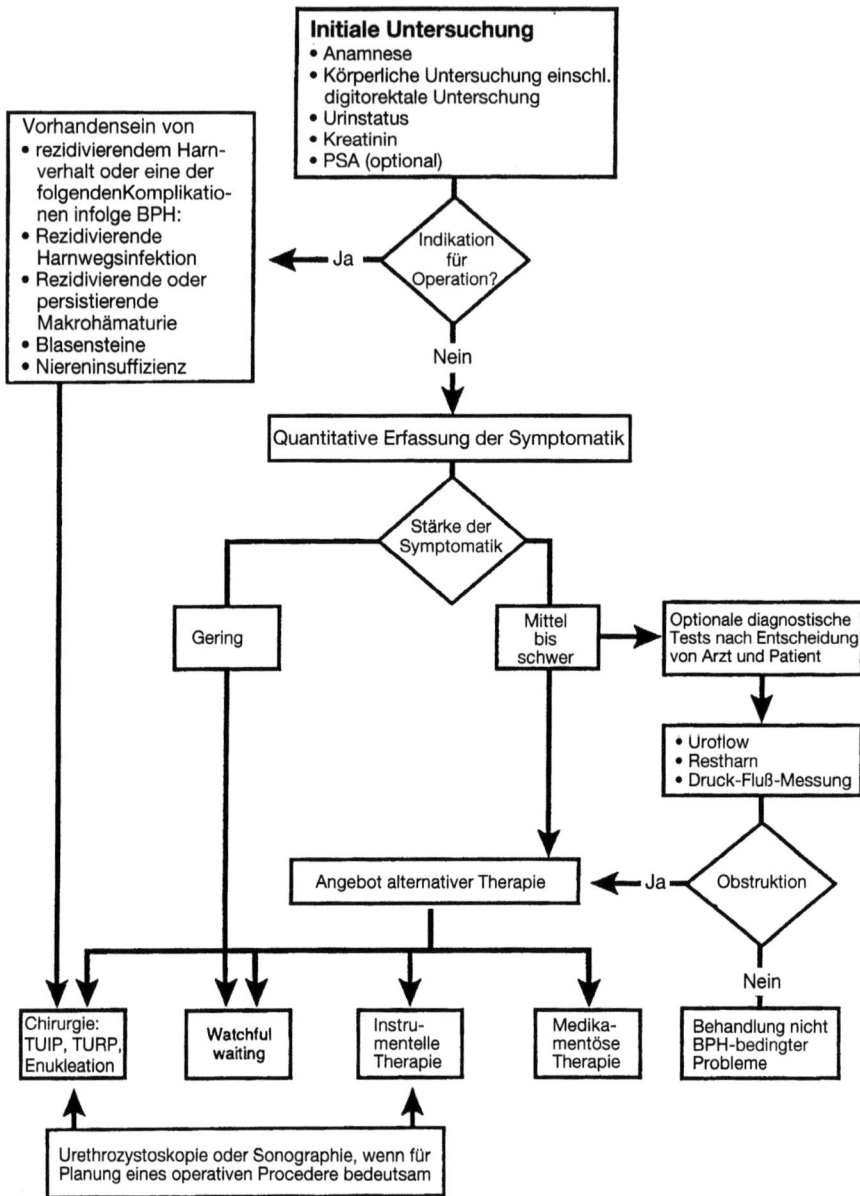

Abb. 19.1. Diagnose und Behandlung der BPH. (Nach Mc Connell et al. [64])

invasiven Therapieverfahren scheint z. Z. nur der Harnröhrenstent bei komplettem Harnverhalt indiziert zu sein. Inwieweit andere minimal-invasive Verfahren bei den o. g. Indikationen hilfreich sind, ist gegenwärtig nur schwer zu bestimmen.

19.4
Quantitative Symptomenerfassung

Die Symptome der BPH sind relativ unspezifisch. Um nicht den Anschein einer tatsächlich vorhandenen diagnostischen Spezifität hinsichtlich der Prostata zu erwecken, hat P. Abrams vorgeschlagen, sie als Lower Urinary Tract Symptoms (LUTS) zu bezeichnen. Nichtsdestoweniger ist es jedoch außerordentlich nützlich, diese Symptome systematisch und quantitativ zu erfassen. Zu diesem Zweck sind in der Vergangenheit verschiedene Fragebögen entwickelt worden, die als Boyarsky- und Madsen-Iversen-Symptomenscore in vielen verschiedenen BPH-Studien zur Anwendung kamen. Da beide Fragebögen jedoch nicht konsequent getestet und hinsichtlich ihrer Validität untersucht worden waren, hat die American Urological Association (AUA) ein spezielles Komitee mit dem Ziel ins Leben gerufen, einen neuen Fragebogen zur Symptomenerfassung nach modernen psychometrischen Richtlinien zu entwickeln. Dieses Komitee begann seine Arbeit mit ursprünglich 73 Fragen, die im Laufe der Zeit auf 7 Fragen reduziert wurden, die dann als AUA-Symptomenindex (AUA SI) veröffentlicht wurden [6, 74, 5]. Die Fragen sollten am besten vom Patienten selbst beantwortet werden, obwohl es auch möglich ist, die Fragen dem Patienten direkt oder via Telefon vorzulesen, ohne daß die Ergebnisse substantiell anders ausfallen würden. Für jede Frage gibt es 6 Antworten, die von 0–5 bewertet werden. Demnach kann jeder Patient zwischen 0 und 35 Punkten erzielen. Es wurde empfohlen, den Schweregrad der BPH oder LUTS folgendermaßen einzustufen:
- 0–7 Punkte: leichte Symptome,
- 8–18 Punkte: mittelgradige Symptome,
- 19–35 Punkte: ausgeprägte Symptome.

Die WHO-Konsultationen 1991, 1993 und 1995 integrierten diesen Index in ihre Empfehlungen. Unter dem Namen Internationaler Prostata-Symptomenscore (IPSS) hat er seitdem weltweite Anerkennung und Gebrauch gefunden (s. Anhang).

Mehrere Arbeitsgruppen haben sich darauf konzentriert, den IPSS zu übersetzen. Zur Zeit kann der IPSS in vielen verschiedenen Ländern in der landesüblichen Sprache der Patienten sowohl in der täglichen Praxis als auch in der klinischen Forschung eingesetzt werden. In der Tat wurde der AUA SI oder IPSS in fast allen BPH-Studien, die in den letzten Jahren veröffentlicht wurden, als einer der entscheidenden Parameter benutzt. Barry et al. [8] veröffentlichten kürzlich eine Arbeit, die es möglich macht, die rein numerische Veränderung im IPSS nach erfolgreicher Behandlung mit dem sujektiven Empfinden der Patienten zu korrelieren. Damit ist es auch möglich, bis zu einem gewissen Grade vorherzusagen, ob bestimmte Patienten durch bestimmte Therapiemaßnahmen eine geringe, mittelmäßige oder ausgeprägte subjektive Verbesserung ihrer Symptome empfinden werden (Tabelle 19.1).

Natürlich gab es auch verschiedene kritische Meinungen zum IPSS. Mehrere Arbeitsgruppen wiesen darauf hin, daß gleichaltrige Frauen und Männer etwa gleich hohe Punktzahlen erzielen und somit der IPSS nicht spezifisch für BPH ist [60, 20, 18]. Andere Fragebögen wie z. B. der Karnofsky-Performance-Score sind allerdings auch nicht spezifisch für Krebserkrankungen, obwohl sie hauptsächlich in der Krebsbehandlung eingesetzt werden. Patienten mit schwerer Arthritis z. B. würden einen ähnlichen Karnofsky-Score haben wie Patienten mit fortgeschrittenem Prostatakarzi-

Tabelle 19.1. Mittelwerte der Veränderungen des Symptomenindex stratifiziert nach dem globalen Befinden nach der Behandlung und dem Schweregrad der Symptome vor der Behandlung. (Nach Barry et al. [8])

Globale Beurteilung des Behandlungsergebnisses	Mittelwerte der Abnahme des Symptomenindex	
	Leichtere Symptome (8–19)	Schwerere Symptome (10–35)
Deutliche Verbesserung	−7,4±0,29	−15,3±0,76
Mäßiggradige Verbesserung	−4,0±0,29	−8,7±0,62
Leichte Verbesserung	−1,9±0,29	−6,1±0,54
Keine Verbesserung	−0,2±0,35	−2,0±0,62
Verschlechterung	+3,3±1,09	+1,2±1,79

nom. Der Nachweis einer Spezifität hinsichtlich einer bestimmten Diagnose ist nicht unbedingt notwendig, wenn der Index zur initialen Einschätzung des Symptomengrades, zur Nachkontrolle nach der Behandlung oder zum Vergleich der Behandlungsergebnisse 2 verschiedener Therapieverfahren benutzt wird. Einige andere Aspekte des IPSS sind von verschiedener Autoren untersucht worden. Moon et al. [69] fanden, daß weder Rasse noch Ausbildungsstand die Testergebnisse beeinflussen. Ein ähnliches Resultat wurde auch in der sog. HYCAT-BPH-Studie gefunden, in der Patienten nach Ausbildung und Einkommen stratifiziert wurden [83]. Übersetzungen in verschiedenste Sprachen mit gleichzeitiger linguistischer und kulturspezifischer Validierung sind ein überzeugendes Argument dafür, daß der IPSS weltweit bei Patienten unterschiedlicher Herkunft und Ausbildung erfolgreich eingesetzt werden kann [89, 53, 23, 90].

Aus der Erkenntnis heraus, daß Symptome allein nicht vorhersagen, ob oder wann Patienten mit LUTS einen Arzt aufsuchen und um Rat fragen [54, 80], sind andere Indizes entwickelt worden, die sich wachsender Beliebtheit erfreuen. Die Arbeitsgruppe von Barry hat vor kurzem einen BPH-Impact-Index (BII) enwickelt [9] (s. Anhang), der im wesentlichen erfaßt, zu welchem Grad die vorhandenen Symptome den Patienten in seinen täglichen Aktivitäten beeinträchtigt. Eine einzelne Frage zur Beeinflussung der Lebensqualität durch LUTS ist auch von der WHO als integraler Bestandteil der Internationalen BPH-Konsultation empfohlen worden. Die Bedeutung einer normalen Sexualfunktion darf auch bei älteren Patienten mit LUTS und BPH nicht unterschätzt werden. Dementsprechend sind von verschiedenen Gruppen Fragebögen zur Sexualfunktion entwickelt worden [62, 75], die in Zukunft wohl von erheblichem Nutzen sein werden.

Die Leitlinien sehen vor, daß Patienten mit milden Symptomen (0–7 Punkten) abwartend behandelt werden sollten. Eine aktive Behandlung von LUTS soll für Patienten reserviert bleiben, die mehr als milde Symptome (8 oder mehr Punkte im IPSS) haben. Diese Empfehlung basiert auf der Erkenntnis, daß Patienten mit milden Symptomen unabhängig von der Therapiewahl kaum eine Verbesserung nach der Behandlung empfinden [46, 4]. Auf der anderen Seite sollte der behandelnde Arzt mit Patienten, die mehr als 7 Punkte haben, entweder die verschiedenen Behandlungsverfahren diskutieren oder je nach Beschwerdebild des Patienten zusätzliche Untersuchungen durchführen (s. Abb. 19.1).

19.5
Zusätzliche diagnostische Tests

19.5.1
Restharn

Di Mare et al. [27] untersuchten gesunde männliche Probanden und fanden, daß 78 % weniger als 5 ml Restharn bzw. alle Probanden weniger als 12 ml Restharn aufwiesen. Falls Restharn vorhanden ist, liegt entweder ein Versagen des Detrusormuskels oder eine subvesikale Obstruktion vor. Restharnmessungen können mittels verschiedener Verfahren durchgeführt werden. In der täglichen Praxis ist es jedoch empfehlenswert, den Restharn nichtinvasiv mittels transabdominalem Ultraschall zu bestimmen [81, 51].

Restharnmessungen variieren außerordentlich stark von Tag zu Tag und sogar innerhalb von 24 h, wenn wiederholte Messungen an einem Patienten vorgenommen werden [12, 14]. Diese Variabilität limitiert den Nutzen einer routinemäßigen Messung des Restharns bei Patienten mit LUTS und BPH.

Im Vergleich mit anderen Parametern besteht nur eine schwache Korrelation zwischen Schweregrad der Symptome, maximalem Harnfluß, Größe der Prostata, Serum-PSA und Restharnvolumen [7] (Tabelle 19.2). Auch in der sog. BTOPS-Studie wurde keine Korrelation zwischen dem Grad der Symptomverbesserung, maximalem Harnfluß und Reduktion des Restharns gefunden (Tabelle 19.3). Ähnliche Resultate wurden von anderen Arbeitsgruppen publiziert [72].

Theoretisch ist eine Korrelation zwischen Restharn und Einschränkung der Nierenfunktion vorstellbar. Guess et al. [50] untersuchten diesen Zusammenhang bei 474 Männern in Olmsted County, Minnesota, USA, konnten aber keine Korrelation zwischen Restharnvolumen und Nierenfunktion nachweisen.

Tabelle 19.2. Korrelationsanalyse zwischen verschiedenen Symptomenindizes, maximaler Harnflußrate und Restharn bei 274 Patienten mit einem Symptomenindex über 13 in der HYCAT-Studie. (Nach Roehrborn et al. [83])

	Max. Harnflußrate	Restharnvolumen
Symptomenindex	−0,16[a]	0,05
Problemindex	−0,08	0,09
Impaktindex	−0,06	0,00
Lebensqualität	−0,08	−0,01

[a] $p<0,05$

Tabelle 19.3. Korrelationsanalysen zwischen 3 verschiedenen Parametern bei 82 Patienten in der BTOPS-Studie, ermittelt 6 Monate nach Behandlung. (Nach Barry et al. [7])

Parameter	Mittelwert und Standardabweichung	Korrelation und statistische Signifikanz zwischen Veränderungen in den Parametern 6 Monate nach Behandlung		
		Symptomenindex	Qmax	Restharnvolumen
Symptomenindex	−7,33±0,80	1,0		
Qmax	+7,17±1,23	−0,35 (0,001)	1,0	
Restharnvolumen	−48±11,5	0,17 (0,16)	−0,23 (0,05)	1,0

Eine andere, in der klinischen Praxis häufig verbreitete Vorstellung ist, daß hohe Restharnwerte Harnwegsinfektionen begünstigen. Riehmann et al. [79] publizierten ihre Ergebnisse hinsichtlich dieser Fragestellung kürzlich. Bei 99 älteren Männern wurde keine Beziehung zwischen Alter, BPH und Bakteriurie gefunden.

Eine Studie von außerordentlich großer Bedeutung wurde in den USA innerhalb der Veterans Administration durchgeführt [101]. In dieser Studie wurden Patienten entweder beobachtet (Watchful Waiting) oder mittels TURP behandelt. Die häufigste Indikation zur TURP bei den zur konservativen Behandlung randomisierten Patienten war eine Zunahme des Restharnvolumens über 350 ml, ein Wert, der vor Beginn der Studie als Therapieversagen definiert worden war.

Aufgrund dieser Literatur scheint eine Empfehlung zur Restharnmessung bei allen Patienten mit BPH zum Zeitpunkt der diagnostischen Abklärung nicht gerechtfertigt. Ob wiederholte Messungen von Nutzen sind, um unerwünschte Komplikationen (z. B. Harnverhalt, Harnwegsinfektion usw.) vorherzusagen, ist im Augenblick schwer zu sagen. Falls eine Restharnbestimmung durchgeführt wird, sollte eine nichtinvasive Methode (normalerweise Ultraschall) gewählt werden.

19.5.2
Harnflußmessung

Die elektronische Messung des Harnflusses (Uroflow) ist eine der ältesten diagnostischen Methoden bei Patienten mit LUTS oder BPH. Alle modernen Uroflowgeräte registrieren während der Miktion die maximale Flußrate (ml/s), das entleerte Volumen (ml), die Miktionszeit (s) und die Zeit, während der tatsächlich Harnfluß stattfand. Außerdem wird der mittlere Harnfluß elektronisch berechnet und ausgedruckt. Der fundamentale Nachteil des Uroflows ist, daß ein reduzierter maximaler Harnfluß sowohl durch eine subvesikale Obstruktion als auch durch einen schwachen Blasenmuskel verursacht sein kann. Die subvesikale Obstruktion selbst kann durch eine BPH, eine Harnröhrenstriktur oder eine andere Pathologie verursacht sein. Deshalb ist die reduzierte maximale Harnflußrate ein sehr unspezifisches Symptom.

Ein Nachteil elektronischer Uroflowmeter ist, daß bedingt durch Artefakte der maximale Harnfluß oft überschätzt wird. In einer Serie von über 23.000 Harnflußmessungen bei 1645 Patienten war der maximale Harnfluß um 1,5 ml/s zu hoch [49]; in 20% aller Messungen war die elektronische Registrierung über 2 ml/s höher als die manuelle Erfassung.

Wie die Restharnmenge ist auch der maximale Harnfluß starken Variationen unterworfen. Golomb et al. [48] untersuchten die individuelle Variabilität bei 476 Patienten mittels Harnflußmessungen, die von den Patienten zu Hause durchgeführt wurden. Es wurden Tag und Nacht Schwankungen von erheblichem Ausmaß gefunden. Reynard et al. [78] führten 3 Uroflows bei 164 Patienten durch. Erstaunlicherweise nahm der maximale Harnfluß von der ersten zur zweiten und von der zweiten zur dritten Messung statistisch signifikant zu (Tabelle 19.4). Ein Lerneffekt trägt wahrscheinlich zu dieser artifiziellen Verbesserung des Uroflows bei. Barry et al. [10] untersuchten ebenfalls die Variabilität des Uroflows und fanden in 80% aller untersuchten Patienten eine Schwankung von ± 4,1 ml/s.

Im Gegensatz zur Restharnmessung liegen Normalwerte für die maximale Harnflußrate abhängig vom Alter vor [72, 47]. Der mittlere maximale Harnfluß sinkt von

Tabelle 19.4. Prozentsatz von Patienten mit Symptomen des unteren Harntraktes, die zwischen 4 konsekutiven Harnflußmessungen entweder eine Verbesserung des maximalen Harnflusses von mehr als 3 ml/s oder eine Zunahme des ausgeschiedenen Volumens von mehr als 50 ml haben. (Nach Reynard et al. [78])

	Erste vs. zweite Messung [%]	Erste vs. dritte Messung [%]	Erste vs. vierte Messung [%]
Qmax (ml/s) >3 ml/s	27	52	69
Volumen (ml) >50 ml	37	40	28
Restharn (ml) >50 ml	25	20	22

20,3 bei Männern zwischen 40 und 44 Jahren auf 15 ml/s bei Männern zwischen 75 und 79 Jahren, eine Reduktion von etwa 2 ml/s pro Jahrzehnt. Da zwischen 6 und 35 % aller untersuchten Männer altersabhängig eine maximale Harnflußrate von weniger als 10 ml/s aufweisen, ist leicht einsehbar, daß eine reduzierte Harnflußrate allein nicht spezifisch für die Diagnose BPH ist.

Eine direkte Abhängigkeit der maximalen Harnflußrate vom ausgeschiedenen Volumen ist von mehreren Autoren demonstriert und diskutiert worden. Diese Beziehung erscheint jedoch bei Patienten mit BPH weniger ausgeprägt zu sein als bei Normalprobanden (P. Grino, MSD, persönliche Mitteilung). Zumindest wird im Moment von keiner Seite her eine volumenbezogene Korrektur der maximalen Harnflußrate empfohlen.

Am problematischsten ist die Tatsache, daß eine reduzierte maximale Harnflußrate entweder durch einen schwachen Blasenmuskel oder durch eine subvesikale Obstruktion verursacht werden kann [19]. Diese Tatsache limitiert die differentialdiagnostische Verwertbarkeit der maximalen Harnflußrate hinsichtlich der Indikationsstellung zur operativen Therapie der BPH.

Dennoch hat sich die Grenze einer maximalen Harnflußrate von 15 ml/s als nützlich in der präoperativen Beratung eines Patienten mit BPH erwiesen. Während etwa 71 % aller Patienten mit einer Harnflußrate von über 15 ml/s eine subjektive Verbesserung nach der Behandlung verspüren, steigt die Erfolgsrate auf 92 % an, wenn die präoperative Harnflußrate unter 15 ml/s liegt [56].

Die Debatte hinsichtlich der Frage einer subvesikalen Obstruktion und deren Vorhersagbarkeit mittels Harnflußmessung wird anschaulich, wenn man die Ergebnisse von 2 Experten vergleicht. Krah et al. [58] fanden mittels PURR (Passive Urethral Resistance Relation) keinen Unterschied zwischen 3 Gruppen von Patienten mit Harnflußraten unter 10, zwischen 10 und 15 und über 15 ml/s hinsichtlich einer urodynamisch nachweisbaren Obstruktion. Andererseits fand Abrams, daß 88 % aller Patienten mit einem Harnfluß unter 10 ml/s urodynamisch obstruiert waren (Tabelle 19.5) [1].

Zum Zeitpunkt der Drucklegung der AHCPR-Guidelines fanden sich keine überzeugenden Hinweise in der Literatur, daß eine Uroflowmetrie unbedingt erforderlich ist. Um die Genauigkeit und Reproduzierbarkeit zu verbessern, werden 2 Messungen empfohlen, wobei das ausgeschiedene Volumen in beiden Fällen über 125 ml liegen sollte. Eine Korrektur der maximalen Harnflußrate bezüglich Alter und ausgeschiedenem Volumen wird z. Z. nicht für erforderlich gehalten. Von allen Parametern bleibt die maximale Harnflußrate die aussagekräftigste Variable.

Tabelle 19.5. Korrelation zwischen maximalem Harnfluß und Druck-Fluß-Messungen. (Nach Abrams [1])

	Maximale Harnflußrate [%]		
	<10 ml/s	10–14 ml/s	>14 ml/s
Obstruiert	88	57	33
Nicht obstruiert	12	43	67

19.5.3
Invasive urodynamische Studien (Fluß-Druck-Messungen)

Druck-Fluß-Messungen (DFM) registrieren simultan den Blasendruck (p_{ves}) und die Harnflußrate. Indem gleichzeitig der Druck im Rektum als Intraabdominaldruck registriert wird, kann durch elektronische Subtraktion der Detrusordruck (p_{det}) errechnet und visuell in Relation zur Harnflußrate dargestellt werden. Nur durch DFM ist es möglich, sichere Aussagen hinsichtlich einer Blasenmuskelschwäche oder einer subvesikalen Obstruktion zu treffen. Die elektronisch ermittelten Daten werden entweder direkt graphisch als Druck- und Harnflußkurve ausgedruckt oder als Nomogramm dargestellt. Die gebräuchlichsten Nomogramme sind das Abrams-Griffiths-Nomogramm [2] und das Schäfer-Nomogramm [91, 92]. Das Prinzip ist jedoch in beiden Fällen dasselbe: p_{det} und Harnflußrate (Q) werden in Form eines x-y-Plots über den gesamten Zeitraum der Miktion ausgedruckt, wobei der aussagekräftigste Parameter der Detrusordruck zum Zeitpunkt der maximalen Harnflußrate ist. Die Darstellung in Gestalt eines Nomogrammes erlaubt eine direkte Aussage hinsichtlich der Obstruktion, wobei jedoch eingeräumt werden muß, daß die Definition und damit der kritische Schwellenwert des p_{det}/Qmax weder auf Messungen in einer normalen Kontrollgruppe basiert noch auf einer Langzeitbeobachtung einer behandelten Gruppe von Patienten, die prä- und postoperativ untersucht wurde. Wenn man jedoch die z. Z. gültige Definition verwendet und nur Patienten operiert, die gemäß dieser Definition obstruiert sind, läßt sich die Behandlungsversagerrate von 28 auf 12 % reduzieren [3]. Derartige Angaben beziehen sich aber nur auf Patienten, die mit TURP behandelt wurden, während entsprechende Studien nach medikamentöser oder andersartiger Behandlung nicht verfügbar sind.

Schäfer [91, 92] hat mittels computergestützter Analyse von Fluß-Druck-Messungen passive und dynamische Urethral-Resistance-Relations (PURR und DURR) erstellt und entsprechende Nomogramme empfohlen. Während etwa 25 % aller untersuchten Patienten *nicht* obstruiert waren, auch wenn die maximale Harnflußrate erniedrigt war, fanden Schäfer et al. eine Erfolgsrate von 100 % bei Patienten, die präoperativ obstruiert waren und mit TURP behandelt wurden. Schäfers Modell ist von anderen Arbeitsgruppen erweitert worden [84–87, 97], die noch weitere Parameter vorschlugen oder Computerprogramme (CLIM) zur Analyse von DFM entwickelten.

In einem sehr nützlichen Beitrag hinsichtlich der klinischen Anwendung von DFM untersuchten Seaman et al. 129 Patienten, die nach einer TURP noch erhebliche Symptome hatten [93]. Von diesen Patienten waren 38 % noch obstruiert, 25 % hatten eine nachweisbare Detrusorschwäche und 8% eine Schließmuskelschwäche. Diese Ergebnisse sind somit direkt in therapeutischen Entscheidungen verwendbar.

Trotz z. Z. laufender Studien, die von der International Continence Society (ICS) organisiert wurden, wird es noch einige Zeit dauern, bis einige der wichtigen Fragen hinsichtlich der klinischen Anwendung von DFM beantwortet werden können. Die ideale Studie würde etwa folgendermaßen strukturiert sein: Patienten mit klinisch diagnostizierter BPH werden mittels DFM untersucht und unabhängig von Ausgang und Ergebnis (das dem behandelnden Arzt nicht mitgeteilt wird) operiert. Zu einem bestimmten Zeitpunkt nach der Operation werden alle Patienten mittels Symptomenscore, Uroflowmetrie und DFM nachuntersucht. Nur wenn alle Patienten, unabhängig davon, ob sie obstruiert sind oder nicht, dieselbe Behandlung erhalten, kann später statistisch untersucht werden, ob die präoperativen Ergebnisse einen Vorhersagewert hinsichtlich einer symptomatischer Besserung haben.

Zum Zeitpunkt der AHCPR-Guidelines fanden sich keine überzeugenden Hinweise in der Literatur, die die Durchführung einer routinemäßigen urodynamischen Untersuchung in jedem Fall gerechtfertigt erscheinen ließen. DFM sind bei Patienten mit komplizierenden Faktoren, neurologischen Erkrankungen, Diabetes mellitus usw. und bei Patienten ohne symptomatische Verbesserung nach erfolgter Behandlung (Therapieversager) zu empfehlen. Bei Patienten mit widersprüchlichen Untersuchungsergebnissen (z. B. hoher Symptomenscore aber gute Harnflußrate) können DFM zur Differentialdiagnose herangezogen werden und in der Behandlungsplanung nützlich sein. Der aussagekräftigste Parameter ist der Detrusordruck zum Zeitpunkt des maximalen Harnflusses. Nomogramme sind nützlich, aber eine direkte manuelle Auswertung der Druck- und Flußkurven ist unabdingbar. Andere urodynamische Studien wie z. B. die Zystometrie oder Harnröhrendruckprofilmessungen werden generell nicht empfohlen.

19.5.4
Endoskopie

Die Endoskopie des unteren Harntrakts erlaubt dem Urologen, einen visuellen Eindruck von Harnröhre, Prostata und Blase zu gewinnen. Während man traditionell angenommen hatte, daß Größe und Gestalt der Prostata im direkten Zusammenhang mit dem Schweregrad der Erkrankung stehen, muß man heute zugeben, daß Sensitivität, Spezifität und die Vorhersagekraft der Urethrozystoskopie hinsichtlich einer operativen Indikation oder dem Resultat einer TURP zumindest inadäquat untersucht wurden und wahrscheinlich relativ gering sind.

Natürlich ist es möglich, im Rahmen einer Zystoskopie andere Erkrankungen wie z. B. Blasentumoren, Harnröhrenstrikturen, Trabekulierung der Blasenwand und Blasendivertikel usw. zu diagnostizieren. Man muß jedoch eindeutig feststellen, daß diese Erkrankungen, falls die Anamnese in dieser Hinsicht negativ ist, entweder relativ selten (Strikturen) oder aber von geringer Bedeutung sind (Trabekulierung).

Eine Urethrozystoskopie wird deshalb bei Patienten empfohlen, die eine Hämaturie, anamnestische Hinweise auf eine Striktur oder einen Blasentumor aufweisen oder bereits einen chirurgischen Eingriff am unteren Harntrakt hatten. Darüber hinaus kann die Endoskopie bei der Wahl eines bestimmten Therapieverfahrens von Nutzen sein. Patienten mit einem ausgeprägten Mittellappen sollten normalerweise von einer Behandlung, die auf Hitzeanwendung basiert (Mikrowellen, TUNA) ausgeschlossen werden. Patienten mit einem Prostatagewicht, das eine Resektion länger als 60 min erfordert, sollte eine offene Enukleation empfohlen werden.

Eine routinemäßige Urethrozystoskopie bei allen Patienten mit BPH wird nicht empfohlen. Falls entsprechende anamnestische Risikofaktoren bestehen (z. B. Hämaturie, operative Vorgeschichte, Gonorrhoe mit fraglicher Striktur usw.), sollte eine Endoskopie durchgeführt werden, um andere Erkrankungen auszuschließen. Falls das geplante Behandlungsverfahren von der anatomischen Konfiguration der Prostata abhängt, wird die Endoskopie ebenfalls empfohlen. Bei Patienten, die bereits einer Behandlung unterzogen wurden und symptomatisch unverändert sind, ist eine direkte Inspektion des unteren Harntrakts ebenfalls indiziert.

19.5.5
Bildgebende Verfahren

Bildgebende Verfahren sind traditionsgemäß bei der Mehrzahl aller Patienten mit BPH angewendet worden. In England ergab eine Umfrage, daß 79 % aller Urologen routinemäßig entweder eine Ultraschalluntersuchung oder ein intravenöses Urogramm bei allen Patienten mit BPH anordnen [103]. Eine ähnliche Erhebung in den USA ergab fast dasselbe Resultat [52]. Man muß wohl annehmen, daß ein wichtiger Grund für diese überraschend hohe Zahl das Verantwortungsgefühl des Urologen für den gesamtem Harntrakt ist, der auf keinen Fall eine Erkrankung der Nieren, Harnleiter oder der Blase übersehen will. Letztlich ist eine solche defensive Medizin zwar von rechtlichen Überlegungen her verständlich, aber in der Praxis ist es kaum vertretbar, kostspielige Untersuchungen anzuordnen, die nur bei einer geringen Anzahl von Patienten einen Befund erbringen.

In der jüngeren Vergangenheit haben verschiedene Autoren sich gegen routinemäßige Urogramme und Ultraschalluntersuchungen ausgesprochen [22, 15, 11, 100]. Es wurden entsprechende Analysen verschieden großer Serien von Patienten mit BPH vorgelegt, in denen bildgebende Verfahren eingesetzt und nur sehr wenige wichtige Befunde erhoben wurden, die die Therapieplanung beeinflußten. Andere Autoren empfehlen, Ultraschalluntersuchungen anstelle von Urogrammen durchzuführen [98, 96, 61, 16], indem sie auf die Überlegenheit des Ultraschalls bei der Diagnose von Nierentumoren hinwiesen. Darüber hinaus sind Ultraschalluntersuchungen auch weniger kostspielig und invasiv und das Risiko von Nebenwirkungen wie z. B. Kontrastmittelallergien ist praktisch zu vernachlässigen. Trotz dieses Trends gibt es dennoch Stimmen, die auf kontrastmittelbasierenden bildgebenden Verfahren bei allen Patienten mit BPH bestehen [70, 28, 77]. Wilkinson u. Wild [104] untersuchten 175 Patienten mit BPH mittels einer Abdomenübersichtsaufnahme und einer Ultraschalluntersuchung der Nieren, des Retroperitoneums und des Beckens und konnten bei keinem der Patienten einen Befund erheben, der den Therapieplan veränderte. Böss u. Knönagel [13] führten eine ähnliche Studie durch, in der sie den Stellenwert von Urogramm und Ultraschall bei 79 Patienten verglichen und ebenfalls keine behandlungsbedürftigen Befunde erheben konnten.

Eine umfassende Analyse aller verfügbarer Angaben in der Literatur zu diesem Thema hat eindeutig gezeigt, daß ein bildgebendes Verfahren des oberen Harntraktes bei Patienten mit BPH in der Regel nicht kostengünstig ist, da nur bei einer relativ geringen Anzahl von Patienten behandlungsbedürftige Befunde erhoben werden können [99]. Bildgebende Verfahren sollten daher nur bei Patienten mit gleichzeitiger Harnwegsinfektion, Hämaturie, komplettem Harnverhalt, chirurgischer Vorgeschichte des Harntraktes und Nierenfunktionsstörungen (in dem Fall ist Ultraschall die bevorzugte Untersuchung) zur Anwendung kommen.

19.6
Leitlinien zur Therapie der BPH

Zum Zeitpunkt der Drucklegung der AHCPR Leitlinien fanden sich hinreichende Informationen in der Literatur hinsichtlich der folgenden Behandlungsverfahren (s. auch Abb. 19.1):
- Kontrolliertes Zuwarten (Watchful Waiting): Der Patient wird regelmäßig nachkontrolliert, erhält aber keine aktive Behandlung.
- Alphablockerbehandlung: Behandlung mit einem Alphablocker, der die adrenerg beeinflußte Kontraktion der Prostata und des Blasenhalses verhindert.
- Finasteridbehandlung: Behandlung mit Finasterid, einem Medikament, das das Enzym 5-Alpha-Reduktase hemmt, damit den Metabolismus von Testosteron zu Dihydrotestosteron stoppt und letztlich eine Schrumpfung der Prostata verursacht.
- Ballondilatation der Harnröhre: Ein Verfahren, bei dem die prostatische Harnröhre mit einem Ballon auf eine bestimmte Weite dilatiert wird, was theoretisch zu einer Verbesserung der Symptome und des Harnflusses führen sollte. Dieses Verfahren hat sich nicht bewährt und wird kaum noch angewendet.
- Transurethrale Inzision der Prostata (TUIP): Ein endoskopisch operatives Verfahren, das bei Patienten mit kleineren Prostatae (weniger als 30 g) angewendet wird. Es werden ein oder mehrere Einschnitte in den Blasenhals und die Prostata vorgenommen, wodurch Symptome und Harnfluß verbessert werden.
- Transurethrale Resektion der Prostata (TURP): Ein endoskopisch operatives Verfahren, bei dem endoskopisch die periurethrale Prostata reseziert wird, was zu einer Verbesserung der Symptome und des Harnflusses führt. Während die TUIP ambulant durchgeführt werden kann, beträgt die mittlere Verweildauer nach einer TURP etwa 3-5 Tage (sehr unterschiedlich abhängig vom jeweiligen Gesundheitssystem).
- Enukleation der Prostata: Offenes chirurgisches Verfahren, bei dem das eigentliche Adenom suprapubisch oder retropubisch enukleiert wird. Diese operative Maßnahme hat eine längere mittlere Verweildauer als eine TURP.

In den Jahren seit der Drucklegung der AHCPR-Leitlinien sind neue minimal-invasive Behandlungsverfahren entwickelt worden, von denen einige mittlerweile in der Praxis verfügbar sind (Mikrowellenbehandlung, transurethrale Nadelablation, Stents), während andere noch klinisch geprüft werden. Andere Verfahren wurden entwickelt, getestet und aus verschiedenen Gründen wieder verworfen, wie z. B. die Hyperthermiebehandlung, die im Gegensatz zur Thermotherapie mittels Mikrowellen ineffektiv ist. Verschiedene Laserverfahren (TULIP, VLAP usw.) sind ebenfalls getestet worden und werden z. Z. praktiziert. Eine detaillierte Literaturanalyse, wie sie für die AHCPR-Leitlinien für die o. g. Verfahren durchgeführt wurde, ist unter Einschluß neuerer Verfahren bis jetzt noch nicht wiederholt worden. Die AUA plant eine Neuauflage der BPH-Behandlungsleitlinien, die alle neuen Verfahren miteinschließt.

Während die meisten Laserverfahren wahrscheinlich eine Effektivität ähnlich der TURP haben, fallen die anderen minimal-invasiven Verfahren hinsichtlich ihrer Effektivität mehr oder weniger in einen Bereich zwischen medikamentöser Behandlung und TURP. Die Tatsache, daß diese neuen Verfahren hier nicht zur Diskussion kommen, basiert nicht auf einer Unterschätzung ihrer Effektivität, sondern auf der Tatsache, daß eine systematische Analyse der Wirksamkeit noch nicht verfügbar ist.

Mit diesen Einschränkungen geben die AHCPR-Leitlinien die folgenden Empfehlungen zur BPH Behandlung:
- Patienten mit relativ milden Symptomen und einem Symptomenindex von weniger als 8 Punkten wird von jeglicher aktiver Behandlung abgeraten. Bislang kann die Wahrscheinlichkeit einer Verschlechterung der Symptome oder die Notwendigkeit einer aktiven Behandlung nicht präzise vorhergesagt werden. Daher wird eine jährliche Nachkontrolle empfohlen. Im Falle einer Verschlimmerung sollten mit dem Patienten die verfügbaren Behandlungsmethoden diskutiert werden (watchful waiting).
- Patienten mit mittelmäßigen oder schweren Symptomen und einem Symptomenindex von über 8 Punkten sollen gemäß der Leitlinien über alle verfügbaren Therapieverfahren aufgeklärt werden. Die Aufklärung sollte nicht nur die Vorteile, sondern auch die Risiken der Behandlung einschließen und möglichst frei von individuellen Meinungen und Vorurteilen seitens des Arztes sein.

Während eine Verschlechterung der Symptome unter konservativ medikamentöser Behandlung oder einer abwartenden Strategie nicht unbedingt eine Operationsindikation darstellt, muß andererseits klargestellt werden, daß operative Verfahren nicht nur nach dem Versagen aller anderen therapeutischen Möglichkeiten, sondern auch initial zur Anwendung kommen können.

Abgesehen von der individuellen Entscheidung eines voll aufgeklärten Patienten hinsichtlich einer operativen Behandlung wird diese natürlich auch für Patienten mit refraktärem Harnverhalt, wiederholten Harnwegsinfektionen, Makrohämaturie, Blasensteinen oder Niereninsuffizienz (verursacht durch BPH) empfohlen. Nur wenige nichtchirurgische Verfahren eignen sich für die Behandlung dieser BPH-Komplikationen. Diese relativ allgemein gehaltenen Empfehlungen dürfen nicht als Einmischung in die Arzt-Patienten-Beziehung verstanden werden und sollen nicht das Gespräch zwischen Patienten und Arzt ersetzen. Im Gegenteil sollten sie sowohl Patienten als auch Ärzten dabei helfen, gemeinsam die beste Behandlungsstrategie zu finden.

19.7
Bilanz der Vor- und Nachteile

In den meisten Fällen wird die Indikation zur Behandlung aufgrund von Beschwerden und Symptomen der BPH gestellt [52]. Faktoren wie z. B. Angst vor einer möglichen Krebserkrankung oder ein gewisses Schamgefühl wegen der Notwendigkeit des häufigen Urinierens spielen natürlich ebenfalls eine Rolle bei der Entscheidung eines Patienten, einen Arzt wegen dieser Beschwerden zu konsultieren [80]. Bei der Entwicklung der BPH-Leitlinien wurde diesbezüglich eine Erhebung unter Patienten durchgeführt, aus der klar hervorging, daß die Verbesserung der Beschwerden mit Abstand der wichtigste Faktor bei der Wahl eines Therapieverfahrens ist [64].

Basierend auf dieser Befragung wurde eine Bilanz aufgestellt, in der in tabellarischer Form die Vor- und Nachteile jedes Behandlungsverfahrens numerisch dargestellt sind (Tabelle 19.6). Letztlich spielen derartige Tabellen eine mehr oder weniger große Rolle bei vielen Entscheidungen des täglichen Lebens. Der Kauf eines neuen Autos wird z. B. hauptsächlich auf einem tabellarischen Vergleich des Benzinverbrauches, der Steuern, des Innenraumes, der Motorenstärke usw. basieren. Wie in diesem Beispiel recht unterschiedliche Aspekte für jeden potentiellen Käufer eine mehr oder weniger große Rolle spielen, so sind auch die Vor- und Nachteile unterschiedlicher Therapieverfahren für den BPH-Patienten von unterschiedlicher Bedeutung. Ein Patient möchte möglicherweise auf jeden Fall einen Krankenhausaufenthalt vermeiden, während ein anderer auf keinen Fall sein Leben lang Tabletten einnehmen möchte. Die tabellarische Darstellung der Vor- und Nachteile erlaubt letztlich jedem Patienten einen Einblick in die verfügbaren Therapieverfahren und hilft somit bei seiner individuellen Entscheidung. Das Gespräch zwischen Arzt und Patient kann sich anschließend auf einem höheren Verständnisniveau bewegen und gleichzeitig auf die Aspekte konzentrieren, die der Patient individuell als wichtig empfindet [36].

Die Bilanz in Tabelle 19.6 basiert auf einer umfassenden Metaanalyse der z. Z. verfügbaren Literatur hinsichtlich der Ergebnisse verschiedener Therapieverfahren. Die Zusammenfassung der Daten aus verschiedenen Studien wurde mittels der Confidence Profile Method (D. Eddy) durchgeführt, da die traditionellen statistischen Verfahren einer Metaanalyse sich nur im Falle von randomisierten Studien eignen [29, 45]. Die einzelnen Reihen in Tabelle 19.6 sind wie folgt zu interpretieren:

1. Wahrscheinlichkeit einer Verbesserung der Beschwerden. Die Wahrscheinlichkeit nimmt mit zunehmender Symptomenschwere ebenfalls zu.
2. Durchschnittliche Abnahme (d. h. Verbesserung) des Symptomenindex (eine Abnahme von 18 auf 12 Punkte entspricht einer Verbesserung um 30 %).
3. Wahrscheinlichkeit von Komplikationen nach der Behandlung. Die Schwere der Komplikationen hängt natürlich von der Behandlung selbst ab. Operative Komplikationen sind in der Regel schwerwiegender als Nebenwirkungen einer medikamentösen Behandlung.
4. Wahrscheinlichkeit eines Todesfalles bis zu 90 Tage nach erfolgter Behandlung. Zum Vergleich wurde die Sterberate eines 67jährigen Mannes gemäß den US Life Tables aufgeführt.
5. Wahrscheinlichkeit einer Harninkontinenz nach Behandlung (Inkontinenz ist jedoch auch recht häufig bei älteren geriatrischen Patienten unabhängig von einer BPH oder deren Behandlung).
6. Wahrscheinlichkeit einer Blasenhals- oder Harnröhrenstriktur als direkte Folge einer operativen Behandlung der BPH.
7. Wahrscheinlichkeit einer Impotenz nach Behandlung. Während die ältere Literatur noch recht hohe Schätzungen angibt, gibt es neue Untersuchungen, die jeglichen Zusammenhang zwischen einer TURP und Impotenz abstreiten [101]. Die tatsächliche Rate von therapieinduzierter Impotenz dürfte wohl zwischen diesen Extremen liegen.
8. Obwohl die retrograde Ejakulation von Patienten als nicht sehr bedeutsam angesehen wird, ist es dennoch wichtig, Patienten vor einer operativen Behandlung darauf aufmerksam zu machen. In der Regel ändern Patienten ihre Therapiewahl nicht aufgrund dieser möglichen Komplikation.

Tabelle 19.6. Bilanz aller Vor- und Nachteile verschiedener Behandlungsverfahren

		Operative Verfahren				Konservative Verahren	
	Harnröhren-dilatation	TUIP	Enukleation des Adenoms	TURP	Watchful waiting	Alpha-blocker	5-alpha-Reduktase Inhibitoren
Wahrscheinlichkeit einer Symptom-verbesserung (90% Vertrauensintervall)	37–76	78–83	94–99,8	75–96	31–55	59–86	54–78
Grad der Symptomverbesserung (% Reduzierung des Symptom Score)	51	73	79	85	<32	51	31
Morbidität und Komplikationen induziert durch operative oder medikamentöse Behandlung. Etwa 20% aller Komplikationen sind ernster Natur (90% Vertrauensintervall)	1,78–9,86	2,2–33,3	6,98–42,7	5,2–30,7	1–5 Komplikationen durch eine Verschlimmerung	2,9–43,3	13,6–18,8
Sterberate innerhalb von 30–90 Tagen nach Behandlung (90% Vertrauensintervall)	0,72–9,78 Hauptsächlich ältere Risikopatienten	0,2–1,5	0,99–4,56	0,53–3,31	Sterberate innerhalb von 90 Tagen bei einem 67jährigen Mann	0,8	
Risiko einer totalen Harninkontinenz (90% Vertrauensintervall)	?	0,06–1,1	0,34–0,74	0,68–1,4	Altersbedingte Harnkontinenz	?	
Notwendigkeit einer operativen Behandlung von chirurgischen Komplikationen (90% Vertrauensintervall)	?	1,34–2,65	0,6–14,1	0,65–10,1		0	
Notwendigkeit einer zweiten Behandlung für BPH innerhalb von 5 Jahren (90% Vertrauensintervall)	14,9–52,3	4,7–26,5	1,1–4,1	9,36–10,6	15,3–65,2	6,3–53,8	4,5–42
Wahrscheinlichkeit einer erektilen Dysfunktion (90% Vertrauensintervall)	Keine genauen Angaben verfügbar	3,9–24,5	4,7–39,2	3,3–34,8	Etwa 2% aller Männer in dieser Altersgruppe entwickeln erektile Funktionsstörungen pro Jahr	2,5–5,3	
Wahrscheinlichkeit von retrograder Ejakulation als Behandlungsfolge (90% Vertrauensintervall)	?	6–55	36–95	25–99	0	4–11	1,9–4,3 Reduzierung des Ejakulatvolumens
Schmerz, verursacht durch die Behandlung Parenterale Medikamente (Tage)	0–1	0–2	2–4	0–2	0	0	0
Orale Medikamente (Tage)	1–2	2–3	7–10	2–4	0	0	0
Verlust von Arbeitstagen	4	7–21	21–28	7–21	1	3,5	1,5
Krankenhausverweildauer	1	1–3	5–10	3–5	0	0	0

9.–10. Die Angaben hinsichtlich der Verweildauer basieren auf amerikanischen Medicare-Daten und Schätzungen bzgl. der Zahl von Sprechstundenbesuchen nach operativer Therapie oder während des ersten Jahres einer medikamentösen Behandlung.

Das Versagen des eingeschlagenen Behandlungsplans mit der Konsequenz einer zweiten Folgebehandlung ist ein sehr wichtiger Aspekt nicht nur für den individuellen Patienten, sondern auch für das gesamte Gesundheitssytem, da derartige sequentielle Behandlungen natürlich kostenintensiv sind. Nicht alle Patienten, die mit ihrer gewählten Therapie nicht zufrieden sind, werden jedoch eine zweite oder sogar dritte Behandlung akzeptieren. Da Behandlungsversagen nicht unbedingt gleichbedeutend mit einer Zweitbehandlung ist, ist es recht schwierig, genaue Angaben bzgl. der Notwendigkeit einer Zweitbehandlung zu finden. Zahlenmäßige Schätzungen inklusive Vertrauensintervalle, die auf verfügbaren Literaturangaben basieren, sind in Abbildung 19.2 angegeben. Wie man den recht großen Vertrauensintervallen unschwer entnehmen kann, sind diese Schätzungen jedoch recht grob und ungenau. In der Zukunft wird es immer wichtiger werden, im Rahmen von pharmakoökonomischen Studien genauere Daten hinsichtlich der Langzeiterfolge der verschiedenen Behandlungsverfahren und der Notwendigkeit von Nach- und Zweitbehandlungen zu erheben.

Während Urologen dem Uroflow und insbesondere der maximalen Flußrate große Bedeutung beimessen, spielt dieser Wert für den Patienten kaum eine Rolle. In der Tat gibt es nur wenige Patienten, die sich spezifisch hinsichtlich der Stärke ihres Harnstrahls äußern oder sich sogar über einen Mangel beklagen. Die Harnflußrate ist somit nur von untergeordneter Bedeutung für Patienten sowohl in der Entscheidung,

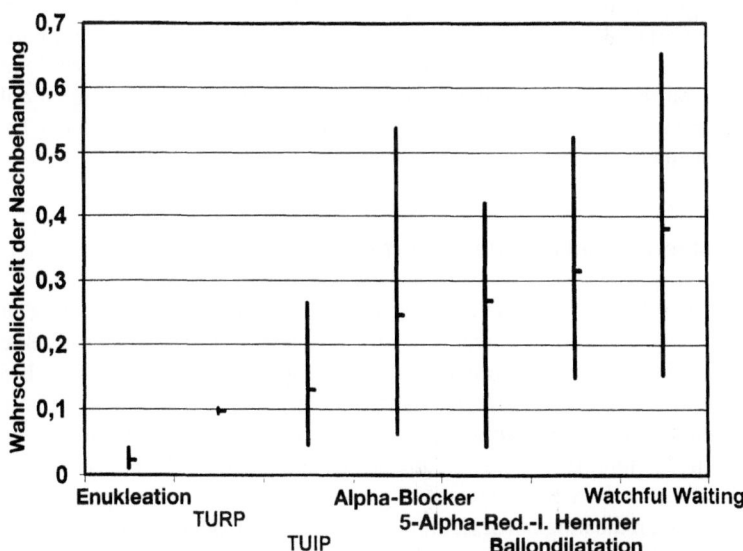

Abb. 19.2. Wahrscheinlichkeit einer Nachbehandlung über einen Zeitraum von 5 Jahren nach der ersten Behandlung mittels verschiedener Therapieverfahren. Dargestellt sind die mittlere Wahrscheinlichkeit und das 95%-Vertrauensintervall. Die Angaben basieren auf einer Literaturübersicht. Je größer das Vertrauensintervall ist, desto größer ist der Grad der Ungewißheit

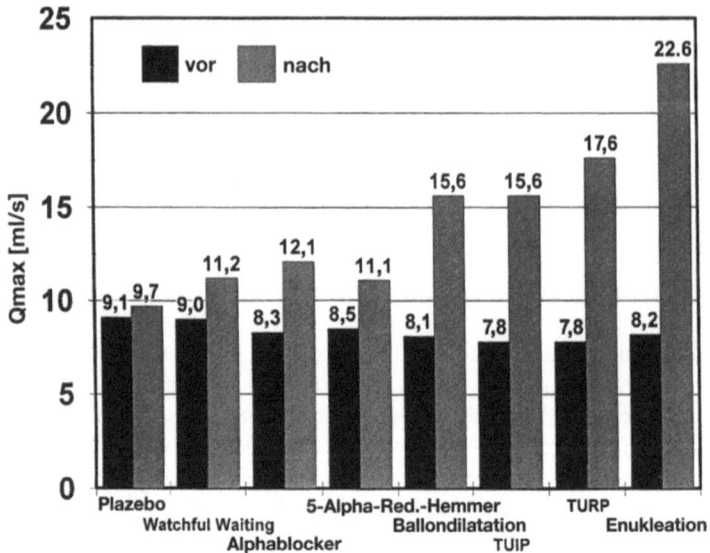

Abb. 19.3. Mittlere maximale Harnflußrate vor und nach Behandlung mittels verschiedener Therapieverfahren. (Nach Mc Connell et al. [64])

sich einer Behandlung zu unterziehen als auch in deren Wahl. In Abbildung 19.3 sind die durchschnittlichen maximalen Harnflußraten vor und nach den verschiedenen Therapieverfahren basierend auf einer umfassenden Literaturübersicht dargestellt. Es zeigt sich, daß die numerisch größte Verbesserung mit den invasiven chirurgischen Verfahren erreicht werden kann, die natürlich auch mit größeren Risiken behaftet sind. Die Messung der Harnflußrate spielt in der Praxis wohl eine größere Rolle während der Nachkontrollen, um den Erfolg der Behandlung zu dokumentieren, und in der klinischen Forschung, um einen Vergleich verschiedener Therapieverfahren zu erleichtern.

19.8
Therapiewahl: Entscheidung zwischen Arzt und Patient

Die Erkrankung BPH als solche beeinflußt weniger die Lebenserwartung als vielmehr die Lebensqualität des Patienten, da die Mortalität als direkte oder indirekte Folge der BPH in den letzten Jahrzehnten dramatisch abgenommen hat. Die Entscheidung zwischen verschiedenen Therapieverfahren hängt daher letztlich weniger von der Empfehlung des Arztes als vielmehr von der Einstellung des Patienten ab. Je nachdem wie sehr die Symptome sie belasten und in ihrem täglichen Leben beeinflussen, bevorzugen Patienten entweder eine sofortige Besserung durch eine operative Behandlung und nehmen die möglichen Komplikationen in Kauf, oder sie finden die Risiken nicht akzeptabel und versuchen mittels konservativer Behandlungsverfahren ihre Symptome zu verbessern. Natürlich werden Patienten mit schwereren Symptomen eher zu einer invasiven Therapie neigen, während diejenigen mit weniger besorgniserregenden Symptomen eher eine abwartende oder medikamentös-konservative Behandlung einschlagen. Entsprechende Studien haben jedoch eindeutig erwiesen, daß Patienten mit ähnlicher Schwere der Symptomatik je nach ihrer Symptombelastung und Risikobereitschaft durchaus unterschiedliche Therapieverfahren wählen. Wenn man sich die verschiedenen Therapieverfahren vor Augen hält, erscheint es fast selbstverständlich, daß diese Entscheidung nicht allein vom behandelnden Arzt getroffen werden kann, der gleichermaßen eine persönliche Einstellung hinsichtlich der Vor- und Nachteile der verschiedenen Therapiemaßnahmen besitzt. Ganz im Gegenteil muß diese Entscheidung hauptsächlich die des Patienten sein, während die Rolle des Arztes die eines objektiven Beraters und einer Informationsquelle ist.

Nicht nur die Entscheidung zwischen Therapieverfahren, sondern auch die Enscheidung, ob überhaupt eine Behandlung notwendig ist, sollte dem Patienten mehr oder weniger überlassen werden, falls keine absoluten Indikationen bestehen. Die Toleranzschwelle hinsichtlich der Symptome ist von Patient zu Patient sehr unterschiedlich. Während manche Patienten gewillt sind, sogar relativ schwerwiegende Symptome zu ertragen, um die Nebenwirkungen der Behandlung zu vermeiden, ziehen andere mit weitaus weniger gravierenden Symptomen eine schnelle operative Heilung einer möglicherweise langdauernden medikamentösen Therapie vor. Daher ist es auch nicht sinnvoll, nur diejenigen Patienten operativen Behandlungsverfahren zuzuführen, die keine Verbesserung mittels medikamentöser Behandlung verspüren. Auch hier ist letztlich die persönliche Einstellung des Patienten ausschlaggebend, solange unter ökonomischen Gesichtspunkten der Patient eine relativ freie Wahl unter den angebotenen Behandlungsverfahren hat. Je nach dem vorliegenden Gesundheitssystem kann es dazu kommen, daß weder Arzt noch Patient, sondern ein nicht unmittelbar betroffener Nichtmediziner diese Entscheidung nicht nur beeinflußt, sondern von Fall zu Fall durch einen vorgeschriebenen restriktiven Entscheidungsalgorithmus sogar für den Patienten trifft.

19.9
Konsequenzen der BPH-Leitlinien

Eine interessante Analyse wurde jüngst basierend auf einer Studie von Harnwegssymptomen in Olmsted County, Minnesota [55] publiziert. Wenn man die Ergebnisse von Olmsted County auf die Gesamtbevölkerung der USA überträgt, dann wiesen 1995 5,5 Mio. Männer einen Symptomenindex von über 7 Punkten und eine Harnflußrate von unter 15 ml/s auf. Diese Zahl steigt bis zum Jahr 2030 auf 11,1 Mio. an, falls man dem zu erwartenden Bevölkerungswachstum Glauben schenkt (Tabelle 19.7). Es ist demnach ganz offensichtlich, daß die 300.000 TURP-Operationen/Jahr nur an einem Bruchteil von Männern durchgeführt werden, die gemäß den Richtlinien für eine Behandlung in Frage kommen. Von allen Männern in Olmsted County mit einem Index über 7 Punkte haben nur 13% einen Arzt wegen dieser Symptome aufgesucht. Wenn man sich diese Angaben vor Augen hält, ist es gut möglich, daß wir in den nächsten Jahren eine sprunghafte Zunahme von Patienten erleben werden, die an einer Behandlung ihrer BPH interessiert sind. Die pharmazeutische Industrie wird mit ihren Mitteln alles tun, um diese potentiellen Patienten einer Behandlung zuzuführen.

Patienten, die nach einer Diskussion mit dem behandelnden Arzt bzgl. der Vor- und Nachteile jedes Verfahrens eine Behandlung gewählt haben, erweisen sich mit

Tabelle 19.7. Basierend auf Daten von der Olmsted County Studie geschätzte Anzahl von Männern in den USA mit einem Symptomindex von über 7 und einer mittleren Harnflußrate von unter 15 ml/s, die theoretisch einer BPH-Behandlung zugeführt werden können. (Nach Jacobsen et al. [55])

Alter	USA Bevölkerung	Über 7 Punkte im Symptomen-index [%]	Max. Harnfluß unter 15 ml/s [%]	Prozent der Bevölkerung	Behandlungs-bedürftige Männer
50–59	8.988.000	32	51	16,9	1.515.377
60–69	8.348.000	41	65	26,6	2.221.028
70–79	5.210.000	46	76	35,1	1.826.384
Total	–	–	–	–	5.562.789

ihrer Wahl als erstaunlich zufrieden. Kaplan et al. beobachteten 145 Patienten mit BPH über 2 Jahre [57]. Patienten mit geringen Symptomen wurden nur nachuntersucht, während Patienten mit mittleren und schweren Symptomen gemäß ihrer eigenen Entscheidung behandelt wurden. 111 von 145 (76%) der Patienten blieben nach einem Jahr und 68% nach 2 Jahren bei ihrer ersten Wahl, während 21% eine andere nichtoperative Behandlung wählten. Derartige Ergebnisse unterstreichen die Tatsache, daß die Leitlininen in ihrer derzeitigen Form relativ nützlich, patientenfreundlich und somit ideal für Allgemeinärzte sind, die in der Zukunft mit einer ständig zunehmenden Zahl von BPH-Patienten konfrontiert werden.

19.10
Zusammenfassung

Die BPH-Leitlinien geben behandelnden Ärzten ein logisches und auf Evidenz basierendes Flußdiagramm, um Patienten mit unteren Harnwegssymptomen und der Verdachtsdiagnose einer BPH weiter abzuklären und zu behandeln:
- Es ist der erste Versuch einer systematischen Literaturanalyse hinsichtlich Diagnose und Behandlung der BPH.
- Die Ergebnisse dieser Analyse sind klar und übersichtlich dargestellt. Die Literaturquelle für jede Empfehlung wird diskutiert.
- Das Flußdiagramm erlaubt eine rationelle Diagnose und Behandlung von BPH Patienten.
- Vor- und Nachteile aller Behandlungsverfahren sind tabellarisch in Form einer Bilanz dargestellt, die Patienten und Ärzten in ihrer Entscheidung helfen kann.
- Es ist von großer Bedeutung, daß während der Entwicklung der Leitlinien große Wissenslücken festgestellt wurden, die sich als außerordentlich fruchtbar für die zukünftige klinische Forschung erweisen sollten.

Die Entwicklung auf dem Gebiet der BPH-Behandlung ist z. Z. überaus schnell. Jedes Jahr werden neue Verfahren vorgestellt und getestet und neue Erkenntnisse gewonnen. Es sollte somit selbstverständlich sein, daß diese Leitlinien regelmäßig hinsichtlich ihrer Gültigkeit hinterfragt und in regelmäßigen Abständen auf den neuesten Stand gebracht werden. Die AUA plant eine Neuauflage der Leitlinien unter Einbeziehung aller neuen Therapieverfahren und es bleibt zu hoffen, daß bald eine komplett revidierte Neuauflage verfügbar sein wird.

Literatur

1. Abrams P (1995) Objective evaluation of bladder outlet obstruction. Br J Urol 76: 11–15
2. Abrams PH, Griffiths DJ (1979) The assessment of prostatic obstruction from urodynamic measurements and from residual urine. Br J Urol 51: 129–134
3. Abrams PH, Farrar DJ, Turner-Warwick RT, Whiteside CG, Feneley RC (1979) The results of prostatectomy: a symptomatic and urodynamic analysis of 152 patients. J Urol 121: 640–642
4. Barry MJ, Mulley AG jr, Fowler FJ, Wennberg JW (1988) Watchful waiting vs immediate transurethral resection for symptomatic prostatism. The importance of patients' preferences. JAMA 259: 3010–3017
5. Barry MJ, Fowler FJ Jr, O'Leary MP, Bruskewitz RC, Holtgrewe HL, Mebust WK, Cockett AT (1992) The American Urological Association symptom index for benign prostatic hyperplasia. The Measurement Committee of the American Urological Association. J Urol 148: 1549–1557
6. Barry MJ, Fowler FJ Jr, O'Leary MP, Bruskewitz RC, Holtgrewe HL, Mebust WK (1992) Correlation of the American Urological Association symptom index with self-administered versions of the Madsen-Iversen, Boyarsky and Maine Medical Assessment Program symptom indexes. Measurement Committee of the American Urological Association. J Urol 148: 1558–1563
7. Barry MJ, Cockett AT, Holtgrewe HL, McConnell JD, Sihelnik SA, Winfield HN (1993) Relationship of symptoms of prostatism to commonly used physiological and anatomical measures of the severity of benign prostatic hyperplasia. J Urol 150: 351–358
8. Barry MJ, Williford WO, Chang YC, Machi M, Jones KM, Walker-Corkery E, Lepor H (1995) BPH-specific health status measures in clinical research: how much change in AUA Symptom index and the BPH impact index is perceptible to patients? J Urol 154: 1770–1774
9. Barry MJ, Fowler JFJ, O'Leary MP, Bruskewitz RC, Holtgrewe HL, Mebust WK and The Measurement Committee of The American Urological Association (1995) Measuring disease-specific health status in men with benign prostatic hyperplasia. Med Care 33: AS145–155
10. Barry MJ, Girman CJ, O'Leary MP, Walker-Corkery ES, Binkowitz BS, Cockett ATK, Guess HA and The Benign Prostatic Hyperplasia Treatment Outcomes Study Group (1995) Using repeated measures of symptom score, uroflowmetry and prostate specific antigen in the clinical management of prostate disease. J Urol 153: 99–103
11. Bauer DL, Garrison RW, McRoberts JW (1980) The health and cost implications of routine excretory urography before transurethral prostatectomy. J Urol 123: 386–389
12. Birch NC, Hurst G, Doyle PT (1988) Serial residual urine volumes in men with prostatic hypertrophy. Br J Urol 62: 571–575
13. Böss HP, Knönagel H (1992) Value of intravenous urography versus ultrasound in preoperative assessment of prostatic hyperplasia. Ultraschall Med 13: 228–233
14. Bruskewitz RC, Iversen P, Madsen PO (1982) Value of postvoid residual urine determination in evaluation of prostatism. Urology 20: 602–604.
15. Butler MR, Donnelly B, Komaranchat A (1978) Intravenous urography in evaluation of acute retention. Urology 12: 464–466
16. Cascione CJ, Bartone FF, Hussain MB (1987) Transabdominal ultrasound versus excretory urography in preoperative evaluation of patients with prostatism. J Urol 137: 883–885
17. Catalona WJ, Smith DS, Wolfert RL, Wang RJ, Rittenhouse HG, Ratliff TL (1995) Increased specificity of PSA screening through measurement of percent free PSA in serum. J Urol 153: 312 A
18. Chai TC, Belville WD, McGuire EJ, Nyquist L (1993) Specificity of American Urological Association voiding symptom index: comparison of unselected and selected samples of both sexes. J Urol 150: 1710–1714
19. Chancellor MB, Blaivas JG, Kaplan SA, Axelrod S (1991) Bladder outlet obstruction versus impaired detrusor contractility: the role of uroflow. J Urol 145: 810–812
20. Chancellor MB, Rivas DA (1993) American Urological Association symptom index for women with voiding symptoms: lack of index specificity for benign prostatic hyperplasia. J Urol 150: 1706–1710
21. Christensson A, Bjork T, Nilsson O et al. (1993) Serum prostate specific antigen complexed to alpha 1-antichymotrypsin as an indicator of prostate cancer. J Urol 150: 100–105
22. Christofferson I, Moller I (1981) Excretory urography: a superfluous routine examination in patients with prostatic hypertrophy. Eur Urol 7: 65–67
23. Cockett ATK, Khoury S, Aso Y, Chatelain C, Denis L, Griffiths K, Murphy G (1993) The 2nd International Consultation on Benign Prostatic Hyperplasia (BPH). Proceedings, Jersey, Channel Islands, Scientific Communication International Ltd
24. Cockett ATK, Aso Y, Denis L et al (1996) Recommendations of the International Consensus Committee. In: Cockett ATK, Khoury S, Aso Y, Chatelain C, Denis L, Griffiths K, Murphy G (eds) The 3rd International Consultation on Benign Prostatic Hyperplasia 1996. Scientific Communication International Ltd., Jersey, Channel Islands

25. Collins GN, Lee RJ, McKelvie GB, Rogers AC, Hehir M (1993) Relationship between prostate specific antigen, prostate volume and age in the benign prostate. Br J Urol 71: 445-450
26. Dalkin BL, Ahmann FR, Kopp JB et al (1995) Derivation and application of upper limits for prostate specific antigen in men aged 50-74 years with no clinical evidence of prostatic carcinoma. Br J Urol 76: 346-350
27. Di Mare JR, Fish S, Harper JM, Politano VA (1963) Residual urine in normal male subjects. J Urol 96: 180-181
28. Donker PJ, Kakiailatu F (1978) Preoperative evaluation of patients with bladder outlet obstruction with particular regard to excretory urography. J Urol 120: 685-686
29. Eddy D (1989) The confidence profile method: a Bayesian method for assessing health technologies. Oper Res 37: 210-238
30. Eddy DM (1990) Clinical decision making: from theory to practice. The Challenge. JAMA 263: 287-290
31. Eddy DM (1990) Clinical decision making: from theory to practice. Anatomy of a decision. JAMA 263: 441-443
32. Eddy DM (1990) Clinical decision making: from theory to practice. Practice policies - what are they? JAMA 263: 877-880
33. Eddy DM (1990) Clinical decision making: from theory to practice. Practice policies: where do they come from? JAMA 263: 1265-1275
34. Eddy DM (1990) Clinical decision making: from theory to practice. Practice policies - guidelines for methods. JAMA 263: 1839-1841
35. Eddy DM (1990) Clinical decision making: from theory to practice. Guidelines for policy statements: the explicit approach. JAMA 263: 2239-2243
36. Eddy DM (1990) Clinical decision making: from theory to practice. Comparing benefits and harms: the balance sheet. JAMA 263: 2493-2505
37. Eddy DM (1990) Clinical decision making: from theory to practice. Designing a practice policy. Standards, guidelines and options. JAMA 263: 3077-3084
38. Eddy DM (1990) Clinical decision making: from theory to practice. Resolving conflicts in practice policies. JAMA 264: 389-391
39. Eddy DM (1991) Clinical decision making: from theory to practice. Rationing by patient choice. JAMA 265: 105-108
40. Eddy DM (1990) Clinical decision making: from theory to practice. What to do about costs? JAMA 264: 1161-1170
41. Eddy DM (1990) Clinical decision making: from theory to practice. Connecting value and costs. JAMA 264: 1737-1739
42. Eddy DM (1991) Clinical decision making: from theory to practice. The individual vs society. JAMA 265: 2399-2406
43. Eddy DM (1991) Clinical decision making: from theory to practice. What care is 'essential'? What services are 'basic'? JAMA 265: 782-788
44. Eddy DM (1991) Clinical decision making: from theory to practice. Oregon's methods. Did cost-effectiveness analysis fail? JAMA 266: 2135-2141
45. Eddy DM, Hasselblad V (1992) FAST PRO. Software for meta-analysis by the confidence profile method, San Diego. Academic Press, Harcourt Brace Jovanovich
46. Fowler FJ Jr, Wennberg JE, Timothy RP, Barry MJ, Mulley AG Jr, Hanley D (1988) Symptom status and quality of life following prostatectomy. JAMA 259: 3018-3022
47. Girman CJ, Panser LA, Chute CG et al. (1993) Natural history of prostatism: urinary flow rates in a community-based study. J Urol 150: 887-892
48. Golomb J, Lindner A, Siegel Y, Korczak D (1992) Variability and circadian changes in home uroflowmetry in patients with benign prostatic hyperplasia compared to normal controls. J Urol 147: 1044-1047
49. Grino PB, Bruskewitz R, Blaivas JG, Siroky MB, Andersen JT, Cook T, Stoner E (1992) Maximum urinary flow rate by uroflowmetry:automatic or visual interpretation. J Urol 149: 339-341
50. Guess HA, Girman CJ, Jacobsen SJ, Oesterling JE, Lieber MM (1995) What levels of peak urinary flow and residual urine volume are associated with impaired renal function? J Urol 153: 475 A
51. Hartnell GG, Kiely EA, Williams G (1987) Real-time ultrasound measurement of bladder volume: a comparative study of three methods. Br J Radiol 60: 1063-1065
52. Holtgrewe HL, Mebust WK, Dowd JB, Cockett AT, Peters PC, Proctor C (1989) Transurethral prostatectomy: practice aspects of the dominant operation in American urology. J Urol 141: 248-253
53. Hunter DJW, Berra-Unamuno A, Martin-Gordo A (1996) Prevalence of urinary symptoms and other urological conditions in Spanish men aged 50 and over. J Urol 155: 1965-1970

54. Jacobsen SJ, Girman CJ, Guess HA, Panser LA, Chute CG, Oesterling JE, Lieber MM (1993) Natural history of prostatism: factors associated with discordance between frequency and bother of urinary symptoms. Urology 42: 663–671
55. Jacobsen SJ, Girman CJ, Guess HA, Oesterling JE, Lieber MM (1995) New diagnostic and treatment guidelines for benign prostatic hyperplasia. Potential impact in the United States. Arch Intern Med 155: 477–481
56. Jensen KM-E, Andersen JT (1990) Urodynamic implications of benign prostatic hyperplasia. Urologe A 29: 1–4
57. Kaplan SA, Olsson CA, Te AE (1996) The AUA symptom score in the evaluation of men with lower urinary tract symptoms: at two years follow up, does it work? J Urol 155: 1971–1974
58. Krah H, Höfner K, Tan HK, Jonas U (1995) The limitation of uroflow in BPH-patients with high and low Qmax-values. J Urol [suppl] 153: 275A
59. Leinonen J, Lovgren T, Vornanen T, Stenman UH (1993) Double-label time-resolved immunofluorometric assay of prostate-specific antigen and of its complex with alpha 1-antichymotrypsin. Clin Chem 39: 2098–2103
60. Lepor H, Machi G (1993) Comparison of AUA symptom index in unselected males and females between fifty-five and seventy-nine years of age. Urology 42: 36–41
61. Lilienfeld RM, Berman M, Khedkar M, Sporer A (1985) Comparative evaluation of intravenous urogram and ultrasound in prostatism. Urology 26: 310–312
62. Lukacs B, Leplege A, MacCarthy C, Comet D (1995) Construction and validation of a BPH specific health related quality of life scale including evaluation of sexuality. J Urol 153: 320 A
63. Malenka DJ, Roos N, Fisher ES, McLerran D, Whaley FS, Barry MJ, Bruskewitz R, Wennberg JE (1990) Further study of the increased mortality following transurethral prostatectomy: a chart-based analysis. J Urol 144: 224–228
64. McConnell JD, Barry MJ, Bruskewitz RC et al (1994) Benign prostatic hyperplasia: diagnosis and treatment. Clinical Practice Guideline, Number 8, Rockville, MD, Agency for Health Care Policy and Research, Public Health Service, U. S. Department of Health and Human Services
65. McConnell JD, Barry MJ, Bruskewitz RC et al (1994) Benign prostatic hyperplasia: diagnosis and treatment. Quick reference guide for clinicians. AHCPR Publication No. 95–0583, Rockville, MD, Agency for Health Care Policy and Research, Public Health Service, U. S. Department of Health and Human Services
66. McConnell JD, Barry MJ, Bruskewitz RC et al (1994) Treating your enlarged prostate. Patient guide. AHCPR Publication N0. 94–0584, Rockville, MD, Agency for Health Care Policy and Research, Public Health Service, U. S. Department of Health and Human Services
67. McPherson K, Wennberg JE, Hovind OB, Clifford P (1982) Small area variations in the use of common surgical procedures: an international comparison of New England, England and Norway. N Engl J Med 307: 1310–1314
68. Monda JM, Barry MJ, Oesterling JE (1993) Prostate specific antigen: its inability to decrease the prevalence of stage A prostate cancer. J Urol 149: 421 A
69. Moon TD, Brannan W, Stone NN et al. (1994) Effect of age, educational status, ethnicity and geographic location on prostate symptom scores. J Urol 152: 1498–1500
70. Muzafer MH (1986) Pre-prostatectomy intravenous urography-is it a must? Int Urol Nephrol 18: 65–69
71. Oesterling JE, Jacobsen SJ, Chute CG, Guess HA, Panser LA, Girman CJ, Lieber MM (1993) The establishment of age specific reference ranges for prostate specific antigen. J Urol 149: 510 A
72. Oesterling JE, Girman CJ, Panser LA, Chute CG, Barrett DM, Guess HA, Lieber MM (1994) Correlation between urinary flow rate, voided volume, and patient age in a community-based population. Prog Clin Biol Res 386: 125–139
73. Oesterling JE, Jacobsen SJ, Klee GG et al. (1995) Free, complexed and total serum prostate specific antigen: the establishment of appropriate reference ranges for their concentrations and ratios. J Urol 154: 1090–1095
74. O'Leary MP, Barry MJ, Fowler FJ Jr (1992) Hard measures of subjective outcomes: validating symptom indexes in urology. J Urol 148: 1546–1548
75. O'Leary MP, Fowler FJ, Lenderking WR, Barber E, Guess HA, Barry MJ (1995) A brief male sexual function inventory. Urology 46: 697–706
76. Partin AW, Kelly CA, Subong ENP et al. (1995) Measurement of the ratio of free PSA to total PSA improves prostate cancer detection for men with total PSA levels between 4.0 and 10.0 ng/ml. J Urol 153: 295 A
77. Pinck BD, Corrigan MJ, Jasper P (1980) Pre-prostatectomy excretory urography: does it merit the expense? J Urology 123: 390–391
78. Reynard J, Lim C-S, Abrams P (1995) The value of multipe free-flow studies in men with lower urinary tract symptoms (LUTS). J Urol 153: 397 A

79. Riehmann M, Goetzman B, Langer E, Drinka PJ, Rhodes PR, Bruskewitz RC (1994) Risk factors for bacteriuria in men. Urology 43: 617–620
80. Roberts RO, Rhodes T, Panser LA et al. (1994) Natural history of prostatism: worry and embarrassment from urinary symptoms and health care-seeking behavior. Urology 43: 621–628
81. Roehrborn CG, Peters PC (1988) Can transabdominal ultrasound estimation of postvoiding residual (PVR) replace catheterization? Urology 31: 445–449
82. Roehrborn CG, Krongrad A, McConnell JD (1992) Temperature mapping in the canine prostate during transurethrally-applied local microwave hyperthermia. Prostate 20: 97–104
83. Roehrborn CG, Oesterling JE, Auerbach S, Kaplan SA, Lloyd LK, Milam DE, Padley RJ (1996) The Hytrin Community Assessment Trial study: a one-year study of terazosin versus placebo in the treatment of men with symptomatic benign prostatic hyperplasia. HYCAT Investigator Group. Urology 47: 159–168
84. Rollema HJ, Kramer AEJL, Van den Ouden D (1987) Improved selection and follow-up of prostatectomy patients by on line assessment of uroflow classifications factors. Neurourol Urodyn 6: 218
85. Rollema HJ, van Mastrigt R (1991) Objective analysis of prostatism: a clinical application of the computer program CLIM. Neurourol Urodyn 10: 71–76
86. Rollema HJ, van Mastrigt R, Janknegt RA (1991) Urodynamic assessment and quantification of prostatic obstruction before and after transurethral resection of the prostate: standardization with the aid of the computer program CLIM. Urol Int 47 [Suppl 1]: 52–54
87. Rollema HJ, van Mastrigt R (1992) Improved indication and follow up in transurethral resection of the prostate using the computer program CLIM: a prospective study. J Urol 148: 111–115
88. Roos NP, Wennberg JE, Malenka DJ et al. (1989) Mortality and reoperation after open and transurethral resection of the prostate for benign prostatic hyperplasia. N Engl J Med 320: 1120–1124
89. Sagnier PP, Richard F, Botto H, Teillac P, Dreyfus JP, Boyle P (1994) Adaptation and validation in the French language of the International Score of Symptoms of Benign Prostatic Hypertrophy. Prog Urol 4: 532–538
90. Sagnier PP, Girman CJ, Garraway M et al (1996) International comparison of the community prevalence of symptoms of prostatism in four countries. Eur Urol 29: 15–20
91. Schaefer W, Ruebben H, Noppeney R, Deutz F-J (1989) Obstructed and unobstructed prostatic obstruction. World J Urol 6: 198–203
92. Schaefer W, Noppeney R, Ruebben H, Lutzeyer W (1989) The value of free flow rate and pressure/flow-studies in the routine investigation of BPH patients. Neurourol Urodyn 7: 219–221
93. Seaman EK, Jacobs BZ, Blaivas JG, Kaplan SA (1994) Persistence or recurrence of symptoms after transurethral resection of the prostate: a urodynamic assessment. J Urol 152: 935–937
94. Sejr T, Andersen TF, Madsen M et al. (1991) Prostatectomy in Denmark. Scand J Urol Nephrol 25: 101–106
95. Sershon P, Barry MJ, Oesterling JE (1993) Serum PSA values in men with histologically confirmed BPH versus patients with organ confined prostate cancer. J Urol 149: 421 A
96. Solomon DJ, van Niekerk JP (1988) Ultrasonography should replace intravenous urography in the pre-operative evaluation of prostatism. S Afr Med J 74: 407–408
97. Spångberg A, Teriö H, Ask P, Engberg A (1991) Pressure/flow studies preoperatively and postoperatively in patients with benign prostatic hypertrophy: estimation of the urethral pressure/flow relation and urethral elasticity. Neurourol Urodyn 10: 139–167
98. Stavropoulos N, Christodoulou K, Chamilos E, Karidis G, Karagiotas N, Yiannopoulos P (1988) Evaluation of patients with benign prostatic hypertrophy: IVU versus ultrasound. J R Coll Surg Edinb 33: 140–142
99. U. S. Department of Health and Human Services (1993) Benign Prostatic Hyperplasia Guideline Panel. Benign Prostatic Hyperplasia: Clinical Practice Guideline, Rockville, MD, Agency for Health Care Policy and Research, Public Health Service
100. Wasserman NF, Lapointe S, Eckmann DR, Rosel PR (1987) Assessment of prostatism: role of intravenous urography. Radiology 165: 831–835
101. Wasson JH, Reda DJ, Bruskewitz RC, Elinson J, Keller AM, Henderson WG (1995) A comparison of transurethral surgery with watchful waiting for moderate symptoms of benign prostatic hyperplasia. The Veterans Affairs Cooperative Study Group on Transurethral Resection of the Prostate. N Engl J Med 332: 75–79
102. Wennberg JE, Mulley AG Jr, Hanley D et al. (1988) An assessment of prostatectomy for benign urinary tract obstruction. Geographic variations and the evaluation of medical care outcomes. JAMA 259: 3027–3030
103. Wilkinson AG, Wild SR (1992) Survey of urological centres and review of current practice in the pre-operative assessment of prostatism. Br J Urol 70: 43–45
104. Wilkinson AG, Wild SR (1992) Is pre-operative imaging of the urinary tract worthwhile in the assessment of prostatism? Br J Urol 70: 53–57

KAPITEL 20

Leitlinien der Deutschen Urologen zur Diagnostik und Therapie des BPH-Syndroms

Expertengruppe und Arbeitskreis BPH:
J. Altwein*, München; G. Aumüller*, Marburg; R. Berges*, Herne; K. Dreikorn*, Bremen; U. Eickenberg, Bielefeld; U. Engelmann, Köln; P. Gratzke, Rosenheim; R. Harzmann, Augsburg; G. Haupt, Herne; K. Höfner*, Hannover; D. Jonas, Frankfurt; U. Jonas*, Hannover; M. Krieg, Bochum; R. Muschter*, Rotenburg/Wümme; L. Pientka*, Bochum; R. Ringert, Göttingen; J. Schabel†, Halle; H. Schuldes, Frankfurt/M; H.U. Schweikert*, Bonn; A. Semjonow, Münster; T. Senge*, Herne; U. Tunn*, Offenbach; C. Tschuschke, Münster; J. Vogel, Siegburg; L. Weißbach*, Berlin; H. Weisser, Bochum; M. Wirth, Dresen; T. Zwergel, Homburg/Saar; J. Zumbé, Gelsenkirchen

*Mitglieder des Arbeitskreises BPH

Für den Arbeitskreis Urologische Funktionsdiagnostik u. Urologie der Frau:
H. Palmtag, Sindelfingen; M. Goepel, Essen

Für den Bund Deutscher Urologen (BDU):
K. Schalkhäuser, Dorfen; M. Richter-Reichhelm, Berlin

Für die Deutsche Gesellschaft für Urologie (DGU):
P. Alken, Mannheim; H. Huland, Hamburg; D. Jocham, Lübeck; H. Melchior, Kassel; K.-F. Stockamp, Ludwigshafen; H. Rübben, Essen; J. W. Thüroff, Mainz

Für die Gesellschaft für Phytotherapie:
F.H. Kemper, Münster (Leitlinie zur Therapie)

Vorwort 558
20.1 Leitlinie zur Diagnostik 558
20.1.1 Terminologie 558
20.1.2 Ätiologie und Pathogenese der pBPH und BPE 559
20.1.3 Epidemiologie, natürlicher Verlauf 560
20.1.4 Diagnostik 560
20.1.4.1 Standarddiagnostik bei LUTS-Patienten 560
20.1.4.2 Diagnostik bei Patienten mit BPH-Syndrom 564
Literatur 565

20.2 Leitlinie zur Therapie 568
20.2.1 Konservative Therapieoptionen 568
20.2.1.1 Kontrolliertes Zuwarten 568
20.2.1.2 Medikamentöse Therapie 568
20.2.2 Instrumentelle/operative Therapieoptionen 571
20.2.2.1 TUR-Prostata, TUIP und offene Operation 571
20.2.2.2 Laserverfahren 571
20.2.2.3 Hyperthermie 572
20.2.2.4 Transurethrale Mikrowellenthermotherapie (TUMT) 572
20.2.2.5 Transurethrale Nadelablation der Prostata (TUNA) 572
20.2.2.6 Intraprostatische Stents 573
20.2.2.7 Ballondilatation 573
20.2.2.8 HIFU 573
Literatur 575
Appendix 580

Vorwort

Die Deutsche Gesellschaft für Urologie (DGU) und der Berufsverband der Deutschen Urologen (BDU) haben in ihrer gemeinsamen ersten Leitlinie zur Behandlung der benignen Prostatahyperplasie (BPH) die konservativen und operativ/instrumentellen Behandlungsoptionen einer genauen Prüfung und Bewertung unterzogen: Alle veröffentlichten Studien zur BPH-Diagnostik und -Therapie wurden nach einem Qualitätsschema bewertet. Dieses beinhaltete die in den WHO-Leitlinien der internationalen Konsensuskonferenz (Paris 1997) veröffentlichten Anforderungen für BPH-Studien. Als methodische Kriterien zur Studienbewertung galten Patientenauswahl, Randomisierungsverfahren, Behandlungsverfahren, Studiendurchführung, Berücksichtigung der Studienabbrecher, Kenntnisse der Patienten über die Behandlung (nur randomisierte klinische Studien), Ergebnismessung und die statistische Analyse. Alle Studien wurden anhand eines Standardformulars ausgewertet und dann nach den von Hadorn et al. 1996 veröffentlichten Qualitätskriterien für Studien bewertet. Die endgültige Klassifizierung der vorhandenen Evidenz wurde gemäß eines definierten Schemas (s. Appendix) vorgenommen. Für die Leitlinien wurde ausschließlich eine Evidenz berücksichtigt, die diesen Qualitätsstandards entsprach. Andere Studien wurden nicht berücksichtigt.

Grundlage für diese Leitlinien war eine computergestützte Literaturrecherche der Jahre 1986–1997, die ergänzt wurde durch Handrecherchen von Übersichtsartikeln und bereits publizierten Leitlinien.

Leitlinien sind dynamisch und haben nur eine zeitbegrenzte Gültigkeit. Eine Neufassung der Leitlinien ist in Vorbereitung und wird vom Arbeitskreis BPH der Deutschen Gesellschaft für Urologie (DGU) und dem Berufsverband der Deutschen Urologen (BDU) etwa zu Beginn 2001 publiziert werden.

20.1
Leitlinie zur Diagnostik

20.1.1
Terminologie

Der Symptomenkomplex der BPH umfaßt nach bisheriger Terminologie sowohl irritative als auch obstruktive Komponenten, die in unterschiedlicher Ausprägung vorliegen können. Die alte Vorstellung, vor allem die Zunahme des Drüsenvolumens bedinge den bekannten Symptomenkomplex, ist schon lange widerlegt worden. Ebenso besteht nur eine geringe Relation zwischen der Organgröße, dem Grad der Obstruktion und dem Ausmaß der Beschwerden. Patienten mit kleinem Drüsenvolumen können in höchst unterschiedlichem Maße sowohl unter obstruktiven als auch irritativen Symptomen leiden. Umgekehrt können sich Patienten mit sehr großen Drüsenvolumina ohne jegliche Beeinträchtigung ihrer Blasenentleerung präsentieren. Blasenentleerungsstörungen sind zudem keineswegs geschlechtsspezifisch. Gleiche Symptome können bei weiblichen Patienten auftreten.

Im allgemeinen wird die Abkürzung »BPH« relativ undifferenziert als Synonym für Blasenentleerungsstörungen des älteren Mannes verwendet. Gerade Nichturologen behandeln Patienten mit »BPH« oft ohne eine Verifizierung der Ursachen für eine Blasenentleerungsstörung oder nur aufgrund der zu tastenden Drüsenvergrößerung, ohne daß eine Symptomatik vorliegt. Speziell mit Aufkommen der medikamentösen Therapie der »BPH« ist die Hemmschwelle für einen fachfremden Therapieversuch stetig gesunken. Ineffektivität und Kostensteigerung sowie Qualitätsminderung sind die Folge.

Strenggenommen beinhaltet der Terminus »benigne Prostatahyperplasie – BPH« ausschließlich eine histologische Diagnose. Der Patient präsentiert sich dagegen zunächst nicht mit einer »BPH«, sondern generell mit Symptomen des unteren Harntraktes, die im angloamerikanischen Sprachraum mit »LUTS« (Lower Urinary Tract Symptoms) beschrieben werden. Diese LUTS können entsprechend ihrer Ausprägung und der Empfindsamkeit des Patienten in wechselndem Maße zu einer Beeinträchtigung der Lebensqualität führen. Der sog. Standardpatient präsentiert sich somit als ein LUTS-Patient mit Leidensdruck.

Die Diagnostik muß klären, ob es sich um einen LUTS-Patienten mit Blasenauslaßobstruktion (bladder outlet obstruction – BOO) auf dem Boden einer benignen Prostataobstruktion (BPO) handelt.

Die alte Bezeichnung »BPH« sollte – wie im TNM-System – als »pBPH« (p für pathologisch-histologisch beurteilt) gekennzeichnet und ausschließlich in diesem Kontext verwendet werden. Entsprechend den Gegebenheiten repräsentiert dann der Terminus »Benign Prostatic-Enlargement – BPE« die mitunter durch pBPH verursachte Volumenzunahme der Prostata, ohne auf das davon unabhängige Krankheitsbild einzugehen.

Für das bisher mit »benigne Prostatahyperplasie – BPH« bezeichnete Krankheitsbild sollte fortan die Bezeichnung »benignes Prostatasyndrom – BPS« Verwendung finden, um damit einen neuen Überbegriff für die pathophysiologisch sehr variable Relation zwischen Symptomatik (LUTS), Prostatavergrößerung (BPE) und Obstruktion (BOO bzw. BPO) zu definieren (Tabelle 20.1).

Tabelle 20.1. Terminologie

LUTS	Lower Urinary Tract Symptoms (Symptome des unteren Harntraktes)
BPS	Benignes Prostatasyndrom (mit der alten Bezeichnung BPH identisch)
BOO	Bladder Outlet Obstruction (Blasenauslaßobstruktion)
BPE	Benign Prostatic Enlargement (benigne Prostatavergrößerung)
BPO	Benign Prostatic Obstruction (benigne Prostataobstruktion), durch BPE verursachte BOO
pBPH	Histologische BPH

20.1.2
Ätiologie und Pathogenese der pBPH und BPE

Die Prostata besteht aus epithelialen Drüsenschläuchen, die in fibromuskuläres Stroma eingebettet sind. Das hyperplastische Wachstum der Prostata beginnt etwa im 30. Lebensjahr in den periurethral gelegenen Drüsenabschnitten, der sog. Übergangszone. Neben dem Einfluß des Alterns bilden androgene Hormone einen entscheidenden Wachstumsstimulus in der postpubertären Drüsenvolumenregulation. Entscheidend für die Entwicklung der pBPH sind eine intakte Hodenfunktion und die ungehinderte Konversion von Testosteron (T) zu Dihydrotestosteron (DHT) durch das Enzym 5-α-Reduktase.

Altersabhängige Veränderungen hinsichtlich der Serumkonzentrationen des gesamten hormonalen Regelkreises (LH, FSH, SHGB, T und DHT) sowie anderer Hormone, die auf diesen Regelkreis Einfluß nehmen können (Östrogene, Prolaktin, Testosteronderivate), sind als mögliche Ursache untersucht worden. Eine Korrelation zwischen solchen altersabhängigen Hormonveränderungen im Serum und den intraprostatischen Hormonkonzentrationen fehlt allerdings. Es wird somit deutlich, daß die Prostata für die Regulation des hormonellen Milieus selbst verantwortlich ist.

Mögliche Angriffspunkte für die Steuerung des intraprostatischen Hormonmilieus sind die 5-α-Reduktase (also der Androgenmetabolismus), die Hormonrezeptorexpression in Epithel und Stroma, Östrogene und andere Hormone. Daneben beeinflussen zahlreiche peptidale Wachstumsfaktoren parakrin oder autokrin den lokalen Stoffwechsel in den verschiedenen Kompartimenten der Drüse, wodurch das Gleichgewicht der Zellkinetik zwischen Proliferation und programmiertem Zelltod verschoben werden kann.

20.1.3
Epidemiologie, natürlicher Verlauf

Hinsichtlich der Zahl der Betroffenen und der Kosten muß das BPH-Syndrom als Volkskrankheit bezeichnet werden. Epidemiologische Untersuchungen haben gezeigt, daß die Häufigkeit prostatischer Beschwerden und das Prostatavolumen mit dem Alter zunehmen und die maximale Harnflußrate sinkt. Nicht bekannt ist, wie sehr der Patient dieses als störend empfindet. Auch müssen Obstruktion, Symptomatik und Prostatavolumen als eigenständige Faktoren in Diagnostik und Verlaufsbeobachtung betrachtet werden.

Ein wichtiger Aspekt ist die Fluktuation der Symptomatik. Zumeist weist das BPH-Syndrom in den ersten Jahren keinen progredienten Verlauf auf. Dies tritt oft erst nach 3-4 Jahren ein. Die regelmäßige Überprüfung der Symptomatik ist daher obligat.

Internationale Studien haben gezeigt, daß sich etwa 50-70 % der Männer mit BPH-Syndrom nicht in ärztlicher Behandlung befinden. Diese hohe Dunkelziffer und die sich verändernden Altersstrukturen in der Bevölkerung machen es aus gesundheitsökonomischer Sicht zwingend notwendig, Diagnostik und Therapie des BPH-Syndroms möglichst rational einzusetzen, um so eine indikationsgerechte Therapie gewährleisten zu können.

20.1.4
Diagnostik

20.1.4.1
Standarddiagnostik bei LUTS-Patienten

Anamnese

Zur Differentialdiagnose des LUTS-Patienten sind neben der Miktionsanamnese unter Berücksichtigung von Makrohämaturie und Harnwegsinfekten, Hinweise auf neurogene Ursachen von Blasenentleerungsstörung (Morbus Parkinson, Diabetes mellitus, Apoplex etc.) sowie eine dezidierte Medikamentenanamnese von zentraler

Tabelle 20.2. Standarddiagnostik bei LUTS-Patienten

1. Anamnese einschließlich einer genauen Medikamentenanamnese
2. IPSS oder vergleichbarer Symptomenscore
3. Körperliche Untersuchung mit digitorektaler Untersuchung (DRU)
4. Laboruntersuchungen
   - Serumkreatinin
   - PSA (bei einem Lebensalter von über 45 Jahren), wenn sich daraus weitere Konsequenzen ergeben
   - Urinstatus und Urinsediment
5. Uroflowmetrie
6. Restharnbestimmung

Bedeutung: Während u. a. Anticholinergika, Psychopharmaka und Antiparkinsonmittel eine Detrusorhypokontraktilität bewirken, steigern Cholinergika die Kontraktilität des Detrusors. Eine Verminderung des urethralen Widerstandes entsteht bei Gabe von α-Blockern, eine Erhöhung bei Applikation von α-Adrenergika.

Körperliche Untersuchung und digitorektale Untersuchung (DRU)

Neben einer körperlichen Untersuchung wird ein orientierender neurourologischer Status (Analsphinktertonus, Bulbokavernosusreflex, motorischer und sensorischer Status der unteren Extremitäten, des Dammes und des Genitale) sowie eine DRU durchgeführt.

Die DRU beurteilt die Prostata hinsichtlich Größe, Dolenz und Konsistenz. Es ist bekannt, daß die DRU nur eine geringe Sensitivität für die Karzinomerkennung besitzt (in einigen Studien unter 30 %), und bei nur etwa einem Drittel der Patienten mit positivem Tastbefund kann durch Stanzbiopsie ein Prostatakarzinom nachgewiesen werden. Da die Untersuchung aber einfach und wenig belastend ist und gleichzeitig eine Beurteilung von Sphinktertonus und Rektum ermöglicht, ist diese Untersuchung obligat.

Die palpatorische Bestimmung der Prostatagröße kann nur orientierend sein und sollte auf eine Entscheidung zur Therapie allein keinen Einfluß haben. Prostatavolumen und klinische Symptomatik, urodynamische Obstruktion und Operationserfolg korrelieren in einem weiten Bereich nicht.

Quantifizierung von Symptomatik und Lebensqualität

Viele unterschiedliche Instrumente sind zur Erfassung der Symptomatik und Lebensqualität entwickelt worden (z. B. Madsen-Iversen, Boyarsky, DAN-PSS, IPSS etc.).

Allgemeine Akzeptanz und weite Verbreitung hat der internationale Prostata-Symptomenscore (IPSS) erreicht (Tabelle 20.3). Nach den IPS-Score-Werten werden Patienten mit milder Symptomatik (IPSS 0–7) von solchen mit mittlerer (IPSS 8–19) und schwerer Symptomatik (IPSS 20–35) unterschieden. Eine Therapieindikation wird im allgemeinen bei einem IPS-Score-Wert über 7 gesehen. Ergänzend zu den 7 Fragen zum Miktionsverhalten (Score pro Frage zwischen 0 und 5 Punkten) ist eine Frage zur Lebensqualität eingeschlossen. Symptome des Patienten sollten daher stets gemäß der Formel $IPSS_{0-35}, QoL_{0-6}$ dargestellt werden. Die Verwendung anderer Fragebogen ist generell zulässig, solange die Instrumente validiert wurden.

Tabelle 20.3. Internationaler Prostata-Symptomenscore

Die Angaben beziehen sich auf die **letzten 4 Wochen**	IPSS						
	Niemals	Seltener als in einem von 5 Fällen	Seltener als in der Hälfte aller Fälle	Ungefähr in der Hälfte aller Fälle	In mehr als der Hälfte aller Fälle	Fast immer	
1. Wie oft hatten Sie das Gefühl, daß Ihre Blase nach dem Wasserlassen nicht ganz entleert war?	0	1	2	3	4	5	
2. Wie oft mußten Sie innerhalb von 2 Stunden ein zweites Mal Wasser lassen?	0	1	2	3	4	5	
3. Wie oft mußten Sie beim Wasserlassen mehrmals aufhören und wieder neu beginnen?	0	1	2	3	4	5	
4. Wie oft hatten Sie Schwierigkeiten, das Wasserlassen hinauszuzögern?	0	1	2	3	4	5	
5. Wie oft hatten Sie einen schwachen Strahl beim Wasserlassen?	0	1	2	3	4	5	
6. Wie oft mußten Sie pressen oder sich anstrengen, um mit dem Wasserlassen zu beginnen?	0	1	2	3	4	5	
	Niemals	Einmal	Zweimal	Dreimal	Viermal	Fünfmal oder mehr	
7. Wie oft sind Sie im Durchschnitt nachts aufgestanden, um Wasser zu lassen?	0	1	2	3	4	5	

Gesamt-IPSS-Score S =

Beeinträchtigung der Lebensqualität durch Harntraktsymptome							
	Ausgezeichnet	Zufrieden	Überwiegend zufrieden	Gemischt, teils zufrieden, teils unzufrieden	Überwiegend unzufrieden	Unglücklich	Sehr schlecht
1. Wie würden Sie sich fühlen, wenn sich Ihre jetzigen Symptome beim Wasserlassen in Ihrem weiteren Leben nicht mehr ändern würden?	0	1	2	3	4	5	6

Lebensqualität Index L =

Laborparameter

Serumkreatinin und Urinstatus

Ungefähr 10 % der Patienten mit BPH-Syndrom leiden an einer Niereninsuffizienz. Eine Erhöhung des Serumkreatinins erfordert eine weiterführende Diagnostik des oberen Harntraktes. Es muß mit einer höheren postoperativen Komplikationsrate bei niereninsuffizienten Patienten gerechnet werden.

Prostataspezifisches Antigen (PSA)

Da ältere Patienten eine höhere Inzidenz an Prostatakarzinomen gegenüber der normalen Screeningbevölkerung aufweisen, wird eine PSA-Bestimmung bei allen LUTS-Patienten empfohlen, die älter als 45 Jahre sind. Es sollten die Konsequenzen eines falsch-positiven oder falsch-negativen Testergebnisses mit dem Patienten diskutiert und über Einzelheiten der Stanzbiopsie (Komplikationen, Treffsicherheit) gesprochen werden. Wird im Vorfeld durch den Patienten eine weitere Karzinomdiagnostik (Biopsie) unabhängig vom Testergebnis abgelehnt, erscheint eine PSA-Bestimmung nicht sinnvoll. Eine entsprechende Dokumentation ist ratsam.

Im Kontext mit der Therapie des BPH-Syndroms muß bei der Interpretation der PSA-Werte folgendes beachtet werden:
- Unter bestimmten Voraussetzungen sind PSA-Werte auch ohne maligne Erkrankung der Prostata erhöht. Zu Erhöhungen können neben der BPH auch akuter Harnverhalt, akute Prostatitis, Prostatainfarkt sowie Manipulationen an der Prostata führen. Nach operativen Eingriffen an der Prostata muß der Grenzwert für die Erkennung eines Prostatakarzinoms neu festgelegt werden.
- Umstritten bleibt, ob die DRU einen signifikanten Einfluß auf den PSA-Wert hat. In Studien, die eine Erhöhung der PSA-Werte nach DRU belegen, wurden Bestimmungsverfahren verwendet, die den Anteil des freien PSA begünstigen. Da in vielen Fällen die Eigenschaften der Bestimmungsmethode nicht bekannt sind, sollte eine PSA-Bestimmung vor Palpation der Prostata erfolgen.
- Die Erhöhung des PSA-Wertes durch Medikamente konnte bisher nicht nachvollzogen werden.
- Finasterid führt nach einer Therapiedauer von 6–12 Monaten im Mittel zu einer Halbierung des PSA-Wertes. Der PSA-Abfall ist bei Patienten mit BPH und solchen mit PCA vergleichbar. Ob ein PSA-Anstieg unter Finasteridtherapie bei Patienten mit PCA unterdrückt wird, ist nicht bekannt.
- PSA-Dichte, PSA-Anstiegsgeschwindigkeit, altersabhängige Normwerte oder der Quotient aus freiem zu Gesamt-PSA werden z. Z. untersucht.

Uroflowmetrie

Neben dem maximalen Uroflow (Qmax) als klinisch wichtigstem Einzelwert liefert vor allem der Kurvenverlauf wichtige Hinweise auf die zu Grunde liegende Blasenentleerungsstörung oder den Erfolg einer Therapie. Die Uroflowmetrie ist damit unverzichtbarer Bestandteil der initialen Untersuchung und der Verlaufskontrolle. Qmax ist volumenabhängig und nur in Zusammenhang mit dem entleerten Urinvolumen interpretierbar. Zur eindeutigen Beurteilung der Uroflowmetrie ist ein Miktionsvolumen von >150 ml und bei Einschränkung des Harnstrahls mindestens eine Wiederholungsuntersuchung zu empfehlen. Der automatisch bestimmte Qmax ist artefaktbelastet und sollte visuell kontrolliert bzw. korrigiert werden. Qmax korreliert nicht mit dem Grad der BPO. Ein eingeschränkter Uroflow kann nicht zwischen Obstruktion und Detrusorinsuffizienz unterscheiden. Ein normaler Uroflow schließt eine Obstruktion nicht aus (High-Flow-Obstruction). Auch die Verwendung bestimmter Grenzwerte für Qmax (<10 ml/s, 10–15 ml/s, >15 ml/s) zur Definition der Wahrscheinlichkeit einer BPO ist limitiert. Keinesfalls sollte deshalb eine Therapieentscheidung ausschließlich aufgrund des Uroflows getroffen werden.

Restharnbestimmung

Restharn sollte nicht als alleiniges Kriterium für eine Therapie gelten. BPO-bedingte Restharnwerte über 100 ml schließen eine Strategie des kontrollierten Zuwartens aus.

20.1.4.2
Diagnostik bei Patienten mit BPH-Syndrom

Es wird zwischen obligaten und fakultativen Untersuchungen unterschieden (Tabelle 20.4).

Tabelle 20.4. Diagnostik bei Patienten mit BPH-Syndrom

Obligat	Fakultativ
Urosonographie – Nieren, – Blase, – Prostatavolumen (besonders empfohlen: TRUS)	TRUS Miktionsprotokoll Weitere Verfahren: Ausscheidungsurogramm, Urethrozystogramm, Endoskopie, Urodynamik (DD: Obstruktion vs. Detrusorinsuffizienz)

Obligate Untersuchungen

Als obligat zu betrachten sind die Sonographie der Nieren und der Blase (Steinausschluß, Tumor) und die Volumenbestimmung der Prostata. Letztere sollte aufgrund der größeren Genauigkeit möglichst durch transrektalen Ultraschall (TRUS) erfolgen.

Fakultative Untersuchungen

Die Erfassung des Prostatavolumens durch TRUS ist genauer als eine transabdominale Volumetrie und erlaubt allein die Beurteilung der zonalen Anatomie. Die Sensitivität in der Karzinomdiagnostik wird mit der Kombination von PSA, DRU und TRUS gesteigert.

Ein Miktionsprotokoll dokumentiert Miktionsfrequenz und -volumen und ist bei unklarer Miktionsanamnese empfehlenswert.

Das Ausscheidungsurogramm (AUG) sollte durchgeführt werden, wenn z. B. rezidivierende Harnwegsinfekte, Hämaturie, Niereninsuffizienz, vorhergehende Steinanamnese oder Operationen am Harntrakt bzw. ein pathologischer Sonographiebefund eine weitere Diagnostik erfordern.

In gleicher Weise sollte die Endoskopie auf spezielle Fragestellungen beschränkt bleiben.

Druck-Fluß-Studien sollten eingesetzt werden, wenn die Standarddiagnostik und ihre urologische Beurteilung eine Obstruktion nicht beweisen. Druck-Fluß-Studien können Patienten mit abgeschwächtem Harnstrahl durch tatsächliche Obstruktion des Blasenauslasses von solchen unterscheiden, bei denen eine Detrusorschwäche die Ursache des schwachen Harnstrahls ist. Daneben können Patienten identifiziert werden, die trotz eines hohen maximalen Harnflusses obstruktiv sind (High-Flow/High-Pressure). Die Möglichkeit der Unterscheidung zwischen schwachem Detrusor und/oder Obstruktion macht diese Untersuchung vor allem bei den Patienten sinnvoll, die unter neurogenen Begleiterkrankungen leiden (diabetische Neuropathie, Morbus Parkinson, LWS-Syndrom etc.).

Literatur

Ätiologie und Pathogenese

Griffiths K, Coffey D, Cockett A et al. (1996) The regulation of prostatic growth. In: Cockett ATK, Khoury S, Aso Y, Chatelain C, Denis L, Griffiths K, Murphy G (eds) The 3rd international consultation on benign prostatic hyerplasia (BPH). Scientific Communication International Ltd, Monaco, 1996, pp 73-121

Krieg M, Tunn S (1990) Androgens and human benign prostatic hyperplasia (BPH). In: Nieschlag EH, Behre HM (eds) Testosterone: action, deficiency, substitution. Springer, Berlin Heidelberg New York, pp 219-244

Krieg M, Weisser H, Tunn S (1995) Potential activities of androgen metabolizing enzymes in human prostate. J Steroid Biochem Mol Biol 53: 395-400

Walsh PC (1984) Human benign prostatic hyperplasia: etiological considerations. In: Kimball FA et al. (eds) New approaches to the study of benign prostatic hyperplasia. Liss, New York, pp 1-25

Diagnostik

Aarnink RG, de la Rosette JJMCH, Debruyne FMJ, Wijkstra H (1996) Formula-derived prostate volume determination. Eur Urol 29: 399-402

Aarnink RG, de la Rosette JJMCH, Debruyne FMJ, Wijkstra H (1996) Reproducibility of prostate volume measurements from transrectal ultrasonography by an automated and a manual technique. Br J Urol 78: 219-223

Abrams P (1995) Objective evaluation of bladder outlet obstruction. Br J Urol 76: 11-15

Ameda K, Koyanagi T, Nantani M, Taniguchi K, Matsuno T (1994) The relevance of preoperative cystometrography in patients with benign prostatic hyperplasia: correlating the findings with clinical features and outcome after prostatectomy. J Urol 152: 443-447

Anderson JR, Strickland D, Corbin D, Byrnes JA, Zweiback E (1995) Age-specific reference ranges for serum prostate-specific antigen. Urology 46: 54-57

Anyanwu SNC (1995) Is routine urography necessary in all patients undergoing suprapubic transvesical prostatectomy? East Afr Med J 72, 2: 78

Bosch JLHR (1995) Postvoid residual urine in the evaluation of men with benign prostatic hyperplasia. World J Urol 13: 17-20

Bosch JLHR, Hop WCJ, Kirkels WJ, Schröder FH (1995) The international prostate symptom score in a community-based sample of men between 55 and 74 years of age: prevalence and correlation of symptoms with age, prostate volume, flow rate and residual urine volume. Br J Urol 75: 622-630

Chandiramani VA, Palace J, Fowler CJ (1997) How to recognize patients with parkinsonism who should not have urological surgery. Br J Urol 80: 100-104

Chapple CR, Smith D (1994) The pathophysiological changes in the bladder obstructed by benign prostatic hyperplasia. Br J Urol 73: 117-121

Comiter CV, Sullivan MP, Schacterle RS, Cohen LH, Valla SV (1997) Urodynamic risk factors for renal dysfunction in men with obstructive and nonobstructive voiding dysfunction. J Urol 158: 181–185

de la Rosette JJMCH, Witjes WPJ, Debruyne FMJ, Kerstein PL, Wijkstra H (1996) Improved reliability of uroflowmetry investigations: results of a portable home-based uroflowmetry study. Br J Urol 78: 385–390

Diokno AC (1996) Editorial: the impact of technological and scientific advances in understanding, evaluating and managing bladder and outlet obstruction. J Urol 155: 527–528

Dörsam J, Kälble T, Riedasch G, Staehler G (1994) Wertigkeit der bildgebenden Diagnostik bei benigner Prostatahyperplasie und beim Prostatakarzinom. Radiologe 34: 101–108

DuBeau CE, Sullivan MP, Cravalho E, Resnick NM, Yalla SV (1995) Correlation between micturitional urethral pressure profile and pressure-flow criteria in bladder outlet obstruction. J Urol 154: 498–503

Dunsmuir WD, Feneley M, Corry DA, Bryan CJ, Kirby RS (1996) The day-to-day variation (test-retest reliability) of residual urine measurement. Br J Urol 77, 2: 192–193

El Din K, Koch WFRM, de Wildt MJAM, Debruyne FMJ, de la Rosette JJMCH (1996) The predictive value of microscopic haematuria in patients with lower urinary tract symptoms and benign prostatic hyperplasia. Eur Urol 30: 409–413

El Din KE, Kiemeney LALM, de Wildt MJAM, Debruyne FMJ, de La Rosette JJMCH (1996) Correlation between uroflowmetry, prostate volume, postvoid residue, and lower urinary tract symptoms as measured by the international prostate symptom score. Urology 48: 393–397

Fall M, Geirsson G, Lindstrom S (1995) Towards a new classification of overactive bladders. Neurourol Urodyn 14, 6: 635–646

Feneley MR, Dunsmuir WD, Pearce J, Kirby RS (1996) Reproducibility of uroflow measurement: experience during a double-blind, placebo-controlled study of doxazosin in benign prostatic hyperplasia. Urology 47, 5: 658–663

Gerber GS (1996) The role of urodynamic study in the evaluation and management of men with lower urinary tract symptoms secondary to benign prostatic hyperplasia. Urology 48: 668–675

Gleason DM, Bottaccini MR, McRae LP (1997) Noninvasive urodynamics: A study of male voiding dysfunction. Neurourol Urodyn 16: 93–100

Goessl C, Knispel HH, Miller K, Klan R (1997) Is routine excretory urography necessary at first diagnosis of bladder cancer? J Urol 157: 480–481

Goldenberg S, Gleave M, Bruchovsky N, Rennie P (1997) The value of symptom score, quality of life score, maximal urinary flow rate, residual volume and prostate size for the diagnosis of obstructive benign prostatic hyperplasia: a urodynamic analysis – editorial comment. J Urol 157: 2267

Griffiths D (1995) Basics of pressure-flow studies. World J Urol 13: 30–33

Griffiths D, Harrison G, Moore K, McCracken P (1994) Long-term changes in urodynamics studies of voiding in the elderly. Urol Res 22: 235–238

Griffiths D, Höfner K, van Mastrigt R, Rollema HJ, Spangberg A, Gleason D (1997) Standardization of terminology of lower urinary tract function: pressure-flow studies of voiding, urethral resistance, and urethral obstruction. Neurourol Urodyn 16: 1–18

Hadorn DC, Baker D, Hodges JS, Hicks N (1996) Rating the quality of evidence for clinical practice guidelines. J Clin Epidemiol 49: 749–754

Hall MC, Roehrborn CG, McConnell JD (1996) Is screening for prostate cancer necessary in men with symptoms of benign prostatic hyperplasia? Semin Urol Oncol 14: 122–133

Harzmann R, Weckermann D (1995) Diagnostik und Therapie des Prostataadenoms – Bewährtes und Neues. Med Welt 46: 454–457

Hasegawa Y, Sakamoto N, Gotoh K (1996) Relationship of ultrasonic and histologic findings in benign prostatic hyperplasia. Prostate 28, 2: 111–116

Höfner K, Kramer EJL, Tan HK, Krah H, Jonas U (1995) CHESS classification of bladder-outflow obstruction. A consequence in the discussion of current concepts. World J Urol 13: 59–64

Jacobsen SJ (1995) Do prostate size and urinary flow rates predict health care-seeking behavior for urinary symptoms in men? Urology 45: 64–69

Janknegt RA, Roehrborn CG (1994) The role of the general practitioner in the diagnosis and treatment of benign prostatic hyperplasia (BPH). Prog Clin Biol Res 386: 313–329

Javle P, Jenkins SA, West C, Parsons KE (1996) Quantification of voiding dysfunction in patients awaiting transurethral prostatectomy. J Urol 156: 1014–1019

Jensen KME, Jorgensen JB, Morgensen P (1996) Long-term predictive role of urodynamics: an 8-year follow-up of prostatic surgery for lower urinary tract symptoms. Br J Urol 78, 27: 213–218

Jonas U, Kramer G, Höfner K (1994) The principles and clinical application of advanced urodynamic analysis for BPH. In: Kurth K, Newling DWW (eds) Benign prostatic hyperplasia. Progr Clin Biol Res 386: 141–156

Jonas U, Höfner K (1996) Symptom scores, watchful waiting and prostate specific antigen levels in benign prostatic hyperplasia – editorial. J Urol 156: 1040–1041

Jorgensen JG, Jensen KME (1996) Uroflowmetry. Urol Clin North Am 23, 2: 237–242
Kaplan SA, Te AE (1995) Uroflowmetry and urodynamics. Urol Clin North Am 22: 309–320
Kaplan SA, Reis RB (1996) Significant correlation of the American Urological Association symptom score and a novel urodynamic parameter: detrusor contraction duration. J Urol 156: 1668–1672
Koch WFRM, Ezzeldin K, de Wildt MJAM, Debruyne FMJ, de la Rosette JJMCH (1996) The outcome of renal ultrasound in the assessment of 556 consecutive patients with benign prostatic hyperplasia. J Urol 155: 186–189
Lim CS, Abrams P (1995) The Abrams-Griffiths Nomogram. World J Urol 13: 34–39
Madersbacher S, Klingler HC, Diavan B, Stulnig T, Schatzl G, Schmidbauer CP, Marberger M (1997) Is obstruction predictable by clinical evaluation in patients with lower urinary tract symptoms? Br J Urol 80: 72–77
Madsen FA, Bruskewitz RC (1995) Cystoscopy in the evaluation of benign prostatic hyperplasia. World J Urol 13: 14–16
McConnell JD (1994) Why pressure-flow studies should be optional and not mandatory studies for evaluating men with benign prostatic hyperplasia. Urology 44: 156–158
McGuire E (1996) Editorial comment – combinations of maximum urinary flow rate and American Urological Association symptom index that are more specific for identifying obstructive and non-obstructive prostatism. Neurourol Urodyn 15: 470–471
Nathan MS, Seenivasagam K, Mei Q, Wickham JEA, Miller RA (1996) Transrectal ultrasonography: why are estimates of prostate volume and dimension so inaccurate? Br J Urol 77: 401–407
Netto NR, D'Ancona CAL, Lopes de Lima M (1996) Correlation between the International Prostatic Symptom Score and a pressure-flow study in the evaluation of symptomatic benign prostatic hyperplasia. J Urol 155: 200–202
Oesterling JE, Girman CJ, Panser LA, Chute CG, Barrett DM, Guess HA, Lieber MM (1994) Correlation between urinary flow rate, voided volume, and patient age in a community-based population. In: Kurth K, Newling DWW (eds) Benign prostatic hyperplasia. Progr Clin Biol Res 386: 125–139
Reynard JM, Peters TJ, Lim C, Abrams P (1996) The value of multiple free-flow studies in men with lower urinary tract symptoms. Br J Urol 77: 813–818
Roehrborn CG, Girman CJ, Rhodes T et al. (1997) Correlation between prostate size estimated by digital rectal examination and measured by transrectal ultrasound. Urology 49: 548–557
Rosier PFWM, de la Rosette JJMCH (1995) Is there a correlation between prostata size and bladder-outlet obstruction? World J Urol 13: 9–13
Ruud Bosch JLH (1995) Postvoid residual urine in the evaluation of men with benign prostatic hyperplasia. World J Urol 13:17–20
Schacterle RS, Sullivan MP, Yalla SV (1996) Reply – combinations of maximum urinary flow rate and American Urological Association symptom index that are more specific for identifying obstructive and non-obstructive prostatism. Neurourol Urodyn 15: 471–472
Schäfer W, de la Rosette JJMCH, Höfner K, Kinn AC, Walter S, Abrams P (1994) The ICS BPH study: pressure-flow studies, quality control and initial analysis. Neurourol Urodyn 13: 491–492
Schleicher C, Neumann R, Kaiser WA, Stein G (1997) Zur Indikation der intravenösen Urographie. Med Klin 92: 79–82
Sullivan MP, Comiter CV, Yalla SV (1996) Micturitional urethral pressure profilometry. Urol Clin North Am 23, 2: 263–278
Ukimura O, Kojima M, Inui E, Ochiai A, Hata Y, Watanabe M, Saitoh M, Watanabe H (1996) A statistical study of the American Urological Association symptom index for benign prostatic hyperplasia in participants of mass screening program for prostatic diseases using transrectal sonography. J Urol 156: 1673–1678
van de Beek C, Stoevelaar HJ, McDonnell J, Nijs HGT, Casparie AF, Janknegt RA (1997) Interpretation of uroflowmetry curves by urologists. J Urol 157: 164–168
van Venrooij GEPM, Boon TA (1996) The value of symptom score, quality of life score, maximal urinary flow rate, residual volume and prostate size for the diagnosis of obstructive benign prostatic hyperplasia: a urodynamic analysis. J Urol 155, 6: 2014–2018
Witjes WPJ, de Wildt MJAM, Rosier PFWM, Caris CTM, Debruyne FMJ, de la Rosette JJMCH (1996) Variability of clinical and pressure-flow study variables after 6 months of watchful waiting in patients with lower urinary tract symptoms and benign prostatic enlargement. J Urol 156: 1026–1033

20.2
Leitlinie zur Therapie

20.2.1
Konservative Therapieoptionen

Charakteristisch für das BPH-Syndrom sind die Komplexität und die außerordentliche Spannweite der Symptome. Es besteht die Möglichkeit, konservativ bzw. operativ zu behandeln. Eine konservative Behandlung ist generell möglich, wenn absolute Operationsindikationen ausgeschlossen sind.

Absolute Operationsindikationen sind:
- rezidivierender Harnverhalt,
- rezidivierende Harnwegsinfekte,
- rezidivierende Makrohämaturie,
- Harnblasenkonkremente,
- Niereninsuffizienz,

soweit sie als Folge des benignen Prostatasyndroms (BPS) auftreten.

Die Wahl des Behandlungsverfahrens sollte nach Aufklärung des Patienten gemeinsam von Patient und Arzt getroffen werden.

20.2.1.1
Kontrolliertes Zuwarten

Dem natürlichen Verlauf der Erkrankung entsprechend ist über die Zeit von einer langsamen Progredienz des BPH-Syndroms auszugehen. Es kann damit gerechnet werden, daß intermittierend auftretende Symptome von symptomarmen Intervallen unterbrochen werden.

Bei geringen Beschwerden (IPSS von weniger als 7 Punkten) ist eine Therapie im allgemeinen nicht erforderlich. Dabei muß berücksichtigt werden, daß die Wahrscheinlichkeit der Progredienz und ihr zeitlicher Verlauf im Einzelfall nicht vorhersagbar sind. Somit sollte ein Patient über die Notwendigkeit regelmäßiger Kontrolluntersuchungen informiert werden. Kommt es unter dieser Strategie zu einer Zunahme der Symptomatik, ist ein Überdenken des Konzeptes angezeigt. Restharnwerte über 100 ml schließen die Option des kontrollierten Zuwartens aus.

20.2.1.2
Medikamentöse Therapie

Um medikamentöse Therapieoptionen sinnvoll einzusetzen, gelten folgende Empfehlungen:
- Die Wirksamkeit einer Substanz muß gemäß den Empfehlungen der Konsensuskonferenz der WHO in randomisierten, placebokontrollierten doppelblinden Studien geprüft sein. Es sollten aus mehreren Studien Langzeituntersuchungen mit einer Nachsorge von mindestens einem Jahr vorliegen
- Ein Therapieversuch ohne die vorgenannte Diagnostik und deren urologische Bewertung muß unterbleiben

- Die Therapie muß individuell angepaßt sein und dem Indikationsbereich der einzelnen Medikamente entsprechen
- Eine Patientenselektion ist erforderlich, um eine Therapiekaskade zu vermeiden
- Die Therapie muß anhand eines Symptomen-Fragebogens, ggf. mit der Bestimmung von Harnfluß und Restharn, überprüft werden
- Eine Kombinationstherapie verschiedener Substanzen ist wegen hoher Kosten und fehlendem Wirksamkeitsnachweis eines additiven Effekts abzulehnen

Phytotherapie

Phytotherapie ist die arzneiliche Anwendung von definierten und standardisierten Zubereitungen aus Arzneipflanzen oder deren Teilen. In Deutschland stellen derzeit Präparate aus Sägepalme (Serenoa repens), Brennesselwurzel (Urtica rad.), Kürbissamen (Cucurbitas pepo), Roggenpollen (Secale cereale) und Hyoxis rooperi rezeptier- und erstattungsfähige Arzneimittel zur Behandlung der BPH dar.

Ein Nachweis der therapeutischen Wirksamkeit muß sich an anerkannten Grundlagen, vor allem einer ausreichenden Therapiedauer und verbindlichen Prüfparametern orientieren; als Möglichkeiten bieten sich die bereits zitierten Empfehlungen der Internationalen Konsensuskonferenz zur BPH (1997) an. Hierbei ist ebenfalls im Interesse einer Vergleichbarkeit von Präparaten aus derselben Pflanze eine Charakterisierung von Inhaltsstoffen und Leitsubstanzen erforderlich. Es muß daher der Wirksamkeitsnachweis für jedes Präparat erbracht werden.

Derzeit liegen nur für 2 β-Sitosterin (Phytosterol) enthaltende Präparate publizierte Sechsmonatsstudien vor, die nach den Richtlinien der WHO eine Überlegenheit gegenüber Placebo konstatieren. Klinische Studien mit anderen Phytopharmaka zeigen günstige Effekte auf das Miktionsverhalten, entsprechen aber im Studiendesign nicht den empfohlenen Qualitätsanforderungen. Für keinen Pflanzenextrakt liegt bisher eine kontrollierte validierte Langzeitbeobachtung mit einer ausreichenden Patientenzahl vor.

α-Rezeptorenblocker

Die α-Rezeptorblockade zielt auf eine Relaxation der glatten Muskelzellen der Prostata ab. Etwa 40% des auf die Urethra einwirkenden Druckes werden durch den adrenerg kontrollierten Muskeltonus dieser Gewebsanteile verursacht. Aufgrund der besseren Verträglichkeit werden heute zur Therapie des BPH-Syndroms ausschließlich α1-Rezeptorenblocker eingesetzt. Ob eine pharmakologische α1a-Supraselektivität weitere klinische Vorteile bietet, ist bisher nicht bewiesen. Vier α1-Rezeptorenblocker sind in Deutschland zugelassen: Alfuzosin, Doxazosin, Tamsulosin und Terazosin. Doxazosin und Terazosin besitzen gleichzeitig die Zulassung zur Therapie der arteriellen Hypertonie.

Die klinischen Effekte der verschiedenen Substanzen sind nahezu gleichwertig bezogen auf die Verbesserung der Symptomatik. Die Verbesserung des Q_{max} ist gegenüber Placebo gering. Ob es zu einer urodynamisch meßbaren Abnahme der Obstruktion kommt, ist bisher aufgrund der wenigen Daten aus Druck-Fluß-Studien umstritten. Für alle Substanzen liegen randomisierte klinische Studien vor, die auch in der Langzeitbeobachtung gute Ergebnisse zeigen.

Charakteristisch für die α1-Rezeptorenblocker ist der rasche Eintritt der maximalen Wirkung auf die Symptome und die Dosisabhängigkeit von Wirkungen und Nebenwirkungen.

Mögliche Nebenwirkungen sind Abgeschlagenheit, Schwindel, Kopfschmerz, grippale Symptome und hypotone Dysregulation.

Generell gilt, daß Wirkungen auf den Blutdruck bei Hypertonikern ausgeprägter sind als bei Normotonikern.

Vor Therapiebeginn ist die Medikamentenanamnese wichtig, da Begleitmedikationen zur Therapie der Hypertonie wie Kalziumantagonisten, β-Blocker und andere α-Rezeptorenblocker zu einer Verstärkung der kardiovaskulären Nebenwirkungen führen können.

Da die Symptomatik unter α-Rezeptorenblockertherapie gelindert wird, sollte vor Therapiebeginn eine urologische Beurteilung der Obstruktion erfolgen, da eine asymptomatische, aber ausgeprägte Obstruktion sonst unbemerkt außer Kontrolle geraten kann.

5α-Reduktasehemmer

Eine Hemmung der 5α-Reduktase in der Prostata führt zum Absinken des intraprostatischen Dihydrotestosterons. Hierdurch wird eine Drüsenvolumenreduktion erzielt.

Die klinische Wirksamkeit von Finasterid konnte in zahlreichen placebokontrollierten Doppelblindstudien nachgewiesen werden, wobei inzwischen randomisierte, placebokontrollierte Daten über einen Zeitraum von 4 Jahren vorliegen. Diese Studiendaten belegen eine Langzeitwirksamkeit für Finasterid bei Prostatavergrößerung (BPE) und scheinen eine Verminderung der Progredienz des Leidens anzuzeigen, da in einer Studie das Risiko eines Harnverhalts oder einer operativen Intervention innerhalb von 4 Jahren von 13 auf 7 % reduziert wurde. Die Verbesserung von Qmax gegenüber Placebo ist gering. Ob es zu einer urodynamisch meßbaren Abnahme der Obstruktion kommt, ist aufgrund der wenigen Daten aus Druck-Fluß-Studien umstritten. Eine ausreichende Wirkung von Finasterid ist dann zu erwarten, wenn das initiale Drüsenvolumen über 40 ml liegt.

Schwere Nebenwirkungen treten unter Finasteridtherapie nicht auf. Gelegentlich wurde über eine Verringerung des Ejakulatvolumens, eine Abnahme der Libido und Potenzstörungen berichtet. Gynäkomastie oder Brustschmerzen sind in seltenen Fällen ebenfalls aufgetreten.

Da die Symptomatik unter 5α-Reduktasehemmern gelindert wird, sollte vor Therapiebeginn eine urologische Beurteilung der Obstruktion erfolgen, da eine asymptomatische, aber ausgeprägte Obstruktion sonst unbemerkt außer Kontrolle geraten kann.

Fazit

- **Konservative Therapieoptionen bessern die Symptomatik bei BPH-Syndrom, beeinflussen die Obstruktion jedoch nicht oder nur geringgradig. Die Behandlungsmorbidität ist niedrig**

- Eine Indikation zum kontrollierten Zuwarten besteht bei milder Symptomatik (IPSS <7). Regelmäßige Kontrollen in halbjährlichen Abständen sind zu empfehlen
- Für die endgültige Bewertung der Phytotherapie sind weitere Studien erforderlich
- α1-Rezeptorenblocker können zur symptomatischen Therapie des BPH-Syndroms eingesetzt werden. Eine Beurteilung der Obstruktion vor Therapiebeginn ist erforderlich
- 5α-Reduktasehemmer können zur Therapie des BPH-Syndroms bei einem Drüsenvolumen über 40 ml eingesetzt werden. Eine Beurteilung der Obstruktion vor Therapiebeginn ist erforderlich

20.2.2
Instrumentelle/operative Therapieoptionen

20.2.2.1
TUR-Prostata, TUIP und offene Operation

Die TURP gilt als Standardverfahren, mit dem andere Methoden verglichen werden müssen.

Bei geeigneter Patientenselektion und Verwendung moderner Resektionstechniken lassen sich hervorragende und dauerhafte Ergebnisse bei gleichzeitig niedriger Morbidität erzielen. Aufgrund unterschiedlicher Techniken und Operationserfahrungen variieren die Angaben über Komplikationen und Langzeitergebnisse. Für die TURP werden Mortalitätsraten zwischen 0,2 und 3,3 % und Inkontinenzraten bis zu 10 % angegeben. Impotenz ist keine häufige Nebenwirkung der TURP, allerdings sind kaum objektive Daten publiziert. Die retrograde Ejakulation tritt in hoher Frequenz auf, wobei der Einfluß auf die Lebensqualität der Patienten gering ist. Mögliche Adenomrezidive können die Effektivität dieser Therapie verringern.

Die offene Adenomenukleation erzielt ähnlich gute Ergebnisse wie die TURP. Die offene Operation sollte aber auf große Drüsenvolumina beschränkt bleiben.

Bei kleinem Prostatavolumen kann eine transurethrale Inzision (TUIP) der Prostata erwogen werden.

Die Elektrovaporisation/Vaporesektion ist eine Modifikation der konventionellen TURP. Erste Ergebnisse zeigen eine gute Effektivität bei geringen Nebenwirkungen. Langzeitergebnisse fehlen noch.

20.2.2.2
Laserverfahren

Die klinisch relevanten Laserverfahren zur Therapie des BPH-Syndroms umfassen die Laserkoagulation, die Laservaporisation und die Laserresektion. Sie sind unmittelbar oder sekundär (durch Abstoßung oder Abbau der Nekrose) ablativ. Eine weitere Unterteilung ist durch die Applikation der Laserstrahlung gegeben:
- kontaktlos mit freiem Strahl,
- im Kontakt des Applikators zum Gewebe,
- interstitiell mit Applikatoren, die in das Gewebe eingebracht werden.

Eingesetzt werden verschiedene Laserwellenlängen, die entweder eine vornehmlich koagulierende (Nd:YAG-Laser, Diodenlaser) oder vornehmlich vaporisierende Wirkung aufweisen (KTP-Laser, Ho:YAG-Laser).

Ein möglicher Vorteil der Laserverfahren sind geringe intra- und postoperative Komplikationsraten. Ein Nachteil der weniger invasiven Koagulationsverfahren besteht in der verzögert einsetzenden Wirkung, der Nachteil der unmittelbar gewebeablativen Verfahren liegt im hohen Zeitbedarf. Verschiedene Studien zeigen nach einer Beobachtungszeit von 3–12 Monaten eine Verbesserung von Symptomenscores, Qmax, Restharn und Druck-Fluß-Parametern. Bei der interstitiellen Koagulation kann eine Drüsenvolumenreduktion beobachtet werden. In einzelnen Arbeiten ist eine Verbesserung der subjektiven Symptome und der objektiven Miktionsparameter über mehrere Jahre nachgewiesen.

20.2.2.3
Hyperthermie

Dieses Verfahren kann zur Therapie des BPH-Syndroms nicht empfohlen werden, da die erreichten intraprostatischen Temperaturen eine Gewebsnekrose als Voraussetzung für einen Therapieeffekt nicht erzeugen können.

20.2.2.4
Transurethrale Mikrowellenthermotherapie (TUMT)

Die transurethrale Mikrowellenthermotherapie ist ein alternatives Therapieverfahren, das Mikrowellenenergie zur transurethralen Wärmeapplikation in die Prostata verwendet. Abhängig von der verwendeten Gerätetechnik werden Hoch- und Niedrigenergieapplikationen unterschieden. Bei der Niedrigenergie- (NE-)TUMT werden intraprostatische Temperaturen bis 55 °C erreicht, die die Symptomatik des Patienten bessert. Die Verbesserung der Obstruktion ist gering.

Die Hochenergie- (HE-)TUMT erzeugt höhere intraprostatische Temperaturen (>55 °C) und eine signifikante Deobstruktion. Vorteile der TUMT sind narkosefreie Behandlung sowie fehlendes Blutungsrisiko. Nachteile sind die Notwendigkeit einer postoperativen passageren Harnableitung und geringe Langzeitdaten nur bis 3 Jahre.

20.2.2.5
Transurethrale Nadelablation der Prostata (TUNA)

Die transurethrale Nadelablation (TUNA) ist ein alternatives Behandlungskonzept, das mittels transurethraler Applikation von Nadeln Radiofrequenzwellen appliziert und das BPH-Gewebe umschrieben auf 100 °C erhitzt. Die Einstichtiefe und die Zahl der Einstiche erfolgt nach sonographisch ermittelter Prostatagröße. Es existieren wenige Langzeitdaten bis zu einer Nachbeobachtungszeit von 3 Jahren. Die Ergebnisse lassen eine signifikante Wirkung auf die Symptomatik als auch auf die Blasenauslaßobstruktion erkennen. Vorteile sind narkosefreie Behandlung sowie fehlendes Blutungsrisiko. Nachteile bestehen in der verzögert einsetzenden Wirkung und der teilweise erforderlichen passageren Harnableitung.

20.2.2.6
Intraprostatische Stents

Stents sind metallische oder Polyurethanimplantate, die in der prostatischen Harnröhre ohne Narkose oder operativen Eingriff passager oder permanent positioniert werden. Passagere Implantate sind Alternativen zum Dauerkatheter bzw. zur suprapubischen Fistel. Wechsel müssen in regelmäßigen Abständen erfolgen.

Permanente Implantate haben den Vorteil, daß endoskopische Maßnahmen nach Einwachsen des Stents in die Harnröhrenwand möglich bleiben, ein Wechsel ist nicht erforderlich. Irritative Miktionsbeschwerden können in der Phase der Epithelialisierung (etwa 3 Wochen) trotz TURP-ähnlicher Flowverbesserung bestehen bleiben.

Wegen zahlreicher Komplikationen (z. B. Dislokation, Inkrustation, persistierende Drangsymptomatik/Dranginkontinenz) sollte die Plazierung von Stents auf Hochrisikopatienten beschränkt bleiben (ASA ≥3). Ein großer prostatischer Mittellappen ist eine Kontraindikation.

20.2.2.7
Ballondilatation

Dieses Verfahren kann zur effektiven Therapie des BPH-Syndroms nicht empfohlen werden, da die erreichte Dilatation nicht von Dauer ist.

20.2.2.8
HIFU

Dieses Verfahren kann zur effektiven Therapie des BPH-Syndroms nicht empfohlen werden. Eine Gewebsnekrose als Voraussetzung für einen Therapieeffekt kann mit den derzeit existierenden Systemen nicht in ausreichendem Maße erzeugt werden.

Fazit

- **Alle instrumentellen transurethralen oder operativen Verfahren haben mit Ausnahme der NE-TUMT eine Deobstruktion der BPO mit Ablation von Prostatagewebe zum Ziel. Mit zunehmender Ablation verringert sich die Obstruktion, wobei die Behandlungsmorbidität ansteigt (z. B. Harnröhrenstrikturen, Blasenhalssklerose, Ejakulationsstörungen, Harnwegsinfektionen, Inkontinenz, Impotenz)**
- Die TURP führt zu den besten Behandlungsergebnissen. Daten über Komplikations- und Rezidivraten sind uneinheitlich
- Die offene Operation kann bei großem Drüsenvolumen, die TUIP bei einem Volumen <30 ml eingesetzt werden
- Die NE-TUMT kann bei symptomatischen Patienten ohne BPO eingesetzt werden. Langzeitdaten sind begrenzt
- Die HE-TUMT kann bei symptomatischen Patienten mit BPO eingesetzt werden. Langzeitdaten sind begrenzt

- Die TUNA kann bei symptomatischen Patienten mit BPO eingesetzt werden. Langzeitdaten sind begrenzt
- Laserverfahren können bei symptomatischen Patienten mit BPO eingesetzt werden. Langzeitdaten sind begrenzt
- Stents können bei Hochrisikopatienten mit Seitenlappen-BPH indiziert sein
- Hyperthermie, Ballondilatation und HIFU sind für die Therapie des BPH-Syndroms nicht geeignet

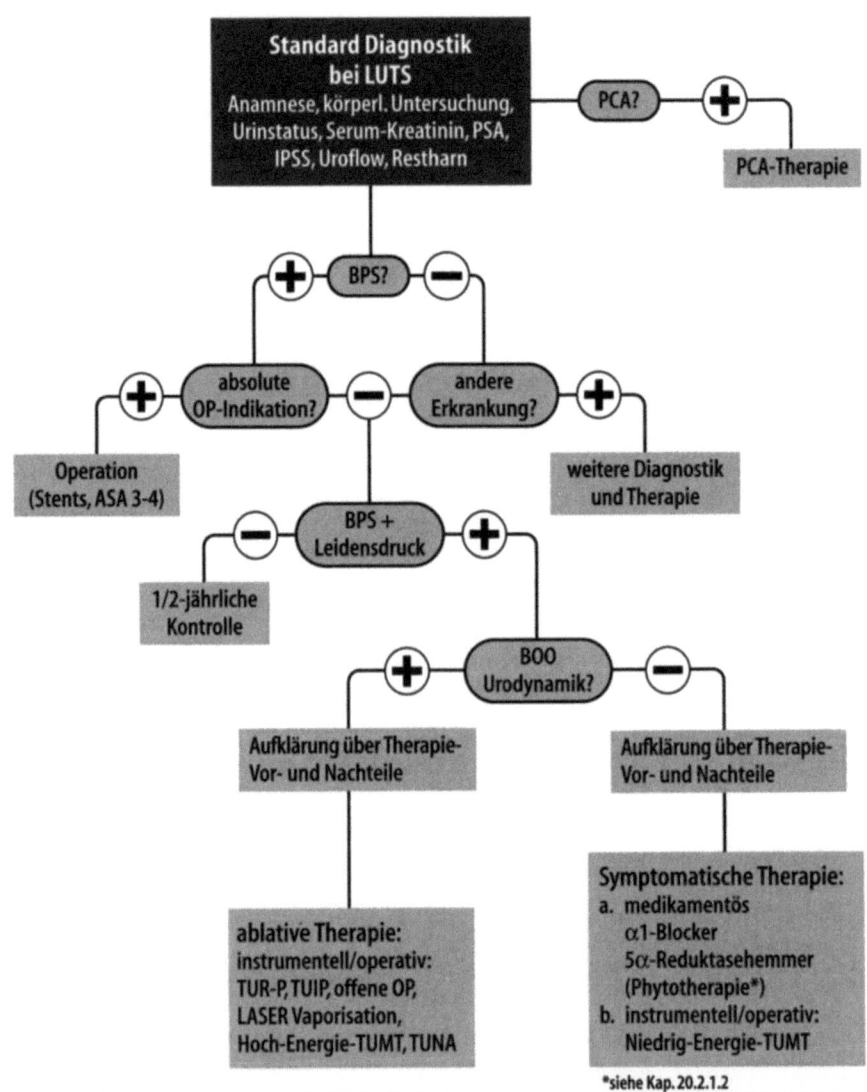

Abb. 20.1. Behandlungsdiagramm

Literatur

Konservative Therapieverfahren

Abrams P, Schulman CC, Vaage S, European Tamsulosin Study Group (1995) Tamsulosin, a selective aIC-adrenoceptor antagonist: a randomized, controlled trial in patients with benign prostatic »obstruction« (symptomatic BPH). Br J Urol 76: 325-326

Andersen JT, Ekman P, Wolf H et al. (1995) Can finasteride reverse the progress of benign prostatic hyperplasia? A two-year placebo-controlled study. Urology 46, 5: 631

Berges RR, Windeler J, Trampisch HJ, Senge T, and the Beta-Sitosterol Study Group (1995) Randomised, placebo-controlled, double-blind clinical trial of beta-sitosterol in patients with benign prostatic hyperplasia. Lancet 345: 1529-1532

Boyle P, Gould AL, Roehrborn CG (1996) Prostate volume predicts outcome of treatment of benign prostatic hyperplasia with finasteride: meta-analysis of randomized clinical trials. Urology 48: 398-405

Brawer MK, Adams G, Epstein H (1993) Terazosin in the treatment of benign prostatic hyperplasia. Arch Fam Med 2: 929-935

Buzelin JM, Hebert M, Blondin P (1993) Alpha-blocking treatment with alfuzosin in symptomatic benign prostatic hyperplasia: comparative study with prazosin. Br J Urol 72: 922-927

Chapple CR, Carter P, Christmas TJ, Kirby RS, Bryan J, Milroy EJG, Abrams P (1994) A three month double-blind study of doxazosin as treatment for benign prostatic bladder outlet obstruction. Br J Urol 74: 50-56

Chapple CR, Wyndaele JJ, Nordling J, Boeminghaus F, Ypma AFGVM, Abrams P, on behalf of the European Tamsulosin Study Group (1996) Tamsulosin, the first prostate-selective alpha(1 A)-adrenoceptor antagonist – a meta-analysis of two randomized, placebo-controlled, multicentre studies in patients with benign prostatic obstruction (symptomatic BPH). Eur Urol 29: 155-167

Christensen MM, Holme JB, Rasmussen PC et al. (1993) Doxazosin treatment in patients with prostatic obstructions. Scand J Urol Nephrol 27: 39-44

Elhilali MM, Ramsey EW, Barkin J et al. (1996) A multicenter, randomized, double-blind, placebo-controlled study to evaluate the safety and efficacy of terazosin in the treatment of benign prostatic hyperplasia. Urology 47, 3: 335-342

Eri LM, Tveter KJ (1995) Alpha-blockade in the treatment of symptomatic benign prostatic hyperplasia. J Urol 154: 923-934

Fawzy A, Braun K, Lewis GP, Gaffney M, Ice K, Dias N (1995) Doxazosin in the treatment of benign prostatic hyperplasia in normotensive patients: a multicenter study. J Urol 154: 105-109

Finasteride Study Group (1993) Finasteride (MK-906) in the treatment of benign prostatic hyperplasia. Prostate 22: 291-299

Gillenwater JY, Conn RL, Chrysant SG, Roy J, Gaffney M, Ice K, Dias N (1995) Doxazosin for the treatment of benign prostatic hyperplasia in patients with mild to moderate essential hypertension: a double-blind, placebo-controlled dose-response multicenter study. J Urol 154: 110-115

Gormley GJ, Stoner E, Bruskewitz RC et al. (1992) The effect of finasteride in men with benign prostatic hyperplasia. N Engl J Med 327: 1185-1191

Holme JB, Christensen MM, Rasmussen PC et al. (1994) 29-week doxazosin treatment in patients with symptomatic benign prostatic hyperplasia. Scand J Urol Nephrol 28: 77-82

Italian Alfuzosin Cooperative Group (1995) Multicenter observational trial on symptomatic treatment of benign prostatic hyperplasia with alfuzosin: clinical evaluation of impact on patient's quality of life. Eur Urol 27: 128-134

Jardin A, Bensodoun H, Delauche-Cavallier MC, Attali P (1991) Alfuzosin for treatment of benign prostatic hypertrophy. Lancet 337: 1457-1461

Jardin A, Bensadoun H, Delauche-Cavallier MC, Attali P (1993) Long-term treatment of benign prostatic hyperplasia with alfuzosin: a 12-18 month assessment. Br J Urol 72: 615-620

Jonler M, Wasson JH, Reda DJ, Bruskewitz RC (1994) Analysis of watchful waiting studies. In: Kurth K, Newling DWW (eds) Benign prostatic hyperplasia. Progr Clin Biol Res 386: 291-302

Kawachi I, Barry MJ, Giovannucci E, Rimm EB, Colditz GA, Stampfer MJ, Willett WC (1996) The impact of different therapies on symptoms of benign prostatic hyperplasia: a prospective study. Clin Ther 18: 1118-1127

Klippel KF, Hiltl DM, Schipp B (1997) A multicentric, placebo-controlled, double-blind, clinical trial of ß-sitosterol (phytosterol) for the treatment of benign prostatic hyperplasia. Br J Urol 80 : 427-432

Labasky RF (1996) Variability of clinical and pressure-flow study variables after 6 months of watchful waiting in patients with lower urinary tract symptoms and benign prostatic enlargement – comment. J Urol 156: 1034

Lepor H, Auerbach S, Puras-Baez A et al. (1992) A randomized, placebo-controlled multicenter study of the efficacy and safety of terazosin in the treatment of benign prostatic hyperplasia. J Urol 148: 1467

Lepor H, Williford WO, Barry MJ et al. (1996) The efficacy of terazosin, finasteride, or both in benign prostatic hyperplasia. N Engl J Med 335: 533-539

Lloyd SN, Buckley JF, Chilton CP, Ibrahim I, Kaisary AV, Kirk D (1992) Terazosin in the treatment of benign prostatic hyperplasia: a multicentre, placebo-controlled trial. Br J Urol 70: 17-21

Lukacs B, McCarthy C, Grange JC, and the QOL BPH Study Group in General Practice (1993) Long-term quality of life in patients with benign prostatic hypertrophy: preliminary results of a cohort survey of 7,093 patients treated with an alpha-1-adrenergic blocker, alfuzosin. Eur Urol 24: 34-40

Martelli A, Pacifico P, Casadei G (1993) Effect of alfuzosin on quality of life in benign prostatic hyperplasia patients: preliminary results. Eur Urol 24: 28-33

McConnell J, Bruskewitz R, Walsh P et al. (1998) The effect of finasteride on the risk of acute urinary retention and the need for surgical treatment among men with benign prostatic hyperplasia. N Engl J Med 338: 557-563

Nacey JN, Meffan PJ, Delahunt B (1995) The effect of finasteride on prostate volume, urinary flow rate and symptom score in men with benign prostatic hyperplasia. Aust N Z J Surg 65: 35-39

Neal DE (1997) Watchful waiting or drug therapy for benign prostatic hyperplasia. Lancet 350: 305-306

Nickel JC, Fradet Y, Boake RC, Pommerville PJ, Perreault J-P, Afridi SK, Elhilali MM, and the PROSPECT Study Group (1996) Efficacy and safety of finasteride therapy for benign prostatic hyperplasia: results of a 2-year randomized controlled trial (the PROSPECT Study). Can Med Assoc J 15, 9: 1251-1259

Roehrborn CG, Oesterling JE, Auerbach S, Kaplan SA, Lloyd LK, Milam DF, Padley RJ (1996) The Hytrin Community Assessment Trial Study: a one-year study of terazosin versus placebo in the treatment of men with symptomatic benign prostatic hyperplasia. HYCAT Investigator Group. Urology 47, 2: 159-168

Sall M, Bruskewitz R (1996) Treatment of benign prostatic hyperplasia: surgery, medical therapy, or watchful waiting. Compr Ther 22: 554-558

Schulman CC, de Sy W, Vandendries M, Tomas M, Santoni JP (1994) Belgian multicenter clinical study of alfuzosin, a selective alpha 1-blocker, in the treatment of benign prostatic hyperplasia. The Alfuzosin Belgian Group. Acta Urol Belg 62, 4: 15-21

Schulman CC, Cortvriend J, Jonas U, Lock TMTW, Vaage S, Speakman MJ, on behalf of the European Tamsulosin Study Group (1996) Tamsulosin, the first prostate-selective alpha(1 A)-adrenoceptor antagonist - analysis of a multinational, multicentre, open-label study assessing the long-term efficacy and safety in patients with benign prostatic obstruction (symptomatic BPH). Eur Urol 29: 145-154

Sökeland J, Albrecht J (1997) Kombination aus Sabal- und Urticaextrakt versus Finasterid bei BPH (Stadium I-III nach Alken). Vergleich der therapeutischen Wirksamkeit in einer einjährigen Doppelblindstudie. Urologe A 36: 327-333

Stoner E (1994) Maintenance of clinical efficacy with finasteride therapy for 24 months in patients with benign prostatic hyperplasia. The Finasteride Study Group. Arch Intern Med 154: 83-88

Stoner E (1994) Three-year safety and efficacy data on the use of finasteride in the treatment of benign prostatic hyperplasia. Urology 43: 284-294

The Finasteride Study Group (1993) Finasteride (MK-906) in the treatment of benign prostatic hyperplasia. Prostate 22: 291-299

The Italian Alfuzosin Cooperative Group (1995) Multicenter observational trial on symptomatic treatment of benign prostatic hyperplasia with alfuzosin: clinical evaluation of impact on patient's quality of life. Eur Urol 27: 128-134

Wasson JH, Reda DJ, Bruskewitz RC, Elinson J, Keller AM, Henderson WG (1995) A comparison of transurethral surgery with watchful waiting for moderate symptoms of benign prostatic hyperplasia. N Engl J Med 332: 75-79

Witjes WPJ, de Wildt MJAM, Rosier PFWM, Caris CTM, Debruyne FMJ, de la Rosette JJMCH (1996) Variability of clinical and pressure-flow study variables after 6 month of watchful waiting in patients with lower urinary tract symptoms and benign prostatic enlargement. J Urol 156: 1026-1034

Yu HJ, Chiu TY, Lai MK (1995) Therapeutic effects of finasteride in benign prostatic hyperplasia: a randomized double-blind controlled trial. J Formos Med Assoc 94, 1/2: 37-41

Instrumentelle/operative Verfahren

Aagaard J, Jonler M, Fuglsig S, Christensen LL, Jorgensen HS, Norgaard JP (1994) Total transurethral resection versus minimal transurethral resection of the prostate – a 10-year follow-up study of urinary symptoms, uroflowmetry and residual volume. Br J Urol 74: 333–336

Altwein JE (1994) The indications for surgical treatment of BPH. In: Kurth K, Newling DWW (eds) Benign prostatic hyperplasia. Progr Clin Biol Res 386: 357–367

Anson K, Nawrocki J, Buckley J et al. (1995) A multicenter, randomized, prospective study of endoscopic laser ablation versus transurethral resection of the prostate. Urology 46: 305–310

Benson RC (1995) Editorial comment: transurethral resection versus incision of the prostate: a randomized, prospective study. Urology 45: 767

Campo B, Bergamaschi F, Corrada P, Ordesi G (1997) Transurethral needle ablation (TUNA) of the prostate: a clinical and urodynamic evaluation, Urology 49: 847–850

Cattolica EV, Sidney S, Sadler MC (1997) . The safety of transurethral prostatectomy: a cohort study of mortality in 9,416 men. J Urol 158: 102–104

Cerruti G, Tani F (1994) TUIP for infravesically obstructed BPH patients: a review of 300 cases. Arch Esp Urol 47: 911–914

Cetinel B, Turan T, Talat Z, Yalcin V, Alici B, Solok V (1994) Update evaluation of benign prostatic hyperplasia: when should we offer prostatectomy? Br J Urol 74: 566–571

Cetinkaya M, Ulusoy E, Adsan Ö, Saglam H, Öztürk B, Basay S (1996) Comparative early results of transurethral electroresection and transurethral electrovaporization in benign prostatic hyperplasia. Br J Urol 78: 901–903

Cherrie RJ, Young RA, Cattolica EV (1997) The safety of overnight hospitalization for transurethral prostatectomy: a prospective study of 200 patients. J Urol 157: 531–533

Chiou RK, Binard JE, Ebersole ME, Horan JJ, Chiou YK, Lynch B (1994) Randomized comparison of balloon dilation and transurethral incision for treatment of symptomatic benign prostatic hyperplasia. J Endourol 8, 3: 221–224

Costello AJ, Crowe HR, Jackson T, Street A (1995) A randomised single institution study comparing laser prostatectomy and transurethral resection of the prostate. Ann Acad Med Singapore 24, 5: 700–704

Cowles RS 3rd, Kabalin JN, Childs S, Lepor H, Dixon C, Stein B, Zabbo A (1995) A prospective randomized comparison of transurethral resection to visual laser ablation of the prostate for the treatment of benign prostatic hyperplasia. Urology 46, 2: 155–160

Crowley AR, Horowitz M, Chan E, Macchia RJ (1995) Transurethral resection of the prostate versus open prostatectomy: long-term mortality comparison. J Urol 153: 695–697

Dahlstrand C, Walden M, Geirsson G, Pettersson S (1995) Transurethral microwave thermotherapy versus transurethral resection for symptomatic benign prostatic obstruction: a prospective randomized study with a 2-year follow-up. Br J Urol 75: 614–618

D'Ancona FCH, Francisca EAE, Witjes WPJ, Welling L, Debruyne FMJ, de la Rosette JJMCH (1997) High energy thermotherapy versus transurethral resection in the treatment of benign prostatic hyperplasia: results of a prospective randomized study with 1 year of followup. J Urol 158: 120–125

De Geeter P, Persson C, Lindenborn H, Scherer M (1997) MRI-Imaging: an efficient method to compare different »TUMT«-devices? J Endourol 11 [Suppl 1]: 156

De la Rosette JJMCH, de Wildt MJAM, Höfner K, Carter SSC, Debruyne FMJ, Tubaro A (1996) High energy thermotherapy in the treatment in benign prostatic hyperplasia: results of the European benign prostatic hyperplasia study group. J Urol 156: 97–102

De la Rosette JJMCH, de Wildt MJAM, Höfner K, Carter SSC, Debruyne FMJ, Tubaro A (1996) Pressure-flow-study analysis in patients treated with high energy thermotherapy. J Urol 156: 1428–1433

Devonec M, Carter SSC, Tubaro A, de la Rosette JJMCH, Höfner K, Dahlstrand C, Perrin P (1995) Microwave therapy. Curr Opin Urol 5: 3–9

De Wildt MJAM, de la Rosette JJMCH, Debruyne FMJ (1994) Retreatment rate after surgical and non-surgical treatments. Progr Clin Biol Res 386: 597–613

De Wildt MJAM, Tubaro A, Höfner K, Carter SSC, de la Rosette JJMCH, Devonec M (1995) Responders and nonresponders to transurethral microwave thermotherapy: a multicenter retrospective analysis. J Urol 154: 1775–1778

De Wildt MJAM, d'Ancona FCH, Hubregste M, Carter SSC, Debruyne FMJ, de la Rosette JJMCH (1996) Three-year follow up of patients treated with lower energy microwave thermotherapy. J Urol 156: 1959–1963

De Wildt MJAM, Debruyne FMJ, de la Rosette JJMCH (1996) High energy transurethral microwave thermotherapy: a thermoablative treatment for benign prostatic obstruction. Urology 48: 416–423

De Wildt MJAM, Hubregtse M, Ogden C, Carter SSC, Debruyne FMJ, de la Rosette JJMCH (1996) A 12-month study of the placebo effect in transurethral microwave thermotherapy. Br J Urol 77: 221–227

DiSilverio F, D'Eramo G, Flammia GP, DeVico A, Casale P, Sciarra A (1996) Comparative effects of transurethral incision (TUIP) and TUIP plus LHRH analogue in the treatment of benign prostate hyperplasia. J Urol (Paris) 102: 111–116

Doll HA, Black NA, McPherson K (1994) Transurethral resection of the prostate for benign prostatic hypertrophy: factors associated with a successful outcome at 1 year. Br J Urol 73: 669–680

Emberton M, Black N, Blandy JP et al. (1995) The effectiveness of prostatectomy in reducing symptoms and improving the quality of life in 5131 men. J Urol 153: 317 A

Emberton M, Neal DE, Black Fordham M et al. (1996) The effect of prostatectomy on symptom severity and quality of life. Br J Urol 77, 2: 233–247

Fuglsig S, Aagaard J, Jonler M, Olesen S, Norgaard JP (1994) Survival after transurethral resection of the prostate: a 10-year followup. J Urol 151: 637–639

Haab F, Yamaguchi R, Leach GE (1996) Post-prostatectomy incontinence. Urol Clin North Am 23: 447–458

Hahn RG, Nilsson A, Farahmand BY, Persson PG (1997) Blood haemoglobin and the long-term incidence of acute myocardial infarction after transurethral resection of the prostate. Eur Urol 31: 199–203

Hanbury DC, Sethia KK (1995) Erectile function following transurethrale prostatectomy. Br J Urol 75: 12–13

Hargreave TB, Heynes CF, Kendrick SW, Whyte B, Clarke JA (1996) Mortality after transurethral and open prostatectomy in Scotland. Br J Urol 77, 4: 547–553

Haupt G, Pannek J, Benkert S, Heinrich C, Schulze H, Senge T (1997) Transurethral resection of the prostate with microprocessor controlled electrosurgical unit. J Urol 158: 497–501

Höfner K, Krah H, Kuczyk M, Tan HK, Jonas U (1995) Changes in outflow obstruction following transurethral microwave thermotherapy, in: Marberger (Hrsg.): Application of newer forms of energy in urology. Isis Medical Media Ltd, Oxford, pp 41–49

Höfner K, Gonnermann O, Oelke M, Kuczyk M, Jonas U (1997) Transurethral microwave thermotherapy and laser treatment. Curr Opin Urol 7: 169–179

Holtgrewe HL (1995) Transurethral prostatectomy. Urol Clin North Am 22: 357–368

Horninger W, Unterlechner H, Strasser H, Bartsch G (1996) . Transurethral prostatectomy: Mortality and morbidity. Prostate 28, 3: 195–200

Ibrahim AIA, El-Malik E, Ghali AM, Murad N, Saad M (1995) Effect of age, comorbidity and type of surgery on perioperative complications and mortality of prostatectomy. Br J Urol 76: 341–345

Irani J, Bon D, Fournier E, Dore B, Aubert J (1996) Patient acceptability of transurethral incision of the prostate under local anaesthesia. Br J Urol 78: 904–906

Jonler M, Bruskewitz RC (1994) Transurethral incision of the prostate for the treatment of benign prostatic hyperplasia. Semin Urol 12: 156–160

Jorgensen JB, Seidelin C, Petersen F, Frimodt-Moller C (1997) Does old age contraindicate TURP. Eur Urol 31: 281–285

Kabalin JN, Gill HS, Bite G, Wolfe V (1995) Comparative study of laser versus electrocautery prostaticresection: 18-month followup with complex urodynamic assessment. J Urol 153: 94–98

Keoghane SR, Lawrence KC, Jenkinson CP, Doll HA, Chappel DB, Cranston DW (1996) The Oxford Laser Prostate Trial: sensitivity to change of three measures of outcome. Urology 47: 43–47

Kirby RS (1995) Transurethral resection versus incision of the prostate: a randomized, prospective study. Urology 45, 5: 775

Koshiba K, Egawa S, Ohori M, Uchida T, Yokoyama E, Shoji K (1995) Does transurethral resection of the prostate pose a risk to life? 22-year outcome. J Urol 153: 1506–1509

Larson TR, Bostwick DG, Corica A (1996) Temperature-correlated histopathologic changes following microwave thermoablation of obstructive tissue in patients with benign prostatic hyperplasia. Urology 47: 463–469

Leach GE, Trockman B, Wong A, Hamilton J, Haab F, Zimmern PE (1996) Post-prostatectomy incontinence: urodynamic findings and treatment outcomes. J Urol 155, 4: 1256–1259

Luttwak Z, Lask D, Abarbanel J, Manes A, Paz A, Mukamel E (1995) Transvesical prostatectomy in elderly patients. J Urol 157: 2210–2211

Madsen FA, Bruskewitz RC (1995) Transurethral incision of the prostate. Urol Clin North Am 22: 369–373

Matani Y, Mottrie AM, Stöckle M, Voges GE, Fichtner J, Hohenfellner R (1996) Transurethral prostatectomy: a long-term follow-up study of 166 patients over 80 years of age. Eur Urol 30: 414–417

McCullough DL (1997) Editorial: benign prostatic hyperplasia – which tests predict good outcomes following transurethral resection of the prostate and the role of laser vaporization in treatment. J Urol 157: 1313–1314

Mebust WK (1994) Selection of the surgical procedure for management of benign prostatic hyperplasia. Progr Clin Biol Res 386: 369–384

Narayan P, Tewari A, Aboseif S, Evans C (1995) A randomized study comparing visual laser ablation and transurethral evaporation of prostate in the management of benign prostatic hyperplasia. J Urol 154: 2083–2088

Neal DE (1994) Evaluation and results of treatment for prostatism. Urol Res 22: 61–66

Oesterling JE, Defalco AJ, Kaplan SA, Reddy PK, Epstein HB, Chancellor MB (1994) The North American experience with the uroLume endoprosthesis as treatment for benign prostatic hyperplasia: long-term results. Urology 44: 353–362

Rasor JS, Zlotta AR, Edwards SD, Schulman CC (1993) Transurethral needle ablation (TUNA): thermal gradient mapping and comparison of lesion size in a tissue model and in patients with benign prostatic hyperplasia. Eur Urol 24: 411–414

Riehmann RC, Knes JM, Heisey D, Madsen PO, Bruskewitz RC (1995) Transurethral resection versus incision of the prostate: a randomized, prospective study. Urology 45: 768–775

Roehrborn CG (1996) Editorial: fine-tuning the indication for prostatectomy. J Urol 155: 203–205

Rosario DJ, Woo H, Potts KL, Cutinha PE, Hastie KJ, Chapple CR (1997) Safety and efficacy of transurethral needle ablation of the prostate for symptomatic outlet obstruction. Br J Urol 80: 579–586

Schulman CC, Zlotta AR (1995) Transurethral needle ablation of the prostate for treatment of benign prostatic hyperplasia: early clinical experience. Urology 45: 28–33

Seaman EK, Jacobs BZ, Blaivas JG, Kaplan SA (1994) Persistence or recurrence of symptoms after transurethral resection of the prostate: a urodynamic assessment. J Urol 152: 935–937

Sengör F, Köse O, Yücebas E, Beysel M, Erdogan K, Narter F (1996) A comparative study of laser ablation and transurethral electroresection for benign prostatic hyperplasia: results of a 6-months follow-up. Br J Urol 78: 398–400

Sirls T, Ganabathi K, Zimmern PE, Roskamp DA, Woldetsadik G, Leach GE (1994) Transurethral incision of the prostate: an objective and subjective evaluation of long term efficacy. J Urol (Paris) 100: 249

Soderdahl DW, Knight RW, Hansberry KL (1996) Erectile dysfunction following transurethral resection of the prostate. J Urol 156: 1354–1356

Sparwasser C, Riehmann M, Knes J, Madsen PO (1995) Langzeitergebnisse der transurethralen Prostatainzision /TUIP) und transurethralen Prostataresektion (TURP). Eine prospektiv randomisierte Studie. Urologe A 34: 153–157

Steele GS, Sleep DJ (1997) Transurethral needle ablation of the prostate: a urodynamic based study with 2-year followup. J Urol 158: 1834–1838

Thorpe AC, Cleary R, Coles J, Vernon S, Reynolds J, Neal DE (1994) Deaths and complications following prostatectomy in 1400 men in the Northern Region of England. Br J Urol 74: 559–565

Tscholl R, Largo M, Poppinghaus E, Recker F, Subotic B (1995) Incidence of erectile impotence secondary to transurethral resection of benign prostatic hyperplasia, assessed by preoperative snap gauge tests. J Urol 153: 1491–1493

Tubaro A, Carter SSC, de la Rosette JJMCH et al. (1995) The prediction of clinical outcome from transurethral microwave thermotherapy by pressure-flow analysis: a European multicenter study. J Urol 153: 1526–1530

Appendix: Grundlage der Evidenzbewertung für Leitlinienempfehlungen

Evidenzstufe
1. Unterstützende Evidenz aus gut durchgeführten randomisierten, kontrollierten Studien mit 100 oder mehr Patienten
   1a Evidenz aus gut durchgeführten multizentrischen Studien
   1b Evidenz aus Metaanalysen, die Qualitätsränge in der Analyse berücksichtigen und insgesamt mindestens 100 Patienten für die Berechnung von Effektgröße und Konfidenzintervall berücksichtigen
2. Unterstützende Evidenz aus gut durchgeführten randomisierten, kontrollierten Studien mit weniger als 100 Patienten
   2a Evidenz aus gut durchgeführten Studien aus einem oder mehreren Zentren
   2b Evidenz aus Metaanalysen, die Qualitätsränge in der Analyse berücksichtigen und weniger als 100 Patienten für die Berechnung von Effektgröße und Konfidenzintervall berücksichtigen
3. Unterstützende Evidenz aus gut durchgeführten Kohortenstudien
   3a Evidenz aus gut durchgeführter prospektiver Kohortenstudie
   3b Evidenz aus gut durchgeführter retrospektiver Kohortenstudie
   3c Evidenz aus gut durchgeführter Metaanalyse aus Kohortenstudien
4. Unterstützende Evidenz aus gut durchgeführten Fallkontrollstudien
5. Unterstützende Evidenz aus schlecht kontrollierten oder unkontrollierten Studien
   5a Evidenz aus randomisierten klinischen Studien mit methodischen Fehlern
   5b Evidenz aus Anwendungsbeobachtungen mit hohem Beeinflussungspotential
   5c Evidenz aus Fallserien oder Fallberichten
6. Widersprüchliche Evidenz, die eine Empfehlung in Richtung der Evidenzlage unterstützt
7. Expertenmeinungen

Zusammenfassende Graduierung
- Grad A: Evidenz aus 1–3
- Grad B: Evidenz aus 4–6
- Grad C: Evidenz aus 7

Für die Leitlinien wurde alle Evidenz mit Grad A berücksichtigt, z. T. ergänzt durch unterstützende Evidenz aus Grad B (soweit Grad-A-Evidenz nicht vorhanden ist). Nicht berücksichtigt wurde Evidenz aus Grad C.

Anhang

I   Internationaler Prostata-Symptomenscore (IPSS) 582
II ICS-BPH-Fragebogen zu urologischen Beschwerden 583
III Dänischer Prostata-Symptomenscore (DAN-PSS-1) 596
IV BPH-QoL9-Fragebogen 597
V   BPH Impact Index (BII) 599
VI Symptom Problem Index (SPI) 599
VII BPH-Specific Interference with Activities (BSIA) 600

In den letzten Jahren sind eine Reihe verschiedener Fragebögen zur Quantifizierung von Symptomatik, allgemeinem Gesundheitszustand, Lebensqualität und Sexualfunktion veröffentlicht worden, die entsprechend dem derzeitigen Status des Schrifttums präsentiert werden sollen. Der Stand der Evaluierung dieser Fragebögen ist unterschiedlich und ergibt sich aus der angegebenen Literatur. Da nur zum Teil autorisierte deutsche Übersetzungen vorliegen, erfolgt die Präsentation teilweise in englischer Sprache.

Als Empfehlung für die Praxis kann gelten, daß für die Erfassung der Symptomatik ein einfacher Fragebogen verwendet werden sollte, der durch den Patienten selbst ausgefüllt werden kann. Von der 4th International Consultation on Benign Prostatic Hyperplasia 1997 [4] wird, wie auch in den deutschen Leitlinien (Kap. 20), der Internationale Prostata-Symptomenscore (IPSS) empfohlen [2]. Der ICS- [1, 5, 11, 15, 17] und der dänische DAN-PSS-1-Fragebogen [7] sind ebenfalls ausreichend validierte Instrumente zur Quantifizierung der Symptomatik und erfassen über den IPSS hinaus auch Angaben zur Kontinenz.

Weitere Fragebögen, die detaillierter den Einfluß der BPH-Symptomatik auf den allgemeinen Gesundheitszustand und die Lebensqualität erfassen und z. Z. evaluiert werden, sind: BPH-QoL9-Fragebogen [13], BPH Impact Index (BII) [3], BPH-Specific Interference with Activities (BSIA) [6] und Symptom Problem Index [3].

Spezielle Fragebögen zur Quantifizierung der Störungen von Erektion, Libido und Ejakulation, die im Zusammenhang mit BPH oder deren Therapie empfohlen werden, sind: International Index of Erectile Function (IIEF) [16], Brief Sexual Function Inventory [14], Radiumhemmets Scale of Sexual Functioning [8-10] und ein Teil zur Sexualfunktion des UCLA/RAND Prostate Cancer Index [12].

Anhang I: Internationaler Prostata-Symptomenscore (IPSS)

IPSS	Niemals	Seltener als in einem von 5 Fällen	Seltener als in der Hälfte aller Fälle	Ungefähr in der Hälfte aller Fälle	In mehr als der Hälfte aller Fälle	Fast immer
Die Angaben beziehen sich auf die **letzten 4 Wochen**						
1. Wie oft hatten Sie das Gefühl, daß Ihre Blase nach dem Wasserlassen nicht ganz entleert war?	0	1	2	3	4	5
2. Wie oft mußten Sie innerhalb von 2 Stunden ein zweites Mal Wasser lassen?	0	1	2	3	4	5
3. Wie oft mußten Sie beim Wasserlassen mehrmals aufhören und wieder neu beginnen?	0	1	2	3	4	5
4. Wie oft hatten Sie Schwierigkeiten, das Wasserlassen hinauszuzögern?	0	1	2	3	4	5
5. Wie oft hatten Sie einen schwachen Strahl beim Wasserlassen?	0	1	2	3	4	5
6. Wie oft mußten Sie während des letzten Monats beim Wasserlassen sich anstrengen oder pressen, um mit dem Wasserlassen zu beginnen?	0	1	2	3	4	5
7. Wie oft sind Sie im Durchschnitt nachts aufgestanden, um Wasser zu lassen?	Niemals	Einmal	Zweimal	Dreimal	Viermal	Fünfmal oder mehr
	0	1	2	3	4	5

Gesamt-IPSS-Score S = _____

Beeinträchtigung der Lebensqualität durch Harntraktsymptome	Ausgezeichnet	Zufrieden	Überwiegend zufrieden	Gemischt, teils zufrieden, teils unzufrieden	Überwiegend unzufrieden	Unglücklich	Sehr schlecht
1. Wie würden Sie sich fühlen, wenn sich Ihre jetzigen Symptome beim Wasserlassen in Ihrem weiteren Leben nicht mehr ändern würden?	0	1	2	3	4	5	6

Lebensqualität Index L = _____

Literatur

Barry MJ, Fowler FJ Jr, O'Leary MP, Bruskewitz RC, Holtgrewe HL, Mebust WK, Cockett AT (1992) The American Urological Association symptom index for benign prostatic hyperplasia. The Measurement Committee of the American Urological Association. J Urol 148: 1549–1557

Anhang II: ICS-BPH-Fragebogen zu urologischen Beschwerden
(enthält: ICSmale, ICSsex, ICSQol)

ICS-BPH-
FRAGEBOGEN ZU UROLOGISCHEN BESCHWERDEN

Mit diesem Fragebogen soll geklärt werden, welche Beschwerden bei Ihrer Prostataerkrankung auftreten und wie belastend sie sind.

Bitte beantworten Sie immer beide Teile jeder Frage und denken Sie dabei an Ihre Beschwerden im letzten Monat.

Sie werden bei einigen Fragen nach der Häufigkeit Ihrer Beschwerden gefragt, ob diese selten, manchmal oder meistens auftreten.

Hierbei bedeutet:

Selten = **Weniger als 1/3 der Zeit**
Manchmal = **Zwischen 1/3 und 2/3 der Zeit**
Meistens = **Mehr als 2/3 der Zeit**

Bitte kreuzen Sie die entsprechende Antwort an. ☑

Sollten Unklarheiten bestehen, fragen Sie bitte nach.

Nicht vom Pat. auszufüllen

1. Wie oft müssen Sie durchschnittlich pro Tag die Blase entleeren?

1–6 x ☐	1
7–8 x ☐	2
9–10 x ☐	3
11–12 x ☐	4
13 x und mehr ☐	5

Wie groß ist dieses Problem für Sie?

Kein Problem ☐	1
ein kleines Problem ☐	2
ein ziemliches Problem ☐	3
ein ernstes Problem ☐	4

2. Wie oft müssen Sie durchschnittlich nachts aufstehen, um die Blase zu entleeren?

gar nicht ☐	1
einmal ☐	2
zweimal ☐	3
dreimal ☐	4
viermal oder öfter ☐	5

Wie groß ist dieses Problem für Sie?

Kein Problem ☐	1
ein kleines Problem ☐	2
ein ziemliches Problem ☐	3
ein ernstes Problem ☐	4

3. Müssen Sie sich beeilen, um die Toilette noch rechtzeitig zu erreichen?

nie ☐	1
selten (weniger als 1/3 der Zeit) ☐	2
manchmal (zwischen 1/3 und 2/3 der Zeit) ☐	3
meistens (mehr als 2/3 der Zeit) ☐	4
immer ☐	5

Wie groß ist dieses Problem für Sie?

Kein Problem ☐	1
ein kleines Problem ☐	2
ein ziemliches Problem ☐	3
ein ernstes Problem ☐	4

4. Verlieren Sie Urin, bevor Sie die Toilette erreichen?

nie ☐	1
selten ☐	2
manchmal ☐	3
meistens ☐	4
immer ☐	5

Wie groß ist dieses Problem für Sie?

Kein Problem ☐	1
ein kleines Problem ☐	2
ein ziemliches Problem ☐	3
ein ernstes Problem ☐	4

5. Verspüren Sie Schmerzen in der Blase?

nie ☐	1
selten ☐	2
manchmal ☐	3
meistens ☐	4
immer ☐	5

Wie groß ist dieses Problem für Sie?

Kein Problem ☐	1
ein kleines Problem ☐	2
ein ziemliches Problem ☐	3
ein ernstes Problem ☐	4

6. Verlieren Sie Urin, wenn Sie husten oder niesen?

nie ☐	1
selten ☐	2
manchmal ☐	3
meistens ☐	4
immer ☐	5

Wie groß ist dieses Problem für Sie?

Kein Problem ☐	1
ein kleines Problem ☐	2
ein ziemliches Problem ☐	3
ein ernstes Problem ☐	4

7. Verlieren Sie Urin ohne besonderen Grund,
   insbesondere ohne Harndrang?

nie ☐	1
selten (weniger als 1/3 der Zeit) ☐	2
manchmal (zwischen 1/3 und 2/3 der Zeit) ☐	3
meistens (mehr als 2/3 der Zeit) ☐	4
immer ☐	5

Wie groß ist dieses Problem für Sie?

Kein Problem ☐	1
ein kleines Problem ☐	2
ein ziemliches Problem ☐	3
ein ernstes Problem ☐	4

8. Wenn Sie die Blase entleeren wollen, dauert es einige Zeit,
   bevor der Urin kommt?

nie ☐	1
selten ☐	2
manchmal ☐	3
meistens ☐	4
immer ☐	5

Wie groß ist dieses Problem für Sie?

Kein Problem ☐	1
ein kleines Problem ☐	2
ein ziemliches Problem ☐	3
ein ernstes Problem ☐	4

9. Müssen Sie pressen, damit der Harnstrahl beginnt?

nie ☐	1
selten ☐	2
manchmal ☐	3
meistens ☐	4
immer ☐	5

Wie groß ist dieses Problem für Sie?

Kein Problem ☐	1
ein kleines Problem ☐	2
ein ziemliches Problem ☐	3
ein ernstes Problem ☐	4

10. Müssen Sie pressen, damit der Harnstrahl nicht aufhöhrt?

nie ☐	1
selten (weniger als 1/3 der Zeit) ☐	2
manchmal (zwischen 1/3 und 2/3 der Zeit) ☐	3
meistens (mehr als 2/3 der Zeit) ☐	4
immer ☐	5

Wie groß ist dieses Problem für Sie?

Kein Problem ☐	1
ein kleines Problem ☐	2
ein ziemliches Problem ☐	3
ein ernstes Problem ☐	4

11. Wie urinieren Sie normalerweise?

im Stehen ☐	1
im Sitzen ☐	2

Wie groß ist dieses Problem für Sie?

Kein Problem ☐	1
ein kleines Problem ☐	2
ein ziemliches Problem ☐	3
ein ernstes Problem ☐	4

12. Wie beurteilen Sie die Stärke Ihres Harnstrahls?

normal ☐	1
selten reduziert ☐	2
manchmal reduziert ☐	3
meistens reduziert ☐	4
immer reduziert ☐	5

Wie groß ist dieses Problem für Sie?

Kein Problem ☐	1
ein kleines Problem ☐	2
ein ziemliches Problem ☐	3
ein ernstes Problem ☐	4

13. Hatten Sie schon immer einen schwachen Harnstrahl?

nein ☐	1
ja ☐	2

Anhang 587

14. Bitte kreisen Sie im Bild die Zahl ein, die der Stärke Ihres Harnstrahls im letzten Monat entspricht.

        4   3   2   1   (nach Peeling, 1989)

Wie weit?

1
2
3
4

---

15. Hört Ihr Harnstrahl zwischendurch manchmal auf?

nie	☐
selten	☐
manchmal	☐
meistens	☐
immer	☐

1
2
3
4
5

Wie groß ist dieses Problem für Sie?

Kein Problem	☐
ein kleines Problem	☐
ein ziemliches Problem	☐
ein ernstes Problem	☐

1
2
3
4

---

16. Spüren Sie ein brennendes Gefühl beim Urinieren?

nie	☐
selten	☐
manchmal	☐
meistens	☐
immer	☐

1
2
3
4
5

Wie groß ist dieses Problem für Sie?

Kein Problem	☐
ein kleines Problem	☐
ein ziemliches Problem	☐
ein ernstes Problem	☐

1
2
3
4

17. Wie oft haben Sie das Gefühl, daß Ihre Blase nach dem Urinieren nicht vollständig entleert ist?

nie ☐	1
selten (weniger als 1/3 der Zeit) ☐	2
manchmal (zwischen 1/3 und 2/3 der Zeit) ☐	3
meistens (mehr als 2/3 der Zeit) ☐	4
immer ☐	5

Wie groß ist dieses Problem für Sie?

Kein Problem ☐	1
ein kleines Problem ☐	2
ein ziemliches Problem ☐	3
ein ernstes Problem ☐	4

18. Endet Ihr Harnstrahl mit längerem Tröpfeln?

nie ☐	1
selten ☐	2
manchmal ☐	3
meistens ☐	4
immer ☐	5

Wie groß ist dieses Problem für Sie?

Kein Problem ☐	1
ein kleines Problem ☐	2
ein ziemliches Problem ☐	3
ein ernstes Problem ☐	4

19. Wie oft haben Sie einige Minuten nach dem Wasserlassen, als Sie sich schon wieder angezogen hatten, ein geringes Einnässen der Unterhose bemerkt?

nie ☐	1
selten (weniger als 1/3 der Zeit) ☐	2
manchmal (zwischen 1/3 und 2/3 der Zeit) ☐	3
meistens (mehr als 2/3 der Zeit) ☐	4
immer ☐	5

Wie groß ist dieses Problem für Sie?

Kein Problem ☐	1
ein kleines Problem ☐	2
ein ziemliches Problem ☐	3
ein ernstes Problem ☐	4

20. Verlieren Sie im Schlaf Urin?

nie ☐	1
selten (weniger als 1/3 der Zeit) ☐	2
manchmal (zwischen 1/3 und 2/3 der Zeit) ☐	3
meistens (mehr als 2/3 der Zeit) ☐	4
immer ☐	5

Wie groß ist dieses Problem für Sie?

Kein Problem ☐	1
ein kleines Problem ☐	2
ein ziemliches Problem ☐	3
ein ernstes Problem ☐	4

21. Falls Sie tagsüber Urin verlieren, müssen Sie dann Ihre Kleidung wechseln oder tragen Sie Einlagen?

nein, kein Urinabgang ☐	1
ja, wechseln der Unterhose ☐	2
ja, wechseln der Kleidung ☐	3
ich trage Einlagen ☐	4

Wie groß ist dieses Problem für Sie?

Kein Problem ☐	1
ein kleines Problem ☐	2
ein ziemliches Problem ☐	3
ein ernstes Problem ☐	4

22. Müssen Sie innerhalb der nächsten Viertelstunde noch einmal wasserlassen, nachdem Sie Ihre Blase entleert hatten?

nie ☐	1
selten ☐	2
manchmal ☐	3
meistens ☐	4
immer ☐	5

Wie groß ist dieses Problem für Sie?

Kein Problem ☐	1
ein kleines Problem ☐	2
ein ziemliches Problem ☐	3
ein ernstes Problem ☐	4

23. Hatten Sie jemals einen totalen Harnverhalt, so daß Ihnen ein Katheter gelegt werden mußte, um die Blase zu entleeren?

nein ☐	1
ja, 1 x ☐	2
ja, 2 x ☐	3
ja, mehr als 2 x ☐	4

24. Hat Ihr Sexualleben unter den urologischen Beschwerden gelitten?

überhaupt nicht ☐	1
ein bißchen ☐	2
ziemlich ☐	3
ganz erheblich ☐	4

Wie groß ist dieses Problem für Sie?

Kein Problem ☐	1
ein kleines Problem ☐	2
ein ziemliches Problem ☐	3
ein ernstes Problem ☐	4

Falls Sie kein Sexualleben mehr führen, seit wann nicht mehr?

Jahre ☐
Monate ☐   ☐☐

25. Haben Sie Erektionen?

Ja, mit normaler Steifheit ☐	1
Ja, mit reduzierter Steifheit ☐	2
Ja, mit stark reduzierter Steifheit ☐	3
nein, Erektion nicht möglich ☐	4

Wie groß ist dieses Problem für Sie?

Kein Problem ☐	1
ein kleines Problem ☐	2
ein ziemliches Problem ☐	3
ein ernstes Problem ☐	4

26. Haben Sie Samenergüsse?

Ja, normale Menge ☐	1
Ja, reduzierte Menge ☐	2
Ja, stark reduzierte Menge ☐	3
keine Samenergüsse ☐	4

Wie groß ist dieses Problem für Sie?

Kein Problem ☐	1
ein kleines Problem ☐	2
ein ziemliches Problem ☐	3
ein ernstes Problem ☐	4

27. Treten bei Ihnen während des Ergusses Schmerzen auf oder fühlen Sie sich unbehaglich?

nein ☐	1
Ja, geringe Schmerzen/Unbehagen ☐	2
Ja, mittelmäßige Schmerzen/Unbehagen ☐	3
Ja, ernste Schmerzen/Unbehagen ☐	4

Wie groß ist dieses Problem für Sie?

Kein Problem ☐	1
ein kleines Problem ☐	2
ein ziemliches Problem ☐	3
ein ernstes Problem ☐	4

28. Wie oft müssen Sie tagsüber urinieren?

stündlich ☐	1
alle 2 Stunden ☐	2
alle 3 Stunden ☐	3
alle 4 Stunden oder seltener ☐	4

Wie groß ist dieses Problem für Sie?

Kein Problem ☐	1
ein kleines Problem ☐	2
ein ziemliches Problem ☐	3
ein ernstes Problem ☐	4

29. Trinken Sie weniger, um Ihre urologischen Beschwerden zu vermindern, so daß Sie wieder normal leben können?

nie ☐	1
selten ☐	2
manchmal ☐	3
meistens ☐	4
immer ☐	5

Wie groß ist dieses Problem für Sie?

Kein Problem ☐	1
ein kleines Problem ☐	2
ein ziemliches Problem ☐	3
ein ernstes Problem ☐	4

30. Wie stark belasten die urologischen Beschwerden Ihr Alltagsleben?

überhaupt nicht ☐	1
ein bißchen ☐	2
ziemlich ☐	3
sehr stark ☐	4

31. Wie lange haben Sie bereits urologischen Beschwerden, die Sie belasten?

wenn weniger als 1 Jahr, bitte Angabe von Monaten	☐
zwischen 1 und 2 Jahren	☐
zwischen 2 und 3 Jahren	☐
mehr als 3 Jahre	☐

32. Machen Sie sich Sorgen wegen Ihrer urologischen Beschwerden? Bitte schreiben Sie hier auf, welche Sorgen dies sind.

1
2

33. Falls Sie den Rest des Lebens mit den derzeitigen urologischen Beschwerden verbringen müßten, wie würden Sie sich fühlen?

völlig zufrieden ☐	1
zufrieden ☐	2
überwiegend zufrieden ☐	3
gemischte Gefühle ☐	4
meistens unzufrieden ☐	5
sehr unglücklich ☐	6
verzweifelt ☐	7

34. Welche Ihrer urologischen Beschwerden belasten Sie im Moment am meisten?

Bitte beschreiben Sie diese Beschwerden mit Ihren eigenen Worten oder nennen Sie die Nummern der Fragen in diesem Fragebogen, die diese Beschwerden am besten beschreiben.

1.

2.

3.

1
2
3

Vielen Dank für Ihre Auskunft.

Falls Sie irgendwelche Kommentare zu dem Fragebogen oder zu Ihren urologischen Beschwerden abgeben möchten, tragen Sie diese hier unten ein.

1
2

Nun füllen Sie bitte noch den Fragebogen über Ihren allgemeinen Gesundheitszustand aus.

Anhang

FRAGEBOGEN ZUM ALLGEMEINEN GESUNDHEITSZUSTAND

In diesem Fragebogen werden Sie nach Ihrer Meinung zu Ihrem Gesundheitszustand gefragt und wie gut Sie ein normales Leben führen können.

Bitte beantworten Sie jede Frage, indem Sie die zutreffende Nummer (1, 2, 3 ...) einkreisen.

Sollten Sie sich nicht sicher sein, markieren Sie diejenige Antwort, die Ihr Empfinden am ehesten widergibt und geben Sie einen Kommentar am linken Seitenrand ab.

1. Wie würden Sie Ihren Gesundheitszustand beurteilen?

(Kreisen Sie bitte eine Zahl ein)

Hervorragend	1
Sehr gut	2
Gut	3
Mäßig	4
Schlecht	5

2. Wie bewerten Sie Ihren derzeitigen Gesundheitszustand im Vergleich zum Vorjahr?

(Kreisen Sie bitte eine Zahl ein)

Viel besser als im Vorjahr	1
Ein wenig besser als im Vorjahr	2
In etwa gleich	3
Ein wenig schlechter als im Vorjahr	4
Viel schlechter als im Vorjahr	5

GESUNDHEITSZUSTAND UND ALLTÄGLICHE AKTIVITÄTEN

3. Die folgenden Fragen beziehen sich auf Ihr Alltagsleben, und zwar drauf, wie stark Ihr Gesundheitszustand Ihre Aktivität beeinträchtigt.

(Kreisen Sie bitte eine Zahl ein)

	Ja, stark beein- trächtigt	Ja, gering beein- trächtigt	Nein, überhaupt nicht beein- trächtigt
a. **Lebhafte Aktivitäten** wie z. B. Laufen, Heben schwerer Gegenstände, Teilnahme an anstrengenden Sportarten	1	2	3
b. **Maßvolle Aktivitäten** z. B. Bewegen eines Tisches, Staubsaugen, Bowling, Golfspielen	1	2	3
c. Anheben und Tragen von Lebensmitteln oder Erledigung von Einkäufen	1	2	3
d. Steigen **mehrerer Treppen**	1	2	3
e. Steigen **einer Treppe**	1	2	3
f. Kniebeugen, niederknien, bücken	1	2	3
g. Spazieren gehen **(über 1,5 km)**	1	2	3
h. **Mehrere Male** um den Block	1	2	3
i. **Einmal** um den Block	1	2	3
j. Baden und alleine an- und ausziehen	1	2	3

4. Hatten Sie während der **letzten 4 Wochen** wegen **Ihres Gesundheitszustandes** im Beruf oder im Privatleben folgende Probleme? (Bitte antworten Sie mit **JA** oder **NEIN** indem Sie 1 oder 2 einkreisen)

	Ja	Nein
a. Mußten Sie Ihre Arbeit oder andere Tätigkeiten zeitlich einschränken?	1	2
b. Haben Sie weniger geschafft, als Sie wollten?	1	2
c. Gab es Dinge, die Sie nicht tun konnten?	1	2
d. Sind Ihnen irgendwelche Dinge **schwerer** gefallen als sonst?	1	2

5. Hatten Sie während der **letzten 4 Wochen** wegen **seelischer oder emotionaler Probleme** (Depressionen, Angst usw.) folgende Schwierigkeiten im Beruf oder Privatleben?
(Bitte antworten Sie mit **JA** oder **NEIN** indem Sie 1 oder 2 einkreisen)

	Ja	Nein
a. Mußten Sie sich bei der Berufsausübung oder anderen Aktivitäten **zeitlich** einschränken?	1	2
b. Haben Sie weniger geschafft, als Sie wollten?	1	2
c. Waren Sie weniger **sorgfältig** als sonst?	1	2

6. In welchem Ausmaß hat Ihre körperliche oder seelische Gesundheit **während der letzten 4 Wochen** Ihre normalen Beziehungen mit Familie, Freunden, Nachbarn und Vereinen beeinträchtigt?

(Kreisen Sie bitte eine Zahl ein)

Überhaupt nicht 1
Wenig 2
Mittelmäßig 3
Ziemlich 4
Sehr stark 5

SCHMERZEN

7. Hatten Sie in den **letzten 4 Wochen körperliche** Schmerzen?

(Kreisen Sie bitte eine Zahl ein)

Keine 1
Sehr geringe 2
Geringe 3
Mittelmäßige 4
Heftige 5
Sehr heftige 6

8. Inwieweit haben **Schmerzen während der letzten 4 Wochen** Ihre normale Arbeitsfähigkeit beeinträchtigt?

(Kreisen Sie bitte eine Zahl ein)

Überhaupt nicht 1
Ein Bißchen 2
Mittelmäßig 3
Ziemlich stark 4
Extrem 5

9. Bitte sagen Sie uns, wie sie sich im letzten Monat gefühlt haben und wie es Ihnen ergangen ist.

(Kreisen Sie bitte eine Zahl ein)

	Immer	Meistens	oft	Manchmal	Selten	Niemals
a. voller Elan?	1	2	3	4	5	6
b. sehr nervös?	1	2	3	4	5	6
c. so depremiert, daß sie nichts aufmuntern konnte?	1	2	3	4	5	6
d. ruhig und gelassen?	1	2	3	4	5	6
e. energiegeladen?	1	2	3	4	5	6
f. niedergeschlagen und traurig?	1	2	3	4	5	6
g. erschöpft?	1	2	3	4	5	6
h. glücklich?	1	2	3	4	5	6
i. müde?	1	2	3	4	5	6
j. Hat Ihr Gesundheitszustand Ihre sozialen Aktivitäten beeinträchtigt?	1	2	3	4	5	6

10. Bitte wählen Sie die passende Antwort aus.

(Kreisen Sie bitte eine Zahl ein)

	völlig richtig	überwiegend richtig	ich weiß nicht	überwiegend falsch	völlig falsch
a. Ich scheine leichter zu erkranken als andere Leute	1	2	3	4	5
b. Ich bin so gesund, wie jeder andere auch	1	2	3	4	5
c. Ich nehme an, daß meine Gesundheit schlechter wird	1	2	3	4	5
d. Meine Gesundheit ist ausgezeichnet	1	2	3	4	5

Literatur

Abrams P, Donovan JL, de la Rosette JJ, Schäfer W (1997) International Continence Society »Benign Prostatic Hyperplasia« Study: background, aims, and methodology. Neurourol Urodyn 16: 79–91

Donovan JL, Abrams P, Peters TJ, Kay HE, Reynard J, Chapple C, de la Rosette JJ, Kondo A (1996) The ICS-'BPH' Study: the psychometric validity and reliability of the ICSmale questionnaire. Br J Urol 77: 554–562

Jolleys JV, Donovan JL, Nanchahal K, Peters TJ, Abrams P (1994) Urinary symptoms in the community: how bothersome are they? Br J Urol 74: 551–555

Peters TJ, Donovan JL, Kay HE, Abrams P, de la Rosette JJ, Porru D, Thüroff JW (1997) The International Continence Society »Benign Prostatic Hyperplasia« Study: the bothersomeness of urinary symptoms. J Urol 157: 885–889

Witjes WP, de la Rosette JJ, Donovan JL, Peters TJ, Abrams P, Kay HE, Höfner K, Kinn AC, Walter S (1997) The International Continence Society »Benign Prostatic Hyperplasia« Study: international differences in lower urinary tract symptoms and related bother. J Urol 157: 1295–1300

Anhang III: Dänischer Prostata-Symptomenscore (DAN-PSS-1)

The DAN-PSS-1 (Danish Prostatic Symptom Score 1) contains 12 pairs of questions on symptoms and their related bothersomeness. A total score can be calculated by multiplying each symptom score with the corresponding bother score, and then adding the resulting 12 scores. Symptoms that are not bothersome do not add to the total score.

Each question allows the patient to choose one of four answers. For each question the patient score 0–3 for severity of symptoms (A) and 0–3 for the degree of bother (B).

1A Do you have to wait for urination to begin?
Answers: 0-No, never ; 1-Rarely ; 2-Often ; 3-Always

1B If you have to wait for urination to begin, how bothersome ist this for you?
Answers: 0-Not at all ; 2-A little bit ; 2-Moderately ; 3-Very much

2A Do you consider your urinary stream as:
Answers: 0-Normal ; 1-Weak ; 2-Very weak ; 3-Dribbling

2B If your urinary stream is weak, how bothersome ist this for you?
Answers: 0-Not at all ; 1-A little bit ; 2-Moderately ; 3-Very much

3A Do you feel that you empty your bladder completely when urinating?
Answers: 0-Yes, Always , 1-Often ; 2-Rarely ; 3-Never

3B If you feel that you do not empty your bladder completely when urinating, how bothersome is this for you?
Answers: 0-Not at all ; 1-A little bit ; 2-Moderately ; 3-Very much

4A Do you have to push or strain to begin urination and/or maintain urination?
Answers: 0-No, never ; 1-Rarely ; 2-Often ; 3-Always

4B If you have to push or strain, how bothersome is this for you?
Answers: 0-Not at all ; 1-A little bit ; 2-Moderately ; 3-Very much

5A What ist the longest interval between each urination, from when you wake up in the morning until you go to bed?
Answers: 0-More than 3 hours ; 1-2 to 3 hours ; 2-1 to 2 hours ; 3-Less than 1 hour

5B If you have to urinate often, how bothersome is this for you?
Answers: 0-Not at all ; 1-A little bit ; 2-Moderately ; 3-Very much

6A How many times do you have to urinate during the night?
Answers: 0-0 times ; 1-1 to 2 times ; 2-3 to 4 times ; 3-5 times or more

6B If you have to urinate during the night, how bothersome is this for you?
Answers: 0-Not at all ; 1-A little bit ; 2-Moderately ; 3-Very much

7A Do you experience an urgent (strong) need to urinate?
Answers: 0-No, never ; 1-Rarely ; 2-Often ; 3-Always

7B Do you experience an urgent (strong) need to urinate, how bothersome ist this for you?
Answers: 0-Not at all ; 1-A little bit ; 2-Moderately ; 3-Very much

8A Is your need to urinate so urgent that you cannot held it back until you reach the toilet?
Answers: 0-No, never ; 1-Rarely ; 2-Often ; 3-Always

8B If you cannot hold back the urination until you reach the toilet, how bothersome is this for you?
Answers: 0-Not at all ; 1-A little bit ; 2-Moderately ; 3-Very much

9A Does it hurt or burn when you urinate?
Answers: 0-No, never ; 1-Rarely ; 2-Often ; 3-Always

9B If it hurts or burns when you urinate, how bothersome is this for you?
    Answers: 0-Not at all ; 1-A little bit ; 2-Moderately ; 3-Very much
10A Do you experience dribbling when you thought urination had finished (terminal dribbling)?
    Answers: 0-No, Never ; 1-In the toilet ; 2-Small amount in the underpants ; 3-Large amount in the underpants
10B If you experience dribbling when you thought urination had finished, how bothersome is this for you?
    Answers: 0-Not at all ; 1-A little bit ; 2-Moderately ; 3-Very much
11A Do you urinate involuntarily during physical exertion (e.g., when coughing, sneezing, lifting objects)?
    Answers: 0-No, Never ; 1-Rarely ; 2-Often ; 3-Always
11B If you urinate involuntarily during physical exertion, how bothersome is this for you?
    Answers: 0-Not at all ; 1-A little bit ; 2-Moderately ; 3-Very much
12A Do you urinate involuntarily without physically exerting yourself and without needing to urinate (seepage)?
    Answers: 0-No, Never ; 1-Rarely ; 2-Often ; 3-Always
12B If you urinate involuntarily without needing to and without physically exerting, how bothersome is this for you?
    Answers: 0-Not at all ; 1-A little bit ; 2-Moderately ; 3-Very much

Literatur

Hansen BJ, Flyger H, Brasso K, Schou J, Nordling J, Thorup Andersen J, Mortensen S, Meyhoff HH, Walter S, Hald T (1995) Validation of the self-administered Danish Prostatic Symptom Score (DAN-PSS-1) system for use in benign prostatic hyperplasia. Br J Urol 76: 451–458

Anhang IV: BPH-QoL9-Fragebogen

BPH-QoL9: one page questionnaire

Why this questionnaire?

You have consulted doctor about urinary problems that bother you. He diagnosed benign hypertrophy.

This questionnaire has been designed to evaluate the impact of these problems on your quality of life.

Please answer the 9 questions on the following page.

The questionnaire and your answers will remain strictly confidential.

How to complete the questionnaire?

Answer each question in the order. Please use *a black biro or felt tip.*

Put a mark, as illustrated on the following example, in the place, which last seems to correspond to how you feel.

Example:

You feel tired:

    VERY TIRED L⎯⎯⎯⎯⎯⎯⎯⎯⎯⎯⎯⎯⎯⎯⎯⎯J NOT AT ALL TIRED

If for example you feel very tired, put your mark towards the left of the line:

You feel tired:

    VERY TIRED L⎯/⎯⎯⎯⎯⎯⎯⎯⎯⎯⎯⎯⎯⎯⎯J NOT AT ALL TIRED

If, on the other hand, you feel quite well-rested, put your mark towards the right of the line.

Your answer may vary between the two ends of the drawn line. Your mark can therefore be as close to or as far from the fixed points, depending on how you feel.

The following questions relate to how you have been feeling during the past 4 weeks.

When you are with other people, your activities (professional or non-professional) with them are disrupted:

VERY MUCH L_____J VERY LITTLE

When you are with other people, your activities (professional or non-professional) with them are disrupted:

VERY MUCH L_____J VERY LITTLE

When you go out (for a walk, shopping ...) or when you travel, you have to stop to pass urine:

FREQUENTLY L_____J RARELY

Your hobbies and leisure activities are:

DISRUPTED L_____J NOT DISRUPTED

You feel tired, weary and unmotivated:

VERY TIRED L_____J NOT AT ALL TIRED

Your level of energy and vitality is:

LOW L_____J HIGH

Regarding your present life you are:

DISSATISFIED L_____J SATISFIED

Currently your sexual desire is:

WEAK L_____J STRONG

You are satisfied with your erections:

NOT SATISFIED L_____J VERY SATISFIED
AT ALL

You are satisfied with your sex life:

RARELY L_____J FREQUENTLY

Literatur

Lukacs B, Comet D, Grange JC, Thibault P (1997) Construction and validation of a short-form benign prostatic hypertrophy health-related quality-of-life questionnaire. BPH Group in General Practice. Br J Urol 80: 722–730

Anhang V: BPH Impact Index (BII)

1. Over the past month, how much physical discomfort did any urinary problems cause you?
   - 0 ☐ none
   - 1 ☐ only a little
   - 2 ☐ some
   - 3 ☐ a lot

2. Over the past month, how much did you worry about your health because of any urinary problems?
   - 0 ☐ none
   - 1 ☐ only a little
   - 2 ☐ some
   - 3 ☐ a lot

3. Overall, how bothersome has any trouble with urination been during the past month?
   - 0 ☐ not at all bothersome
   - 1 ☐ bothers me a little
   - 2 ☐ bothers me some
   - 3 ☐ bothers me a lot

4. Over the past month, how much of the time has any urinary problem kept you from doing the kinds of things you would usually do?
   - 0 ☐ none of the time
   - 1 ☐ a little of the time
   - 2 ☐ some of the time
   - 3 ☐ most of the time
   - 4 ☐ all of the time

BPH Impact Score = sum of questions 1–4 = _____

Literatur

Barry MJ, Fowler FJ Jr, O'Leary MP, Bruskewitz RC, Holtgrewe HL, Mebust WK (1995) Measuring disease-specific health status in men with benign prostatic hyperplasia. Measurement Committee of The American Urological Association. Med Care 33: As145–155

Anhang VI: Symptom Problem Index (SPI)

	no problem	very small problem	small problem	medium problem	big problem
1. Over the past month, how much has a sensation of not emptying your bladder been a problem for you?	0 ☐	1 ☐	2 ☐	3 ☐	4 ☐
2. Over the past month, how much has frequent urination during the day been a problem for you?	0 ☐	1 ☐	2 ☐	3 ☐	4 ☐
3. Over the past month, how much has getting up at night to urinate been a problem for you?	0 ☐	1 ☐	2 ☐	3 ☐	4 ☐
4. Over the past month, how much has stopping and starting when you urinate been a problem for you?	0 ☐	1 ☐	2 ☐	3 ☐	4 ☐

5. Over the past month, how much has a need to urinate with little warning been a problem for you? ₀☐ ₁☐ ₂☐ ₃☐ ₄☐

6. Over the past month, how much has impaired size and force of urinary stream been a problem for you? ₀☐ ₁☐ ₂☐ ₃☐ ₄☐

7. Over the past month, how much has having to push or strain to begin urination been a problem for you? ₀☐ ₁☐ ₂☐ ₃☐ ₄☐

Literatur

Barry MJ, Fowler FJ Jr, O'Leary MP, Bruskewitz RC, Holtgrewe HL, Mebust WK (1995) Measuring disease-specific health status in men with benign prostatic hyperplasia. Measurement Committee of The American Urological Association. Med Care 33: As145–155

Anhang VII: BPH-Specific Interference with Activities (BSIA)

During the PAST MONTH, how often have your urinary problems interfered in the following activities? (please mark an „X" in the box). If you do not have any urinary problems mark „none of the time".

	Non of the time	A little of the time	Some of the time	Most of the time	All of the time
1. Drinking fluids before you travel:	₁☐	₂☐	₃☐	₄☐	₅☐
2. Drinking fluids before you go to bed:	₁☐	₂☐	₃☐	₄☐	₅☐
3. Driving for two hours without stopping:	₁☐	₂☐	₃☐	₄☐	₅☐
4. Getting enough sleep at night:	₁☐	₂☐	₃☐	₄☐	₅☐
5. Going to places that may not have a toilet:	₁☐	₂☐	₃☐	₄☐	₅☐
6. Playing sports outdoors such as golf:	₁☐	₂☐	₃☐	₄☐	₅☐
7. Going to movies, shows, church, etc.:	₁☐	₂☐	₃☐	₄☐	₅☐

BSIA Score = sum of questions 1–7 = _____

Literatur

Epstein RS, Deverka PA, Chute CG, Panser L, Oesterling JE, Lieber MM, Schwartz S, Patrick D (1992) Validation of a new quality of life questionnaire for benign prostatic hyperplasia. J Clin Epidemiol 45: 1431–1445

Literatur

1. Abrams P, Donovan JL, de la Rosette JJ, Schäfer W (1997) International Continence Society »Benign Prostatic Hyperplasia« Study: background, aims, and methodology. Neurourol Urodyn 16: 79–91
2. Barry MJ, Fowler FJ, Jr. , O'Leary MP, Bruskewitz RC, Holtgrewe HL, Mebust WK, Cockett AT (1992) The American Urological Association symptom index for benign prostatic hyperplasia. The Measurement Committee of the American Urologica0l Association. J Urol 148:1549–1557
3. Barry MJ, Fowler FJ Jr, O'Leary MP, Bruskewitz RC, Holtgrewe HL, Mebust WK (1995) Measuring disease-specific health status in men with benign prostatic hyperplasia. Measurement Committee of The American Urological Association. Med Care 33: As145–155

4. Barry MJ, Adolfsson J, Batista JE et al. (1998) Measuring the symptoms and health impact of benign prostatic hyperplasia and its treatments. In: Denis L, Griffiths K, Khoury S, Cockett ATK, McConnell J, Chatelain C, Murphy G, Yoshida O (eds) 4th International Consultation on Benign Prostatic Hyperplasia (BPH), Paris, July 2–5, 1997. Health Publication Ltd, pp 265–321
5. Donovan JL, Abrams P, Peters TJ et al. (1996) The ICS-'BPH' Study: the psychometric validity and reliability of the ICSmale questionnaire. Br J Urol 77: 554–562
6. Epstein RS, Deverka PA, Chute CG et al. (1992) Validation of a new quality of life questionnaire for benign prostatic hyperplasia. J Clin Epidemiol 45: 1431–1445
7. Hansen BJ, Flyger H, Brasso K et al. (1995) Validation of the self-administered Danish Prostatic Symptom Score (DAN-PSS-1) system for use in benign prostatic hyperplasia. Br J Urol 76: 451–458
8. Helgason AR, Adolfsson J, Dickman P, Arver S, Fredrikson M, Gothberg M, Steineck G (1996) Sexual desire, erection, orgasm and ejaculatory functions and their importance to elderly Swedish men: a population-based study. Age Ageing 25:285–291
9. Helgason AR, Adolfsson J, Dickman P, Fredrikson M, Arver S, Steineck G (1996) Waning sexual function-the most important disease-specific distress for patients with prostate cancer. Br J Cancer 73: 1417–1421
10. Helgason AR, Fredrikson M, Adolfsson J, Steineck G (1995) Decreased sexual capacity after external radiation therapy for prostate cancer impairs quality of life. Int J Radiat Oncol Biol Phys 32: 33–39
11. Jolleys JV, Donovan JL, Nanchahal K, Peters TJ, Abrams P (1994) Urinary symptoms in the community: how bothersome are they? Br J Urol 74:551–555
12. Litwin MS, Hays RD, Fink A, Ganz PA, Leake B, Leach GE, Brook RH (1995) Quality-of-life outcomes in men treated for localized prostate cancer. JAMA 273: 129–135
13. Lukacs B, Comet D, Grange JC, Thibault P (1997) Construction and validation of a short-form benign prostatic hypertrophy health-related quality-of-life questionnaire. BPH Group in General Practice. Br J Urol 80: 722–730
14. O'Leary MP, Fowler FJ, Lenderking WR, Barber B, Sagnier PP, Guess HA, Barry MJ (1995) A brief male sexual function inventory for urology. Urology 46: 697–706
15. Peters TJ, Donovan JL, Kay HE, Abrams P, de la Rosette JJ, Porru D, Thüroff JW (1997) The International Continence Society »Benign Prostatic Hyperplasia« Study: the bothersomeness of urinary symptoms. J Urol 157: 885–889
16. Rosen RC, Riley A, Wagner G, Osterloh IH, Kirkpatrick J, Mishra A (1997) The international index of erectile function (IIEF): a multidimensional scale for assessment of erectile dysfunction. Urology 49: 822–830
17. Witjes WP, de la Rosette JJ, Donovan JL et al. (1997) The International Continence Society »Benign Prostatic Hyperplasia« Study: international differences in lower urinary tract symptoms and related bother. J Urol 157: 1295–1300

Sachwortverzeichnis

A
AAH (Atypische Adenomatöse Hyperplasie) 82, 83, 85, 87, 88
Ablatherm 366
Ablative Therapie 523
Abrams-Griffiths-Nomogramm 211, 542
Abrams-Griffiths-Number 210, 211
Acetylcholin 262
Adenose, sklerosierende 85, 87
α-Adrenozeptor-Antagonisten 261, 273
α_1-Adrenozeptor-Antagonisten 264
α_1-Adrenozeptor-Subtyp 267
– Nomenklatur 264
α_1-Adrenozeptoren 261, 263
α_{1-A}-Subtyp 267
α_{1-B}-Subtyp 267
α_{1-D}-Subtyp 267
α_2-Adrenozeptoren 263
β_1-Adrenozeptoren 263
Afrikanische Lilie (Hypoxis rooperi) 244, 246
AHCPR (Agency for Health Care Policy and Research) 533
– Leitlinien 534, 535, 546
– Publikationen 534
Alfuzosin 261, 267, 269, 271, 288, 293, 569
– Blutdruckwirkung 275
– Langzeitergebnisse 275
– Nebenwirkungen 275
– Qmax 274
– randomisierte Studien 274
– Restharn 275
– Symptomatik 274
– Urodynamik 275
Alpha-1a-Rezeptorenblocker 257
Alpha-Blocker 288, 518, 545, 548
– Veränderung der Obstruktion 287
– vs. Phyto-Pharmaka 287
– Wahrscheinlichkeit einer Nachbehandlung 549
Alpha-Blocker vs. Alpha-Blocker
– Doxazosin vs. Terazosin 288
– Tamsulosin vs. Alfuzosin 289
– Tamsulosin vs. Terazosin 288
Alpha-Blocker vs. 5-Alpha-Reduktase-Hemmer 290
– Terazosin vs. Finasterid 290
Alpha-Blocker vs. Phyto-Pharmaka
– Alfuzosin vs. Serenoa repens 288
Alter 6

Altersveränderung 114
Alterungsprozeß 114, 116, 132
Anamnese 145, 146, 561
Androgen-Östrogen-Imbalanz 309
Androgene 57, 65, 300
Androgenresistenz 103
Androgenrezeptor 26, 56, 95, 101-103
– Konzentration 102
Androgenstoffwechsel 242
Androstendion 95, 104
Antegrade Ejakulation 470
Antiandrogene 94, 303, 304
Apex prostatae 40
Apoptose 76
Argon-Laser 429
Aromatasehemmer 309
Atamestan 302, 309
Atypische Adenomatöse Hyperplasie (AAH) 82, 83, 85, 87, 88
AUA SI (s. AUA-Symptomenindex) 537
AUA-Score 184
AUA-Symptomenindex (AUA SI) 537
AUA-Symptomenscore 405
AUG (s. Ausscheidungsurogramm) 158, 564
Auslaßobstruktion 188
Auslaßwiderstand 127
Ausscheidungsurogramm (AUG) 564
– Beurteilung 158
– Indikation 161
– pathologische Befunde 161
Autopsiestudien 4

B
Ballondilatation 545, 573, 574
– Wahrscheinlichkeit einer Nachbehandlung 549
Baltimore-Longitudinalstudie (BLASA) 13
Bare-Fiber 429
Beckenbodenmuskulatur 36
Begleitprostatitis 79
Belastungsscores 228
Benign Prostatic Enlargement (s. BPE) 200, 226, 230, 308, 559
Benign prostatic obstruction (BPO) 308, 559
Benigne Prostatahyperplasie (s. BPH)
Beschwerdescores 231
Beta-Sitosterin 246
Beta-Sitosterol 242

Bicalutamid 304
BII (s. BPH-Impact-Index) 538
Bladder outlet obstruction (BOO) 200, 559
BLASA (Baltimore-Longitudinalstudie) 13
Blasenauslaßobstruktion 187, 220
Blasendekompensation 226
Blasendivertikel 186, 187
Blasenentleerungsstörungen 110, 145
Blasenhals-Colliculus-Abstand 182, 183
Blasenhalsbarre 183
Blasenkapazität 218
Blasensensitivität 218
Blasensteine 15, 187, 226, 535
Blasenwand, Dehnung der 127
Blasenwanddicke 184
Blutuntersuchungen 149
BOO (s. bladder outlet obstruction) 200, 559
Boyarsky-Score 142
BPE (s. benign prostatic enlargement) 200, 226, 230, 308, 559
– Androgenrezeptor 103
– assoziierte Symptome 117
– atypische adenomatöse Hyperplasie (AAH) 82
– Basalzellen 74
– DHT 99
– Differentialdiagnose 140, 146
– Entzündung 79
– glanduläre Strukturen 73
– inzidentes Karzinom 81
– Karzinom 80
– Kongestion 78
– luminal-sekretorische Zellen 74
– Östrogene 104
– regressive Veränderungen 76
– Wachstumshormone 105
BPH (benigne Prostatahyperplasie)
– absolute Operationsindikation 568
– Dunkelziffer 503
– epidemiologische Daten 503
– intravenöses Urogramm 544
– Makroskopie 68
– Mikroskopie 68
– natürlicher Verlauf 4
– postatrophisch 89
– Progredienz 310
– prostatische intraepitheliale Neoplasie 83, 85, 87
– Risikofaktoren 4
– – familiäres Risiko 4
– – genetisches Risiko 4
– sklerosierende Adenose 87
– Terminologie 558
– Ultraschalluntersuchung 544
BPH-Impact-Index (BII) 538
BPH-Symptome, Häufigkeit 5
BPH-Syndrom 560
BPO (s. benign prostatic obstruction) 308, 559
Brennesselwurzel (Urtica dioica) 244
Brennesselwurzel-Monopräparate 245
Brennesselwurzelextrakt 241
Buserelin 303

C
Cetrorelix 303
CHESS 333
CHESS-Klassifikation 212, 213, 349, 517
Chlormadinoacetat 304
CHRP (s. Coagulation and hemostatic resection of the prostate) 436
CLAP (s. Combination endoscopic laser ablation of the prostate) 437
CO_2-Laser 427
Coagulation and hemostatic resection of the prostate (CHRP) 436
Colliculus seminalis 26
Colling-Messer 470
Combination endoscopic laser ablation of the prostate (CLAP) 437
Compliance 127, 218
Computertomographie 157, 177
Cowper-Drüsen 40
Cucurbita pepo (Kürbissamen) 244
Cyproteronacetat 302, 303

D
Denonvillier-Faszie 36, 39
Detrusor
– degenerative Veränderungen 129
– Instabilität 128
– morphologische Veränderungen 116
– Obstruktion 128
Detrusor-Sphinkter-Dyskoordination 125
Detrusordehnbarkeit 218
Detrusordekompensation 127
Detrusordruck 121, 125, 234
Detrusorhyperaktivität 219
Detrusorhyperreflexie 115, 131, 219
Detrusorinstabilität 113, 115, 119, 130, 132, 184, 218, 219, 234
– obstruktionsbedingte 131
Detrusorinsuffizienz 113, 129, 132
– High-Flow-Obstruction 564
Detrusorkontraktilität 114, 115, 130, 205
Detrusormorphologie 128
Detrusormuskulatur 126
Detrusorschwäche 565
DHT (Dihydrotestosteron) 55, 94, 95, 97, 98, 101, 105, 240, 242, 300, 301, 304, 305, 310, 559
Diabetes mellitus 129
Diaphragma urogenitale 37
Digitale rektale Untersuchung (DRU) 145, 148, 150, 561
Dihydrotestosteron (DHT) 55, 94, 95, 97, 98, 101, 105, 240, 242, 300, 301, 304, 305, 310, 559
Diodenlaser 411, 417, 429, 442, 572
– Kombination von Vaporisation und Koagulation 437
Divertikel 183
Doxazosin 261, 267, 269, 272, 273, 293, 517, 569
– Blutdruckwirkung 280
– Langzeitergebnisse 277
– Nebenwirkungen 278
– Qmax 277
– randomisierte Studien 278
– Restharn 277

Sachwortverzeichnis

- Symptomatik 277
- Urodynamik 277
Dranginkontinenz 234
Dreistadienkonzept 110
DRU (Digitale rektale Untersuchung) 145, 148, 150, 561
Druck-Fluß-Messung 114, 121, 201, 204, 230, 234, 388, 542
- Parameter 203
- Reproduzierbarkeit 214
Druck-Fluß-Plot (s. P-Q-Plot) 121, 205, 213
Druck-Fluß-Relation 205
Druck-Fluß-Studien 565
Druck-Fluß-Untersuchung 132
Druckregistrierung 202
Drüsenepithel
- neuroendokrine parakrine Zellen 65
- sekretorische luminale Zellen 65
Drüsenzellen, Sekretion 54
Ductus ejaculatorii 32, 51
DURR (Dynamic Urethral Resistance Relation) 123, 124, 209
DURR (s. Dynamische urethrale Widerstandsrelation) 123, 124, 209
Dynamische urethrale Widerstandsrelation (Dynamic Urethral Resistance Relation, DURR) 123, 124, 209
Dysfunktion, erektile 308

E
E_2 (s. 17β-Estradiol) 301, 310
EGF (Epidermal Growth Factor) 66, 105
Ejakulation
- antegrade 470
- retrograde 547
Elektromyogramm 208
Elektrovaporisation 446
Embryonalentwicklung 26
Endoskopie 543, 565
- flexible 182
- Indikation 188
- Leistungsfähigkeit bei BPH 183
- Morbidität 217
Enukleation 511, 518, 545, 548
- Blasensteine 499
- Blutstillung 497
- Blutverlust 499
- Komplikationen 499
- Logennähte 496
- Modifikation nach Hryntschak 496
- Modifikation nach Malament 496
- Mortalität 499
- Reoperationsrate 500, 522
- retropubische 498
- stationärer Aufenthalt 500
- transvesikale 494
- Volumen der BPH 499
- Wahrscheinlichkeit einer Nachbhandlung 549
Epidermal Growth Factor (EGF) 66, 105
Epithel 98, 300, 304, 308
- Differenzierung 29
Epithel-Stroma-Ratio 389
Erektile Dysfunktion 308

Erektion 256, 308
Erektionsfähigkeit 39
Estradiol 104
17β-Estradiol (E_2) 301, 310

F
Fabianspirale 454
Feminisierung, testikuläre 103
FGF (Fibroblast growth factor) 66, 105
Fibroblast growth factor (FGF) 66, 105
Finasterid 247, 255, 256, 290, 302, 304, 305, 307, 308, 310, 518, 545, 570
Flowindex, Nachweis 193
Flutamid 302, 304
Fokussierter Ultraschall (s. HIFU) 365, 573, 574
- AUA-Symptomenscore 371
- Ausschlußkriterien 370
- Einschlußkriterien 370
- Fokuspunkt 367
- Harnflußrate 371
- histologischer Effekt 369
- Indikation 369
- klinische Daten 369
- klinische Ergebnisse 370
- Läsionsvolumen 365
- Nachteile 375
- Nebenwirkungen 373
- Restharn 371
- Schallkopf 367
- Technik 367
- Thermoläsion 365
- tierexperimentelle Untersuchungen 367
- urodynamische Daten 373
- Wertung 374
Füllungszystometrie 201

G
Gap junctions 131
Gestagen 303
Gestagen-Derivate 302
Gesundheitsbudget 502
Guidelines 201

H
Hämaturie 184, 535
Harnblasendehnbarkeit 219
Harndrang, imperativer 118, 141
Harnfluß 115, 121, 125, 184
- maximaler 229, 343
Harnflußmessung 540
Harnflußrate 7, 8, 11, 14, 405, 550
- maximale 6, 192, 306, 540, 541
Harninkontinenz 115, 547
- Beurteilung des Sphinkterspiels 182
Harnretention 114, 126
- akute 127
- chronische 127
Harnröhrendruckprofilmessung 543
Harnröhrenelastizität 120
Harnröhrenstent 536
Harnröhrenstriktur 213, 547
Harnstrahlabschwächung 194
Harnstrahlschwächung 118

Sachwortverzeichnis

Harnträufeln 118
Harnverhalt 15, 311, 535
– akuter 9, 226, 228, 306
Harnwegsinfekt 15
Harnwegsinfektionen 535, 540
hE-TUMT (s. TUMT, Hochenergie) 333, 573
– Gewebsdefekt 344
– klinische Ergebnisse 344
– Langzeitergebnisse 347
– Morbidität 347
– Patientenselektion 348
– Retentionsrate 350
– urodynamische Daten 344
– vs. TURP 345
– Wirkung auf die subjektiven Symptome 350
HIFU (s. Fokussierter Ultraschall) 365, 573, 574
HIFU-Schallkopf 366
HIFU-Systeme 366
High-grade-Karzinom 83, 87, 88
High-grade-PIN 83, 86, 87
Ho:YAG-Laser 572
Hochenergiethermotherapie 518
Hochfrequenzenergie 354
Hochfrequenzhyperthermie 318
Holmium-Laser 427, 432, 437, 442
Holmium-Laser-Resektion (HoLRP) 406, 436
Holmium:YAG-Laser 384, 406, 427, 428, 429
Holmiumlaser 384
HoLRP (s. Holmium-Laser-Resektion) 406, 436
Hormone 57
Hormonrezeptoren 72
Hybridtechnik 436, 437, 442
– Ergebnisse 441
Hydroxyprogesteroncapronat 303
Hyperplasie 90
– postatrophische 89
Hyperthermie 315, 317, 319, 323, 572, 574
– Malignomtherapie 321
– Prostata-Rektum-Fistel 320
Hyperthermieeffekte 318
Hyperthermiegeräte 317
Hypothyreose 129
Hypoxis rooperi (Afrikanische Lilie) 256, 244, 246

I

ICS-Nomogramm 210, 211, 213
IGF-I 105
IGF-II 105
ILC (s. Interstitielle Laserkoagulation) 410
ILK (s. Interstitielle Laserkoagulation) 410
Impotenz 547
In-situ-Hybridisierung 267
Innenzone 175
Innervation
– Prostata 43, 44
Insulin-like Growth-Factor 105
International Prostate Symptom Score (IPSS) 9, 114, 117, 142, 146, 184, 185, 228, 229, 249, 255, 256, 344, 537, 538, 561, 562
Interstitielle Laser
– Reoperationsrate 522

Interstitielle Laserkoagulation (ILK, ILC)
– Abnahme der Obstruktion 421
– Applikator 415
– automatische Leistungsanpassung 413
– erektile Dysfunktion 422
– Ergebnisse 420
– Harnfluß 420
– Harnverhalt 422
– hitzebedingtes Ödem 419
– In-vivo-Temperaturmessungen 420
– Indikationsbereich 419
– Inkontinenz 422
– intraoperative Blutung 422
– Karbonisation des Gewebes 417
– klinische Ergebnisse 418
– Koagulationsnekrose 410, 420
– Komplikationen 422
– Langzeitergebnisse 421
– Lichtleiter 411
– Mißerfolgsrate 421
– postoperative Harnableitung 419
– Prinzip 410
– Prostatavolumen 420
– Restharn 420
– Retherapierate 421
– retrograde Ejakulation 419, 422
– Symptomverbesserung 420
– transperinealer Zugang 415
– transurethrale Lichtleiterapplikation 416
– transurethraler Zugang 412
– Vergleich mit TURP 420
Intravenöses Pyelogramm (IVP) 161
– dekompensierter oberer Harntrakt 160
IPSS (International Prostate Symptom Score) 9, 114, 117, 142, 146, 184, 185, 228, 229, 249, 255, 256, 344, 537, 538, 561, 562
IVP (s. Intravenöses Pyelogramm) 161

K

Karbonisation 427, 431
Karzinome, inzidente 90
Kastration 100, 301, 302
Keratinozyten-Growth-Faktor (KGF) 105
KGF (Keratinozyten-Growth-Faktor) 105
Koagulation 427
Kohortenstudien 226
Kollagen 128, 129
Komplikationen 15
Kongestion 78, 242
Kontaktlaser 384
– Abtragung der Seitenlappen 434
– Abtragung eines Mittellappens 434
– Druck-Fluß-Kurve 439
– Einschlußkriterien 438
– Ergebnisse 438
– Laserresektoskop 434
– max. Flow 438
– Obstruktion 438
– postoperative Komplikationsrate 438
– postoperativer Verlauf 440
– Prostatavolumen 439
– Quarzspitzen 434
– Saphirspitzen 434

Sachwortverzeichnis

- seitlich abstrahlende Laserfasern 434
- Symptomenscore 438
- Volumen der Prostata 438
Kontaktlaserprostatektomie 427, 428
Kontaktvaporisation 430
Kontraktilität 125, 209
Kontrastmittel 157
Kontrastmittelzwischenfall 157
Kosten
- im ambulanten Sektor 503
- Arbeitsunfähigkeit 503
- Ballondilatation 502
- für Deutschland 502
- Katheterisierung beim akuten Harnverhalt 504
- kontrolliertes Zuwarten 502
- medikamentöse Therapie 502
- Nachsorge nach TURP 504
- Operation 502
- präoperative Diagnostik 504
- TURP 502
- Verschreibung 503
- visuelle Laserablation (VLAP) 502
Kostensteigerung 502
KTP-Laser 427, 429, 437, 572
Kürbissamen (cucurbita pepo) 244, 247, 250
Kurzzeitmorbidität 521

L

Laborparameter 563
Langzeitmorbidität 521
Laser 232, 233, 518
- Dragging-Technik 402
- Frühkomplikationen 400
- Harnfluß 394
- Harnröhrenstent 402
- Harnröhrenstrikturen 401
- Harnverhalt 400
- induzierte Emission 378
- IPSS 397
- Katheterverweildauer 403
- klinische Studien 395
- Komplikationen 405
- Kontakt-Verfahren 402
- Langzeitergebnisse 399
- Lokalanästhesie 401
- Morbidität 400, 401
- Nonkontakt-Verfahren 402
- Painting-Technik 402
- persistierende Obstruktion 401
- physikalische Prinzipien 378
- Prostatitis 401
- QOL-Index 398
- Quadrantenkoagulation 402
- Quadrantentechnik 402
- Reoperationsrate 399
- Restharn 396
- retrograde Ejakulation 401
- Spätkomplikationen 401
- spontane Emission 378
- transfusionsbedürftige Blutung 400
- und transurethrale Elektrovaporisation der Prostata (EVAP) 404
- thermische Wirkung im Gewebe 380

- TURP 403
- urodynamische Effekte 396
- Vaporisation 384
- Vergleich zur TURP 404
- Wirkung auf BPH 381
Laserbehandlung 231
Laserkoagulation 431, 571
Laserresektion 571
Lasertherapie 461
Laservaporisation 571
Laserverfahren 571
Laserwellenlängen 384
Lebensqualität 6-8, 140-142, 146, 228, 311, 550, 561
Leeraufnahmen 158
Leidensdruck 145
Leitlinien 504, 505
- Agency for Health Care Policy and Research (AHCPR) 533
Leuprorelin 303
Leydig-Zwischenzellen 95
LH-RH-Agonisten 94, 302
LH-RH-Antagonisten 302
Libido 255, 256, 301, 308
Low compliance bladder 220
Low-grade-Karzinom 87, 88
Lower Urinary Tract Symptoms (LUTS) 200, 226, 230, 306, 537, 538, 559
LUTS (s. Lower Urinary Tract Symptoms) 200, 226, 230, 306, 537, 538, 559

M

Madsen-Iversen-Score 142
Madsen-Symptom-Score 228, 343
Magnetresonanztromographie (MRT) 157, 170
- Architektur der Prostata 173
- Außenzone der Prostata 173
- Differentialdiagnose 176
- Endorektalsonde 170
- Gefäße 173
- Lymphknoten 173
- neurovaskuläres Bündel 173
- Prostatakarzinom 176
- T1-Eigenschaften 171
- T2-Eigenschaften 171
- Transitionalzone 173
- Wassergehalt des Gewebes 176
Maximale Harnflußrate (Qmax) 6, 192, 306, 540, 541
MCUG (Miktionszystourethrographie) 163
Mechanischer Widerstand 206
Medikamente
- weltweiter Umsatz 511
Medikamentöse Therapie
- Empfehlungen 568
Medrogeston 303
Megestrolacetat 303
Memokath-Katheter 454
Memotherm-Stent 462
Metaanalyse
- Finasterid vs. Placebo 307
Mikrowellenantennen 335
Mikrowellenfrequenzen 317

Mikrowellengenerator 335
Mikrowellenhyperthermie 319
Mikrowellenthermotherapie 120
- Therapieziel 323
Miktions-Urethradruckprofil 220
Miktionsbeschwerden 228, 235
Miktionsparameter 307, 309
Miktionsprotokoll 140
Miktionsstörungen 229
Miktionssymptome 112, 117, 140
- irritative 147
- obstruktive 147
Miktionstagebuch 146
Miktionsvolumen 192, 563
Miktionszystourethrographie (MCUG) 163
Minimal invasive non-extensive TURP (MINT) 470
MINT (s. Minimal invasive non-extensive TURP) 470
Mittellappen 183, 186, 543
Monopräparate, kürbissamenhaltige 247
Morbidität 523
- α_1-Blocker 521
- Phytotherapie 521
- TUIP 521
- TURP 521
Morbus Parkinson 115
MRT (s. Magnetresonanztomographie) 170
Müller-Gänge 27

N
N. pudendus 39
Nachbehandlungsrate 521
- medikamentöse Therapie 522
Nafarelin-Acetat 303
Natürlicher Verlauf 10, 225
Nd:YAG-Laser 411, 417, 437, 572
- Vaporisation 439
nE-TUMT (s. auch TUMT, Niedrigenergie) 518, 333, 339, 340, 573
- klinische Ergebnisse 342
- Langzeitergebnisse 347
- Morbidität 347
- Patientenselektion 348
- Reoperationsrate 522
- Retentionsrate 350
- vs. TURP 343
- Wirkung auf die subjektiven Symptome 349
Neodymium:YAG-Laser 427, 428, 432
- Koagulationsnekrose 382, 383
- Wellenlängenbereich 382
Neuerkrankungsrate 12
Neuropathie, autonome diabetische 115
Neurovaskuläres Bündel 41
Nichtablative Therapie 523
Niedrig-Druck-Flanke 210
Niedrigenergiethermotherapie 517
Nierenfunktion 539
Niereninsuffizienz 15, 535, 563
Nissenkorn-Stent 455, 461
Noradrenalin 263
Nykturie 8, 9, 118, 119, 141, 253

O
Obstruktion 111-113, 117, 119, 125, 127, 128, 130, 132, 184, 187, 197, 200, 230, 231, 388, 397, 518, 540, 541, 560, 564, 565
- dynamische 247, 262
- funktionelle 123, 208
- kompressive 120, 122, 124, 349
- konstriktive 120, 123, 124, 332, 349
- mechanische 121, 205
- statische 247, 262
- stumme 273, 333, 523
Obstruktionsgrad 183, 198, 207, 210, 213, 234
Obstruktionsparameter 230
Obstruktionstyp
- kompressiver 207
- konstriktiver 207
Operationshäufigkeit 13
Operationsindikation, absolute 511
Operative Zugangswege
- perineale 40
- retropubisch-extravesikal 40
- suprapubisch 41
- transurethrale 39
Orandi-Messer 470
Östradiol 96
Östrogen-Androgen-Balance 72
Östrogen-Androgenquotient 104
Östrogene 57, 65, 66, 104, 300, 560
Östrogenentzug 309
Östrogenrezeptor 56, 105
Östrogensensitivität 27
Östron 104, 310
Overtreatment 523

P
P-Q-Plot (s. Druck-Fluß-Plot) 121
PAP (Prostataspezifische Phosphatase) 150
Parakrine Regulation 58
Passive Urethral Resistance Relation (PURR) 122, 123, 206
Passive urethrale Widerstandsrelation (PURR) 122, 123, 206
Patientenpräferenz 512
Patientenselektion 523
PCA-Screening 149
Phenoxybenzamin 261, 263
Phentolamin 263
Phosphatase, saure 52
Phytopharmaka 288
- antiphlogistische und antiödematöse (dekongestionierende) Wirkung 242
- Hemmung der 5-Alpha-Reduktase 239
- Hemmung der Aromatase 240
- immunmodulierende Wirkung 243
- Inhaltsstoffe 239
- Inhibierung von Wachstumsfaktoren 241
- Kombinationspräparate 247
- Langzeittherapiestudien 253
- placebokontrollierte Studien 252
- Reduktion des sexualhormonbindenden Globulins (SHBG) 241
- Vergleichsstudie 255
Phytosterol 256, 569

- placebokontrollierte Studien 252
Phytosterol-Monopräparate 246
Phytosterolgemische 246
Phytotherapie 238, 569, 571
PIN (s. prostatische intraepitheliale Neoplasie) 83, 85, 87
Placebokontrollierte Studien 252
- Hypoxis rooperi 252
- Roggenpollenextrakt 251
Plexus venosus prostaticus 41
Pollakisurie 8, 9, 118, 141
Potenz 255, 301, 308
Prädiktiver Wert
- Alter 520
- bildgebende Verfahren 519
- Detrusorinstabilität 515
- Druck-Fluß-Messung 516
- Endoskopie 519
- Hydronephrose 519
- Miktionszystourethrographie 519
- Obstruktion 516
- Prostatavolumen 517
- Restharn 515
- Serum-Kreatinin 519
- Uroflowmetrie 514
- Volumen der Transitionalzone 517
Prävalenz 5
Prazosin 261
Primus 342
Prostaglandine 242
Prostaglandinsynthese 257
Prostalund 342
Prostata
- Basalzellen 47
- Blutgefäße 42
- Epithel 45, 46, 66
- Fehlbildungen 30
- Fibroblasten 66
- Form 31
- Innervation 43, 44
- Involutionsphase 30
- Lymphabfluß 43
- Maße 31
- Muskulatur 45
- neuroendokrine Zellen 47
- proximale Drüsenabschnitte 45
- Querschnittsbild 32
- Reifungsphase 29
- sekretorische Zellen 46
- Submukosa 45
- urethrale Oberfläche 32
- Wachstumsverhalten 29
Prostatadrüsen
- periphere Zone 34
- periurethrale Gruppe 34
- Übergangszone 34
- zentrale Zone 34
Prostataepithel 27
- amplifizierende Zellen 48
- Bindegewebe 50
- glatte Muskulatur 49
- Organkapsel 50
- periphere Drüsenabschnitte 50

- Sekretionsprodukte 52
- sekretorische Funktion 51
- Stammzellen 48
- Stroma 49
- Übergangszellen 48
- Zellersatz 48
- Zellproliferation 48
Prostatagefäße 41
Prostatagröße 7, 8, 16, 117, 184, 193, 197, 198, 307
Prostatahyperthermie 318
Prostatakarzinom 80, 82, 535
Prostatalappen 33
Prostatamuskulatur 54
Prostataspezifische Phosphatase (PAP) 150
Prostataspezifisches Antigen (PSA) 150
Prostatavenen 42
Prostatavergrößerung 6, 118, 120
Prostatavolumen 185, 305, 308, 310, 518, 560
Prostatavolumenreduktion 305, 309, 310
Prostatektomie 228, 229
Prostatische intraepitheliale Neoplasie (PIN) 83, 85
Prostatitis 79, 318, 321
- kongestive 78
Prostatodynie 318, 321
Prostatopathie 318
Prostatron 316, 317, 330, 340
- fiberoptisches Prinzip 337
Prostatronbehandlung 338
Prostatronkatheter 336
Prostcare 342
Protrusion junctions 131
PSA (s. auch Prostataspezifisches Antigen) 30, 53, 149, 150, 308, 535, 561, 563
- Abfall 563
- altersabhängige Normwerte 563
- altersspezifische Referenzbereich 152
- Anstieg 152
- Anstieg unter Finasteridtherapie 563
- Anstiegsgeschwindigkeit 563
- Bestimmungsmethode 151
- Density 152
- Dichte 152, 535
- freies 153, 309
- gebundenes 153
- Grenzwert 151
- Halbwertzeit 151
- Quotient aus freiem zu Gesamt-PSA 563
- Screening 151
- totales 309
- ungebundenes 153
- Velocity 152
- Verlaufskontrolle 151
Pseudodivertikel 183
Pubertät 28
PURR (s. auch Passive Urethral Resistance Relation) 122, 123, 124, 206, 209, 210, 213, 405, 542
- Anstieg 207, 212
- Fußpunkt 207, 212
- lineare 211, 212
- quadratische 212
PURR (s. auch passive urethrale Widerstandsrelation) 122, 123, 124, 206

Q

Qmax (s.maximale Harnflußrate) 192, 193, 255, 344
QOL-Score 405
Qualitätssicherung 504
Quarzspitzen 430, 433

R

Radiofrequenzwellen 362
5α-Reduktase 26, 57, 95, 97, 98, 101, 240, 300, 304, 309, 559, 560
– Defekt 99, 101
– Isoenzyme 56
5α-Reduktasehemmer 249, 304, 570
– Wahrscheinlichkeit einer Nachbehandlung 549
5α-Reduktaseinhibitor 548
Restharn 126, 127, 184, 185, 196, 253, 255, 343, 344, 405, 539, 540, 564
– Bestimmung 197, 561
– Einfluß 198
– Inzidenz von Harnwegsinfektionen 198
– bei Normalpersonen 197
– prädiktiver Wert 198
– Therapieentscheidung 198
Restharnbestimmung 197, 561
– Genauigkeit 197
– invasiv 196
– nichtinvasiv 193
Restharnmessung 539
Restharnvolumen 9, 14, 230
Retrograde Ejakulation 547
Rhabdosphinkter 36-38, 41, 55
Ringdiagramm 112
Risikofaktoren 14
– Alkoholkonsum 4
– Blutzuckerspiegel 4
– Diabetes mellitus 5
– familiäres Risiko 4
– genetisches Risiko 4
– Rauchen 4
– Tuberkulose 4
– Übergewicht 4
Roggenpollen (Secale cereale) 242, 244, 245
Roggenpollen-Monopräparate 246
Rollerball 445
Rollerelektrode 445

S

Sabal serrulata (Zwergpalmenfrucht) 244
– Extrakte 239
– Monopräparate 244
Sabal-Urtica-Extrakt 253, 256
Sabal-Extrakt 242, 253, 255
– placebokontrollierte Studien 251
Saphirspitzen 430, 433
Schäfer-Nomogramm 209, 210, 212, 213, 542
Scores 145
Secale cereale (Roggenpollen) 244, 245
Sedimentuntersuchung 535
Seitenlappen 183, 186
Serenoa repens 288
– (Sabal)-Extrakte 250

Serumkreatinin 561, 563
Serumuntersuchung 145
Sexualhormonbindendes Globulin (SHBG) 94, 241
Shared Care 504
SHBG (sexualhormonbindendes Globulin) 94, 241
Side-fire-Fasern 385
Side-fire-Laser
– Reoperationsrate 522
Side-fire-Sonden 386
Sinus urogenitalis 27
Sonablate 366
Sonographie, transrektale 120
Speicherfunktion 219
Speichersymptome 112, 117, 130, 140
Sphinkter 55
Stadium
– der Dekompensation 110
– der Irritation 110
– klinisch 4
– der Kompensation 110
– makroskopisch 4
– mikroskopisch 4
Startverzögerung 118
Stent
– Applikationstechniken 458
– AUA-6-Symptomenscore 464
– biofragmentierbare 462
– bioresorbierbare intraprostatische 456
– Entfernung 466
– Harninkontinenz 464
– Infektionen 465
– Inkrustationen 465
– irritative Symptomatik 465
– Komplikationen 464
– Miktionsparameter 463
– passagere 454, 461, 573
– passagere Kunststoffstents 454
– passagere selbstexpandierbare Metallstents 456
– permanente 457, 462, 573
– Positionierung 459
– Restharn 464
– Stentapplikation 459
– Stentdislokation 465
– urethrale Schleimhautüberwucherung 466
– Uroflowmetrie 463
Steroidhormonrezeptor 55
Stroma 28, 57, 65, 68, 98, 300, 304, 308, 389
– Differenzierung 29
Stromale Knoten
– embryonal-mesenchymale 68
– fibroblastische 68
– fibromuskuläre 68
– glattmuskuläre 68
Stromaproliferation 262
Studien
– epidemiologische 12, 13, 16
Symptomatik 7, 8, 11, 112, 117, 120, 139, 183, 200, 560
– irritative 146
– obstruktive 146
Symptome 6, 197, 198

Sachwortverzeichnis

- irritative 139, 144, 332
- obstruktive 139, 144, 332
- prognostischer Wert 512
- prostatische 12
Symptomenindex 547
Symptomenscore 117, 141, 146, 306

T

T3 304, 331, 339
- preferential heating 336
Tamsulosin 257, 261, 267, 269, 272, 273, 293, 569
- Blutdruckwirkung 283
- Langzeitergebnisse 281
- Nebenwirkungen 282
- Qmax 281
- randomisierte Studien 281
- Restharn 281
- Symptomatik 280
- Urodynamik 281
Tauchsiederprinzip 316
Terazosin 231, 232, 233, 261, 267, 269, 272, 273, 290, 293, 307, 517, 569
- Blutdruckwirkung 286
- Langzeitergebnisse 285
- Nebenwirkungen 286
- Qmax 284
- randomisierte Studien 284
- Restharn 284
- Symptomatik 283
- Urodynamik 284
Testolacton 302, 309
Testosteron 95, 96, 559, 560
Testosteronkonzentration 99
Testosteronmetabolismus 95
Testosteronsekretion 27
TGF (Transforming Growth Factor) 241
TGF-β (Transforming Growth-Factor-β) 66, 105
Therapiekaskade 510, 522
Thermoablation 323, 366
Thermokoagulationsverfahren 361
Thermosensitivität 316
Thermotherapie 323, 340, 461
Trabekulierung 128, 183
Trabekulierungsgrad 185
Transforming Growth Factor (TGF) 241
- TGF-Alpha 66
- TGF-Beta 66, 105
Transitionalzone 120, 174, 308, 310
Transrektaler Ultraschall (TRUS) 153, 157, 165, 193
Transurethrale Elektrovaporisation der Prostata (s. TUVP) 444
Transurethrale Inzision der Prostata (s. TUIP) 469, 545
Transurethrale Mikrowellentherapie (s. TUMT) 324
Transurethrale Nadelablation (s. auch TUNA) 514, 518, 354, 572, 574
- erektile Dysfunktion 361
- Ergebnisse 358
- Gewebetemperaturen 362
- Hämaturie 361
- Harnfluß 358

- Harninkontinenz 361
- Harnröhrenstriktur 361
- Harnverhaltung 360
- Indikation 357
- Infektionen 361
- Injektionstiefe der Nadeln 357
- interstitielle Wärmeapplikation 355
- IPSS 358
- irritative Symptome 360
- Komplikationen 360
- maximaler Detrusordruck 360
- Niederfrequenzgenerator 355
- Restharn 358
- retrograde Ejakulation 361
Transurethrale Resektion der Prostata (s. auch TURP) 228, 231, 233, 234, 332, 343, 545, 471, 472, 487
Triptorelin 303
TRUS (Transrektaler Ultraschall) 153, 157, 165, 193
- Aussagewert 153, 564
- Beurteilung 165
- Diagnostik des Prostatakarzinoms 167
- Echotextur 166
- Indikation 153
- Normalbefund 166
- periphere Zone 166
- Prostatavolumenbestimmung 166
- Transition zone index 166
- Transitionalzone 165
- Übergangszone 166
- zentrale Zone 166
TUIP (s. Transurethrale Inzision der Prostata) 469, 511, 545, 548, 571, 573
- Detrusorinstabilität 473
- Flow 471
- Harnröhrenstriktur 473
- Harnverhalt 473
- Impotenzrate 473
- Inkontinenz 473
- Komplikationen 473
- Operationszeit 473
- prospektive randomisierte Studien 472
- Prostatagewicht 470
- Reoperationsrate 471
- Risiko einer retrograden Ejakulation 471
- Symptomenscore 471
- Transfusionsrate 473
- TUR-Syndrom 473
- und TURP 471
- urodynamische Parameter 473
- Wahrscheinlichkeit einer Nachbhandlung 549
TULIP-System 384
Tumormarker 150
TUMT (s. Transurethrale Mikrowellenthermotherapie) 231, 232, 233, 324, 514
- Gewebsveränderungen 324
- Hochenergie (hE-)TUMT 332, 333, 572, 573
- Indikationsstellung 329
- intraprostatische Temperaturen 333
- Kernspintomographie 329
- Kühlung der Urethra 334
- Langzeitergebnisse 347

- Morbidität 332, 347
- Niedrigenergie-(nE-)TUMT 332, 572
- Patientenselektion 348
- Scheinbehandlung 340
- spezifisches Hitzeprofil 334
- Temperaturmessung im Rektum 335
- Temperaturschwellen 335
- transrektale 333
- transurethrale 333
- Veränderungen der Urodynamik 346
TUNA (s. Transurethrale Nadelablation) 514, 518, 354,, 572, 574
- Katheter 356
TUR-Syndrom
- Alkohol-Verdünnungs-Methode 488
TURP (s. auch Transurethrale Resektion der Prostata) 228, 231, 233, 234, 332, 343, 444, 471, 472, 511, 514, 516, 518, 533, 545, 548, 571, 573
- Abhebung des Trigonum 488
- Anästhesie 476
- Antibiotikaprophylaxe 476
- Blasenhalssklerose 489
- Blutstillung 482, 483
- Blutungen 489
- Einführen des Instruments 478
- Elektrodenformen 484
- Erfolgsrate 490
- Harnröhrenstriktur 489
- Harnwegsinfekt und Epidiymitis 489
- Hochdruckirrigation 478
- Hochfrequenzchirurgie 477
- Impotenz 489
- Inkontinenz 489
- Inzision des Sphincter internus 482
- Irrigationsflüssigkeit 477
- Katheterdrainage 482
- koagulierendes intermittierendes Schneiden 484
- Komplikationen 487
- Lebensqualität 490
- Morbidität 483
- Mortalitätsrate 490
- Niederdruckirrigation 478
- Nykturie 490
- Optik 477
- Rate der Verbeserungs der Symptomatik 513
- Reduktion der Zahlen 510
- Reoperationsrate 522
- Resektatgewicht 491
- Resektion des Apex 481
- Resektionsinstrument 477
- Resektionstechnik 478
- Restharn 490
- retrograde Ejakulation 489
- Sekundäreingriffe 490
- Sphinktertest 482
- Spülflüssigkeit 488
- Spülflüssigkeitseinschwemmung und TUR-Syndrom 487
- Symptome 490
- TUR-Syndrom 487
- Verletzung der Harnleiterostien 488
- Vorteile 491

- Wahrscheinlichkeit einer Nachbhandlung 549
- Wahrscheinlichkeit einer Symptomeverbesserung 513
TUVP (s. Transurethrale Elektrovaporisation der Prostata) 444

U
Untersuchung
- autoradiographische 267
- digitale rektale 145, 148, 150
- körperliche 148
- rektale 148
Urethradruckprofil 220
Urethral Resistance Relation (s. URR) 121, 122, 124
- passive 542
Urethrale Widerstandsrelation (Urethral Resistance Relation, URR) 205
Urethraler Widerstand 205, 206
Urethrastriktur 184
Urethrozystoskopie 543, 544
Urethrozystogramm 162
Urethrozystographie 162, 188
Urethrozystoskopie 181
Urge-Inkontinenz 118
Urinstatus 561, 563
Urinuntersuchung 145, 149
Urticaria-Extrakte 257
Urodynamik 16
- Morbidität 217
Urodynamische Diagnostik
- Katheter 202
- Meßtechnik 201
Urodynamische Messungen 194
- Antibiotikaprophylaxe 216
- Morbidität 216
- Reproduzierbarkeit 214
Urodynamische Untersuchung 184
Uroflow 256
- Uroflowmeter 540
Uroflowmetrie 16, 183, 229, 561, 563
- Flowindex 193
- Flußmuster 192
- gravimetrisches Meßprinzip 190
- Interpretation 192
- Nomogramme 192
- Parameter 191
- Reproduzierbarkeit 192, 541
- rotationsdynamisches Meßprinzip 190
- zirkadiane Rhythmik 193
Urolume-Wall-Stent 457, 462
Uroselektivität
- klinische 269
- pharmakologische 267
- Physiologie 267
Urowave 316, 317, 330, 340, 342
Urowavekatheter 337
URR (s. Urethral Resistance Relation) 121, 122, 124, 205
Urtica dioica (Brennesselwurzel) 244
Urtica-Extrakte 241
- placebokontrollierte Studien 251
Utriculus prostaticus 27, 28, 51

V

Vaporisation 427, 428, 431, 433, 441, 445, 514
- Ablationstiefe 446
- Gesamtenergiemenge 448
- Harnröhrenstrikturen 449
- Koagulationsbreite 446
- Koagulationstiefe 446
- Koagulationsvolumen 446
- seitlich abstrahlende Fasern 440

Vaporisationstiefe 445
Vaportrode 445
Vergrößerung der Prostata 200
Video-TURP 486
- Vorteile 486
Video-Urodynamik 220
Virilisierung 103
Virilisierungsstörungen 99
Visuelle Laserablation (VLAP) 384, 385, 514
- Anwendungstechniken 387
- AUA-Symptomenscore 391
- Epithel-Stroma-Relation 389
- Harnflußrate 390
- Indikationsstellung 388
- Lasersonden 384
- prognostische Parameter 389
- Prostatavolumen 389, 392
- PSA-Abfall 392
- Quadrantenkoagulation 387
- Quadrantentechnik 388
- Wirkung auf die Obstruktion 393
VLAP (s. Visuelle Laserablation) 384, 385, 514

W

Wachstumsfaktoren 57, 66, 67, 68, 73, 105, 241
Wachstumsstimulation 66
Wärmeanwendung 315
- transrektale 316
- transurethrale 316
Wärmedosis 315
Wärmepenetration 317
Wärmesensitivität
- Malignomgewebe 319
- Normalgewebe 319
Warteliste 229
Watchful Waiting (WW) 13, 225-231, 233-235, 545, 548
- Wahrscheinlichkeit einer Nachbehandlung 549
- Widerstandsfaktoren 121
Wolff-Gänge 26
WW (Watchfull waiting) 13, 225-231, 233-235, 545, 548

X

X-Chromosom 102

Z

Zuwarten, kontrolliertes 13, 14, 225, 545, 568
Zwergpalmenfrucht (Sabal serrulata) 244
Zystometrie 543
- Indikationsstellung bei BPH 218
- Parameter 218

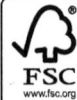

MIX
Papier aus verantwortungsvollen Quellen
Paper from responsible sources
FSC® C105338

If you have any concerns about our products,
you can contact us on
ProductSafety@springernature.com

In case Publisher is established outside the EU,
the EU authorized representative is:
**Springer Nature Customer Service Center GmbH
Europaplatz 3, 69115 Heidelberg, Germany**

Printed by Libri Plureos GmbH
in Hamburg, Germany